OFTALMOLOGIA EM CORES
QUARTA EDIÇÃO

SECRETS

OFTALMOLOGIA EM CORES
QUARTA EDIÇÃO

SECRETS

JANICE A. GAULT, MD, FACS
Associate Surgeon, Cataract and Primary Eye Care
Wills Eye Hospital,
Assistant Professor of Ophthalmology
Thomas Jefferson University
Philadelphia, Pennsylvania;
Eye Physicians PC
Voorhees, New Jersey

JAMES F. VANDER, MD
Attending Surgeon
Retina Service
Wills Eye Hospital;
Clinical Professor of Ophthalmology
Thomas Jefferson University
Philadelphia, Pennsylvania

Thieme
Rio de Janeiro • Stuttgart • New York • Delhi

Dados Internacionais de Catalogação na Publicação (CIP)

G271

Gault, Janice A.
  Oftalmologia em Cores/Janice A. Gault & James F. Vander; tradução de Edianez Chimello, Nathália de Moura D'ajello & Mônica Regina Brito – 4. Ed. – Rio de Janeiro – RJ: Thieme Revinter Publicações, 2018.

  448 p.: il; 14 x 21,5 cm; (Secrets).

  Título Original: Ophthalmology Secrets in Color
  Inclui bibliografia e índice remissivo
  ISBN 978-85-67661-63-6

  1. Doenças do olho. 2. Perguntas de Exame. I. Vander, James F. II. Título.

CDD: 617.7
CDU: 617.7(036)

Tradução:
EDIANEZ CHIMELLO (Caps. 1 a 12)
Tradutora Especializada na Área da Saúde, SP
NATHÁLIA DE MOURA D'AJELLO (Caps. 13 a 30)
Tradutora Especializada na Área da Saúde, SC
MÔNICA REGINA BRITO (Caps. 31 a 52)
Tradutora Especializada na Área da Saúde, SP

Revisão Técnica:
VIVIANE LANZELOTTE
*Oftalmologista/Oftalmologista Pediátrica
Responsável pelos Programas de Catarata Congênita e Retinopatia da Prematuridade da SMS – RJ
Membro do Comitê de Atenção Integral ao Desenvolvimento e Reabilitação da Soperj*

JOSÉ EDUARDO DA SILVA
*Oftalmologista
Chefe do Serviço de Oftalmologia do Hospital Federal Cardoso Fontes – RJ
Assessor Técnico de Oftalmologia da SMS – RJ*

Título original:
Ophthalmology Secrets in Color, Fourth Edition
Copyright © 2016 by Elsevier Inc.
ISBN 978-0-323-32308-6

© 2018 Thieme Revinter Publicações Ltda.
Rua do Matoso, 170, Tijuca
20270-135, Rio de Janeiro – RJ, Brasil
http://www.ThiemeRevinter.com.br

Thieme Medical Publishers
http://www.thieme.com

Impresso no Brasil por Prol Editora Gráfica Ltda.
5 4 3 2 1
ISBN 978-85-67661-63-6

Nota: O conhecimento médico está em constante evolução. À medida que a pesquisa e a experiência clínica ampliam o nosso saber, pode ser necessário alterar os métodos de tratamento e medicação. Os autores e editores deste material consultaram fontes tidas como confiáveis, a fim de fornecer informações completas e de acordo com os padrões aceitos no momento da publicação. No entanto, em vista da possibilidade de erro humano por parte dos autores, dos editores ou da casa editorial que traz à luz este trabalho, ou ainda de alterações no conhecimento médico, nem os autores, nem os editores, nem a casa editorial, nem qualquer outra parte que se tenha envolvido na elaboração deste material garantem que as informações aqui contidas sejam totalmente precisas ou completas; tampouco se responsabilizam por quaisquer erros ou omissões ou pelos resultados obtidos em consequência do uso de tais informações. É aconselhável que os leitores confirmem em outras fontes as informações aqui contidas. Sugere-se, por exemplo, que verifiquem a bula de cada medicamento que pretendam administrar, a fim de certificar-se de que as informações contidas nesta publicação são precisas e de que não houve mudanças na dose recomendada ou nas contraindicações. Esta recomendação é especialmente importante no caso de medicamentos novos ou pouco utilizados. Alguns dos nomes de produtos, patentes e *design* a que nos referimos neste livro são, na verdade, marcas registradas ou nomes protegidos pela legislação referente à propriedade intelectual, ainda que nem sempre o texto faça menção específica a esse fato. Portanto, a ocorrência de um nome sem a designação de sua propriedade não deve ser interpretada como uma indicação, por parte da editora, de que ele se encontra em domínio público.

Todos os direitos reservados. Nenhuma parte desta publicação poderá ser reproduzida ou transmitida por nenhum meio, impresso, eletrônico ou mecânico, incluindo fotocópia, gravação ou qualquer outro tipo de sistema de armazenamento e transmissão de informação, sem prévia autorização por escrito.

Para Caroline Anna, William Henry e Eliza Avery

COLABORADORES

Usiwoma Abugo, MD
Howard University Hospital
Washington, DC

Brandon D. Ayres, MD
Attending Physician
Cornea
Wills Eye Hospital
Philadelphia, Pennsylvania

Amir A. Azari, MD
Assistant Surgeon
Ophthalmology
Wills Eye Hospital
Philadelphia, Pennsylvania

Augusto Azuara-Blanco, PhD, FRCS(Ed), FRCOphth
Professor of Ophthalmology
Ophthalmology
Queen's University Belfast
Belfast, Great Britain

Robert S. Bailey, Jr., MD
Director and Attending Surgeon
CPEC
Wills Eye Hospital
Philadelphia, Pennsylvania

Vincent F. Baldassano, Jr., MD
Geisinger Health System
Danville, Pennsylvania

Caroline R. Baumal, MD, FRCSC
Associate Professor, Vitreoretina Surgery
New England Eye Center
Tufts University School of Medicine
Boston, Massachusetts

Edward H. Bedrossian, Jr., MD FACS
Attending Surgeon
Ophthalmic Plastic and Reconstructive Surgery Department
Wills Eye Hospital,
Director, Ophthalmic Plastic and Reconstructive Surgery
Department of Ophthalmology
Temple University School of Medicine,
Professor Ophthalmology
Temple University School of Medicine
Philadelphia, Pennsylvania;
Chief, Department of Ophthalmology
Delaware County Memorial Hospital
Drexel Hill, Pennsylvania

Jurij R. Bilyk, MD
Attending Surgeon
Skul Base Division, Neuro-Ophthalmology Service
Wills Eye Hospital,
Professor of Ophthalmology
Thomas Jefferson University Hospital
Philadelphia, Pennsylvania

Jeffrey P. Blice, MD
Clinical Associate Professor
Ophthalmology
Storm Eye Institute Medical Univeristy of South Carolina
Charleston, South Carolina

Michael J. Borne, MD, FACS
Partner, Mississippi Retina Associates
Jackson, Mississippi

Steven E. Brooks, MD
Professor
Ophthalmology
Columbia University
New York, New York

David G. Buerger, MD
Clinical Instructor of Ophthalmology
Ophthalmology
University of Pittsburgh
Pittsburgh, Pennsylvania

Elizabeth J. Cohen, MD
Corneal Associates PC
Wills Eye Institute
Philadelphia, Pennsylvania

Marc S. Cohen, MD
Wills Eye Hospital
Philadelphia, Pennsylvania

Mary J. Cox, MD
Instructor
Glaucoma
Wills Eye Hospital,
Philadelphia, Pennsylvania;
Ophthalmologist
Eye Physicians
Voorhess, New Jersey

Kristin DiDomenico, MD
Comprehensive Ophthalmology
Wills Eye Hospital
Philadelphia, Pennsylvania

COLABORADORES

Rebecca Droms, BA
University of Massachusetts School of Medicine
Worcester, Massachusetts

John D. Dugan, Jr., MD
Wills Eye Hospital
Philadelphia, Pennsylvania

Jay S. Duker, MD
Director, New England Eye Center
Professor and Chairman, Department of
 Ophthalmology
Tufts Medical Center
Tufts University School of Medicine
Boston, Massachusetts

Ralph C. Eagle, Jr., MD
Director
Department of Pathology
Wills Eye Hospital
Philadelphia, Pennsylvania

Mitchell S. Fineman, MD
Attending Surgeon
Retina Service
Wills Eye Hospital
Philadelphia, Pennsylvania

Janice A. Gault, MD
Associate Surgeon, Cataract and Primary Eye Care
Wills Eye Hospital
Assistant Professor of Ophthalmology
Thomas Jefferson University
Philadelphia, Pennsylvania,
Eye Physicians PC
Voorhees, New Jersey

Roberta E. Gausas, MD
Assocaite Professor
Ophthalmology
University of Pennsylvania Perelman School of
 Medicine
Philadelphia, Pennsylvania

Kenneth B. Gum, MD
Traverse City Eye
Traverse City, Michigan

Shipra Gupta, MD
PGY3 Resident
Ophthalmology
University Hospitals-Case Medical Center
Cleveland, Ohio

Sadeer B. Hannush, MD
Attending Surgeon
Cornea Service
Wills Eye Hospital;
Department of Ophthalmology
Thomas Jefferson University
Philadelphia, Pennsylvania

Paul Harasymowycz, MD, FRCSC
Assistant Professor University of Montreal;
Chief of Glaucoma Service
Medical Director Montreal Glaucoma Institute
Montreal, Québec, Canada

Jeffrey D. Henderer, MD
Professor of Ophthalmology
Dr. Edward Hagop Bedrossian Chair of Ophthalmology
Temple University School of Medicine
Philadelphia, Pennsylvania

Philip G. Hykin, FRCS
Medical Retina Service
Moorfields Eye Hospital
London, Great Britain

Terry Kim, MD
Professor of Ophthalmology
Duke University School of Medicine;
Chief, Cornea and Refractive Surgery Services
Duke University Eye Center
Durham, North Carolina

Grace L. Kim, MD
Ophthalmology
Temple University Hospital
Philadelphia, Pennsylvania

Chrysoula Koutsiouki, MD
Medical Retina Service
Moorfields Eye Hospital
London, Great Britain

Nicole A. Langelier
Schele Eye Institute
University of Pennsylvania Health System
Philadelphia, Pennsylvania

Sebastian P. Lesniak, MD
Wills Eye Hospital
Philadelphia, Pennsylvania

Joseph I. Maguire II, MD
Assistant Professor
Ophthalmology
Wills Eye Hospital, Thomas Jefferson University
 Hospital
Philadelphia, Pennsylvania

Mark L. Moster, MD
Professor of Neurology and Ophthalmology
Neuro-Ophthalmology
Wills Eye Hospital
Philadelphia, Pennsylvania

Marlene R. Moster, MD
Glaucoma
Wills Eye Hospital;
Professor of Ophthalmology
Ophthalmology
Thomas Jefferson Univ. School of Medicine
Philadelphia, Pennsylvania

COLABORADORES

Nisha Mukherjee
Duke University School of Medicine
Durham, North Carolina

Leonard B. Nelson, MD
Wills Eye Hospital
Philadelphia, Pennsylvania

Scott E. Olitsky, MD
Chief of Ophthalmology
Ophthalmology
Children's Mercy Hospital,
Professor of Ophthalmology
Ophthalmology
University of Missouri – Kansas City School of Medicine
Kansas City, Missouri;
Clinical Associate Professor of Ophthalmology
Ophthalmology
University of Kansas School of Medicine
Kansas City, Kansas

Robert B. Penne, MD
Director, Oculoplastic Surgery Service
Wills Eye Hospital;
Associate Clinical Professor
Sidney Kimmel Medical College at Thomas Jefferson University
Philadelphia, Pennsylvania

Julian D. Perry, MD
Physician
Ophthalmology
Cole Eye Institute
Cleveland, Ohio

Irving Raber, MD, FRCS (C)
Attending Surgeon
Cornea Service
Wills Eye Hospital
Philadelphia, Pennsylvania

Ehsan Rahimy, MD
Ophthalmology, Retina Division
Wills Eye Hospital
Philadelphia, Pennsylvania

Christopher J. Rapuano, MD
Chief, Cornea Service & Co-Chief, Refractive Surgery Department
Wills Eye Hospital;
Professor of Ophthalmology
Sidney Kimmel Medical College at Thomas Jefferson University
Philadelphia, Pennsylvania

Sherman W. Reeves, MD, MPH
Minnesota Eye Consultants
Minneapolis, Minnesota

Carolyn S. Repke, MD
Cataract and Primary Eye Care
Wills Eye Hospital
Philadelphia, Pennsylvania

Douglas J. Rhee, MD
Professor and Chairman
Department of Ophthalmology & Visual Sciences
University Hospitals Eye Institute
Case Western Reserve University School of Medicine
Cleveland, Ohio

Lorena Riveroll-Hannush
Cataract and Cornea Associates
Newton, Pennsylvania

Tal J. Rubinstein, MD
Ophthalmology
Cleveland Clinic Cole Eye Institute
Cleveland, Ohio

Jonathan H. Salvin, MD
Division of Ophthalmology
Nemours/A.I. duPont Hospital for Children
Wilmington, Delaware;
Clinical Assistant Professor
Departments of Ophthalmology & Pediatrics
Thomas Jefferson University/Wills Eye Hospital
Philadelphia, Pennsylvania

Peter J. Savino, MD
Neuro-ophthalmology Service
Wills Eye Institute
Philadelphia, Pennsylvania

Barry Schanzer, MD
Advanced Ophthalmology Center
Edison, New Jersey

Bruce M. Schnall, MD
Associate Surgeon
Pediatric Ophthalmology
Wills Eye Hospital
Philadelphia, Pennsylvania

Carol L. Shields, MD
Co-Director, Ocular Oncology Service Wills Eye Hospital;
Professor, Department of Ophthalmology
Thomas Jefferson University
Philadelphia, Pennsylvania

Jerry A. Shields, MD
Director, Oncology Service
Wills Eye Hospital;
Professor of Ophthalmology
Thomas Jefferson University
Philadelphia, Pennsylvania

COLABORADORES

Sobha Sivaprasad, FRCOphth
Medical Retina Service
Moorfields Eye Hospital
London, Great Britain

George L. Spaeth, MD
Wills Eye Institute
Jefferson Medical College of Thomas Jefferson University
Philadelphia, Pennsylvania

Nancy G. Swartz, MS, MD
Director of Facial Rejuvenation
Myrna Brind Center of Integrative Medicine
Thomas Jefferson University Hospital;
Associate Surgeon
Neuro-Ophthalmology Service
Wills Eye Hospital;
Clinical Associate
Ophthalmology
University of Pennsylvania School of Medicine;
Instructor
Ophthalmology
Thomas Jefferson University Medical College
Philadelphia, Pennsylvania

Janine G. Tabas
Wills Eye Institute
Philadelphia, Pennsylvania

William Tasman, MD
Professor and Emeritus Chairman, Department of Ophthalmology
Sidney Kimmel Medical College at Thomas Jefferson University;
Emeritus Opthalmologist-in-Chief and Attending Surgeon
Wills Eye Hospital
Mid Atlantic Retina Children's Hospital of Philadelphia;
Affiliate
Nemours Children's Clinic
Alfred I. duPont Hospital for Children at Thomas Jefferson Hospital;
Consultant Penn Medicine, Cognitive
Philadelphia, Pennsylvania

Alexander B. Theventhiran, MD
Resident
Ophthalmology
Temple University Hospital
Philadelphia, Pennsylvania

Michael D. Tibbits, MD
Director of Retina Services
Tyson Eye of Cape Coral Eye Center
Cape Coral and Fort Myers, Florida

Richard Tipperman, MD
Attending Surgeon
Cataract Surgery
Wills Eye Hospital
Philadelphia, Pennsylvania

Sydney Tyson, MD, MPH
Attending Surgeon
Cataract and Primary Eyecare Service
Wills Eye Hospital
Philadelphia, Pennsylvania

James F. Vander, MD
Attending Surgeon
Retina Service
Wills Eye Hospital;
Clinical Professor
Ophthalmology
Thomas Jefferson University
Philadelphia, Pennsylvania

Tamara R. Vrabec, MD
Ophthalmology
Geisinger Medical Center
Danville, Pennsylvania;
Clinical Professor
Ophthalmolgoy
Temple University Hospital
Philadelphia, Pennsylvania

Jing Wang, MD
Glaucoma fellow
Ophthalmology
University of Montreal
Montreal, Quebec, Canada

Richard P. Wilson, MD
Wills Eye Institute
Jefferson Medical College of Thomas Jefferson University
Philadelphia, Pennsylvania

Lauren B. Yeager, MD
Assistant Professor of Ophthalmology
Department of Ophthalmology
Columbia University Medical Center
New York, New York

PREFÁCIO

Muitas das informações contidas neste livro podem ser encontradas em muitos outros textos de oftalmologia. O sumário é semelhante àquele de outros livros impressos. Nesse caso, por que escrever este texto sobre oftalmologia? O valor deste livro está em sua maneira peculiar de apresentação do material, continuando com a tradição que a *Secret Series* estabeleceu em várias outras especialidades. O formato de perguntas e respostas chamado de "Método Socrático" reflete o processo pelo qual uma grande parte da educação médica clínica se desenvolve. Nosso objetivo não é substituir os livros-textos abrangentes sobre oftalmologia nas prateleiras de médicos e de estudantes. Ao contrário, esperamos ter chegado a um nível acima deles. Apreciamos muito os esforços dos colaboradores talentosos que compartilharam sua sabedoria e experiência para nos ajudar a preencher essa lacuna.

Recebemos *feedback* muito positivo sobre as três primeiras edições deste livro. Foi uma satisfação podermos atualizá-lo e esperamos que médicos e estudantes usufruam deste texto e o considerem valioso.

Janice A. Gault, FACS
James F. Vander, MD

100 MAIORES SEGREDOS

Esses segredos resumem os conceitos, princípios e os detalhes mais proeminentes da oftalmologia.

1. O objetivo da correção da refração é posicionar o círculo de menor confusão na retina.
2. Para descobrir o equivalente esférico de uma correção astigmática faz-se a soma algébrica do valor esférico com a metade do valor do cilindro.
3. Deve-se repetir a biometria quando a extensão axial medir menos de 22 mm ou mais de 25 mm, ou se existe diferença de mais de 0,3 mm entre os dois olhos. Para cada 1 mm de erro, o cálculo de poder das lentes intraoculares (IOL) pode resultar em indução de 2,5 dioptrias (D) de diferença. Verificar novamente a medida ceratométrica se K médio for < 40 D ou > 47 D ou se houver diferença de mais de 1 D entre os olhos. Para cada erro de 0,25 D, o cálculo de dioptria da IOL estará errado em 0,25 D.
4. De acordo com a regra de Kollner, as doenças da retina causam defeitos adquiridos na visão de cores azul-amarela, enquanto as doenças do nervo óptico afetam a discriminação verde-vermelho.
5. Escotoma de junção é um escotoma central unilateral associado a um defeito de campo superotemporal contralateral e é causado pela compressão do nervo óptico contralateral próximo ao quiasma.
6. Erros falso-negativos fazem o campo visual parecer pior do que ele realmente é. Erros falso-positivos fazem o campo visual parecer melhor do que ele realmente é.
7. Lesões anteriores ao quiasma óptico causam acuidade visual desigual, defeito pupilar aferente relativo e anormalidades de cores. O disco óptico também pode apresentar palidez e escavação assimétrica.
8. Uma gota de neosinefrina a 2,5% é um teste simples para distinguir entre episclerite (quando os vasos ficam brancos) e esclerite (os vasos não ficam) – duas entidades com prognósticos e avaliações muito diferentes. Uma vez que 50% dos pacientes com esclerite apresentem doença sistêmica, o encaminhamento a um clínico é necessário para avaliação complementar.
9. Irrigar imediatamente qualquer paciente com lesão ocular química por álcali ou ácido, mesmo antes de verificar a acuidade visual. Normalizar o pH antes de examinar o paciente para prevenir dano adicional ao olho.
10. Descartar hipertensão arterial não controlada ou discrasias sanguíneas em pacientes com hemorragias subconjuntivais recorrentes.
11. Uma úlcera de córnea é infecciosa até que se prove o contrário. O profissional nunca estará errado em fazer a cultura de uma úlcera; qualquer úlcera que não responda à terapia deverá ser submetida à nova cultura.
12. Tratamento sistêmico é necessário para conjuntivite neonatal gonocócica, por clamídia e herpética, em razão do potencial para doença disseminada grave. A mãe e seus parceiros sexuais devem ser obrigatoriamente avaliados para outras doenças sexualmente transmissíveis, incluindo HIV.
13. Os tratamentos efetivos para profilaxia de conjuntivite neonatal gonocócica e por clamídia incluem nitrato de prata a 1%, eritromicina a 0,5% e tetraciclina a 1%. Entretanto, o nitrato de prata é raramente usado face o seu potencial para causar conjuntivite química.
14. Os esteroides tópicos podem promover ceratite herpética se a propagação viral for coincidente com sua administração.
15. Os aumentos na pressão intraocular induzidos por esteroides ocorrem em cerca de 6% dos pacientes em tratamento com dexametasona. Este risco é mais alto em pacientes com glaucoma conhecido ou história familiar de glaucoma.

16. Os pacientes com olho seco podem ser sintomáticos mesmo com exame normal de lâmpada de fenda.

17. Em pacientes com quadro recente de olho seco severo, sem causa aparente, investigar sobre procedimentos de derivação gástrica. A deficiência de vitamina A pode ser a causa. Da mesma forma, pacientes submetidos à derivação gástrica podem-se apresentar com a síndrome de Wernicke-Korsakoff (nistagmo, diplopia, ptose e confusão mental) por causa da deficiência de vitamina B1.

18. Se um paciente se apresentar com sintomas compatíveis com a síndrome da erosão corneana recorrente, mas sem achados ao exame com lâmpada de fenda, deve-se buscar por distrofia subjacente, especificamente a distrofia da membrana basal epitelial.

19. Se um paciente com distrofia corneana tiver programação para um transplante de córnea, mas também apresentar quadro clinicamente significativo de catarata, deve-se considerar o estadiamento da extração da catarata alguns meses após o transplante da córnea, oferecendo ao paciente a vantagem de um cálculo melhor da dioptria das lentes intraoculares e do resultado refrativo pós-cirurgia. Como alternativa, a ceratoplastia endotelial com remoção da membrana de Descemet, que não altera o contorno da córnea, pode ser combinada com cirurgia de catarata com resultado refrativo mais previsível.

20. A opacificação da córnea em um neonato tem diagnóstico diferencial chamado de STUMPED (Sclerocornea, Trauma, Ulcers, Metabolic Disorders, Peter's anomaly, Endothelial dystrophy e Dermoid): esclerocórnea, trauma, úlceras, transtorno metabólico, anomalia de Peter, distrofia endotelial e dermoide.

21. A maioria dos pacientes com ceratocone pode ser tratada com sucesso com o uso de lentes de contato. O transplante de córnea é muito bem-sucedido no tratamento de pacientes cujas necessidades visuais não são atendidas com a correção por óculos ou lentes de contato.

22. Entre 30 a 50% dos indivíduos com dano glaucomatoso do nervo óptico e perda de campo visual apresentam medidas de pressão intraocular inicial inferior a 22 mmHg.

23. O tratamento tanto do glaucoma de ângulo aberto, quanto do glaucoma de baixa pressão visa a preservar a visão e a qualidade de vida por meio da redução da pressão intraocular.

24. Ao se avaliar um paciente com glaucoma de ângulo fechado, é importante examinar o outro olho. Exceto nos casos de anisometropia acentuada, o olho contralateral deverá ter profundidade e amplitude do ângulo de câmara anterior similares. Caso contrário, devem-se considerar outros mecanismos de bloqueio pupilar não relacionados com fechamento de ângulo.

25. Pacientes com herança esporádica de aniridia precisam ser avaliados quanto à presença de tumor de Wilms, pois ele é encontrado em 25% dos casos.

26. A alergia a medicamentos tópicos pode ocorrer meses a anos após o início da administração.

27. Se o glaucoma de um paciente continuar a piorar, mesmo com pressão intraocular aparentemente reduzida durante as consultas, deve-se pensar em não adesão ao tratamento.

28. Antes da cirurgia de trabeculectomia, devem-se identificar os pacientes de alto risco, em que se deverá evitar a hipotonia súbita: aqueles com glaucoma de ângulo fechado, câmaras anteriores rasas, pressão intraocular pré-operatória muito elevada, pressão venosa episcleral elevada ou miopia elevada. É mais provável a ocorrência de hemorragias coróideas e hemorragias expulsivas.

29. Pacientes com lesões oculares traumáticas devem ser avaliados também quanto à presença de lesões sistêmicas.

30. As fraturas posteriores ocorrem, com mais frequência, no assoalho orbitário posteromedial.

31. Pacientes em recuperação de hifema traumático apresentam risco aumentado de glaucoma e descolamentos de retina no futuro. Eles devem manter avaliação oftalmológica contínua pelo resto da vida.

32. Deve-se verificar sempre a pressão do olho contralateral em paciente com trauma ocular. A pressão ocular assimetricamente baixa pode ser indicador importante de possível ruptura do globo.

33. A avaliação sistêmica completa por um pediatra é obrigatória para qualquer lactente com catarata congênita.

34. Os pacientes deverão ser avaliados do ponto de vista visual com relação à interferência funcional na qualidade de vida antes de se recomendar a cirurgia de catarata.

35. Teste de ofuscamento (*glare*) pode revelar problemas visuais funcionais significativos mesmo em pacientes com acuidade visual excelente no teste de Snellen.

36. A ambliopia é um diagnóstico de exclusão. Se a ambliopia estiver associada a um defeito pupilar aferente, haverá suspeita de lesão da retina ou do nervo óptico, suspeita essa que deverá ser descartada.

37. O período crítico de desenvolvimento da visão vai do nascimento até a idade de 6 a 7 anos. A ambliopia é tratada com mais sucesso durante esse período. Entretanto, o tratamento pode ser bem-sucedido mais tarde, se houver adesão satisfatória ao mesmo. A penalização com atropina pode ser tão eficaz quanto o uso de oclusão.

38. O tratamento precoce da esotropia congênita oferece a melhor chance para o desenvolvimento de visão binocular. O médico deve certificar-se que o paciente com esotropia parcialmente acomodativa esteja usando a prescrição hipermetrópica máxima tolerada.

39. Verifique o teste do reflexo luminoso e o *cover test* para determinar a existência de desvio real. Se o reflexo luminoso estiver no local adequado e não houver refixação no *cover test*, o paciente é ortofórico.

40. Um paciente jovem com astenopia deverá ser avaliado quanto à exoforia de perto (insuficiência de convergência), assim como realizar a refração sob ciclopegia para avaliar hipermetropia subcorrigida (insuficiência acomodativa).

41. Qualquer paciente com oftalmoplegia externa crônica progressiva precisa ser submetido a um eletrocardiograma para descartar bloqueio cardíaco. Esses pacientes podem precisar de marca-passo para prevenir a morte súbita.

42. Um paciente com início agudo de qualquer combinação de paralisia dos terceiro, quarto, quinto e sexto nervos cranianos, cefaleia extrema e visão reduzida deve receber tratamento imediato com esteroides intravenosos e ser encaminhado à neurocirurgia para avaliar apoplexia hipofisária.

43. Os sinais de endoftalmite aparecem, tipicamente, dentro de 1 a 4 dias após a cirurgia para estrabismo e incluem: letargia, hiperemia assimétrica dos olhos, edemas das pálpebras e febre.

44. Na avaliação inicial do estrabismo, assegurar-se de que pacientes com visão dupla tenham diplopia binocular. O estrabismo não causa diplopia monocular.

45. Considerar sempre miastenia grave e doença ocular tireóidea em pacientes apresentando diplopia e pupilas normais.

46. Ao realizar a cirurgia nos músculos oblíquos e retos, os oblíquos deverão ser abordados primeiro.

47. Em um procedimento de recessão – ressecção, a recessão deverá ser feita primeiro.

48. Se um paciente apresentar desvio significativo no olhar primário ou postura anormal da cabeça, a cirurgia para estrabismo é recomendada na maioria dos casos de estrabismo incomitante.

49. Tentar a fusão em todos os pacientes com nistagmo. Almejar a exoforia com fusão.

50. O tabagismo é um fator de risco controlável para a doença ocular tireóidea.

51. Todos os pacientes com neurite óptica deverão evoluir com alguma melhora na visão. Entretanto, 5% dos pacientes, que se apresentaram com acuidade visual inferior a 20/200, apresentavam ainda o mesmo resultado ou pior após 6 meses.

52. Um resultado anormal na imagem de ressonância magnética (IRM) em um paciente com neurite óptica é o indicativo mais evidente de desenvolvimento de esclerose múltipla (ME). Cinquenta e seis por cento dos pacientes com neurite óptica e lesão da substância branca evidenciada pela IRM desenvolverão ME dentro de 10 anos.

53. Quanto mais próximo um paciente ficar de uma tela de verificação de campo visual, menor esse campo será. Isto ajuda a determinar se o paciente está dissimulando.

54. Qualquer paciente com suspeita de arterite de células gigantes deverá ser imediatamente tratado com altas doses de esteroides para prevenir o envolvimento do outro olho, mesmo que a biópsia da artéria temporal não possa ser feita antecipadamente.

55. A dacriocistite deverá ser tratada em caráter de emergência para evitar a celulite ou a disseminação intracraniana da infecção.

56. A avaliação por tomografia computadorizada (TC) é superior à IRM na maioria dos casos de doença orbitária por causa do melhor delineamento de ossos e tecidos.

57. A causa mais comum de proptose unilateral ou bilateral é a doença ocular tireóidea (oftalmopatia de Graves). A maioria dos pacientes com oftalmopatia relacionada com a tireoide (ORT) não necessitará de cirurgia para sua doença; ela se extinguirá com o tempo.

58. A causa mais comum da proptose unilateral em crianças é a celulite orbitária.

59. Uma criança com proptose de rápida progressão, deslocamento inferior do globo ocular e edema da pálpebra superior deverá ser imediatamente submetida à investigação por neuroimagens, seguida de biópsia orbitária para descartar rabdomiossarcoma.

60. Deve-se suspeitar de ORT em pacientes com hiperemia e inflamação ocular inespecíficas, mesmo sem história de desequilíbrio sistêmico da tireoide.

61. A miosite, inflamação não específica de um músculo extraocular, pode ser diferenciada da oftalmopatia associada à tireoide (OAT) pela localização da inflamação no músculo. OAT apresenta espessamento do ventre do músculo, mas só a miosite mostra espessamento também da inserção do tendão.

62. Proptose persistente e progressão da infecção orbitária, durante o tratamento para celulite orbitária com antibióticos intravenosos, deverão levar prontamente a uma nova TC para descartar abscesso orbitário.

63. Os seios de face são a fonte mais comum de infecção orbitária. O seio etmoide é o mais comumente envolvido, uma vez que sua parede lateral seja a mais fina das paredes orbitárias, a lâmina papirácea.

64. A drenagem cirúrgica deverá ser realizada em casos de celulite orbitária, se os seios estiverem completamente opacificados, se a resposta aos antibióticos não for satisfatória após 48 ou 72 horas, se ocorrer diminuição da visão ou se ocorrer um defeito pupilar aferente.

65. Ptose leve associada à miose e dor cervical ou facial deverá levantar suspeita de dissecção da artéria carótida, exigindo exame minucioso urgente.

66. Ptose aguda e desalinhamento ocular exigem avaliação cuidadosa da pupila para descartar a paralisia do terceiro nervo com envolvimento da pupila. A pupila dilatada exige avaliação neurológica para aneurisma compressivo.

67. O carcinoma de células basais é o tumor maligno da pálpebra mais comum. Ele apresenta índice de mortalidade de 3% por causa da invasão para a órbita e o cérebro via sistema de drenagem lacrimal, por radioterapia prévia ou por negligência médica.

68. O carcinoma de células escamosas pode apresentar metástases sistêmicas.

69. Com frequência, os ceratoacantomas se resolvem espontaneamente, mas deverão ser removidos cirurgicamente se localizados próximo à margem palpebral, para prevenir deformidade permanente.

70. Descartar carcinoma sebáceo em paciente com calázio recorrente na mesma localização.

71. Pacientes jovens com xantelasma deverão ser investigados para diabetes melito e hipercolesterolemia.

72. Todos os pacientes com uveíte anterior precisam se submeter ao exame sob midríase para excluir doença associada do segmento posterior.

73. Considerar as síndromes mascaradas nos pacientes muito jovens, idosos e naqueles com uveíte que não respondem ao tratamento. A uveíte em pacientes com síndrome da imunodeficiência adquirida é, quase invariavelmente, parte de uma infecção sistêmica disseminada. O linfoma pode-se mascarar como retinite.

74. Nunca se devem aspirar exudados sub-retinanos para fins diagnósticos em pacientes com possibilidade de doença de Coats, a menos que o retinoblastoma tenha sido definitivamente descartado. Pode levar até 1 a 2 anos para a exsudação ser eliminada após o tratamento bem-sucedido dos vasos periféricos anormais da retina.

75. As cinco rupturas relacionadas com o trauma são: ruptura em ferradura, ruptura operculada, diálise, dissolução da retina e buraco macular.

76. O globo ocular tem maior probabilidade de se romper no limbo, por baixo de um músculo reto ou em um sítio cirúrgico anterior.

77. Uma ruptura na membrana de Bruch é necessária para a formação da membrana neovascular coroide.

78. A degeneração macular relacionada com a idade (ARMD) é a causa principal da cegueira legal no mundo ocidental. Os principais fatores de risco epidemiológicos para ARMD são: envelhecimento, tabagismo e predisposição genética.

79. A doença limiar da retinopatia da prematuridade (ROP) é de cinco horas contínuas ou oito horas cumulativas de ROP em estágio 3 nas zonas I ou II na presença de doença *plus*.

80. Quando ROP atingir o Tipo I do Estudo ETROP (doença de alto risco), a fotocoagulação a *laser* reduz significativamente o risco de cegueira.

81. Recém-nascidos com peso de nascimento menor que 1.500 g e/ou idade gestacional menor ou igual a 28 semanas deverão ser triados para ROP com 4 a 6 semanas após o parto ou 31 a 33 semanas de idade corrigida e acompanhados até que a vascularização da retina tenha amadurecido completamente.

82. A causa mais comum de perda de visão na retinopatia diabética é o edema macular.

83. A neovascularização da íris é um indicativo de mau prognóstico na retinopatia diabética proliferativa e exige tratamento imediato com fotocoagulação panretiniana, injeções intravítreas antifator de crescimento endotelial vascular ou ambos.

84. Edema macular clinicamente significativo é definido como um dos seguintes: espessamento da retina dentro de 500 μm do centro da fóvea, exsudato duro e amarelo dentro de 500 μm da fóvea e espessamento retiniano adjacente, ou pelo menos uma área de disco de espessamento retiniano, qualquer parte do qual esteja dentro de um diâmetro de disco do centro da fóvea. Isto se baseia no exame de fundoscopia e NÃO está relacionado com a acuidade visual ou com os achados da tomografia de coerência óptica.

85. A maioria das obstruções da artéria central da retina são trombóticas; a maioria das obstruções dos ramos da artéria retiniana é embólica. Doença sistêmica deve ser descartada em qualquer paciente com obstrução da artéria retiniana.

86. O tratamento de primeira escolha para edema macular resultante de doença oclusiva venosa retiniana são as injeções anti-VEGF intravítreas. Entretanto, existe uma crescente indicação do tratamento intravítreo com corticosteroides, especialmente em casos refratários.

87. Em pacientes com oclusões da veia central da retina, a fotocoagulação com *laser* de argônio é indicada somente quando houver o desenvolvimento de neovascularização; não é indicado para profilaxia.

88. Realizar o exame da íris e a gonioscopia antes da dilatação em paciente com oclusão da veia central da retina. O glaucoma neovascular é a complicação mais temida desse tipo de oclusão.

89. As oclusões dos ramos e da veia central da retina são classificadas como isquêmicas ou não isquêmicas. Pacientes com oclusões isquêmicas perdem a visão principalmente por causa do edema macular. A perda de visão em oclusões não isquêmicas se deve à não perfusão macular, hemorragia vítrea, descolamentos tracionais da retina e glaucoma neovascular.

90. Os sintomas clássicos de uma ruptura da retina são *flashes* e "moscas volantes". Células pigmentadas ou sangue no vítreo sugerem, fortemente, a possibilidade de uma ruptura da retina. Os fatores de risco para descolamento regmatogênico da retina (DRR) incluem cirurgia anterior de catarata, degeneração *lattice*, miopia, trauma, história familiar e olho contralateral com história de DR.

91. A retinopexia pneumática para DRR deve ser evitada se os pacientes apresentarem alto risco para tração vitreorretiniana significativa, ou seja, PVR anterior, ruptura em ferradura elevada, múltiplas rupturas, degeneração *lattice* ou hemorragia vítrea considerável.

92. O retinoblastoma é o principal câncer ocular em crianças. Cerca de 98% das crianças com retinoblastoma nos EUA e nas nações desenvolvidas sobrevivem por causa da detecção precoce e do tratamento apropriado.

93. A maioria das crianças com retinoblastoma unilateral tem uma mutação somática e é tratada com enucleação ou quimioterapia intra-arterial.

94. A maioria das crianças com retinoblastoma bilateral tem mutação da linha germinativa e é tratada com quimioterapia intravenosa ou intra-arterial.

95. A presença de vasos sanguíneos dilatados e tortuosos na esclera justifica um exame completo para afastar a presença de tumor subjacente do corpo ciliar ou de coroide periférica.

96. Os achados de ultrassom de refletividade interna baixa à média e o formato em cogumelo podem confirmar o diagnóstico de melanoma de coroide e diferenciá-lo de outras lesões coroides.

97. Os melanomas da úvea com células epitelioides apresentam prognóstico pior. Setenta por cento das metástases da úvea são de câncer de mama ou de pulmão.

98. A maioria dos linfomas perioculares é de células B, linfoma de zona marginal extranodal, também conhecido como linfoma de tecido linfoide, associado à mucosa.

99. O tratamento do linfoma orbitário é amplamente baseado em dois fatores: subtipo histológico específico e o estadiamento da doença.

100. Com base em dados recentes, o tratamento de escolha para meningioma da bainha do nervo óptico é a radioterapia estereotática.

SUMÁRIO

CAPÍTULO 1 ANATOMIA CLÍNICA DO OLHO 1
Kenneth B. Gum

CAPÍTULO 2 ANATOMIA DA ÓRBITA E DA PÁLPEBRA 7
Edward H. Bedrossian Jr.

CAPÍTULO 3 ÓTICA E REFRAÇÃO 10
Janice A. Gault

CAPÍTULO 4 VISÃO DE CORES 23
Mitchell S. Fineman

CAPÍTULO 5 EXAMES DE AVALIAÇÃO OFTÁLMICA E ORBITÁRIA 31
Caroline R. Baumal ▪ Michael D. Tibbetts

CAPÍTULO 6 CAMPOS VISUAIS 52
Janice A. Gault

CAPÍTULO 7 SÍNDROME DO OLHO VERMELHO 70
Janice A. Gault

CAPÍTULO 8 INFECÇÕES DA CÓRNEA 83
Nisha Mukherjee ▪ Sherman W. Reeves ▪ Elisabeth J. Cohen ▪ Terry Kim

CAPÍTULO 9 OFTALMIA NEONATAL 95
Janine G. Tabas ▪ Kristin M. DiDomenico

CAPÍTULO 10 ANTIBIÓTICOS E ESTEROIDES TÓPICOS 99
Amir A. Azari ▪ Christopher J. Rapuano

CAPÍTULO 11 OLHOS SECOS 109
Janice A. Gault

CAPÍTULO 12 DISTROFIAS DA CÓRNEA 114
Sadeer B. Hannush ▪ Lorena Riveroll-Hannush

CAPÍTULO 13 CERATOCONE 123
Irving Raber

CAPÍTULO 14 CIRURGIA REFRATIVA 132
Sebastian P. Lesniak ▪ Brandon D. Ayres

CAPÍTULO 15 GLAUCOMA 145
Mary J. Cox ▪ George L. Spaeth

CAPÍTULO 16 GLAUCOMA POR FECHAMENTO ANGULAR 154
Paul Harasymowycz ▪ Jing Wang ▪ George L. Spaeth

CAPÍTULO 17 GLAUCOMA DE ÂNGULO ABERTO SECUNDÁRIO 172
Janice A. Gault

CAPÍTULO 18	TRATAMENTO MÉDICO DE GLAUCOMA 178 *Grace L. Kim ▪ Alexander B. Theventhiran ▪ Jeffrey D. Henderer Richard P. Wilson*
CAPÍTULO 19	CIRURGIA DE TRABECULECTOMIA 187 *Marlene R. Moster ▪ Augusto Azuara-Blanco*
CAPÍTULO 20	GLAUCOMA TRAUMÁTICO E HIFEMA 196 *Douglas J. Rhee ▪ Shipra Gupta*
CAPÍTULO 21	CATARATAS 207 *Richard Tipperman*
CAPÍTULO 22	TÉCNICAS PARA A CIRURGIA DE CATARATA 211 *Sydney Tyson*
CAPÍTULO 23	COMPLICAÇÕES DA CIRURGIA DE CATARATA 218 *John D. Dugan, Jr. ▪ Robert S. Bailey, Jr.*
CAPÍTULO 24	AMBLIOPIA 224 *Lauren B. Yeager ▪ Steven E. Brooks*
CAPÍTULO 25	ESODESVIOS 230 *Scott E. Olitsky ▪ Leonard B. Nelson*
CAPÍTULO 26	DESVIOS OCULARES DIVERSOS 235 *Janice A. Gault*
CAPÍTULO 27	CIRURGIA DE ESTRABISMO 243 *Bruce M. Schnall*
CAPÍTULO 28	NISTAGMO 247 *Jonathan H. Salvin*
CAPÍTULO 29	PUPILA 252 *Mark L. Moster ▪ Barry Schanzer ▪ Peter J. Savino*
CAPÍTULO 30	DIPLOPIA 256 *Tal J. Rubinstein ▪ Julian D. Perry*
CAPÍTULO 31	NEURITE ÓPTICA 263 *Mark L. Moster ▪ Barry Schanzer ▪ Peter J. Savino*
CAPÍTULO 32	NEUROPATIAS ÓPTICAS DIVERSAS E DISTÚRBIOS NEUROLÓGICOS 266 *Janice A. Gault*
CAPÍTULO 33	LACRIMEJAMENTO E O SISTEMA LACRIMAL 273 *Nancy G. Swartz ▪ Marc S. Cohen*
CAPÍTULO 34	PROPTOSE 278 *David G. Buerger*
CAPÍTULO 35	OFTALMOPATIA TIREÓIDEA 282 *Robert B. Penne*
CAPÍTULO 36	DOENÇAS INFLAMATÓRIAS DA ÓRBITA 287 *Nicole A. Langelier ▪ Usiwoma Abugo ▪ Roberta E. Gausas*
CAPÍTULO 37	PTOSE 292 *Carolyn S. Repke*

CAPÍTULO 38	TUMORES PALPEBRAIS 298	
	Janice A. Gault	
CAPÍTULO 39	UVEÍTE 303	
	Tamara R. Vrabec ▪ Caroline R. Baumal ▪ Vincent F. Baldassano, Jr.	
CAPÍTULO 40	RETINOPATIAS TÓXICAS 320	
	Chrysoula Koutsiouki ▪ Sobha Sivaprasad ▪ Philip G. Hykin	
CAPÍTULO 41	DOENÇA DE COATS 328	
	William Tasman	
CAPÍTULO 42	TRAUMA DO SEGMENTO POSTERIOR 335	
	Jeffrey P. Blice	
CAPÍTULO 43	DEGENERAÇÃO MACULAR RELACIONADA COM A IDADE 343	
	Joseph I. Maguire II	
CAPÍTULO 44	RETINOPATIA DA PREMATURIDADE 350	
	James F. Vander	
CAPÍTULO 45	RETINOPATIA DIABÉTICA 357	
	James F. Vander	
CAPÍTULO 46	OBSTRUÇÃO ARTERIAL DA RETINA 365	
	Rebecca Droms ▪ Jay S. Duker	
CAPÍTULO 47	DOENÇA OCLUSIVA VENOSA RETINIANA 370	
	Ehsan Rahimy	
CAPÍTULO 48	DESCOLAMENTO DE RETINA 378	
	Michael J. Borne ▪ James F. Vander	
CAPÍTULO 49	RETINOBLASTOMA 386	
	Carol L. Shields	
CAPÍTULO 50	LESÕES PIGMENTADAS DO FUNDO DO OLHO 393	
	Jerry A. Shields ▪ Carol L. Shields	
CAPÍTULO 51	TUMORES OCULARES 398	
	Ralph C. Eagle, Jr.	
CAPÍTULO 52	TUMORES ORBITÁRIOS 410	
	Jurij R. Bilyk	

ÍNDICE REMISSIVO 417

ANATOMIA CLÍNICA DO OLHO
Kenneth B. Gum

CAPÍTULO 1

I. GERAL

1. **Nomeie os sete ossos que formam a órbita óssea e descreva qual sítio está mais suscetível a dano em uma fratura orbitária (*blow-out*).**
   Os sete ossos orbitários são: frontal, zigomático, maxilar, esfenoide, etmoide, palatino e lacrimal. Uma fratura verdadeira do assoalho orbitário afeta, quase sempre, o assoalho da órbita, posterior e medialmente ao nervo infraorbitário. Com frequência há fratura do osso etmoide que compõe a parede medial.

2. **Quais nervos e vasos passam pela fissura orbitária superior? Qual nervo motor ocular está fora do anel de Zinn, não sendo afetado pela anestesia retrobulbar?**
   A fissura orbitária superior dá passagem ao terceiro, quarto e sexto pares cranianos, assim como a primeira divisão do quinto nervo craniano, que já se dividiu em ramos frontal e lacrimal. A veia oftálmica superior e os nervos simpáticos também passam por essa fissura. O quarto nervo craniano, que inerva o músculo oblíquo superior, fica fora do anel. Esta posição permite a intorção residual do olho, observada às vezes durante a anestesia retrobulbar (Fig. 1-1).

3. **Uma criança de 3 anos é encaminhada para avaliação de exotropia após recessões iniciais do reto medial de ambos os olhos para tratamento de esotropia realizada em outro Serviço. A revisão do relatório cirúrgico indica que cada músculo foi ressecado em 4,5 mm para um desvio de 30 dioptrias prismáticas. Infelizmente, a criança tinha atraso leve de desenvolvimento e se apresentava com exotropia de 25 dioptrias prismáticas. Você decide avançar o músculo reto medial ressecado de cada olho de volta a seu sítio original de inserção. Onde é esse sítio em relação ao limbo? Identificar a localização de cada um dos sítios de inserção do músculo reto em relação ao limbo.**
   Reposicionar cada músculo reto medial a 5,5 mm do limbo. A inserção do reto inferior é de 6,5 mm do limbo, a do reto lateral é de 6,9 mm do limbo e a do reto superior é de 7,7 mm. As distâncias diferentes das inserções do músculo reto a partir do limbo formam a espiral de Tillaux. Um ponto importante em crianças com atraso de desenvolvimento é a postergação da cirurgia muscular até muito tarde, tratando-se qualquer ambliopia nesse ínterim. Com frequência, cirurgia precoce leva à correção em excesso.

4. **Qual é a causa mais comum de proptose tanto unilateral quanto bilateral em adultos?**
   A orbitopatia tireóidea é a causa mais comum. Muitos sinais estão associados à doença tireóidea ocular, que é provavelmente causada por reação autoimune contra o epítopo dos receptores do hormônio de estimulação da tireoide nessa glândula e na órbita. A ordem de frequência de envolvimento dos músculos extraoculares na orbitopatia tireóidea é a seguinte: reto inferior, reto medial, reto lateral, reto superior e oblíquos. Observa-se alargamento do corpo muscular polpando os tendões.

5. **Um procedimento de ptose foi iniciado, com incisão na prega palpebral, isolamento septo orbitário com abertura horizontal. Que marco importante deverá aparecer imediatamente? Descreva sua relação com outras estruturas importantes.**
   A gordura orbitária fica diretamente atrás do septo orbitário e diretamente na porção muscular do elevador (Fig. 1-2). Após alguns anos, frequentemente uma porção da gordura medial sofrerá herniação através do septo.

6. **Para quais glândulas drenam os linfáticos da órbita?**
   Não há vasos linfáticos ou nódulos dentro da órbita. Os linfáticos da conjuntiva e pálpebras drenam medialmente para as glândulas submandibulares e lateralmente para os nódulos pré-auriculares superficiais.

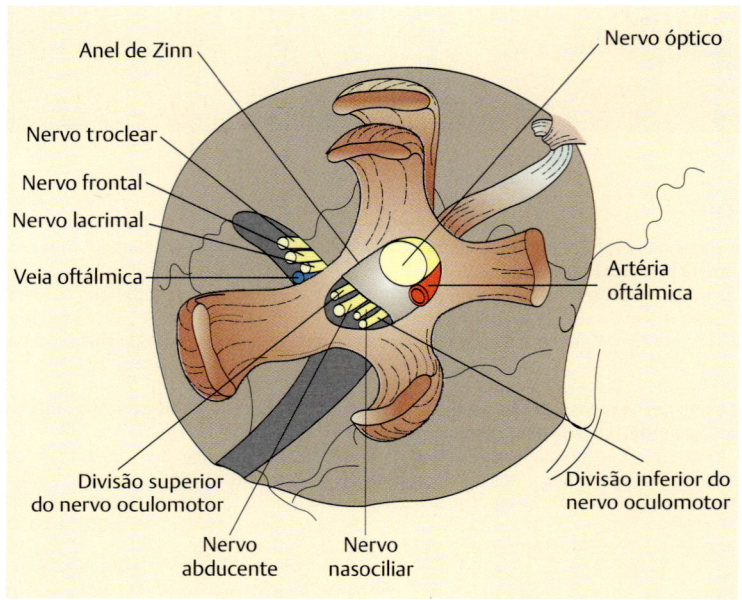

Figura 1-1. Anel de Zinn e estruturas ao redor. (*Cortesia de Campolattaro BN, Wang FM: Anatomy and physiology of the extraocular muscles and surrounding tissues. In Yanoff M, Duker JS [eds]: Ophtalmology*, ed 2, St. Louis, Mosby, 2004.)

7. **O que é septo orbitário?**
   O septo é uma lâmina fina de tecido conectivo que define o limite anterior da órbita. Na pálpebra superior, ele se estende do periósteo da borda orbitária superior para se inserir na aponeurose do levantador, levemente acima da borda superior do tarso (Fig. 1-2). O septo da pálpebra inferior se estende do periósteo da borda orbitária inferior para se inserir diretamente na borda inferior do tarso.

8. **Um paciente de 70 anos apresenta-se com lesões de herpes-zóster na distribuição do nervo trigêmeo. Lesões clássicas no lado e na ponta do nariz aumentam a preocupação do médico sobre o envolvimento ocular. Por quê?**
   Esse sinal, chamado de sinal de Hutchinson, resulta do envolvimento do nervo infratroclear. Esse nervo é o ramo terminal do nervo nasociliar, que dá origem aos nervos ciliares longos (geralmente dois) que inervam o globo ocular.

9. **Em que ponto a esclera é mais fina? Após trauma cego, onde as rupturas do globo mais provavelmente ocorrem?**
   A esclera é mais fina bem atrás da inserção dos músculos retos (0,3 mm). Quase sempre, a ruptura da esclera ocorre oposta ao sítio de impacto e em arco paralelo ao limbo na inserção dos músculos retos ou na linha do equador. O sítio mais comum de ruptura fica próximo ao limbo superonasal.

10. **Descreva o limbo cirúrgico e a linha de Schwalbe.**
    O limbo cirúrgico pode ser diferenciado em uma zona azulada anterior que se estende da terminação da camada de Bowman até a linha de Schwalbe, que é a terminação da membrana de Descemet. A zona branca posterior cobre a malha trabecular e se estende da linha de Schwalbe até o esporão da esclera.

11. **Você está se preparando para realizar uma trabeculoplastia com laser de argônio. Descreva a aparência gonioscópica do ângulo da câmara anterior.**
    O corpo ciliar é uma concavidade visível anterior à raiz da íris. O esporão escleral aparece como uma linha branca anterior ao corpo ciliar. Acima disso estão a malha trabecular e o canal de Schlemm. O tratamento é aplicado à malha trabecular anterior.

ANATOMIA CLÍNICA DO OLHO

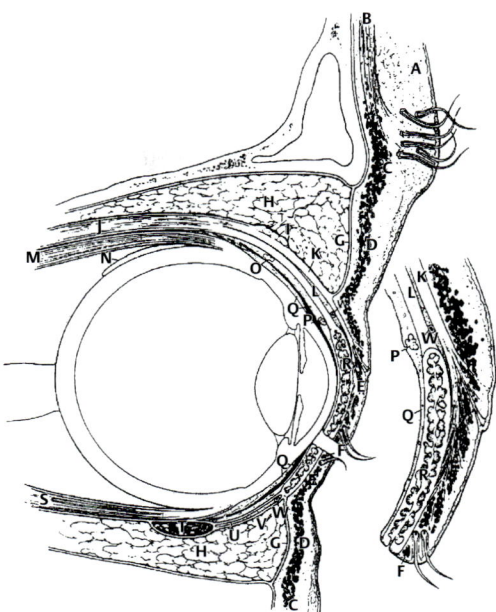

Figura 1-2. Corte esquemático da pálpebra e órbita anterior. *A*, pele; *B*, músculo frontal; *C*, músculo orbicular (porção orbitária); *D*, músculo orbicular (porção pré-septal); *E*, músculo orbicular (porção pré-tarsal); *F*, músculo orbicular (músculo de Riolan); *G*, septo orbitário; *H*, gordura orbitária; *I*, ligamento transverso superior; *J*, músculo levantador; *K*, aponeurose do levantador; *L*, músculo de Müller; *M*, músculo reto superior; *N*, tendão oblíquo superior; *O*, glândula lacrimal de Krause; *P*, glândulas de Wolfring; *Q*, conjuntiva; *R*, tarso; *S*, músculo reto inferior; *T*, músculo oblíquo inferior; *U*, músculo inferior do tarso; *V*, fáscia capsulopalpebral; *W*, arcada arterial periférica. (*De Beard C: Ptosis, ed 3, St. Louis, Mosby, 1981.*)

12. **Após procedimento filtrante, seu paciente desenvolve efusões coroidais. Explique a distribuição do acúmulo desse fluido com base na relação anatômica entre a úvea e a esclera.**
    O trato uveal está conectado à esclera no esporão escleral, no nervo óptico e nos sítios de saída das veias vorticosas. O fluido disseca a coroide a partir da esclera subjacente, mas fica retido nessas conexões.

13. **Descreva a estrutura da membrana de Bruch. Nomeie as duas condições em que os defeitos se desenvolvem espontaneamente nessa estrutura.**
    A membrana de Bruch consiste em cinco camadas: internamente, lâmina basal do EPR, camada colágena, faixa central de fibras elásticas, e camada colágena externa; externamente, lâmina basal da camada coriocapilar. O pseudoxantoma elástico e a miopia podem causar defeitos espontâneos nessa membrana, tornando o paciente suscetível ao desenvolvimento da neovascularização coroide.

PONTOS-CHAVE: MEMBRANA DE BRUCH

1. Composta de cinco camadas.
2. Rompimentos espontâneos podem ocorrer nos quadros de pseudoxantoma elástico e miopia.
3. Defeito na membrana de Bruch em degeneração macular relacionado com a idade pode levar à forma exsudativa.
4. Trauma pode causar ruptura da membrana, levando à membrana neovascular coroide.

14. Na fotocoagulação em fundos hiperpigmentados não é necessária uma potência alta do laser. O que determina essa pigmentação?

A pigmentação do fundo observada oftalmoscopicamente é em grande parte determinada pelo número de melanossomas na coroide. A área macular mais escura resulta de células epiteliais pigmentares que contêm melanossomas em maior quantidade e tamanho do que na periferia.

15. O que é a barreira hematorretiniana?

A barreira hematorretiniana interna consiste no endotélio vascular da retina, que não é fenestrado e contém complexos juncionais. A barreira hematorretiniana externa é o epitélio pigmentar da retina. A membrana de Bruch é permeável a pequenas moléculas.

16. Nomeie as 10 camadas anatômicas classicamente descritas da retina e das células que formam a retina.

A retina pode ser dividida em 10 camadas, começando logo acima da coroide e estendendo-se até o vítreo:
- Epitélio pigmentar da retina.
- Camada de cones e bastonetes.
- Membrana limitante externa.
- Camada nuclear externa.
- Camada plexiforme externa.
- Camada nuclear interna.
- Camada plexiforme interna.
- Camada de células ganglionares.
- Camada de fibras nervosas.
- Membrana limitante interna.

Dentro dessas camadas ficam os fotorreceptores, as células horizontais, as células bipolares, as células amácrinas, os interneurônios da retina, células ganglionares e as células gliais da retina, as células de Müller.

17. Na região macular qual camada da retina é conhecida como camada de fibras de Henle?

A camada plexiforme externa, formada por conexões entre corpos sinápticos fotorreceptores e células horizontais e bipolares, torna-se mais espessa e mais oblíqua em orientação à medida que se desvia para longe da fóvea. Na fóvea, essa camada se torna quase paralela à superfície da retina e responde por padrões de exsudatos radiais, ou em forma de estrela, nos espaços extracelulares em condições patológicas, que causam comprometimento vascular, como na hipertensão.

18. Quais são os três remanescentes clinicamente reconhecidos da vasculatura hialoide fetal?

Ponto de Mittendorf, papila de Bergmeister e alças vasculares (95% das quais são arteriais).

19. Um paciente se apresenta com oclusão da artéria central da retina e acuidade visual de 20/20. Como se explica esse achado?

Quinze por cento das pessoas possuem uma artéria ciliorretiniana que nutre a região macular. Trinta por cento dos olhos possuem artéria ciliorretiniana nutrindo alguma porção da retina. Essas artérias são perfundidas pelos vasos coroides, que são nutridos pela artéria oftálmica e, por isso, não são afetados pela circulação da artéria central da retina.

20. Onde ocorrem as oclusões de ramo da veia central da retina? Qual quadrante da retina é mais comumente afetado?

As oclusões de ramo da veia central da retina ocorrem nos cruzamentos arteriovenosos, quase sempre onde a veia passa posterior à artéria. O quadrante superotemporal é afetado, com mais frequência, por causa de um número maior de cruzamentos arteriovenosos na média.

21. Discuta a organização de fibras cruzadas e não cruzadas no quiasma óptico.

As fibras extramaculares inferonasais cruzam o quiasma anterior e se projetam para o nervo óptico contralateral (joelho de Willebrand). As fibras extramaculares superonasais cruzam diretamente para o trato óptico oposto. Essas fibras estão localizadas no centro do nervo óptico. As fibras maculares temporais passam pelo quiasma sem cruzá-lo, enquanto as fibras maculares nasais cruzam [o quiasma] posteriormente. Entretanto, no albinismo, ocorre o cruzamento de muitas fibras temporais.

22. Descreva a localização do córtex visual.

O córtex visual está situado ao longo dos lábios superior e inferior da fissura calcarina. Essa área é chamada de córtex estriado por causa da faixa proeminente de fibras geniculocalcarinas, denominadas estrias de Gennari.

ANATOMIA CLÍNICA DO OLHO

23. **Qual é a localização anatômica mais provável da doença associada ao nistagmo *downbeat*?**
    O nistagmo *downbeat* (para baixo) geralmente indica doença estrutural cervicomedular. As causas mais comuns são: malformação de Arnold-Chiari, esclerose múltipla, AVC e *Platybasia*. Qualquer paciente com esse achado deverá ser submetido a investigações neurológicas por imagem.

24. **Uma paciente se apresenta com queixa principalmente de lacrimejamento e irritação ocular. Enquanto despeja a infinidade de colírios da bolsa, ela explica que já consultou vários médicos, e nenhum deles foi capaz de ajudar. O exame mostra ceratopatia pontilhada inferior, mas um lago normal de lacrimejamento e teste de Schirmer normal. É interessante observar que ela se submeteu à cirurgia de blefaroplastia há 6 meses. Qual é o diagnóstico?**
    Você está no caminho certo se perguntar se o quadro é mais intenso pela manhã ou à noite. Ela responde que é muito mais intenso ao acordar. Você solicita que ela feche os olhos gentilmente e observa 2 mm de lagoftalmia em cada olho. Isto é uma causa frequentemente não valorizada de lacrimejamento em olhos normais.

25. **A glândula lacrimal de um paciente é removida durante uma cirurgia orbitária. Em seguida, não há evidência de insuficiência lacrimal. Por que não?**
    A produção basal de lágrimas é fornecida pelas glândulas lacrimais acessórias de Krause e Wolfring. As glândulas de Krause estão localizadas no fórnix superior, e as de Wolfring estão acima da borda tarsal superior. Elas são citologicamente idênticas à glândula lacrimal principal.

26. **Descreva a anatomia da mácula e da fóvea.**
    A mácula é definida como a área da retina posterior que contém o pigmento xantofílico e duas ou mais camadas de células ganglionares. Ela está centralizada cerca de 4 mm temporal e 0,8 mm inferior ao centro do disco óptico. A fóvea é uma depressão central da superfície interna da retina e tem cerca de 1,5 mm de diâmetro.

27. **A angiografia com fluoresceína mostra, tipicamente, a perfusão da coroide e de quaisquer artérias ciliorretinianas antes da visualização do corante na circulação da retina. Por quê?**
    A fluoresceína penetra na coroide pelas artérias ciliares posteriores curtas que são ramos da artéria oftálmica. A artéria central da retina, também ramo da artéria oftálmica, fornece uma via mais longa para o corante atravessar, resultando no aparecimento desse corante na circulação da retina 1 a 2 segundos mais tarde.

28. **Explique por que a acuidade visual em lactentes não atinge os níveis dos adultos até cerca de 6 meses de idade, com base na diferenciação da retina.**
    A diferenciação da mácula não está completa até 4 a 6 meses após o nascimento. Os núcleos das células ganglionares são encontrados, inicialmente, diretamente sobre a fovéola e se deslocam, gradualmente, para a periferia, deixando essa área liberada de elementos neurais acessórios e de vasos sanguíneos, pois a organização neural se desenvolve para os níveis adultos por volta dos 6 meses de idade. Este atraso no desenvolvimento macular é um fator na inabilidade dos recém-nascidos de fixar, e a melhora na atividade visual é paralela ao desenvolvimento macular.

29. **Um recém-nascido se apresenta com opacificação na córnea esquerda. Qual é o diagnóstico diferencial?**
    A opacidade congênita da córnea geralmente fica em uma das seguintes categorias (que podem ser facilmente lembradas pelo mnemônico *STUMPED*): esclerocórnea, trauma, úlceras, transtorno metabólico, anomalia de Peters, distrofia endotelial e dermoide.

30. **Descreva a inervação do cristalino.**
    O cristalino é anatomicamente único porque não tem inervação nem vascularização. Ele depende inteiramente dos humores aquoso e vítreo para nutrição.

31. **Descrever a inervação da córnea.**
    Os ramos dos nervos ciliares posteriores longos se ramificam a partir da divisão oftálmica do nervo trigêmeo e penetram na córnea. Perifericamente, 70 a 80 ramos penetram na córnea, nos planos da conjuntiva, da episclera e da esclera. Eles perdem sua bainha de mielina 1 a 2 mm a partir do limbo. A rede posterior à camada de Bowman envia ramos anteriormente para o epitélio.

32. **Quais são as três camadas do filme lacrimal? Onde elas se originam?**
    - A *camada mucina* reveste as células epiteliais superficiais da córnea e cria uma camada hidrofílica que permite a distribuição espontânea e uniforme da camada aquosa do filme lacrimal. A mucina é produzida principalmente pelas células caliciformes da conjuntiva, mas também pela glândula lacrimal.

- A *camada aquosa* é secretada pelas glândulas lacrimais de Krause e Wolfring (secreção basal) e pela glândula lacrimal (secreção reflexa). A camada aquosa contém eletrólitos, imunoglobulinas e outros solutos incluindo: glicose, tampões e aminoácidos.
- A *camada lipídica* é secretada primariamente pelas glândulas de Meibomio e mantém uma barreira hidrofóbica que evita o fluxo lacrimal excessivo, retarda a evaporação e fornece lubrificação para a interface pálpebra/olho.

33. Quais são as diferenças na estrutura da artéria central da retina e das arteríolas da retina?
A artéria central da retina contém uma lâmina interna elástica e fenestrada e uma camada externa de células de músculo liso cercada por uma membrana de base. As arteríolas da retina não possuem essa lâmina interna elástica e perdem as células de músculo liso próximo à sua entrada na retina. Por isso, a vasculatura da retina não tem autorregulação.

34. Onde a mácula está representada no córtex visual?
A função macular está representada na porção mais posterior, na ponta do lobo occipital. Entretanto, pode haver distribuição ampla de algumas fibras maculares ao longo da fissura calcarina.

35. O que é buraco macular?
A formação do buraco macular é uma doença comum que pode resultar em perda rápida da visão central. Cerca de 83% dos casos são idiopáticos, e 15% devem-se a algum tipo de trauma.

36. Descreva os estágios da formação do buraco macular conforme proposto por Gass, assim como as mudanças em nossa compreensão do processo da doença desde o desenvolvimento da tomografia óptica de coerência (OCT).
A teoria da Gass propôs que o mecanismo causador subjacente era a tração tangencial centrípeta pelo vítreo cortical na fóvea. Ele propôs também os seguintes estágios:
- **Estágio 1a:** Elevação tracional da fóveola com ponto amarelo visível.
- **Estágio 1b:** Aumento do descolamento tracional com elevação foveal. Um anel amarelo torna-se visível.
- **Estágio 2:** Defeito de espessura total da retina inferior a 400 µm.
- **Estágio 3:** Defeito de espessura total da retina superior a 400 µm.
- **Estágio 4:** Estágio 3 com descolamento completo do vítreo posterior.

A análise por OCT revelou que alguns pacientes apresentam descolamento do vítreo perifoveal, com uma adesão remanescente da fóvea. Às vezes, os pacientes podem desenvolver divisão dentro da retina com a formação de um cisto da fóvea. Esse cisto pode evoluir para um orifício de espessura total com ruptura da camada interna da retina e abertura do assoalho da fóvea. Estes achados sugerem uma série complexa de forças de vetor anterior-posterior e tangencial como etiologia para a formação de buraco macular.

BIBLIOGRAFIA

American Academy of Ophthalmology: Basic and clinical science course, section 2, San Francisco, 1993–1994, American Academy of Ophthalmology.
Burde RM, Savino PJ, Trobe JD: Clinical decisions in neuro-ophthalmology, St. Louis, 1985, Mosby.
Fine BS, Yanoff M: Ocular histology, ed 2, Hagerstown, MD, 1979, Harper & Row.
Gass JDM: Stereoscopic atlas of macular diseases, ed. 4, St. Louis, 1997, Mosby.
Guyer DR, Yannuzzi LA, Chang S, et al.: Retina-vitreous-macula, Philadelphia, 1999, W.B. Saunders.
Jaffe NS: Cataract surgery and its complications, ed. 5, St. Louis, 1990, Mosby.
Justice J, Lehman RP: Cilioretinal arteries: a study based on review of stereofundus photographs and fluorescein angiographic findings, Arch Ophthalmol 94:1355–1358, 1976.
Miller NR: Walsh and Hoyt's clinical neuro-ophthalmology, vol 1 and 4, Baltimore, 1982, Williams & Wilkins.
Spaide RF: Optical coherence tomography: interpretation and clinical applications, Course #590, AAO Annual Meeting, Chicago. 2005.
Stewart WB: Surgery of the eyelid, orbit, and lacrimal system. Ophthalmology monographs, vol 1, San Francisco, 1993, American Academy of Ophthalmology.
Weinberg DV, Egan KM, Seddon JM: The asymmetric distribution of arteriovenous crossing in the normal retina, Ophthalmology 100:31–36, 1993.

ANATOMIA DA ÓRBITA E DA PÁLPEBRA

Edward H. Bedrossian Jr.

ÓRBITA

1. **Nomeie os ossos da órbita (Fig. 2-1).**
   - **Parede medial:** Esfenoide, etmoide, lacrimal, maxilar.
   - **Parede lateral:** Zigomático, asa maior do esfenoide.
   - **Teto:** Frontal, asa menor do esfenoide.
   - **Assoalho:** Maxilar, zigomático, palatino.

2. **Quais são os pontos fracos da borda orbitária?**
   - Sutura frontozigomática.
   - Sutura zigomaticomaxilar.
   - Sutura frontomaxilar.

3. **Descreva a localização mais comum das fraturas tipo *blow-out*.**
   Face posteromedial do assoalho orbitário.

4. **Qual é o osso mais frágil da órbita?**
   A porção da lâmina papirácea do osso etmoide.

5. **Nomeie as divisões do V nervo craniano que atravessa o seio cavernoso.**
   - Divisão oftálmica (V1).
   - Divisão maxilar (V2).

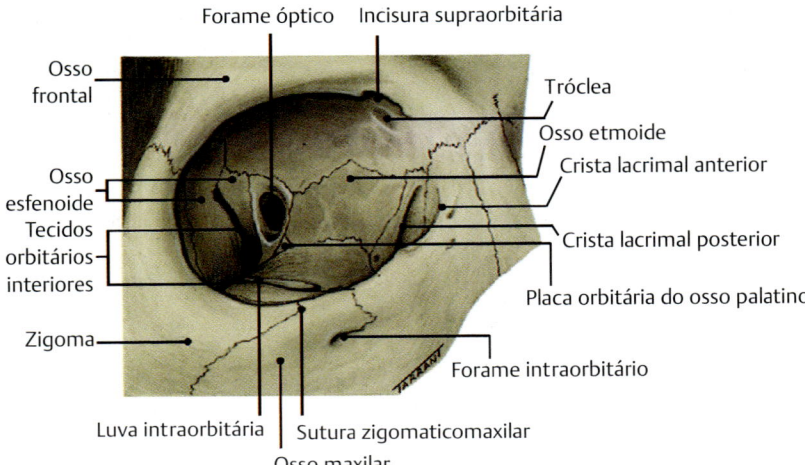

Figura 2-1. Anatomia da órbita. (*Cortesia de Kanski JJ: Clinical Ophthalmology: A Systematic Approach, ed. 7, London, Elsevier, 2011.*)

CAPÍTULO 2

6. O que é o anel de Zinn?
O círculo definido pelo músculo reto superior, músculo reto inferior, músculo reto lateral e músculo reto medial.

7. Quais nervos atravessam a fissura orbitária superior, mas por fora do anel de Zinn?
Nervos frontal, lacrimal e troclear.

PÁLPEBRA

8. Listar os fatores responsáveis pelo entrópio involucional
- Frouxidão da pálpebra inferior.
- Sobreposição do músculo orbicular pré-septal do olho sobre o músculo orbicular pré-tarsal do olho.
- Deiscência/desinserção dos retratores da pálpebra inferior.
- Atrofia da gordura orbitária.

9. Descreva a inervação sensorial das pálpebras superior e inferior.
- O nervo oftálmico (V1) fornece sensibilidade para a pálpebra superior.
- O nervo maxilar (V2) fornece sensibilidade para a pálpebra inferior.

10. Quais são os marcos cirúrgicos para localizar a artéria temporal superficial durante biópsias de artéria temporal?
A artéria temporal superficial se localiza profundamente à pele e tecido subcutâneo, mas superficialmente à fáscia temporal.

11. Quais estruturas você atravessaria durante uma blefarotomia transversa 3 mm acima da margem da pálpebra superior?
- Pele.
- Músculo orbicular pré-tarsal.
- Tarso.
- Conjuntiva palpebral (Fig. 2-2).

12. O que significa a frase *retratores da pálpebra inferior*?
Os retratores da pálpebra inferior consistem na fáscia capsulopalpebral e no músculo tarso inferior. A fáscia capsulopalpebral da pálpebra inferior é análoga ao complexo levantador na pálpebra superior. O músculo tarso inferior da pálpebra inferior é análogo ao músculo de Müller na pálpebra superior.

13. Quais estruturas seriam seccionadas em uma laceração de espessura total da pálpebra inferior 2 mm abaixo do tarso inferior?
- Pele.
- Músculo pré-septal orbicular do olho.
- Tendão conjunto (fusão do septo orbitário com os retratores da pálpebra inferior).
- Conjuntiva da pálpebra.

14. Quais estruturas seriam seccionadas em uma laceração de espessura total da pálpebra inferior 6 mm abaixo do tarso inferior?
- Pele.
- Músculo pré-septal orbicular do olho.
- Septo orbitário.
- Gordura.
- Retratores da pálpebra inferior (cápsula capsulopalpebral e músculo inferior do tarso).
- Conjuntiva.

15. Discutir as fixações ósseas do ligamento suspensor superior de Whitnall.
Medialmente, ele adere ao periósteo da tróclea. Lateralmente, a maior adesão ocorre no periósteo da sutura frontozigomática. Ele envia também conexões menores para o tubérculo lateral orbitário.

16. Qual estrutura separa a bolsa de gordura medial da bolsa de gordura central (também chamada de pré-aponeurótica) na pálpebra superior?
O tendão oblíquo superior.

17. Lester Jones dividiu o músculo orbicular ocular em três porções. Nomeá-las.
- Porção orbitária.
- Porção pré-septal.
- Porção pré-tarsal.

ANATOMIA DA ÓRBITA E DA PÁLPEBRA

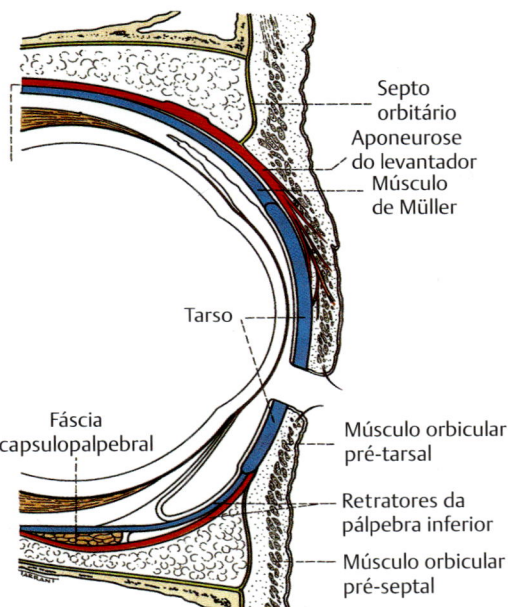

Figura 2-2. Estruturas da pálpebra. (*Cortesia de Kanski JJ: Clinical Ophthalmology: A Systematic Approach, ed. 5, New York, Butterworth-Heinemann, 2003.*)

18. Quais porções do músculo orbicular do olho são importantes no mecanismo da bomba lacrimal?
As porções pré-septal e pré-tarsal.

BIBLIOGRAFIA

Anderson R, Dixon R: The role of Whitnall's ligament in ptosis surgery, Arch Ophthalmol 97:705–707, 1979.
Bedrossian EH Jr: Embryology and anatomy of the eyelids. In Tasman W, Jaeger E, editors: Foundations of clinical ophthalmology, Lippincott, 1998, Williams & Wilkins, pp 1–22.
Bedrossian EH Jr: Surgical anatomy of the eyelids. In Della Rocca RC, Bedrossian Jr EH, Arthurs BP, editors: Opthalmic plastic surgery: decision making and techniques, Philadelphia, 2002, McGraw-Hill, pp 163–172.
Dutton J: Atlas of clinical and surgical orbital anatomy, Philadelphia, 1994, W.B. Saunders.
Gioia V, Linberg J, McCormick S: The anatomy of the lateral canthal tendon, Arch Ophthalmol 105:529–532, 1987.
Hawes M, Dortzbach R: The microscopic anatomy of the lower eyelid retractors, Arch Ophthalmol 100:1313–1318, 1982.
Jones LT: The anatomy of the lower eyelid, Am J Ophthalmol 49:29–36, 1960.
Lemke B, Della Rocca R: Surgery of the eyelids and orbit: an anatomical approach, Norwalk, CT, 1990, Appleton & Lange.
Lemke B, Stasior O, Rosen P: The surgical relations of the levator palpebrae superioris muscle, Ophthal Plast Reconstr Surg 4:25–30, 1988.
Lockwood CB: The anatomy of the muscles, ligaments and fascia of the orbit, including an account of the capsule of tenon, the check ligaments of the recti, and of the suspensory ligament of the eye, J Anat Physiol 20:1–26, 1886.
Meyer D, Linberg J, Wobig J, McCormick S: Anatomy of the orbital septum and associated eyelid connective tissues: Implications for ptosis surgery, Ophthal Plast Reconstr Surg 7:104–113, 1991.
Sullivan J, Beard C: Anatomy of the eyelids, orbit and lacrimal system. In Stewart W, editor: Surgery of the eyelids, orbit and lacrimal system, American Academy of Ophthalmology Monograph No. 8, 1993, pp 84–96.
Whitnall SE: The levator palpebrae superioris muscle: the attachments and relations of its aponeurosis, Ophthalmoscope 12:258–263, 1914.
Whitnall SE: The anatomy of the human orbit and accessory organs, London, 1985, Oxford Medical Publishers.

CAPÍTULO 3

ÓTICA E REFRAÇÃO

Janice A. Gault

1. **O que é ponto focal primário (F_1)?**
   Ponto focal primário é o ponto ao longo do eixo óptico em que um objeto precisa ser colocado para que raios paralelos surjam da lente. Por isso, a imagem está no infinito (Fig. 3-1).

2. **O que é ponto focal secundário (F_2)?**
   Ponto focal secundário é o ponto ao longo do eixo óptico em que raios paralelos que chegam são trazidos para o foco. Ele é igual a 1/poder de lente em dioptrias (D). O objeto agora está no infinito (Fig. 3-2).

3. **Onde fica o ponto focal secundário para o olho míope? Olho hipermetrope? Olho emetrópico?**
   O ponto focal secundário para o olho **míope** fica anterior à retina no vítreo (Fig. 3-3, A). O objeto precisa ser movido para frente desde o infinito para permitir que os raios de luz se focalizem na retina. O olho **hipermetrope** tem seu ponto focal secundário posterior à retina (Fig. 3-3, B). O olho **emetrope** focaliza os raios luminosos do infinito na retina.

4. **O que é ponto remoto de um olho?**
   O termo ponto remoto é usado somente para o sistema óptico ocular. Ele é o ponto em que um objeto precisa ser colocado ao longo do eixo óptico, para que os raios luminosos sejam focados na retina, quando o olho não está em acomodação.

5. **Onde fica o ponto remoto do olho míope? Olho hipermetrope? Olho emetrope?**
   O ponto remoto do olho **míope** fica entre a córnea e o infinito. O olho **hipermetrope** tem seu ponto remoto além do infinito ou atrás do olho. O olho **emetrope** tem raios luminosos focalizados na retina quando o objeto está no infinito.

6. **Como determinar qual lente vai corrigir o erro refrativo do olho?**
   Uma lente com ponto focal coincidente com o ponto remoto do olho permite que os raios luminosos do infinito possam ser focalizados na retina. A imagem no ponto remoto do olho agora se torna o objeto para o olho.

7. **O que é ponto próximo do olho?**
   Ponto próximo é o ponto em que um objeto estará em foco na retina, quando o olho estiver totalmente acomodado. Mover o objeto para mais perto causará turvação.

8. **A miopia pode ter duas causas. Quais são elas?**
   - A **miopia refrativa** é causada por excesso de poder de refração por causa do aumento da curvatura corneana ou do cristalino.
   - A **miopia axial** se deve a um globo alongado. Cada milímetro de alongamento axial causa cerca de 3 D de miopia.

9. **O poder de uma lente corretiva apropriada é alterado, trocando-se as lentes de contato por lentes de óculos ou vice-versa. Por quê?**
   Aproximar uma lente negativa para mais perto do olho aumenta o poder negativo efetivo. Por isso, os míopes têm a prescrição de suas lentes de contato com dioptria menor do que a prescrita em seus óculos. Pacientes próximos à presbiopia podem precisar de óculos de leitura quando usam suas lentes de contato, mas podem ler sem lentes bifocais em seus óculos (veja Pergunta 45). Mover uma lente positiva para mais perto do olho reduz o poder positivo efetivo. Por isso, os hipermetropes têm a prescrição de suas lentes de contato com dioptria maior do que a prescrita em seus óculos. Eles podem postergar o uso de bifocais por algum tempo. O mesmo princípio se aplica a pacientes que deslizam seus óculos para baixo até o nariz e descobrem que podem ler com mais facilidade. Eles estão adicionando poder positivo. Esse princípio funciona para hipermetropes e para míopes.

10. **O que é a amplitude de acomodação?**
    O número total de dioptrias que o olho pode acomodar.

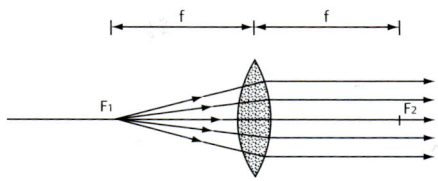

Figura 3-1. O ponto focal primário (F_1), cuja imagem está no infinito. (*Cortesia de Azar DT, Strauss L: Principles of applied clinical optics. In Albert DM, Jakobiec FA [eds]: Principles and Practice of Ophthalmology, vol 6, ed 2. Philadelphia, W.B. Saunders 2000, pp 5329-5340.*)

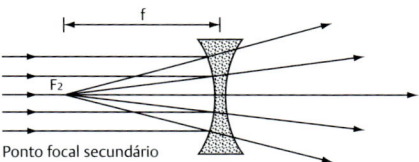

Figura 3-2. O ponto focal secundário (F_2), cujo objeto também está no infinito. (*Cortesia de Azar DT, Strauss L: Principles of applied clinical optics. In Albert DM, Jakobiec FA [eds]: Principles and Practice of Ophthalmology, vol 6, ed 2. Philadelphia, W.B. Saunders 2000, pp 5329-5340.*)

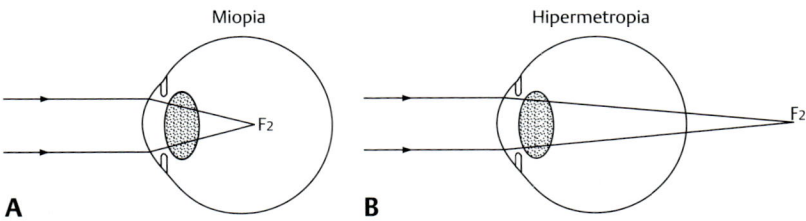

Figura 3-3. A, O ponto focal secundário de um olho míope está anterior à retina no vítreo. **B,** na hipermetropia esse ponto fica atrás da retina. (*Cortesia de Azar DT, Strauss L: Principles of applied clinical optics. In Albert DM, Jakobiec FA [eds]: Principles and Practice of Ophthalmology, vol 6, ed 2. Philadelphia, W.B. Saunders 2000, pp 5329-5340.*)

11. Qual é a faixa de acomodação?
Faixa de visão nítida a ser obtida somente com a acomodação. Para um emetrope com 10 D de amplitude de acomodação, a faixa de acomodação é infinita – 10 cm.

12. Qual é a relação dioptria – metros?
Uma dioptria é a recíproca da distância em metros.

13. Qual é o ponto próximo de um hipermetrope com 4 D com uma amplitude de acomodação de 8?
O ponto remoto é de 25 cm (1/4 D) atrás da córnea. O paciente precisa usar 4 D de acomodação para superar a hipermetropia e focalizar a imagem no infinito na retina. Por isso, o paciente tem 4 D para acomodar ao ponto próximo, que é de 25 cm (1/4 D) anterior à córnea. Entretanto, usando lentes +4,00 o paciente tem a amplitude total de acomodação disponível. O ponto próximo é agora de 12,5 cm (1/8 D).

14. Qual é o ponto próximo de um míope 4 D com amplitude de acomodação de 8?
O ponto remoto é de 25 cm (1/4 D) à frente do olho. O paciente pode acomodar 8 D além desse ponto. O ponto próximo é 12 D, que é de 8,3 cm (1/12 D) na frente da córnea.

15. Quando um raio luminoso passa de um meio com índice refrativo baixo para um meio com índice refrativo mais alto, ele se inclina em direção ao normal ou para longe do normal?
Ele se inclina em direção ao normal (Fig. 3-4).

CAPÍTULO 3

16. O que é ângulo crítico?
É o ângulo incidente em que o ângulo de refração é de 90 graus do normal. O ângulo crítico ocorre somente quando a luz passa de um meio mais denso para um menos denso.

17. O que acontece se o ângulo crítico for excedido?
Quando o ângulo crítico for excedido, o resultado será a reflexão interna total. O ângulo de incidência iguala o ângulo de reflexão (Fig. 3-5).

18. Fornecer exemplos de reflexão interna total.
A reflexão interna total na interface de ar-lágrima evita a visão direta da câmara anterior. Para superar essa limitação, o ângulo crítico deve ser aumentado para essa interface aplicando-se *goniolentes* plásticas ou de vidro à superfície. A reflexão interna total também ocorre em tubos de fibra óptica e em oftalmoscópios indiretos.

19. Qual é a fórmula para vergência?

$$U + P = V,$$

onde U é a vergência de luz entrando na lente, P é o poder dióptrico da lente (a quantidade de vergência adicionada à luz pela lente) e V é a vergência da luz saindo da lente. Todas elas são expressas em dioptrias. Por convenção, os raios luminosos viajam da esquerda para a direita. Sinais positivos indicam qualquer coisa para a direita da lente e sinais negativos indicam pontos para a esquerda da lente.

20. Qual é a vergência de raios luminosos paralelos?
A vergência de raios luminosos paralelos é zero. Raios luminosos paralelos não convergem (o que seria positivo) ou divergem (o que seria negativo). Os raios luminosos de um objeto no infinito ou indo para uma imagem no infinito têm vergência zero.

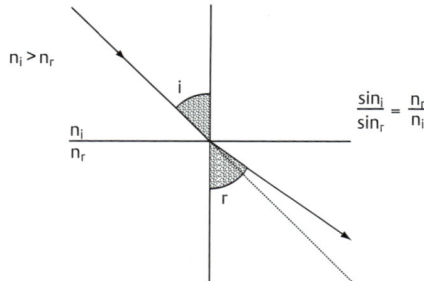

Figura 3-4. Quando a luz atravessa de um meio com baixo índice de refração (n_r) para um meio com índice de refração mais alto (n_i), ele diminui a velocidade e inclina-se em direção ao normal para a superfície. A lei de Snell determina a quantidade da inclinação. i é o ângulo de incidência, r é o ângulo de refração. (*Cortesia de Azar DT, Strauss L: Principles of applied clinical optics. In Albert DM, Jakobiec FA [eds]: Principles and Practice of Ophthalmology, vol 6, ed 2. Philadelphia, W.B. Saunders 2000, pp 5329-5340.*)

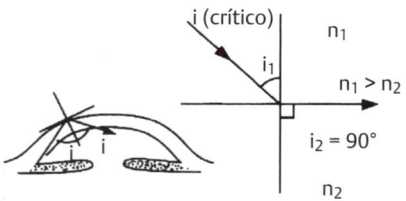

Figura 3-5. A reflexão interna total ocorre quando o ângulo crítico é excedido. (*Cortesia de Azar DT, Strauss L: Principles of applied clinical optics. In Albert DM, Jakobiec FA [eds]: Principles and Practice of Ophthalmology, vol 6, ed 2. Philadelphia, W.B. Saunders 2000, pp 5329-5340.*)

ÓTICA E REFRAÇÃO

21. Qual é o ponto de imagem se um objeto está 25 cm à esquerda de uma lente +5,00?
Tudo precisa ser expresso em dioptrias: 25 cm é 4 D (1/0,25 m), porque a imagem está à esquerda da lente.

$$U = -4D$$
$$P = +5D$$
$$-4 + 5 = 1$$

A vergência do objeto é + 1 D. Convertida para centímetros, o objeto fica 1 m à direita da lente (1/1 D = 1 m = 100 cm).

22. Desenhar o olho esquemático, com poder, ponto nodal (pn), plano principal, f e f, índices refrativos e distâncias respectivas rotulados.
Figura 3-6.

23. Como é calculado o poder de um prisma?
O poder de um prisma é calculado em dioptrias prismáticas (Δ) e é igual ao deslocamento, em centímetros, de um raio luminoso passando através do prisma, medido 100 cm a partir do prisma. A luz sempre se inclina em direção à base do prisma. Por isso, um prisma de 15 Δ desloca a luz do infinito 15 cm em direção à sua base a 100 cm.

24. O que é a regra de Prentice?

$$\Delta = hD$$

O poder prismático de uma lente Δ) em qualquer ponto na lente é igual à distância desse ponto do eixo óptico em centímetros (*h*) multiplicado pelo poder da lente em dioptrias (δ). Acontece que uma lente não tem efeito prismático em seu centro óptico; um raio luminoso passará pelo centro sem desvio (Fig. 3-7).

25. Como a regra de Prentice é usada na vida real?
Em um paciente com anisometropia, a posição de leitura pode causar desvio exagerado do olho por causa do efeito prismático.

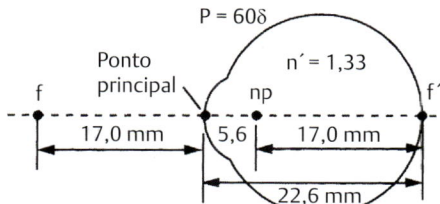

Figura 3-6. Olho esquemático reduzido. (*Cortesia de Azar DT, Strauss L: Principles of applied clinical optics. In Albert DM, Jakobiec FA [eds]: Principles and Practice of Ophthalmology, vol 6, ed 2. Philadelphia, W.B. Saunders 2000, pp 5329-5340.*)

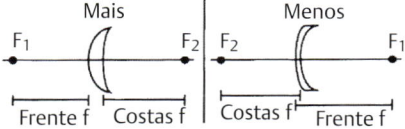

Figura 3-7. Efeito prismático de uma lente de acordo com a regra de Prentice. Δ é o prisma induzido (medido em dioptrias prismáticas), *h* é a distância a partir do centro óptico em centímetros, e *D* é o poder da lente em dioptrias. (*Cortesia de Azar DT, Strauss L: Principles of applied clinical optics. In Albert DM, Jakobiec FA [eds]: Principles and Practice of Ophthalmology, vol 6, ed 2. Philadelphia, W.B. Saunders 2000, pp 5329-5340.*)

PONTOS-CHAVE: COMO ALIVIAR A ANISOMETROPIA SINTOMÁTICA.
1. Lentes de contato.
2. Rebaixar os centros ópticos.
3. Técnica *Slab-off* [1]

26. **Como o efeito prismático pode ser aliviado?**
    - As lentes de contato se movem com o olho e permitem aos pacientes enxergarem através de seu centro óptico, evitando o efeito prismático.
    - Rebaixar os centros ópticos reduz o *h* da regra de Prentice.
    - *Slab-off* (remoção do prisma inferiormente da lente mais negativa) ajuda a contrabalançar o efeito prismático.

27. **Como a regra de Prentice afeta a medição dos desvios estrábicos quando o paciente está usando óculos?**
    Lentes positivas reduzem o desvio medido, enquanto lentes negativas aumentam o desvio medido. O desvio verdadeiro é alterado em cerca de 2,5 *D*%, onde *D* é o poder da lente. As lentes positivas têm a base do prisma na periferia, enquanto as lentes negativas têm a base do prisma no centro.

28. **As lentes bifocais podem causar problemas significativos induzidos pelo efeito prismático. Qual é a diferença entre salto de imagem e deslocamento de imagem?**
    - O **salto de imagem** é produzido pela introdução súbita do poder prismático no topo do segmento bifocal. O objeto que o paciente vê no campo inferior salta subitamente para cima, quando o olho se volta para baixo para vê-lo. Se o centro óptico do segmento estiver no topo do segmento, não haverá salto de imagem. O salto de imagem é pior em óculos com lentes bifocais de segmento curvo, porque o centro óptico está distante do centro óptico da lente para longe. As lentes bifocais de segmento plano são melhores porque o centro óptico está perto do centro óptico da lente para longe.
    - O **deslocamento de imagem** é o efeito prismático induzido pela adição do bifocal e as lentes para longe na posição de leitura. O deslocamento de imagem é mais problemático que o salto de imagem para a maioria das pessoas. Lente de segmento plano é essencialmente uma lente de base para cima, enquanto lente de segmento curvo são lentes de base para baixo. A lente de distância miópica tem poder prismático de base para cima na posição de leitura; assim, o deslocamento da imagem piora com lentes de segmento plano superior. Os efeitos prismáticos são aditivos. Da mesma forma, uma correção hiperópica é uma lente de base para baixo na posição de leitura; assim, lentes de segmento curvo superior transformam o deslocamento da imagem em um problema.

29. **Um paciente hipermetrope deve usar lentes de leitura de segmento superior curvo ou plano?**
    A lente positiva causará deslocamento significativo da imagem com lentes de segmento superior plano. Esse deslocamento será reduzido com lentes de segmento superior curvo. Embora o salto da imagem esteja presente, ele será o menos perturbador dos dois.

30. **Um paciente míope deve usar lentes de leitura de segmento superior plano ou curvo?**
    A lente de segmento superior curvo causa deslocamento significativo da imagem com lentes negativas. A lente de segmento superior plano minimiza esse deslocamento e o salto da imagem.

31. **Qual é o círculo que causa menor confusão?**
    Pacientes com astigmatismo têm duas linhas focais formadas pela convergência de raios luminosos. A primeira linha focal está mais perto da córnea e é criada pelo meridiano mais poderoso da córnea. A segunda linha focal está mais distante, criada pelo meridiano menos poderoso. O círculo que causa a menor confusão é a secção cruzada circular do conoide de Sturm, a meio caminho, em dioptrias, entre as duas linhas focais (Fig. 3-8). O objetivo da correção refrativa é escolher uma lente que coloque o círculo de menor confusão na retina.

32. **Qual é o equivalente esférico de -3,00 + 2,00 x 125?**
    Considerar metade do cilindro e adicioná-la ao esférico. O equivalente esférico é -2,00.

33. **Alterar a refração do cilindro positivo a seguir para a forma de cilindro negativo: -5,00 + 3,00 x 90.**
    Primeiro, adicionar o esférico e o cilindro um ao outro. A seguir, alterar o sinal do cilindro e adicionar 90 graus ao eixo. Assim, a forma de cilindro negativo é:
    -2,00 -3,00 x 180.

---
[1] N. do T.: Polimento da lente.

ÓTICA E REFRAÇÃO

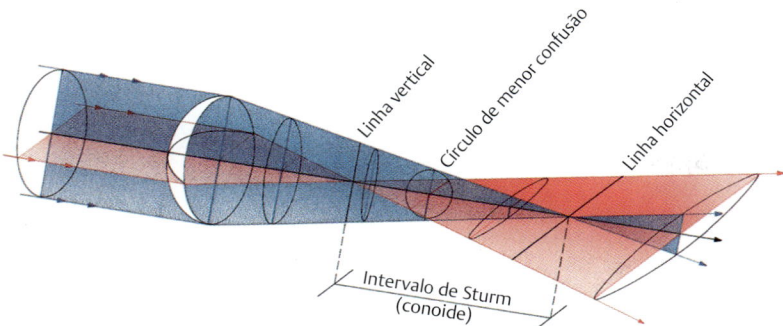

Figura 3-8. O círculo de menor confusão. (*Cortesia de Azar DT, Strauss L: Principles of applied clinical optics.* In Albert DM, Jakobiec FA [eds]: *Principles and Practice of Ophthalmology*, vol 6, ed 2. Philadelphia, W.B. Saunders 2000, pp 5329-5340.)

34. **Após cirurgia de catarata extracapsular com grande incisão, o paciente apresenta a seguinte refração: +1,00 + 3,00 x 100. Esse paciente tem astigmatismo a favor ou contra a regra?**
    O astigmatismo a favor da regra é corrigido com cilindro positivo a 90 graus (± 15 a 20 graus). O astigmatismo contra a regra é corrigido com cilindro positivo a 180 graus (± 15 a 20 graus). O paciente em questão tem astigmatismo a favor da regra.

35. **Como você deve prosseguir com os cuidados ao paciente?**
    Verificar as suturas remanescentes. O corte da sutura a 11:00 h relaxará a incisão e reduzirá o volume do astigmatismo.

36. **E se outro paciente apresentar refração de +2,00 - 2,00 x 90 após extração extracapsular de catarata com grande incisão? Onde a sutura deverá ser cortada?**
    Alterando-se a refração para a forma de cilindro positivo, veremos que o paciente é plano +2,00 x 180 e tem astigmatismo contra a regra. Nenhuma sutura poderá ser cortada para relaxar o astigmatismo. A única opção é fazer uma incisão de relaxamento na córnea, mas é provável que o paciente tolere o uso de óculos, especialmente, se a refração estiver próxima da correção pré-operatória. Verificar também a ceratometria pré-operatória. O paciente pode ter tido astigmatismo contra a regra antes da cirurgia.

37. **Lentes espessas apresentam aberrações. São elas:**
    - **Aberração esférica:** Os raios nas bordas periféricas das lentes sofrem refração maior que os raios no centro, causando assim a miopia noturna. A pupila maior à noite permite aberração esférica maior que a pupila menor durante o dia.
    - **Coma:** Um borrão em forma de cometa é visto quando o objeto e a imagem estão fora do eixo óptico. O coma é similar à aberração esférica, mas ocorre nos raios não axiais.
    - **Astigmatismo de incidência oblíqua:** Quando a lente esférica é inclinada, ela ganha um pequeno efeito astigmático que causa curvatura do campo (ou seja, lentes esféricas produzem imagens curvadas de objetos planos). Esse efeito é útil no olho, porque a retina tem curvatura similar (Fig. 3-9).
    - **Aberração cromática:** Cada comprimento de onda tem seu próprio índice de refração; as ondas mais curtas são as mais inclinadas (Fig. 3-10).
    - **Distorção:** Quanto mais alto for o poder esférico, mais a periferia será significativamente ampliada ou minimizada em relação ao resto da imagem. Uma lente altamente positiva produz distorção do "tipo alfineteira"; uma lente altamente negativa produz distorção do "tipo em barril".

38. **Os raios luminosos vermelhos ou verdes sofrem mais refração por uma lente positiva?**
    Os raios verdes mais curtos são mais inclinados que os raios vermelhos mais longos. Esta distinção causa aberração cromática e é a base para o teste bicromático vermelho-verde. Os raios verdes são focalizados 0,50 D mais próximos da lente do que os raios vermelhos. Para evitar a acomodação, quando um paciente com miopia corrigida ainda estiver embaçado, as letras em vermelho deverão estar mais nítidas do que as em verde. Adicionar lentamente dioptria negativa em aumentos de 0,25 até que as letras em verde e em vermelho fiquem iguais em nitidez. Esta técnica evita a correção exagerada da miopia.

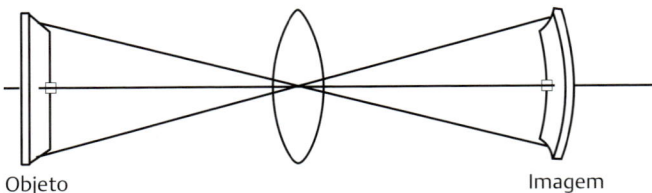

Figura 3-9. A aberração causada pelo astigmatismo de incidência oblíqua é útil no olho, porque a curvatura do campo induzida por ele é quase idêntica à da curvatura da retina.

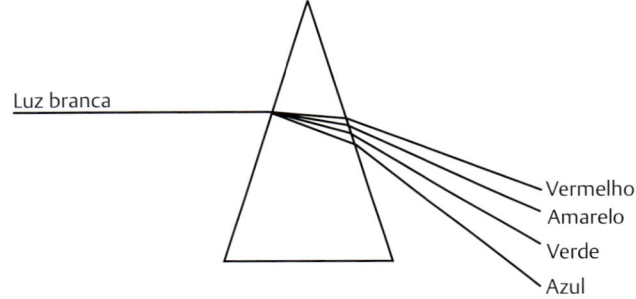

Figura 3-10. Uma vez que cada comprimento de onda tenha índice de refração diferente, a luz passando através de um prisma revelará o espectro visível característico. (*Cortesia da American Academy of Ophthalmology: Basic and Clinical Science Course. Section 3. Optics, Refraction and Contact Lenses. San Francisco, American Academy of Ophthalmology, 1992.*)

39. **Um paciente míope inclina seus óculos para ver melhor a distância. O que isso significa para você?**
    O paciente está usando o princípio do astigmatismo de incidência oblíqua para aumentar o poder de seus óculos. Ele (ou ela) precisa de uma refração. A inclinação de uma lente negativa induz um cilindro negativo com eixo no eixo de inclinação. A inclinação de uma lente positiva induz um cilindro positivo com eixo no eixo de inclinação. Um pequeno valor esférico adicional do mesmo sinal é induzido também.

40. **Quais medições são necessárias para determinar o cálculo do implante de lente intraocular?**
    O comprimento axial em milímetros e ceratometria em dioptrias. A refração pós-operatória desejada também é necessária. A fórmula SRK é usada com frequência. Para emetropia, a fórmula é $P = A - 2,5$ (comprimento axial) $- 0,9$ (K_{avg}) onde P é igual ao poder do implante, A é a constante do implante determinada pelo fabricante e K_{avg} é a média das leituras da ceratometria. A constante A também pode ser individualizada por análise de casos anteriores. Para cada dioptria de ametropia desejada, adicionar 1,25 -1,50 D. Por exemplo, se a fórmula SRK revelar um cálculo de +18,0 D para emetropia, implantar uma lente +19,50 D para -1,00 D.

41. **Como um erro axial incorreto em 0,1 mm afeta o cálculo de uma lente intraocular?**
    Para cada erro de 0,1 mm, o cálculo é afetado em 0,25 D. O A-modo-scan deverá ser verificado de novo, se a extensão axial for inferior a 22 mm ou superior a 25 mm ou se houver diferença superior a 0,3 mm na medição entre os dois olhos.

42. **Como um erro nas leituras de ceratometria afeta o cálculo de uma lente intraocular?**
    Para cada erro de 0,25 D, o cálculo estará errado em 0,25 D. As medições de ceratometria deverão ser verificadas de novo, se o poder médio da córnea for inferior a 40 D ou superior a 47 D. Verificar também se existe diferença superior a 1 D nas leituras médias do ceratômetro entre os olhos.

43. **Qual é a fórmula para magnificação transversa?**
    Conhecida também como magnificação linear ou lateral, a magnificação transversa é igual I/O = v/u onde I é o tamanho da imagem, O é o tamanho do objeto, v é a distância da lente até a imagem e u é a distância do objeto a partir da lente. Tudo é medido em milímetros.

ÓTICA E REFRAÇÃO

44. Qual é a fórmula para magnificação axial?
A magnificação axial é o quadrado da magnificação transversa. A magnificação ao longo do eixo visual causa distorção na imagem tridimensional.

45. Qual é o efeito da magnificação axial sobre as exigências de acomodação para uma determinada distância próxima de visualização?
Os hipermetropes devem acomodar mais através dos óculos que com lentes de contato, pois a prescrição positiva mais forte necessária na lente de contato gera uma magnificação axial da imagem comparada à prescrição para óculos. Por outro lado, os míopes precisam acomodar menos com óculos do que com lentes de contato. Este efeito pode ser clinicamente significativo na presbiopia inicial. O efeito é maior em grandes erros refrativos. Por exemplo, um míope -5,00 pode ser capaz de ler sem óculos bifocais, mas precisa de óculos de leitura com lentes de contato. Ao contrário, um hipermetrope pode ser capaz de renunciar aos óculos de leitura com lentes de contato, mas precisará de óculos bifocais.

46. O que é magnificação angular?
É a magnificação de um magnificador simples, como visualizar algo só com o olho ou uma lente. A magnificação é $D/4$, onde D é o poder da lente utilizada.

47. Qual é a magnificação de um oftalmoscópio direto?
O examinador usa a óptica do olho do paciente como magnificador simples. Estimando-se o poder do olho como +60 D, a magnificação será 15x. Por isso, a retina aparece 15 vezes maior.

48. O telescópio astronômico forma imagem real ou invertida?
Ele forma imagem invertida que tem pouca utilidade em óptica oftálmica.

49. O telescópio de Galileu forma imagem real ou invertida?
Ele forma imagem real, que é usada com frequência em óptica oftálmica. O olho afácico corrigido com óculos ou lentes de contato é um exemplo. A ocular é o olho afácico estimado em -12,50 D, e a objetiva é a lente corretiva.

50. Qual é a fórmula de magnificação para um telescópio?

$$\text{Magnificação} = \text{ocular D}/\text{objetiva D}$$

Esta fórmula se aplica a ambos os telescópios astronômico e de Galileu. Para o olho afácico com correção por óculos de +10,00 D, a magnificação é 1,25 ou 25%. Para a lente de contato, isto se traduz para −11,75 D, contando com a distância vértice de 10 mm. Agora a magnificação é de 1,06 ou 6%. Assim, a aniseiconia com lente de contato é mais bem tolerada que a aniseiconia com óculos, se o paciente precisar de correção menos potente no outro olho.

51. Usando-se um oftalmoscópio direto, qual paciente fornece a maior imagem da retina: o hipermetrope ou o míope?
O míope funciona como um telescópio de Galileu e fornece ampliação extra. A ocular (lentes de óculos) é uma lente negativa, e a objetiva (a própria lente do paciente) é uma lente positiva. O hipermetrope funciona como um telescópio de Galileu reverso e fornece minimização quando comparado. Nesta situação, a ocular mais a lente é uma lente positiva, e a objetiva é uma lente negativa.

52. O que é necessário para se determinar o melhor recurso de baixa visão para um paciente?
A melhor refração, acuidade visual, campo visual e necessidades práticas do paciente.

53. Quais são as vantagens e desvantagens de se usar uma adição alta em uma lente bifocal para ajudar à baixa visão?
As vantagens incluem um campo amplo de visão. As desvantagens incluem distância curta para leitura, assim como custo significativo.

54. Quais são as vantagens e desvantagens de se usar lentes de visão simples de alto poder como recurso de baixa visão?
As lentes de visão simples de alto poder são oferecidas em formas monocular e binocular. Elas também suportam campo de visão amplo, mas têm distância curta para leitura.

55. Como estimar a força de uma lente positiva necessária para leitura de jornais impressos sem acomodação?
A recíproca da melhor acuidade de Snellen é igual ao poder positivo da lente requerida. Por exemplo, se um paciente puder ler 20/60, uma +3,00 D será suficiente. A recíproca do poder da dioptria fornece a distância de leitura (ou seja, 33 cm).

56. Qual ajuste é necessário quando se usa uma lente binocular de visão simples de alto poder?
Base em prismas para aumentar a habilidade natural para convergir. Caso contrário, os pacientes desenvolverão exotropia de perto quando olharem através de lentes de alto poder positivo.

57. Quais são as vantagens e desvantagens de lupas portáteis como recursos para baixa visão?
As lupas portáteis apresentam distância variável de olho para lente e são facilmente manuseáveis. Elas têm alta taxas de aceitabilidade. Entretanto, seu campo de visão é pequeno quando a lente é mantida distante do olho e difíceis de manipular por pacientes com tremores e artrite. Uma lupa de bancada poderá ser mais útil para esses pacientes.

58. Quais são as vantagens e desvantagens do uso de lupas como recurso para baixa visão?
As lupas são, basicamente, telescópios pré-focados. Elas permitem longa distância de trabalho e mantêm as mãos livres. Mas seu campo de visão é pequeno, com profundidade de campo limitada e são dispendiosas.

59. Os dispositivos mencionados até aqui são para ampliação de perto. O que existe disponível como recursos para distância?
O único dispositivo de ampliação para distância é o telescópio. Os telescópios são monoculares ou binoculares e podem ser carregados ou montados em óculos. Eles também possuem foco ajustável, mas, infelizmente, têm campo de visão restrito (cerca de oito graus). Por isso, pode ser difícil encontrar o objeto necessário.

60. Os espelhos convexos acrescentam vergência negativa ou positiva?
Os espelhos convexos acrescentam vergência negativa, como as lentes negativas. Espelhos côncavos acrescentam vergência positiva, como as lentes positivas. Espelhos planos não acrescentam vergência.

61. Qual é o poder de reflexão em dioptrias de um espelho?
$D = 2/r$, onde r é o raio da curvatura. O comprimento focal é a metade do raio.

62. Qual instrumento usa o poder de reflexão da córnea para determinar suas leituras?
O ceratômetro usa o poder de reflexão da córnea para determinar a curvatura corneana. A fórmula é $D = (n-1)/r$, onde D é o poder de reflexão da córnea e n é o índice padronizado de refração para a córnea (1,3375).

63. Qual porção da córnea é medida com um ceratômetro?
Somente os 3 mm centrais. Uma cicatriz ou defeito periférico da córnea poderá passar despercebido quando se usa um ceratômetro em vez de um mapa da córnea.

64. Por que um ceratômetro usa a duplicação de suas imagens?
O ceratômetro duplica suas imagens para evitar os problemas do movimento dos olhos na determinação de uma medição precisa. A duplicação é feita com prismas.

65. O que é esferômetro de Genebra?
Trata-se de um dispositivo para determinar a curva de base da superfície posterior da lente dos óculos. Ele é usado com frequência na clínica para detectar lentes de óculos cilíndricos positivos em um paciente acostumado a lentes cilíndricas negativas. O aparelho é especificamente calibrado para o índice de refração de vidro *crown*. Um esferômetro especial está disponível para lentes de resina.

66. O poder dos óculos é medido em um lensômetro com as hastes na sua direção ou oposta?
A distância é medida com as hastes opostas a sua direção (poder do vértice posterior). A adição é medida com as hastes voltadas para você (poder do vértice anterior). Você deve medir a diferença entre os segmentos superior e inferior, especialmente se o paciente tiver prescrição para alta hipermetropia.

67. Se você obtiver um movimento "a favor" durante a retinoscopia, o ponto distante do paciente estará em frente ao visor, no visor ou atrás dele?
Ele estará atrás do visor. O objetivo é a neutralização do reflexo luminoso de modo que o ponto remoto do paciente esteja no visor. A luz na pupila do paciente preenche todo o espaço imediatamente. Dioptria positiva precisa ser adicionada à prescrição para neutralizar o ponto remoto. Movimentos "contra" significam que o ponto remoto está em frente ao visor. Dioptria negativa deve ser adicionada para neutralizar o ponto remoto.

ÓTICA E REFRAÇÃO

68. O que mede um paquímetro?
Ele mede a espessura da córnea ou a profundidade da câmara anterior.

69. A lente Hruby fornece uma imagem real ou invertida?
A lente Hruby é -55 D e fornece imagem real. A lente Goldman é -64 D e também fornece imagem real. A lente Volk 90 D fornece imagem invertida.

70. Por que o oftalmoscópio indireto fornece campo de visão mais amplo que o oftalmoscópio direto?
As lentes de condensação usadas com o oftalmoscópio indireto captam os raios periféricos para fornecer um campo de visão de 25 graus ou mais, dependendo do poder da lente utilizada. O oftalmoscópio direto não usa as lentes de condensação e, por isso, fornece um campo de visão de somente 7 graus.

71. Quais são os comprimentos de onda do espectro da luz visível?
A faixa vai de 400 nm para luz violeta até 700 nm para luz vermelha. Qualquer luz inferior a 400 nm é considerada ultravioleta e qualquer luz além de 700 nm está no espectro de infravermelho.

72. Em que princípios se baseiam os revestimentos antirreflexo em lentes de óculos?
Eles se baseiam no princípio da interferência. Revestimentos antirreflexo usam a interferência destrutiva. A crista de um comprimento de onda cancela o canal da outra.

73. Qual é o diâmetro mais efetivo do *pinhole*?
Um diâmetro de um *pinhole* de 1,2 mm neutraliza até 3 D de um erro de refração. Um *pinhole* de 2 mm neutraliza somente 1 D. Um paciente afácico pode precisar de lentes +10 D além do *pinhole* para obter acuidade visual útil.

74. Quando se recomenda a refração cicloplégica?
- Para pacientes até 15 anos, especialmente se apresentarem estrabismo. O médico deve certificar-se de medir o desvio antes da cicloplegia.
- Para pacientes hipermetropes até 35 anos, especialmente se apresentarem astenopia.
- Para pacientes com astenopia sugestiva de problemas de acomodação.

Obs.: Verificar as amplitudes de acomodação e adições de leitura antes da cicloplegia.

75. Qual é o agente cicloplégico mais duradouro? E o menos duradouro?
A atropina dura de 1 a 2 semanas. Ficar alerta para efeitos tóxicos em crianças pequenas e pacientes idosos. Tropicamida (Mydriacyl) dura 4 a 8 horas e não é suficientemente potente para cicloplegia em crianças. Uma ou duas dioptrias de hipermetropia podem permanecer. Cicloplégico dura de 8 a 24 horas, homatropina de 1 a 3 dias e escopolamina de 5 a 7 dias.

76. Quais são os sinais e sintomas de intoxicação sistêmica causada por medicamentos cicloplégicos? Como esses sinais e sintomas são tratados?
Os sinais e sintomas da intoxicação sistêmica incluem: boca seca, febre, rubor, taquicardia, náusea e delírio. O tratamento inclui antagonismo com fisostigmina.

77. Quando é importante medir a distância do vértice na prescrição de óculos?
A distância do vértice deve ser medida quando o paciente apresentar prescrição superior a ± 5,00 D.

78. Qual é o limiar para prescrever óculos em uma criança com astigmatismo?
Quando a acuidade visual não está se desenvolvendo adequadamente, como observado por ambliopia ou estrabismo, a correção total deve ser prescrita. As crianças toleram a correção total melhor que os adultos. Quase sempre, ambliopia e estrabismo ocorrem com pelo menos 1,50 D de astigmatismo. A anisometropia que se apresenta com 1,00 D ou mais de assimetria hipermetrópica também exige correção total.

79. O que pode causar diplopia monocular?
- Irregularidade da córnea ou cristalina.
- Lentes de contato descentralizadas.
- Posicionamento inadequado de adição para leitura.
- Adaptações sensoriais transitórias após cirurgia de estrabismo.
- Distorção causada por lesões da retina (rara).

80. Quais condições podem levar a um resultado falso-positivo no exame de potencial de acuidade visual?
Os escotomas maculares em paciente com ambliopia ou doença da retina, como a degeneração macular relacionada ao envelhecimento, podem levar a uma leitura falso-positiva. O edema macular agudo também pode aumentar a leitura, mas a elevação desaparece com o edema crônico. Uma superfície irregular de córnea pode falsamente melhorar a acuidade potencial; entretanto, o uso de uma lente de contato pode ajudar.

81. **O que você deve verificar quando os pacientes se queixam de que seus novos óculos não são tão bons quanto os óculos anteriores?**
    - Perguntar especialmente qual a queixa: leitura à distância? Problemas de perto? Astenopia? Diplopia? Dor atrás das orelhas ou na ponte do nariz causada por óculos sem ajuste adequado?
    - Conferir os óculos novos e os antigos no lensômetro e comparar. Certificar-se de que os óculos antigos não tinham nenhum prisma. Reexaminar o paciente quanto a estrabismo não detectado com a *cover test*.
    - Repetir a refração do paciente, possivelmente com um agente cicloplégico se os sintomas assim o justificarem.
    - Verificar os centros ópticos em comparação aos centros pupilares.
    - Verificar se os segmentos de leitura estão na posição correta – nivelados com a pálpebra inferior.
    - Certificar-se de que os óculos novos se ajustam corretamente ao paciente.
    - Verificar se os óculos antigos foram feitos com cilindro positivo, usando-se o esferômetro de Genebra.
    - Verificar se a curva da base foi alterada com o esferômetro de Genebra.
    - Avaliar o paciente quanto ao quadro de olho seco.
    - Se a prescrição do paciente for alta, verificar a distância vértice. Com frequência, é mais fácil realizar a refração esses pacientes com seus óculos antigos para manter a mesma distância de vértice.
    - Verificar a inclinação pantoscópica. Normalmente, essa inclinação é de 10 a 15 graus de modo que quando o paciente lê, o olho fica perpendicular à lente. Se a inclinação for eliminada, especialmente em relação aos óculos antigos, o paciente poderá perceber.
    - Com óculos pós-operatórios, avaliar quanto à diplopia no olhar para baixo causado pela anisometropia.
    - Talvez a adição seja forte ou fraca demais. Verificar o paciente usando lentes de prova e tabela de leitura.
    - Às vezes, se o diâmetro das lentes for muito maior nas armações mais novas, o paciente perceberá distorção significativa na periferia das lentes. Sugerir o uso de uma armação menor. Entretanto, a armação muito pequena poderá dificultar o uso de lentes progressivas/bifocais. É melhor manter um tamanho de armação bem coerente.
    - O paciente trocou os tipos de bifocais? Segmento superior curvo, segmento superior plano, estilo executivo e lentes progressivas, todos eles exigem adaptações diferentes. Com frequência, os pacientes enfrentam problemas quando trocam os estilos.
    - Acima de tudo, tentar verificar a nova prescrição em armações de prova com uma caminhada pelo consultório. Ninguém gosta de passar por esse processo de novo.

82. **Se após repetir a refração o paciente desenvolver subitamente hipermetropia maior que a anteriormente observada, o que o você deverá procurar?**
    Procurar a causa da hipermetropia adquirida, como tumor retrobulbar, retinopatia serosa central, deslocamento posterior do cristalino ou córnea plana resultantes de lentes de contato.

PONTOS-CHAVE: CAUSAS DA DIPLOPIA MONOCULAR
1. Irregularidade da córnea ou cristalina.
2. Lentes de contato descentralizadas, implante intraocular ou cirurgia refrativa.
3. Posicionamento inadequado de adição para leitura.
4. Problemas sensoriais após cirurgia de estrabismo.
5. Lesões da retina (muito raras).

83. **E se o paciente apresentar mais miopia que o observado anteriormente?**
    Verificar a refração com cicloplegia para certificar-se de que ela seja verdadeira. A miopia adquirida pode ser causada por *diabetes mellitus*, sulfonamidas, esclerose nuclear, pilocarpina, ceratocone, *scleral buckle* para descolamento da retina e deslocamento anterior do cristalino.

84. **E sobre o astigmatismo adquirido?**
    Lesões da pálpebra, como hemangiomas, calázios e ptose, podem causar o astigmatismo adquirido. Um quadro de pterígio ou ceratocone pode revelar um astigmatismo não identificado antes. E, naturalmente, cicatrização da incisão de cirurgia de catarata pode alterar o astigmatismo prévio.

85. **Se o astigmatismo se alterar e o paciente tiver dificuldade de tolerar a nova prescrição, quais são as opções?**
    Se o astigmatismo for oblíquo, tentar girar o eixo para 90° ou em direção ao eixo antigo. O poder astigmático pode ser reduzido, mas mantém o poder esférico sem alteração. Às vezes, uma mudança gradual na prescrição com o tempo pode ajudar o paciente a se adaptar. Por exemplo, se a prescrição de um paciente for -3,00 + 2,00 x 110, uma possibilidade será -2,50 + 1,00 x 90. O equivalente esférico de -2,00 D foi mantido.

86. O que significa *laser*?
Laser significa amplificação luminosa por emissão de radiação estimulada.

87. Para aumentar o ajuste de uma lente de contato você deverá aumentar o diâmetro da lente ou o raio da curvatura?
Ambos os procedimentos aumentarão o ajuste da lente (Fig. 3-11). Esta informação é útil para lentes com ajuste muito apertado.

88. Quantos segundos de arco o "E" na linha 20/20 da escala ocular de Snellen subentende?
Ele subentende 5 segundos. A escala ocular de Snellen mede a acuidade mínima separável.

89. Quando o cilindro cruzado de Jackson é usado para definir o eixo do astigmatismo, a haste da lente está paralela ao eixo ou a 45° a ele?
Ela está paralelo. Para definir o poder astigmático, a haste está a 45° ao eixo. Deve-se definir o eixo antes do poder.

90. Um paciente de 25 anos apresenta refração manifesta de +0,50 AO e se queixa de astenopia. O que você deve fazer?
Verificar a amplitude de acomodação do paciente e buscar por exsoforia de perto para avaliar a insuficiência de convergência. A seguir, executar uma refração sob cicloplegia para buscar a subcorreção. No exame, a amplitude de acomodação é de 3 D AO. Uma vez que esse valor seja muito baixo para uma pessoa jovem, deve-se suspeitar de hipermetropia subcorrigida. Na verdade, a refração sob cicloplegia é de +2,50 AO. O paciente apresenta espasmo de acomodação. Tentar administrar a metade dos achados sob cicloplegia. Às vezes, é necessário prescrever atropina para desafazer o espasmo.

91. Qual instrumento é útil para medir a amplitude de acomodação?
A amplitude de acomodação é medida com a regra de Prince.

92. Homem de 35 anos tem visão não corrigida de 20/40. Com óculos +0,50, ele tem 20/20 e permanecerá 20/20 com refração manifesta de +1,50. Com a cicloplegia, a refração vai para +4,00. Definir hipermetropia absoluta, hipermetropia facultativa, hipermetropia manifesta e hipermetropia latente.
- **Hipermetropia total:** Encontrada por cicloplegia, +4,00.
- **Hipermetropia manifesta:** Encontrada sem cicloplegia; mais dioptria positiva embaçará a visão, +1,50.
- **Hipermetropia latente:** Hipermetropia total menos a manifesta, +2.50.

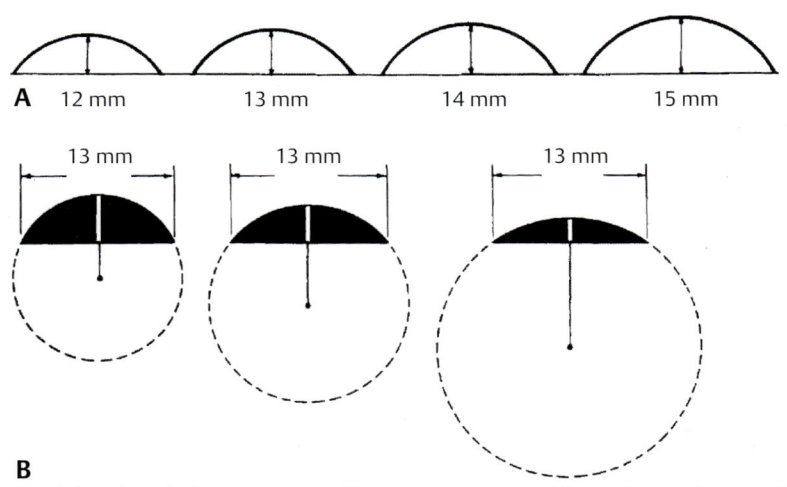

Figura 3-11. A, Quando o raio da curvatura é mantido constante enquanto o diâmetro da lente de contato é aumentado, o ajuste aumenta. **B,** Ao contrário, o aumento do raio da curvatura mantendo-se o mesmo diâmetro permite um ajuste mais plano. (*Cortesia da American Academy of Ophthalmology: Basic and Clinical Science Course. Section 3. Optics, Refraction and Contact Lenses. San Francisco, American Academy of Ophthalmology, 1992.*)

- **Hipermetropia absoluta:** A correção mínima em que o paciente precisa para enxergar à distância, +0,50.
- **Hipermetropia facultativa:** Hipermetropia manifesta menos a absoluta; a compensação é obtida por acomodação, +1,00.

BIBLIOGRAFIA

American Academy of Ophthalmology: Basic and clinical science course, San Francisco, 2012, American Academy of Ophthalmology.

Milder B, Rubin ML: The fine art of prescribing glasses without making a spectacle of yourself, ed 3, Gainesville, FL, 2004, Triad Publishing.

Rubin ML: Optics for Clinicians, ed 3, Gainesville, FL, 1993, Triad Publishing.

VISÃO DE CORES
Mitchell S. Fineman

CAPÍTULO 4

1. O que são fótons?
Os átomos consistem em um núcleo (composto de prótons e nêutrons) e elétrons, que giram ao redor do núcleo em órbitas de diâmetro mais ou menos fixo. Um elétron pode-se mover para uma órbita mais alta ao receber energia de fonte externa (p. ex., aquecimento). Entretanto, ele permanecerá na órbita mais alta por apenas 100 milionésimos de um segundo. Ao voltar para sua órbita original mais baixa, ele libera seu excesso de energia emitindo um pequeno "pacote" de energia denominado de *quantum* ou fóton.

2. Descreva as propriedades físicas dos fótons.
No vácuo, todos os fótons se movem à velocidade da luz. À medida que viajam, eles vibram causando efeitos elétricos e magnéticos mensuráveis (propriedades de onda). Quanto mais longe um elétron cair para alcançar sua órbita original mais baixa, maior será a frequência da vibração e mais curto o comprimento de onda (λ) que é a distância em linha reta em que um fóton se movimenta durante uma vibração completa. Frequência e comprimento de onda estão relacionados pela fórmula $f = c/\lambda$, onde f é a frequência de vibração, λ é o comprimento da onda e c é a velocidade da luz. Por isso, f e λ são inversamente proporcionais (isto é, à medida que a frequência aumenta, o comprimento de onda diminui). Por exemplo, raios-γ possuem frequência muito alta e comprimento de onda muito curto, e as ondas de rádio possuem frequência muito baixa e um comprimento de onda razoavelmente longo.

3. O que é espectro eletromagnético?
Luz, raios X, raios-γ e ondas de rádio são todas formas de energia eletromagnética. Quando fótons (quanta) são classificados de acordo com seu comprimento de onda, o resultado é o espectro eletromagnético. Os fótons com comprimentos de onda mais longos são ondas de rádio e de televisão; aqueles com comprimentos de onda mais curtos são raios-γ. Os fótons que visualizamos (luz visível) estão próximos ao meio do espectro.

4. Por que podemos "ver" a luz, mas nenhum outro tipo de energia eletromagnética?
Os bastonetes e cones da retina (fotorreceptores) contêm pigmentos que absorvem, de preferência, fótons com comprimentos de onda entre 400 e 700 nm (um nanômetro é um bilionésimo de um metro) e convertem sua energia em impulso neuronal que é carregado para o cérebro. Comprimentos de onda mais longos que 700 nm e mais curtos que 400 nm tendem a passar pela retina sensorial sem serem absorvidos (Fig. 4-1).

5. O que é espectro de luz?
Os fótons podem ser classificados não só por seus comprimentos de onda, mas também pela sensação que causam quando atingem a retina. Os fótons com os comprimentos de onda mais curtos que podemos ver são percebidos como azul e verde; aqueles de comprimentos de onda mais longos são percebidos como amarelo, laranja e vermelho.

6. Como um prisma fragmenta a luz branca nas cores do arco-íris?
Os fótons viajam à velocidade da luz no vácuo, mas se penetrarem um meio mais denso, como um vidro, seus comprimentos de onda e velocidade diminuem. A frequência da vibração permanece a mesma. Quanto mais curto o comprimento de onda, menor será a velocidade. Por exemplo, imaginemos dois fótons viajando no vácuo, um com comprimento de onda de 650 nm e o outro com comprimento de onda de 450 nm. Enquanto permanecerem no vácuo, estarão emparelhados um com o outro. Ao atingirem o vidro perpendicularmente, o fóton de 450 nm será retardado mais que o fóton de 650 nm. Se passarem pelo vidro obliquamente, seus caminhos serão inclinados em proporção ao quanto sua velocidade foi retardada. Em outras palavras, quanto mais curto o comprimento de onda, maior a inclinação. O azul se inclina mais e é separado do vermelho.

7. Em que os bastonetes são diferentes dos cones?
Tanto bastonetes quanto cones são fotorreceptores, que são definidos como células retinianas que iniciam o processo da visão. Os bastonetes funcionam melhor quando o olho está adaptado ao escuro (ou seja, para visão noturna). Eles não podem distinguir uma cor da outra. Os cones, por outro lado, funcionam, quando a retina está adaptada à luz (ou seja, visão diurna).

23

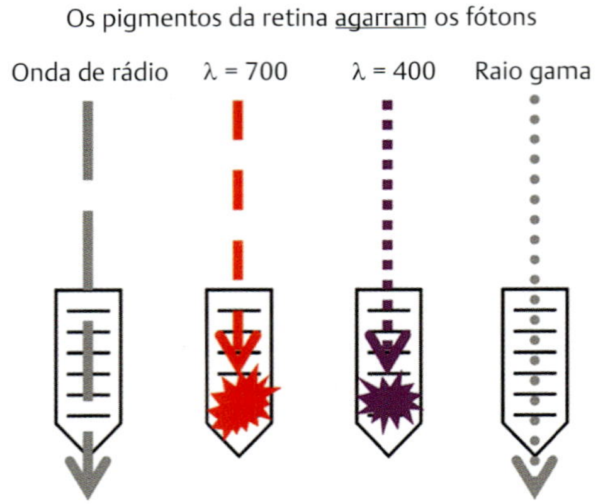

Os pigmentos da retina agarram os fótons

Figura 4-1. Os fotorreceptores são estimulados somente por certos comprimentos de ondas de luz.

8. **Quais são os pigmentos visuais?**
   Há quatro pigmentos visuais: rodopsina, presente nos bastonetes, e os três pigmentos dos cones. Todos os pigmentos visuais são feitos de 11-*cis* retiniano (vitamina A aldeído) e uma proteína chamada de opsina. Quando um fóton é absorvido, o 11-*cis* retiniano é convertido para a forma de todo-transretiniano e liberado da opsina, iniciando assim um impulso elétrico no fotorreceptor que viaja em direção ao cérebro. O olho então ressintetiza a rodopsina novamente.

9. **Descreva os três pigmentos de cones.**
   Nossa habilidade de distinguir cores diferentes depende do fato de que há três tipos diferentes de pigmento de cone. Todos os pigmentos visuais usam retinal, mas cada um tem uma opsina diferente. A função das diferentes opsinas é a de rearranjar a nuvem de elétrons do retinal, alterando assim sua habilidade de capturar fótons de comprimentos de onda diferentes. Cones sensíveis à faixa vermelha (cones R) contêm eritrolabe, que absorve, de preferência, fótons de comprimentos de onda longos. Eles são mais bem estimulados por fótons de 570 nm, mas também absorvem comprimentos de onda adjuntos. Cones sensíveis à faixa azul (cones B) contêm cianolabe, que mais bem absorve os comprimentos de onda mais curtos. Sua sensibilidade máxima fica em 440 nm. Cones sensíveis à faixa verde (cones G) contêm clorolabe, que é mais sensível aos comprimentos de onda intermediários. Sua sensibilidade máxima fica em 540 nm.

10. **Como a sensação de luz chega ao cérebro?**
    Os sinais elétricos iniciados pela absorção de fótons pelos fotorreceptores são transmitidos às células bipolares e depois às células ganglionares. Células horizontais e amácrinas modificam essas mensagens. Por exemplo, se um cone for fortemente estimulado, ele enviará mensagens inibidoras por meio de uma célula horizontal aos cones vizinhos, reduzindo assim o "ruído" e afiando a mensagem que o cérebro receberá. Células bipolares enviam mensagens inibidoras similares por meio de células amácrinas. Os axônios das células ganglionares formam o nervo óptico, que carrega as informações para o cérebro. No cérebro fica o "centro cromático" (*hue center*) (Fig. 4-2), que soma as informações dos diferentes canais de cor e determina qual a cor será visualizada. Em geral, esse centro que visualizamos depende do número relativo de fótons de comprimentos de onda diferentes que colide com os cones.

11. **Quais são os três atributos necessários para descrever qualquer cor?**
    Para descrever qualquer cor com precisão, precisam-se especificar três atributos: matiz, saturação e brilho.

12. **O que é matiz?**
    Matiz é sinônimo de "cor" e é o atributo de percepção de cor denotado por azul, vermelho, púrpura e assim por diante. A matiz depende, substancialmente, do que o olho e o cérebro percebem ser o comprimento de onda predominante presente na luz que chega. Em termos mais simples, isto significa que se a luz de vários comprimentos de onda atingir o olho e mais luz de 540 nm estiver presente que a luz de outros comprimentos de onda, a cor visualizada será o verde.

13. **O que é saturação?**
    A saturação (croma) corresponde à pureza ou riqueza de uma cor. Quando toda a luz vista pelo olho é do mesmo comprimento de onda, diz-se que a cor está totalmente saturada. Cores vívidas são saturadas.

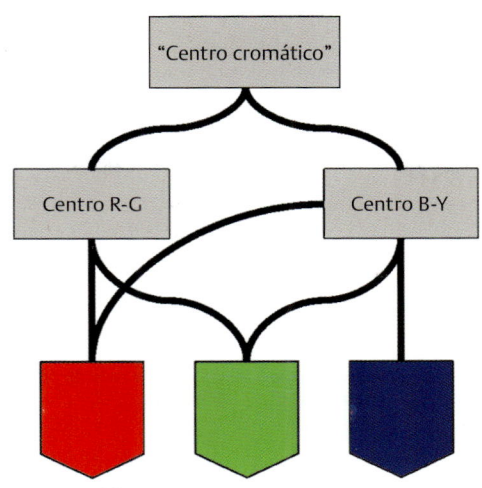

Figura 4-2. Ilustração do centro cromático.

Se adicionarmos branco a uma luz saturada, a matiz não mudará, mas a cor será mais pálida (insaturada). Por exemplo, o rosa é um vermelho insaturado.

14. O que é brilho?
Brilho (luminância, valor) refere-se à quantidade de luz proveniente de um objeto (o número de fótons atingindo o olho). Se um filtro for colocado em um projetor ou reduzirmos gradualmente sua intensidade (com um reostato), o brilho diminuirá.

15. O que são cores complementares?
Quando quantidades iguais de complementos são adicionadas, o resultado será branco. Azul-verde e vermelho são complementos, assim como verde e magenta. (Estamos falando de luzes coloridas, não pinturas).

16. O que é a roda de cores?
A roda de cores é feita de todas as matizes arranjadas em um círculo, de modo que cada matiz fica entre aquelas matizes com as quais ela mais se parece e as matizes complementares ficam opostas uma à outra. Com a roda de cores, podemos prognosticar a cor que resultará quando duas luzes diferentes são misturadas. Quando não complementos são misturados, a cor resultante ficará entre as duas cores originais. A cor exata visualizada dependerá da quantidade de cada cor usada. Por exemplo, quantidades iguais de vermelho e verde resultam em amarelo, enquanto uma grande quantidade de vermelho e uma quantidade relativamente pequena de verde resultam em laranja.

17. Em que o olho é diferente da orelha?
Diferentemente da orelha que pode distinguir vários instrumentos musicais tocando ao mesmo tempo, nosso olho e cérebro determinam a composição da cor que enxergamos. Por exemplo, se apresentamos aos olhos uma luz composta puramente de 589 fótons, os olhos enxergarão amarelo. Entretanto, se misturarmos luzes verde e vermelha nas proporções apropriadas, os olhos enxergarão também amarelo e não podem diferenciar um quadro do outro. Da mesma forma, quando dois complementos são misturados, nós enxergamos branco e não podemos distinguir esse branco daquele observado quando quantidades iguais de todos os comprimentos de onda estão presentes. Além disso, se acrescentarmos luz branca ao nosso amarelo 589 nm original, os olhos ainda enxergarão amarelo. Igualmente, uma luz composta de somente 490 nm é visualizada como azul-verde e não pode ser diferenciada de uma mistura apropriada de azul e verde.

18. Quais são as cores primárias?
Ao falarmos de luzes coloridas, as matizes principais (também chamadas de primárias aditivas) são vermelho, verde e azul. Qualquer cor, incluindo a branca, pode ser produzida com a sobreposição de luzes vermelha, verde e azul em uma tela nas proporções corretas. A tela de reflexo pode ser considerada como uma composição de um número infinito de projetores minúsculos. O olho, bombardeado por todos esses fótons, "adiciona" suas contribuições relativas. A cor que vemos é determinada por quantos quanta de cada comprimento de onda atingem o olho. A televisão em cores se baseia nessa habilidade do olho em sintetizar pontos finos

adjacentes de luz. Se olharmos para uma televisão em cores a uma distância de 15 cm, veremos pontos minúsculos só de três cores: vermelho, verde e azul. Se recuarmos, a faixa total de cores aparecerá, e o olho não poderá mais distinguir esses pontos. Ele sintetiza as cores adjacentes (ou seja, pontos minúsculos de vermelho e azul = púrpura; vermelho e verde = amarelo; vermelho,verde e azul = branco, e assim por diante).

19. Onde é feita a determinação final de cor?

O centro cromático, localizado no córtex, sintetiza as informações que recebem de dois "centros intermediários": o centro R-G e o centro B-Y. As informações enviadas ao centro de matiz do centro R-G depende da estimulação relativa dos cones R e G. Por exemplo, quando uma luz de 540 nm atinge a retina, ela estimulará ambos os cones R e G. Entretanto, uma vez que os cones G sejam estimulados muito mais que os cones R, a mensagem recebida pelo centro cromático é predominantemente "verde". Por outro lado, se uma luz de 590 nm atinge a retina, os cones R serão estimulados muito mais que os cones G e nós veremos amarelo. Quando uma luz de 630 nm atinge a retina, os cones G não são estimulados e nós veremos vermelho. Os cones B enviam informações para o centro B-Y. As informações Y não vêm dos cones Y porque não existem cones Y. As informações dos cones R e G têm o efeito de amarelo no centro B-Y.

20. Por que o marrom, que é definitivamente uma cor, não está na roda de cores?

Porque marrom é um amarelo ou laranja de baixa luminância.

21. Descreva o fenômeno de Bezold-Brucke.

À medida que o brilho aumenta, a maioria das matizes parece se alterar. Sob intensidades baixas, azul-verde, verde e amarelo-verde aparecem mais verdes que quando sob intensidades altas, quando aparecem mais azuis. Sob baixas intensidades, vermelhos e laranjas parecem mais vermelhos e sob altas intensidades parecem mais amarelos. As exceções são um azul de aproximadamente 478 nm, um verde com cerca de 503 nm, e um amarelo de aproximadamente 578 nm. Esses são os comprimentos de onda de matiz invariável.

22. O que é efeito de Abney?

Quando se adiciona branco a qualquer matiz (insaturação da matiz) a matiz parece se alterar ligeiramente na cor. Todas as cores, exceto amarelo de 570 nm, aparecem mais amarelas.

23. Quais são as curvas de luminosidade relativa?

As curvas de luminosidade relativa ilustram a sensibilidade do olho a diferentes comprimentos de onda de luz. Elas são construídas solicitando-se a um observador para aumentar a luminância das luzes de vários comprimentos de onda até que elas pareçam estar com brilho aparente igual a uma luz amarela, cuja luminância é fixa. Quando o olho está adaptado à luz, amarelo, amarelo-verde e laranja aparecem mais brilhantes que azuis, verdes e vermelhos. A sensibilidade de pico dos cones é aquela à luz de 555 nm. Uma curva de luminosidade relativa também pode ser construída para os bastonetes em um olho adaptado à escuridão, mesmo que o observador não possa nomear os vários comprimentos de onda usados. O pico de sensibilidade dos bastonetes é aquele à luz de 505 nm (azul).

24. Defina inibição lateral.

Como mencionado anteriormente, à medida que cones de um tipo (p. ex., cones R) sejam estimulados, eles podem enviar uma mensagem inibidora por meio de células horizontais e amácrinas a cones adjacentes do mesmo tipo (ou seja, outros cones R). Portanto, quando um círculo púrpura é cercado por fundo vermelho, os cones R na área púrpura são inibidos, fazendo com que o púrpura (combinação de vermelho e azul) pareça mais azul do que ele é na realidade. Se o púrpura for cercado de azul, ele parecerá mais vermelho.

25. O que são pós-imagens?

Se olharmos para uma cor durante 20 segundos, ela começará a esmaecer (insaturar). A seguir, se olharmos para um fundo branco, o complemento da cor original (pós-imagem) aparecerá (Fig. 4-3). Estes dois fenômenos dependem do fato de que mesmo quando os cones não estão sendo estimulados, eles enviam, espontaneamente, alguns sinais em direção ao cérebro. Por exemplo, quando a luz vermelha é projetada na retina, o olho enxerga vermelho porque os cones R são estimulados muito mais que os cones G e os cones B. A contribuição dos cones G e B ao centro de matiz é significativamente compensada pelos cones R. Após vários segundos, a cor vermelha esmaece (torna-se insaturada), porque os cones vermelhos, sendo mais fortemente estimulados, não podem regenerar seus pigmentos suficientemente rápido para continuar a enviar esse grande número de sinais (fadiga). Agora, a contribuição dos cones G e B ao centro de matiz aumenta relativamente àquela dos cones R, e o cérebro "enxerga" um vermelho insaturado ou mais pálido. É como se tivéssemos adicionado luz azul-verde ao vermelho. (Lembre-se de que azul-verde é o complemento de vermelho, e que a mistura de complementos leva ao branco). Quando a luz vermelha é desligada, a frequência das mensagens espontâneas enviadas ao cérebro pelos cones R fatigados é bem mais baixa que a enviada pelos cones G e B, de modo que o cérebro enxerga azul-verde, ou ciano, o complemento de vermelho (Fig. 4-4).

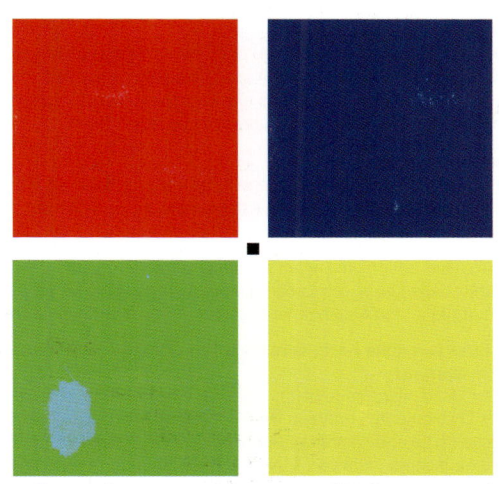

Figura 4-3. Fixar o olhar por 30 segundos no ponto preto e em seguida olhar para uma área branca em branco. A pós-imagem vista é o complemento de cada cor.

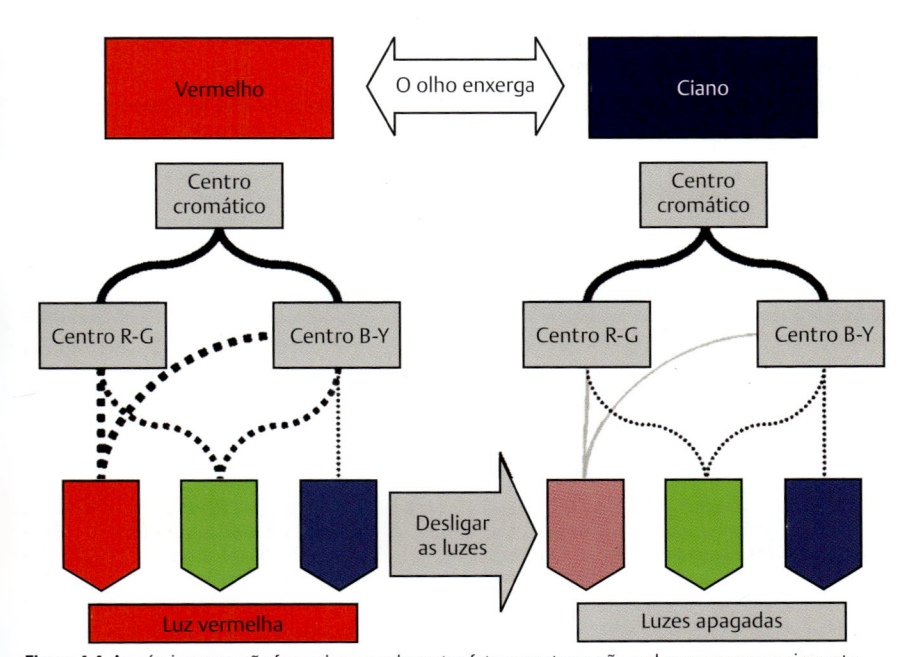

Figura 4-4. As pós-imagens são formadas quando certos fotorreceptores não podem regenerar o pigmento suficientemente rápido, permitindo que outros fotorreceptores pareçam relativamente mais estimulados.

26. Por que flores brancas são brancas?
A cor de qualquer objeto que não seja branco ou preto depende do número relativo de fótons de cada comprimento de onda que ele absorve e reflete. Nosso ambiente luminoso derivado do sol contém aproximadamente números iguais de todos os fótons que compõem o espectro luminoso. A pintura branca reflete todos os fótons igualmente bem, e flores brancas parecem branco.

27. Porque o carvão é preto?
O carvão absorve a maior parte da luz que o atinge. Uma vez que muito poucos fótons sejam refletidos em direção ao olho, os fotorreceptores não são estimulados, e não se enxerga cor nenhuma.

28. Por que flores azuis são azuis?
Os pigmentos em flores azuis absorvem melhor os fótons vermelhos e amarelos, a seguir os verdes e por último os azuis; portanto, mais fótons azuis são refletidos que os outros, e os olhos enxergam azul. Uma folha verde é verde, porque a clorofila absorve fortemente azul e vermelho e reflete verde.

29. Porque a mistura de luzes vermelha e azul-verde resulta em branco, mas misturando-se pintura vermelho e verde resulta em marrom?
As pinturas a óleo são feitas misturando (suspendendo) massas minúsculas de pigmento em um meio opaco (o aglutinante). Os pigmentos refletem e absorvem alguns comprimentos de onda de luz melhor que outros. O comprimento de onda dominante refletido é a cor da pintura. Quando duas luzes são misturadas, falamos de uma mistura "aditiva". Mas quando duas pinturas são misturadas, cada pigmento subtrai um pouco da luz que o outro poderia refletir. A mistura resultante é mais escura que qualquer um dos originais. Tinta vermelha misturada com tinta verde resulta em marrom, porque luz suficiente é subtraída, e o olho enxerga amarelo de baixa luminância.

30. Porque a mistura de tintas leva a resultados imprevisíveis?
Um artista ou decorador doméstico nunca sabe o espectro exato de absorção dos originais. Dois verdes podem parecer o mesmo, mas, uma vez que seus pigmentos não sejam idênticos, eles não resultam na mesma cor quando misturados com o mesmo amarelo.

31. Por que as cores aparecem diferentes sob luz fluorescente, em oposição à luz incandescente?
Lâmpadas de tungstênio (incandescentes) emitem relativamente mais fótons dos comprimentos de onda mais longos (vermelho) que dos mais curtos (azuis), enquanto as lâmpadas fluorescentes emitem relativamente mais luz nos comprimentos de onda azuis e verdes. Um comprador que adquire material para cortinas em uma loja com iluminação fluorescente pode ficar surpreso ao descobrir que o material parece bem diferente em casa. Um vestido púrpura parece mais vermelho sob luz incandescente que sob luz fluorescente.

PONTOS-CHAVE: VISÃO DE CORES
1. Bastonetes funcionam melhor no estado adaptado ao escuro, e os cones funcionam melhor no estado adaptado ao claro.
2. Qualquer cor pode ser produzida com a sobreposição de luzes vermelha, verde e azul nas proporções apropriadas.
3. Pós-imagens aparecem como o complemento da cor original.
4. Deuteranopias e tritanopias têm dificuldade de distinguir vermelho de verde.
5. Todos os transtornos de vermelho-verde são herdados em padrão recessivo ligado ao X.

32. Por que o céu é azul?
O sol emite luz de todas as cores do espectro. Se um astronauta no espaço olhar para o sol, ele aparecerá branco. Se o astronauta olhar o sol de longe, ele verá que o espaço externo é negro, porque os fótons que não viajam diretamente a ele passam pelo espaço sem obstáculos e não são refletidos em sua direção. Na Terra, a atmosfera que contém ozônio, poeira, gotas d'água e muitas outras moléculas e substâncias refletoras se interpõe entre o sol e os nossos olhos. A atmosfera dispersa luz azul muito mais que verde, amarelo ou vermelho. Portanto, se durante o dia olharmos para longe do sol, veremos os fótons azuis que estão sendo inclinados em nossa direção, e o céu parecerá azul.

33. Por que o pôr do sol é vermelho?
Sob poeira, a luz do sol para chegar até nós tem de passar por um volume muito maior de atmosfera da terra que o faz durante o dia. Portanto, cada vez mais dos fótons azuis e verdes se inclinam para longe

da atmosfera. Os fótons vermelhos e amarelos penetram melhor. Se alguns desses forem por fim refletidos em nossa direção por nuvens ou poeira, veremos o céu vermelho. Da mesma forma, o sol parecerá vermelho.

34. Defina tricromatas
Tricromatas são os 92% da população com visão de cores "normal". Eles possuem todos os três tipos diferentes de cones, concentração normal de pigmentos de cone e inervação da retiniana normal.

35. O que é dicromatismo congênito?
Nos dicromatas, os cones são normais, mas um dos três contenham o pigmento errado. Por exemplo, nos deuteranopos os cones G são normais em todos os aspectos, exceto por conterem eritrolabe (pigmento vermelho) em vez de clorolabe (pigmento verde). Nos protanopos os cones R são normais em todos os aspectos, exceto que contêm clorolabe (pigmento verde) em vez de eritrolabe (pigmento vermelho). Tritanopia é um defeito dos cones B.

36. Por que os deuteranopos têm dificuldade de distinguir vermelho de verde?
Na deuteranopia, uma vez que ambos os cones R e G contêm o mesmo pigmento, quando a luz vermelha atinge a retina, esses cones são estimulados igualmente e enviam número igual de mensagens ao centro R-G. Da mesma forma, há aumento de entrada de R no centro B-Y, onde essa entrada agora iguala a entrada de G. Em outras palavras, o centro de matiz pensa que quantidades iguais de luz vermelha e verde estão atingindo a retina. Quando a luz verde ou azul-verde atinge a retina, os cones R e G são novamente estimulados igualmente. A análise precisa da mecânica da anormalidade da visão de cores exigiria um computador, mas deveria ser aparente que, uma vez que ambas as luzes vermelho e verde estimulem igualmente os cones B e G, as informações que o centro de matiz recebe do centro R-G não são úteis, e o deuteranopo terá dificuldade de diferenciar vermelho de verde. Da mesma forma, protanopos terão dificuldade de distinguir vermelho de verde.

37. O que é tricromatismo anômalo?
No tricromatismo anômalo, dois dos três pigmentos são normais, mas o terceiro não funciona satisfatoriamente. Dependendo de qual pigmento é anormal, as pessoas afetadas são chamadas de *protanômalas, deuteranômalas ou tritanômalas*. Os tricromatas anômalos podem distinguir entre cores totalmente saturadas, mas têm dificuldade de distinguir cores de baixa saturação (pastéis) ou de baixa luminância (cores escuras) ou ambas. A deuteranomalia está presente em cerca de 5% da população; deuteranopia, protanopia e protanomalia em 1% cada e tritanopia ou tritanomalia em somente 0,002%.

38. Como a visão anormal de cores é herdada?
Todos os transtornos de vermelho-verde são herdados em padrão recessivo ligado ao sexo. Isto significa que esse transtorno é manifestado quase exclusivamente pelos homens. As mulheres são portadoras. Em outras palavras, as mulheres possuem visão de cores perfeitamente normal, mas cerca de 50% de seus filhos são anormais. Tanto homens quanto mulheres podem ter transtornos tritan que são herdados como traços autossômicos dominantes (Quadro 4-1).

Quadro 4-1. Defeitos de Visão de Cores Adquiridos

DEFEITO	INCIDÊNCIA	HERANÇA
Deuteranomalia	5% (homens)	XR
Deuteranopia	1% (homens)	XR
Protanomalia	1% (homens)	XR
Protanopia	1% (homens)	XR
Tritanomalia e tritanopia	0,002%	AD

AD, dominante autossômica; *XR*, recessiva ligada ao X.

39. O que é regra de Kollner?
Como regra muito geral, os erros cometidos por pessoas com doença do nervo óptico tendem a lembrar aqueles cometidos pelas deficiências congênitas protan e deutan, enquanto aqueles cometidos por doença retiniana lembram aqueles cometidos por *tritans*.

WEBSITE
http://retina.umh.es/webvision

BIBLIOGRAFIA

Boynton RM: Color, hue and wavelength. In Carterette EC, Friedman MP, editors: Handbook of perception, vol. V. New York, 1975, Academic Press, pp 301–350.

Gerritsen F: Theory and practice of color, New York, 1974, Van Nostrand.

Krill AE: Hereditary retinal and choroidal diseases. In Krill AE, editor: Evaluation of Color Vision, Hagerstown, MD, 1972, Harper & Row, pp 309–340.

Linksz A: Reflections, old and new, concerning acquired defects of color vision, Surv. Ophthalmol. 17:229–240, 1973.

Rubin ML, Walls GL: Fundamentals of visual science, Springfield, IL, 1969, Charles C. Thomas.

Smith VC: Color vision of normal observers. In Potts AM, editor: The assessment of visual function, St. Louis, 1972, Mosby, pp 105–135.

EXAMES DE AVALIAÇÃO OFTÁLMICA E ORBITÁRIA

Caroline R. Baumal ▪ *Michael D. Tibbetts*

CAPÍTULO 5

1. O que é eletrorretinograma?
O eletrorretinograma (ERG) é o registro das descargas elétricas da retina provocadas pelo *flash* de luz. Essa resposta é secundária ao movimento transretiniano de íons induzido pelo estímulo luminoso.

2. Como é realizado um eletrorretinograma?
A luz é enviada de modo uniforme a toda a retina. Estimulação "Ganzfeld" ou estímulo de campo total é alcançada com um "perímetro em tigela" As descargas elétricas induzidas pela luz a partir do olho são registradas com um eletrodo de lente de contato colocada na córnea.

PONTOS-CHAVE: COMPONENTES DO ERG DE CAMPO TOTAL

1. A **onda-a** é o formato de onda negativa inicial que surge das células fotorreceptoras.
2. A **onda-b** positiva após a onda a é gerada pelas células de Müller e células bipolares na camada externa da retina.
3. **Potenciais oscilatórios** são ondas pequenas que podem estar superpostas na onda-b e surgem das células nas camadas médias da retina (Fig. 5-1).
4. Sob determinadas condições de registro, formas de onda adicionais podem ser notadas, como a **onda-c** após a onda-b. Isto reflete atividade elétrica ao nível do epitélio pigmentar da retina e é registrado no olho adaptado ao escuro.
5. O **potencial receptor precoce** é um formato de onda transitório rápido que ocorre imediatamente após um estímulo de luz. Esta resposta se origina de um clareamento de fotopigmentos ao nível dos segmentos fotorreceptores externos.

---

3. Quais parâmetros são medidos durante a avaliação de um eletrorretinograma?
Dois parâmetros principais de ERG, **amplitude** e **tempo implícito**, são medidos. A amplitude (microvolts) da onda-a é medida desde a linha de base até a deflexão negativa dessa onda. A amplitude da onda-b é medida desde a deflexão negativa da onda-a até o pico positivo da onda-b. O tempo implícito (milissegundos) é o tempo desde o início do estímulo até o pico da resposta.

4. Como a amplitude do eletrorretinograma é afetada em transtornos da retina?
O ERG de **campo total evocado pela luz** é uma resposta de massa que reflete a atividade de toda a retina. A amplitude do ERG é proporcional à área de retina em funcionamento estimulada e é anormal somente quando grandes áreas da retina estão funcionalmente prejudicadas.

5. Descrever condições de estímulo diferente e a resposta associada do fotorreceptor.
Certos estímulos luminosos permitem o isolamento das respostas ou do cone ou do bastonete, de modo que cada tipo de fotorreceptor pode ser estudado independentemente (Quadro 5-1 e Fig. 5-2). Após adaptação suficiente ao escuro (conhecida como condições **escotópicas**), as respostas dos bastonetes são otimizadas. Sob condições de adaptação à luz ou **fotópicas**, os bastonetes ficam suficientemente atenuados, de modo que a resposta é, primariamente a partir dos cones.

6. Quais são as cinco respostas avaliadas durante um eletrorretinograma padrão de campo total?
- Resposta de bastonetes (adaptação ao escuro).
- Resposta máxima bastonete-cone combinada (adaptação ao escuro).
- Potenciais oscilatórios.
- Resposta de cones a *flash* único (adaptação à luz).
- Resposta de cone ao *flicker* a 30 Hz.

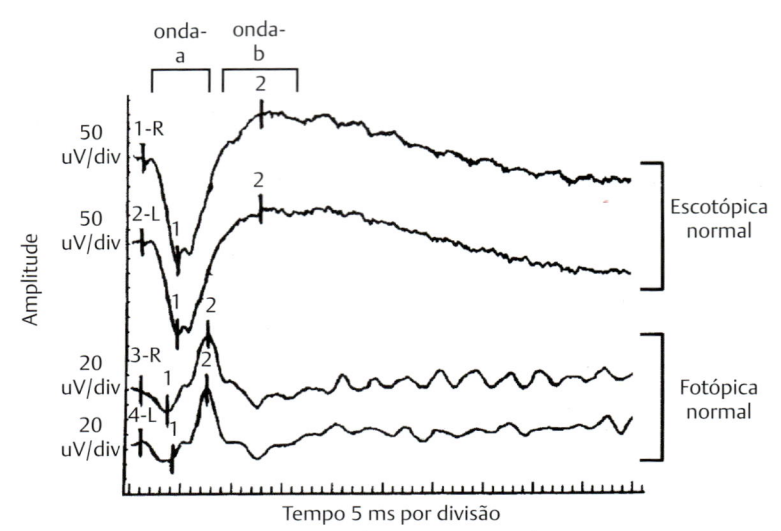

Figura 5-1. Respostas noturnas de ERG escotópicas (adaptadas ao escuro) e fotópicas a um *flash* de luz de alta intensidade (0dB) demonstrando a onda-a e a onda-b. Potenciais oscilatórios estão presentes no ramo ascendente da onda-b. O tempo implícito é medido desde o início do estímulo até o pico da onda-a (1) ou da onda-b (2). A amplitude da onda-a é medida desde a linha de base até a deflexão negativa da onda-a, e a amplitude da onda-b é medida desde a deflexão negativa da onda-a até o pico positivo da onda-b.

Quadro 5-1. Resposta de Fotorreceptores Associada a Várias Condições de Estímulo		
ESTADO DA ADAPTAÇÃO	**ESTÍMULO LUMINOSO**	**RESPOSTA DO FOTORRECEPTOR**
Escotópico	Branco opaco (24 dB)	Bastonete
Escotópico	Azul opaco (10 dB)	Bastonete
Escotópico	Branco brilhante (0 dB)	Resposta mista: bastonete e cone máximo
Escotópico	Vermelho (0 dB)	Resposta mista: cone precoce, bastonete tardio
Escotópico	Branco brilhante (0 dB)	Potenciais oscilatórios de cone
Fotópico	Branco brilhante (0 dB)	Cone
Fotópico	Branco tremulante (*flicker*) a 30 Hz	Cone puro

dB, decibéis; *Hz*, hertz.

7. Como o eletrorretinograma é afetado na degeneração macular relacionada com a idade?

Quando a degeneração macular relacionada com a idade é caracterizada por pequenas lesões perimaculares localizadas, o ERG de campo total é normal. A retina é totalmente estimulada pelo *flash* brilhante no "Ganzfeld" e, como consequência, o ERG de campo total não é afetado quando pequenas áreas da retina são danificadas.

8. O que o eletrorretinograma demonstra na doença de células ganglionares?

As células ganglionares *não* desempenham nenhum papel na geração do ERG de campo total. Por isso, transtornos que afetam principalmente as células ganglionares, como glaucoma, não alteram o ERG de campo total. Às vezes, a onda-b pode ser reduzida na atrofia óptica ou na oclusão da artéria central da retina. Defende-se que isso resulte da degeneração transináptica do gânglio para a camada de células bipolares.

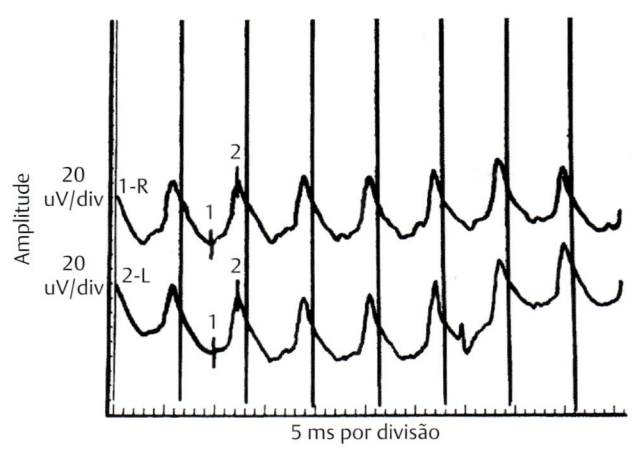

Figura 5-2. A resposta de cone do ERG normal a um estímulo luminoso tremulante (*flicker*) a 30 Hz.

9. **Descrever as situações clínicas em que se usa um eletrorretinograma.**
   - Diagnóstico de degeneração generalizada da retina.
   - Avaliação de membros da família para degeneração hereditária da retina já conhecida.
   - Avaliação da visão reduzida e nistagmo presentes no nascimento.
   - Avaliação da função da retina na presença de meio ocular opaco ou oclusão vascular.
   - Avaliação da perda da visão funcional.

10. **Listar as degenerações retinianas em que o eletrorretinograma pode ajudar a esclarecer o diagnóstico.**
    - Retinose pigmentar e degenerações retinianas hereditárias relacionadas.
    - Retinose pigmentar sem pigmento.
    - Retinite *punctata albescens*.
    - Amaurose congênita de Leber.
    - Coroideremia.
    - Atrofia girata da retina e da coroide.
    - Síndrome de Goldman-Favre.
    - Cegueira noturna estacionária congênita.
    - Retinosquise juvenil ligada ao X.
    - Acromatopsia.
    - Distrofias de cone.
    - Transtornos imitando retinose pigmentar.

11. **Quais são os aspectos clínicos e de eletrorretinograma da retinite pigmentar?**
    A retinite pigmentar (RP) é um transtorno hereditário da retina nos fotorreceptores e em outras camadas de células retinianas. A herança pode ser autossômica dominante, autossômica recessiva ou ligada ao X. Ambos os bastonetes e, em menor escala, os cones se mostram anormais na retinite pigmentar. Os aspectos clínicos incluem visão noturna reduzida (nictalopia), perda do campo visual e ERG anormal (Fig. 5-3). Os aspectos oculares incluem palidez em cera do nervo óptico, vasos retinianos atenuados, moteamento do epitélio pigmentar da retina com pigmentação em formato de espículas ósseas, maculopatia em celofane, edema macular cístico, células de pigmento no vítreo e catarata.
    O ERG mostra amplitude reduzida (geralmente onda-b) e tempo implícito fotópico prolongado na RP precoce. Com o tempo, o ERG se extingue sem respostas detectáveis de bastonetes ou cones para luz branca.

12. **O que o eletrorretinograma demonstra em mulheres portadoras de retinite pigmentar ligada ao X?**
    Anormalidades do ERG são observadas na maioria das mulheres portadoras, incluindo tempo implícito de onda-b fotópica prolongado e/ou redução na amplitude da onda-b escotópica no olho adaptado ao escuro. Nesse grupo, o exame da retina pode ser normal ou demonstrar achados retinianos mais leves sem queixas subjetivas.

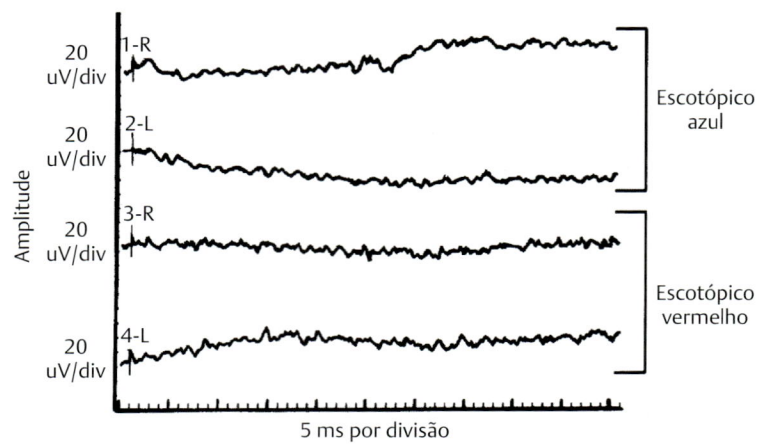

Figura 5-3. Na retinite pigmentar o ERG revela resposta extinta aos estímulos escotópicos azuis e escotópico de luz vermelha.

13. O que o eletrorretinograma revela na síndrome da rubéola congênita?

Alterações difusas da pigmentação da retina na síndrome da rubéola congênita podem ser confundidas com retinite pigmentar. Entretanto, o ERG é normal na rubéola congênita. Outros sinais da rubéola incluem surdez e catarata congênita.

14. Descrever o eletrorretinograma na retinosquise ligada ao X.

O ERG revela amplitude reduzida de onda-b escotópica e fotópica refletindo alterações anatômicas amplamente disseminadas da área média da retina induzidas por *schisis* ou divisão das camadas da retina. Os achados clínicos incluem cavidades periféricas de retinosquise em 50% dos casos e alterações císticas da fóvea em quase todos os casos.

15. O que o eletrorretinograma demonstra na distrofia progressiva dos cones?

O ERG mostra resposta fotópica de *flicker* acentuadamente reduzida e resposta escotópica normal do bastonete. Esse transtorno afeta, inicialmente, os cones periféricos, progredindo para envolver os cones centrais. Quando os cones centrais estão intactos, a acuidade visual e a visão de cores estão preservadas; entretanto, a acuidade acaba diminuindo para a faixa de 20/200.

16. Por que o eletrorretinograma é útil em pacientes com visão congênita reduzida?

Três transtornos caracterizados por nistagmo, visão reduzida congênita e exame normal da retina podem ser diagnosticados por um ERG:
- **Acromatopsia** (também conhecida como monocromatismo de bastonetes) – uma quase ausência autossômico-recessiva não progressiva de cones. O ERG revela a ausência de função de cones e a função normal de bastonetes.
- **Amaurose congênita de Leber** – forma autossômica recessiva congênita de retinite pigmentar. O ERG se mostra acentuadamente reduzido ou extinto, com prejuízo visual profundo.
- **Cegueira noturna estacionária congênita** – transtorno herdado da retina (autossômico dominante, recessivo ligado ao X ou autossômico recessivo) que afeta primariamente os bastonetes. O ERG revela fotorreceptores normais com onda-a normal, mas uma região anormal de células bipolares, como demonstrados pela ausência da onda-b.

17. Como o eletrorretinograma pode medir a função da retina na presença de meio ocular opaco?

O ERG de campo total pode ser usado para avaliar a função da retina quando esta não puder ser visualizada, por causa de catarata ou opacidades da córnea ou do vítreo. O ERG normal fornece informações sobre a função total da retina, mas não indica se a visão central está normal, pois a degeneração macular e a atrofia óptica tipicamente não afetam a amplitude do ERG. A opacidade por catarata ou da córnea pode, às vezes, atuar como difusor de luz produzindo assim um ERG "supernormal".

18. Relacionar os transtornos que um eletrorretinograma extinto pode demonstrar.
- Retinite pigmentar e transtornos relacionados.
- Oclusão da artéria oftálmica.
- Neurorretinite subaguda unilateral difusa.
- Metalose.
- Descolamento total da retina.
- Drogas como fenotiazinas ou cloroquina.
- Retinopatias associadas ao câncer.

19. Relacionar os transtornos que podem demonstrar amplitude normal de onda-a e reduzida de onda-b.
- Cegueira noturna estacionária congênita.
- Retinosquise juvenil ligada ao X.
- Oclusão da veia ou da artéria central da retina.
- Distrofia miotônica.
- Doença de Oguchi.
- Intoxicação por quinino.
- Degeneração transináptica do gânglio para a camada de células bipolares (isto é, secundária à atrofia óptica ou à oclusão da artéria central da retina).

20. Relacionar os transtornos caracterizados por um eletrorretinograma fotópico anormal e por um eletrorretinograma escotópico normal.
- Acromatopsia (conhecida também por monocromatismo de bastonetes).
- Distrofia de cone.

21. Nomear as três variações do eletrorretinograma padrão.
- O **eletrorretinograma focal** é induzido por um *flash* de luz direcionado ao foco e mede a resposta dos fotorreceptores centrais dos cones e da retina externa.
- O **eletrorretinograma padrão** (PERG) mede a resposta elétrica a um estímulo padrão alternante que tem luminância constante de toda a retina. A resposta parece estar localizada para as células ganglionares da retina. O PERG se extingue após a transecção do nervo óptico, embora o ERG de campo total não se altere. O PERG pode ser usado para diagnosticar ou monitorar transtornos, como glaucoma, hipertensão ocular, neurite óptica, atrofia óptica e ambliopia.
- O **ERG multifocal** fornece um objetivo equivalente ao do campo visual ao avaliar simultaneamente a resposta elétrica da retina em múltiplos sítios. As respostas locais resultantes contêm componentes de todos os níveis da retina.

22. O que é eletro-oculograma?
O **eletro-oculograma** (EOG) é uma medida indireta do potencial de repouso retiniana (Fig. 5-4). Esse potencial existe por causa da diferença de voltagem entre as retinas interna e externa. O EOG é medido colocando-se eletrodos próximos aos cantos medial e lateral de cada olho. O paciente, então, move os olhos para frente e para trás por uma distância específica.

A medição clínica do EOG se baseia no fato de que a amplitude da resposta se altera, quando as condições de luminância são variadas. Após a adaptação ao escuro, a resposta diminui progressivamente, atingindo um mínimo em 8 a 12 minutos. Na adaptação à luz ocorre aumento progressivo em amplitude, atingindo o pico em 6 a 9 minutos. A maior amplitude de EOG atingida à luz (pico luminoso) é dividida pela amplitude mais baixa no escuro (escuro mínimo). Essa proporção calculada é o **índice de Arden**. Indivíduos normais têm um valor de **índice de Arden** de 1,80 ou mais, enquanto a proporção inferior a 1,65 é distintamente anormal.

23. Onde é gerada a resposta do eletro-oculograma?
No EOG a resposta elétrica é gerada pelo epitélio pigmentar da retina, com o pico de luz sendo produzido por uma despolarização da porção basal desse epitélio. Para gerar o potencial do EOG é necessário ter fotorreceptores intactos em contato físico com o epitélio pigmentar da retina.

24. Quais são as aplicações clínicas do eletro-oculograma?
A aplicação clínica mais importante do EOG é o diagnóstico da doença de Best (também conhecida como distrofia viteliforme). Essa doença é herdada como autossômica dominante com variabilidade fenotípica. Indivíduos com a doença de Best geralmente apresentam índice de Arden no EOG inferior a 1,5, mas o ERG é normal. O aumento da luz do EOG é quase completamente dependente da função dos

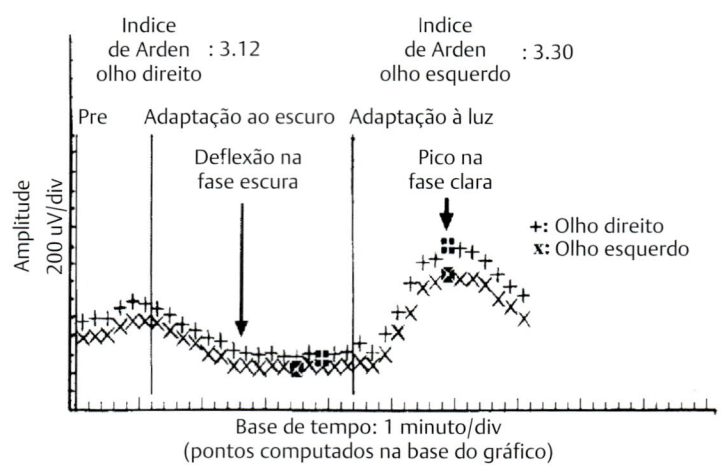

Figura 5-4. EOG normal demonstrando a deflexão na fase escura e o pico na fase clara.

bastonetes; assim, é normal em transtornos de disfunção dos cones. O EOG é anormal na maioria dos transtornos da retina, quando o ERG é anormal e, por isso, tem utilidade clínica limitada, exceto para diagnosticar a doença de Best.

25. O que o eletro-oculograma demonstra em distrofias padrão?
No EOG o pico de luz ao mínimo escuro do índice de Arden, na Distrofia padrão, se apresenta normal ou minimamente subnormal. Esse achado pode ajudar a distinguir a distrofia padrão da doença de Best, em que o índice de Arden é sempre anormal.

26. Como o eletrorretinograma e o eletro-oculograma são afetados pelo uso de cloroquina e de hidroxicloroquina?
Achados anormais no ERG e no EOG têm sido informados em pacientes que recebem essas drogas antimaláricas, que são usadas com frequência para quadros de artrite mediada pelo sistema imune e para outros transtornos autoimunes.

27. Quais são as características da adaptação ao escuro?
A adaptometria do escuro mede o limiar absoluto de sensibilidade de cones e de bastonetes e é testada com o adaptômetro de Goldmann-Weekers. Inicialmente, o sujeito é adaptado a uma luz de fundo brilhante, que é, então, extinta. No escuro, o paciente é submetido a várias luzes difusas. O limiar em que a luz é percebida é registrado contra o tempo. A curva normal de adaptação ao escuro (Fig. 5-5) é bifásica. A primeira curva representa o limiar de cones que é atingido em 5 a 10 minutos. A segunda curva representa o limiar de bastonetes que é atingido após 30 minutos. A quebra bastonete-cone é um ponto bem definido entre essas duas curvas. A adaptometria do escuro é útil para avaliar transtornos da retina com cegueira noturna e alguns quadros de disfunção de cones.

28. Quais são as indicações para a ultrassonografia oftálmica?
- Avaliação dos segmentos anterior ou posterior nos olhos com meio ocular opaco.
- Avaliação de dimensões de tumor ocular, assim como de suas características de tecido, como cálcio em retinoblastoma ou osteoma coroide.
- Avaliação de transtornos orbitários, como oftalmopatia da tireoide e pseudotumor orbitário.
- Detecção e localização de corpos estranhos intraoculares.
- Medição de distâncias no olho e na órbita (também conhecida como biometria).

29. Qual é a frequência usada para a ultrassonografia oftálmica padrão?
O ultrassom é uma onda acústica que consiste em oscilação de partículas dentro de um meio. Na ultrassonografia oftálmica padrão, as frequências ficam na faixa de 8 a 10 MHz. Essa frequência alta produz comprimentos de onda curtos, que permitem a resolução precisa de pequenas estruturas oculares.

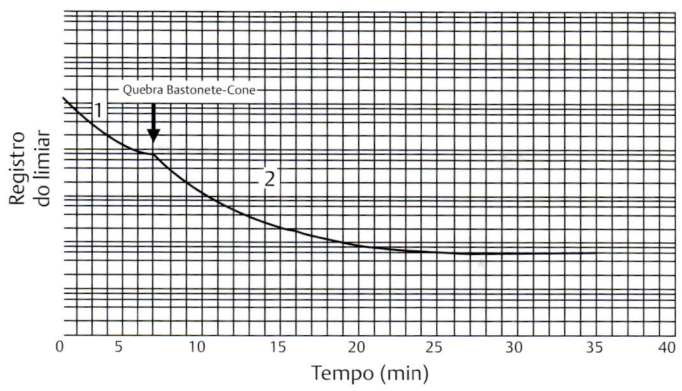

Figura 5-5. Curva de adaptação normal ao escuro demonstrando a quebra bastonete-cone aos 7 minutos, separando o limiar do cone (1) e o limiar do bastonete (2).

30. Quais são os princípios da ultrassonografia?

O ultrassom se baseia em princípios físicos de diferença de impedância acústica entre os tecidos e da tecnologia pulso-eco. Como a onda acústica é propagada pelos tecidos, parte da onda é refletida em direção à fonte de emissão (isto é, a sonda). Essa onda refletida é conhecida como eco. Os ecos são gerados nas interfaces adjacentes dos tecidos com impedância acústica diferente. Quanto maior a diferença da impedância acústica, mais forte é o eco. Por exemplo, reflexões potentes ocorrem na interface entre o tecido retiniano e o humor vítreo.

31. Como o ultrassom oftálmico clínico é exibido?

Os ecos refletidos são recebidos, amplificados, processados eletronicamente e exibidos em formato visual tanto no modo-A como no modo-B (Fig. 5-6):
- **Ultrassonografia scan A** ou modo-A é exibição unidimensional, tempo-amplitude. A linha de base horizontal representa a distância e depende do tempo exigido para o feixe de som atingir uma interface dada e para que seu eco retorne à sonda. Na dimensão vertical a altura do pico exibido indica a amplitude ou potência do eco.
- **Ultrassonografia scan B** ou modo-B produz exibição bidimensional, de corte cruzado do globo e da órbita. A imagem é exibida em vários tons de cinza, e a sombra depende da potência do eco. Ecos fortes aparecem em branco, e reflexões mais fracas são vistas como cinza. O modo-A é usado predominantemente para caracterização de tecido, enquanto o modo-B é usado para obter informações de estruturas. O modo-A é usado para determinar extensões axiais para cálculos de potência de lentes intraoculares para a cirurgia de catarata.

32. Quais aspectos de uma lesão são avaliados durante o exame de ultrassom?

1. A **topografia** (localização, configuração e extensão) de uma lesão é avaliada pelo modo-B bidimensional.
2. Os **aspectos quantitativos** incluem a refletividade, a estrutura interna e a atenuação acústica de uma lesão.
    - A **refletividade** é avaliada observando-se a altura do pico no modo-A, e o brilho do sinal no modo-B. A refletividade interna se refere à amplitude de ecos na lesão e se correlaciona com a arquitetura histológica.
    - A **estrutura interna** se refere ao grau de variação na arquitetura histológica com a lesão. A estrutura interna regular indica uma arquitetura homogênea e é observada por variação mínima ou nenhuma na altura dos picos do modo-A e uma aparência uniforme de ecos no modo-B. Em contraste, uma estrutura interna irregular se caracteriza por uma arquitetura heterogênea e variações na aparência do eco.
    - A **atenuação do som** ocorre quando a onda acústica é dispersa, refletida ou absorvida por um tecido e observada pela redução na potência dos ecos tanto dentro como posterior à lesão. Isto é indicado pela redução na altura do pico no modo-A ou redução no brilho dos ecos no modo-B. A atenuação do

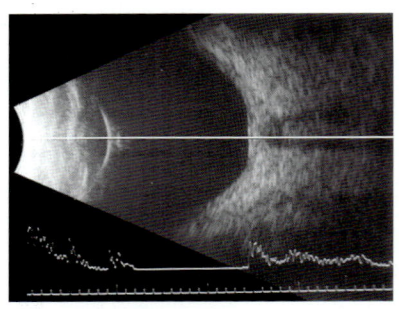

Figura 5-6. Modo-A (*embaixo*) e modo-B (*em cima*) do globo normal. A projeção anterior-posterior em corte cruzado é apresentada no modo-B. A cápsula do cristalino é visualizada em direção à esquerda da tela, e o nervo óptico é visto em direção à direita. Uma linha de vetor através do modo-B demonstra a posição das informações do modo-A.

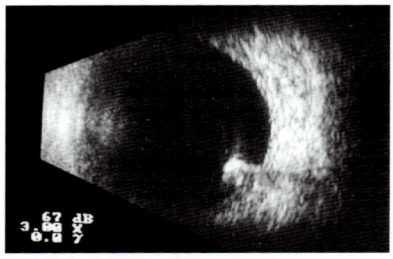

Figura 5-7. Modo-B mostrando corpo estranho metálico na superfície da retina. Um eco brilhante é produzido pelo corpo estranho com sombreamento das estruturas posteriormente.

som pode produzir sombreamento visto como um vazio acústico posterior à lesão. Substâncias, como osso, cálcio e corpos estranhos, produzem, tipicamente, atenuação do som (Fig. 5-7).

33. Como o ultrassom é usado na avaliação pré-operatória de catarata?
O modo-A é usado para medir o comprimento axial do globo, exigido na fórmula para calcular a potência da lente intraocular. O modo-B é útil se o meio ocular for opaco para avaliação quanto a um transtorno da retina que possa afetar o resultado visual após a cirurgia de cataratas.

34. Como o ultrassom é usado para avaliar tumores intraoculares?
O ultrassom pode ser útil para diagnosticar, para planejar o tratamento e para avaliar a resposta de um tumor à terapia. A forma do tumor, suas dimensões (como espessura e diâmetro basal) e características do tecido são especificamente avaliadas junto com a presença de extensão extraocular.

35. Quais são os aspectos característicos de um melanoma coróidea no ultrassom?
- Conta de colar ou forma de cogumelo no modo-B (Fig. 5-8).
- Refletividade interna de baixa a média no modo-A (Fig. 5-8).
- Estrutura interna regular.
- Fluxo interno de sangue (vascularização).

36. Descrever os padrões de ultrassom no diagnóstico diferencial de melanoma coróideo.
O ultrassom é usado com frequência na avaliação de melanoma coroide, hemangioma coroide, carcinoma coroide metastático, nevo coroide, hemorragia coroide e lesão disciforme. Ele deverá ser combinado com informações clínicas, pois há mais tipos de tumor que os padrões de diferenciação ultrassonográfica (Quadro 5-2).

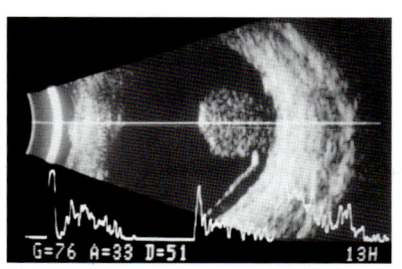

Figura 5-8. Modo-A e modo-B de um melanoma coróideo. O modo-B revela massa em forma de conta de colar com estrutura interna regular. Um descolamento seroso da retina estende-se da margem do tumor. O modo-A revela eco inicial forte do tecido da retina cobrindo o tumor, seguido de declínio rápido na amplitude de eco do modo-A (refletividade interna baixa) dentro do tecido do tumor. Nota-se novamente alta refletividade ao nível da esclera e gordura orbitária.

Quadro 5-2. Padrões de Ultrassom no Diagnóstico Diferencial de Melanoma da Coroide

LESÃO	LOCALIZAÇÃO	FORMATO	REFLETIVIDADE INTERNA	ESTRUTURA INTERNA	VASCULARIDADE
Melanoma	Coroide e/ou corpo ciliar	Abóbada ou conta de colar	Baixa à média	Regular	Sim
Hemangioma da coroide	Coroide, polo posterior	Abóbada	Alta	Regular	Não
Carcinoma metastático	Coroide, polo posterior	Difuso, irregular	Média à alta	Irregular	Não
Nevo coroide	Coroide	Nivelado ou espessamento moderado (geralmente < 2 mm)	Alta	Regular	Não
Hemorragia coroide	Coroide	Abóbada	Variável	Variável	Não
Lesão em disco	Mácula	Abóbada, irregular	Alta	Variável	Não

37. **Descrever os aspectos ultrassonográficos de um hemangioma coroide.**
    Em um hemangioma coroide, as camadas adjuntas de células e de tecido possuem diferenças acentuadas em impedância acústica (heterogeneidade acústica). Isto cria grandes amplitudes de eco em cada interface. O modo-A revela altas refletividades internas dentro do tumor, e as lesões aparecem em branco sólido no modo-B.

38. **Descrever os aspectos ultrassonográficos de um descolamento de retina.**
    A retina descolada produz aparência brilhante, contínua e dobrada no modo-B (Fig. 5-9). Quando o descolamento é total ou extenso, a retina se insere tanto no nervo óptico quanto na *ora serrata*. O modo-A revela pico alto de 100%. A retina descolada se movimenta com o movimento voluntário do olho. O descolamento crônico da retina pode mostrar cistos intrarretinianos e calcificação ou resíduos de colesterol no espaço sub-retiniano.

39. **Descrever os aspectos ultrassonográficos que diferenciam o descolamento da retina, o descolamento vítreo posterior e o descolamento coroide.**
 Consulte o Quadro 5-3.

40. **Quais as patologias oculares podem demonstrar calcificação no ultrassom?**
 - Tumores (retinoblastoma, osteoma coróidea, meningioma da bainha do nervo óptico, hemangioma coroide, melanoma coroide).
 - Granuloma por *Toxocara*.
 - Descolamento crônico da retina.
 - Drusas da cabeça do nervo òptico.
 - Lesão disciforme da retina.
 - Doença vascular oclusiva do nervo óptico.
 - *Phthisis bulbi*.
 - Catarata intumescente.

41. **Quando o ultrassom é usado para avaliar trauma ocular?**
 O ultrassom pode ser usado para avaliar a posição do cristalino e o estado da retina se a visualização estiver obstruída por córnea opaca, hifema ou hemorragia vítrea. Ele também pode diagnosticar um sítio de ruptura posterior no globo e avaliar a presença de corpo estranho intraocular.

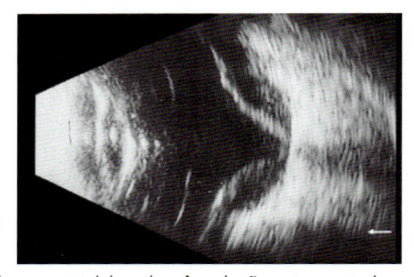

Figura 5-9. Modo-B de descolamento total da retina. A projeção anteroposterior revela a aparência característica em forma de "V" com aderência ao nervo óptico. Presença também de catarata.

Quadro 5-3. Características Ultrassonográficas que Diferenciam Descolamento da Retina, Descolamento do Vítreo Posterior e Descolamento da Coroide

ASPECTOS DO US	DESCOLAMENTO DA RETINA	DESCOLAMENTO DO VÍTREO POSTERIOR	DESCOLAMENTO DA COROIDE
Topográfico (modo-B)	Superfície lisa ou com dobras	Superfície lisa	Superfície lisa, em abóbada ou uniforme
	Funil aberto ou fechado com inserção no nervo óptico	Funil aberto com ou sem disco óptico ou inserção de fundo	Sem inserção de nervo óptico
	Inserção na *ora serrata*	Inserção na *ora serrata* ou corpo ciliar	
	Com ou sem cistos intrarretinianos	Inserção na *ora serrata* ou corpo ciliar	
Quantitativo (modo-A)	Altura do pico 100% da deflexão	Altura variável do pico que é < 100%	Deflexão ascendente, espesso, duplo pico, altura do pico 100%
Mobilidade após movimento do olho	Moderado a nenhum	Acentuado a moderado	Leve a nenhum

O globo deverá ser avaliado visualmente pela técnica da lâmpada de fenda antes da ultrassonografia para determinar se a integridade ocular foi seriamente rompida e se o exame por ultrassom é recomendado. Uma vez que a sonda do ultrassom entre em contato com a pálpebra e possa aplicar pressão sobre o olho, o ultrassom deverá ser usado com cuidado, se houver qualquer evidência de ruptura ocular.

42. Quais são os achados ultrassonográficos na presença de corpo estranho intraocular?
Os corpos estranhos possuem alta refletividade quando a sonda do ultrassom fica perpendicular a uma superfície refletora do corpo estranho (Fig. 5-7). No modo-B um corpo estranho metálico produz um eco brilhante que persiste, quando o ganho do débito ultrassonográfico diminui. O sombreamento está sempre presente por trás de um corpo estranho por causa da reflexão quase completa do feixe da sonda de exame. O ultrassom é particularmente útil com um corpo estranho intraocular não metálico que pode não ser visível na radiografia ou na tomografia computadorizada (TC).

43. O que é biomicroscopia por ultrassom?
Biomicroscopia por ultrassom (UBM) é um método de modo-B que usa altas frequências na faixa de 50 a 100 MHz. A profundidade de penetração é de 5 a 7 mm. Esta técnica produz imagens de alta resolução de estruturas de segmento anterior (Fig. 5-10) e tem sido usada para caracterizar o mecanismo do glaucoma secundário.

44. Como a ultrassonografia com Doppler colorido é usada em avaliação oftalmológica?
A ultrassonografia com Doppler colorido é uma abordagem não invasiva para avaliar o fluxo sanguíneo ocular. Ela é útil para avaliar dados morfológicos e velocidade do fluxo da artéria oftálmica, da artéria central da retina, da veia central da retina e dos vasos ciliares posteriores. Esta técnica tem sido usada para avaliar muitos transtornos oculares, incluindo glaucoma, transtornos do nervo óptico, diabetes, hipertensão, isquemia ocular e a presença de êmbolos arteriais.

45. O que é necessário quando você solicita estudos de imagens de ressonância magnética da órbita?
- Espiral de superfície (bobina orbitária ou cefálica) para melhor visualização das estruturas da órbita.
- Imagens axial, coronal e sagital ponderadas em T1 antes do contraste.
- Imagens axial, coronal ponderadas em T2 (sequência FAST Spin-Echo).
- Imagens axial, coronal ponderadas em T1 pós-contraste com técnicas de supressão de gordura.
- Sedação em crianças.

46. O que são agentes paramagnéticos?
Os agentes paramagnéticos produzem realce por relaxamento de prótons ao encurtarem os tempos de relaxamento intrínseco T1 e T2 dos tecidos em que estão presentes. Portanto, tecidos contendo esses agentes se apresentarão com intensidade de sinal aumentada, mais bem visualizada em imagens ponderadas em T1. Melanina, metemoglobina, proteína e gadolínio são os agentes paramagnéticos mais comuns. Por exemplo, um cisto dermatoide com alto conteúdo de proteináceos mostra intensidade de sinal mais alta em imagens ponderadas em T1 e T2 que aquela mostrada por um cisto de inclusão transparente.

47. Quais tecidos oculares e orbitários normalmente *não* realçam nos estudos por imagens de ressonância magnética pós-contraste?
- Cristalino.
- Vítreo.
- Retina.

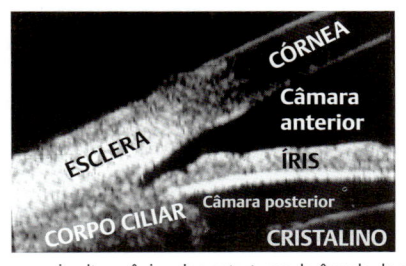

Figura 5-10. Imagem de biomicroscopia ultrassônica das estruturas do ângulo do segmento anterior.

- Esclera.
- Gordura orbitária.
- Complexo da bainha do nervo óptico.
- Nervo periférico.
- Tendão.
- Vasos com fluxo sanguíneo alto.

48. Quais tecidos oculares e orbitários normalmente realçam nos estudos por imagens de ressonância magnética pós-contraste?
- Coroide.
- Corpo ciliar.
- Músculos extraoculares.
- Glândula lacrimal.
- Nasal: mucosa do seio.
- Seio cavernoso.
- Vasos com fluxo sanguíneo baixo.

49. Qual é a estratégia para solicitar estudos de imagem em uma criança com leucoria e descolamento total da retina?
De início, realizar a ultrassonografia pelo modo-B. É mais barata e fácil de executar no consultório sem sedação. O objetivo é identificar a calcificação, que favorece o diagnóstico de retinoblastoma. Se a calcificação for documentada por ultrassonografia, estudos por imagens de ressonância magnética (IRM) serão o segundo passo, para avaliar o nervo óptico e as estruturas orbitárias e descartar o retinoblastoma extraocular. A IRM também ajuda a avaliar a glândula pineal e a região parasselar, particularmente em pacientes com retinoblastoma bilateral e/ou familiar. Se a calcificação não for visualizada por ultrassonografia, a TC orbitária deverá ser o segundo passo de estudos por imagens, porque a IRM não pode detectar facilmente calcificações menores.

50. Qual é a estratégia para solicitar estudos por imagens em um adulto com diagnóstico de neoplasia intraocular?
A ultrassonografia pelo modo-A e modo-B é o primeiro passo por imagens para avaliar um adulto que apresenta um tumor intraocular. Se a ultrassonografia, a angiografia com fluoresceína e a angiografia com indocianina verde não ajudarem no diagnóstico diferencial, estudos de IRM com realce pré e pós-contraste com técnicas de supressão de gordura são mais valiosos na detecção e diagnóstico de lesões intraoculares.

51. Em qual situação clínica os estudos por imagens de ressonância magnética com contraste são mais úteis na avaliação de uma criança com leucoria?
A IRM com contraste distingue entre retinoblastoma e a doença de Coats.

52. Quais são as indicações para solicitar estudos por tomografia computadorizada orbitária como primeira escolha?
- Trauma ocular para descartar a presença de corpos estranhos.
- Trauma orbitário para avaliar fraturas suspeitas.
- Detecção de calcificação (ou seja, retinoblastoma).
- Lesões da glândula lacrimal.
- Inflamação orbitária infecciosa ou não infecciosa.
- Lesões ósseas (ou seja, osteoma, displasia fibrosa etc..) ou avaliação de erosão óssea.
- Casos com contraindicação para IRM.

53. Qual tamanho do corte de varredura de tomografia computadorizada deverá ser solicitado para avaliar a suspeita da presença de corpo estranho ou de neuropatia óptica traumática?
Deverão ser solicitadas cortes de varredura de TC com 1,0 mm.

54. Quais são as indicações para solicitar estudos orbitários por imagens de ressonância magnética como primeira escolha?
- Neurite óptica (obter IRM do cérebro).
- Paralisia do 3º par craniano – se houver envolvimento de pupila, obter IRM urgente e angiorressonância do crânio.
- Doença do sistema nervoso central (lesões hipofisárias, lesões do lobo occipital, aneurismas).
- Doença do seio cavernoso ou do ápice orbitário.
- Suspeita de papiledema (obter IRM urgente e venografia de ressonância magnética do cérebro).

EXAMES DE AVALIAÇÃO OFTÁLMICA E ORBITÁRIA

- Para diferenciar lesões císticas e/ou hemorrágicas de tumores sólidos. *Obs.:* a investigação por imagens não deverá retardar o diagnóstico clínico imediato e o tratamento de uma síndrome de compartimento orbitário.
- Edema ou atrofia do disco óptico (para diferenciar lesões do nervo óptico e da bainha do nervo óptico).
- Tumor intraocular com extensão extraocular.
- Detecção de corpo estranho de madeira.
- Casos com contraindicação para tomografia computadorizada

55. Quais fraturas das estruturas oculares e orbitárias na imagem por ressonância magnética se diferenciam entre imagens ponderadas em T1 e T2?
- O vítreo é escuro em T1, e brilhante em T2.
- Gordura orbitária é brilhante em T1, e escura em T2.
- Com supressão de gordura (T1), a gordura orbitária e o vítreo aparecerão escuros, mas os músculos extraoculares aparecerão brilhantes.
- A maioria dos tumores orbitários será escura em T1, e brilhante pós-contraste.

56. Quais lesões oculares e orbitárias aparecem brilhantes em T1 (sem contraste)?
- Lesões contendo gordura (dermoides).
- Hemorragia subaguda (3 a 10 dias); sangue agudo (< 3 dias) é escuro em T1.
- Lesões contendo muco (mucocele).
- Tumores contendo melanina (melanoma).

PONTOS-CHAVE: RESUMO DAS MODALIDADES PARA ESTUDO DE IMAGENS OFTÁLMICAS

1. Avaliação de estrutura ocular
    - Ultrassom- modo-A, modo-B, UBM.
    - Tomografia de coerência óptica.
    - TC.
    - IRM.
    - Topografia da córnea.
2. Avaliação de função
    - Angiografia (fluoresceína, indocianina verde).
    - Fluxo sanguíneo por Doppler..

---

57. Nomear as lesões orbitárias mais comuns mostrando aparência bem circunscrita e nitidamente delineada nos estudos por imagens de tomografia computadorizada e ressonância magnética.

Crianças	*Adultos*
1. Cisto dermoide	1. Hemangioma cavernoso
2. Linfangioma	2. Neurofibroma
3. Rabdomiossarcoma	3. Neurilemoma
4. Glioma do nervo óptico	4. Histiocitoma fibroso
5. Hemangiopericitoma	
6. Linfoma	

58. Nomear as lesões orbitárias mais comuns mostrando aparência mal delineada nos estudos por imagens de tomografia computadorizada e ressonância magnética.

Crianças	*Adultos*
1. Hemangioma capilar	1. Inflamação orbitária idiopática
2. Inflamação orbitária idiopática	2. Metástase idiopática
3. Neurofibroma plexiforme	3. Infiltrado leucêmico
4. Infiltrado leucêmico	4. Tumor maligno primário
5. Granuloma eosinofílico	5. Transtornos linfoproliferativos

59. Em quais situações clínicas os estudos por imagens de ressonância magnética com contraste são mais úteis na avaliação de um paciente com proptose?

Os estudos por IRM pré e pós-contraste são muito úteis em pacientes diagnosticados com lesão bem circunscrita porque eles podem diferenciar um tumor sólido (realce) de um tumor cístico (sem realce). Em um paciente jovem com proptose aguda, os estudos por IRM podem diferenciar um linfangioma hemorrágico de um rabdomiossarcoma em crescimento. Na inflamação orbitária suspeita, as características de IRM dos tecidos inflamatórios mal definidos podem predizer a resposta terapêutica aos esteroides. As lesões mostrando sinal alto nas imagens ponderadas em T2 e realce por contraste acentuado respondem melhor aos esteroides que as lesões se apresentam com intensidade de sinal mais baixo nas imagens ponderadas em T2 e/ou com realce por contraste mínimo ou ausente.

60. Quais são as indicações para ultrassonografia orbitária nas investigações de lesões orbitárias por imagens?

A ultrassonografia orbitária é de pouca ajuda por causa de sua especificidade histológica insatisfatória e a atenuação rápida do som nas estruturas retro-oculares. Ela pode ser útil para avaliar a extensão extraocular de um tumor intraocular, a porção proximal do nervo óptico e músculos extraoculares adjacentes à esclera.

61. Como podemos diferenciar lesões do nervo óptico de lesões da bainha desse nervo com estudos por imagens de tomografia computadorizada e ressonância magnética?

A diferenciação é quase impossível com TC, exceto que o meningioma da bainha do nervo óptico pode, às vezes, mostrar calcificações lineares mais bem observadas por TC. Na IRM a localização do realce (mais bem visualizado em imagens ponderadas em T1 com técnicas de supressão de gordura) ajuda a diferenciar uma lesão verdadeira do nervo óptico (neoplásica ou inflamatória) de um processo da bainha desse nervo. Um tumor ou inflamação do nervo óptico demonstra realce no núcleo do nervo, enquanto uma neoplasia ou inflamação da bainha desse nervo demonstra realce periférico ou excêntrico. A lesão cística ou hemorrágica não realça.

62. Resumir os aspectos da investigação por imagens de ressonância magnética de tecidos oculares e orbitários normais.

Consultar Quadro 5-4.

63. O que significa OCT?

OCT é a sigla em Inglês para Tomografia de Coerência Óptica.

64. Explicar os princípios básicos da tomografia de coerência óptica.

OCT é uma técnica de imagem não invasiva e de não contato que mede as variações na refletividade óptica através de interfaces de tecidos diferentes. Ela é análoga à ultrassonografia, que mede a refletivi-

Quadro 5-4. Aspectos de MRI de Tecidos Oculares e Orbitários Normais

LOCALIZAÇÃO	INTENSIDADE DE SINAL – IMAGENS PONDERADAS EM T1	INTENSIDADE DE SINAL – IMAGENS PONDERADAS EM T2	REALCE APÓS INJEÇÃO DE GADOLÍNIO-DTPA
Cristalino	Alta	Baixa	–
Vítreo	Baixa	Alta	–
Coroide	Alta	Alta	+++
Retina	Não detectada	Não detectada	–
Esclera	Baixa	Baixa	–
Nervo óptico	Baixa	Baixa	–
Gordura orbitária	Alta	Baixa	–
Músculo extraocular	Baixa	Baixa	+++
Glândula lacrimal	Baixa	Baixa	+++
Osso cortical	Baixa	Baixa	–

+++, realce significativo com gadolínio; -, sem realce com gadolínio.

dade das ondas sonoras. A OCT fornece imagens de corte cruzado de alta resolução e de faixa micrométrica das camadas da retina, da coroide e do nervo óptico e representa uma ferramenta vital para o tratamento de vários transtornos da retina.[1]

65. Qual é a diferença entre tomografia de coerência óptica de domínio de temporal ou domínio espectral (ou Fourier)?
A OCT de domínio temporal usa um espelho de referência em movimento, enquanto a OCT de domínio espectral usa um espelho de referência fixo. A tecnologia de domínio espectral permite a aquisição mais rápida das imagens, melhor resolução e menos artefatos de movimento.

66. Descrever as camadas da retina como visualizadas pela tomografia de coerência óptica.[2]
Consultar Figura 5-11.

67. Nomear as indicações comuns para tomografia de coerência óptica.[3]
A OCT pode ajudar no diagnóstico, monitoramento da resposta à terapia e na determinação da patogênese de vários transtornos maculares e do nervo óptico, incluindo:
a. Doença da interface vitreorretiniana, como: tração vitreomacular (Fig. 5-12, *A*) e membrana epirretiniana (Fig. 5-12, *B*).
b. Diagnóstico de buraco macular e diferenciação de buraco macular de espessura total (Fig. 5-12, *C*) de buraco lamelar e pseudoburaco.
c. Planejamento cirúrgico do buraco macular e cirurgia de membrana epirretiniana.
d. Avaliação quanto à presença, localização (intrarretiniana, sub-retiniana ou epitélio pigmentar sub-retiniano) e volume de fluido em doenças, como a degeneração macular relacionada com a idade (AMD, Fig. 5-12,*D*), oclusão da veia retiniana e edema macular diabético.
e. Avaliar a presença e a estabilidade de defeitos da camada de fibras nervosas no glaucoma.
f. Monitorar a resposta ao tratamento. Por exemplo, A imagem da OCT é usada para avaliar a resposta aos agentes anti-VEGF (fator de crescimento endotelial vascular) (Fig. 5-13, *A* e *B*).

68. Qual a estrutura que o realce profundo da imagem da tomografia de coerência óptica ajuda a visualizar?
A coroide fica externa à retina e ao epitélio pigmentar. A investigação por imagens de OCT com realce profundo melhora a visualização da coroide e pode ser importante no diagnóstico de certos transtornos, incluindo coriorretinopatia serosa central, vasculopatia polipoide idiopática e melanoma de coroide.[3]

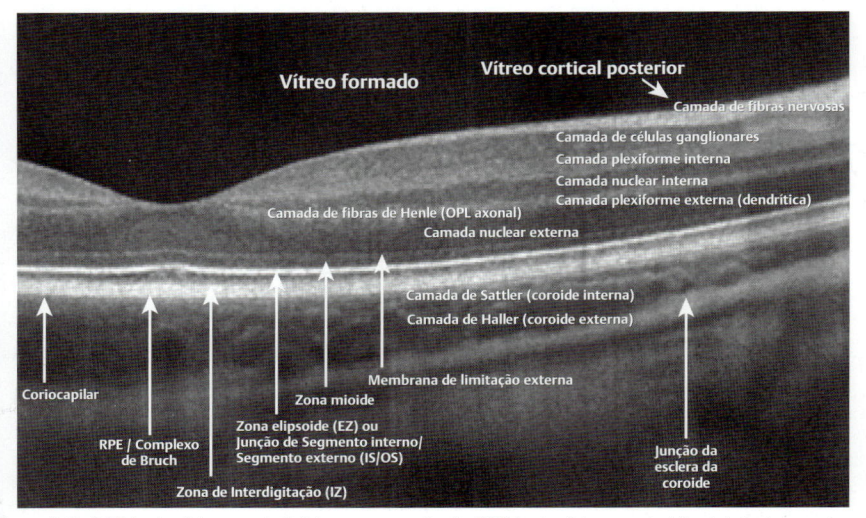

Figura 5-11. OCT de domínio espectral. A imagem macular da OCT de domínio espectral é rotulada de acordo com a definição internacional de consenso.

69. Descrever a técnica da angiografia com fluoresceína.

O corante de fluoresceína sódica disponível no comércio é injetado por via IV na dose de ou 2,5 mL da concentração a 25% ou de 5 mL da concentração a 10%. Embora a maior parte da fluoresceína esteja ligada à proteína, cerca de 20% desse corante circula livremente na vascularização, incluindo os vasos da retina e coroide. O corante de fluoresceína fluoresce no comprimento de onda de 520 a 535 nm (verde) após estimulação por luz de 485 a 500 nm (azul). A luz branca do *flash* de uma câmera passa através do filtro azul, estimulando as moléculas de fluoresceína livre na circulação da retina e da coroide e quaisquer dessas moléculas que tenham vazado dos vasos por causa de patologia ocular. A luz azul estimula a molécula de fluoresceína a emitir luz amarelo-verde de comprimentos de onda mais extensos. A fluorescência emitida e a luz azul refletida voltam para a câmera, em que um filtro amarelo-verde bloqueia a luz azul refletida e permite apenas a entrada da fluorescência amarelo-verde na câmera, pela qual é capturada em uma película ou superfície digital.

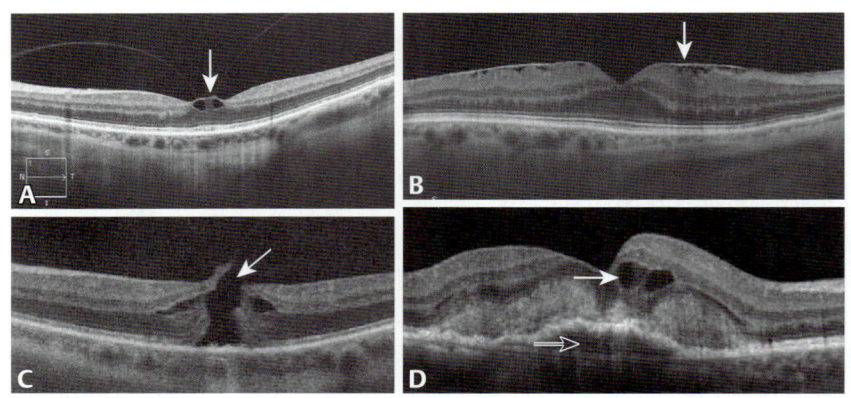

Figura 5-12. Espectro de doença da retina demonstrada na OCT. **A,** Tração vitreomacular com distorção da arquitetura da fóvea (*seta*) e cisto intrarretiniano. **B,** Membrana epirretiniana (*seta*) com distorção mínima do contorno da fóvea. **C,** Buraco macular de espessura total (*seta*). **D,** Fluido intrarretiniano (*seta cheia*), descolamento do epitélio pigmentar subfoveal (*seta oca*) e fibrose sub-retiniana em paciente com degeneração macular relacionada com a idade.

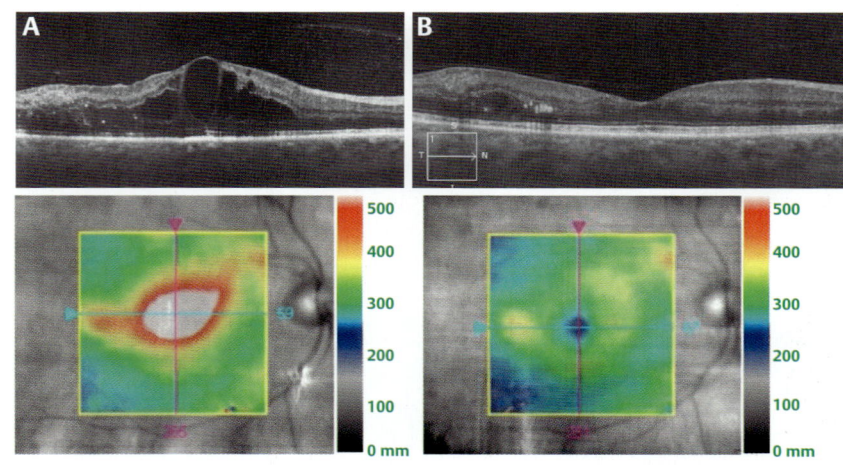

Figura 5-13. Tomografia de coerência óptica demonstrando redução de edema macular diabético em resposta ao ranibizumabe intravítreo. **A,** OCT macular e mapa de espessura demonstrando edema macular secundário à retinopatia diabética antes do tratamento. **B,** OCT macular e mapa de espessura com redução acentuada no edema macular quatro semanas após ranibizumabe intravítreo. A avaliação do fluido macular e da resposta à terapia é uma das aplicações mais importantes da OCT.

EXAMES DE AVALIAÇÃO OFTÁLMICA E ORBITÁRIA

70. Quais são as fases normais de um angiograma com fluoresceína?
   a. Preenchimento coróidea: começa 10 a 20 segundos após a injeção intravenosa do corante. A coroide é preenchida dentro de 5 segundos do aparecimento do corante.
   b. Fase arterial: começa 1 a 2 segundos após o preenchimento coroide.
   c. Fase arteriovenosa: presença de fluxo venoso laminar.
   d. Fase venosa: as veias da retina são completamente preenchidas com corante de fluoresceína.
   e. Fase de recirculação: começa 45 a 60 segundos após a fase arterial.

71. Descrever os padrões de fluorescência visíveis com a angiografia com fluoresceína.
   Os angiogramas com fluoresceína são interpretados com base no padrão, tempo e localização da fluorescência[4] (Fig. 5-14).

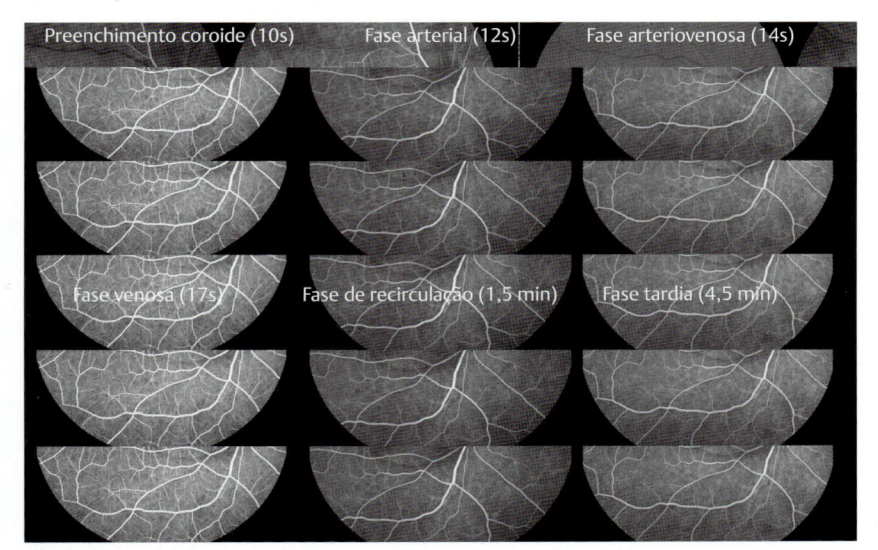

Figura 5-14. Angiografia com fluoresceína. As fases de um angiograma com fluoresceína normal são rotuladas, com anotação dos tempos após a injeção do corante fluoresceína em veia periférica do paciente.

PONTOS-CHAVE: PADRÕES DE FLUORESCÊNCIA NA ANGIOGRAFIA COM FLUORESCEÍNA

1. A hipofluorescência ocorre quando o sinal de fluorescência é bloqueado por pigmento superposto, sangue ou tecido fibroso ou se os vasos sanguíneos não se preenchem adequadamente, resultando em defeito de preenchimento vascular.
2. A hiperfluorescência pode ser vista em vários padrões principais incluindo vazamento, coloração, difusão e transmissão de defeitos de janela.
3. O vazamento descreve o aumento gradual e acentuado na fluorescência por todo o angiograma à medida que as moléculas de fluoresceína se difundem pelo epitélio pigmentar retiniano (EPR) para o espaço sub-retiniano, fora dos vasos sanguíneos ou a partir da neovascularização da retina para o vítreo.
4. A coloração denota um padrão de fluorescência quando a fluoresceína penetra em tecido sólido como uma cicatriz ou drusa. O padrão de fluorescência da coloração demonstra aumento gradual em intensidade para as fases tardias com bordas fixas que não se expandem.
5. Difusão descreve a acumulação de fluoresceína em um espaço cheio de fluido na retina ou coroide como em um descolamento do EPR.
6. Transmissão ou defeito de janela se refere a uma visualização da fluorescência coróidea normal através de um defeito no pigmento ou perda do EPR.

72. Quais estruturas são permeáveis à fluoresceína?

A coriocapilar e a membrana de Bruch são livremente permeáveis à fluoresceína. Por outro lado, o epitélio pigmentar da retina e os capilares retinianos são impermeáveis a esse corante.

73. Por que a fóvea aparece escura em um angiograma com fluoresceína?

A fóvea é escura por dois motivos. Primeiro, o bloqueio do pigmento xantofílico na camada plexiforme externa. Segundo, as células do epitélio pigmentar retiniano na fóvea são mais altas e contêm concentração aumentada de melanina e de lipofuscina.

74. Qual é o padrão ouro para o diagnóstico de neovascularização?

O padrão ouro é a angiografia com fluoresceína. Este estudo demonstra vazamento progressivo do corante em áreas de neovascularização. Isto é útil para o estudo por imagens da neovascularização da retina, como na retinopatia diabética (Fig. 5-15, A e B) e da neovascularização coroide como na degeneração macular relacionada com a idade (Fig. 5-15, C e D).

75. Quais são os achados típicos da angiografia com fluoresceína na coriorretinopatia serosa central?

O padrão clássico de coriorretinopatia serosa central é uma área focal e em expansão de hiperfluorescência decorrente do vazamento do corante de fluoresceína da coroide pelo EPR com difusão tardia no espaço sub-retiniano. Alguns pacientes podem demonstrar um padrão "smokestack" com uma área em

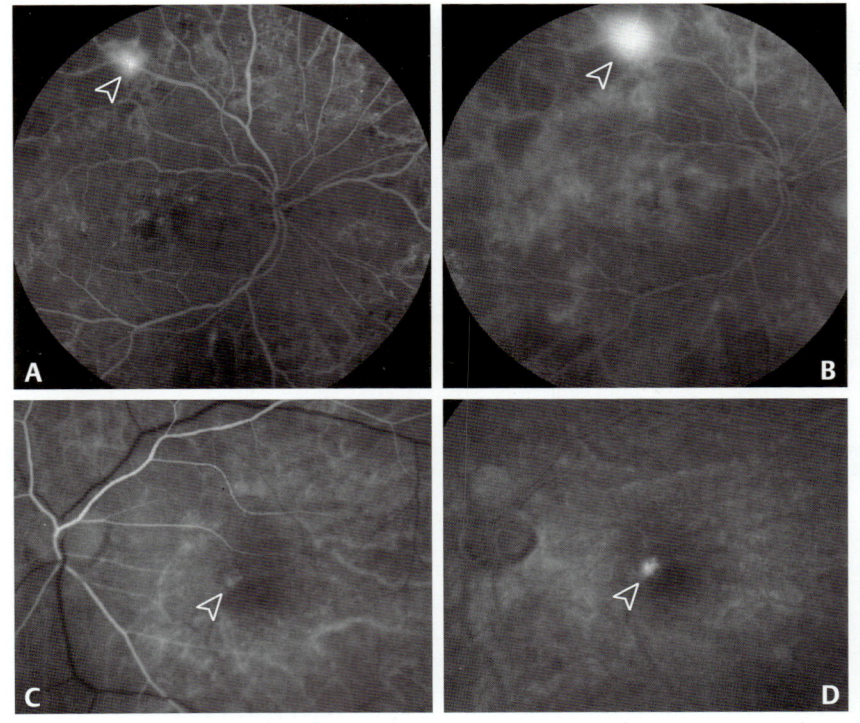

Figura 5-15. Padrões de neovascularização em angiografia com fluoresceína. **A,** O vazamento precoce da neovascularização da retina é demonstrado (*seta*), com hiperfluorescência e bordas mal definidas nesse paciente com retinopatia diabética proliferativa. **B,** A área de hiperfluorescência expande-se no angiograma de fase tardia, indicando vazamento. **C,** O angiograma de fase arterial demonstra hiperfluorescência precoce parafoveal (*seta*) indicativa de membrana neovascular coroide clássica em paciente com degeneração macular senil. **D,** O angiograma de fase tardia demonstra uma área pequena, embora em expansão, de hiperfluorescência indicativa de vazamento de uma membrana neovascular da coroide (CNVM) (*seta*).

expansão de hiperfluorescência que sobe como a fumaça de chaminé. Em mais de 75% dos pacientes, o vazamento da fluoresceína ocorre dentro do diâmetro de um disco da fóvea.

76. O que é corante indocianina verde?
Indocianina verde (ICG) é um corante solúvel em água, de alto peso molecular que fluoresce com absorção de pico de 805 nm e emissão de pico de 835 nm.[4] O corante é quase totalmente ligado à proteína, o que limita sua difusão através das pequenas fenestrações da coriocapilar. Por isso, ele permanece na circulação coroide.

77. Qual é a vantagem teórica do corante ICG em comparação ao corante fluoresceína para a angiografia da retina?
O estímulo e a emissão do corante ICG ocorrem em comprimentos de onda infravermelha mais longa, em comparação ao corante fluoresceína. O ICG floresce através de opacidades como pigmento, fluído, lipídio e sangue, o que pode produzir hipofluorescência na angiografia com fluoresceína.

78. Quais são as aplicações clínicas da angiografia com indocianina verde?
O ICG é mais útil na demonstração de pólipos vasculares em vasculopatia polipoide idiopática da coroide (Fig. 5-16) e para diferenciar essa entidade da degeneração macular relacionada com a idade. A angiografia com ICG pode ajudar no diagnóstico da neovascularização coroide, na coriorretinopatia serosa central e nos transtornos inflamatórios da coroide.

79. Quais são as indicações para se obter um ICG em um paciente com suspeita de degeneração macular relacionada com a idade para diferenciar esse quadro de uma vasculopatia polipoide idiopática da coroide?
1. Pacientes com pigmentação racial.
2. Descolamento serossanguíneo da mácula na área peripapilar.
3. Descolamento serossanguíneo da mácula na ausência de drusa.
4. Um grande descolamento vascularizado do epitélio pigmentar, especialmente com sangue ou lipídio extensos ou edema macular cistoide mínimo.
5. Descolamento epitelial de pigmento vascularizado que se mostrou resistente ou com resposta mínima às múltiplas injeções anti-VEGF.[4]

80. Qual camada celular é avaliada pela autofluorescência de fundo?
A autofluorescência de fundo (AF) avalia o EPR (Fig. 5-17). AF é a fluorescência intrínseca emitida por uma substância após ativação com energia estimulante. O uso clínico da AF de fundo se baseia na autofluorescência de lipofucsina, que se acumula como um produto derivado oxidativo dentro das células do EPR. Um EPR morto ou atrófico é hipoautofluorescente, enquanto um EPR metabolicamente ativo, embora doente, se mostra hiperautofluorescente. A AF de fundo é usada para avaliar a área de atrofia geográfica em DMR e para avaliar doenças inflamatórias do EPR. Ela é usada também para avaliar a toxicidade de cloroquina.

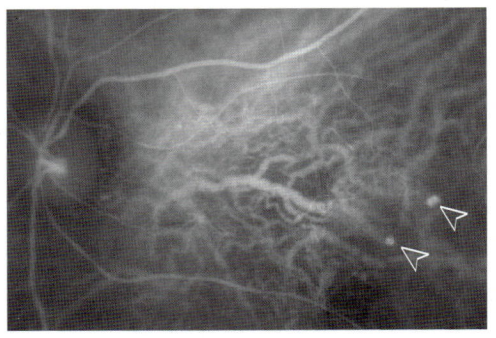

Figura 5-16. A angiografia por indocianina verde demonstra a hiperfluorescência discreta de pólipos vasculares (setas) em paciente com vasculopatia polipoide da coroide.

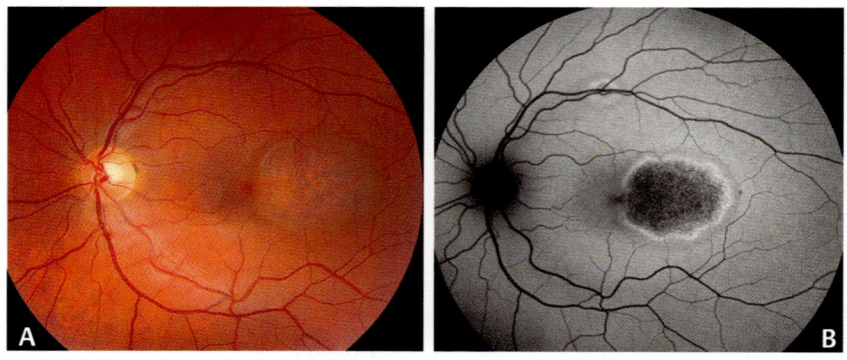

Figura 5-17. A, Fotografia colorida do fundo e **B,** autofluorescência do fundo demonstrando área central de hipoautofluorescência com borda de hiperautofluorescência e distrofia macular hereditária presumida de etiologia desconhecida (outro olho com achados semelhantes).

PONTOS-CHAVE: RESUMO DAS MODALIDADES PRINCIPAIS PARA IMAGENS DA RETINA

1. Tomografia de coerência óptica: fornece imagens de corte cruzado e alta resolução da retina, do epitélio pigmentar da retina e da coroide, sendo vital para o tratamento de muitos transtornos retinianos.
2. Angiografia por fluoresceína: fornece avaliação da vasculatura da retina usando um corante intravenoso e é o padrão ouro para avaliar a presença de neovascularização em quadros, como retinopatia diabética, oclusão venosa e degeneração macular relacionada com a idade.
3. Angiografia com indocianina verde: fornece a melhor avaliação da vasculatura da coroide e é útil na avaliação de doenças da coroide, incluindo a coriorretinopatia serosa central e a vasculopatia coroide polipoide.
4. Autofluorescência de fundo: permite a avaliação da saúde do EPR pelo registro da imagem da autofluorescência intrínseca da retina.

REFERÊNCIAS

1. Galuzzi P, Hadjistilianou T, Cerase A, De Francesco S, Toti P, Venturi C: Is CT still useful in the study protocol of retinoblastoma? *AJNR Am J Neuroradiol* 30:1760–1765, 2009.
2. Staurenghi G, Sadda S, Chakravarthy U, Spaide RF, International Nomenclature for Optical Coherence Tomography P: Proposed lexicon for anatomic landmarks in normal posterior segment spectral-domain optical coherence tomography: the IN*OCT consensus, *Ophthalmology*, April 19, 2014.
3. Wong IY, Koizumi H, Lai WW: Enhanced depth imaging optical coherence tomography, *Ophthalmic Surg Lasers Imaging* 42(4):S75–S84, July 1, 2011.
4. Yannuzzi LA: Indocyanine green angiography: a perspective on use in the clinical setting, *Am J Ophthalmol* 151(5):745–751, 2011.

BIBLIOGRAFIA

Berson EL: Retinitis pigmentosa and allied diseases: applications of electroretinographic testing, Int Ophthalmol 4:7–22, 1981.
Bilyk JR, Sergott RC, Savino PJ: Quick reference guide for CT and MRI of the eye and orbit, Wills Ophthalmology Review Course, 2012.
Carr RE, Siegel IM: Electrodiagnostic testing of the visual system: a clinical guide, Philadelphia, 1990, F.A. Davis.
De Potter P, Flanders AE, Shields JA, et al.: The role of fat-suppression technique and gadopentetate dimeglumine in magnetic resonance imaging evaluation of intraocular tumors and simulating lesions, Arch Ophthalmol 112:340–348, 1994.
De Potter P, Shields JA, Shields CL: Computed tomography and magnetic resonance imaging of intraocular lesions, Ophthalmol Clin North Am 7:333–346, 1994.
De Potter P, Shields JA, Shields CL: MRI of the eye and orbit, Philadelphia, 1995, J.B. Lippincott.
De Potter P, Shields CL, Shields JA, Flanders AE: The role of magnetic resonance imaging in children with intraocular tumors and simulating lesions, Ophthalmology 103:1774–1783, 1996.

Deramo VA, Shah GK, Baumal CR, et al.: Ultrasound biomicroscopy as a tool for detecting and localizing occult foreign bodies after ocular trauma, Ophthalmology 106:301–305, 1999.

Fishman GA, Birch DG, Holder GE, Brigell MG: Electrophysiologic testing in disorders of the retina, optic nerve, and visual pathway, ed 2, San Francisco, 2001, American Academy of Ophthalmology. Ophthalmology Monograph.

Marmor MF, Arden GB, Nilsson SEG, Zrenner E: International Standardization Committee: standard for clinical electroretinography, Arch Ophthalmol 107:816–819, 1989.

Newton TH, Bilaniuk LT: Radiology of the eye and orbit, New York, 1990, Raven.

Trope GE, Pavlin CJ, Bau A, et al.: Malignant glaucoma: clinical and ultrasound biomicroscopic features, Ophthalmology 101:1030–1035, 1994.

CAPÍTULO 6
CAMPOS VISUAIS
Janice A. Gault

1. Quais são os principais tipos de testes de campos visuais?
- Campos visuais de confrontação.
- Perimetria cinética.
- Perimetria estática.
- Tela de Amsler.

2. Como os campos de confrontação são usados na prática?
Os campos de confrontação são usados como ferramenta de triagem porque representam um método simples, rápido e qualitativo de encontrar defeitos grosseiros no campo periférico. O teste é realizado com o examinador de frente para o paciente solicitando se ele pode ver dedos nos quatro quadrantes quando olha diretamente para o examinador, testando um olho de cada vez. Na prática clínica, trata-se de um teste de triagem. O defeito detectado por campos de confrontação pode ser descrito mais definitivamente com a verificação formal de campo.

3. O que é campo normal de visão?
A partir do ponto de fixação, o campo visual é de 60 graus no limite nasal, 110 graus no limite temporal, 75 graus no limite inferior e 60 graus no limite superior.

4. Qual é a diferença entre perimetrias cinética e estática?
Na perimetria cinética, um estímulo de tamanho e intensidade específicos é movido por todo o campo visual. A área em que um alvo é percebido é conhecida como isóptero daquele alvo. Esses isópteros são marcados com cores diferentes para diferenciação mais fácil dos múltiplos estímulos usados. A visão central é mapeada com estímulos menores e menos visíveis. Estímulos maiores e mais intensos são usados para visão periférica. O perímetro de Goldmann e a tela tangente são exemplos de técnicas cinéticas. Com a perimetria estática um sítio de teste é escolhido, e a intensidade ou o tamanho do estímulo são modificados até que fiquem suficientemente grandes ou brilhantes para serem vistos pelo paciente. As máquinas de Humphrey e Octopus são exemplos de perimetria estática.

5. Quando a perimetria cinética é usada?
O teste pode ser útil em pacientes que exijam supervisão significativa para completar uma verificação de campo visual, como crianças, vítimas de derrame e pacientes com demência e outros distúrbios mentais. Os pacientes com baixa visão decorrente da perda de visão central são outra indicação. Esses testes devem ser administrados por pessoal altamente treinado.

6. O que é teste de limiar total?
A técnica de limiar total se refere à verificação de campo visual estático, em que o limiar exato do olho é medido a cada ponto testado. Essa técnica difere do exame de avaliação supraliminar em que os objetos de teste são apresentados em intensidade fixa. A técnica supraliminar é usada principalmente em programas de triagem e pode não identificar defeitos precoces. Além disso, um defeito discreto aparecerá igual a um defeito extremamente profundo.

7. Você solicita um campo visual de Goldmann, e os isópteros são descritos com índices I2e e V4e. O que esses índices significam?
O tamanho e a intensidade do alvo são indicados por um numeral romano (I a V), um numeral arábico (1 a 4) e uma letra minúscula (a até e). O numeral romano representa o tamanho do alvo em milímetros quadrados. Cada número sucessivo representa aumento por 4. O numeral arábico representa a intensidade relativa da luz apresentada. Cada número sucessivo é 3,15 vezes mais brilhantes que o número anterior. A letra minúscula indica um filtro menor. O "a" é o mais escuro, e cada letra progressiva representa aumento de unidade em 0,1 log.

8. Como a grade de Amsler é usada no exame de campo visual?
As grades podem ser usadas para detectar escotomas centrais e paracentrais. Se mantidas há um terço de um metro, cada quadrado subentende 1 grau de campo visual.

CAMPOS VISUAIS

9. Onde se localiza o ponto cego fisiológico?
Ele fica no campo visual temporal. A fóvea é o centro do campo visual. O ponto cego fica a 15 graus temporal e logo abaixo do plano horizontal. No campo visual de Humphrey, ele é marcado por um triângulo.

10. Ao olhar para um campo visual, como você diferencia o olho direito do olho esquerdo?
Os olhos direito e esquerdo são diferenciados, observando-se a localização do ponto cego. O olho direito tem o ponto cego no lado direito em seu campo temporal, e o olho esquerdo tem o ponto cego à esquerda em seu campo temporal. Se a perda de campo for tão significativa a ponto de não ser possível identificar o ponto cego, no topo da impressão deverá haver a indicação de qual olho foi testado.

11. Quais são as causas dos erros de fixação? O que pode ser feito para reduzi-los?
- Fixação insatisfatória do paciente.
- Paciente "dedo no gatilho".
- Erro na localização do ponto cego.

Tentar traçar de novo o ponto cego instruindo novamente o paciente ou alterando o diamante de fixação para um que não exija visão central em pacientes com doença macular ou escotoma central. Se a perda de fixação for maior que 20%, o teste não será confiável. Defeitos pequenos podem ser despercebidos, e a profundidade dos grandes defeitos pode ser subestimada. Clinicamente, um campo cinético poderá ser mais útil.

12. O que são erros falso-negativos?
Erros falso-negativos ocorrem quando um estímulo mais brilhante que o do limiar é apresentado em uma área em que a sensibilidade já tenha sido determinada, e o paciente não responde. Em geral, o paciente está desatento, e o campo aparecerá pior do que realmente é. Esses erros também podem ocorrer em pacientes com defeitos extremamente densos.

13. O que são erros falso-positivos?
A maioria dos perímetros de projeção é bastante barulhenta e ocorre um clique ou zumbido audível, enquanto a máquina se movimenta de uma posição para outra no campo. Erros falso-positivos ocorrem quando o projetor se move como se fosse apresentar um estímulo, mas não o faz, e o paciente responde. O paciente é do tipo "dedo no gatilho", e o campo aparecerá melhor do que realmente o é.

14. Em um campo visual de Humphrey qual é a diferença entre desvio total e desvio-padrão?
O desvio total é a diferença ponto-a-ponto de valores esperados para pacientes normais que estão na mesma faixa etária. Ele não pode confirmar um escotoma, mas mostra apenas depressão generalizada. O desvio-padrão ajusta para a depressão ou elevação generalizada e confirma a presença de um escotoma.

15. O que é escotoma?
Escotoma é uma área de visão perdida ou reduzida dentro do campo visual cercada por uma área de campo visual menos deprimido ou normal. No traçado de desvio-padrão, três ou mais pontos sem borda e agrupados em uma área arqueada são suspeitos de escotoma.

16. No laudo impresso no camímetro de Humphrey, o que significam MD, PSD, SF e CPSD? Isto é importante?
MD (Mean Deviation) é semelhante ao gráfico de desvio total, ou seja, depressão generalizada. PSD (Pattern Standart Deviation) é uma medida do grau em que os números são diferentes uns dos outros, ou seja, irregularidade local. Isto mostra mais informações sobre escotomas em potencial. A SF (Short Fluctuation) é uma medida de erro intra-teste na determinação de limiares. Dez pontos predeterminados são testados duas vezes cada. O CPSD (Corrected Pattern Standart Deviation) é o PSD corrigido para a SF. Se SF não mostrar confiabilidade, o CPSD será melhor. Se a SF for causada por patologia verdadeira, o PSD será melhor. Se CPSD ou PSD estiverem deprimidos com $p < 5\%$, é provável que o paciente tenha escotoma.

17. O que são falsos defeitos de campo? Quais são algumas de suas causas?
Os falsos defeitos de campo ocorrem quando o intérprete negligencia os fatores físicos e os interpreta como defeitos verdadeiros de campo:
- Ptose e dermatocalasia podem causar perda de campo superior. Elevação da pálpebra eliminará esses defeitos.
- Um disco óptico inclinado pode causar variações locais na topografia da retina, dando a impressão de um defeito de campo apenas por motivos de refração. Quando um paciente tem discos inclinados bilaterais, o efeito pode imitar um quadro de perda de campo visual bitemporal.
- Uma pupila pequena pode dar a falsa impressão de perda de campo verdadeira. A dilatação da pupila eliminará esses defeitos. Isto é especialmente importante em pacientes recebendo terapia miótica (Fig. 6-1).
- A borda da lente de teste levará a um defeito na periferia do campo visual central. Isto será notado se o paciente puxar a cabeça para trás, afastando-se do equipamento, enquanto for examinado (Fig. 6-2).

- Opacidades do meio: opacidades da córnea, do cristalino e do vítreo podem tornar invisíveis os objetos de teste de rotina. O uso de objetos de teste maiores e mais brilhantes pode ajudar a esclarecer este problema. Esta sensibilidade reduzida generalizada pode ser notada no desvio total em um campo visual de Humphrey, mas o desvio-padrão pode exibir ausência de defeitos.

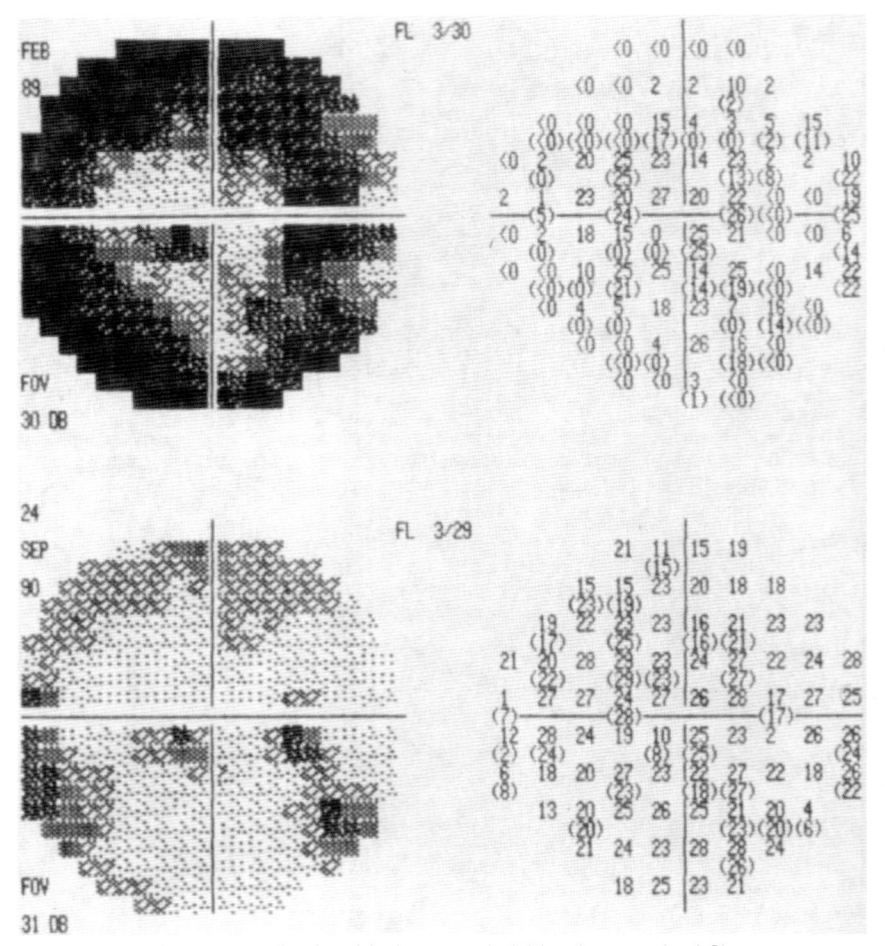

Figura 6-1. Uma pupila pequena pode criar a falsa impressão de defeitos de campo visual. Observe que a maioria dos defeitos desaparece ou se atenua, quando a pupila é dilatada de 2 para 8 mm. (*Cortesia de Gross R: Clinical glaucoma management, Philadelphia, 2001, W.B. Saunders.*)

CAMPOS VISUAIS

PONTOS-CHAVE: CAUSAS DE DEFEITOS DE CAMPO FALSO-POSITIVOS
1. Ptose.
2. Disco óptico inclinado.
3. Pupila pequena.
4. Defeito de borda.
5. Opacidades do meio.

18. O que é hemianopsia?
Hemianopsia é a visão defeituosa ou cegueira em metade do campo visual de um ou de ambos os olhos.

19. Defina os termos homônimos e congruentes em relação a defeitos de campo visual.
- Homônimo: Pertencendo às metades verticais correspondentes do campo visual de ambos os olhos. Em linguagem simples, o termo é usado para defeitos que ocorrem após insultos neurológicos que causam perda de uma porção do campo visual englobada por ambos os olhos.
- Congruente: Defeitos de campo visual compatíveis. Quanto mais congruente for o defeito, mais posterior será a lesão.

20. Como você descreve um defeito de campo visual?
1. **Posição:** Central (definida como os 30 graus centrais), periférica ou uma combinação de ambas. Notar se os defeitos são uni ou bilaterais.
2. **Forma:** Muito útil em termos diagnósticos. Os defeitos de campo visual podem ser monoculares ou binoculares. A forma mais comum de defeito monocular é encontrada no glaucoma. A forma é determinada pela interrupção fisiológica de feixes de fibras nervosas. O defeito de binocular típico é a hemianopsia.
3. **Intensidade:** Refere-se à profundidade do defeito.
4. **Uniformidade:** Refere-se à profundidade do defeito na sua totalidade.
5. **Início e curso:** Determinados por campos visuais seriados.

21. Quais são os diferentes tipos de hemianopsia?
- **Homônima, total:** Perda do campo temporal em um olho e do campo nasal no outro olho. A linha média vertical é respeitada. O ponto de fixação pode ser incluído ou poupado. Este defeito implica a destruição total da via visual além do quiasma unilateralmente, de qualquer sítio do trato óptico até o lobo occipital. A hemianopsia homônima completa não é localizável.

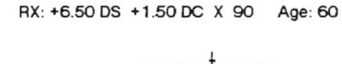

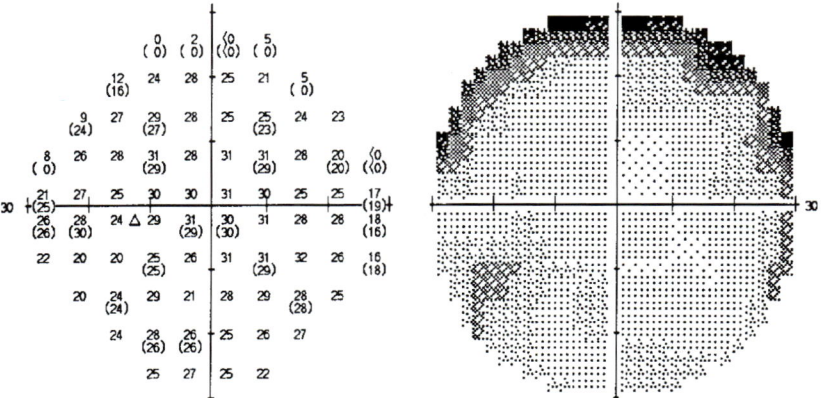

Figura 6-2. Artefato de borda causado pela lente e pelo portador da lente. Isto é visto geralmente em pacientes em que uma correção hipermetrópica está sendo usada. Uma dica para a presença de um artefato de borda é a mudança brusca de uma leitura bem normal para uma sensibilidade de 0 dB. (*Cortesia de Alward WLM: Glaucoma: the requisites on ophthalmology, St. Louis, 2000, Mosby.*)

- **Homônima, parcial:** É o defeito mais comum de campo visual e pode ser causado por lesão das vias pós-quiasmáticas. Novamente, esse defeito pode resultar de dano em qualquer ponto do trato óptico até o lobo occipital (Fig. 6-3).
- **Quadrantanopsia homônima:** Essa é uma forma de hemianopsia homônima parcial.
- **Bitemporal:** Pode variar desde a perda de uma pequena porção do campo temporal até a perda completa hemicampo temporal. Este defeito significa dano ao quiasma óptico.
- **Binasal:** Este defeito significa a interrupção das fibras não cruzadas nas bordas laterais do quiasma, de ambos os nervos ópticos ou de ambas as retinas.
- **Quadrantanopsia cruzada:** Um defeito raro em que o quadrante superior de um campo é perdido junto ao quadrante inferior do campo visual oposto. O defeito pode ocorrer como parte da síndrome de compressão do quiasma, em que a compressão do quiasma ocorre de baixo contra uma estrutura arterial contígua, produzindo pressão simultânea de cima e de baixo.
- **Altitudinal:** Este defeito pode ser uni ou bilateral. O defeito unilateral ocorre antes do quiasma, como aquele encontrado em um quadro de neuropatia óptica isquêmica. As lesões bilaterais podem ser produzidas por lesões que pressionam o quiasma para cima, formando uma cunha do nervo óptico, como um meningioma do sulco olfatório (Fig. 6-4).
- **Hemianopsia homônima dupla:** É o resultado de lesões na área occipital. Ocorre a perda de toda a visão periférica com uma pequena área remanescente de visão central, representando a mácula poupada de ambos os olhos. A maioria dos casos tem origem vascular, mas pode resultar de trauma, anoxia, envenenamento por monóxido de carbono, parada cardíaca e exsanguinotransfusão (Fig. 6-5).
- **Preservação da mácula:** Esta é a regra no dano occipital. A acuidade visual central pode permanecer normal.
- **Divisão da mácula:** Incomum e difícil de detectar, porque o paciente refixará frequentemente durante o teste. Este defeito ocorre com a hemianopsia homônima causada por lesões na porção anterior da via pós-quiasmática.

22. Descreva a via visual.

O neurônio de primeira ordem é o fotorreceptor, um bastonete ou um cone. Ele forma sinapse com os neurônios de segunda ordem, as células bipolares. Estas formam sinapse com os neurônios de terceira ordem, as células ganglionares. Os axônios dessas células cruzam a retina como a camada de nervos e fibras e se transformam no nervo óptico. A disposição dessas fibras determina os defeitos de campo visual observados no glaucoma e em outras lesões do nervo óptico.

No quiasma, as fibras temporais não são cruzadas, mas as fibras nasais são. Os tratos ópticos começam posteriores ao quiasma e se conectam ao corpo geniculado lateral na área posterior do tálamo. As fibras cruzadas vão para as lâminas 1, 4 e 6. As fibras não cruzadas terminam nas lâminas 2, 3 e 5. As fibras das células ganglionares da retina formam sinapse com as células que então se conectam ao córtex occipital (área 17) via radiações ópticas nos lobos temporal e parietal.

23. Quais defeitos de campo visual são caracteristicamente vistos em transtornos neuro-oftalmológicos?

Nestes pacientes, o padrão de perda de campo visual pode ser usado com frequência para localizar, com muita precisão, a área do sistema visual envolvido (Fig. 6-6 e Quadro 6-1).

24. Descreva o defeito de campo visual na Figura 6-7. Quais são suas principais causas?

Trata-se de uma hemianopsia bitemporal. Lesões do quiasma causam hemianopsia bitemporal porque elas danificam as fibras cruzadas do nervo nasal. Nesta área, as massas incluem: tumores hipofisários, apoplexia hipofisária, meningiomas, aneurismas, infecção, craniofaringiomas, gliomas e outros tumores menos comuns. Além disso, o quiasma pode ser danificado por trauma (causando, tipicamente, a hemianopsia bitemporal completa), por doença de desmielinização e doenças inflamatórias, como sarcoidose e, raramente, isquemia.

25. Qual é a causa da hemianopsia binasal?

A maioria dos defeitos do campo nasal se deve a escotomas arqueados bilaterais do glaucoma. As hemianopsias binasais verdadeiras são raras, mas nunca são o resultado de compressão do quiasma. Elas podem ser causadas pela pressão sobre a borda temporal do nervo óptico e do ângulo anterior do quiasma ou próximo ao canal óptico. As causas incluem: aneurisma, tumores, como adenomas hipofisários e infarto vascular.

26. Qual a localização da lesão que você espera encontrar na hemianopsia homônima sem atrofia óptica?

Ela deverá estar posterior ao corpo geniculado lateral. Qualquer lesão anterior a essa estrutura causará a degeneração das células dos axônios ganglionares.

CAMPOS VISUAIS   57

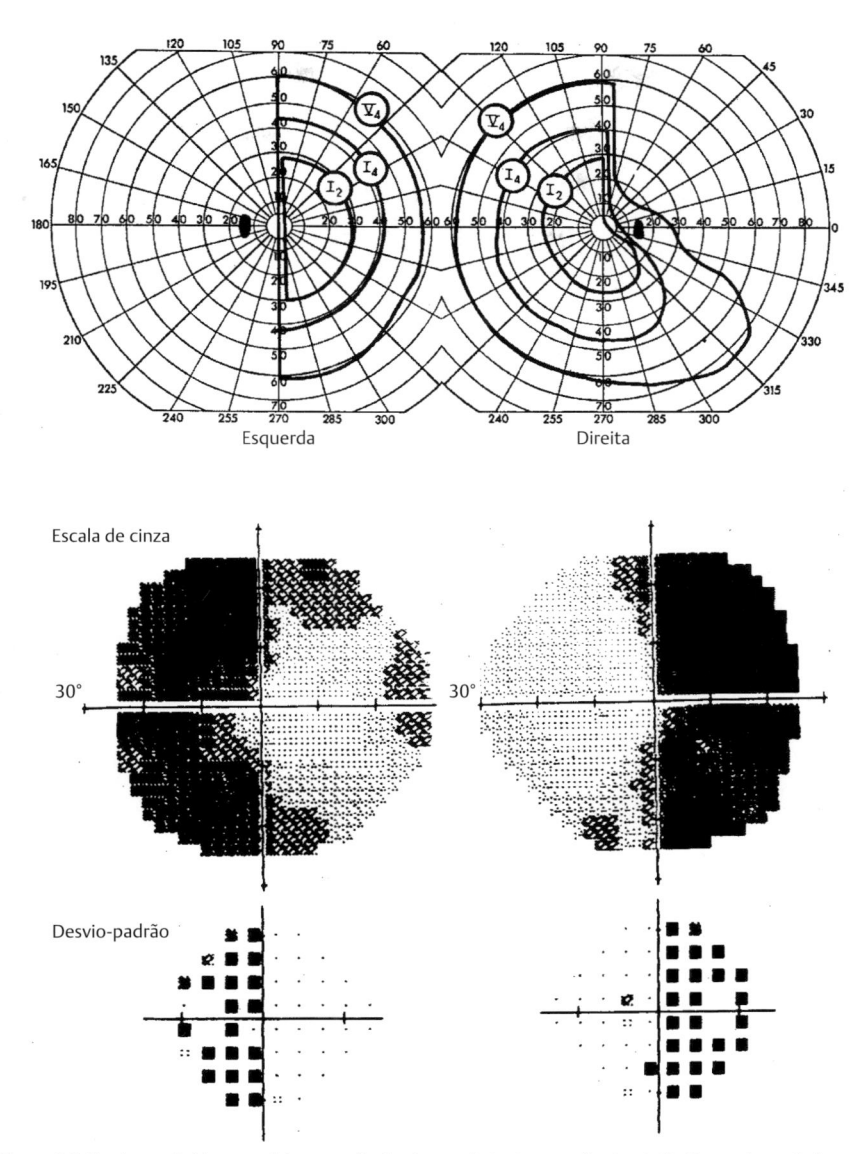

Esquerda   Direita

Escala de cinza

30°   30°

Desvio-padrão

Figura 6-3. Hemianopsia bitemporal: incongruência observada tanto no perímetro de Goldmann (superior) quanto no perímetro de Humphrey (inferior). (*Cortesia de Burde RM, Savino PJ, Trobe JD: Clinical decisions in neuro-ophthalmology, ed 2, St. Louis, 1992, Mosby.*)

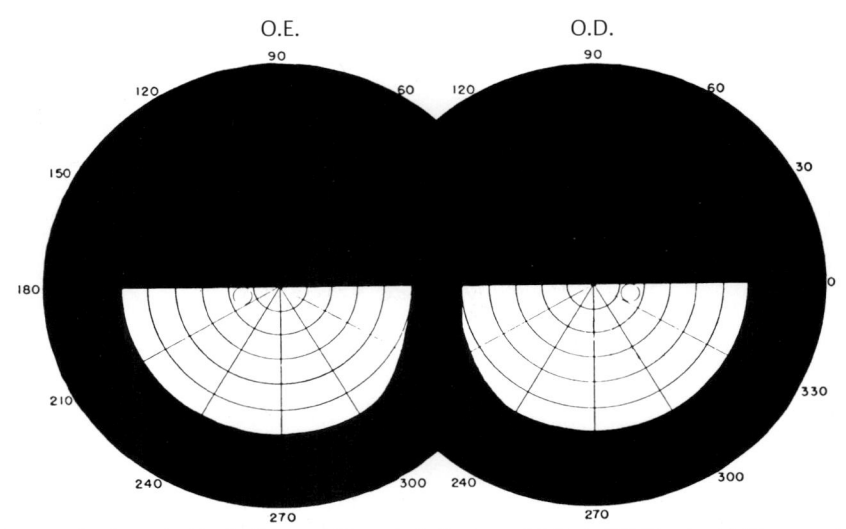

Figura 6-4. Hemianopsia altitudinal bilateral. (*Cortesia de Harrington DO, Drake MV: The visual fields: text and Atlas of clinical perimetry, ed 6, St. Louis, 1990, Mosby.*)

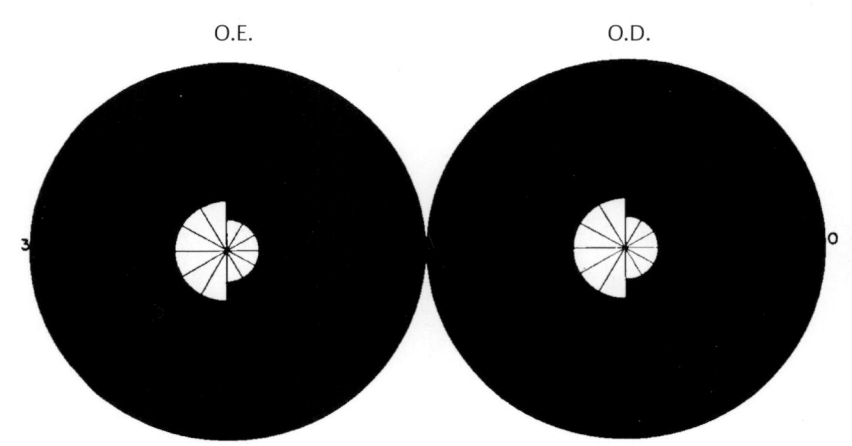

Figura 6-5. Hemianopsia homônima dupla. (*Cortesia de Harrington DO, Drake MV: The visual fields: text and Atlas of clinical perimetry, ed 6, St. Louis, 1990, Mosby.*)

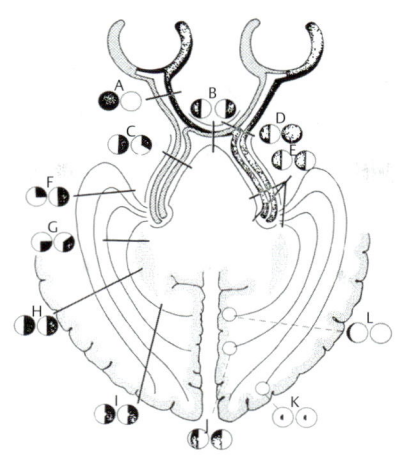

Figura 6-6. Diagrama da via óptica com sítios de dano de fibras nervosas e campos visuais correspondentes produzidos por essa lesão. **A,** Nervo óptico: cegueira no lado envolvido com campo contralateral normal. **B,** Quiasma: hemianopsia bitemporal. **C,** Trato óptico: hemianopsia homônima incongruente contralateral. **D,** Junção nervo óptico-quiasma: escotoma juncional. **E,** Trato óptico posterior, gânglio geniculado externo, extremidade posterior de cápsula interna: hemianopsia homônima contralateral, incongruente completa ou incompleta. **F,** Radiação óptica, alça anterior em lobo temporal: hemianopsia homônima contralateral incongruente ou quadrantanopsia superior. **G,** Fibras mediais de radiação óptica: hemianopsia homônima inferior incongruente contralateral. **H,** Radiação óptica em lobo parietal: hemianopsia homônima contralateral; pode ser levemente incongruente; preservação mínima da mácula. **I,** Radiação óptica em lobos parietal posterior e occipital: hemianopsia homônima congruente contralateral com mácula poupada. **J,** Porção média do córtex calcarino: hemianopsia homônima congruente contralateral, com mácula poupada e preservação de crescente temporal contralateral. **K,** Ponta do lobo occipital: escotomas de hemianopsia homônima congruente contralateral. **L,** Ponta anterior da fissura calcarina: perda contralateral em crescente temporal com restante do campo visual normal. (*Adaptada de Harrington DO, Drake MV: The visual fields: text and Atlas of clinical perimetry. ed 6, St. Louis, 1990, Mosby.*)

Quadro 6-1. Resumo de Defeitos de Campo Visual Neuro-Oftalmológicos	
LESÃO	**CAMPO VISUAL**
Nervo óptico	Escotomas centrais e cecocentrais (ou seja, neurite óptica, lesões compressivas) Defeitos altitudinais (ou seja, drusa de nervo óptico, papiledema crônico, neuropatia óptica isquêmica, colobomas do nervo óptico)
Quiasma óptico	Quiasma anterior ou nervo óptico posterior: escotoma juncional Corpo e quiasma posterior: hemianopsia bitemporal
Trato óptico	Hemianopsia homônima incongruente com ou sem escotoma central
Radiações ópticas	Cápsula interna: hemianopsia homônima congruente Lobo temporal: quadrantanopsia superior Lobo parietal: quadrantanopsia inferior
Lobo occipital	Posterior: hemianopsia homônima altamente congruente Anterior: defeito temporal monocular contralateral Campos temporais maculares ou extremos podem ser poupados

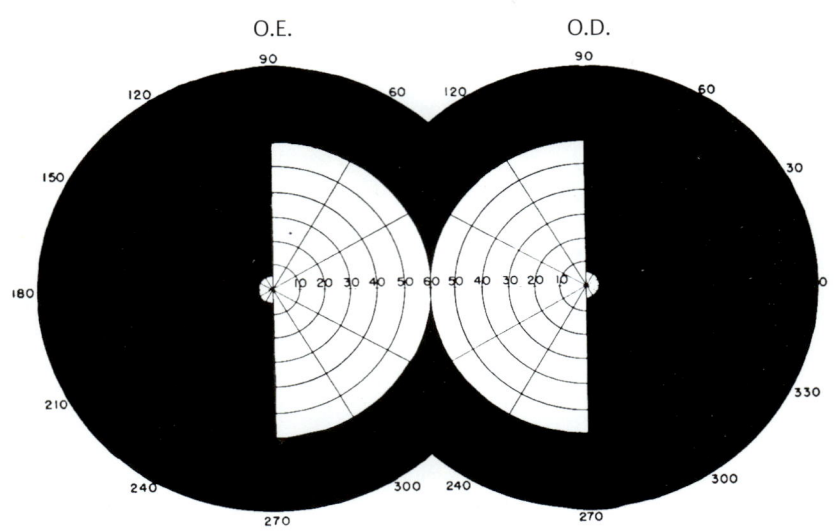

Figura 6-7. Hemianopsia bitemporal. (*Cortesia de Harrington DO, Drake MV: The visual fields: text and Atlas of clinical perimetry. Ed 6, St. Louis, 1990, Mosby.*)

27. A acuidade visual ajuda a localizar a causa de um defeito de campo visual?
Pacientes com lesões retroquiasmáticas isoladas não apresentam redução da acuidade visual, a menos que as lesões sejam bilaterais; então as placas coloridas de acuidade visual são anormais, e o paciente apresentaria um defeito pupilar aferente relativo. O paciente também deve ser examinado quanto à presença de anormalidades do disco óptico, como palidez, escavação e drusas.

28. Descreva o defeito de campo visual na Figura 6-8. Qual é a causa desse defeito?
Trata-se de lesão cecocentral definida como uma lesão envolvendo o ponto cego e a área macular (para o círculo de 25 graus). Quatro causas primárias são tipicamente citadas: atrofia óptica dominante, atrofia óptica de Leber, neuropatia óptica tóxica/nutricional (ou seja, tabaco, álcool, chumbo, múltiplos medicamentos) e depressão congênita do nervo óptico com descolamento seroso da retina. A neurite óptica também pode causar lesões cecocentrais.

29. Descreva o defeito de campo visual na Figura 6-9. Onde está a lesão? Existem sintomas coexistentes?
A lesão tipo "*pie-in-the-sky*" é uma quadrantanopsia homônima, envolvendo o quadrante superior. O termo indica uma lesão nas irradiações ópticas através do lobo temporal, mas defeitos similares podem ser vistos também com lesões do lobo occipital. Com frequência, esses pacientes manifestam convulsões e alucinações visuais.

30. Descreva o defeito de campo visual na Figura 6-10. Onde está a lesão? Existem sintomas coexistentes?
A lesão tipo "*pie-on-the-floor*" é uma quadrantanopsia homônima, envolvendo o quadrante inferior. O termo indica lesão no lobo parietal. Com frequência, esses pacientes apresentam espasticidade de olhar conjugado (desvio tônico dos olhos em oposição ao lado da lesão, simulando fenômeno de Bell) e assimetria optocinética (resposta diminuída ou ausente com rotação de objetos optocinéticos em direção ao lado da lesão).

31. Descreva o defeito de campo visual visto na Figura 6-11.
O escotoma juncional é um escotoma central unilateral associado a um defeito de campo temporal superior contralateral. Por isso, em um paciente que se apresenta com visão ruim em um olho é muito importante verificar o campo visual contralateral quanto à perda de campo temporal superior.

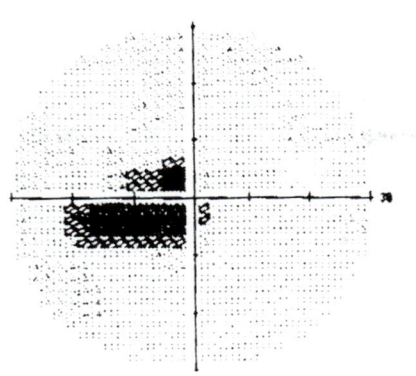

Figura 6-8. Escotoma cecocentral. (*Cortesia de Burde RM, Savino PJ, Trobe JD: Unexplained visual loss.* In Burde RM, Savino PJ, Trobe JD [eds]: *Clinical decisions in neuro-ophthalmology,* ed 3, St. Louis, 2002, Mosby, pp 1-26.)

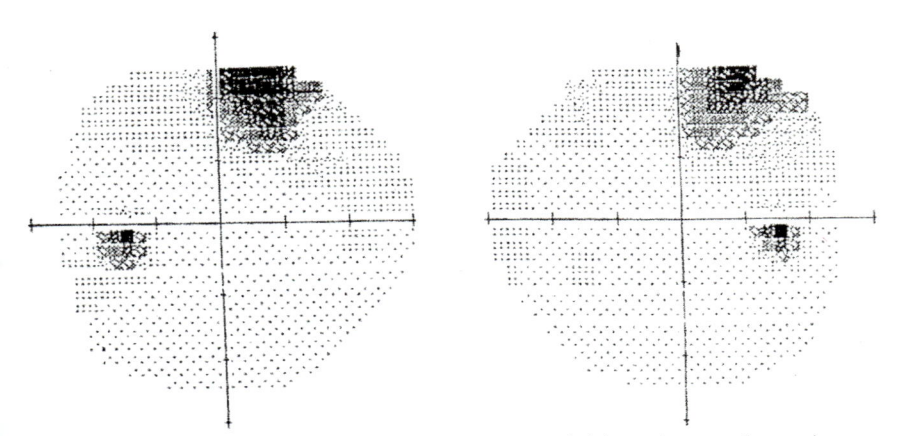

Figura 6-9. Quadrantanopsia homônima superior direita congruente após lobectomia temporal esquerda para epilepsia. (*Cortesia de Burde RM, Savino PJ, Trobe JD: Clinical decisions in neuro-ophthalmology,* ed 3, St. Louis, 2002, Mosby.)

32. Qual é a explicação anatômica para um escotoma juncional?

As fibras inferonasais da retina se cruzam no quiasma, passando para o nervo óptico contralateral (joelho de Willebrand). O nervo óptico contralateral é comprimido próximo ao quiasma. Esses pacientes apresentam acuidade visual reduzida e um defeito visual aferente relativo.

33. O que é síndrome de trato óptico?

As lesões de massa do trato óptico são, em geral, grande o suficiente para comprometer ambos, nervo óptico e quiasma. Os pacientes apresentam hemianopsia homônima incongruente (Fig. 6-12), atrofia bilateral do disco óptico, quase sempre em padrão "*bow-tie*" (gravata borboleta) e um defeito aferente relativo no lado oposto à lesão (ou seja, o olho com perda de campo temporal).

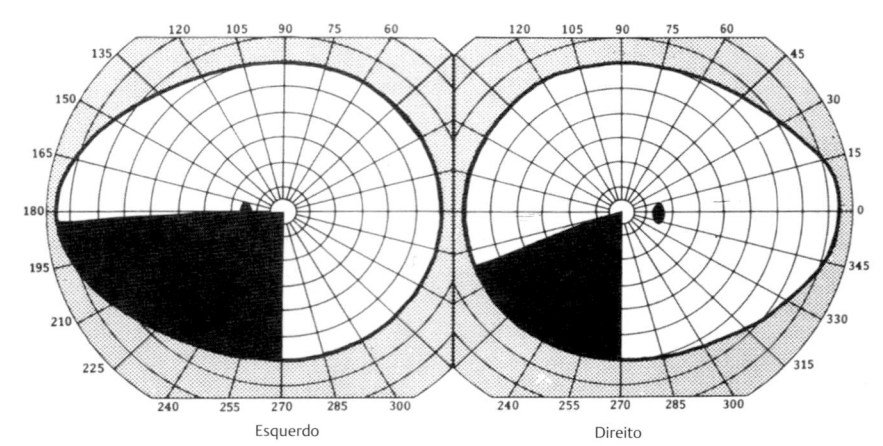

Figura 6-10. Quadrantanopsia inferior esquerda em paciente com lesão no lobo parietal direito. (*Cortesia de Kline LB, Bajandas FJ: Neuro-ophthalmology review manual, ed 4, Thorofare, NJ, 1996, Slack.*)

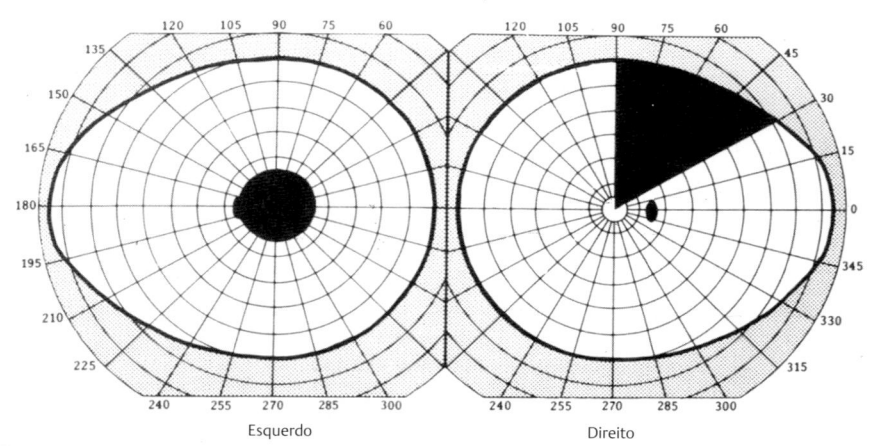

Figura 6-11. Escotoma juncional de uma lesão no nervo óptico esquerdo e quiasma anterior. (*Cortesia de Kline LB, Bajandas FJ: Neuro-ophthalmology review manual, ed 4, Thorofare, NJ, 1996, Slack.*)

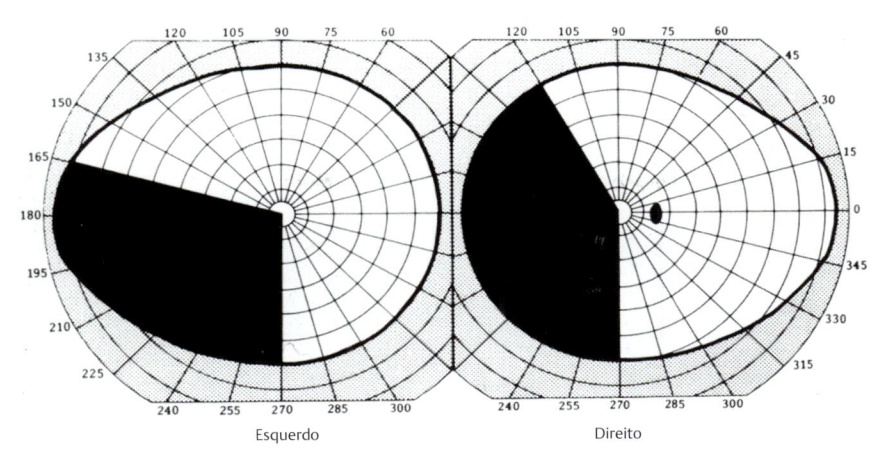

Figura 6-12. Hemianopsia homônima esquerda incongruente de lesão do trato óptico direito. (*Cortesia de Kline LB, Bajandas FJ: Neuro-ophthalmology review manual, ed 4, Thorofare, NJ, 1996, Slack.*)

34. **Quais são os achados de campo visual mais comuns no glaucoma?**
    Glaucoma é uma doença de perda de células ganglionares da retina com achados característicos no nervo óptico. Os defeitos clássicos são determinados pela anatomia das células ganglionares da retina se direcionado ao nervo óptico. Os axônios circulam ao redor da fóvea em um arco. Com o dano aos feixes neurais, os achados clássicos incluem degrau nasal, defeito arqueado dentro de 15 graus de fixação (também conhecido como defeito de Bjerrum) ou escotoma de Siedel (extensão do ponto cego em forma de vírgula; Fig. 6-13). O defeito obedece à linha média horizontal (em contraste com defeitos do campo neurológico que obedecem a linha média vertical). O exame do nervo óptico ajuda na elaboração do diagnóstico em casos mais obscuros. Defeitos no nervo óptico prognosticarão a perda de campo visual (p. ex., incisura superior do nervo se manifestará por um defeito de campo arqueado inferior). Em geral, o campo central é conservado até um estágio tardio da doença. Quando esse campo central for perdido, uma pequena ilha temporal poderá permanecer.

35. **Quando ocorre progressão da perda do campo visual de uma pessoa com glaucoma?**
    A resposta continua gerando controvérsia. Primeiro, não se deve basear um diagnóstico de glaucoma em um só resultado campimétrico. Se o paciente demonstrar dano evidente do nervo óptico e defeitos correspondentes de campo visual, o diagnóstico é possível, mas o campo da linha de base precisa ser repetido, pois o desempenho do paciente vai melhorar com a prática. Um campo inicial com defeitos significativos não correspondendo ao exame clínico do nervo óptico poderá se mostrar melhor na segunda tentativa. A melhor fixação também pode demonstrar melhor defeitos de campo. As pessoas com glaucoma tendem a apresentar campos visuais mais variáveis que as pessoas normais; por isso, um único campo visual mostrando piora deverá ser confirmado com novo exame. Um estudo concluiu que para se ter certeza de progressão, é preciso um mínimo de 5 anos de campos visuais anuais. Entretanto, o uso da correlação clínica pode ajudar (Fig. 6-14). Pesquisas em andamento tentam melhorar nossa habilidade de determinar quais pacientes estão progredindo. As investigações mais recentes por imagem com tomografia de coerência ocular, tomografia de retina de Heidelberg e polarimetria por laser podem ajudar a determinar a correlação clínica no exame de campo visual.

36. **Descreva o campo visual na Figura 6-15. Qual é o diagnóstico diferencial?**
    Trata-se de um escotoma em anel. Glaucoma severo, retinite pigmentar, pan-fotocoagulação retiniana, deficiência de vitamina A e outras doenças da retina e/ou da coroide afetam seletivamente a retina periférica. Pacientes afácicos podem apresentar um escotoma em anel proeminente causado por ampliação do campo central induzido pela lente. O exame clínico deverá diferenciar facilmente esses quadros. A perda de visão funcional por causa de histeria ou fingimento pode revelar um escotoma em anel no exame de campo visual. O campo visual de Goldmann pode ser útil nessa situação, pois o espiral onde um isóptero de maior luminância se sobrepõe àquele mais obscuro pode descartar a doença orgânica (Fig. 6-16).

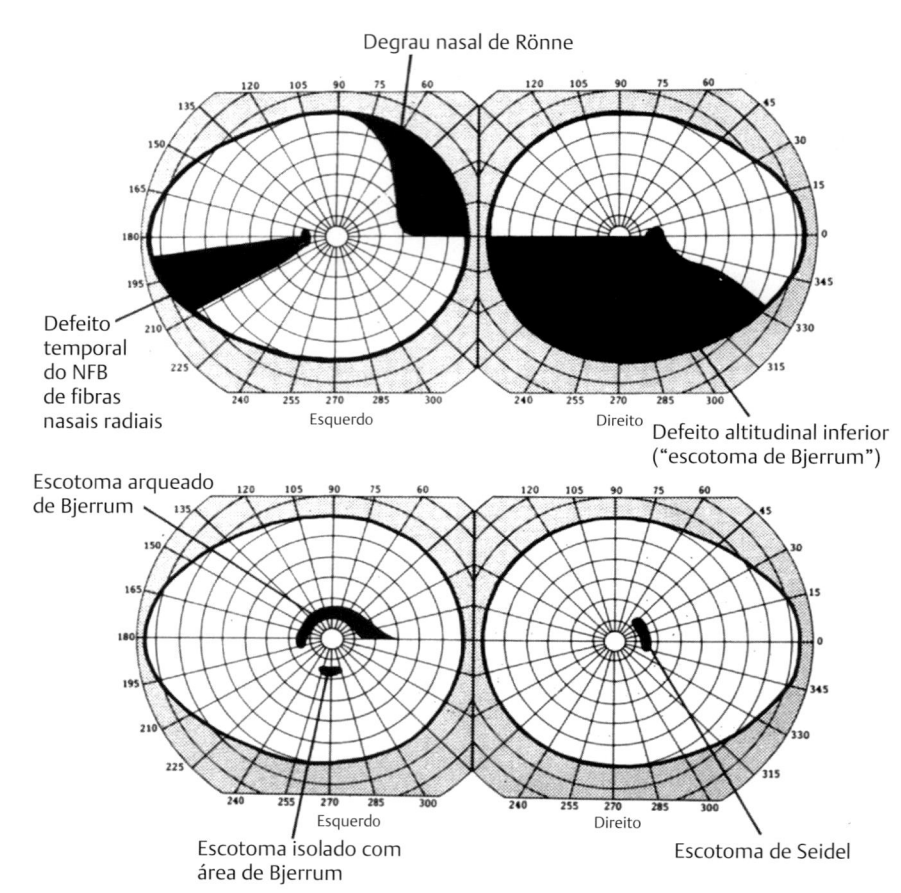

Figura 6-13. Achados comuns de campo visual em glaucoma. (*Cortesia de Kline LB, Bajandas FJ: Neuro-ophthalmology review manual, ed 4, Thorofare, NJ, 1996, Slack.*)

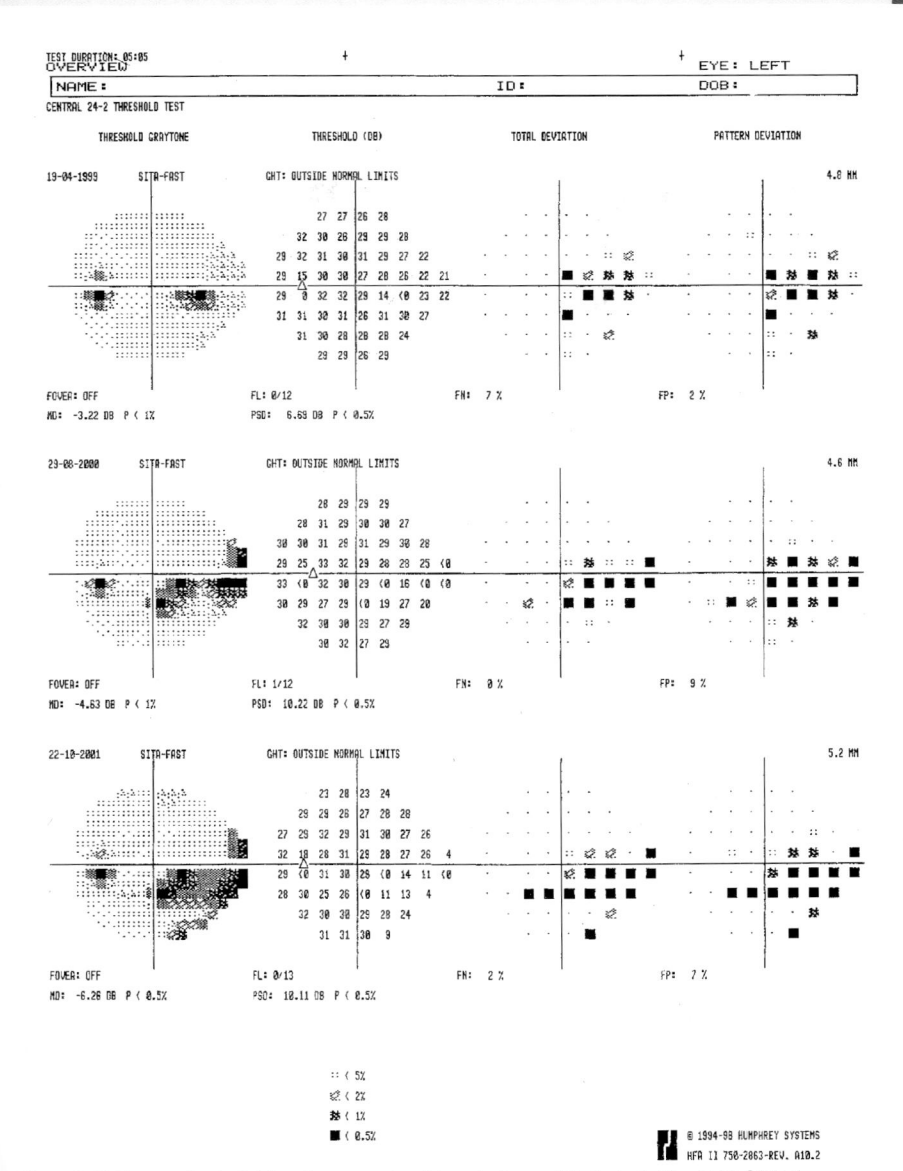

Figura 6-14. Progressão de defeitos de campo visual durante 3 anos. (*Cortesia de Kanski JJ: Clinical ophthalmology: a systematic approach, ed 5, New York, 2003, Butterworth-Heinemann.*)

CAPÍTULO 6

37. Qual é o diagnóstico diferencial de depressão generalizada do campo sem defeitos de campo localizados?

Este é um sinal geral sem valor diagnóstico, mas pode ser indicação de glaucoma, opacidades do meio, pupilas pequenas, erro refrativo e/ou paciente não experiente ou desatento.

38. Quais achados clínicos poderiam imitar um defeito neurológico?

Um defeito altitudinal pode ser visto com a oclusão do ramo de uma artéria ou veia. A atrofia peripapilar revelará um ponto cego aumentado. Uma cicatriz macular disciforme mostra um escotoma central (Fig. 6-17). O descolamento de retina mostrará um defeito de campo visual correlacionado, mesmo após a correção.

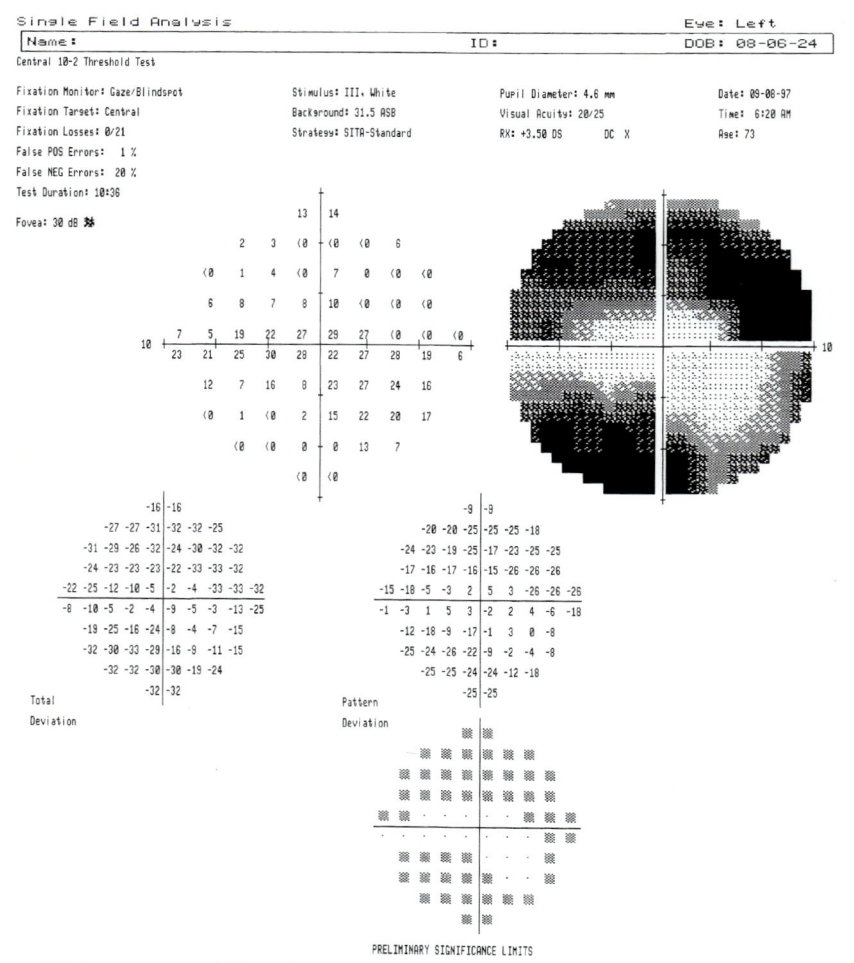

Figura 6-15. Escotoma em anel. (*Cortesia de Gross R: Clinical glaucoma management, Philadelphia, 2001, W.B. Saunders.*)

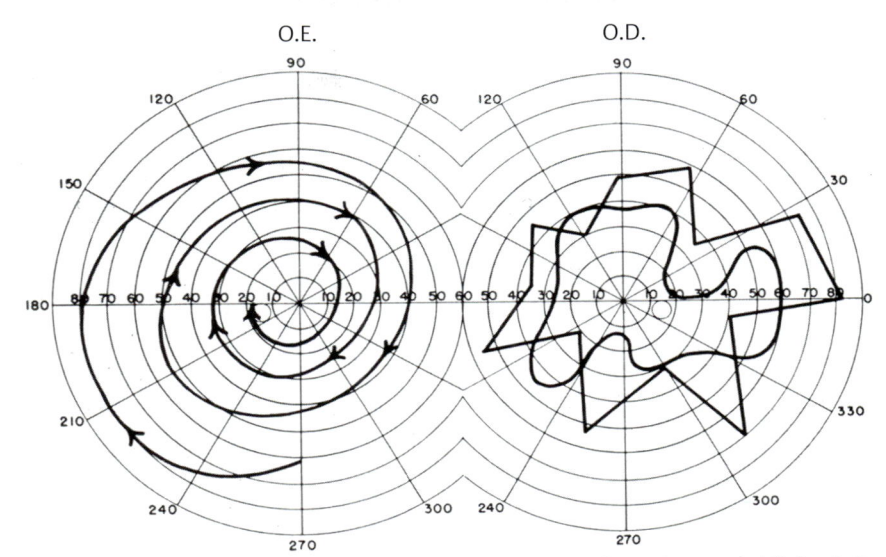

Figura 6-16. Campos visuais em paciente histérico. O olho esquerdo mostra formação em espiral. O olho direito forma campo de fadiga em que um campo entrelaçado em forma de estrela resulta de verificação das extremidades opostas dos vários meridianos. (*Cortesia de Harrington DO, Drake MV: The visual fields: text and Atlas of clinical perimetry, ed 6, St. Louis, 1990, Mosby.*)

PONTOS-CHAVE: USO DE CAMPOS VISUAIS PARA DETERMINAR PATOLOGIAS

1. Os defeitos monoculares são pré-quiasmático, exceto que o campo visual mais temporal é visualizado só por um olho. Atenção para isso em um infarto occipital anterior, que pode produzir um defeito temporal monocular.
2. As lesões posteriores ao quiasma não cruzam o meridiano vertical por mais de 15 graus.
3. Pacientes com defeitos pós-quiasmáticos possuem, tipicamente, acuidade visual normal, pupilas normais e exame normal do fundo de olho. Entretanto, um papiledema pode ser observado em pacientes com lesões expansivas.
4. Deve-se usar a correlação clínica para interpretação dos campos.

---

39. O que o futuro nos reserva para o exame de campo visual?

A maioria dos exames de campo visual realizados atualmente é a perimetria automatizada padrão. Os três avanços importantes em exame de campo visual são os algoritmos mais rápidos que reduzem o tempo de teste, a perimetria automatizada de comprimento de onda curta (SWAP) e perimetria de frequência duplicada. O novo algoritmo usa respostas anteriores do paciente para ajudar a escolher o limiar de verificação e, assim, consumir menos tempo. Os testes duram cerca de 5 minutos por olho, em oposição aos 15 minutos gastos com os algoritmos antigos. A técnica SWAP pode detectar perda de campo mais cedo que a perimetria tradicional branco-sobre-branco. Essa técnica (SWAP) usa estratégias de verificação de limiar estático padrão com um objeto de teste azul sobre um fundo amarelo. Resultados precoces indicam que defeitos de campo visual podem ser detectados vários anos antes com SWAP que com a verificação estática padronizada. Por fim, a perimetria frequência duplicada está nos estágios iniciais de desenvolvimento, mas pode ser extremamente útil como ferramenta de triagem no futuro.

CAPÍTULO 6

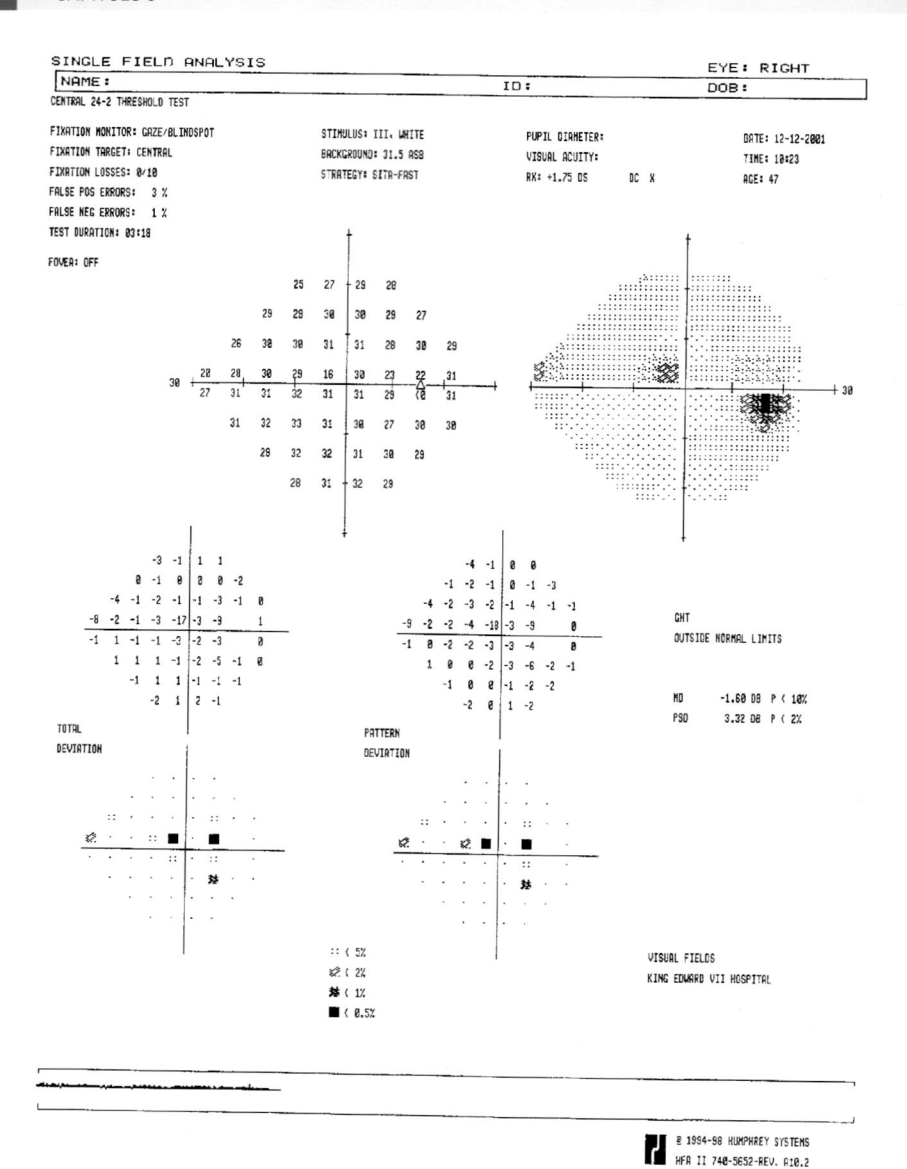

```
SINGLE FIELD ANALYSIS                                           EYE: RIGHT
NAME:                               ID:                         DOB:
CENTRAL 24-2 THRESHOLD TEST

FIXATION MONITOR: GAZE/BLINDSPOT    STIMULUS: III, WHITE       PUPIL DIAMETER:         DATE: 12-12-2001
FIXATION TARGET: CENTRAL            BACKGROUND: 31.5 ASB       VISUAL ACUITY:          TIME: 10:23
FIXATION LOSSES: 0/18               STRATEGY: SITA-FAST        RX: +1.75 DS  DC X      AGE: 47
FALSE POS ERRORS: 3 %
FALSE NEG ERRORS: 1 %
TEST DURATION: 03:18
FOVEA: OFF
```

Figura 6-17. Escotoma paracentral. (*Cortesia de Kanski JJ: Clinical ophthalmology: a systematic approach, ed 5, New York, 2003, Butterworth-Heinemann.*)

BIBLIOGRAFIA

Anderson DA: Automated static perimetry, ed 2, St. Louis, 1998, Mosby.
Burde RM, Savino PJ, Trobe JD: Clinical decisions in neuro-ophthalmology, ed 3, St. Louis, 2002, Mosby.
Haley MJ, editor: The field analyzer primer, ed 2, San Leandro, AC, 1987, Allergan Humphrey.
Harrington DO, Drake MV: The visual fields: text and Atlas of clinical perimetry, ed 6, St. Louis, 1990, Mosby.
Johnson AC, Brandt JD, Khong AM, Adams AJ: Short-wavelength automated perimetry in low-, medium-, and high-risk ocular hypertensive eyes, Arch Ophthalmol 113:70–76, 1995.
Johnson AC, Samuels SJ: Screening for glaucomatous visual field loss with frequency-doubling perimetry, Invest Ophthalmol Vis Sci 38:413–425, 1997.
Katz J, Tielsch JM, Quigley HA, Sommer A: Automated perimetry detects field loss before manual Goldmann perimetry, Ophthalmology 102:21–26, 1995.
Kline LB, Foroozan R: Neuro-ophthalmology review manual, ed 7, Thorofare, NJ, 2012, Slack.
Miller NR, Newman NJ: Walsh and Hoyt's clinical neuro-ophthalmology, vol. 1, ed 5. Baltimore, Williams & Wilkins, 1998.
Smith SD, Katz J, Quigley HA: Analysis of progressive changes in automated visual fields in glaucoma, Invest Ophthalmol Vis Sci 37:1419–1428, 1996.

CAPÍTULO 7
SÍNDROME DO OLHO VERMELHO
Janice A. Gault

II. CÓRNEA E DOENÇAS EXTERNAS

1. **Nomeie as causas principais de olho vermelho.**
   - Conjuntivite.
   - Episclerite.
   - Hemorragia subconjuntival.
   - Esclerite.
   - Doença e trauma da córnea.
   - Olho seco.
   - Uveíte anterior.
   - Glaucoma agudo.
   - Blefarite.

2. **Uma senhora de 40 anos se queixa de lacrimejamento, com prurido ocular e edema de pálpebras. Como você deverá proceder?**
   No diagnóstico diferencial de olhos vermelhos, a história sempre é útil. Ao fazer mais perguntas o médico descobre que a paciente esteve lidando com grama; posteriormente sua febre do feno piorou e seus olhos reagiram. O exame revela pálpebras vermelhas e edematosas, quemose, papilas conjuntivais e filamentos mucosos no fundo de saco. Nódulo pré-auricular não é palpável. A paciente está recebendo loratadina (Claritin®), mas apesar da melhora da rinite, os olhos ainda provocam desconforto. Medicamentos antialérgicos sistêmicos raramente interferem nos sintomas oculares. O tratamento tópico é muito mais efetivo. As opções de medicamentos tópicos incluem:
   - Inibidores de mastócitos
     - Lodoxamida (Alomide®).
     - Nedocromil de sódio (Alocril®).
     - Cromoglicato de sódio (Crolom®, Opticrom, genérico).
     - Pemirolast (Alamast®).
   - Antagonistas do receptor H_1
     - Direto: Epinastina (Elestat®).
     - Seletivo: Emedastina (Emadine®)
   - Combinação de H_1 antagonistas/inibidores de mastócitos
     - Cetotifeno (Zaditor®, Alaway, Claritin, genéricos) atualmente medicamento isento de prescrição (MIP)
     - Olopatadina (Patanol®, Pataday).
     - Cloridrato de azelastina (Optivar®, genéricos).
     - Nedocromil (Alocril®).
     - Bepotastina (Bepreve®).
     - Alcaftadina (Lastacaft®).
   - Drogas anti-inflamatórias não esteroides (AINEs)
     - Diclofenaco (Voltaren®).
     - Cetorolaco (Acular®).
   - Esteroides de baixa dosagem (somente para uso a curto prazo ou sob supervisão estrita).
   - Loteprednol (Alrex®, Lotemax).
   - Anti-histamínicos/descongestionantes – MIP
     - Nafazolina/feniramina (Opcon-A, Naphcon A, Visine A).
     - Nafazolina/antazolina (Vasocon A).

3. **A paciente seguinte tem exame clínico semelhante, mas foi examinada por seu médico de cuidados primários e diagnosticada com "olho rosa". Desde que começou com colírio de gentamicina, ela sente que os olhos estão piorando. A pele das pálpebras se mostra eritematosa e escamosa.**
   Um paciente que é alérgico a um medicamento usado nos olhos ou ao redor dos olhos se apresenta de maneira similar à de outros pacientes alérgicos, embora as mudanças nas pálpebras possam ser mais intensas. Os agentes típicos incluem: aminoglicossídeos, medicamentos à base de sulfa, atropina, apra-

SÍNDROME DO OLHO VERMELHO

clonidina, epinefrina, trifluridina (Viroptic), pilocarpina e qualquer medicamento oftálmico com conservantes. A suspensão imediata do agente ofensivo, assim como a aplicação de compressas geladas e lágrimas artificiais sem conservantes ou um medicamento tópico antialérgico, é apropriada. Informar ao paciente que esfregar as pálpebras vai piorar o quadro. Se a reação da pálpebra for grave, poderá ser prescrito um creme oftálmico à base de esteroides. Alguns pacientes são afetados a tal nível de intensidade que desenvolvem um ectrópio das pálpebras inferiores.

4. **O paciente seguinte não tem alergias sazonais e não está recebendo qualquer medicamento tópico nos olhos ou ao redor, mas novamente o cenário clínico parece o mesmo, com muita coceira.**
   Deve-se perguntar sobre exposição a itens, como cremes, loções, detergentes, amaciante de roupas, corantes de cabelo, cosméticos, esmalte e colas. Pode ser também um produto antigo com novas formulações e fragrâncias. Um gato ou cachorro novo podem causar quadro semelhante. As possibilidades são quase infinitas. O encaminhamento a um alergista para testes de contato que determinem a causa pode ser útil. Compressas frias, lágrimas artificiais sem conservantes e medicamentos tópicos antialérgicos podem proporcionar alívio sintomático.

5. **O que você espera observar em um paciente com ceratoconjuntivite epidêmica ou olho rosa?**
   O exame pode revelar folículos na conjuntiva do tarso, assim como um nódulo pré-auricular. Nos casos mais graves, o paciente pode ter membranas ou pseudomembranas. Com frequência, o quadro começa em um dos olhos e se dissemina para o outro. Um quadro de conjuntivite viral pode preceder, acompanhar ou seguir uma infecção do trato respiratório superior. Esse quadro é contagioso, e os pacientes precisam ser alertados para não deixar material contaminado em locais facilmente acessíveis a outras pessoas. A lavagem constante das mãos é crucial. O consultório do médico precisa ser lavado completamente com desinfetante apropriado, pois uma epidemia pode ocorrer entre outros pacientes, assim como entre o pessoal de cuidados. Os pacientes não deverão retornar ao trabalho ou à escola até que os olhos parem de lacrimejar, em geral por cerca de duas semanas. Tipicamente, o quadro piora na primeira semana antes de melhorar durante o curso de duas a três semanas. Os adultos podem apresentar sintomas sistêmicos de infecção do trato respiratório superior com febre e dores musculares. As crianças são menos afetadas de forma sistêmica. O tratamento oftálmico é de suporte, com lágrimas artificiais e compressas frias. Os esteroides deverão ser usados somente em casos selecionados como aqueles com infiltrados subepiteliais que reduzem a visão e membranas ou pseudomembranas. Os esteroides reduzem os sintomas a curto prazo, mas com frequência aumentam a duração da doença. Anti-inflamatórios não esteroides (AINEs) tópicos e medicamentos antialérgicos podem aliviar o desconforto sem prolongar o curso da doença.

6. **Um homem de 25 anos afirma que seus olhos estão lacrimejando e com secreção nas últimas 8 horas. O médico nota secreção purulenta, um nódulo pré-auricular e quemose acentuada. Qual é o próximo passo?**
   Esse quadro é uma emergência. O diagnóstico mais provável é conjuntivite gonocóccica. É obrigatório um exame com corante de Gram e raspagem da conjuntiva para cultura. As culturas deverão ser feitas em Agar de sangue, em Agar de chocolate a 37°C e CO_2 a 10% e em placa de Thayer-Martin. Se esses exames não puderem ser feitos no consultório, o paciente deverá ser enviado a um pronto-socorro que possa realizá-los e interpretá-los com urgência.

7. **O que se deve buscar na coloração de Gram?**
   A coloração de Gram mostrará diplococos intracelulares Gram-negativos.

8. **Como o paciente deverá ser tratado?**
   1. Ceftriaxona, 1 g intramuscular em dose única. Entretanto, se houver envolvimento da córnea, ou se o médico não puder visualizar a córnea por causa da quemose e do edema da pálpebra, o paciente deverá ser hospitalizado e tratado com ceftriaxona, 1 g intravenoso cada 12 a 24 horas. O *Neisseria gonorrhoeae* pode perfurar a córnea intacta rapidamente. Pacientes alérgicos à penicilina podem ser tratados por via oral com 500 mg de ciprofloxacina ou 400 mg de ofloxacina, ambas em dose única. Entretanto, observa-se resistência cada vez maior à fluoroquinolona em certas áreas. Deve-se considerar uma consulta com infectologista.
   2. Bacitracina tópica ou pomada de eritromicina quatro vezes ao dia ou gotas de ciprofloxacina cada 2 horas. Considerar fluoroquinolonas de hora em hora, se a córnea estiver comprometida.
   3. Irrigação ocular com soro fisiológico quatro vezes ao dia até o término da secreção.
   4. Doxiciclina, 100 mg duas vezes ao dia, durante 7 dias, ou azitromicina, 1 g via oral em dose única para infecção por Clamídia, que geralmente coexiste. Usar eritromicina ou claritromicina em paciente gestante ou em amamentação por causa do risco de coloração dos dentes nas crianças.
   5. Encaminhar o paciente e parceiros sexuais aos médicos de família para avaliação de outras doenças sexualmente transmissíveis.

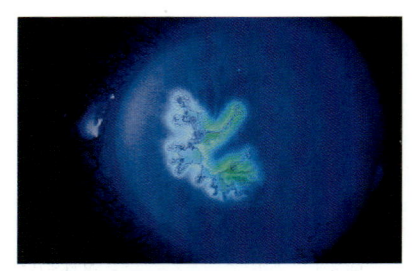

Figura 7-1. Uma ceratite dendrítica típica por herpes simples com ulceração epitelial, bordas elevadas e bulbos terminais. (*Cortesia de Kanski JJ: Clinical ophthalmology: a synopsis. New York, 2004, Butterworth-Heinemann.*)

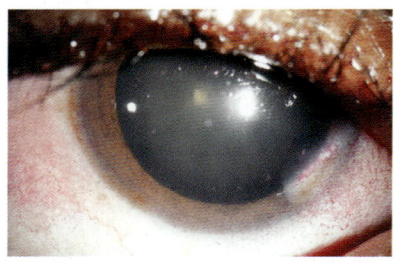

Figura 7-2. Síndrome do olho seco com corante Rosa Bengala. (*Cortesia de Tu EY, Rheinstrom S: Dry eye. In Yanoff M, Duker JS [eds]: Ophthalmology, ed 2, St. Louis, Mosby, pp. 520-524.*)

9. **Um homem de 35 anos se queixa de dor no olho esquerdo por vários dias, secreção aquosa e visão turva. Ele acha que já teve esses sintomas anteriormente. Ele admite estar sob estresse no trabalho, assim como uma afta recente. O que você espera descobrir?**
   O vírus do herpes simples (HSV) será o esperado. Com o corante fluoresceína ocular, pode-se observar uma úlcera dendrítica com bulbos terminais (Fig. 7-1). Ela se localiza no centro, causando a redução na visão. O paciente também pode ter algumas células na câmara anterior e *flare*. Ele precisará ser medicado com um antiviral tópico, como ganciclovir (Zirgan), trifluridina (Viroptic) ou vidarabina (Vira-A). O desbridamento do epitélio infectado pode apressar a recuperação. Adicionar colírio cicloplégico se a fotofobia e a reação da câmara anterior forem significativos. Os esteroides tópicos deverão ser reduzidos gradualmente. Antivirais orais, como aciclovir (400 mg cinco vezes ao dia durante 7 a 10 dias), poderão ser usados se a toxicidade tópica ou a adesão ao colírio representar problemas. Entretanto, eles não demonstraram prevenir a doença do estroma ou a irite em infecção por HSV, mas serão benéficos se a irite ainda estiver presente. Uma vez o paciente recuperado do episódio agudo, a profilaxia a longo prazo com antivirais orais, como aciclovir 400 mg duas vezes ao dia, poderá ser indicada, se o paciente sofreu vários episódios de doença herpética epitelial ou do estroma.

10. **Uma senhora de 80 anos de idade se queixa de olhos vermelhos que lacrimejam e ardem constantemente, piorando com o passar do dia. Ela também tem sensação de corpo estranho e informa que a visão não é tão nítida como antes. A visão varia com o piscar. Ela vem notando esse quadro há alguns anos. O que você pode encontrar?**
    Ao exame, é possível encontrar um filme lacrimal ruim, com *debris*, menisco lacrimal baixo, ceratite puntata superficial inferior ou por toda a córnea e, se intensa, filamentos mucosos aderidos à córnea. O menisco normal tem 1 mm de altura em formato convexo. O teste de Schirmer pode quantificar a produção lacrimal da paciente. A Figura 7-2 mostra as áreas de coloração interpalpebral com corante rosa bengala. O médico deve-se certificar de que a paciente pode fechar os olhos completamente, pois o lagoftalmo pode causar sintomas semelhantes. O quadro pode ser consequência de uma deformidade da pálpebra causada por cicatrização, tumor ou paralisia de Bell. O paciente pode ter dificuldade em fechar os olhos completamente após cirurgia para ptose.

SÍNDROME DO OLHO VERMELHO

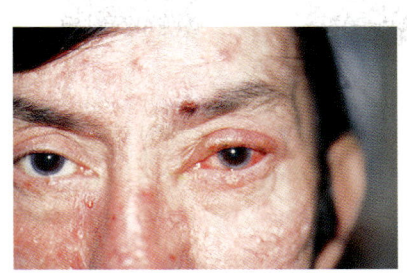

Figura 7-3. Blefarite. (*Cortesia de Kanski JJ: Clinical ophthalmology: a test yourself Atlas, ed 2, New York, 2002. Butterworth-Heinemann.*)

11. O que pode causar a ceratopatia puntata superficial?

Blefarite, olhos secos, síndrome de Sjögren, trauma por coçar os olhos, exposição, toxicidade medicamentosa tópica, queimaduras por raios ultravioleta (*flash* do soldador, cegueira da neve), corpo estranho sob a pálpebra superior, lesão química leve, triquíase, síndrome da pálpebra flácida, entrópio e ectrópio podem causar a ceratopatia puntata superficial (SPK). O tratamento consiste em lubrificação e eliminação da causa.

12. O que é ceratopatia puntata superficial de Thygeson?

A SPK de Thygeson consiste em opacidades bilaterais da córnea, branco-acinzentadas e estreladas, levemente elevadas, com coloração mínima ou ausente. As lágrimas são, em geral, o único tratamento exigido, com a aplicação ocasional de esteroides tópicos para casos mais sérios. A SPK de Thygeson tem curso crônico com remissões e exacerbações.

13. Um senhor de 83 anos apresenta crostas nas pálpebras e olhos vermelhos e se queixa de "areia nos meus olhos". Qual é o seu diagnóstico?

Na verdade, esse é um cenário comum. A blefarite pode-se apresentar com bordas palpebrais espessadas e com crostas, com vasos sanguíneos proeminentes (Fig. 7-3). Glândulas sebáceas espessadas nessas margens causam meibomite. Com frequência, os pacientes apresentam os dois sintomas e se queixam de olhos vermelhos e lacrimejantes. As pálpebras podem-se mostrar significativamente inchadas. Em geral, os pacientes têm dificuldade para abrir os olhos pela manhã por causa do volume de crostas. A SPK é comum e, se intensa e não tratada, pode evoluir com cicatriz na córnea.

A blefarite pode ser dividida em anterior e posterior. A blefarite anterior afeta os folículos da pálpebra, a base dos cílios e a pele da pálpebra. Ela é estafilocóccica, seborreica ou uma combinação dessas duas condições. A blefarite estafilocóccica apresenta borda palpebral com descamação, crostas e vermelhidão, com colarinhos (*collarettes*) na base dos cílios. O *Staphylococcus aureus* é mais comum nesses pacientes. Alguns pensam que antígenos ou toxinas dessas bactérias podem ser um fator na fisiopatologia da doença. Material semelhante à caspa é visto em pacientes com blefarite seborreica; eles podem apresentar dermatite seborreica nas sobrancelhas e couro cabeludo.

A blefarite posterior afeta as glândulas meibomianas e seus orifícios. Em vez disso, alguns investigadores propuseram denominar esse quadro de disfunção da glândula meibomiana (MGD). "Espuma" na margem da pálpebra e glândulas meibomianas edemaciadas e obstruídas e redução no tempo de ruptura do filme lacrimal são observadas no exame com lâmpada de fenda. A expressão das glândulas meibomianas produz secreções espessas e semelhantes à pasta de dente. Eventualmente, as glândulas se atrofiam e cicatrizam. Com frequência há coexistência de acne rosácea.

14. Como tratar a blefarite?

Este quadro crônico pode exigir tratamento indefinidamente ou somente durante a exacerbação. Compressas mornas duas vezes ao dia durante 5 minutos de cada vez, xampu infantil em uma toalhinha ou produtos comerciais para higiene da pálpebra (limpar as margens da pálpebra duas vezes ao dia) e lágrimas artificiais, conforme o necessário, serão valiosos. A melhora pode aparecer em uma ou duas semanas após a conformidade com o tratamento. Uma vez o quadro bem controlado, o regime pode ser reduzido para uma vez ao dia, conforme o necessário. Entretanto, quando o quadro se exacerbar, o regime deverá ser aumentado. Acrescentar pomada de bacitracina ou de eritromicina à noite. Em casos intensos, a combinação de um antibiótico/esteroide tópico pode ajudar a curto prazo, mas é preciso certificar-se de que o paciente compreenda os riscos do uso de esteroides a longo prazo (ou seja, catarata, glaucoma, risco aumentado de infecção). Azitromicina tópica (AzaSite®) aplicada nos cílios à noite e ciclosporina tópica (Restasis®) podem ajudar alguns pacientes, especialmente aqueles com MGD. Se o paciente não responder, a epilação de um cílio e exame ao microscópio podem revelar a presença de *Demodex*. A infestação já foi informada em pacientes com MGD e *collarettes*. O tratamento com óleo da árvore do chá diluído ou Ivermectina oral demonstrou trazer algum benefício. A MGD tem sido tratada no consultório com sondagem da glândula meibomiana ou dispositivos usando pulsação térmica (ou seja, LipFlow) para abrir os orifícios bloqueados. Ainda não há estudos clínicos randomizados sobre a eficácia desses procedimentos.

15. **Se um paciente com blefaroconjuntivite crônica não melhorar com várias terapias, o que poderá ser incluído em um diagnóstico diferencial?**
O paciente pode ter carcinoma de células sebáceas. O quadro pode ser multicêntrico. Devem-se executar a biópsia e a coloração com óleo vermelho O. Outros tumores, como de células basais, de células escamosas e melanoma, são menos prováveis.

16. **Quais outras questões oculares são geralmente observadas em pacientes com blefarite?**
Os pacientes podem apresentar triquíase ou cílios mal direcionados que arranham a córnea e a conjuntiva. Se for esse o caso, os cílios deverão ser epilados. Se o problema for recorrente, a eletrólise ou a crioterapia poderão fornecer solução mais permanente. Quadros de hordéolo e calázio são vistos com frequência em pacientes com MGD.

PONTOS-CHAVE: PACIENTES COM OLHOS VERMELHOS
1. A história é importante no diagnóstico.
2. Em geral, prurido indica alergia. Deve-se suspeitar de um diagnóstico de alergia sem prurido.
3. Os sintomas de olho seco pioram à medida que o dia passa.
4. Os sintomas de blefarite podem ser piores a partir do começo do dia.
5. A secreção aquosa indica causa viral.
6. A secreção purulenta indica causa bacteriana.

17. **Um homem de 45 anos se apresenta com olhos vermelhos e lacrimejantes e se queixa de sensação de corpo estranho há vários meses. Observam-se nariz bulboso e telangiectasias nas duas bochechas. Qual é o seu diagnóstico? Como você trata?**
Acne rosácea é uma doença dos olhos e da pele. Pústulas, pápulas, telangiectasias e eritema se desenvolvem no nariz, bochechas e testa. A rinofima se desenvolve nos estágios tardios da doença. Telangiectasias da margem palpebral e calázio são comuns, assim como blefarite e meibomite. Olhos secos, SPK, flicténulas e hipersensibilidade ao estafilococo podem ocorrer. Em casos graves, a córnea pode desenvolver opacificação, vascularização e até perfuração.
O tratamento da blefarite e da meibomite com compressas mornas e limpeza cuidadosa da pálpebra pode ser suficiente. Se o paciente não responder, o afinamento das secreções das glândulas meibomianas anormalmente espessas com tetraciclina ou doxiciclina durante várias semanas pode aliviar os sintomas, mas alguns pacientes exigem dose baixa indefinidamente. A eritromicina deverá ser substituída em gestantes ou lactantes e em crianças por causa do risco de pigmentar os dentes. Uma combinação de antibiótico/esteroide em dose baixa poderá ser útil se a SPK ou a hipersensibilidade estafilocóccica for um problema; as exotoxinas estafilocóccicas podem ser a causa. Os pacientes podem desenvolver úlceras de córnea infectadas; por isso, a raspagem para esfregaços e culturas pode ser necessária em pacientes com úlceras de córnea "estéreis" antes da administração dos esteroides.

18. **Uma jovem de 18 anos usuária de lentes de contato apresenta-se com a mão sobre o olho direito. Ela observou que o olho estava um pouco vermelho e irritado há dois dias, mas acredita que piorou mesmo com a retirada das lentes naquela época. Qual deve ser a sua preocupação?**
Sempre que um usuário de lentes de contato se queixa de olhos vermelhos e irritados sem melhora do quadro após algumas horas, o diagnóstico diferencial poderá mostrar grande probabilidade de úlcera de córnea. Após anestesia da córnea com proparacaína o paciente sentirá alívio para tolerar o exame. Observa-se um infiltrado na córnea com defeito epitelial e células na câmara anterior e *flare*. Deve-se consultar o capítulo sobre infecções da córnea para o exame minucioso e o tratamento necessário.

19. **O que mais o diagnóstico diferencial de olho vermelho pode incluir em um usuário de lentes de contato?**
- Reações de hipersensibilidade aos preservativos na solução conservante. O paciente pode desenvolver alergia ou não estar lavando a enzima completamente antes de colocar as lentes nos olhos.
- Conjuntivite papilar gigante (Fig. 7-4). Pacientes com grandes papilas na conjuntiva na eversão da pálpebra superior. Pode ser necessário suspender o uso das lentes por várias semanas, trocar suas

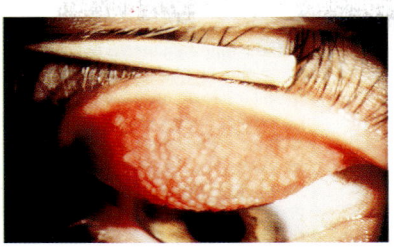

Figura 7-4. Caso típico de conjuntivite papilar gigante em usuário de lentes de contato. (*Cortesia de Rubenstein JB, Jick SL: Disorders of the conjunctiva and limbus. In Yanoff M, Duker JS (eds): Ophthalmology, ed 2, St. Louis, 2004, Mosby, pp 397-412.*)

lentes descartáveis mais frequentemente (até mesmo diariamente) e/ou usar medicamentos tópicos como as drogas anti-inflamatórias não esteroides, inibidores de mastócitos ou anti-histamínicos. O uso aumentado de enzimas e a suspensão do uso das lentes durante a noite também podem ajudar.
- Depósitos nas lentes de contato. Lentes antigas deverão ser substituídas.
- Síndrome da lente apertada. Com o tempo as lentes encolhem. No exame, o paciente pode apresentar quemose significativa ao redor das lentes e elas não se movimentam com o piscar. Em casos graves, pode haver desenvolvimento de hipópio estéril.
- Abrasão da córnea.

20. **Uma jovem mãe chega ao consultório com seu bebê. Seu olho esquerdo lacrimeja profusamente, e ela diz ter dificuldade para abrir o olho. Ela declara que estava trocando a fralda do bebê quando arranhou o olho com a unha. Qual tratamento você recomenda?**
Sob lâmpada de fenda observa-se abrasão significativamente grande da córnea central, sem sinal de infiltrado. A pálpebra superior é revirada sem se observar qualquer corpo estranho. A abrasão deverá cicatrizar rapidamente, independente do tratamento; os objetivos são o conforto e a prevenção de infecção. Alguns pacientes apreciam uma tampão compressivo para conforto, mas essa oclusão não deverá ser usada em pacientes usuários de lentes de contato ou que tenham sofrido trauma por unha ou material vegetal (p. ex., unha suja ou ramo de árvore). Essas lesões têm mais chance de contaminação e precisam ser observadas quanto ao desenvolvimento de úlcera de córnea. O uso do oclusor pode aumentar o índice de infecção nesses pacientes. Uma gota cicloplégica, como ciclopentolato a 2%, pode aliviar o desconforto do espasmo ciliar. Antibióticos profiláticos são controversos, pois podem aumentar o risco de bactérias resistentes no caso de desenvolvimento de uma úlcera infectada. Se a infecção for considerada "suja", tobramicina ou ciprofloxacina são uma boa escolha para profilaxia contra a espécie *Pseudomonas*. Anti-inflamatórios tópicos reduzem a dor e há alguma evidência de que eles podem promover a cicatrização. Entretanto, o uso a longo prazo de AINEs tem sido associado a *corneal melting*. A melhor escolha é a lubrificação frequente com lágrimas e/ou pomadas para promover a cicatrização.

21. **A localização da abrasão faz alguma diferença?**
Se a abrasão for grande, centralizada ou ocorrer em usuário de lentes de contato, o paciente deverá retornar no dia seguinte para assegurar que não há infecção em desenvolvimento e que a lesão esteja cicatrizando. Uma bandagem com lente de contato pode ajudar a aliviar a dor e a reepitelização em lesões grandes. O usuário de lentes de contato poderá voltar a usar as lentes após a cicatrização e ao sentir os olhos normais por 3 ou 4 dias. Após a cicatrização da abrasão, o paciente deverá ser examinado usando as lentes de contato, para assegurar que elas estão ajustadas adequadamente. O médico deverá se certificar de que as lentes não tenham lacerações ou depósitos significativos, o que pode ter contribuído para a abrasão.

PONTOS-CHAVE: CAUSAS DE OLHO VERMELHO EM USUÁRIO DE LENTES DE CONTATO

1. Úlcera de córnea.
2. Alergia a soluções para lentes de contato.
3. Conjuntivite papilar gigante.
4. Lentes velhas.
5. Abrasão de córnea.

22. **A mesma paciente da pergunta 20 volta ao consultório três meses depois queixando-se de ter acordado pela manhã com dor intensa, vermelhidão e lacrimejamento no olho esquerdo. Ela sente como aconteceu na lesão inicial, nega ter esfregado o olho ou qualquer outro trauma. O que pode ter acontecido?**
Pacientes que tenham sofrido abrasão da córnea por objeto agudo como borda de papel ou unha podem desenvolver erosões recorrentes da córnea. Erosões recorrentes também podem ser observadas em pacientes com distrofia de córnea, como a de Meesmann, *map-dot-fingerprint*, de Reis-Buckler, *lattice*, macular ou granular. Tipicamente, os pacientes acordam com dor intensa e lacrimejamento, ou os sintomas se desenvolvem após esfregarem os olhos. No exame, observa-se uma abrasão na área da lesão anterior, ou o epitélio pode ter cicatrizado, mas se mostra irregular. Às vezes não se observam anormalidades, e o diagnóstico precisará ser feito com base na história do paciente. Deve-se observar cuidadosamente quanto a sinais de distrofia, especialmente no outro olho. Tratar com lubrificação constante para cicatrizar o defeito epitelial. Se o epitélio da córnea se mostrar solto ou amontoado sobre ele mesmo, poderá ser necessário primeiramente o desbridamento das bordas soltas, para permitir a cicatrização do defeito epitelial.

23. **Se o exame for normal, deve haver tratamento?**
Após a cicatrização, a lubrificação é fundamental. Se o olho estiver seco, e a pálpebra parecer colidir com o epitélio anormal, o ciclo começará de novo. Lágrimas artificiais durante o dia e pomada lubrificante à noite serão grandes auxiliares. Uma solução hipertônica de cloreto de sódio a 5% teoricamente elimina a água da córnea e promove a aderência epitelial à sua membrana de base. Se esse tratamento não evitar mais erosões, será necessário aplicar uma bandagem duradoura com lente de contato flexível. Alguns pacientes necessitam de punção no estroma anterior ou ceratectomia fototerapêutica com *excimer laser*, o que causa pequenas cicatrizes permanentes na córnea que evitam futuras erosões.

24. **Um mecânico de automóveis se queixa de olho vermelho e dolorido. Quando a dor se manifestou ele estava fixando um silencioso. Quais são as suas preocupações?**
Muito provavelmente o paciente tem um corpo estranho na córnea ou conjuntiva. É importante descobrir o que ele estava fazendo no momento da lesão. Ele informa que estava martelando metal sem óculos de segurança. Esta informação aumenta a preocupação de que ele possa ter sofrido ruptura do globo. Uma peça de metal que se rompe viajaria a uma taxa elevada de velocidade.
   No exame, o paciente mostra visão 20/20 em ambos os olhos. Não há corpos estranhos nem na conjuntiva nem na córnea. A pálpebra superior é virada para fora e não mostra nada de anormal. A pressão intraocular é de 2 mmHg. O outro olho mostra pressão de 15 mmHg. O exame com lâmpada de fenda revela defeito na conjuntiva com hemorragia subconjuntival. É impossível determinar se existe laceração da esclera por causa do sangue que bloqueia a visão.

25. **O que você faz agora?**
Primeiro, deve-se colocar uma proteção sobre o olho para prevenir mais dano ao globo ocular. É melhor examinar e tratar em um ambiente controlado, como a sala de cirurgia. A pupila deverá ser dilatada para determinar se o corpo estranho pode ser visualizado com oftalmoscópio indireto. O paciente não deverá ingerir nada via oral. É necessário realizar uma varredura por tomografia computadorizada das órbitas e do cérebro (axial e coronal) para triar a presença de corpos estranhos no olho, órbita e cérebro. O paciente sempre deverá ser avaliado sistemicamente para assegurar que não haja outras lesões despercebidas. Iniciar antibióticos intravenosos, como cefazolina e ciprofloxacina. Administrar reforço de toxoide tetânico.

26. **Como você procede se, em vez de ruptura potencial do globo, você descobre a presença de um corpo estranho metálico na posição de 4 h na córnea?**
Documentar a acuidade visual. Às vezes, um infiltrado pode ser descoberto ao redor do corpo estranho especialmente se ele tiver mais de 24 horas. Geralmente esse infiltrado é estéril. Aplicar anestésico tópico (proparacaína) e remover o corpo estranho com agulha de calibre 25 ou com um dispositivo para corpo estranho na lâmpada de fenda. Pode ter havido a formação de um anel de ferrugem, dependendo do tempo em que o metal estava presente. Com frequência, ele pode ser removido com os mesmos instrumentos. Às vezes, é mais seguro deixar esse anel se ele for profundo ou estiver no centro do eixo visual. Ele acabará migrando para a superfície da córnea, de onde a remoção será mais fácil e mais segura. Dilatar a pupila e certificar-se de que vítreo e retina estão normais. A história de martelar metal torna obrigatório o exame com dilatação das pupilas.
   Tratar com pomada ou colírio antibiótico e um agente cicloplégico, se o paciente manifestar dor e fotofobia intensas. Lesões grandes ou centrais precisam de acompanhamento para garantir a ocorrência de cicatrização sem infecção. Recomenda-se o uso de um antibiótico apropriado, como eritromicina, trimetoprim/polimixina ou fluoroquinolona.

SÍNDROME DO OLHO VERMELHO

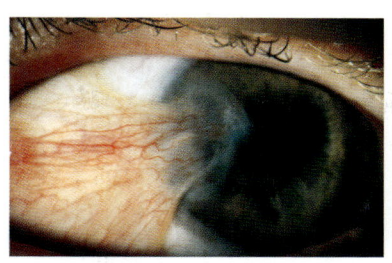

Figura 7-5. Um pterígio inicial com crescimento triangular e fibrovascular da conjuntiva (cauda) para a córnea (cabeça). Um depósito de ferro pode ser visto no epitélio da córnea (linha de Stocker), anterior à cabeça. (*Cortesia de Kanski JJ: Clinical ophthalmology: a synopsis, ed 5, New York, 2004, Butterworth-Heinemann.*)

27. Um salva-vidas declara que seus olhos estão vermelhos há muito tempo. Ele apresenta uma dobra de tecido fibrovascular em forma de asa nasalmente em ambos os olhos, estendendo-se para a córnea. Isto será motivo de preocupação?

A lesão é um pterígio (Fig. 7-5). Uma lesão similar denominada "pinguécula" envolve a conjuntiva, mas não a córnea. As duas lesões são bilaterais e acredita-se que resultem de dano decorrente da exposição ultravioleta crônica ou irritação crônica por vento e poeira. Essas lesões podem estar associadas a *dellen*, uma área de afinamento da córnea secundária a ressecamento, porque a área adjacente a áreas elevadas pode não receber lubrificação adequada durante as piscadas. É necessário descartar a presença de neoplasia intraepitelial da conjuntiva, que é unilateral, geralmente elevada e não tem a configuração de asa.

O salva-vidas deverá ser aconselhado a usar, com frequência, protetores solares para raios UV e lágrimas artificiais, especialmente em dias ensolarados ou com muito vento. A remoção cirúrgica de um pterígio é indicada se ele interferir com o uso de lentes de contato, causar irritação significativa ou envolver o eixo visual. Técnicas cirúrgicas mais recentes estão reduzindo as recorrências, como o uso de antimetabólitos, como mitomicina C.

28. Uma vítima infeliz de abuso doméstico foi atingida no rosto com lixívia. O que você deverá fazer?

Mesmo antes de verificar a visão, o médico deverá verificar rapidamente o pH e então iniciar irrigação copiosa com soro fisiológico ou solução de Ringer lactato durante pelo menos 30 minutos. Um espéculo de pálpebra e anestésico tópico serão valiosos. Certificar-se de irrigar os fórnices. Interromper a irrigação somente quando se atingir o pH de 7.0. Se esse pH não for atingido dentro de um tempo significativo, verificar a presença de matéria particulada que pode estar obstruindo a ação da substância química.

29. Qual é o prognóstico?

Os ácidos tendem a resultados melhores que os álcalis. Os ácidos precipitam proteínas, que limitam a penetração. Os álcalis (lixívia, cimento, gesso) penetram mais profundamente. Uma queimadura leve pode apresentar somente SPK ou esfacelamento de parte ou de todo o epitélio. Não se observa isquemia perilimbal. Os pacientes precisam de um agente cicloplégico, pomada antibiótica e, raramente, oclusores. Verificar pressão intraocular, que pode estar elevada pelo dano à malha trabecular.

Uma queimadura moderada a intensa provoca lesão esbranquiçada perilimbal e edema ou opacificação da córnea com visão insatisfatória da câmara anterior. Pode-se observar reação significativa dessa câmara. A pressão intraocular pode estar elevada, e a retina pode apresentar necrose no sítio onde o álcali penetrou na esclera. O paciente pode precisar ser internado para monitoramento da pressão intraocular e da situação da córnea. São usados antibióticos tópicos, agentes cicloplégicos e curativo compressivo. Os esteroides poderão ser usados se a reação da câmara anterior ou a inflamação da córnea forem intensas. Entretanto, esse tratamento não poderá se estender por mais de 7 dias, pois eles promovem o *corneal melting*. Os inibidores de colagenase, como acetilcisteína (Mucomyst®), podem ajudar se ocorrer *melting*. Se houver perfuração, pode ser necessário usar tecido adesivo à base de cianoacrilato e enxerto de emergência ou transplante.

30. Um jovem se apresenta com secreção purulenta há alguns dias. A mãe acredita que ele precisa de antibiótico. Você concorda?

Sim. A secreção purulenta sinaliza conjuntivite bacteriana em oposição à secreção aquosa da conjuntivite viral. Em geral, os pacientes apresentam reação papilar da conjuntiva sem nódulo pré-auricular. A coloração de Gram e um *swab* da conjuntiva para cultura e teste de sensibilidade deverão ser realizados, se a conjuntivite for intensa.

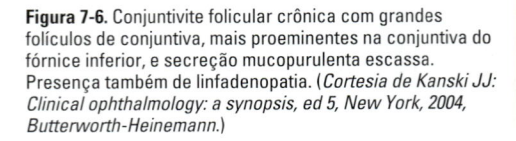

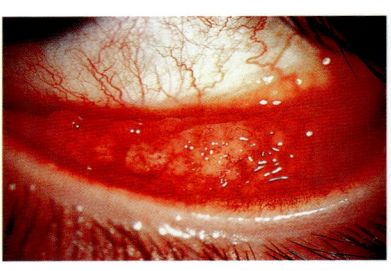

Figura 7-6. Conjuntivite folicular crônica com grandes folículos de conjuntiva, mais proeminentes na conjuntiva do fórnice inferior, e secreção mucopurulenta escassa. Presença também de linfadenopatia. (*Cortesia de Kanski JJ: Clinical ophthalmology: a synopsis, ed 5, New York, 2004, Butterworth-Heinemann.*)

31. **Quais são os organismos comuns responsáveis por conjuntivite bacteriana em crianças? Como você deve tratar?**
    Staphylococcus aureus, Staphylococcus epidermidis, Streptococcus pneumoniae e *Haemophilus influenzae* são comuns; o *H. influenzae* é especialmente comum em crianças. Antibióticos tópicos, como trimetoprim/polimixina (Polytrin), ciprofloxacina ou eritromicina 4 vezes ao dia durante 5 a 7 dias, serão apropriados. O *H. influenzae* deverá ser tratado com amoxicilina/clavulanato oral por causa da possibilidade de envolvimento sistêmico, como otite média, pneumonia ou meningite. O quadro de dacriocistite associado também justifica o uso de antibióticos orais.

32. **Uma paciente de 27 anos se queixa de olhos vermelhos e irritados com secreção aquosa há 6 semanas. Observa-se a presença de conjuntivite folicular e nódulo pré-auricular palpável. Qual é o diagnóstico diferencial?**
    Um quadro de conjuntivite com mais de quatro semanas é considerado crônico (Fig. 7-6). O diagnóstico diferencial para conjuntivite crônica inclui conjuntivite de inclusão por clamídia, toxicidade ocular, síndrome oculoglandular de Parinaud, tracoma, molusco contagioso e dacriocistite silenciosa.

33. **Como você deve proceder?**
    A história é importante. No anamnese, a paciente informa secreção vaginal recente. A infecção por clamídia vai para o topo na lista. Essas pacientes podem ter infiltrados subepiteliais periféricos brancos e *pannus* na córnea superior. Secreção mucosa é comum. Deve-se obter teste de imunofluorescência para clamídia e/ou cultura da conjuntiva para clamídia. O corante de Giemsa mostrará corpúsculos de inclusão intracitoplasmáticos basofílicos nas células epiteliais, assim como leucócitos polimorfonucleares. Tetraciclina, doxiciclina ou eritromicina deverão ser administradas por via oral durante 3 semanas à paciente e seus parceiros sexuais. Eritromicina tópica ocular, tetraciclina ou pomada de sulfacetamida são usadas ao mesmo tempo. O aconselhamento e a avaliação para outras doenças sexualmente transmissíveis deverão ser feitos pelo médico da família.

34. **Como você diagnostica outras causas de conjuntivite crônica?**
    1. A **conjuntivite tóxica** é comum com muitos colírios (ver Pergunta 2 sobre agentes agressores). Esses pacientes também podem apresentar dermatite alérgica ao redor dos olhos. Tratar com lágrimas artificiais sem conservantes.
    2. A **conjuntivite oculoglandular de Parinaud** se apresenta com secreção mucopurulenta e sensação de corpo estranho. Nódulos granulomatosos na conjuntiva da pálpebra e linfonodos aumentados são necessários para o diagnóstico. Febre e erupção cutânea também podem ocorrer. A etiologia inclui a doença da arranhadura do gato (mais comum), tularemia (contato com coelhos ou carrapatos), tuberculose e sífilis.
    3. O **tracoma** é visto em países de terceiro mundo com saneamento básico insatisfatório. A doença também pode ser causada por infecção por clamídia. Os pacientes desenvolvem folículos no tarso superior e *pannus* intenso na córnea que, se não tratados, levam a olho seco severo, triquíase e cicatriz. Os pacientes também podem-se tornar funcionalmente cegos. O diagnóstico e o tratamento são os mesmos que aqueles para conjuntivite de inclusão por clamídia.
    4. O **molusco contagioso** desenvolve uma conjuntivite folicular crônica a partir de uma reação a produtos tóxicos virais. Na pálpebra ou margem da pálpebra observa-se a presença de nódulos múltiplos, em formato de abóbada, umbilicados. Essas lesões devem ser removidas por excisão, incisão e curetagem ou criocirurgia para resolver a conjuntivite.
    5. A **dacriocistite** é uma inflamação do saco lacrimal. Os pacientes se apresentam, quase sempre, com dor, eritema e edema na borda interna da pálpebra inferior. Eles também podem apresentar febre. Entretanto, o olho vermelho pode ser o único sinal. A pressão sobre o saco lacrimal pode provocar saída de secreção e queixa de dor. O tratamento é feito com antibióticos sistêmicos, compressas

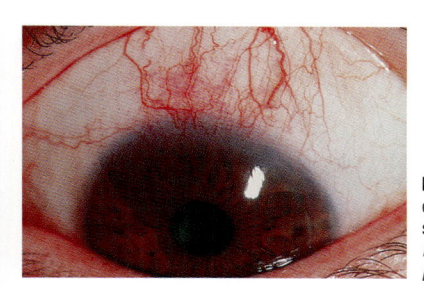

Figura 7-7. Ceratoconjuntivite límbica superior. Sob lâmpada de fenda, observa-se injeção localizada da conjuntiva bulbar superior com coloração Rosa Bengala. (*Cortesia de Bouchard CS: Noninfectious keratitis.* In *Yanoff M, Duker JS [eds]: Ophthalmology, ed 2, St. Louis, Mosby.*)

mornas e massagem no canto interno, além de antibióticos tópicos. Os pacientes devem ser cuidadosamente observados, pois pode haver desenvolvimento ocasional de celulite.

35. **Uma senhora de 40 anos de idade se apresenta com olhos vermelhos brilhantes que ela percebeu hoje pela manhã. No exame, observa-se hemorragia subconjuntival. Quais as perguntas mais importantes a fazer?**
É preciso primeiro saber se esse é o primeiro episódio. Ela tem história de formação fácil de hematomas ou coagulação insatisfatória? Ela está recebendo medicamentos ou suplementos que possam aumentar o tempo de sangramento como varfarina, aspirina, vitamina E ou alho? Ela esfregou os olhos ou sofreu trauma ocular? Ela realizou exercícios pesados de levantamento de peso ou estiramento? Ela tem apresentado espirros ou vômito – qualquer coisa que possa causar a manobra de Valsalva?

36. **Ela responde não às perguntas mencionadas e declara que esse foi o primeiro episódio. Ela deverá ficar preocupada?**
Não. O médico deverá informar que os sintomas se resolverão em 2 semanas. Lágrimas artificiais tornarão o quadro mais confortável. Ela deverá ser instruída para voltar ao médico, se houver mais episódios semelhantes.

37. **Pensando melhor, ela se lembra de duas outras hemorragias no olho esquerdo e informa que a menstruação tem sido mais intensa ultimamente. E agora?**
Nesse ponto, será apropriado o encaminhamento ao clínico para realizar hemograma completo, verificação de pressão arterial, tempo de protrombina, tempo de tromboplastina parcial e tempo de sangramento.

38. **Uma senhora de 60 anos queixa-se de olhos vermelhos e ardência há várias semanas. Ela também apresenta lacrimejamento e fotofobia. Ao exame, você observa injeção leve da conjuntiva e menisco lacrimal levemente baixo. Você deve pensar em algo mais?**
Certifique-se de levantar a pálpebra superior. A ceratoconjuntivite límbica superior (Fig. 7-7) é um espessamento e inflamação da conjuntiva bulbar superior. Às vezes, pode-se encontrar um *micropannus* da córnea superior, papilas palpebrais superiores e filamentos na córnea. Cinquenta por cento dos pacientes apresentam doença tireóidea associada. Lágrimas artificiais e pomadas são tudo o que é preciso para a doença leve. A solução de nitrato de prata (e *não* bastões para cauterização) pode ser aplicada na conjuntiva bulbar e superior do tarso; raspagem mecânica, crioterapia, cauterização ou ressecção cirúrgica ou recuo da conjuntiva bulbar superior podem ser medidas necessárias para a doença mais grave.

39. **Uma mulher de 22 anos se apresenta com vermelhidão leve no quadrante temporal do olho esquerdo por cerca de uma semana. Não há desconforto. Ao exame, ela tem visão normal. Observam-se, na área, grandes vasos episclerais ingurgitados por baixo da conjuntiva, que podem ser facilmente movimentados com *swabs* de algodão, sem a presença de dor. A córnea e a câmara anterior estão normais. Não parece haver envolvimento da esclera. Qual é o diagnóstico?**
É preciso diferenciar entre episclerite (Fig. 7-8) e esclerite. Uma gota de fenilefrina a 2,5% clareia os vasos episclerais, mas deixa intocados quaisquer vasos ingurgitados da esclera. É preciso observar a presença de secreção ou folículos e papilas conjuntivais para descartar o quadro de conjuntivite.
    Em geral, a episclerite é idiopática. Ela pode ser difusa ou setorial, uni ou bilateral. Às vezes um nódulo pode ser observado. Raramente o quadro está associado à doença vascular do colágeno, gota, herpes-zóster ou simples, sífilis, doença de Lyme, rosácea ou atopia. De modo geral, lágrimas artificiais e/ou tratamento tópico com vasoconstritor/anti-histamínico, como nafazolina/feniramina, serão suficientes. Se o paciente não responder ao tratamento, colírio de corticoide de baixa dosagem deverá ajudar. Raramente, serão necessárias drogas anti-inflamatórias não esteroides por via oral. Alertar o paciente de que a episclerite pode recorrer.

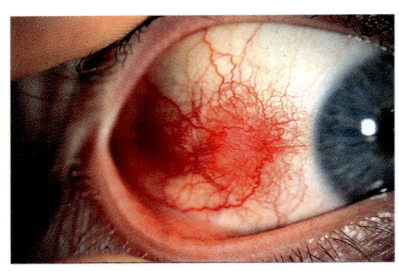

Figura 7-8. Nódulo elevado móvel e levemente sensível com injeção epitelial é típico da episclerite nodular. (*Cortesia de Kanski JJ: Clinical ophthalmology: a synopsis, ed 5, New York, 2004, Butterworth-Heinemann.*)

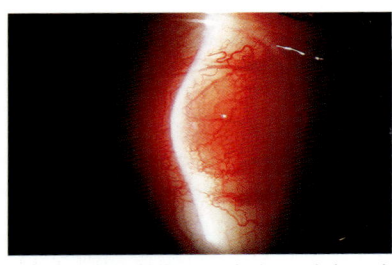

Figura 7-9. A esclerite nodular é dolorosa com nódulo não móvel associado a edema da episclera e da esclera. (*Cortesia de Kanski JJ: Clinical ophthalmology: a synopsis, ed 5, New York, 2004, Butterworth-Heinemann.*)

40. **A mesma paciente volta dois meses depois. O olho esquerdo ainda está vermelho, mas agora o vermelhão é difuso. Ela nega artrite, erupção cutânea, doença venérea, exposição a carrapatos ou outros problemas médicos. Ela vem usando colírios de vasoconstritor/anti-histamínico desde a última consulta, tendo iniciado o tratamento quatro vezes ao dia; depois ela aumentou a frequência porque o olho continuava vermelho, a não ser que o medicamento fosse aplicado. Agora ela aplica o colírio cada 2 horas. Isso faz diferença?**
Os pacientes deverão ser aconselhados a não usar vasoconstritores por mais de duas semanas e não mais que quatro vezes ao dia. Assim como os pacientes podem continuar congestionados se usarem um aerossol nasal vasoconstritor com frequência, os colírios vasoconstritores podem deixar os olhos permanentemente vermelhos. A paciente deverá suspender o uso do medicamento imediatamente. O olho permanecerá vermelho por muito tempo, até que a dependência se resolva.

41. **Uma senhora de 65 anos com artrite reumatoide informa que seu olho esquerdo está vermelho e dolorido há duas semanas. A dor é intensa, se irradia para a testa e mandíbula e chega a mantê-la acordada à noite. O quadro vem piorando lentamente. A visão está diminuindo. Ela acha que já teve quadro semelhante antes. Ao exame, os vasos da conjuntiva, da episclera e da esclera estão injetados na região temporal. Os vasos da esclera não se movem e a área se mostra muito sensível. Observa-se um nódulo na esclera. A esclera se encontra azulada nessa área, com ceratite periférica adjacente e reação leve da câmara anterior. A pressão intraocular é de 24 mmHg no olho afetado e de 16 mmHg no olho não afetado. Qual pode ser o problema?**
Ela pode ter esclerite nodular anterior (Fig. 7-9). Os vasos sanguíneos inflamados são muito mais profundos que aqueles observados na conjuntivite ou na episclerite e não clareiam com fenilefrina a 2,5%. Além disso, a córnea e a câmara anterior estão envolvidas. A dor profunda e incômoda é típica da esclerite.

42. **Quais as outras formas de apresentação da esclerite?**
    - Esclerite anterior difusa.
    - Esclerite anterior necrosante com inflamação. A dor é intensa e a coroide é visível através da esclera transparente. O índice de mortalidade é alto devido a doença sistêmica.

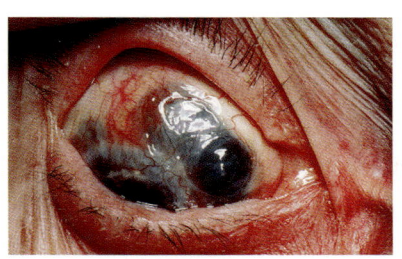

Figura 7-10. A *scleromalacia perforans* é uma forma não inflamatória de uma esclerite necrosante. (*Cortesia de Kanski JJ: Clinical ophthalmology: a test yourself Atlas, ed 2, New York, 2002, Butterworth-Heinemann.*)

- Esclerite anterior necrosante sem inflamação (*scleromalacia perforans* Fig. 7-10). Esses pacientes quase não apresentam sintomas, e a maioria é portadora de artrite reumatoide.
- Esclerite posterior. Pode mimetizar uma massa coroide amelanótica. Pode-se observar descolamento exsudativo da retina, hemorragias retinianas, pregas coroides e/ou descolamentos da coroide. Movimentos extraoculares restritos, proptose, dor e sensibilidade também podem ocorrer. Raramente o quadro está relacionado com uma doença sistêmica.

43. Qual porcentagem de pacientes com esclerite apresenta doença sistêmica? Quais doenças estão associadas à esclerite?

Cinquenta por cento dos pacientes com esclerite têm doença sistêmica. As doenças do tecido e conectivo, como artrite reumatoide, espondilite anquilosante, lúpus eritematoso sistêmico, poliarterite nodosa e granulomatose de Wegener, são associações comuns. Herpes-zóster oftálmico, doença de Lyme, sífilis e gota também podem causar esclerite. Menos frequentemente, a esclerite pode estar associada à tuberculose, sarcoidose ou a um corpo estranho.

44. Qual abordagem é apropriada para um paciente com esclerite?

Quaisquer áreas avasculares da esclerite devem ser identificadas. O filtro verde da lâmpada de fenda ajuda para essa finalidade. Quanto mais fina a esclera, mais séria a doença. O risco de *melting* é muito mais alto. Um exame sob midríase é necessário para verificar o envolvimento do segmento posterior. Os pacientes deverão ser encaminhados a um clínico ou reumatologista para exame físico completo; hemograma completo; VHS; nível de ácido úrico; teste rápido de reagina plasmática; teste de absorção do anticorpo treponêmico fluorescente; titulagem para Lyme, fator reumatoide, testes para anticorpo antinuclear, glicemia de jejum; enzima de conversão de angiotensina; CH50; C3; C4 e anticorpo antineutrofílico citoplasmático sérico. Se a história ou os sintomas justificarem, deverão ser solicitados: derivado proteico purificado (PPD) com painel de anergia, radiografia de tórax, radiografia sacroilíaca e/ou ultrassonografia B para detectar esclerite posterior.

45. Como você deverá tratar o paciente?

Um AINE oral, como ibuprofeno, 400 a 600 mg quatro vezes ao dia, ou indometacina, 25 mg três vezes ao dia, junto com antiácido ou bloqueador de H_2, como ranitidina, é uma boa escolha inicial. Se o paciente não responder ao tratamento, o próximo passo será os esteroides orais. Em doenças como vasculite sistêmica, poliarterite nodosa e granulomatose de Wegener, um agente imunossupressor, como ciclofosfamida, metotrexato, ciclosporina ou azatioprina, poderá ser necessário. Esses agentes podem ser usados associados. Os agentes biológicos, como o fator de necrose antitumoral infiximabe (Remicade®) e adalimumabe (Humira®), estão se mostrando promissores em alguns pacientes. A redução da dor é uma indicação de tratamento bem-sucedido, embora o cenário clínico possa não mostrar diferença significativa por um tempo.

A *scleromalacia perforans* não tem tratamento ocular, exceto a lubrificação. Enxertos são usados se houver risco significativo de perfuração. A imunossupressão para a doença sistêmica subjacente pode ser necessária.

46. E quanto aos esteroides tópicos ou injeção subconjuntival de esteroides?

Em geral, os esteroides tópicos não são eficazes. Os esteroides subconjuntivais são contraindicados porque podem levar ao afinamento e perfuração da esclera.

47. Um homem de 35 anos se apresenta com fotofobia intensa, dor e visão reduzida no olho direito há dois dias. Esse quadro ocorreu várias vezes antes. Ele diz que colírios ajudaram. Ao exame, a visão é 20/50 no olho direito e 20/20 no olho esquerdo. Sua pupila é pouco reativa no olho direito e miótica. O olho esquerdo é normal e não há defeito pupilar aferente. O olho direito se mostra com injeção difusa, especialmente ao redor do limbo. A câmara anterior é profunda, mas células 2+ e *flare* estão presentes, com poucos precipitados ceráticos finos. O olho esquerdo está normal. O olho direito tem pressão intraocular de 5 mmHg; o olho esquerdo tem 15 mmHg. O exame sob midríase está normal. Qual é o diagnóstico e o tratamento?

Trata-se de um quadro de uveíte anterior não granulomatosa aguda. Colírio cicloplégico, como ciclopentolato 1 a 2% três vezes ao dia para inflamação leve, e escopolamina 0,25% ou atropina 1% três vezes ao dia para inflamações mais intensas deverão relaxar o espasmo ciliar, trazendo mais conforto ao paciente e evitando a formação de sinéquias no ângulo e na margem pupilar. A formação de sinéquias aumenta o risco alongo prazo de glaucoma de ângulo fechado. Inicia-se o tratamento com colírio de esteroide cada 1 a 6 horas, dependendo da intensidade da inflamação da câmara anterior. Se não houver resposta, uma injeção subtenoniana ou esteroides orais podem ser necessários. Raramente, agentes imunossupressores sistêmicos são necessários.

48. Uma senhora asiática-americana de 68 anos se apresenta com o olho esquerdo vermelho e dor aguda que se desenvolveu após uma crise recente de ansiedade. Ela apresentou visão turva e vê halos ao redor das luzes. Ela vomitou duas vezes. Ao exame, ela mostra pupila fixa, parcialmente dilatada e injeção conjuntival. A córnea se mostra turva. Qual deve ser a sua preocupação?

Ela pode ter um glaucoma agudo de ângulo fechado. Quando a pressão aumenta rapidamente no olho, surgem dor intensa e náusea, seguidas de redução da visão. Os asiáticos americanos estão em maior risco, por causa da câmara anterior mais rasa. O exame do ângulo do olho afetado pode ser facilitado com glicerina para clarear o edema de córnea. Se o ângulo estreito não puder ser visualizado, o outro olho poderá revelar um ângulo estreito. Para mais informações sobre diagnóstico e tratamento, consultar o Capítulo 16.

PONTOS-CHAVE: DOENÇAS QUE PODEM MIMETIZAR UVEÍTE

1. Descolamento regmatogênico da retina.
2. Tumores do segmento posterior e linfoma.
3. Corpo estranho intraocular.
4. Endoftalmite.

BIBLIOGRAFIA

AAO http://one.aao.org/preferred-practice-pattern/blepharitis-ppp–2013.
Foulks GN, Nichols KK, Bron AJ, et al.: Improving awareness, identification, and management of meibomian gland dysfunction, Ophthalmology 119(10):S1–S12, 2012.
Gerstenblith AT, Rabinowitz MP: Wills eye manual: office and emergency room diagnosis and treatment of eye disease, ed 6, Philadelphia, 2012, Lippincott Williams & Wilkins.
Herpetic Eye Disease Study Group: Acyclovir for prevention of recurrent herpes simplex virus eye disease, N Engl J Med 339:300–306, 1998.
Herpetic Eyes Disease Study Group: Oral acyclovir for herpes simplex virus eye disease: Effect on prevention of epithelial keratitis and stromal keratitis, Arch Ophthalmol 118:1030–1036, 2000.
Langston DP: Oral acyclovir suppresses recurrent epithelial and stromal herpes simplex, Arch Ophthalmol 117:391–392, 1999.
Lin JC, Rapuano CJ, Laibson PR, et al.: Corneal melting associated with use of topical nonsteroidal anti-inflammatory drugs after ocular surgery, Arch Ophthalmol 118:1129–1132, 2000.
Lin JC, Sheha H: Tseng SCG: pathogenic role of demodex mites in blepharitis, Curr Opin Allergy Clin Immunol 10(5):505–510, 2010.
Riordan-Eva P, Cunningham ET: Vaughn & Asbury's general ophthalmology, ed 18, New York, NY, 2011, McGraw Hill.
Tasman W, Jaeger EA: Wills eye hospital Atlas of clinical ophthalmology, ed 2, Philadelphia, 2001, Lippincott Williams & Wilkins.
PDR for Ophthalmic Medicines, ed 40, 2012.

INFECÇÕES DA CÓRNEA

Nisha Mukherjee ▪ Sherman W. Reeves ▪ Elisabeth J. Cohen e Terry Kim

CAPÍTULO 8

1. **O que é úlcera de córnea?**

   As infecções da córnea envolvem o epitélio e/ou o estroma. Algumas infecções podem ocorrer estritamente no epitélio (p. ex., a ceratite epitelial por herpes simples), enquanto outras se manifestam como infiltrado no estroma da córnea. O termo "úlcera de córnea" se refere à perda de estroma associada a um defeito epitelial sobrejacente (que cora com fluoresceína) (Fig. 8-1). Uma úlcera de córnea é geralmente considerada infecciosa quando acompanhada por infiltrado estromal, mas também pode ter etiologia não infecciosa (ou estéril).

2. **Quais aspectos clínicos distinguem uma úlcera de córnea infecciosa?**

   As úlceras de córnea infecciosas podem ser causadas por microrganismos bacterianos, fúngicos, virais ou parasitários. Elas se manifestam classicamente com início rápido de dor, injeção conjuntival, fotofobia (sensibilidade à luz) e visão reduzida. Mediante exame com lâmpada de fenda, observa-se um infiltrado visível na córnea circundado por edema. Se a inflamação da córnea for intensa, células na câmara anterior e *flare*, precipitados ceráticos e/ou hipópio também poderão se desenvolver. As úlceras de córnea de etiologia bacteriana também podem estar associadas à secreção mucopurulenta. Algumas úlceras de córnea podem ser causadas por organismos de crescimento lento como os anaeróbios ou as micobactérias; essas úlceras podem-se apresentar com infiltrado não supurativo e epitélio intacto.

3. **Quais aspectos clínicos distinguem uma úlcera de córnea estéril?**

   As úlceras de córnea estéreis não são causadas por infecção com microrganismos. Há grande variedade de etiologias, incluindo: olho seco, exposição, ceratopatia neurotrófica (ou seja, por infecções anteriores da córnea por herpes), transtornos autoimunes (como artrite reumatoide), uma resposta imunológica secundária provocada por hipersensibilidade a estafilococos e/ou hipóxia (pelo uso de lentes de contato). Quase sempre, essas úlceras se manifestam com reação leve da conjuntiva, infiltrado mínimo ou inexistente na córnea e/ou defeito epitelial e câmara anterior imóvel (Fig. 8-2). Os pacientes poderão notar visão reduzida, mas em geral sem queixas de vermelhidão significativa, dor, fotofobia ou secreção.

4. **Quais condições predispõem a infecções de córnea?**

   Qualquer condição que ocasione ruptura da integridade do epitélio da córnea pode predispor a infecções, incluindo:
   - Uso de lentes de contato (fator de risco principal, responsável por 19 a 42% dos casos!).
   - Trauma (p. ex., abrasão da córnea).
   - Anormalidades estruturais da pálpebra (p. ex., ectrópio/entrópio, triquíase).
   - Olho seco.

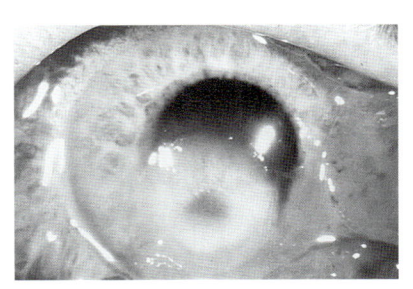

Figura 8-1. Úlcera de córnea central causada por *Pseudomonas*.

- Doença epitelial crônica (p. ex., erosões recorrentes, ceratopatia bolhosa).
- Toxicidade por medicamento tópico.
- Imunossupressão local ou sistêmica (p. ex., esteroides, diabetes, HIV).
- Medicamentos oculares contaminados.

5. **Como um usuário de lentes de contato pode reduzir o risco de infecção?**
   O uso de lentes de contato está associado a pelo menos 30% dos casos de ceratite microbiana (variando de 19 a 42% em diferentes estudos), causados quase sempre por *Pseudomonas aeruginosa*. O principal fator de risco identificado para infecção de córnea pelo uso de lentes de contato é dormir com as lentes, mesmo que elas sejam aprovadas para uso prolongado. Os pacientes precisam saber que as lentes de contato descartáveis não são mais seguras que as convencionais e que lentes com permeabilidade de oxigênio mais alta (lentes "alto DK") também aumentam o risco de infecção. A limpeza e a desinfecção apropriadas das lentes de contato antes do uso, além da limpeza apropriada do estojo das lentes, também são de importância crucial para reduzir a incidência de infecções da córnea associadas a lentes de contato.[1-3]

6. **Descreva as apresentações e associações clássicas dos vários tipos de infecções da córnea (p. ex., bacterianas, virais, fúngicas).**
   - **História de trauma com qualquer matéria vegetal:** Ceratite fúngica.
   - **Vesículas orais e das pálpebras ou problemas repetidos em somente um dos olhos:** Ceratite herpética.
   - **Uso de lentes de contato:** Infecção por *Pseudomonas* ou *Acanthamoeba*.
   - **Organismos Gram-positivos:** Infiltrados focalizado e discreto.
   - **Organismos Gram-negativos:** Infiltrado difuso.
   - **Infecção por *Pseudomonas*:** Infecção supurativa, necrose estromal, reação de câmara anterior com hipópio.
   - **Ceratite por herpes simples:** Dendrito epitelial.
   - **Ceratite por *Acanthamoeba*:** Infiltrado em anel, dor intensa ao exame.
   - **Ceratopatia cristalina infecciosa:** Infiltrado denso e branco ramificado com resposta inflamatória mínima (por causa da espécie *Streptococcus* hemolítica-α).
   - **Ceratite fúngica:** Algodonosa, bordas irregulares com lesões satélites (Fig. 8-3).

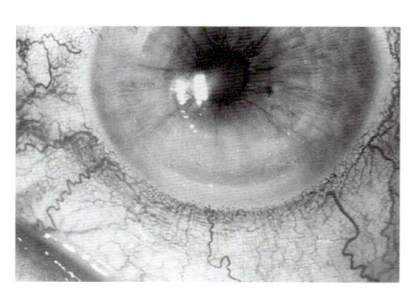

Figura 8-2. Úlcera de córnea estéril causada por artrite reumatoide.

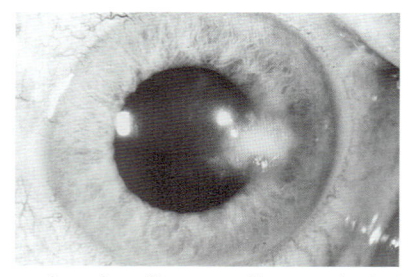

Figura 8-3. Úlcera infecciosa causada por fungo filamentoso. Observe as bordas indistintas e algodonosas.

INFECÇÕES DA CÓRNEA

7. Quando esfregaços e culturas devem ser realizados?
Raspagens da córnea para esfregaços e culturas deverão ser obtidas na maioria das úlceras de córnea com suspeita de infecção. Infiltrados pequenos e periféricos da córnea (menos de 1 mm de diâmetro) não precisam necessariamente ser submetidos à raspagem antes do início de terapia empírica e intensiva com antibióticos de amplo espectro. Entretanto, esfregaços e culturas da córnea deverão ser realizados em todas as úlceras que ameacem a visão (com mais de 1 mm de diâmetro), em todos os casos em que se suspeita da presença de organismo atípico ou em qualquer úlcera de córnea que não responda ao tratamento antimicrobiano. É especialmente importante que as infecções de córnea que não apresentem melhora sejam submetidas à raspagem ou à nova raspagem, e que a documentação do medicamento antibiótico atual seja enviada ao laboratório.[4]

8. Como devem ser executados os esfregaços e as culturas?
Os esfregaços e culturas da córnea deverão ser realizados na lâmpada de fenda após a instilação de gotas anestésicas no paciente. As raspagens de córnea deverão ser obtidas com espátula estéril Kimura, reesterilizada na chama entre cada raspagem, ou com *swabs* estéreis de alginato de cálcio. Devemos observar que agulhas estéreis ou bisturis cirúrgicos também podem ser usados para raspar essas úlceras. Lâminas separadas deverão ser usadas para cada esfregaço (p. ex., corante de Gram, hidróxido de potássio [KOH]). Placas separadas deverão ser usadas para cada cultura e para corante de Giemsa ou branco de calcofluor. Para culturas virais, *swabs* de Dacron poderão ser usados para obter células da córnea infectadas por vírus. Importante ressaltar que alginato de cálcio e *swabs* deverão ser evitados na obtenção de culturas virais, pois ambos podem inibir o crescimento viral.

9. Quais esfregaços e culturas deverão ser obtidos? Quais placas de cultura deverão ser usadas?
Consultar Quadro 8-1.

Quadro 8-1. Esfregaços e Culturas para Ceratite Infecciosa

EXAME DE ROTINA	AVALIA
Coloração de Gram (esfregaço)	Bactérias
KOH ou corante de Giemsa (esfregaço)	Fungos/leveduras
Placa ágar Sabouraud dextrose (sem ciclo-heximida)	Fungos
Placa de cultura de ágar chocolate	*Hemophilus* e *Neisseria especies*
Caldo de tioglicolato	Bactérias aeróbias e anaeróbias
Teste Opcional (conforme o necessário com base na suspeita clínica)	Testes
Coloração de metenamina de prata de Gomori (esfregaço)	*Acanthamoeba,* fungos
Corante para organismos álcool-acidorresistentes (esfregaço)	Micobactérias
Corante branco de calcofluor (esfregaço)	*Acanthamoeba,* fungos
Placa de cultura de ágar de Löwenstein-Jensen	Micobactérias, *Nocardia spp*
Placa de cultura de ágar não nutriente com revestimento de *Escherichia coli*	*Acanthamoeba*

10. Qual é o resultado diagnóstico para esfregaços e culturas realizados antes do início da terapia?
Embora os esfregaços com corante de Gram possam fornecer percepção precoce sobre o organismo causador, eles podem ser negativos (com faixa de positividade altamente variável de 0 a 57%). Não devemos confiar significativamente nos esfregaços, pois sua correlação com os resultados da cultura é baixa por causa da contaminação pela flora normal e técnica imprópria de coloração/processamento. Por outro lado, as culturas desenvolvem organismos em cerca de 50 a 75% das úlceras suspeitas de infecção. Embora as culturas realizadas antes do início dos antibióticos apresentem bons resultados, a evidência clínica sugere que o resultado não é substancialmente reduzido pelo tratamento antibiótico, se a infecção não responder ao tratamento.

11. Quais são os organismos mais comuns que causam ceratite bacteriana?
Os organismos mais comuns causadores de ceratite bacteriana são: *P. aeruginosa* (o organismo mais comum em usuários de lentes de contato), *Staphylococcus aureus, Staphylococcus epidermidis, Streptococcus pneumoniae, Proteus, Enterobacter* e *Serratia*.

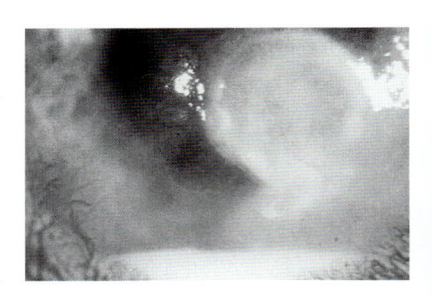

Figura 8-4. Hipópio associado à úlcera de córnea infecciosa.

12. **Qual é a terapia inicial recomendada para úlceras com suspeita de infecção? Como determinar se deverá ser usado um agente único, antibiótico de amplo espectro, ou antibióticos fortificados em combinação?**
    Em geral, a terapia inicial para úlceras de córnea deverá cobrir uma faixa ampla de bactérias Gram-positivas e Gram-negativas e ser administrada com frequência (cada 15 a 30 minutos). Estudos multicêntricos anteriores demonstraram que a monoterapia com fluoroquinolonas tópicas pode ser tão eficaz quanto os antibióticos fortificados em muitos casos. Nossa prática é a de tratar úlceras pequenas e periféricas com um antibiótico único de quarta geração de fluoroquinolona, como besifloxacina, gatifloxacina ou moxifloxacina, que mostrou melhora na cobertura de organismos Gram-positivos como as espécies de estreptococos e de estafilococos. Reservamos os antibióticos fortificados em combinação para infecções mais graves e que ameacem a visão. Para úlceras com mais de 1 mm ou que ameacem a visão recomenda-se iniciar a terapia com antibióticos de amplo espectro. Uma vez disponíveis os resultados das culturas, deverá ser iniciada a terapia antibiótica elaborada para o paciente especificamente para o organismo agressor.[5,6]

13. **Como a presença de hipópio afeta o tratamento de ceratite infecciosa?**
    A presença de hipópio (Fig. 8-4) é indicativa de inflamação da córnea suficientemente séria para causar uma resposta acentuada da câmara anterior. Portanto, o tratamento deverá ser intenso, incluindo antibióticos frequentes fortificados em combinação na maioria dos casos, assim como agentes cicloplégicos para ajudar a estabilizar a barreira de sangue aquoso. Para a maioria, hipópios associados a úlceras de córnea infecciosas são estéreis e não exigem avaliação e tratamento para endoftalmite.

14. **Quando deve ser executada a punção da câmara anterior e/ou do vítreo?**
    A punção da câmara anterior e/ou do vítreo deverá ser executada sempre que houver suspeita de endoftalmite. Esta deve ser considerada na presença de inflamação intensa após cirurgia intraocular ou trauma perfurante, especialmente quando houver células inflamatórias do vítreo. Uma vez diagnosticada, os antibióticos tópicos serão inadequados e os intravenosos desnecessários; os antibióticos deverão ser injetados diretamente na cavidade vítrea após coleta de amostras para cultura (com a vitrectomia sendo indicada em casos graves). A endoftalmite posterior à ceratite infecciosa na ausência de perfuração é rara, e pode ocorrer uma resposta inflamatória estéril no vítreo que se resolve com a eliminação da infecção da córnea.

15. **Quando os portadores de úlceras de córnea deverão ser hospitalizados?**
    - Quando o paciente perder a habilidade ou não suportar mais a administração de gotas na frequência de 30 minutos dia e noite.
    - Quando o paciente morar muito longe, dificultando o acompanhamento diário.
    - Para qualquer condição exigindo antibióticos intravenosos ou possível cirurgia (p. ex., infecções por *Neisseria* envolvendo a córnea e úlceras de córnea perfuradas).

16. **Quando os medicamentos sistêmicos são indicados?**
    Os antibióticos sistêmicos raramente são indicados em úlceras de córnea por bactérias. Entretanto, antibióticos orais são usados quando houver envolvimento iminente ou existente da esclera. Os antibióticos parenterais desempenham papel importante no tratamento de infecções agressivas pelas espécies *Neisseria* e *Hemophilus* com envolvimento da córnea e perfuração iminente.
    Os agentes antifúngicos sistêmicos são usados em alguns casos de ceratite fúngica em que o infiltrado envolve o estroma profundo da córnea ou em casos que pioram só com a terapia tópica. Aciclovir oral é o primeiro modo de terapia para pacientes com herpes-zóster ocular e é usado também por alguns médicos para tratar infecções primárias por herpes simples.

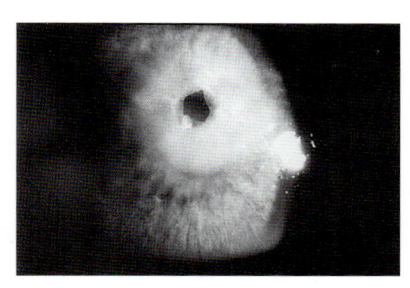

Figura 8-5. Úlcera de córnea perfurada.

17. Além dos antibióticos, qual terapia adjunta pode ser necessária no tratamento de úlceras de córnea?
Com frequência agentes cicloplégicos tópicos são indicados para ajudar a aliviar a fotofobia e a dor do espasmo ciliar e ajudar a prevenir sinéquias posteriores.

A inflamação intensa da câmara anterior pode causar aumento da pressão intraocular, quase sempre demandando o uso de medicamentos antiglaucomatosos. A pilocarpina deverá ser evitada por causa do fenômeno da quebra da barreira hematoaquosa com o aumento subsequente na inflamação da câmara anterior. No caso de úlcera de córnea iminente ou nitidamente perfurada, a cola de tecido de cianoacrilato pode ser útil na vedação temporária ou às vezes permanente do ferimento aberto.

O papel dos corticosteroides tópicos no tratamento da ceratite bacteriana é controverso, mas esses medicamentos também podem ser usados (ver adiante).

18. Como os resultados do esfregaço e da cultura podem ser usados para modificar o tratamento?
Os esfregaços fornecem um meio rápido de dizer ao clínico o tipo geral de infecção (ou seja, bacteriana, fúngica, por protozoário) e podem ajudar a iniciar a terapia empírica apropriada. Entretanto, recomenda-se que os antibióticos de amplo espectro sejam mantidos até que os resultados da cultura estejam disponíveis.

Os resultados da cultura identificam o organismo, ajudam a direcionar a terapia e eliminam os medicamentos desnecessários. As sensibilidades podem ser úteis para guiar o tratamento, mas devem ser interpretadas com cautela, pois se baseiam em níveis medicamentosos possíveis no soro, mas não nas concentrações da droga na córnea.

19. Quais são as sequelas importantes, imediatas e tardias, das úlceras de córnea?
A preocupação imediata com as úlceras de córnea é o afinamento progressivo e a perfuração. O tratamento e o prognóstico se alteram consideravelmente com a perfuração, e a preocupação quanto à infecção intraocular (ou seja, endoftalmite) aumenta dramaticamente. Úlceras de córnea perfuradas podem resultar na perda do olho. As sequelas tardias das úlceras de córnea se relacionam principalmente com a cicatrização da córnea, que pode limitar substancialmente a acuidade e a função visual.

20. Como as perfurações de córnea iminentes e evidentes podem ser tratadas?
As infecções da córnea podem ser associadas à perfuração. Um estudo mostrou que trabalho ao ar livre, trauma com material vegetal, localização central de uma úlcera de córnea, monoterapia com fluoroquinolona e falta de neovascularização da córnea, assim como a demora em iniciar o tratamento com terapia antimicrobiana na ceratite infecciosa levaram ao aumento no risco de perfuração da córnea. Nesse estudo, o *S. epidermidis* foi o organismo isolado mais comum em casos de úlceras de córnea perfuradas.

Qualquer infecção da córnea associada ao afinamento acentuado ou à perfuração (Fig. 8-5) deverá ser protegida com um protetor ocular rígido sem curativo oclusivo. Quando a córnea se torna afinada ao ponto de perfuração iminente ou existente, certas medidas precisam ser tomadas. Se a área afetada for pequena, a cola de cianoacrilato pode ser usada para ajudar a selar o defeito. Entretanto, a maioria dos casos de perfuração precisará, no fim, de um enxerto ou transplante terapêutico de córnea, se o olho ainda tiver potencial visual.[7]

21. Quais medidas deverão ser tomadas quando uma úlcera de córnea não responder à terapia empírica?
Deve-se reavaliar a situação. Adesão do paciente ao tratamento é um problema? A hospitalização elimina essa questão. Se não foi feita cultura, este exame deverá ser providenciado para direcionar a terapia. Se a terapia empírica for uma fluoroquinolona, antibióticos fortificados poderão ser indicados. Considerar a toxicidade própria dos antibióticos, o que pode estar impedindo a cicatrização da úlcera. Deve-se pensar também na possibilidade de organismos não comuns que não seriam cobertos por antibióticos de amplo espectro; uma infecção fúngica ou mista fungo/bacteriana, um processo viral com superinfecção bacteriana ou um protozoário, como *Acanthamoeba*.

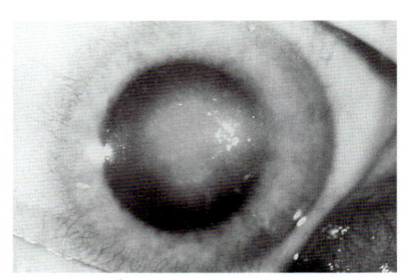

Figura 8-6. Úlcera central por *Acanthamoeba*.

Se a cultura foi feita e a terapia apropriada foi iniciada, mas a úlcera de córnea ainda mostra resposta inadequada, nova cultura deverá ser realizada.

22. **Quais são os dados atuais sobre resistência aos antibióticos em infecções oculares e como eles se relacionam com o tratamento da ceratite bacteriana?**
 A resistência bacteriana é um fenômeno mundial crescente, principalmente por uso disseminado de antibióticos de amplo espectro junto com a adesão inadequada ao esquema de tratamento antibiótico. O programa denominado Ocular Tracking Resistance in the United States Today (TRUST) informou aumento de 12,1% na incidência de cepas de *S. aureus* resistentes à meticilina de janeiro de 2000 a dezembro de 2005, com resistência superior a 80% dessas cepas às fluoroquinolonas.
 O estudo, denominado *Antibiotic Resistance Monitoring in Ocular Microorganisms* (ARMOR), demonstrou nível elevado de resistência bacteriana entre patógenos oculares comuns, com 46,5% de *S. aureus,* 58,3% de estafilococos coagulase-negativa, 9,0% de *P. aeruginosa* e 9,3% de pneumococos isolados, mostrando ausência de suscetibilidade a duas ou mais classes de drogas antibacterianas.
 Esses dados destacaram a importância de realização de cultura para úlceras de córnea antes de se iniciar o tratamento antimicrobiano.[8,9]

23. **Quando se deve considerar uma biópsia da córnea?**
 A biópsia da córnea deverá ser considerada sempre que uma úlcera não responda à terapia antibiótica intensiva e a etiologia permaneça incerta por causa de culturas negativas. O *Acanthamoeba* (Fig. 8-6) é particularmente difícil de crescer em cultura, e a infecção pode estar profunda na córnea. Se houver suspeita desse organismo, a biópsia da córnea será a melhor oportunidade de identificar cistos (mais comuns) ou trofozoítos no tecido.
 A biópsia da córnea também pode ser considerada para infiltrados corneanos profundos que não são acessíveis com a raspagem superficial. Como alternativa, uma sutura com fio de seda 6-0 ou 7-0 pode ser passada por esses infiltrados de estroma e então colocadas em vários meios de cultura.
 Essas biópsias podem contribuir significativamente para o diagnóstico e o tratamento de ceratite infecciosa de etiologia desconhecida. Em um estudo, um microrganismo foi isolado com sucesso em 82% de biópsias de córnea conduzidas para ceratite infecciosa; por fim, essas biópsias levaram a uma mudança na terapia antimicrobiana em 89% dos pacientes.[10]

24. **Qual é o papel dos corticosteroides tópicos no tratamento de úlceras de córnea?**
 O papel desses medicamentos como terapia associada para úlceras de córnea é controverso. Alguns defendem que os corticosteroides ajudam a reduzir a inflamação e diminuem a cicatrização da córnea, enquanto outros temem que essas substâncias predisponham ao recrudescimento da infecção e ao afinamento progressivo, levando à perfuração. Os corticosteroides não deverão ser usados como tratamento inicial de úlceras de córnea e podem ser usados em conjunto com antibióticos com cautela extrema e somente depois que a melhora clínica tenha sido demonstrada com os antibióticos apropriados.
 Embora cobaias animais tenham mostrado que o uso de corticosteroides tópicos não afeta os efeitos bactericidas dos antibióticos, relatos de caso demonstraram piora da ceratite bacteriana após o início dos esteroides. Atualmente, recomenda-se que os corticosteroides não sejam usados no estágio inicial de tratamento de ceratite bacteriana. Uma vez identificado um organismo específico e iniciado o antibiótico apropriado, recomenda-se iniciar tratamento com corticosteroides somente se o paciente apresentar resposta clínica favorável à terapia antibiótica e for capaz de retornar aos exames de acompanhamento frequentes.

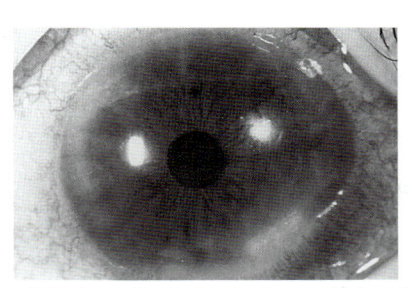

Figura 8-7. Infiltrado de hipersensibilidade estafilocóccica na córnea periférica inferior. Observam-se sua localização marginal e a nítida separação do limbo.

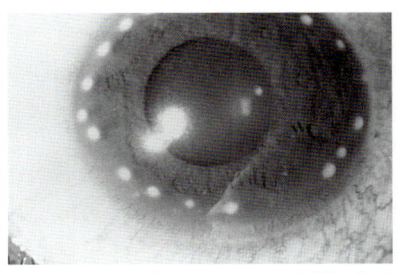

Figura 8-8. Pequenos infiltrados periféricos causados por reação estéril à solução para lentes de contato.

25. Como são diagnosticados e tratados os infiltrados de hipersensibilidade estafilocóccica?
A ceratite marginal estafilocóccica é, principalmente, uma condição bilateral que envolve a córnea periférica adjacente ao limbo, na metade inferior da área. Infiltrados da córnea decorrentes da hipersensibilidade estafilocóccica podem ser múltiplos, corar minimamente ou simplesmente não corar com fluoresceína, estão localizados na córnea periférica separados do limbo por uma área transparente (Fig. 8-7) e não estão associados a inflamações da câmara anterior. Eles acompanham a blefarite e a meibomite estafilocóccicas e representam uma reação imunológica aos antígenos estafilocóccicos. Alguns pacientes com ceratite marginal estafilocóccica também podem apresentar acne rosácea. Casos leves de hipersensibilidade estafilocóccica deverão ser tratados com higiene da pálpebra e pomada antibiótica. Nos casos mais graves, colírios ou pomadas de antibiótico e esteroide associados podem ser adicionados. Se o médico estiver preocupado com a etiologia infecciosa, ele deverá tratar o(s) infiltrado(s) inicialmente com antibióticos intensivos.[11]

26. Qual é a terapia apropriada para infiltrados periféricos pequenos em usuários de lentes de contato?
Deve-se lembrar que infiltrados pequenos em um usuário de lentes de contato podem ser estéreis ou infecciosos. Os infiltrados estéreis estão, em geral, localizados no subepitélio periférico com um epitélio sobrejacente intacto e com o mínimo de dor (Fig. 8-8). Na dúvida, o médico deverá presumir uma infecção.

Pacientes com infiltrados deverão, de início, suspender o uso das lentes de contato. Pode-se renunciar à raspagem e tratar os infiltrados presumidamente infecciosos (cada 30 ou 60 minutos) com um antibiótico de amplo espectro único (p. ex., besifloxacina, gatifloxacina ou moxifloxacina) após a dose de ataque (ou seja, uma gota cada 15 minutos durante 1 hora) e a seguir pomada antibiótica (p. ex., ciprofloxacina) à noite, ao deitar. Os pacientes deverão ser acompanhados de perto e se submeterem à raspagem, se o defeito epitelial e o infiltrado não melhorarem.

27. Quando se deve suspeitar de uma infecção gonocóccica? Quais exames e tratamento deverão ser iniciados?
Deve-se suspeitar de uma infecção gonocóccica, quando um início agudo de injeção conjuntival acentuada é associado à secreção mucopurulenta intensa, quemose acentuada e adenopatia pré-auricular, especialmente em neonatos (Fig. 8-9). Os infiltrados da córnea podem progredir rapidamente e perfurar dentro de 48 horas. O exame minucioso deverá incluir raspagem da conjuntiva para corante de Gram

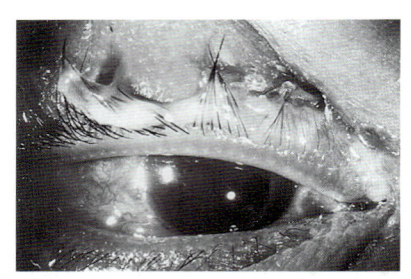

Figura 8-9. Conjuntivite gonocóccica com injeção acentuada da conjuntiva e secreção mucopurulenta copiosa nas margens da pálpebra.

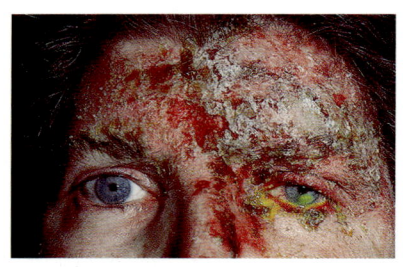

Figura 8-10. Herpes-zóster oftálmico e formação de crostas e ulceração da pele inervada pela primeira divisão do nervo trigêmeo. (*Cortesia de Kanski JJ: Clinical ophthalmology: a sinopsis. New York, 2004, Butterworth-Heinemann.*)

imediato e cultura em meio de ágar chocolate. O tratamento deverá incluir a irrigação frequente com soro fisiológico, dose intramuscular de 1 g de ceftriaxona e gotejamento frequentes com colírio de fluoroquinolonas. Se a córnea estiver envolvida ou se a adesão ao tratamento for problemática, o paciente deverá ser hospitalizado para terapia parenteral com ceftriaxona e acompanhamento rigoroso.

Em pacientes com ceratite gonocóccica, os sintomas uretrais precedem, quase sempre, aos sintomas oculares durante várias semanas. É importante recomendar que esses pacientes sejam triados para outras doenças sexualmente transmissíveis, especialmente *Chlamydia*.[12]

PONTOS-CHAVE: ÚLCERAS DE CÓRNEA
1. Uma úlcera de córnea é infecciosa até prova em contrário.
2. Você nunca estará errado ao solicitar cultura de uma úlcera.
3. Algumas úlceras periféricas pequenas podem ser tratadas empiricamente e acompanhadas de perto.
4. Qualquer úlcera que não responda à terapia deverá ser submetida à nova cultura.

28. Por que as infecções herpéticas ocorrem?
A ceratite pelo vírus do herpes simples (HSV) é geralmente causada pelo vírus do tipo 1, disseminado com frequência por aftas orais. O vírus do tipo 2 causa infecção ocular neonatal depois que o recém-nascido passa por um canal de parto infectado. A conjuntivite folicular, úlceras de córnea dendríticas, vesículas cutâneas e adenopatia pré-auricular podem ser encontradas. Devemos destacar que a conjuntivite folicular não é observada em neonatos, pois o sistema imune dos bebês ainda não é suficientemente robusto para uma resposta significativa.

O herpes-zóster oftálmico (cobreiro do olho) representa a reativação do vírus varicela-zóster (VZV) na primeira divisão do quinto nervo craniano (Fig. 8-10). O dano ao nervo em distribuição de dermátomos pode levar à dor crônica e intensa. A ceratite associada, uveíte e glaucoma podem ser severos, crônicos e difíceis de tratar.

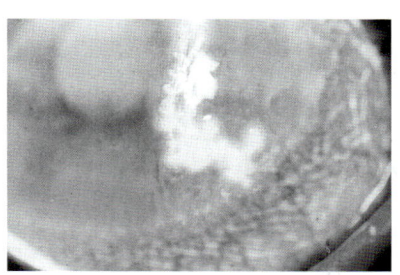

Figura 8-11. Dendrito clássico por herpes simples corado com fluoresceína.

29. **Por que o herpes é uma doença recorrente?**
    Após contato primário com o herpes-vírus (HSV ou VZV) o vírus ganha acesso ao sistema nervoso central. Ele se torna latente nos gânglios do trigêmeo (HSV tipo 1 ou VZV) ou nos gânglios da medula espinal (HSV tipo 2). As crises recorrentes ocorrem quando o vírus se desloca perifericamente via nervos sensoriais para infectar tecidos-alvo como o olho. Esses episódios podem ser desencadeados por qualquer um dos fatores de estresse: febre, exposição à luz ultravioleta, trauma, estresse, menstruação e imunossupressão. O exemplo mais expressivo dessa via de recrudescência é o envolvimento de dermátomos do vírus zóster.

30. **Mencione alguns sinais não oculares sugestivos de infecção da córnea por herpes.**
    Alguns sinais não específicos de infecção primária da córnea por herpes incluem: febre, mal-estar e linfadenopatia (especialmente pré-auricular no lado envolvido). A erupção cutânea vesicular das infecções por herpes-zóster envolve, caracteristicamente, o dermátomo da primeira divisão do quinto nervo craniano de um lado, não cruza a linha média e progride para a cicatrização. A presença dessa erupção na ponta do nariz (conhecida como sinal de Hutchinson) é um sinal útil para indicar provável envolvimento ocular, pois as duas áreas são inervadas pelo nervo nasociliar, um ramo do quinto nervo craniano V_1. Pacientes com herpes simples podem-se apresentar com lesões vesiculares nas regiões perioral e periocular que se resolvem sem formação de cicatriz.

31. **Existem diferenças entre infecções de córnea causadas pelo vírus do herpes simples e do herpes-zóster?**
    Embora as infecções de córnea por herpes simples e por herpes-zóster possam apresentar aspectos clínicos similares, existem características sutis que podem ajudar na diferenciação entre as duas. A ceratite por herpes simples é um quadro episódico, enquanto o herpes-zóster oftálmico resulta em doença crônica. Os dendritos de córnea das infecções por herpes simples são úlceras epiteliais, cujas bordas coram brilhantemente com fluoresceína e possuem bulbos terminais (Fig. 8-11). Os dendritos por herpes-zóster são lesões elevadas, não possuem bulbos terminais e não coram muito com a fluoresceína.
    As infecções por herpes também podem produzir atrofia da íris, e o padrão dessa atrofia pode, quase sempre, distinguir entre infecção por herpes simples e infecção por herpes-zóster. No herpes simples, predomina a atrofia irregular da íris; na infecção por herpes-zóster observa-se atrofia setorial da íris.

32. **Quais são as manifestações não infecciosas de uma ceratite herpética?**
    Alguns achados oftálmicos de ceratite herpética não são causados diretamente pela infecção viral em si, mas em vez disso se relacionam com a resposta imunológica à infecção. Exemplos desse fenômeno incluem a ceratouveíte crônica (em que grandes precipitados ceráticos estão associados ao edema da córnea) e ceratite disciforme e necrosante (em que a infiltração do estroma com leucócitos e neovascularização podem ocorrer com o epitélio intacto).
    A cicatriz da corneana e as úlceras neurotróficas são sinais de ceratite herpética anterior que podem ser visualmente debilitantes e precisar potencialmente de intervenção cirúrgica com ceratoplastia penetrante ou tarsorrafia.

33. **Como essas infecções deverão ser tratadas?**
    A ceratite epitelial e a conjuntivite por herpes simples têm sido tradicionalmente tratadas com gotejamento frequentes de trifluortrimidina tópica (Viroptic). Já está disponível um novo gel oftálmico de ganciclovir tópico (Zirgan) desenvolvido especificamente para o tratamento de ceratite aguda por herpes simples, que pode ser utilizado em menor frequência diária (ou seja, cinco vezes ao dia por uma sema-

na, três vezes ao dia por uma semana) e é muito menos tóxico para a superfície ocular, se comparado aos agentes anteriores. A pomada de aciclovir tópica (Zovirax) pode ser acrescentada quando houver envolvimento da pele, mas não pode ser usada no ou próximo ao olho. A ceratite estromal disciforme deverá ser tratada com corticosteroides tópicos e agentes antivirais profiláticos.

Todas as infecções por herpes-zóster, independente do envolvimento ocular, são tratadas primariamente com aciclovir oral (800 mg via oral cinco vezes ao dia durante 7 a 10 dias) ou com os agentes orais equivalentes mais recentes (ou seja, valaciclovir, famciclovir). As lesões de pele deverão receber pomada antibiótica e compressas mornas. Os medicamentos tópicos deverão ser acrescentados conforme o necessário, de acordo com qualquer outro envolvimento ocular (p. ex., conjuntivite, uveíte, glaucoma).

34. Qual é o papel dos corticosteroides tópicos na ceratite por herpes simples?
Embora os corticosteroides tópicos sejam contraindicados na presença de doença epitelial ativa, como a ceratite dendrítica, seu uso no tratamento da ceratite estromal por herpes simples com epitélio intacto é benéfico. O *Herpetic Eye Disease Study* documentou que esteroides tópicos e antivirais profiláticos são seguros e efetivos no tratamento da ceratite estromal.[13]

35. Quando o aciclovir oral deverá ser usado na ceratite por herpes simples?
O *Herpetic Eye Disease Study* informou:
- Aciclovir oral (400 mg via oral duas vezes ao dia durante 1 ano) reduziu a recorrência de herpes simples ocular em pacientes que sofreram um ou mais episódios recorrentes.
- Aciclovir oral (400 mg via oral cinco vezes ao dia durante 10 semanas) pode ajudar a tratar a iridociclite por herpes simples, mas os resultados não atingiram significância estatística.
- Aciclovir oral não beneficiou pacientes com ceratite ativa do estroma e não preveniu o desenvolvimento de ceratite do estroma ou de uveíte em pacientes com doença epitelial ativa. Aciclovir é contraindicado durante a gravidez e em pacientes com doença renal.[14]

PONTOS-CHAVE: CERATITE HERPÉTICA
1. Tipicamente, o herpes simples causa ceratite episódica.
2. O herpes-zóster causa uma erupção cutânea de dermátomos, e úlceras crônicas e dor.
3. O gel tópico de ganciclovir está disponível para o tratamento de ceratite por HSV epitelial.
4. Os esteroides tópicos são usados para tratamento de ceratite herpética do estroma.
5. Todos os pacientes com doença ocular por VZV deverão receber aciclovir oral (ou equivalente).
6. Aciclovir oral só é benéfico em certos tipos de doença ocular por HSV.

36. *As infecções de córnea são comuns após procedimentos cirúrgicos refrativos como ceratomileuse in situ a laser* (LASIK) e ceratectomia fotorrefrativa (PRK)?
A infecção de córnea é uma complicação potencialmente ameaçadora à visão após o procedimento LASIK, mas felizmente incomum. A incidência é estimada entre 1 em 5.000 e 1 em 10.000. Embora o epitélio seja geralmente deixado intacto nesse procedimento, o *flap* da córnea criado no LASIK produz um espaço potencial no estroma da córnea para proliferação das floras endógena e exógena e resulta em uma infecção.

Mesmo que o epitélio da córnea seja removido na PRK, felizmente a taxa de ceratite microbiana é baixa após esse procedimento. Dois grandes estudos de caso sobre ceratite microbiana após PRK revelaram incidência de 0,02%. Outro grande estudo de casos demonstrou incidência de ceratite microbiana em 0,2% após PRK.

Os organismos causadores de ceratite microbiana informados com mais frequência após LASIK incluem as bactérias Gram-positivas e as micobactérias atípicas. Caracteristicamente, infecções pós-operatórias precoces são associadas a bactérias Gram-positivas, enquanto as infecções pós-operatórias tardias são associadas a micobactérias atípicas e a outros organismos não usuais.[15,16]

37. Quais outras condições podem ser confundidas com uma infecção de córnea após LASIK?
Embora a infecção microbiana deva sempre ser considerada, o quadro mais comum que se manifesta com infiltrado sob o *flap* é a ceratite lamelar difusa (DLK; Fig. 8-12). DLK é uma condição inflamatória de etiologia desconhecida que geralmente se manifesta dentro de 1 a 3 dias após LASIK e tem a aparência de resíduos arenosos na interface do estroma (daí o termo "síndrome das areias do Sahara").[17]

38. Quais aspectos clínicos ajudam a distinguir DLK de um processo infeccioso após LASIK?
A DLK se apresenta inicialmente com um infiltrado arenoso difuso na periferia da interface do estroma. Os pacientes são tipicamente assintomáticos com o olho calmo. À medida que o quadro progredir, o in-

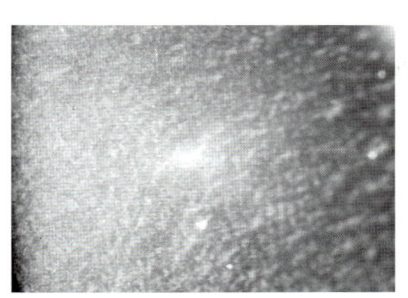

Figura 8-12. Caso avançado de ceratite lamelar difusa.

filtrado se movimentará em direção ao centro da córnea e pode começar a se agregar em aglomerados. Casos avançados de DLK podem causar redução da visão e *melting* do *flap*. O tratamento inicial consiste em corticosteroides tópicos frequentes, e os casos avançados podem exigir corticosteroides sistêmicos, elevação do *flap* e irrigação da interface do estroma. A ausência de um infiltrado corneano específico, injeção conjuntival, células, *flare* e precipitados ceráticos sugere mais a presença de DLK do que infecção.

39. Como prevenir e tratar infecções de córnea após LASIK?

A blefarite deverá ser tratada antes da cirurgia. Devem ser usados: técnica estéril, incluindo escovação das mãos, luvas estéreis, solução antisséptica (ou seja, iodo povidona a 10%) e colocação de campo cirúrgico para cobertura dos cílios. O tratamento pós-operatório com agente único, um antibiótico tópico de amplo espectro, também ajuda a reduzir a incidência de ceratite infecciosa.

Sempre que houver suspeita de uma infecção, o paciente deverá ser levado para o centro cirúrgico, onde *flap* poderá ser elevado sob microscópio para esfregaços e culturas diagnósticos. Dependendo da intensidade da infecção, a terapia tópica deverá ser iniciada ou com um agente único, antibiótico de amplo espectro ou com antibióticos fortificados associados.[18]

PONTOS-CHAVE: INFECÇÕES NO LASIK

1. As infecções após LASIK são raras.
2. DLK é um quadro inflamatório e não infeccioso.
3. Um infiltrado suspeito após LASIK deverá ser sempre submetido à cultura.

REFERÊNCIAS

1. Cohen EJ, Fulton JC, Hoffman CJ, et al.: Trends in contact lens-associated corneal ulcers, *Cornea* 24:51–58, 2005.
2. Robertson DM: The effects of silicone hydrogel lens wear on the corneal epithelium and risk for microbial keratitis, *Eye Contact Lens* 39(1):67–72, 2013.
3. Holden BA, Sweeney DF, Sankaridurg PR, et al.: Microbial keratitis and vision loss with contact lenses, *Eye Contact Lens* 29(1):S131–S134, 2003.
4. McLeod SD, Kolahdouz-Isfahani A, Rostamian K, et al.: The role of smears, cultures, and antibiotic sensitivity testing in the management of suspected infectious keratitis, *Ophthalmology* 103:23–38, 1996.
5. Kowalski RR, Dhaliwal DK, Karenchak LM, et al.: Gatifloxacin and moxifloxacin: an in vitro susceptibility comparison to levofloxacin, ciprofloxacin, and ofloxacin using bacterial keratitis isolates, *Am J Ophthalmol* 136:500–505, 2003.
6. O'Brien TP, Maguire MG, Fink NE, et al.: Efficacy of ofloxacin vs. cefazolin and tobramycin in the therapy of bacterial keratitis: report from the Bacterial Keratitis Research Group, *Arch Ophthalmol* 113:1257–1265, 1995.
7. Jhanji V, Young AL, Mehta JS, et al.: Management of corneal perforation, *Surv Ophthalmol* 56(5):522–538, 2011.
8. Bertino J: Impact of antibiotic resistance in the management of ocular infections: the role of current and future antibiotics, *Clin Ophthalmol* 3:507–521, 2009.
9. Haas W, Pillar CM, Torres M, et al.: Monitoring antibiotics resistance in ocular microorganisms: results from the antibiotic resistance monitoring in ocular microorganisms (ARMOR) 2009 surveillance study, *Am J Ophthalmol* 152(4):567–574, 2011.
10. Alexandrakis G, Haimovici R, Miler D, et al.: Corneal biopsy in the management of progressive microbial keratitis, *Am J Ophthalmol* 129(5):571–576, 2000.
11. Srinivasan M, Mascarenhas J, Prashanth CN: Distinguishing infective versus noninfective keratitis, *Indian J Ophthalmol* May-Jun 56(3):203–207, 2008.

12. Kumar P: Gonorrhea presenting as red eye: rare case, *Indian J Sex Transm Dis* 33(1):47–48, 2012.
13. Wilhelmus KR, Gee L, Hauck WW, et al.: Herpetic eye disease study: a controlled trial of topical corticosteroids for herpes simplex stromal keratitis, *Ophthalmology* 101:1883–1895, 1994.
14. Herpetic Eye Disease Study Group: Oral acyclovir for herpes simplex virus eye disease: effect on prevention of epithelial keratitis and stromal keratitis, *Arch Ophthalmol* 118:1030–1036, 2000.
15. *Sharma DP, Sharma S, Wilkins MR: Microbial keratitis after corneal laser refractive surgery, Future Microbiol* 6(7):819–831, 2011.
16. Solomon R, Donnenfeld ED, Holland EJ, Yoo SH, Daya S, Guell JL, Mah FS, Scoper SV, Kim T: Microbial keratitis trends following refractive surgery: results of the ASCRS infectious keratitis survey and comparisons with prior ASCRS surveys of infectious keratitis following keratorefractive procedures, *J Cataract Refract Surg* 37(7):1343–1350, 2011.
17. Smith RJ, Maloney RK: Diffuse lamellar keratitis: a new syndrome in lamellar refractive surgery, *Ophthalmology* 105:1721–1726, 1998.
18. *Donnenfeld ED, Kim T, Holland EJ, Azar DT, Palmon R, Rubenstein JB, Daya S, Yoo SH: Management of infectious keratitis following laser in situ keratomileusis – American Society of Cataract and Refractive Surgery White Paper, J Cataract Refract Surg* 31(10):2008–2011, 2005.

OFTALMIA NEONATAL
Janine G. Tabas ▪ *Kristin M. DiDomenico*

1. **Qual é a apresentação típica da oftalmia neonatal (*ophthalmia neonatorum*)?**
   A inflamação da conjuntiva no primeiro mês de vida é classificada como oftalmia neonatal (conjuntivite neonatal). Observa-se secreção purulenta ou mucoide de um ou de ambos os olhos. Além da injeção da conjuntiva, observa-se, quase sempre, a presença de edema e eritema das pálpebras.

2. **Qual é o meio usual de transmissão para conjuntivite neonatal?**
   Em geral, a conjuntivite é transmitida ao recém-nascido pela passagem pelo colo do útero infectado da mãe no parto e reflete infecções sexualmente transmitidas prevalentes na comunidade. Os organismos podem ascender ao útero também e assim causar conjuntivite mesmo no parto por cesariana. A infecção também pode-se disseminar a partir de pessoas que carreguem o bebê logo após o parto.

3. **Qual é a causa mais comum de conjuntivite neonatal nos EUA?**
   A conjuntivite neonatal é a doença ocular mais comum dos neonatos. Ela é causada, quase sempre, por *Chlamydia trachomatis* (6,2/1.000 nascidos vivos). Há 100 anos, o organismo *Neisseria gonorrhoeae* era a causa principal de cegueira em lactentes. Atualmente, a conjuntivite gonocóccica é menos observada em nações industrializadas (3/1.000 nascidos vivos) por causa da profilaxia ocular neonatal e melhor avaliação pré-natal.

4. **Relacione as causas comuns de oftalmia neonatal, suas apresentações clínicas mais comuns e seu tempo aproximado de manifestação após o nascimento.**
   Consultar Quadro 9-1.

Quadro 9-1. Causas Comuns de Oftalmia do Neonato com Momento de Abertura do Quadro e Características Típicas

TIPO	ABERTURA DO QUADRO	CARACTERÍSTICAS TÍPICAS
Química (p. ex., gotas de nitrato de prata)	Algumas horas após a instilação	Secreção serosa leve e autolimitada (às vezes purulenta) Duração: 24-36 horas
Chlamydia trachomatis	5-14 dias	Secreção purulenta espessa, leve a moderada (a intensidade é variável). Conjuntiva eritematosa, com maior envolvimento da área palpebral que do bulbar
Neisseria gonorrhoeae	24-48 horas	Secreção purulenta, copiosa e superaguda Edema das pálpebras e quemose são comuns
Bacteriana (não gonocóccica)*	Após 5 dias	Apresentação variável, dependendo do organismo
Herpética	Em 2 semanas	Injeção leve da conjuntiva Secreção sorossanguínea Erupção vesicular nas pálpebras é às vezes observada A maioria apresenta doença herpética sistêmica concominante

Staphylococcus aureus, Staphylococcus epidermidis, Streptococcus pneumoniae, Streptococcus viridans, Haemophilus influenzae, Escherichia coli, Pseudomonas aeruginosa.

5. Que tipo de conjuntivite neonatal está associado às complicações mais graves para o olho?
O organismo *N. gonorrhoeae* tem a habilidade de penetrar em células epiteliais intactas e se dividir dentro delas. O início é agudo e pode evoluir, rapidamente, para perfuração de córnea e endoftalmite.

> **PONTOS-CHAVE: CAUSAS MAIS COMUNS DE CONJUNTIVITE NEONATAL**
> 1. Químicas.
> 2. *Chlamydia*.
> 3. Gonocóccica.
> 4. Bacteriana.
> 5. Herpética.

6. Qual outra ferramenta diagnóstica é usada para diferenciar as várias causas de conjuntivite neonatal?
Na maioria dos casos, não se pode confiar unicamente em características clínicas e no momento de abertura do quadro para um diagnóstico preciso; portanto, a terapia inicial deverá se basear também nos resultados das colorações de Gram e Giemsa realizadas imediatamente em *swabs* e raspagens. As características clássicas são mostradas no Quadro 9-2. Entretanto, os achados clássicos não são observados em todos os casos. Amostras também são enviadas para cultura e testes de sensibilidade e de detecção de antígenos. Os esquemas terapêuticos são ajustados de acordo, uma vez conhecidos os resultados e observada a resposta clínica. A reação em cadeia da polimerase provavelmente desempenha papel cada vez maior na identificação de patógenos causando conjuntivite, em razão de sua alta sensibilidade e especificidade.

Quadro 9-2. Achados com Corantes de Gram e Giemsa nas Várias Causas de Conjuntivite Neonatal

CAUSA	CORANTE	ACHADOS
Química	Gram	Neutrófilos polimorfonucleares (PMNs)
Chlamydia	Giemsa	Corpos de inclusão intracitoplasmáticos basofílicos em células epiteliais da conjuntiva
Gonocóccica	Gram	Diplococos intracelulares Gram-negativos em PMNs
Bacteriana	Gram	Organismos Gram-positivos ou Gram-negativos
Herpes simples	Giemsa	Células gigantes multinucleadas, linfócitos, células plasmáticas

7. Em um neonato, a reação folicular na conjuntiva é mais indicativa de infecção por *Chlamydia* ou gonocóccica?
Nenhuma das opções. Reações foliculares não são observadas no neonato por causa da imaturidade do sistema imune.

8. Por que a profilaxia de Crede (gotas de nitrato de prata a 2%) não é mais o agente padrão de escolha para a prevenção de rotina da conjuntivite neonatal?
A profilaxia de Crede não é mais o agente profilático preferido por causa de alta incidência de conjuntivite química associada.

9. O que é usado atualmente para a profilaxia neonatal?
A *American Academy of Pediatrics* endossa o uso de tetraciclina a 1% ou pomada de eritromicina a 0,5% para a profilaxia neonatal. Isto visa principalmente a prevenir a conjuntivite gonocóccica, que pode ter consequências oculares devastadoras. Essa profilaxia também é efetiva para infecção por *Chlamydia*.

10. Qual é o diagnóstico diferencial de conjuntivite neonatal?
- **Trauma de parto:** Geralmente evidente pela história.
- **Corpo estranho/abrasão da córnea:** Geralmente diagnosticada por uma combinação de história e exame com fluoresceína.
- **Glaucoma congênito:** Os sinais iniciais são: lacrimejamento, fotofobia, blefaroespasmo e irritabilidade. Os sinais tardios incluem edema de córnea e aumento da córnea. A pressão intraocular é elevada.
- **Obstrução do ducto nasolacrimal:** Ocorre em 6% dos neonatos e está geralmente associada a edema do canto interno e aderência das pálpebras. O lacrimejamento é comum, e a conjuntiva em geral não é afetada.

- **Dacriocistite:** Infecção da bolsa lacrimal com eritema e edema do canto interno e injeção da conjuntiva nasal. A drenagem purulenta pode, com frequência, ser obtida com a expressão do ponto lacrimal.

11. Qual é o tratamento sistêmico indicado para conjuntivite neonatal? Por quê?
O tratamento sistêmico é necessário para todos os casos de conjuntivite por *Chlamydia*, gonococos e herpes em razão do potencial para doença grave disseminada. Um exame sistêmico completo é realizado à época do diagnóstico para determinar a extensão da doença.

12. Relacione as sequelas potenciais, oculares e sistêmicas, da conjuntivite neonatal não tratada.
Consultar Quadro 9-3.

Quadro 9-3. Sequelas Oculares e Sistêmicas de Conjuntivite Neonatal Não Tratada

TIPO	OCULAR	SISTÊMICA
Química	Nenhuma (entidade autolimitada)	Nenhuma
Chlamydia	A infecção crônica pode causar cicatriz na córnea e simbléfaro (aderência da pálpebra ao olho)	Pneumonite e otite média
Gonocóccica	Ulceração da córnea, perfuração e endoftalmite (pode ocorrer dentro de 24 h da manifestação)	Meningite, artrite, sepse e morte
Bacteriana	Espécie *Pseudomonas* pode causar úlcera de córnea, perfuração e endoftalmite	Geralmente nenhuma
Herpética	Recorrências durante toda a vida podem causar cicatriz corneana e ambliopia profunda. A coriorretinite e catarata também podem ocorrer	Meningite e doença disseminada do SNC (taxa de mortalidade pode chegar a 85%)

SNC, sistema nervoso central.

13. Qual é o tratamento para conjuntivite por *Chlamydia*?
O xarope de eritromicina via oral é administrado por duas a três semanas (50 mg/kg/dia divididos em quatro doses). A eritromicina tópica ou pomada à base de sulfa pode ser usada quatro vezes ao dia, embora não haja evidência clara de que seja eficaz. A mãe e seu parceiro sexual também devem ser tratados com tetraciclina oral, 250 a 500 mg quatro vezes ao dia, ou doxiciclina, 100 mg duas vezes ao dia, durante 7 dias para doença sistêmica presumida, mesmo se assintomática. A tetraciclina não pode ser usada em crianças, gestantes ou lactantes porque causará manchas na dentição em desenvolvimento.

PONTOS-CHAVE: POTENCIAIS COMPLICAÇÕES SISTÊMICAS DA CONJUNTIVITE NEONATAL
1. Pneumonite.
2. Meningite.
3. Otite.
4. Artrite.
5. Sepse/morte.

14. Qual é o tratamento para conjuntivite gonocóccica?
Como resultado da alta incidência de organismos resistentes à penicilina, o *Centers for Disease Control and Prevention* (nos EUA) recomenda o tratamento com antibióticos penicilinase-resistentes. A ceftriaxona intravenosa (uma cefalosporina de terceira geração) é iniciada imediatamente e administrada por sete dias em doses de 25 a 50 mg/kg/dia. A forma intravenosa pode ser alterada para um equivalente oral, após observação de melhora significativa, para completar o curso de sete dias. Uma dose intramuscular única de 125 mg de ceftriaxona ou uma dose intramuscular de 100 mg/kg de cefotaxima administradas imediatamente após o diagnóstico é um tratamento alternativo aceito. Essa única dose parenteral também é indicada para bebês nascidos de mães com infecções gonocóccicas conhecidas, mesmo sem o diagnóstico de conjuntivite.

A pomada de bacitracina é administrada topicamente quatro vezes ao dia, e a lavagem com soro fisiológico é feita de hora em hora até a eliminação da secreção. Em geral, os pacientes são hospitalizados e avaliados quanto à evidência de disseminação.

Em razão da alta incidência de infecção concomitante por *Chlamydia* em mulheres que contraem gonorreia, o bebê, a mãe e seu parceiro sexual também são tratados sistemicamente para esse organismo. A avaliação com testes para outras doenças sexualmente transmitidas também é razoável.

15. Qual é o tratamento para conjuntivite bacteriana?

A conjuntivite bacteriana é tratada com pomada de eritromicina ou gentamicina aplicada quatro vezes ao dia, durante duas semanas, para resultados de *swabs* da conjuntiva com Gram-positivos ou Gram-negativos, respectivamente. A escolha do antibiótico poderá ser alterada mais tarde, uma vez conhecidos os resultados da cultura e sensibilidade. Em casos de envolvimento da córnea, como observado com organismos virulentos como a espécie *Pseudomonas,* os antibióticos tópicos fortificados são administrados e, quase sempre, suplementados com tratamento sistêmico.

PONTOS-CHAVE: POTENCIAIS COMPLICAÇÕES OCULARES DA CONJUNTIVITE NEONATAL

1. Cicatriz corneana.
2. Simbléfaro.
3. Perfuração da córnea.
4. Endoftalmite.

---

16. Qual é o tratamento para conjuntivite viral por herpes simples?

Aciclovir intravenoso, 10 mg/kg, administrado cada 8 horas durante 10 dias, junto com pomada de vidarabina a 3% (Vira-A), cinco vezes ao dia, ou trifluorotimidina a 1% (Vioptic) cada duas horas, por uma semana.

17. Como reduzir a incidência da oftalmia neonatal nas gerações futuras?

A população em maior risco de contrair a conjuntivite neonatal é a de crianças nascidas de mães sem os cuidados pré-natais adequados ou de mães envolvidas em abuso de drogas ilícitas. Por causa de sua elevada associação à doença sistêmica grave, a conjuntivite neonatal ainda representa uma questão importante de saúde pública no mundo todo. Embora não aceito universalmente, alguns países (p. ex., Suécia e Inglaterra) abandonaram o uso de profilaxia de rotina após o parto em favor da triagem cuidadosa para doenças sexualmente transmissíveis e melhores cuidados pré-natais.

WEBSITE

www.emedicine.com/oph/topic/325.htm

BIBLIOGRAFIA

Albert DM, Jakobiec FA: Principles and practice of ophthalmology, Philadelphia, 1994, W.B. Saunders.
Chandler JW: Controversies in ocular prophylaxis of newborns, Arch Ophthalmol 107:814–815, 1989.
Gerstenblith AT, Rabinowitz MP: The Wills eye manual, ed 6, Philadelphia, Lippincott, 2012, Williams & Wilkins.
Elnifro E, Storey C, Morris D, Rullo A: Polymerase chain reaction for detection of Chlmaydia trachomatis in conjunctival swabs, Br J Ophthalmol 81(6):497–500, 1997.
Hammerschlag M: Neonatal conjunctivitis, Pediatr Ann 22:346–351, 1993.
Laga M, Naamara W, Brunham R, et al.: Single-dose therapy of gonococcal ophthalmia neonatorum with ceftriaxone, N Engl J Med 315:1382–1385, 1986.
Matejcek A, Goldman R: Treatment and prevention of ophthalmia neonatorum, Can Fam Physician 59(11):1187–1190, 2013.
O'Hara M: Ophthalmia neonatorum, Pediatr Clin North Am 40:715–725, 1993.
Skuta G, Cantor L, Weiss J: Basic and clinical sciences course, Am Acad Ophthalmol 6(16):187–189, 2012.
Weiss A: Chronic conjunctivitis in infants and children, Pediatr Ann 22:366–374, 1993.

ANTIBIÓTICOS E ESTEROIDES TÓPICOS
Amir A. Azari ▪ *Christopher J. Rapuano*

CAPÍTULO 10

1. **Uma gota de colírio de antibiótico ou de esteroide é colocada no fórnix conjuntival. Discutir as barreiras a essa jornada para dentro do olho.**
   Muitos frascos de colírio dispensam gotas de 50 μL. Entretanto, só 20% desse volume são retidos pelo fundo de saco da conjuntiva, e o excesso flui imediatamente para as pálpebras. Do restante, cerca de 80% drena pelo sistema lacrimal. Além disso, por causa do índice de renovação lacrimal de 15% por minuto, quase todo o volume de medicamento aplicado topicamente desaparece do fundo de saco da conjuntiva em cerca de cinco minutos. Medicamentos irritantes produzem lacrimejamento reflexo e podem ser eliminados ainda mais rapidamente.
   Durante esses cinco minutos críticos, o medicamento tópico aplicado enfrenta vários obstáculos teciduais. A absorção pela conjuntiva dispersa rapidamente o medicamento por via sistêmica pela vasculatura conjuntival. A pequena porção que penetra na esclera enfrenta a impermeabilidade relativa da esclera e as junções apertadas do epitélio do pigmento da retina. A córnea impõe três barreiras diferentes à entrada do medicamento. O epitélio e o endotélio da córnea possuem junções apertadas que forçam as drogas a passar através das membranas celulares e limitam a passagem de drogas hidrofílicas. O estroma da córnea é rico em água e limita o movimento de drogas lipofílicas. Mesmo após entrada na câmara anterior, o cristalino efetivamente limita a maior parte da penetração do medicamento, e muito pouco penetra no segmento posterior do olho através da administração tópica.
   Essas barreiras formidáveis parecem intransponíveis, mas a inflamação e a infecção reduzem a eficácia delas e modificações da droga e/ou de seu veículo podem facilitar a penetração no olho. Além disso, o sítio de ação desejado pode ser a superfície ocular e não o interior do olho.

2. **Em razão das barreiras mencionadas, como poderíamos aumentar a absorção de antibióticos ou esteroides tópicos no sítio de ação desejado?**
   O paciente pode realizar a oclusão dos pontos lacrimais para reduzir o volume de drenagem pelo sistema lacrimal em 65% e deixar mais medicamento para a absorção intraocular. Naturalmente, a instilação frequente também aumenta essa absorção, mas o limite prático é, provavelmente, cada cinco minutos porque a gota subsequente pode lavar a gota anterior antes da absorção intraocular.
   Alterar as características da droga e/ou de seu veículo também pode melhorar a administração. Aumentar a concentração da droga pode estar limitada pela solubilidade da substância no veículo, e a alta tonicidade de concentrações mais altas desencadeia o lacrimejamento reflexo que elimina rapidamente a droga da superfície ocular. O aumento da solubilidade lipídica da droga parece promover também a passagem pela córnea, apesar da barreira dupla característica da córnea. Além disso, a adição de surfactantes que alteram a barreira epitelial da córnea aumentando dramaticamente a absorção da droga.

3. **Nomeie as quatro formulações diferentes de medicamentos tópicos e as vantagens e desvantagens de cada um deles.**
   - **Soluções:** São fáceis de instilar, mas o tempo de contato é mínimo, exigindo administração frequente. Além disso, a característica de absorção induz à superdosagem transitória e toxicidade.
   - **Suspensões:** Permitem tempo de contato mais longo, mas a natureza particular da preparação poderá irritar e desencadear o lacrimejamento reflexo. As suspensões se alojam no fundo do frasco e precisam ser agitadas antes de instilar o colírio. Os pacientes também podem-se queixar de acúmulo dos precipitados ou se esquecer de agitar o frasco antes da administração do colírio.
   - **Gel:** A substância é mais viscosa do que as soluções e as suspensões e fica retida no olho por mais tempo, permitindo a melhor penetração dos princípios ativos. Ao contrário das suspensões, em que o princípio ativo pode-se precipitar, o gel permite distribuição mais uniforme.
   - **Pomadas:** Aumentam mais ainda o tempo de contato, exigindo menos instilações, mas deixam uma película sobre o olho que turva a visão. Além disso, as drogas solúveis em água não se dissolvem no veículo da pomada e estão presentes como cristais. Esses cristais ficam alojados no veículo da pomada até que a superfície da pomada entre em contato com a superfície ocular, após o veículo da

mesma liquefazer pela exposição à temperatura corporal. Esse tipo de absorção permite a entrada de quantidades constantes, porém pequenas, da droga.

Outros métodos de administração incluem lentes de contato gelatinosas, implante ocular solúvel ou dispositivos para implante. Os medicamentos inseridos em *plugs* nos pontos lacrimais também estão sendo estudados.

> **PONTOS-CHAVE: ESTRATÉGIAS PARA AUMENTAR A PENETRAÇÃO DE MEDICAMENTOS TÓPICOS**
> 1. Oclusão dos pontos lacrimais.
> 2. Aumento da frequência.
> 3. Aumento da concentração da droga na gota.
> 4. Aumento da solubilidade lipídica da droga.
> 5. Uso de surfactantes para alterar a barreira epitelial da córnea.

4. Quais são algumas das indicações para uso de antibióticos tópicos?

Os antibióticos tópicos são usados para tratar conjuntivite, ulceração da conjuntiva, ulceração da córnea e canaliculite. Eles são usados também como profilaxia contra infecções antes e após cirurgias oculares, como: cataratas, glaucoma, retina, transplante de córnea, cirurgia refrativa e cirurgias da superfície ocular. Os antibióticos tópicos são usados também como profilaxia em pacientes com defeitos do epitélio da córnea e, em alguns casos, em pacientes usuários de lentes de contato terapêuticas. A profilaxia com antibióticos está se tornando mais controversa, pois pode fazer seleção de bactérias resistentes.

5. Um senhor de 60 anos se queixa de formação de crostas nas pálpebras pela manhã e sensação crônica de corpo estranho [no olho]. O exame revela blefarite moderada com numerosos colarinhos ao redor dos cílios. O que deve ser recomendado?

Em geral, a blefarite responde satisfatoriamente a compressas mornas e raspagem das pálpebras, mas gel ou pomadas de antibiótico aplicados à base dos cílios ou conjuntiva podem ajudar, especialmente quando são observados numerosos colarinhos ao redor dos cílios. O uso frequente de pomadas antibióticas inclui: eritromicina, bacitracina e Polysporin. A azitromicina está disponível como gota de gel oftálmico. Eritromicina e azitromicina são antibióticos de macrolídeos que inibem a síntese da proteína bacteriana ao aderirem à unidade ribossômica 50S. Eles têm largo espectro de cobertura, mas apresentam absorção intraocular relativamente baixa. São mais apropriados para blefarite e conjuntivite. Bacitracina é composta de numerosos polipeptídeos que inibem a síntese da parede celular bacteriana. Polysporin combina bacitracina e polimixina B, que são peptídeos que atuam como detergentes para a lise das membranas das células bacterianas e oferecem melhor cobertura de bactérias Gram-negativas.

6. Uma mulher de 30 anos com sintomas de "resfriado" se apresenta com vermelhidão e secreção mucoide em ambos os olhos. Os sintomas oculares começaram no olho direito há uma semana, mas agora envolvem os dois olhos, apesar do tratamento do olho direito com sulfacetamida quatro vezes ao dia, como prescrito pelo médico da família. O exame revela conjuntivite folicular bilateral com adenopatia pré-auricular. O que se deve recomendar?

A história e o exame são coerentes com o quadro de conjuntivite viral. Lágrimas artificiais e compressas frias podem oferecer algum conforto. Recomenda-se o acompanhamento em uma ou duas semanas para pesquisar quanto a um quadro potencial de conjuntivite membranosa que pode exigir esteroides tópicos. Sulfacetamida é um análogo estrutural bacteriostático do ácido *p*-aminobenzoico e inibe a síntese do ácido fólico. Ela tem amplo espectro de cobertura e boa penetração corneana. É mais eficaz quando combinada com trimetoprim, que bloqueia o metabolismo bacteriano do folato. Esse medicamento parece ser usado com frequência por profissionais não oftalmologistas para tratamento inicial de olhos vermelhos; é adequado para conjuntivite bacteriana leve, mas não ajuda no quadro de conjuntivite viral.

7. Uma senhora de 55 anos se queixa de secreção e vermelhidão do olho direito há quatro semanas. O médico da família informou que ela sofria de "olho vermelho" e prescreveu pomada de eritromicina, depois sulfacetamida e então ciprofloxacina, mas os sintomas não melhoraram. O exame revela conjuntivite papilar difusa com secreção purulenta. Não há adenopatia pré-auricular ou história anterior de sintomas de "resfriado". O que o médico deve fazer?

A paciente tem conjuntivite crônica, possivelmente bacteriana. A terapia tópica geralmente traz alívio rápido, e o médico deverá se certificar de que ela tome os medicamentos de modo adequado. Assumindo-se que ela esteja instilando os medicamentos no olho no regime de dosagem apropriado, culturas da conjuntiva podem ser conduzidas em busca de bactérias resistentes ou incomuns. A verificação para *Chlamydia* ocular também pode ajudar. A dacriocistite crônica deverá ser investigada, aplicando-se pressão firme abaixo do tendão do canto medial na tentativa de produzir uma secreção purulenta diagnóstica através dos pontos lacrimais. A presença de abscesso no saco nasolacrimal pode fornecer uma fonte de bactérias resistentes aos antibióticos tópicos.

8. **Um homem de 25 anos mantendo uma toalha sobre o olho direito queixa-se de secreção copiosa que começou pela manhã. O exame revela hiperemia difusa da conjuntiva e quemose com secreções espessa e purulenta. Observa-se também a existência de adenopatia pré-auricular proeminente. O que deve ser feito?**
A conjuntivite bacteriana hiperaguda em pacientes sexualmente ativos deverá levar à obtenção de esfregaços e culturas urgentes da conjuntiva em busca de conjuntivite gonocóccica. Embora rara, essa doença exige antibióticos sistêmicos imediatos, com antibióticos tópicos só como tratamento adjunto.

9. **Um médico de 26 anos, residente em cirurgia geral e com doutorado em farmacologia se apresenta com sensação de corpo estranho e fotofobia em ambos os olhos após dormir com lentes de contato gelatinosas durante seu plantão. Observa-se a presença de uma úlcera de córnea de 2 mm em área médio-periférica cercada por edema do estroma da córnea, com reação escassa da câmara anterior. O que deve ser feito?**
As chances de desenvolvimento de úlcera de córnea aumentam 10 vezes quando o paciente dorme com lentes de contato. Recomendam-se as culturas da córnea, embora alguns oftalmologistas possam tratar pequenas úlceras de córnea sem as culturas.

A terapia inicial deverá cobrir um amplo espectro de bactérias. Tradicionalmente, têm sido usados a cefalosporina fortificada e os aminoglicosídeos, mas muitos acreditam que as fluoroquinolonas oferecem eficácia similar (especialmente para úlceras pequenas) com menos toxicidade. Além disso, os antibióticos tópicos fortificados não estão disponíveis universalmente e precisam ser refrigerados.

As *fluoroquinolonas* inibem a síntese do DNA bacteriano ao aderirem à DNA girase e inibirem o superespiralamento (*supercoining*) do DNA bacteriano. Elas oferecem um espectro de cobertura excelente em estudos *in vitro*, embora exista resistência cada vez maior dos organismos *Staphylococcus aureus* resistentes à meticilina e dos *Staphylococcus* negativos para coagulação e resistentes à meticilina. Ainda assim, elas parecem ser altamente eficazes para a maioria das úlceras de córnea, especialmente aquelas induzidas por lentes de contato, mas grandes séries clínicas voltadas para a resistência e a falha de tratamento não foram concluídas.

Os *aminoglicosídeos* aderem às subunidades ribossômicas bacterianas e interferem na síntese de proteínas. Eles oferecem um amplo espectro de cobertura, mas exigem transporte para o interior das bactérias, o que pode ser reduzido em ambientes anaeróbios de um abscesso. A coadministração de antibióticos tópicos que alteram a estrutura da parede celular bacteriana melhora a penetração do aminoglicosídeo nas bactérias e produz efeito sinérgico.

As *cafalosporinas* são antibióticos betalactâmicos sintetizados ou derivados de compostos isolados do fungo *Cephalosporium acremonium*. Eles inibem a transpeptidase bacteriana, que é crítica para a síntese da parede celular bacteriana. Em geral, as gerações mais modernas fornecem cobertura mais ampla com atividade Gram-negativa melhor, mas Gram-positiva pior. Cefazolina é uma cefalosporina de primeira geração que é tradicionalmente combinada com um aminoglicosídeo para o tratamento inicial de úlceras de córnea mais graves ou de localização central. Ela cobre organismos Gram-positivos e alguns Gram-negativos, mas perde a espécie *Pseudomonas* e, por isso, exige a adição de um aminoglicosídeo ou fluoroquinolona para cobertura inicial de amplo espectro.

10. **Após a condução das culturas de córnea, o paciente é instruído a instilar gotas de ciprofloxacina cada hora, o dia todo. No dia seguinte, a dor piora, e a úlcera de córnea aumentou para 3 mm com secreção purulenta persistente. Qual deve ser o próximo passo no tratamento?**
Certificar-se de que as gotas estão penetrando no olho. Solicitar que o paciente demonstre a administração do colírio. Várias gotas vão ao chão, depois nas bochechas e finalmente ele anuncia sucesso quando as gotas chegam às pálpebras fechadas. Com frequência, a falha se deve à administração incorreta. Os pacientes deverão ser observados ao instilarem as gotas oculares. Um amigo ou pessoa da família poderá administrar o colírio para se ter certeza de que as gotas estão chegando à fonte de infecção, especialmente quando é necessária a instilação frequente. Na verdade, alguns pacientes exigem hospitalização para receberem administração intensiva de colírios.

Além disso, o paciente deverá receber o medicamento com mais frequência. A dose de ciprofloxacina para úlceras de córnea recomendada pelo fabricante é de duas gotas cada 15 minutos para as primeiras 6 horas, seguidas de duas gotas cada meia hora para o resto do dia. A seguir, são sugeridas duas gotas por hora para o segundo dia, diminuindo para duas gotas cada 4 horas para os dias 3 a 14. Entretanto, esse regime pode ser alterado em resposta ao exame clínico e resultados da cultura. A instilação frequente de ciprofloxacina pode produzir um precipitado branco sobre a úlcera, mas que não parece impedir a atividade bactericida e, em geral, se resolve quando a instilação é gradualmente reduzida.

O medicamento ofloxacina também é usado, mas tem recomendações diferentes do fabricante:
- **Dias 1 e 2:** Uma a duas gotas cada meia hora enquanto acordado.
- **Acordado às 4 e 6 horas após o repouso:** Uma a duas gotas.
- **Dias 3 a 7 ou 9:** Uma a duas gotas de hora em hora enquanto acordado.
- **Dias 7-9 até o final do tratamento:** Uma a duas gotas quatro vezes ao dia.

As fluoroquinolonas, gatifloxacina, moxifloxacina e besifloxacina de quarta geração também estão disponíveis com melhor cobertura Gram-positiva e cobertura Gran-negativa comparável. Esses medicamentos não foram aprovados pela FDA (nos EUA) para o tratamento de úlceras de córnea, mas são frequentemente usados em regime *off-label*.

11. **Agora o paciente prefere um regime de tratamento "comprovado" com uma longa história e solicita antibióticos tópicos fortificados. Entretanto, ele lembra que a concentração bactericida mínima para a maioria das bactérias patogênicas está muito abaixo daquela fornecida pelos antibióticos fortificados e acusa o médico de estar desperdiçando dinheiro e medicamentos. Ele está certo?**
Não. Os resultados *in vitro* e *in vivo* em outros sítios do corpo podem não ser aplicáveis ao olho. Na verdade, no vítreo, a relação dose-resposta tem demonstrado em até 100 vezes a concentração bactericida mínima *in vitro*.

12. **O paciente menciona ser alérgico à penicilina e teme uma possível anafilaxia. Quais antibióticos o médico deverá escolher? Como ele deverá iniciar a terapia?**
A penicilina não é usada com frequência em oftalmologia por causa da má penetração no olho e de seu transporte ativo para fora do olho pelo sistema orgânico de transporte ácido do corpo ciliar. Entretanto, a inflamação melhora a penetração ocular. A penicilina inibe a transpeptidase bacteriana e evita a síntese da parede celular das bactérias. Variedades de modificação do composto original produziram vários espectros de atividade. As penicilinas G e V ainda são altamente eficazes para muitas bactérias Gram-positivas e Gram-negativas, mas muitas cepas de *S. aureus* e de *S. epidermidis* agora se mostram resistentes. As penicilinas resistentes à penicilinase, como meticilina, são úteis para estafilococos produtores de penicilinase. As penicilinas de amplo espectro, ampicilina e amoxicilina possuem melhor cobertura Gram-negativa, e as penicilinas semissintéticas, como carbenicilina, piperacilina e ticarcilina, estendem sua cobertura às espécies *Pseudomonas, Enterobacter* e *Proteus*.

A resposta alérgica imediata à penicilina, como urticária e anafilaxia, é contraindicação significativa ao uso dessa droga e há 10% de reatividade cruzada com as cefalosporinas. Portanto, para pacientes com alergia à penicilina, a cefazolina deverá ser substituída por vancomicina. Vancomicina é um glicopeptídeo complexo que inibe a síntese da parede celular bacteriana com cobertura principalmente Gram-positiva, incluindo *S. aureus* e *Streptococcus fecalis*, que é um patógeno bacteriano frequente em infecções de bolhas filtrantes.

Como já mencionado, um aminoglicosídeo é sinérgico com antibióticos inibidores da parede celular, e o paciente deverá começar a receber vancomicina fortificada e tobramicina. Administrar quatro doses ao paciente – doses alternadas cada 5 minutos – seguidas de alternação cada meia hora a uma hora. A dosagem real pode variar em instituições diferentes.

13. **Na manhã seguinte a úlcera parece pior com infiltrado de 4 mm na córnea e material purulento sobre a úlcera. A cultura da córnea confirma o *Pseudomonas aeruginosa*. Por que o paciente não melhorou?**
As úlceras de córnea por *Pseudomonas* exigem, às vezes, cobertura dupla. Piperacilina ou ticarcilina fortificadas poderão ser adicionadas em um paciente não alérgico à penicilina. A ciprofloxacina frequente (ou outra fluoroquinolona) também poderá ser reassumida, especialmente neste caso.

14. **No dia seguinte a úlcera parece estável, mas o paciente se queixa de dor persistente e talvez piorando. O exame revela defeitos pontilhados difusos no epitélio da córnea, eritema da conjuntiva inferior e pálpebras inferiores inchadas. O que se deve fazer?**
Com frequência, a toxicidade é menos intensa com a administração tópica; na verdade, alguns antibióticos tópicos comuns, como neomicina e polimixina, não podem ser administrados por via intravenosa, por causa da toxicidade sistêmica. Entretanto, regimes intensivos de antibióticos potentes produzem, quase sempre, toxicidade de superfície com envolvimento proeminente da conjuntiva mais na inferior que na superior. A toxicidade está relacionada com vários fatores, incluindo o pH da gota antibiótica e a presença de conservantes na solução. Gotas de antibióticos fortificados, que são preparadas diluindo-se antibióticos intravenosos com lágrimas artificiais sem conservantes e moxifloxacina tópica, não têm conservantes. Às vezes, só analgésicos e compressas frias podem ser administrados se a infecção não estiver sob

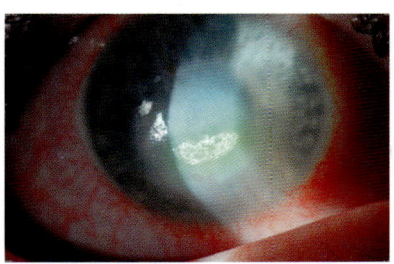

Figura 10-1. Segmento anterior do olho direito demonstrando depósitos cristalinos superficiais refratários cobrindo uma área de defeito epitelial em paciente tratado com curso prolongado de ciprofloxacina tópica.

controle. A vancomicina fortificada deverá ser reduzida ou descontinuada, porque a tobramicina e a ciprofloxacina são mais importantes para úlceras por *Pseudomonas e pela aparência estável da úlcera.*

15. **Uma semana depois o paciente se apresenta com queixas de infiltrado branco e denso na córnea. O exame revela materiais superficiais denso e branco, com aparência arenosa na área da úlcera em processo de cicatrização (Fig. 10-1). O que está acontecendo?**
    O uso prolongado de ciprofloxacina em gotas ou pomadas causa depósitos macroscópicos característicos em até 20% dos pacientes através de um epitélio de córnea comprometido. Esses depósitos acabam desaparecendo após suspensão do medicamento de ciprofloxacina ocular.

16. **A melhora do paciente é lenta, mas a opacidade significativa da córnea permanece. Ele gostaria de ter visão binocular para sua carreira como cirurgião e solicita que essa opacidade seja eliminada. Como o médico deverá agir?**
    Ler mais para aprender sobre esteroides tópicos. Com frequência, as opacidades inflamatórias diminuem significativamente com esteroides tópicos. Quando, quanto e por quanto tempo usar esses medicamentos é controverso, mas um estudo clínico dessas drogas é sempre justificado antes de se considerarem opções cirúrgicas. A infecção deverá estar sob controle antes de se aplicarem quaisquer esteroides tópicos.

PONTOS-CHAVE: ÚLCERAS DE CÓRNEA
1. Úlceras pequenas e não centrais podem ser tratadas sem cultura.
2. Inicialmente, fluoroquinolonas cada meia hora podem oferecer eficácia similar com menos toxicidade que os antibióticos tópicos fortificados.
3. Úlceras por *Pseudomonas* podem exigir cobertura dupla.
4. O uso de esteroides tópicos quando a infecção já estiver sob controle poderá diminuir o tamanho e a densidade da cicatriz.

17. **Revisão dos antibióticos tópicos atualmente disponíveis em seus nomes genéricos e de marcas registradas.**
    Consultar Quadro 10-1.

18. **Como os esteroides tópicos funcionam?**
    Os mecanismos de ação específicos dos esteroides não estão totalmente esclarecidos. Ao nível molecular, a inibição da liberação de ácido araquidônico dos fosfolipídios pode ser o efeito mais importante. Esse ácido é convertido em prostaglandinas e compostos relacionados que são mediadores potentes de inflamação. Ao nível celular, os esteroides devem ser carregados para o citoplasma, onde aderem a receptores solúveis e, a seguir, penetram no núcleo para alterar a transcrição de várias proteínas envolvidas em regulação imune e inflamação. Ao nível dos tecidos, os esteroides suprimem os sinais cardinais de inflamação como: edema, calor, dor e vermelhidão através de vários mecanismos. Eles causam vasoconstrição e reduzem a permeabilidade vascular para as células inflamatórias. As membranas celulares e intracelulares são estabilizadas para inibir a liberação de mediadores inflamatórios, como a histamina. A leucocitose neutrofílica é inibida, e o recrutamento e migração de macrófagos também são reduzidos. Em resumo, os esteroides são agentes anti-inflamatórios e imunossupressores potentes com ampla margem de aplicações oftálmicas, mas suas reações adversas, assim como seus benefícios, deverão ser compreendidos antes do uso.

Quadro 10-1. Antibióticos Tópicos Atualmente Disponíveis

GENÉRICO	MARCA REGISTRADA	CLASSE	PREPARAÇÃO
Gentamicina	Genoptic S.O.P.	Aminoglicosídeos	Pomada ou solução a 0,3%
Tobramicina	Garamycin		Pomada ou solução a 0,3%
	Gentacidin		
	Gentak		
	Tobrex		
Besifloxacino	Besivance	Fluoroquinolonas	Suspensão a 0,6%
Ciprofloxacino	Ciloxan		Solução ou pomada a 0,3%
Ofloxacino	Ocuflox		Solução a 0,3%
Norfloxacino	Chibroxin		Solução a 0,3%
Moxifloxacino	Vigamox		Solução a 0,5%
Gatifloxacino	Zymar		Solução a 0,3%
Levofloxacino	Quixin		Solução a 0,5%
Azitromicina	Azasite	Macrolídeos	Solução em gota de gel a 1%
Eritromicina	Ak-Mycin		Pomada a 0,5%
	Ilotycin		
Sulfacetamida	Bleph-10	Sulfonamidas	Pomada ou solução a 10%
	Ak-Sulf		Pomada ou solução a 10%
	Sodium Sulamyd		Pomada ou solução a 10%
Polimixina B	Neomycin	Polimixinas	10.000 unidades, 1,75 mg
	Gramicidin (Neosporin)		0,025 mg/mL solução
Tetraciclina		Tetraciclina	Solução ou pomada a 1%
Bacitracina	AK-Tracin		Pomada de 500 unidades/g
Cloranfenicol	Chloromycetin		Pomada a 0,5%, solução a 1%
	Ocu-Chlor		
	Chloroptic		
Polimixina B/ trimetoprim	Politrim	Medicamentos antibióticos em combinação	10.000 unidades/mL de solução a 0,1%
Polimixina B/ bacitracina	Pomada de Polysporin		10.000 unidades/g, pomada de 500 unidades/g
Polimixina B/ bacitracina/ neomicina	Pomada de Neosporin		10.000 unidades, 3,5 mg, pomada de 400 unidades/g
Polimixina B/ neomicina/ gramicidina	Neosporin gotas		10.000 unidades, 1,75 mg, 0,025 mg

19. Uma vez que os esteroides não sejam a cura, quais categorias gerais de transtornos justificam o uso oftálmico de esteroides tópicos?

Abelson e Butrus identificam três categorias amplas de transtornos que justificam o uso de esteroides: processos pós-cirúrgicos, hiper-reatividade imune e processos imunes e infecciosos combinados. Notadamente, o uso de esteroides pós-cirúrgicos não foi bem avaliado em um estudo bem controlado e do tipo duplo-cego. Embora o uso desses medicamentos nesse cenário seja quase universal, alguns oftalmologistas informam o controle adequado de inflamações pós-operatórias com não esteroides tópicos para vários procedimentos oftálmicos. A segunda categoria inclui uveítes, conjuntivites alérgicas e juvenis, rejeições de enxerto de córnea e outros processos em que a atividade do sistema imune seja prejudicial ao tecido do hospedeiro. A última categoria inclui úlceras de córnea virais e bacterianas, especialmente as causadas por herpes-zóster e herpes simples, em que o controle de processos infecciosos deve ser equilibrado com o controle da inflamação que pode escarificar o delicado tecido ocular.

ANTIBIÓTICOS E ESTEROIDES TÓPICOS

20. O médico com opacidade residual da córnea deseja minimizar essa opacidade, mas está preocupado quanto às reações adversas em potencial dos esteroides tópicos. Como ele deve ser aconselhado?
A exacerbação da infecção existente com a reativação de organismos dominantes ou inibição da cicatrização da ferida é a preocupação mais imediata. Outras reações adversas bem conhecidas incluem glaucoma e cataratas, mas várias outras reações adversas já foram observadas, incluindo blefaroptose, atrofia da esclera ou da pele da pálpebra e midríase.

Em um estudo clínico multicêntrico randomizado, os investigadores compararam os efeitos de prednisolona fosfato sódico a 1% a um placebo em úlceras de córnea com cultura positiva para bactérias que foram tratadas com moxifloxacina tópica durante pelo menos 48 horas antes da randomização. Nenhuma melhora na melhor acuidade corrigida foi observada em 3 meses no grupo tratado com corticosteroides, em comparação ao grupo de placebo. Além disso, não houve diferenças no tamanho da cicatriz/infiltrado, no tempo de reepitelização e no índice de perfuração da córnea entre os grupos. Entretanto, a análise de subgrupos demonstrou que as úlceras com localização central e apresentando visão de conta dedos (*counting fingers – CF*) ou pior tiveram melhor desempenho no grupo tratado com esteroides. Após 1 ano, foi observada pequena melhora visual (uma linha) nos olhos tratados com esteroides, cujas úlceras não tivessem sido causadas por *Nocardia*, especialmente se os esteroides foram iniciados 2 a 3 dias após o início dos antibióticos, em oposição a 4 dias ou mais.

Com o uso frequente, a absorção sistêmica pode ser significativa e nesses casos a oclusão do canal lacrimal deverá ser incentivada. Um regime de 6 semanas de dexametasona fosfato sódico a 0,1% demonstrou suprimir o córtex suprarrenal e alguns pacientes com febre do feno sistêmica melhoraram com esteroides oculares tópicos. Naturalmente, todos esses efeitos são mais frequentes com o uso intensivo e crônico de esteroides.

21. Após discussão prolongada, o paciente concordou com os esteroides tópicos. Entretanto, dado seu interesse em farmacologia, ele solicitou uma pequena discussão da farmacocinética dos esteroides tópicos disponíveis.
Os esteroides tópicos podem ser preparados como soluções, suspensões ou pomadas. As preparações de fosfato podem ser feitas como soluções porque são altamente solúveis em água nos veículos aquosos, mas penetram menos bem em um epitélio de córnea intacto do que as suspensões de acetato ou de álcool, que possuem solubilidade bifásica. Apesar disso, a prednisolona fosfato a 1% atinge um nível significativo de 10 μg/g dentro de 30 minutos da instilação, o que melhora para 235 μg/g quando o epitélio da córnea é removido. A dexametasona fosfato penetra na córnea e na câmara anterior dentro de 10 minutos, atinge o máximo em 30 a 60 minutos e desaparece lentamente nas próximas 24 horas.

22. O paciente também solicita o uso do esteroide mais potente com afunilamento rápido de modo que o curso total possa ser encurtado. Qual deve ser o esteroide escolhido?
Os efeitos anti-inflamatórios de esteroides tópicos diferem, dependendo do ambiente clínico e do método de medição. Entretanto, certas generalizações podem ser feitas:
- Concentrações mais altas e instilações mais frequentes, de até cada 5 minutos, aumentam as concentrações de esteroides na córnea e no veículo aquoso.
- Com o epitélio da córnea intacto a suspensão de acetato de prednisolona > solução de dexametasona em álcool > solução de fosfato sódico de prednisolona > pomada de dexametasona fosfato.
- Com epitélio da córnea defeituoso, prednisolona fosfato sódico > solução de dexametasona fosfato, suspensão de acetato de prednisolona.

23. O paciente começa a receber acetato de prednisolona a 1% quatro vezes ao dia. A opacidade começa a ceder, mas ele volta ao consultório 2 dias depois com queixas de um precipitado branco que se forma na conjuntiva e insiste na mudança da medicação para prevenir esse acúmulo irritante. Qual é o esteroide escolhido agora?
As suspensões deixam um precipitado leitoso que alguns pacientes consideram desagradável. Além disso, apesar de se agitarem, os frascos antes da instilação, uma quantidade variável da suspensão pode ser administrada, se as partículas não forem distribuídas com uniformidade. Por isso, alguns oftalmologistas preferem soluções de fosfato apesar da potência mais baixa com o epitélio intacto. A mudança para prednisolona fosfato a 1% será razoável se melhorar a adesão do paciente ao tratamento.

24. No décimo dia da terapia com esteroides a opacidade da córnea está retrocedendo rapidamente, mas o paciente se queixa de sensação de corpo estranho. O exame revela grandes dendritos epiteliais da córnea. O que se deve fazer?
Os esteroides não causam ceratite herpética, mas podem promovê-la quando a presença viral é concomitante à presença de esteroides na superfície ocular. Com frequência, os dendritos são grandes e numerosos na presença de esteroides, e estes deverão ser rapidamente reduzidos ou suspensos. Natural-

mente, deve-se iniciar com dose cheia de um antiviral tópico (p.ex. ganciclovir ou trifluridina) ou de um antiviral oral (p. ex. aciclovir, valaciclovir ou fanciclovir).

25. **Felizmente, o dendrito cicatriza rapidamente e a opacidade anterior da córnea diminuiu significativamente com retorno à visão 20/20 naquele olho. Quatro anos se passaram, e o paciente agora está procurando emprego. As oportunidades são escassas, e a única oferta que ele tem é de uma empresa de saúde grande e organizada que espera usar as habilidades dele como farmacêutico, assim como médico como medida de redução de custo. É compreensível que ele esteja estressado. Agora ele observa fotofobia extrema e vermelhidão no olho. O exame revela edema estromal da córnea e precipitados ceráticos focalizados coerentes com ceratouveíte por herpes simples. O que se deve fazer?**
Muitos estímulos, incluindo o estresse, podem promover a recorrência da ceratite herpética. Outros estímulos incluem: menstruação, exposição ao sol e febre. Se a inflamação for intensa ou a visão central estiver ameaçada, os esteroides deverão ser administrados com cobertura antiviral para reduzir a cicatrização da córnea e a inflamação intraocular. Um regime pode ser: aciclovir 400 mg duas vezes ao dia e acetato de prednisolona a 1% quatro vezes ao dia. Outros regimes podem ser aceitáveis. A cobertura antiviral provavelmente não é necessária com menos de uma gota por dia de acetato de prednisolona a 1%.

26. **Dois dias depois só se observa melhora marginal, mas a pressão intraocular é de 35 mmHg. O que aconteceu?**
Aumentos significativos na pressão intraocular induzidos por esteroides foram demonstrados em até 6% dos pacientes após 6 semanas de dexametasona tópica, e pacientes com glaucoma ou história familiar de glaucoma são particularmente suscetíveis. O mecanismo parece ser o fluxo aquoso reduzido, talvez como resultado da deposição de mucopolissacarídeos na malha trabecular. O pico de aumento da pressão intraocular varia com o tipo e a dose dos esteroides. Em geral, esteroides com maior potência anti-inflamatória provocam elevação mais alta da pressão intraocular. Por exemplo, esteroides com baixa biodisponibilidade intraocular e potência, como fluorometolona, após terapia prolongada causam menos aumento da pressão intraocular em comparação aos esteroides mais potentes, como dexametasona. O loteprednol parece ser uma exceção. Essa droga parece apresentar supressão de *flare* e de células da câmara anterior similar ao acetato de prednisolona a 1%, com elevação da pressão intraocular semelhante àquela da fluorometolona. Apesar disso, a pressão intraocular elevada geralmente diminui dentro de duas semanas com a redução ou interrupção da terapia com esteroides, mas supressores aquosos tópicos poderão ser necessários em alguns pacientes.

Entretanto, os aumentos induzidos por esteroides na pressão intraocular raramente ocorrem antes de duas semanas e certamente não após dois dias da terapia esteroide. Pacientes com inflamações intraoculares, especialmente em ceratouveíte herpética, podem apresentar pressão intraocular aumentada como resultado dessas inflamações. Por isso, no paciente atual, os esteroides tópicos deverão ser aumentados e não reduzidos.

27. **A frequência da administração de acetato de prednisolona foi aumentada cada três horas enquanto acordado, e timolol, duas vezes ao dia. Uma semana depois, a pressão intraocular se normalizou, e a inflamação retrocedeu. O acetato de prednisolona foi reduzido para duas vezes ao dia. O paciente retorna dois dias depois com recorrência da dor e fotofobia e reaparecimento da inflamação intraocular. O que aconteceu?**
Os esteroides foram reduzidos muito depressa. Uma regra útil é reduzir esteroides para não mais da metade da dose anterior toda semana para muitas semanas, especialmente em ceratouveíte herpética, em que a inflamação de rebote é frequente. O médico deve-se certificar de que o paciente ainda esteja usando os colírios. Às vezes, os pacientes interrompem abruptamente os colírios quando se sentem melhores e então sofrem a inflamação de rebote.

28. **Revisar os esteroides tópicos geralmente disponíveis e seus nomes genéricos e de marca.**
Quadro 10-2.

29. **Quais são algumas das combinações tópicas de antibióticos/esteroides e quando seu uso é apropriado?**
Há muitas combinações de antibióticos/esteroides em gotas e pomadas oculares no mercado. Consultar o Quadro 10-3.

Com frequência, esses medicamentos são usados nos olhos para infecções superficiais leves associadas a alguma inflamação, como a hipersensibilidade estafilocóccica marginal. Medicamentos em combinação deverão ser usados com cautela, pois os esteroides podem causar progressão rápida e piora da úlcera de córnea. Além disso, o uso prolongado desses medicamentos pode levar à formação de catarata e pressão intraocular elevada e/ou glaucoma.

Quadro 10-2. Esteroides Tópicos Geralmente Disponíveis

NOME GENÉRICO	MARCA REGISTRADA	PREPARAÇÃO
Difluprednate	Durezol	Emulsão a 0,05%
Dexametasona, fosfato sódico	AK-Dex, Decadron	Pomada a 0,05%
Dexametasona, fosfato sódico	AK-Dex, Decadron	Solução a 0,1%
Fluorometolona	FML Forte	Suspensão a 0,25%
Fluorometolona	FML Liquifilm, Fluor-Op	Suspensão a 0,1%
Fluorometolona	FML S.O.P.	Pomada a 0,1%
Fluorometolona, acetato	Flarex	Suspensão a 0,1%
Prednisolona, acetato	Pred Forte, Econopred Plus	Suspensão a 1%
	Pred Mild, Econopred	Suspensão a 0,125%
Prednisolona, fosfato sódico	Inflamase Forte, AK-Pred 1%	Solução a 1%
	Inflamase Mild, AK-Pred 0,125%	Solução a 0,125%
Rimexolone	Vexol	Suspensão a 1%
Loteprednol	Lotemax	Suspensão a 0,5%

Quadro 10-3. Combinações Tópicas de Esteroides/Antibióticos

GENÉRICO	MARCA REGISTRADA
Dexametasona (0,1%)/neomicina (0,35%), polimixina B (10.000 unidades)	Maxitrol
Dexametasona (1%)/neomicina (0,35%)/pomada polimixina B (10.000 unidades)	Tobradex
Hidrocortisona (1%)/neomicina (0,35%)/pomada de polimixina B (10.000 unidades)	–
Hidrocortisona (1%)/neomicina (0,35%)/bacitracina (400 unidades/pomada de polimixina B (10.000 unidades)	–
Loteprednol (0,5%)/tobramicina (0,3%)	Zylet
Prednisolona (1%)/gentamicina suspensão (0,3%)	Pred-G
Prednisolona (0,6%)/gentamicina pomada (0,3%)	Pred – G S.O.P.
Prednisolona (0,5%)/neomicina (0,35%)/polimixina B solução (10.000 unidades)	Poly-Pred
Prednisolona (0,20%)/sulfacetamida sin (10%)	Blephamide
Prednisolona (0,2%)/sulfacetamida pomada (10%)	Blephamide S.O.P.

BIBLIOGRAFIA

Abelson MB, Butrus S: Corticosteroids in ophthalmic practice. In Jakobiec FA, Albert D, editors: Principles and practice of ophthalmology, vol. 6. Philadelphia, 1994, W.B. Saunders, pp 1013–1022.

Axelrod J, Glew R, Barza M, et al.: Antibacterials. In Jakobiec FA, Albert D, editors: Principles and practice of ophthalmology, vol. 6. Philadelphia, 1994, W.B. Saunders, pp 940–960.

Awwad ST, Haddad W, Wang MX, Parmar D, Conger D, Cavanagh HD: Corneal instrastromal gatifloxacin crystal deposits after penetrating keratoplasty, Eye & Contact Lens 30(3):169–172, July 2004.

Baum JL: Initial therapy of suspected microbial corneal ulcers. I: Broad antibiotic therapy based on prevalence of organisms, Surv Ophthalmol 24:97–105, 1979.

Callegan MC, Engel LS, Hill JM, et al.: Ciprofloxacin versus tobramycin for the treatment of staphylococcal keratitis, Inv Ophthalmol Vis Sci 35:1033–1037, 1994.

Foster CS, Alter G, Debarge LR, et al.: Efficacy and safety of rimexolone 1% ophthalmic suspension vs. 1% prednisolone acetate in the treatment of uveitis, Am J Ophthalmol 122:171–182, 1996.

Leibowitz HM, Bartlett JD, Rich R, et al.: Intraocular pressure-raising potential of 1% rimexolone in patients responding to corticosteroids, Arch Ophthalmol 114:933–937, 1996.

Medical Economics Co. Inc: PDR for ophthalmic medications 2001, Montvale, NJ, 2000, Medical Economics Co. Inc.

Ray KJ, Srinivasan M, Mascarenhas J, Rajaraman R, Ravindran M, Glidden DV, Oldenburg CE, Sun CQ, Zegans ME, McLeod SD, Acharya NR, Lietman TM: Early addition of topical coticosteroids in the treatment of bacterial keratitis, JAMA Ophthalmol 132(6):737–741, June 1, 2014.

Srinivasan M, Mascarenhas J, Rajaraman R, et al.: Corticosteroids for bacterial keratitis: the Steroids for Corneal Ulcers Trials (SCUT), Arch Ophthalmol 130(2):143–150, February 2012.

Srinivasan M, Mascarenhas J, Rajaraman R, Ravindran M, Lalitha P, O'Brien KS, Glidden DV, Ray KJ, Oldenburg CE, Zegans ME, Whitcher JP, McLeod SD, Porco TC, Lietman TM, Acharya NR: Steroids for Corneal Ulcers Trial Group. The steroids for corneal ulcers trial (SCUT): secondary 12-month clinical outcomes of a randomized controlled trial, Am J Ophthalmol 157(2):327–333, February 2014.

Stroman DW, Dajcs JJ, Cupp GA, et al.: In vitro and in vivo potency of moxifloxacin and moxifloxacin ophthalmic solution 0.5%, a new topical fluoroquinolone, Surv Ophthalmol 50:S16–S31, 2005.

Tripathi RC, Tripathi BJ, Li J, et al.: Ocular pharmacology. In Basic and clinical science course, sect 2, San Francisco, 1995, American Academy of Ophthalmology, pp 312–354.

Ueno N, Refojo MF, Abelson M: Pharmacokinetics. In Jakobiec FA, Albert D, editors: Principles and practice of ophthalmology, vol. 6. Philadelphia, 1994, W.B. Saunders, pp 916–928.

OLHOS SECOS
Janice A. Gault

1. Qual é a definição de olho seco?
O olho seco, ou ceratoconjuntivite seca, é um quadro em que o filme lacrimal é anormal e não pode lubrificar adequadamente a superfície anterior da córnea. As alterações resultantes na superfície ocular podem causar desconforto ocular, cicatrizes e, em casos graves, perda da visão e perfuração.

2. Descreva o filme lacrimal normal.
O filme lacrimal normal é uma faixa convexa de 1,0 mm com margem superior regular.

3. Quais são os componentes do filme lacrimal?
O filme lacrimal normal compreende três componentes. A camada externa é uma camada fina de lipídios produzidos pelas glândulas meibomianas, que se abrem ao longo das margens superior e inferior da pálpebra. A camada do meio, a mais espessa, é aquosa e produzida a partir das glândulas lacrimais principal e acessória. A camada mais profunda é uma camada de mucina produzida por células caliciformes da conjuntiva.

4. Qual é a função da camada externa de lipídios?
Ela retarda a evaporação da camada média aquosa. Se ela não funcionar, o resultado será o olho seco do tipo evaporativo.

5. O que causa a disfunção da camada externa de lipídios?
Essa disfunção pode ser causada por deficiência de óleo, como ocorre na disfunção das glândulas meibomianas (ou seja, blefarite). Outras causas dessa disfunção podem ser: contorno anormal da pálpebra, como no ectrópio ou tumor da pálpebra, ou piscar dos olhos insatisfatório, encontrado na paralisia de Bell.

6. Qual é a função da camada média aquosa?
Ela fornece oxigênio da atmosfera para o epitélio da córnea, remove os resíduos e tem propriedades antibacterianas decorrentes da presença de IgA, lisossomos e lactoferrina em sua composição. Quando deficiente, o resultado são olhos secos por hipossecreção, como encontrado na síndrome de Sjögren.

7. Qual é a função da camada interna de mucina?
Ela cobre a superfície vilosa do epitélio da córnea, convertendo-a de superfície hidrofóbica em hidrofílica, permitindo assim a lubrificação da córnea pela camada aquosa.

8. Quais doenças da conjuntiva podem causar olho seco?
Cicatrização da conjuntiva pode alterar as células caliciformes. Pacientes com penfigoide ocular cicatricial, síndrome de Stevens-Johnson, queimaduras químicas (especialmente por álcalis) e doença do enxerto-*versus*-hospedeiro em transplante de medula óssea podem ter olho seco. Os pacientes com outros transtornos da conjuntiva que acompanham quadros, como aniridia, também podem ter olhos secos. A deficiência de vitamina A pode resultar na perda de células caliciformes. Isto está se tornando mais comum com o aumento em procedimentos de *bypass* gástrico.

9. O que é necessário para o funcionamento normal do filme lacrimal?
Um reflexo de piscar normal, anatomia e contorno normais da pálpebra e um epitélio corneano normal. Naturalmente, a composição normal do filme lacrimal é essencial.

10. Quais são os tipos de olho seco?
Basicamente são três os tipos principais:
- **Hipossecretor (isto é, síndrome de Sjögren ou não Sjögren)**: O componente aquoso é baixo. Dez por cento dos pacientes com olho seco grave têm a síndrome de Sjögren. A deficiência ou obstrução lacrimal e as drogas sistêmicas são outras causas.
- Evaporativo
    1. As causas extrínsecas são: deficiência de vitamina A, drogas tópicas e seus conservantes, desgaste de lentes de contato e fatores ambientais, como umidade baixa ou alérgenos.

2. Os fatores intrínsecos são: disfunção das glândulas meibomianas, anormalidades das pálpebras (isto é, paralisia de Bell, ectrópio) ou alterações da superfície da córnea, como *dellen* e piscada insatisfatória.
- **Misto:** Este quadro combina aspectos dos outros dois mencionados anteriormente.

11. Quais são os sintomas do olho seco?
Ardência, irritação, sensação de corpo estranho, sensibilidade à luz e visão turva. Em geral, são piores à tarde e à noite e melhores ao acordar. Um ambiente seco ou empoeirado pode causar mais dificuldades em pacientes com olho seco que em outros. O tabagismo pode ser extremamente irritante. Os sintomas são piores em ambientes com pouca umidade, como aqueles com ventilação central e em um avião, durante leitura ou direção de veículo prolongadas, pois o índice de piscadas fica reduzido por causa do aumento da concentração, e em condições com muito vento.

12. Quais são os sinais mais comuns de olho seco?
Nos estágios iniciais, os sintomas oculares podem ser mais impressionantes do que o que encontramos no exame. Os sinais de olho seco incluem: menisco lacrimal reduzido, resíduos no filme lacrimal, injeção da conjuntiva e ceratite superficial pontilhada e conjuntivite. A coloração anormal, com fluoresceína ou rosa bengala, da córnea e do epitélio da conjuntiva na fissura interpalpebral exposta (na posição de 3 e 9 horas) do terço inferior da córnea está sempre presente. A metade superior da córnea geralmente é poupada. Em quadros mais graves, pode haver ceratite filamentosa assim como cicatrização da córnea. A blefarite com película lacrimal espumosa pode ser vista em sequência com olho seco.

13. O que é síndrome de Sjögren?
A síndrome de Sjögren é uma tríade de olho seco, boca seca (xerostomia) e doença vascular do colágeno. A artrite reumatoide é a mais comum, mas lúpus eritematoso sistêmico, granulomatose de Wegener, esclerodermia, esclerose sistêmica e cirrose biliar primária também podem estar associados. Na doença autoimune os ácinos e ductos das glândulas lacrimais estão danificados. Dez por cento dos pacientes com olho seco grave têm síndrome de Sjögren.

14. Como determinar se um paciente tem síndrome de Sjögren?
Solicitar teste de anticorpo A antissíndrome de Sjögren (SSA ou anti-Ro), anticorpo B antissíndrome de Sjögren (SSB ou anti-La), fator reumatoide e anticorpo antinuclear. Pode ser necessária a biópsia da glândula lacrimal. A seguir, encaminhar o paciente a um reumatologista.

15. Quem tem olho seco?
As mulheres têm mais probabilidade de desenvolver essa doença que os homens, possivelmente por causa das alterações nos níveis de hormônio. A doença também está associada ao uso de anticoncepcionais. Os usuários de lentes de contato têm problemas frequentes com olho seco, especialmente com as histórias de uso prolongado dessas lentes.

O problema pode ser visto em todos os grupos etários, mas é mais comum após os 60 anos. Ele pode ocorrer em pacientes em seus 20 e 30 anos, mas pode passar despercebido, a menos que os pacientes sejam especificamente questionados sobre os sintomas. LASIK e a blefaroplastia podem exacerbar o quadro subjacente de olho seco. Os tratamentos por radiação também podem causar olho seco. Muitos medicamentos sistêmicos levam ao olho seco como efeito colateral.

16. Quais medicamentos podem ser a causa do olho seco?
Colírios, como os usados no glaucoma, podem causar ou piorar o quadro de olho seco. O medicamento ou o conservante podem causar toxicidade às células epiteliais. Antibióticos à base de aminoglicosídeos (isto é, Neosporina e gentamicina), betabloqueadores e pilocarpina são agressores comuns.

Os medicamentos sistêmicos que podem reduzir a produção de lágrimas incluem os antimuscarínicos (escopolamina, Detrol), anti-histamínicos, lítio, diuréticos, estrogênios (incluindo as pílulas anticoncepcionais), anti-hipertensivos (betabloqueadores, alfa-agonistas), antidepressivos, agentes de quimioterapia, antipsicóticos, maconha e morfina.

17. Quais corantes são usados no diagnóstico de olho seco?
A fluoresceína demonstra defeitos epiteliais da córnea e da conjuntiva. O corante Rosa bengala destaca mucina e células epiteliais mortas ou desvitalizadas, mas ainda posicionadas, assim como rupturas no filme lacrimal na córnea ou na conjuntiva. Por isso, o Rosa bengala evidenciará anormalidades sutis mais cedo, em comparação à fluoresceína. O corante lissamina verde destaca células danificadas ou desvitalizadas, mas não colore células sadias, ao contrário dos dois outros corantes mencionados.

18. Como medir o tempo de ruptura do filme lacrimal (TBUT)?
Instilar fluoresceína no fórnice inferior. Pedir ao paciente para piscar várias vezes e depois parar. O TBUT é o tempo corrido desde a última piscada até o desenvolvimento de uma mancha seca, destacado por manchas negras na película de fluoresceína. O tempo normal é de 10 ou mais segundos. Esse tempo

diminui com a idade, mas menos de 5 segundos é boa evidência de olho seco. A disfunção da glândula meibomiana pode mostrar TBUT zero.

19. O que é teste de Schirmer?
Uma fita de filtro de teste de Schirmer é colocada com a borda entalhada sobre a margem da pálpebra. O filme lacrimal no lago lacrimal é absorvido durante 5 minutos e medido. Num teste de Schirmer normal, a fita fica úmida em 10 mm. Em geral, o teste é feito com anestesia tópica para não causar lacrimejamento reflexo.

20. Quais outros testes são feitos em pacientes com olho seco?
A osmolaridade do filme lacrimal é elevada em pacientes com doença de olho seco, assim como com outras doenças, como conjuntivite e meibomite bacterianas. Os níveis lacrimais de lactoferrina são baixos na doença de olho seco. MMP-9 é um marcador de inflamação e aparece elevado na lágrima nessa doença. Testes de consultório rápidos e simples estão disponíveis para tudo isso. A altura do menisco lacrimal pode ser medida com a tomografia de coerência óptica. Resta saber ainda se a comunidade como um todo adotará qualquer um desses testes. Todos eles fornecem evidência para a elaboração de um diagnóstico de olho seco, assim como marcadores objetivos para observar a eficácia ou a falha do tratamento.

21. Quais são os tratamentos para pacientes com olho seco?
O Subcomitê de Tratamento e Terapia do Seminário Internacional de Olho Seco recomendou que os tratamentos se baseassem na intensidade da doença. A intensidade do olho seco é classificada de 1 a 4 (Quadro 11-1). Mesmo se o paciente tiver um exame normal, mas descrever olho seco típico (nível 1), o trata-

Quadro 11-1. Níveis de intensidade para Olho Seco*

NÍVEL DE INTENSIDADE	1	2	3	4+
Desconforto, intensidade e frequência	Leve e/ou episódico; ocorre sob estresse ambiental	Episódico ou crônico moderado, com ou sem estresse	Intenso, frequente ou constante sem estresse	Intenso e/ou incapacitante e constante
Sintomas visuais	Nenhum ou fadiga leve episódica	Desconfortável e/ou episódico limitando a atividade	Desconfortável, crônico e/ou constante, limitando a atividade	Constante e/ou possivelmente incapacitante
Injeção da conjuntiva	Nenhuma a leve	Nenhuma a leve	+/−	+/++
Coloração da conjuntiva	Nenhuma a leve	Variável	Moderada à acentuada	Acentuada
Coloração da córnea (intensidade/local)	Nenhuma a leve	Variável	Central acentuada	Erosões pontilhadas intensas
Sinais da córnea/lágrimas	Nenhum a leves	Resíduos leves, menisco ↓	Ceratite filamentosa, acúmulo de muco, resíduos lacrimais ↑	Ceratite filamentosa, acúmulo de muco, ↑ resíduos lacrimais, ulceração
Pálpebra/glândula meibomiana	Variável MGD presente	Variável MGD presente	Frequente	Triquíase, ceratinização, simbléfaro
TBUT (s)	Variável	≤ 10	≤ 5	Imediato
Escore de Schirmer (mm/5 min)	Variável	≤ 10	≤ 5	≤ 2

Cortesia de Behrens, A; Doyle J; Stern L *et al.*: Dysfunctional tear syndrome: A delphi approach to treatment recommendations. *Cornea* 25:900-907, 2006.
TBUT, tempo de ruptura lacrimal por fluoresceína; *MGD*, doença da glândula meibomiana.
*Deve haver sinais e sintomas.

mento deverá ser instituído. Deve-se iniciar com modificações ambientais, interromper quaisquer medicamentos tópicos e/ou sistêmicos que possam estar piorando os sintomas, aplicar compressas mornas e iniciar o tratamento de blefarite. Começar com a terapia de reposição de lágrimas. Elas são usadas conforme o necessário, dependendo dos sintomas do paciente. Uma ou duas vezes ao dia pode ser suficiente para alguns; outros podem precisar de tratamento quase de hora em hora. Lacrisert é uma forma sólida de lágrima artificial colocada no fundo de saco inferior que derrete dentro de 12 horas. Ele é raramente usado, mas pode ser muito eficaz em um pequeno número de pacientes. Pomadas lubrificantes podem ser usadas à noite. Elas causarão visão turva, mas poderão ser necessárias durante o dia, se a exposição for um problema significativo, como na paralisia de Bell.

Os pacientes também deverão ser aconselhados a evitar condições de baixa umidade, como aquecimento central de ar, para evitar que o ar quente penetre nos olhos, como no ar condicionado em casa ou no carro, e a usar um umidificador de ar durante a noite ou no trabalho, se possível. Aumentar a lubrificação nos olhos é sempre necessário durante viagens de avião, pois as cabines das aeronaves possuem umidade muito baixa, e durante a leitura ou estudo ou na direção de um veículo, pois o reflexo de piscar diminui durante a concentração.

Pacientes com olho seco podem tolerar melhor as lentes de contato mais recentes com DK elevado e maior conteúdo de água. Lentes diárias descartáveis são uma boa escolha.

22. O que suspeitar se o paciente usar lágrimas artificiais seis a oito vezes ao dia e retornar com olhos vermelhos, doloridos e com ceratite pontilhada superficial maior?
O paciente pode ser sensível aos conservantes dos colírios. Nesses pacientes, podem ser necessárias lágrimas artificiais sem conservantes.

23. E se isso não for suficiente ou se o paciente tiver um exame clínico indicando piora do quadro?
A oclusão do *punctus* é uma opção. Pacientes que usam os colírios cada 2 horas ou mais podem-se beneficiar do fechamento dos pontos inferiores. A inserção de um plugue no *punctus* pode ser feita facilmente no consultório. Os pacientes poderão notar irritação local por um curto período de tempo, mas isto geralmente se resolve. Às vezes, pode ocorrer epífora por excesso de lacrimejamento, e o plugue poderá ser facilmente removido no consultório. Se o paciente estiver confortável com isso, mas o plugue cair, o fechamento permanente poderá ser feito com cautério. Entre 10 e 20% do filme lacrimal são drenados pelos pontos superiores, e estes poderão ser fechados em seguida, se o fechamento do *punctus* da pálpebra inferior não for adequado para controlar os sintomas. Naturalmente, quaisquer anormalidades de contorno da pálpebra também deverão ser tratadas (p. ex., ectrópio, flacidez da pálpebra).

PONTOS-CHAVE: OLHO SECO GRAVE
1. O uso frequente de colírios pode piorar os sintomas, se o paciente for sensível aos conservantes.
2. Devem-se ocluir primeiro os pontos inferiores da pálpebra e então prosseguir com a oclusão dos pontos superiores.
3. A ciclosporina pode aumentar a produção de lágrimas, mas pode levar meses até o aparecimento dos resultados.

24. Um paciente com oclusão do *punctus* volta ao consultório com mais irritação e ardência desde que o procedimento foi feito. O menisco do filme lacrimal se mostra significativamente melhorado. O que aconteceu?
Se o paciente tiver blefarite significativa, os sintomas poderão piorar após a oclusão do *punctus*. Os *debris* estão aprisionados e não são drenados e agora apresentam concentração mais alta que antes. Certificar-se de que a blefarite seja tratada adequadamente antes da inserção de plugues no *punctus* para evitar esse quadro.

25. Existe algum tratamento para aumentar a produção de lágrimas?
A ciclosporina tópica (Restasis) diminui a inflamação mediada pelas células do tecido lacrimal e, por fim, pode aumentar a produção de lágrimas. Os pacientes devem usá-lo duas vezes ao dia, durante 1 a 3 meses para obter resposta e então continuar por até seis meses ou mais. Alguns médicos estão usando um esteroide suave: quatro vezes ao dia para as duas primeiras semanas de Restasis para reduzir a inflamação e ardência até que a ciclosporina comece a funcionar. Isto é usado com frequência em pacientes com intensidade 2 ou 3.

26. Qual é o papel da acetilcisteína?
A acetilcisteína é um agente mucolítico usado para dissolver o muco em pacientes com ceratite filamentosa e placas mucosas.

27. Quais outros agentes são usados em um paciente com nível de intensidade 4 para olho seco?
As outras opções são os agentes sistêmicos colinérgicos e anti-inflamatórios, as lágrimas de soro autólogo, óculos de câmara úmida e uma tarsorrafia lateral temporária ou permanente. A avaliação reumatológica pode ajudar a elucidar a causa e coordenar os tratamentos sistêmicos.

BIBLIOGRAFIA

Behrens A, Doyle JJ, Stern L, et al.: Dysfunctional tear syndrome: a delphi approach to treatment recommendations, Cornea 24(8):900–907, 2006.
Chow CYC, Gibard JP: Tear film. In Krachmer JG, Mannis MJ, Holland EJ, editors: Cornea, vol 1. St. Louis, 1997, Mosby, pp 49–60.
Fox FI: Systemic diseases associated with dry eye, Int Ophthalmol Clin 34:71–87, 1994.
Kanski J: Clinical ophthalmology: a systematic approach, Edinburgh, 2003, Butterworth-Heinemann.
Lemp MA: Report of the national eye institute/industry workshop on clinical trials in dry eyes, CLAO J 21:221–232, 1996.
Lemp MA (Chair): Definition and classification subcommittee of the international dry eye workshop, Ocul Surf 5:77, 2007.
Sall K, Stevenson OD, Mundorf TK, Reis BL: Two multicenter, randomized studies of the efficacy and safety of cyclospring ophthalmic emulsion in moderate to severe dry eye disease. CsA phase 3 study group, Ophthalmology 107:1220, 2000.
Stevenson D, Tauber J, Reis BL: Efficacy and safety of cyclosporine A ophthalmic emulsion in the treatment of moderateto-severe dry eye disease: A dose-ranging, randomized trial. The cyclosporine A phase 2 study group, Ophthalmology 107:967–974, 2000.
Tu EY, Rheinstrom S: Dry eye. In Yanoff M, Duker JS, editors: Ophthalmology, ed 2, St. Louis, 2004, Mosby, pp 520–526.
one.aao.org/preferred-practice-pattern/dry-eye-syndrome-ppp—2013.

CAPÍTULO 12

DISTROFIAS DA CÓRNEA

Sadeer B. Hannush ▪ *Lorena Riveroll-Hannush*

1. **O que são distrofias da córnea?**
   As distrofias da córnea são alterações bilaterais, hereditárias, não inflamatórias, geralmente progressivas e geralmente não associadas a nenhum outro quadro sistêmico. A maioria das distrofias da córnea provêm de transtornos autossômicos dominantes que ocorrem após o nascimento. Uma vez que cada distrofia possa exibir um espectro de manifestações clínicas, o exame de vários membros da família geralmente ajuda a estabelecer o diagnóstico.

2. **Qual é a diferença entre degenerações e distrofias?**
   Ao contrário das distrofias, as degenerações são alterações unilaterais ou bilaterais do envelhecimento, não hereditárias e também não estão associadas a doenças sistêmicas.

3. **Discuta a classificação anatômica geral de distrofias da córnea.**
   - **Distrofias da membrana anterior:** Incluem transtornos que afetam o epitélio da córnea, a membrana basal do epitélio (Fig. 12-1) e a camada de Bowman.
   - **Distrofias do estroma:** Ocorrem em qualquer local da camada de estroma da córnea, entre a camada de Bowman e a membrana de Descemet.
   - **Distrofias da membrana posterior:** São principalmente anomalias do endotélio e da membrana de Descemet.

PONTOS-CHAVE: DIFERENÇAS ENTRE DISTROFIAS E DEGENERAÇÕES DA CÓRNEA
1. As distrofias da córnea são sempre bilaterais.
2. Elas são hereditárias.
3. Podem ocorrer logo após o nascimento.

---

4. **O que é o International Committee for Classification of Corneal Dystrophies (IC3D)?**
   O International Committee for Classification of Corneal Dystrophies IC3D foi criado, em 2008, para estudar quais análises genéticas foram esclarecidas e as relações entre anormalidades genéticas e sua descrição fenotípica disponível na época. Os membros da The Cornea Society designaram um número de categoria de 1 a 4 para cada uma das distrofias conhecidas, refletindo o "nível de evidência" de sua existência. Todas as distrofias receberam um nome, nomes alternativos e epônimos; sua herança mendeliana em humanos, hereditariedade, *locus* genético e gene; seu início, sinais, sintomas e curso; sua microscopia à luz, microscopia com emissão de elétrons, imuno-histoquímica e resultados de microscopia confocal; e uma categoria.

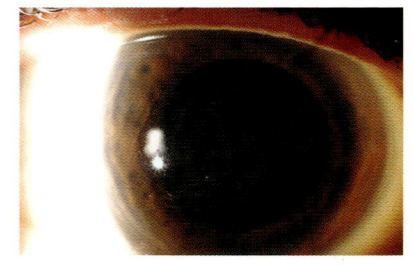

Figura 12-1. Sinal típico "*mare's tail*" na distrofia da membrana basal do epitélio.

Todas as distrofias de membrana anterior são dominantes autossômicas. Exemplos: distrofia epitelial juvenil de Meesmann, distrofia da membrana basal do epitélio e distrofias da córnea da camada de Bowman.

5. Qual é a distrofia mais comum da membrana anterior? Qual é a estritamente epitelial?
A distrofia da membrana basal do epitélio é, de longe, a distrofia de membrana anterior mais comum. De fato, ela tem a mais alta prevalência de todas as distrofias de córnea. Áreas de membrana basal extra resultam em alterações semelhantes a mapas e/ou impressões digitais, assim como microcistos intraepiteliais. Cinco por cento das córneas normais foram observadas com essas alterações.

Segunda em prevalência são as distrofias da camada de Bowman (CDBs): a distrofia de Reis-Bücklers (CDB-I) e a distrofia em "favo de mel" de Thiel-Behnke (CDB-II). Esses transtornos consistem em opacidades reticulares acinzentadas por baixo do epitélio.

A distrofia de Meesmann é a mais rara das três e estritamente epitelial. Este transtorno, observado nos primeiros anos de vida, se apresenta como um padrão simétrico bilateral de microcistos ou vesículas observadas estritamente na camada epitelial da córnea, geralmente na fissura interpalpebral.

6. Quais são os sintomas mais comuns que se apresentam com as distrofias de membrana anterior?
Primeiro são os sintomas associados a erosões na córnea – dor, sensação de corpo estranho, fotofobia e lacrimejamento, especialmente com a abertura das pálpebras durante o sono ou ao acordar pela manhã. As erosões são mais comuns no caso de distrofia da membrana basal do epitélio. O segundo sintoma é a visão turva secundária tanto a irregularidade da superfície, observada na distrofia da membrana basal do epitélio, como opacificação da córnea, observada com frequência nas distrofias da camada de Bowman ou na distrofia de Meesmann.

7. Discuta as opções de tratamento para erosões recorrentes de córnea associadas às distrofias da membrana anterior.
A abordagem conservadora inclui o uso generoso de colírios lubrificantes durante o dia, e pomadas à noite. Alguns médicos defendem o uso de esteroides tópicos para estabilizar a membrana basal, e outros defendem o uso de soro fisiológico hipertônico, especialmente em forma de pomada à noite, para desidratar o epitélio e ajudar em sua aderência às camadas subjacentes. Enxerto, convencional ou com colágeno ou lentes de contato, como bandagem, reduz hipoteticamente o efeito mecânico do movimento da pálpebra no epitélio já enfraquecido da córnea. Os casos recalcitrantes podem exigir intervenção cirúrgica.

PONTOS-CHAVE: EROSÕES RECORRENTES DA CÓRNEA
1. As erosões recorrentes da córnea podem estar associadas a distrofias da membrana anterior ou do estroma.
2. Os sintomas dessas erosões são comuns: dor, visão turva e fotofobia.
3. As erosões recorrentes da córnea são quase sempre passíveis de terapia clínica com lubrificação e agentes hiperosmóticos.
4. Elas podem ser tratadas cirurgicamente com ceratectomia mecânica ou a *laser* ou punção do estroma.

8. Discuta o papel da cirurgia no tratamento de distrofias da membrana anterior.
No cenário de erosões recalcitrantes da córnea, o desbridamento mecânico do epitélio solto e da membrana basal ou a punção do estroma anterior, junto com o uso de uma lente como bandagem, pode ajudar na reepitelização da superfície e aderência do epitélio às camadas subjacentes. O desbridamento mecânico também pode ser usado para remover uma membrana basal epitelial irregular, se um declínio visual associado for observado. Tipicamente, esses pacientes não têm sintomas de erosão de córnea, mas se queixam de visão turva. A topografia revela irregularidade acentuada dos anéis de Plácido. A remoção do epitélio e da membrana basal anormais pode restaurar a anatomia normal anterior da córnea em paralelo com a melhora da visão. Para as distrofias da camada de Bowman pode ser necessária uma ceratectomia superficial ou lamelar mais agressiva, que pode ser realizada por microceratótomos. A ceratoplastia lamelar também pode ser considerada.

9. Qual é o papel do *laser*?
Para puncionar o estroma anterior tem sido usada a granada de ítrio e alumínio (YAG) em vez de uma agulha, mas esse *laser* não oferece vantagem significativa. O *excimer laser* tem sido usado para tratamento de erosões recorrentes associadas às distrofias de membranas basais e para a remoção de ca-

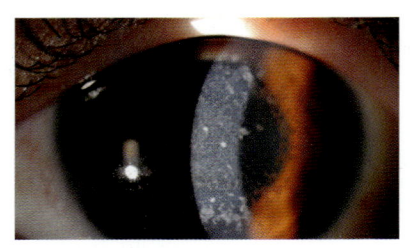

Figura 12-2. Aparência da distrofia granular na lâmpada de fenda.

madas mais profundas em quadros como as distrofias de Reis-Bücklers e de Thiel-Behnke (ceratectomia fototerapêutica). Embora num primeiro momento o *excimer laser* possa não oferecer vantagem significativa sobre o desbridamento, num segundo momento ele superou a ceratectomia lamelar manual como o tratamento de escolha. A ceratectomia lamelar realizada por microceratótomos pode ser igualmente efetiva.

10. **Qual controvérsia cerca as distrofias que afetam a camada de Bowman?**
    Até recentemente havia alguma confusão quanto às distrofias afetando a camada de Bowman porque elas se apresentam em dois cenários de características diferentes, mas historicamente elas têm sido aglomeradas sob o título de distrofia de Reis-Bücklers. O primeiro conjunto foi descrito por Reis, em 1917, e mais tarde por Bücklers, em 1949, e o segundo por Thiel e Behnke, em 1967. Küchle *et al.* dividiram as distrofias da membrana de Bowman em duas classificações: distrofia da córnea da camada de Bowman tipos I e II. O tipo I é sinônimo da distrofia de Reis-Bücklers original e equivalente ao que também já foi descrito como variante superficial de distrofia granular. O tipo II tem a forma de favo de mel e também é conhecido como a distrofia de córnea de Thiel-Behnke. As duas distrofias possuem características levemente diferentes sob a microscopia de luz. A microscopia por transmissão de elétrons, por outro lado, faz a diferença inequívoca entre elas.

11. **Descreva os padrões de hereditariedade das distrofias do estroma.**
    - **Autossômico dominante:** Distrofias granular (tipo I de Groenouw; Fig. 12-2), lattice, granular-lattice (de Avellino), cristalina de Schnyder, macular da córnea, mosqueada ou salpicada (fleck), nebulosa central de François, pré-Descemet, congênita hereditária (estromal) e posterior amorfa.
    - **Autossômico recessivo:** Distrofias macular (Groenouw tipo II) e possivelmente gelatinosa "em gotas".

12. **Associe a distrofia estromal ao corante histoquímico para a substância acumulada.**
    - **Granular:** Tricômico de Masson cora material hialino.
    - **Lattice:** Vermelho do Congo cora amiloide (depósitos de amiloide exibem birrefringência de luz polarizada e dicroísmo).
    - **Macular:** Azul de Alcian cora mucopolissacarídeos (*glicosaminoglicans*).
    - As distrofias *lattice* e macular também reagem com corante ácido periódico de Schiff.

13. **Descreva os aspectos clínicos das três distrofias principais do estroma.**
    Quadro 12-1.

14. **Existe associação entre distrofia reticular e amiloidose sistêmica?**
    Há três tipos de distrofia reticular. Somente o tipo II (síndrome de Meretoja ou polineuropatia amiloide familiar tipo IV) que apresenta menor envolvimento da córnea do que o tipo I ou III, está associado a achados sistêmicos, incluindo blefarocalasia, paralisias bilaterais do nervo facial, neuropatia periférica e amiloidose sistêmica.

15. **Qual é o diagnóstico diferencial de cristais do estroma da córnea? Quais achados sistêmicos estão associados à distrofia cristalina de Schnyder?**
    O diagnóstico diferencial de cristais do estroma da córnea inclui a distrofia periférica cristalina de Bietti, cistinose e disproteinemias, como mieloma múltiplo, macroglobulinemia de Waldenstrom e gamopatia monoclonal benigna.

DISTROFIAS DA CÓRNEA

Quadro 12-1. Aspectos Clínicos das Três Distrofias Principais do Estroma

ASPECTO	IDADE DA MANIFESTAÇÃO		
	Distrofia granular	**Distrofia *lattice***	**Distrofia macular**
Depósitos	Primeira década	Primeira década	Primeira década
Sintomas	Terceira década ou nenhuma	Segunda década	Primeira década
Visão reduzida	Quarta ou quinta década	Segunda ou terceira década	Primeira ou segunda década
Erosões	Raras	Frequentes	Comuns
Espessura da córnea	Normal	Normal	Afinada
Opacidades	Discretas com bordas agudas e estroma intermediário claro, mas que se torna nebuloso mais tarde, não se estendendo para o limbo	Linhas refletivas e manchas subepiteliais, turvação central difusa não se estendendo para o limbo, exceto em casos adiantados	Margens indistintas com estroma turvo entre elas, estendendo-se para o limbo; lesões centrais mais anteriores e lesões periféricas mais posteriores

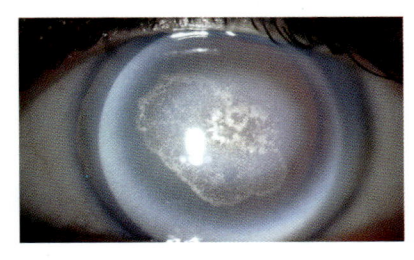

Figura 12-3. Distrofia estromal cristalina de Schnyder.

A **distrofia de Schnyder** (Fig. 12-3) está significativamente associada à hipercolesterolemia, com ou sem hipertrigliceridemia. Não existe associação direta a hiperlipidemias primárias, e os níveis de lipídio sérico não se correlacionam com a densidade das opacidades da córnea. A distrofia representa, mais provavelmente, um defeito localizado no metabolismo do colesterol. Vale notar que nem todos os pacientes com distrofia de Schnyder apresentam evidência clínica de depósitos de cristais na córnea.

16. **Como a distrofia nebulosa central de François difere do mosaico posterior tipo "couro de crocodilo"?**
    Embora alguns médicos tenham defendido que a localização das lesões difere nos dois quadros, as lesões são clinicamente as mesmas. É geralmente aceito que as lesões poligonais com aspecto de "gelo picado" da distrofia nebulosa central de François são mais centrais, profundas e, por definição, bilaterais com padrão hereditário. Por outro lado, o "couro posterior de crocodilo" é mais geralmente periférico e estromal anterior, sendo classificado como degeneração. É importante mencionar que os dois quadros estão associados à espessura normal da córnea e sem erosões recorrentes ou comprometimento visual significativo.

17. **Quais são as características da distrofia de Avellino?**
    A distrofia de Avellino é conhecida também como distrofia granular-lattice. Os depósitos granulares ocorrem no estroma anterior logo no começo do quadro, seguidos mais tarde por lesões reticulares na porção médio-posterior do estroma e, finalmente, pela opacificação do estroma anterior. As erosões recorrentes ocorrem mais em portadores da distrofia de Avellino que naqueles com distrofia granular típica. Os genes causadores da doença da distrofia lattice tipo I, da distrofia granular, da distrofia de Avellino e da distrofia de Reis-Bücklers foram mapeados para o cromossomo 5q, sugerindo uma das seguintes possibilidades:
    1. Nessa região existe uma família de genes da córnea.
    2. Essas distrofias de córnea representam heterogeneidade alélica (isto é, mutações diferentes se manifestam no mesmo gene com fenótipos diferentes).
    3. Elas representam a mesma doença.

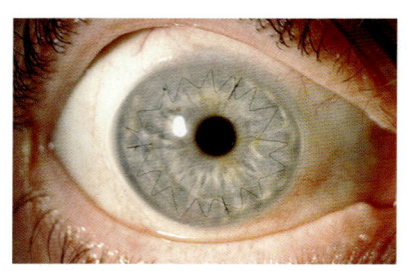

Figura 12-4. Aparência do olho após ceratoplastia penetrante.

18. Como são tratadas as distrofias do estroma?
À medida que algumas distrofias, como a lattice e a de Avellino, estão associadas a erosões recorrentes, elas são tratadas como discutido anteriormente. Quando as lesões turvam a visão e ficam restritas ao terço anterior do estroma, elas geralmente são resolvidas com ceratectomia: lamelar manual, lamelar com microceratótomos ou fototerapêutica com *excimer laser*. Se as lesões forem mais profundas, a ceratoplastia lamelar ou penetrante será necessária.

19. A ceratoplastia é um tratamento definitivo?
A ceratoplastia lamelar anterior profunda (DALK) oferece a vantagem de preservar a membrana de Descemet e o endotélio do hospedeiro. A ceratoplastia penetrante também pode ser considerada, especialmente se o cirurgião não estiver confortável com a técnica DALK. As duas técnicas de ceratoplastia estão associadas à recorrência da patologia no enxerto antes de 1 ano após a cirurgia. Às vezes, a doença recorrente é mais leve que aquela na córnea original, mas pode, não raro, requerer nova enxertia (Fig. 12-4).

PONTOS-CHAVE: CERATOPLASTIA

1. Ceratoplastia lamelar anterior profunda (DALK) é o procedimento de escolha para distrofias do estroma com envolvimento estromal profundo não passível de ceratectomia cirúrgica ou fototerapêutica.
2. Ceratoplastia endotelial (Ceratoplastia endotelial com desnudamento da membrana de Descemet ou ceratoplastia endotelial da membrana de Descemet) é o procedimento de escolha para distrofias da membrana posterior.
3. Ceratoplastia penetrante (PK) pode ser considerada para distrofias do estroma ou da membrana posterior, especialmente quando o cirurgião não esteja familiarizado com as técnicas de ceratoplastia anterior e posterior.
4. DALK e PK não evitam a recorrência de distrofias do estroma no enxerto do doador.

20. Nomeie as três distrofias da membrana posterior.
- Distrofia polimorfa posterior (PPMD).
- Distrofia endotelial de Fuchs.
- Distrofia endotelial congênita hereditária (CHED).

21. Qual é a manifestação clínica comum às três distrofias mencionadas?
As três doenças compartilham essencialmente edema de córnea e espessura aumentada, resultando em comprometimento visual.

22. Descreva os padrões de herança das três distrofias de membrana posterior.
As distrofias polimorfa posterior e de Fuchs possuem padrão de herança autossômica dominante. Há duas formas de distrofia endotelial congênita hereditária. A forma autossômica dominante se apresenta no início da infância, tem progressão lenta e é com frequência sintomática. A forma autossômica recessiva se apresenta ao nascimento e não é progressiva, mas está associada a um comprometimento visual significativo com nistagmo, por causa do edema de córnea acentuado.

DISTROFIAS DA CÓRNEA

Quadro 12-2. Principais Características Clínicas das Três Distrofias Principais da Membrana Posterior

ASPECTO	PPMD	DISTROFIA DE FUCHS	CHED
Início	Segunda à terceira década, raramente no nascimento	Quinta à sexta década	Do nascimento até a primeira década
Achados da córnea	Vesículas, opacidades difusas e edema de córnea	G*uttae*, espessamento do estroma, edema epitelial e fibrose subepitelial	Endotélio raramente visível com espessamento acentuado da córnea e opacificação
Outras anormalidades oculares	Sinéquias periféricas, atrofia da íris/ corectopia e glaucoma	Ângulos estreitos e glaucoma	Nenhuma
Diagnóstico diferencial	Síndrome ICE, CHED de início precoce	*Pseudoguttata*, síndrome de Chandler, ceratite por herpes simples, ceratopatia bolhosa afácica ou pseudofácica e outras condições *guttata*	Glaucoma congênito, opacificação metabólica, anomalia de Peters, lesão por fórceps, PPMD de início precoce e etiologias infecciosas

ICE, endotélio irido-corneano.

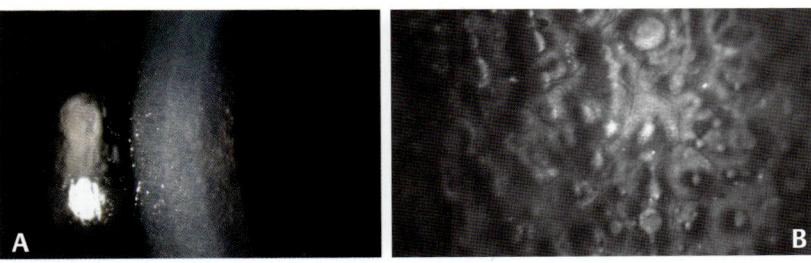

Figura 12-5. A, Fotografia da córnea com lâmpada de fenda na distrofia de Fuchs avançada. **B,** Microscopia confocal de alterações de *guttata* na distrofia de Fuchs.

23. **Descreva as principais características clínicas das três distrofias de membrana posterior.**
    Quadro 12-2.

24. **Qual é a diferença entre distrofia de Fuchs e córnea *guttata*?**
    A córnea *guttata* se refere, basicamente, a um padrão de depósitos geralmente encontrados na córnea central. Eles, às vezes, coalescem, produzindo aparência de metal batido e está associado à pigmentação aumentada. Esse quadro afeta a visão, embora não significativamente. Em 1910, Fuchs descreveu uma forma mais grave do quadro associada ao espessamento do estroma e edema epitelial com comprometimento visual secundário acentuado (Fig. 12-5, *A* e *B*). Isto representa um estágio avançado da mesma distrofia.

25. **Descreva o exame minucioso de um paciente com distrofia de Fuchs.**
    - **História:** Perguntar sobre cirurgia intraocular anterior.
    - **Exame biomicroscópico**: Depósitos na superfície posterior da córnea, espessamento aumentado do estroma e edema epitelial com possíveis bolhas subepiteliais.
    - Medição da pressão intraocular.
    - Ultrassom ou paquimetria.
    - Microscopia especular para avaliar número, tamanho e forma das células endoteliais.
    - Tomografia de coerência óptica de segmento anterior (OCT).

26. **Quais aspectos visualizados na distrofia polimorfa posterior e nas síndromes endoteliais iridocorneanas que se sobrepõem?**
    Os aspectos em sobreposição na PPMD e ICE são: endotélio anormal da córnea, sinéquias periféricas anteriores, corectopia e glaucoma.

27. **O que é peculiar sobre a córnea na distrofia endotelial congênita hereditária (CHED)?**
    A córnea na CHED mostra espessura acentuadamente aumentada, diferentemente de qualquer outra distrofia de córnea.

28. **Discuta o tratamento e o prognóstico das distrofias de membrana posterior.**
    O tratamento conservador tem seu papel, especialmente nos estágios iniciais da distrofia de Fuchs. A solução tópica de soro fisiológico hipertônico, a desidratação da córnea com secador de cabelo e a redução da pressão intraocular podem diminuir o edema de córnea e melhorar a visão. As lentes de contato terapêuticas podem ser usadas nos casos de erosões recorrentes ou de cistos subepiteliais. Entretanto, quando a visão é substancialmente comprometida pela distrofia de Fuchs ou outras distrofias da membrana posterior, a solução definitiva é a ceratoplastia endotelial (ceratoplastia endotelial com remoção da membrana de Descemet (DSEK) ou a ceratoplastia endotelial da membrana de Descemet (DMEK). A Técnica DSEK envolve o transplante de uma camada de estroma posterior do doador com a membrana de Descemet (DM) e endotélio (Fig. 12-6, *A-C*). A DMEK é a substituição anatômica pura da DM e do epitélio do receptor por tecido sadio do doador. Trata-se de um desafio cirúrgico, por causa da natureza muito fina do tecido do doador (15 a 20 μm) (Fig. 12-6, *D-G*). A ceratoplastia, seja endotelial ou penetrante, tem o melhor prognóstico para a distrofia de Fuchs, especialmente na ausência de glaucoma; um prognóstico muito bom na PPMD na ausência de glaucoma e um prognóstico reservado na CHED, especialmente no grupo pediátrico mais novo.

29. **Pode haver PPMD recorrente no enxerto?**
    Recorrência da PPMD já foi relatada.

30. **Discuta as considerações para extração combinada de catarata e transplante de córnea em pacientes com distrofia de Fuchs.**
    - **Primeiro cenário: Catarata visualmente significativa e função limítrofe da córnea.** A decisão de realizar um transplante de córnea junto com a extração de catarata pode-se basear em vários fatores, incluindo a aparência do endotélio da córnea por microscopia especular, espessura da córnea, variação visual durante o dia e exigências visuais pós-operatórias do paciente. Os pacientes sem evidência de edema estromal franco, incluindo ausência de turvação pela manhã e espessura corneana central estável inferior a 620 μm provavelmente vão tolerar a extração exclusiva da catarata. O risco de descompensação da córnea é superado pela vantagem da recuperação visual rápida com a cirurgia de catarata apenas. Por outro lado, pacientes com edema franco do estroma, espessura central da córnea superior a 650 μm ou aumento superior a 10% na espessura matinal da córnea, comparada à espessura mais tarde no dia, a provavelmente não vão tolerar a extração de catarata de rotina. O paciente se beneficiará de um procedimento triplo (isto é, extração de catarata com implante combinado com ceratoplastia, geralmente DSEK ou DMEK). Dito isso, a maioria dos cirurgiões está optando por oferecer aos seus pacientes com distrofia de Fuchs recente, mas visualmente significativa, e catarata o moderno procedimento triplo que inclui ceratoplastia endotelial (DSEK ou DMEK) combinada com extração de catarata e implante de lentes intraoculares, por causa do grande sucesso e da rápida reabilitação visual após esse procedimento combinado.
    - **Segundo cenário: Edema corneano com indicação de transplante de córnea e catarata leve à moderada.** Com a ampla aceitação da DSEK e o aparecimento recente da DMEK como procedimentos preferidos para o tratamento cirúrgico da distrofia de Fuchs visualmente significativa, junto com a previsibilidade do resultado refrativo quando combinada com a extração da catarata (CE) e o implante de lentes intraoculares, mais procedimentos triplos de córnea (DSEK ou DMEK + CE/IOL) estão sendo realizados para a doença endotelial da córnea e até para a catarata precoce. Alguns cirurgiões, porém, especialmente quando tratando pacientes pré-presbitas, preferem estadiar o procedimento, iniciando com a ceratoplastia endotelial seguida, alguns meses depois, quando a córnea estiver estável fisiológica e refrativamente, de CE/IOL. Isto pode dar ao paciente melhor chance para uma boa visão sem uso de correção, especialmente com o aumento na popularidade das IOLs tóricas. A incidência de descompensação de enxerto após CE/IOL secundária é pequena.

31. **Relacione algumas trivialidades sobre distrofia de córnea.**
    - Na córnea *guttata*, *guttata* é o adjetivo que descreve a córnea. As excrescências reais na membrana de Descemet entre as células endoteliais são *corneal guttae* e não córnea guttata.

DISTROFIAS DA CÓRNEA

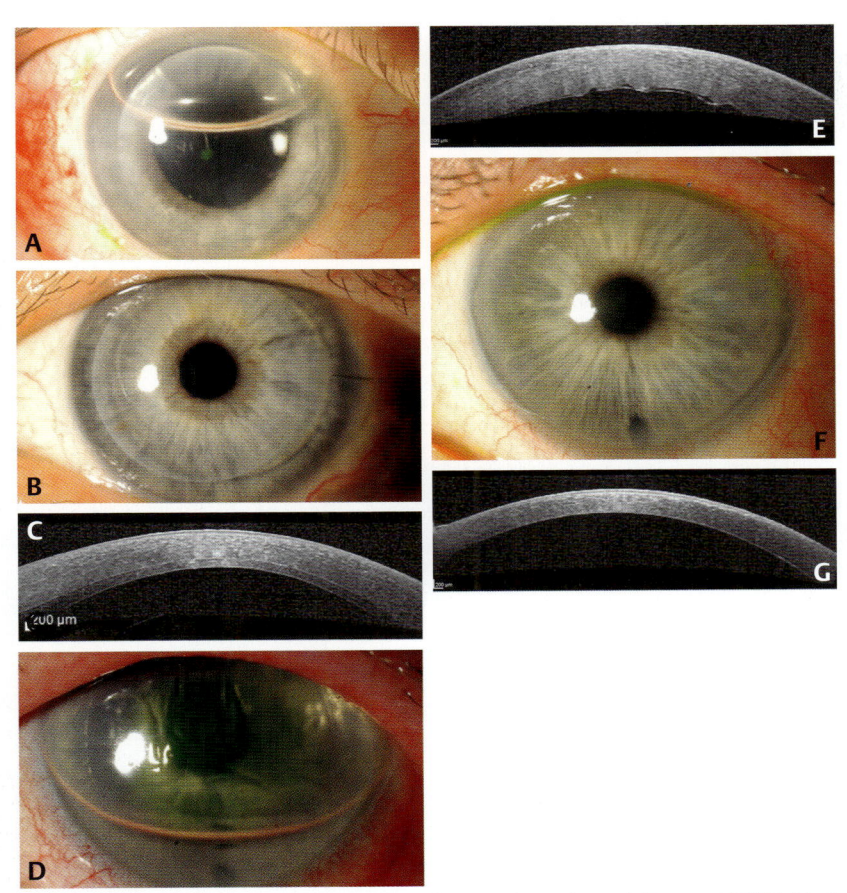

Figura 12-6. A, Um dia após ceratoplastia endotelial com remoção da membrana de Descemet (DSEK). A bolha pós-operatória permite verificar a borda e a aderência do enxerto. **B**, DSEK uma semana após a operação. A borda do enxerto é visível. **C**, OCT de segmento anterior da córnea após DSEK. **D**, Um dia após ceratoplastia endotelial da membrana de Descemet (DMEK). **E**, OCT de segmento anterior um dia após DMEK com membrana de Descemet quase indistinguível, mostrando aderência completa do enxerto. **F**, Um mês após DMEK. **G**, OCT de segmento anterior um mês após DMEK.

- Embora o ceratocone seja geralmente bilateral e pode ter padrão hereditário, ele é considerado como ectasia, não como distrofia.
- A camada de Dua é uma estrutura no estroma posterior, de 5 a 8 µm de lamelas de colágeno e de 5 a 16 µm de espessura, livre de ceratócitos e com alta pressão de ruptura, atingindo 750 mmHg.
- Quando a membrana de Descemet é removida do estroma posterior ela sempre rola para fora do endotélio!

WEBSITES

1. www.corneasociety.com/links.cfm
2. www.nkcf.org
3. www.cornealdystrophyfoundation.org

BIBLIOGRAFIA

Adamis AP, Filatov V, Tripathi BJ, Tripathi RC: Fuchs' endothelial dystrophy of the cornea, Surv Ophthalmol 38:149–168, 1993.

Aldave AJ, Yellore VS, Self CA, Holsclaw D, Small K: The usefulness of buccal swabs for mutation screening in patients with suspected corneal dystrophies, Ophthalmology 111:1407–1409, 2004.

Aldave AJ, Han J, Frausto RF: Genetics of the corneal endothelial dystrophies: an evidence based review, Clin Genet 84(2):109–119, 2013.

Arffa RC: Grayson's diseases of the cornea, ed 4, St. Louis, 1997, Mosby.

Casey TA, Sharif KW: A color atlas of corneal dystrophies and degenerations, London, 1991, Wolfe Publishing.

cheng JI, Qi X, Zhao J, Zhai H, Xie L: Comparison of penetrating keratoplasty and deep lamellar keratoplasty for macular corneal dystrophy and risk factors of recurrence, Ophthalmology 120(1):34–39, 2013.

Coleman CM, Hannush S, Covello SP, et al.: A novel mutation in the helix termination motif of keratin K12 in a U.S. family with Meesmann corneal dystrophy, Am J Ophthalmol 128:687–691, 1999.

Cullom RD, Chang B, editors: The wills eye manual: wills eye hospital office and emergency room diagnosis and treatment of eye disease, ed 6, Philadelphia, 2012, J.B. Lippincott Williams & Wilkins.

Dinh R, Rapuano CJ, Cohen EJ, Laibson PR: Recurrence of corneal dystrophy after excimer laser phototherapeutic keratectomy, Ophthalmology 106:1490–1497, 1999.

Dua HS, Faraj LA, Said DG, et al.: Human corneal anatomy redefined, Ophthalmology 120:1778–1785, 2013.

Kim MJ, Frausto RF, Rosenwasser GOD, Bui T, Le DJ, Stone EM, Aldave AJ: Posterior amorphous corneal dystrophy is associated with a deletion of small leucine- rich proteoglycans on chromosome 12, PLoS One 9(4):e95037, 2014. doi:10.1371/journal.pone.0095037.

Klintworth GK: Advances in the molecular genetics of corneal dystrophies, Am J Ophthalmol 128:747–754, 1999.

Krachmer JH, Palay DA: Cornea color atlas, expert consult, ed 3, St. Louis, 2013, Mosby.

Krachmer JH, Mannis MJ, Holland EJ: Cornea, St. Louis, 2010, Mosby.

Kruse FE, Laaser K, Cursiefen C, et al.: A stepwise approach to donor preparation and insertion increases safety and outcome of Descemet membrane endothelial keratoplasty, Cornea 30(5):580–587, 2011.

Küchle M, Green WR, Volcker HE, Barraquer J: Reevaluation of corneal dystrophies of Bowman's layer and the anterior stroma (Reis-Bücklers and Thiel-Behnke types): a light and electron microscopic study of eight corneas and review of the literature, Cornea 14:333–354, 1995.

Paparo LG, Rapuano CJ, Raber IM, et al.: Phototherapeutic keratectomy for Schnyder's crystalline corneal dystrophy, Cornea 19:343–347, 2000.

Pineros OE, Cohen EJ, Rapuano CJ, Laibson PR: Triple versus nonsimultaneous procedures in Fuchs' dystrophy and cataract, Arch Ophthalmol 114:525–528, 1996.

Price MO, Gorovoy M, Price Jr FW, Benetz BA, Menegay HJ, Lass JH: Descemet's stripping automated endothelial keratoplasty: three-year graft and endothelial cell survival compared with penetrating keratoplasty, Ophthalmology 120(2):246–251, 2013.

Ridgway AE, Akhtar S, Munier FL, et al.: Ultrastructural and molecular analysis of Bowman's layer corneal dystrophies: an epithelial origin, Invest Ophthalmol Vis Sci 41:3286–3292, 2000.

Seitz B, Lisch W: In Corneal dystrophies, developments in ophthalmology, vol 48. Karger, 2011.

Small KW, Mullen L, Barletta J, et al.: Mapping of Reis-Bucklers' corneal dystrophy to chromosome 5q, Am J Ophthalmol 121:384–390, 1996.

Stone EM: Three autosomal dominant corneal dystrophies mapped to chromosome 5q, Nat Genet 6:47–51, 1994.

Terry MA1, Shamie N, Chen ES, Phillips PM, Shah AK, Hoar KL, Friend DJ: Endothelial keratoplasty for Fuchs' dystrophy with cataract: complications and clinical results with the new triple procedure, Ophthalmology 116(4):631–639, April 2009.

Waring GO, Rodriguez MM, Laibson RR: Corneal dystrophies. I: dystrophies of epithelium, Bowman's layer and stroma, Surv Ophthalmol 23:71–122, 1978.

Waring GO, Rodriguez MM, Laibson RR: Corneal dystrophies. II: endothelial dystrophies, Surv Ophthalmol 23:147–168, 1978a.

Weiss JS, Møller HU, Aldave A, et al.: IC3D classification of corneal dystrophies, edition 2, Cornea 34:117–159, 2015.

Weiss JS, Moller HU, et al.: The IC3D classification of the corneal dystrophies, Cornea 27(2):S1–S42, 2008.

CERATOCONE
Irving Raber

1. O que é ceratocone?
O ceratocone é um distúrbio ectásico não inflamatório na córnea que leva a uma deficiência visual variável. A córnea sofre protrusão e afinamento, induzindo assim à miopia e a astigmatismo irregular. Em estágios avançados a córnea assume uma forma cônica, por isso o termo ceratocone. A condição é normalmente bilateral, embora frequentemente assimétrica.

2. Quem pode ser afetado por ceratocone?
É difícil estimar a incidência do ceratocone porque o diagnóstico facilmente passa despercebido, principalmente nos estágios iniciais. A incidência relatada varia entre 1 e 20 por 100.000 por ano, com uma prevalência média de 54,4 por 100.000. Alguns estudos relatam uma predominância feminina, enquanto outros estudos relatam uma predominância masculina. Não há predileção racial conhecida.

3. Qual é a causa do ceratocone?
A causa do ceratocone é desconhecida. A etiologia é multifatorial com fatores tanto genéticos quanto ambientais desempenhando uma função. Diversas anormalidades bioquímicas foram documentadas em córneas com ceratocone, incluindo conteúdo reduzido de colágeno, moléculas de sulfato de queratina diminuídas ou alteradas, redução na proteína total e aumento de material não proteico, e aumento da atividade colagenolítica e gelatinolítica associado a níveis reduzidos do inibidor da metaloproteinase de matriz. Diversos estudos demonstraram que as anormalidades nos inibidores das enzimas e da proteinase são mais proeminentes na camada epitelial de córnea. Isto sugere que o defeito básico no ceratocone pode residir no epitélio e sua interação com o estroma. Estudos adicionais implicam processamento anormal de radicais livres e superóxido dentro das córneas com ceratocone levando ao acúmulo de aldeídos e/ou peroxinitritos destrutivos. Esfregar os olhos foi implicado como uma causa de ceratocone. Ao serem questionados, os pacientes com ceratocone frequentemente admitem esfregar os olhos excessivamente.

4. Qual é a relação entre o uso de lentes de contato e o ceratocone?
A relação entre o uso de lentes de contato e o ceratocone é controversa. Evidências circunstanciais sugerem que o uso de lentes de contato pode levar ao desenvolvimento de ceratocone, especialmente o uso a longo prazo de lentes de contatos rígidas. Tais pacientes tendem a se apresentar em uma idade mais avançada e possuem uma curvatura corneana mais achatada do que pacientes típicos com ceratocone. Além disso, os assim chamados cones induzidos por lentes de contato tendem a estar localizados mais centralmente na córnea do que os cones mais típicos, que são caracteristicamente descentralizados inferiormente.

A deformação pelas lentes de contato é diagnosticada quando o uso destas lentes induz a um astigmatismo irregular sem aspectos de ceratocone na lâmpada de fenda. Descontinuar o uso de lentes por semanas a meses elimina o astigmatismo irregular e permite que a córnea volte ao seu tamanho normal, enquanto no assim chamado ceratocone induzido por lentes de contato as mudanças são permanentes e não se resolvem quando o uso das lentes é descontinuado.

Alguns especialistas em lentes de contato são da opinião de que elas podem ser usadas para achatar a córnea e reverter ou ao menos retardar uma maior progressão do ceratocone. No entanto, o autor acredita que o achatamento corneano induzido pelo uso de lentes de contato em pacientes com ceratocone seja temporário e que a córnea por fim volte ao formato que tinha antes do uso das lentes assim que o uso seja descontinuado.

5. O ceratocone é hereditário?
O papel da hereditariedade no ceratocone ainda não foi claramente definido. A maioria dos casos ocorre esporadicamente sem nenhum histórico familiar. No entanto, alguns casos de ceratocone são transmitidos dentro da família. Um estudo utilizou topografia corneana para diagnosticar casos subclínicos de ceratocone. A transmissão familiar foi documentada em 7 de 12 famílias (58,3%) de pacientes com ceratocone e sem histórico familiar conhecido de doença corneana ou ocular. Os autores postulam herança autossômica dominante com penetração incompleta quanto ao modo de transmissão. Outros estudos relatam que 6 a 25% dos pacientes com ceratocone têm um histórico familiar positivo, e há diversos relatórios de concordância entre gêmeos monozigóticos e gêmeos dizigóticos. A herança autorrecessiva foi sugerida

em alguns estudos com alta consanguinidade. Vários *loci* genéticos foram mapeados em famílias com ceratocone, mas até hoje nenhuma mutação genética foi confirmada. Pode ser que haja múltiplos genes envolvidos no desenvolvimento do ceratocone. A heterogeneidade genética também pode estar envolvida no ceratocone em que diferentes anormalidades genéticas manifestam um fenótipo similar.

6. Quais condições sistêmicas estão associadas ao ceratocone?

Existe definitivamente uma relação entre a atopia e o ceratocone. A prevalência de doenças atópicas, como asma, eczema, ceratoconjuntivite atópica e febre do feno, é mais alta em pacientes com ceratocone do que em controles normais. Pacientes atópicos são incomodados por coceira, e esfregar o olho também pode contribuir para o desenvolvimento do ceratocone.

Há uma associação entre a síndrome de Down e o ceratocone. Aproximadamente 5% dos pacientes com síndrome de Down manifestam sinais de ceratocone. A incidência de hidropsia aguda em pacientes com síndrome de Down é definitivamente mais alta do que em pacientes sem a doença. Assim como nos pacientes atópicos, os pacientes com síndrome de Down que apresentam ceratocone tendem a esfregar muito os olhos. Isto pode explicar, ao menos em parte, a relação com o ceratocone.

O ceratocone também está associado a diversos distúrbios do tecido conectivo, tais como síndrome de Ehlers-Danlos, osteogênese imperfeita e síndrome de Marfan. Existem relatórios conflitantes de uma associação entre o ceratocone, o prolapso da válvula mitral e a hipermobilidade das articulações. Um estudo relatou uma associação entre ceratocone e falsas cordas tendíneas no ventrículo esquerdo. A relação entre vários distúrbios do tecido conectivo e o ceratocone sugere um defeito comum na síntese do tecido conectivo.

7. Quais condições oculares estão associadas ao ceratocone?

O ceratocone tem sido descrito em associação a diversas doenças oculares, incluindo retinite pigmentosa, amaurose congênita de Leber, conjuntivite vernal, síndrome da pálpebra flácida, distrofia endotelial corneana e distrofia corneana polimorfa posterior.

8. Quais são os sintomas do ceratocone?

O início característico do ceratocone acontece no final da adolescência ou início da segunda década de vida, embora inícios anteriores e posteriores tenham sido relatados. Os sintomas normalmente começam com uma visão embaçada com sombreamento ao redor das imagens. A visão se torna progressivamente mais embaçada e distorcida com brilho, halos ao redor das luzes, sensibilidade à luz, múltiplas imagens e irritação ocular associados.

9. Como é realizado o diagnóstico de ceratocone?

Durante os estágios iniciais do ceratocone, o paciente se apresenta com astigmatismo miopico, e exame normal à lâmpada de fenda. A topografia/tomografia corneana auxilia no diagnóstico do ceratocone mesmo antes que constatações ceratométricas e na lâmpada de fenda possam se tornar aparentes. Conforme a doença progride observa-se à retinoscopia com pupila dilatada um reflexo luminoso, irregular em tesoura. A córnea inclina e afina com irregularidade das miras na ceratometria. Sinais óbvios de ceratocone se tornam aparentes na lâmpada de fenda.

PONTOS-CHAVE: DIAGNÓSTICO DE CERATOCONE

1. Mapeamento topográfico da superfície corneana anterior.
2. Análise da elevação das superfícies corneanas anterior e superior.
3. Exame da córnea na lâmpada de fenda.
4. Avaliação do reflexo da luz com a pupila dilatada.

10. Quais são os sinais topográficos de ceratocone?

Com a topografia convencional, os anéis luminosos de Plácido são refletidos na face anterior da córnea, e a curvatura corneana é derivada da distância entre os anéis e demonstrada como um mapa com códigos de cores. A distorção dos anéis é notada no início da doença.

a. O sinal característico de ceratocone na topografia é uma inclinação mesoperiférica (Fig. 13-1). Diversos estudos tentaram desenvolver parâmetros topográficos quantitativos para definir o ceratocone. Em um estudo, a dioptria corneana central > 47,20 (D) combinada com uma inclinação da córnea inferior comparada à córnea superior > 1,20 D detectou 98% dos pacientes com ceratocone. No entanto, pode ser difícil fazer um diagnóstico definitivo de ceratocone com base apenas nas constatações topográficas. Isto é de particular importância para pacientes em busca de cirurgia refrativa, porque os resultados da cirurgia são pouco previsíveis em pacientes com ceratocone. Pacientes com córneas aparentemente normais podem ter uma inclinação mesoperiférica > 1,20 D, mas dioptria corneana central normal, variando de 43 a 45 D. É difí-

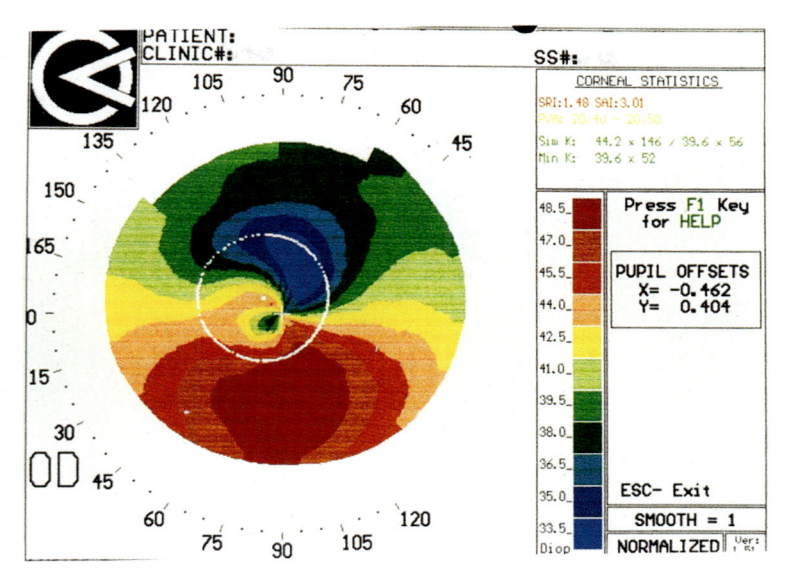

Figura 13-1. Mapa mostrando inclinação inferior simétrica.

cil saber se tais pacientes apresentam ou não uma forma frustra de ceratocone e, como tal, deve ser dissuadida de ser considerado apto para cirurgia refrativa, especialmente o procedimento LASIK porque esta técnica cirúrgica pode resultar em ectasia da córnea, induzindo a sinais e sintomas característicos de ceratocone. No entanto, a ceratectomia fotorrefrativa com *excimer laser* pode ser uma opção viável em pacientes selecionados com condições limítrofes. Cada caso deve ser analisado em uma base individual.
b. Os aparelhos de tomografia corneana utilizam tecnologia de varredura de fenda ou sistema de imagens de Scheimpflug para documentar o formato da córnea, as medidas da espessura corneana e a elevação das superfícies corneanas anterior e posterior. Estes instrumentos também apresentam mapas coloridos no padrão dos discos de Plácido. A informação adicional, especialmente a elevação corneana e o perfil da espessura corneana, é muito útil na diferenciação entre formas frustras ou início de ceratocone e córneas não ceratocônicas. De suma importância é quando a pequena área da córnea corresponde à área da elevação máxima mínima. Alguns aparelhos fornecem software diagnóstico especializado para ajudar no diagnóstico de ceratocone. Além disso, aparelhos de tomografia, bem como ultrassonografia biomicroscópica de alta frequência, fornecem perfis da espessura epitelial corneana que ampliam o arsenal diagnóstico. O epitélio corneano tende a ser mais fino sobre a área de ectasia corneana, que normalmente é descentralizado inferiormente com espessura epitelial compensatória centralmente. No entanto, nenhuma tecnologia é 100% específica e 100% sensível, requerendo a contribuição do cirurgião, especialmente na avaliação de pacientes candidatos à cirurgia refrativa.

11. **Quais são as constatações de ceratocone na lâmpada de fenda?**
   Os sinais iniciais de ceratocone na lâmpada de fenda são uma inclinação e um afinamento atípicos, normalmente localizados inferiormente ao centro da pupila. Conforme o ceratocone progride, o afinamento e a ectasia se tornam mais proeminentes com o desenvolvimento de cicatrizes apicais que começam no estroma anterior e progridem para dentro das camadas mais profundas no estroma (Figs. 13-2 a 13-5). Estrias lineares finas se tornam aparentes no estroma profundo logo anteriormente à membrana de Descemet, normalmente orientadas vertical ou obliquamente. Acredita-se que elas representem linhas de estresse no estroma posterior e são conhecidas como estrias de Vogt. É possível fazê-las desaparecer quando a pressão intraocular é transitoriamente elevada com a aplicação de pressão externa no globo. Em alguns casos leves de ceratocone, a pressão derivada do uso de lentes de contato rígidas de gás permeável pode induzir à formação de tais estrias, que desaparecem quando as lentes são removidas. Anel de Fleischer é comumente visto contornando a base do cone. Isto é o resultado da deposição de pigmentos de hemossiderina dentro das camadas mais profundas do epitélio corneano. O anel de

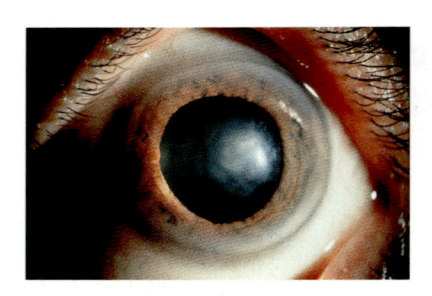

Figura 13-2. Cicatriz apical.

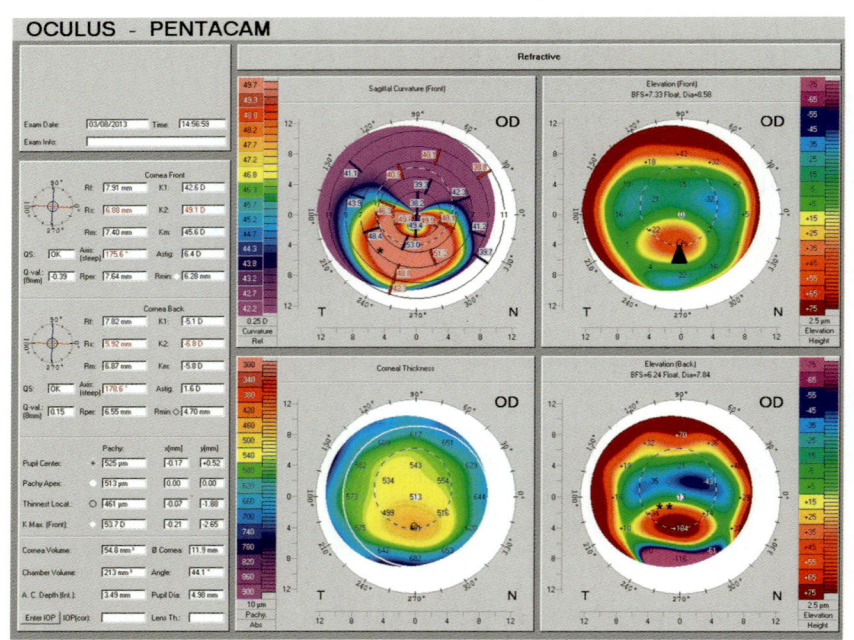

Figura 13-3. Tomografia baseada no sistema de Scheimpflug demonstrando um mapa da curvatura corneana (no topo à esquerda) com inclinação inferior, anterior (no topo à direita) e posterior (embaixo à direita) com elevação inferocentral posterior maior do que a anterior, e espessura corneana (embaixo à esquerda) com a área mais fina, correspondendo à área de elevação máxima.

Fleischer pode contornar o cone apenas parcialmente, mas, conforme a ectasia progride, tende a se tornar um círculo completo com acumulação mais densa de pigmentação que é mais bem vista com o filtro azul-cobalto na lâmpada de fenda (Fig. 13-6). Linhas fibrilares subepiteliais em um padrão circular concêntrico foram descritas logo na entrada do anel de Fleischer. A fonte destas fibrilas é desconhecida, mas foi postulada como sendo filamentos nervosos epiteliais. Espaços vazios anteriores que se acreditava representarem quebras na membrana de Bowman são às vezes vistos dentro da porção fina da protrusão corneana. Nervos corneanos proeminentes são relatados mais comumente em córneas com ceratocone. Nos estágios mais avançados, quando o olho está virado para baixo, a ectasia corneana causa protrusão da pálpebra inferior. Isto é conhecido como sinal de Munson.

12. De que forma o ceratocone evolui?
O início do ceratocone caracteristicamente ocorre no final da adolescência, progredindo lentamente por vários anos antes de estabilizar. No entanto, o início tardio ou a progressão tardia do ceratocone não é incomum. Conforme a doença evolui, o afinamento corneano e a ectasia epitelial se tornam mais proemi-

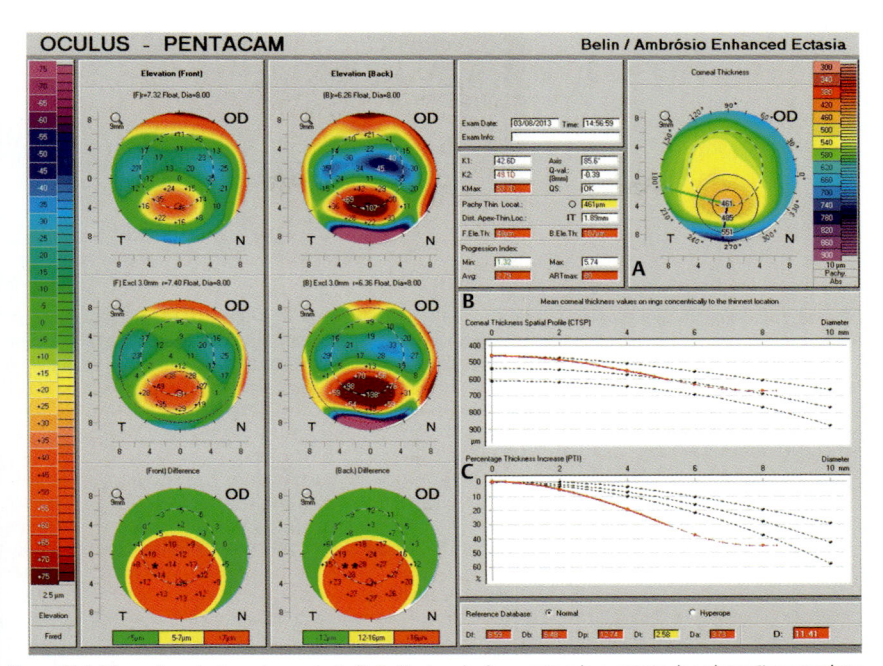

Figura 13-4. Mapa da ectasia aprimorado de Belin/Ambrosio demonstrando aumento das elevações anterior e posterior (duas colunas inferiores) assim como perfis da espessura corneana (imagens da direita **A, B** e **C**) que suportam ainda mais o diagnóstico de ceratocone.

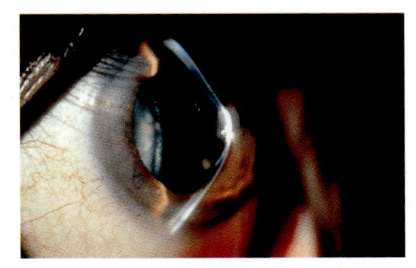

Figura 13-5. Afinamento e cicatrização apical demonstrados em um feixe de fenda.

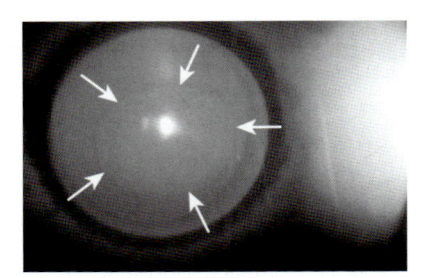

Figura 13-6. Iluminação azul-cobalto demonstrando o anel de Fleischer contornando a extensão do cone. *Setas* apontam para as margens do anel.

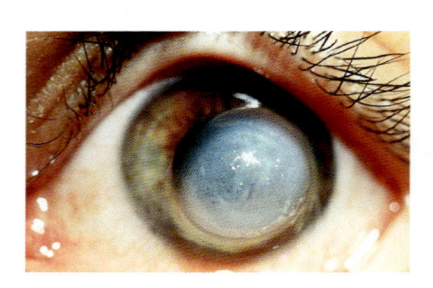

Figura 13-7. Hidropsia aguda.

nentes com aumento de cicatrizes apicais. Dois tipos de cones foram descritos: (1) um pequeno cone redondo ou em forma de bico ("*nipple cone*") que tende a ser mais central em sua localização e (2) um cone oval ou pendente que é normalmente maior e deslocado inferiormente, com o afinamento se estendendo até perto do limbo inferior. A progressão do ceratocone tende a se manifestar como um aumento no afinamento e na protrusão, embora o aumento do cone também ocorra com extensão periférica.

13. O que é hidropsia aguda?

A hidropsia aguda (Fig. 13-7) ocorre nos casos mais avançados de ceratocone. Rupturas na membrana de Descemet permitem que conteúdo aquoso entre dentro do estroma corneano, resultando em um acentuado espessamento e opacificação da córnea que normalmente ficam restritos ao cone. O estroma envolvido se torna massivamente espesso com grandes fissuras com fluidos, edema epitelial subjacente e formação de bolhas. Raramente, um trajeto fistuloso pode-se desenvolver pela córnea, com resultante vazamento de conteúdo aquoso da câmara anterior através do estroma e do epitélio cheios de fluidos até a superfície corneana. O edema corneano gradualmente se resolve em semanas ou até meses conforme as células endoteliais adjacentes à ruptura na membrana de Descemet aumentam de tamanho e migram através do defeito, formando nova membrana de Descemet. Com o processo curativo, a cicatriz tende a achatar a córnea, facilitando, assim, a possibilidade de um subsequente encaixe de lentes de contato com melhora visual enquanto a cicatriz não atrapalhar o eixo visual. Algumas córneas com hidropsia aguda tendem a desenvolver neovascularização do estroma, o que aumenta o risco potencial de rejeição do enxerto, se o transplante corneano se tornar necessário. A hidropsia aguda é mais comum em pacientes com síndrome de Down e ceratoconjuntivite vernal, algo presumidamente relacionado com o trauma repetido causado pelo excesso do ato de fricção dos olhos que estes pacientes apresentam.

A maioria dos casos de hidropsia aguda se resolve espontaneamente, requerendo tratamento de apoio com agentes hiperosmóticos tópicos, como gotas de cloreto de sódio 5% e/ou pomadas para promover deturgência corneana. Alguns pacientes com hidropsia aguda reclamam de fotofobia grave e se beneficiam com o uso de esteroides tópicos e/ou agentes cicloplégicos. Além disso, esteroides tópicos devem ser instituídos em pacientes com sinais de neovascularização corneana. Estudos recentes relataram uma resolução mais rápida de hidropsia aguda com a injeção de ar ou concentrações não expansíveis de SF_6 e C_3F_8 dentro da câmara anterior para promover fechamento da ruptura na membrana de Descemet. No entanto, às vezes são necessárias diversas injeções, e muitos cirurgiões acham que os benefícios não valem os riscos, como catarata e glaucoma por bloqueio pupilar. Assim que a hidropsia se resolve, a cicatriz resultante tende a produzir achatamento corneano. O paciente pode, então, tentar voltar ao uso de lentes de contato, se a córnea central não tiver se tornado excessivamente marcada por cicatrizes. Caso contrário, a única alternativa é o transplante corneano.

14. Qual é a histopatologia do ceratocone?

A maioria dos estudos histopatológicos de córneas com ceratocone é realizada em casos avançados que requerem ceratoplastia lamelar ou penetrante. Além disso, a maioria dos pacientes foi usuária a longo prazo de lentes de contato, o que também pode afetar as constatações histopatológicas, visto que o uso de lentes de contato pode induzir a uma ocorrência maior de cicatrizes apicais.

Alterações foram descritas em todas as camadas da córnea. O estroma no cone é mais fino do que ao redor da córnea. O epitélio apical tende a ser mais achatado e fino com fragmentação dispersa e deiscência da membrana basal epitelial. O ferro notado nas células epiteliais contornando o cone corresponde ao anel de Fleischer.

Entre as alterações mais características do ceratocone estão quebras na membrana de Bowman que às vezes são preenchidas com epitélio e/ou colágeno estromal. Em última análise, o estroma corneano anterior pode ser substituído por tecido conectivo distribuído irregularmente.

A membrana de Descemet permanece normal a menos que tenha ocorrido hidropsia aguda. Dependendo do estágio do processo reparativo, quebras na membrana de Descemet com margens curvadas subsequentemente são cobertas por células epiteliais adjacentes que deslizam sobre a nova membrana e ali se depositam. As células endoteliais corneanas tendem a estar normais, embora elas possam exibir um aumento de pleomorfismo e polimegatismo.

15. De que forma o ceratocone é tratado?

Casos leves de ceratocone podem ser tratados com sucesso com o uso de óculos. No entanto, conforme o ceratocone progride e aumenta o astigmatismo irregular, os pacientes se tornam incapazes de obter visão satisfatória com a correção com óculos. Lentes de contato podem, então, ser usadas para neutralizar o astigmatismo irregular, oferecendo assim melhora visual significativa em relação aos óculos. Conforme a córnea se torna mais ectásica, distorcida e com cicatrizes a adaptação de lentes de contato, torna-se mais difícil com piora da visão e, finalmente, necessitando de intervenção cirúrgica.

16. Quais tipos de lentes de contato são usados para tratar o ceratocone?

Lentes de contato gelatinosas para miopia esféricas convencionais podem ser usadas com sucesso em casos leves de ceratocone com mínimo astigmatismo manifestado. Lentes de contato gelatinosas tóricas também podem ser usadas em alguns pacientes sem quantidades excessivas de astigmatismo irregular. A grande maioria dos pacientes com ceratocone é tratada com lentes de contato rígidas gás-permeáveis. Adaptação de lentes de contato em córnea ectásica, distorcida é difícil. Diversos modelos de lentes estão disponíveis para adaptação em pacientes com ceratocone, incluindo variados diâmetros de lentes esféricas, lentes asféricas, lentes tóricas e lentes com múltiplas curvaturas na superfície posterior, como lentes concêntricas de Soper e de Ross. Estas duas últimas têm uma curva central mais inclinada para passar por cima do ápice e uma curva periférica mais achatada para alinhar com a córnea periférica mais normal. A topografia/tomografia computadorizada pode ser útil na avaliação destes pacientes desafiadores.

Lentes de contato gás-permeáveis grandes que passam por cima da córnea e são preenchidas com um reservatório fluídico que banha a superfície corneana estão agora sendo usadas com mais frequência no tratamento de pacientes com cones ectásicos proeminentes que não se adaptam ao uso de lentes gás-permeáveis convencionais. Um sistema sobreposto é outra opção disponível para o tratamento de pacientes com ceratocone. Uma lente de contato gás-permeável é encaixada no topo da lente de contato gelatinosa. Este sistema é um pouco mais caro e consome mais tempo tanto para o médico, quanto para o paciente, mas pode ser útil no tratamento de casos selecionados que não se adaptam às lentes de contato convencionais. Outro *design* especializado de lentes de contato incorpora um centro gás-permeável rígido com uma área periférca gelatinosa para reduzir a percepção das margens das lentes gás-permeáveis convencionais. Estas lentes híbridas podem na verdade centralizar-se melhor e oferecer adaptação mais estável em razão de seu diâmetro maior, que se estende além do limbo. No entanto, elas têm uma tendência de ficarem mais apertadas com o tempo, às vezes causando neovascularização e hipóxia.

17. O ceratocone pode ser evitado?

Desenvolvida na Alemanha, a ligação cruzada de colágeno é uma técnica para prevenir a progressão do ceratocone. Ela envolve saturação do estroma corneano com gotas de riboflavina e, então, a aplicação de uma luz ultravioleta (UV-A) com 365 nm de comprimento de onda. A riboflavina serve como um agente fotossensibilizador que interage com a luz UV-A, levando a uma ligação cruzada dentro do colágeno e da matriz extracelular do estroma corneano, resultando em fortalecimento da rigidez corneana. A riboflavina absorve a luz UV-A no estroma anterior poupando o endotélio de qualquer efeito adverso. O procedimento é limitado a córneas maiores do que 400 μm de espessura para evitar toxicidade endotelial. Córneas mais finas podem ser "espessadas" com o uso de solução hipotônica de riboflavina.

O procedimento é utilizado em todo o mundo, exceto nos Estados Unidos, onde ainda não é aprovado pela FDA. Demonstrou estabilizar a córnea e prevenir progressão. Numerosos estudos demonstraram a segurança e eficácia do procedimento a longo prazo. Embora deva ser acentuado que a ligação cruzada previne a progressão e não trata a doença, alguns pacientes demonstraram um ganho de 1 a 2 D de aplanamento corneano, associado a uma pequena melhora na acuidade visual.

A técnica tradicional de ligação cruzada requer a remoção do epitélio corneano para permitir que a riboflavina acesse melhor o estroma corneano. A remoção do epitélio carrega consigo o risco de infecção bem como de opacidade estromal que normalmente se resolve espontaneamente. Diversos investigadores têm estudado técnicas sem remoção do epitélio ("epi on"), modificando a solução de riboflavina e/ou o epitélio corneano para promover o transporte transepitelial da riboflavina, eliminando a necessidade de desbridamento epitelial. Até hoje, a técnica sem remoção do epitélio ("epi-on") não parece ser tão eficaz como a técnica com remoção do epitélio ("epi-off"). Não apenas a absorção transepitelial da riboflavina tem que ser calculada, como também há a questão do epitélio corneano bloqueando a luz UV-A de chegar até o estroma para exercer seu efeito. No entanto, a não remoção do epitélio ("epi-on") é certamente um procedimento muito mais simples com pouco ou nenhum desconforto e pouco ou nenhum risco de infecção.

Os investigadores também estão estudando os benefícios da combinação da técnica de ligação cruzada com o implante de segmentos de anel intracorneano, ablação guiada da superfície com excimer laser e ceratoplastia condutiva.

18. Quais são as opções cirúrgicas para o tratamento do ceratocone?

A intervenção cirúrgica é reservada para pacientes com ceratocone que não conseguem se adaptar com sucesso ao uso de lentes de contato ou que falham em obter visão satisfatória com lentes de contato. Pacientes atópicos com ceratocone tendem a necessitar de cirurgia muito mais frequentemente do que pacientes não alérgicos, porque a predisposição alérgica tende a interferir com a tolerância a lentes de contato.

- A **ceratoplastia penetrante (transplante corneano de espessura total)** é a técnica cirúrgica mais comum usada para reabilitar pacientes com ceratocone. O procedimento cirúrgico requer excisão de todo o cone, frequentemente determinado pelo contorno do anel de Fleischer usando um trépano ou laser de femtossegundo. O tecido doador é cortado no mesmo tamanho ou minimamente maior para obter uma boa aposição na ferida com suturas, mais comumente de náilon 10-0, utilizando diversas técnicas de sutura contínua ininterrupta ou técnicas combinadas. Se o cone se estender até perto do limbo (normalmente inferiormente), um grande enxerto corneano será necessário. Normalmente o tecido com enxerto é centralizado na pupila, mas quando o cone é excêntrico, um enxerto excêntrico é usado para envolver todo o cone, tomando o cuidado de deixar a zona óptica livre de suturas. Aumentar o tamanho do enxerto se aproximando do vaso sanguíneo límbico reduz o "privilégio de imunidade" da córnea normalmente avascular, aumentando assim o risco de reação imunológica.
- A **ceratoplastia lamelar (de espessura parcial)** se tornou cada vez mais popular para o tratamento de ceratocone. Um enxerto lamelar tem a vantagem de ser um procedimento extraocular que evita o risco de pressão positiva intraoperatória em que conteúdos intraoculares podem ser expelidos pela abertura feita na córnea com o trépano durante a ceratoplastia penetrante. Ele também elimina o risco de rejeição endotelial ao aumentar o banco de doadores porque não requer um endotélio corneano doador saudável, que é descartado no momento da cirurgia.

Um procedimento lamelar demanda mais técnica do que um procedimento de espessura total. Ele envolve a substituição da maior quantidade de estroma corneano possível deixando para trás a camada endotelial e a membrana de Descemet do próprio paciente. A precisão visual resultante é similar àquela de uma ceratoplastia penetrante quando nenhum estroma é deixado para trás. Isto é mais bem alcançado na ceratoplastia lamelar anterior profunda (DALK) com a técnica "big-bubble" de Anwar. Ar é usado para separar cuidadosamente a membrana de Descemet do estroma subjacente. Quando um pouco do estroma do receptor permanece durante a dissecção lamelar manual, a interface resultante normalmente apresenta irregularidades, o que podem limitar a recuperação visual.

- **Anéis intracorneanos** são segmentos anulares de polimetilmetacrilato de espessura e configuração variadas inseridos dentro do estroma corneano mesoperiférico. São úteis no tratamento do ceratocone leve ou/moderado com intolerância a lentes de contato. A base lógica terapêutica é dar suporte à área ectásica da córnea, reduzindo assim a inclinação corneana e regularizando o astigmatismo associado ao ceratocone, com melhora tanto na acuidade visual não corrigida como corrigida com o uso de óculos. No entanto, eles não retardam ou impedem a progressão da ectasia corneana. Nos Estados Unidos, Intacs (Tecnologia de Adição) são os únicos procedimentos aprovados pela FDA.
- A **epiceratofacia** é um tipo de procedimento lamelar tipo "*onlay*" usando uma córnea doadora seca por refrigeração que é suturada no topo da córnea hospedeira após remoção do epitélio. O propósito é aplanar a córnea com o intuito de melhorar a acuidade visual corrigida com o uso de óculos e/ou melhorar a adaptação das lentes de contato. Após um entusiasmo inicial no final dos anos 1980, o procedimento foi abandonado pela maioria dos cirurgiões por causa das complicações e dos poucos resultados visuais. No entanto, em casos selecionados em que um transplante corneando de espessura total é contraindicado, como em pacientes com síndrome de Down que podem agressivamente esfregar seus olhos e abrir uma ferida de espessura total ou pacientes com alto risco de rejeição imunológica (p. ex., múltiplas falhas de transplante no outro olho), os transplantes lamelares ou epiceratofacia são dignos de consideração.
- A **termoceratoplastia** é uma técnica em que o aquecimento da córnea entre 90° C a 120° C causa encolhimento das fibras de colágeno corneanas com resultante aplanamento da córnea. Este procedimento foi abandonado principalmente por causa de resultados imprevisíveis, indução de cicatrizes e o potencial para erosões corneanas recorrentes no complexo da membrana basal epitelial. No entanto, quando o ápice do cone poupa o eixo visual, a termoceratoplastia pode ser usada para aplanar a córnea, permi-

tindo assim acuidade visual corrigida com o uso de óculos mais favorável e/ou adaptação de lentes de contato. Além disso, a termoceratoplastia pode ser útil para promover a resolução de hidropsia aguda. Adicionalmente, alguns pacientes com ceratocone desenvolvem uma cicatriz subepitelial elevada no ápice do cone como resultado da irritação crônica pelo uso de lentes de contato. Uma falha epitelial da córnea pode ocorrer por cima da cicatriz, interferindo assim com o uso de lentes de contato. Estas cicatrizes podem ser removidas ou suavizadas manualmente com uma lâmina ou com o *excimer laser*, permitindo assim a retomada do uso de lentes de contato e poupando o paciente de um normalmente necessário transplante.

19. **Quais são os resultados do transplante corneano em pacientes com ceratocone?**
Conforme mencionado anteriormente, a maioria das cirurgias de transplante corneano para o ceratocone envolve ceratoplastia penetrante, embora a DALK (ceratoplastia lamelar anterior profunda) esteja aumentando sua popularidade. Os resultados de tal cirurgia são excelentes, com enxertos claros em aproximadamente 90% dos pacientes, a maioria dos quais obtém melhor acuidade visual corrigida de 20/40 ou mais. O problema mais frequente está surgindo entre os pacientes com ceratocone que são submetidos ao transplante corneano é o alto astigmatismo pós-ceratoplastia. No entanto, o astigmatismo após a cirurgia de transplante corneano tende a ser muito mais regular do que o astigmatismo irregular do distúrbio original. A diferença permite que a maioria dos pacientes alcance resultados visuais satisfatórios com correção com o uso de óculos, mesmo que eles tenham um astigmatismo mais alto do que a maioria dos pacientes sem ceratocone seria capaz de tolerar com óculos. Se o astigmatismo não puder ser tolerado com o uso de óculos, lentes de contato ou cirurgia refra*t*iva (ablação por *excimer laser* ou ceratotomia incisional) podem ser oferecidas. Como o ceratocone tende a ser assimétrico, muitos pacientes submetidos ao transplante corneano em um olho conseguem usar lente de contato no olho menos envolvido e assim preferem usar uma lente de contato no olho operado também. As lentes de contato tendem a neutralizar a maior parte do astigmatismo no transplante corneano e frequentemente oferece uma visão um pouco melhor do que com o uso de óculos especialmente se houver algum grau de astigmatismo irregular.

Normalmente leva até um ano ou mais para a ferida do transplante corneano cicatrizar. Se o paciente tiver boa acuidade visual com as suturas no local, elas são deixadas e tendem a desintegrar-se espontaneamente em alguns anos. Às vezes suturas em desintegração erodem através do epitélio corneano e causam uma sensação de corpo estranho. Se elas não forem removidas da superfície da córnea, podem causar uma infecção secundária. Após as suturas se desintegrarem e/ou serem removidas, uma alteração significativa no erro refrativo pode ocorrer. Todas as suturas do enxerto devem ter-se desintegrado ou sido removidas antes de cirurgia ceratorefrativa ser considerada após o transplante corneano.

Ocorre rejeição do enxerto em aproximadamente 20% dos pacientes com ceratocone que são submetidos à ceratoplastia penetrante. A maioria das rejeições imunes pode ser revertida com terapia esteroide local apropriada se descobertas cedo. A rejeição irreversível leva à opacificação corneana permanente que requer ceratoplastia penetrante. Um enxerto pela segunda vez tem um prognóstico razoavelmente bom, embora a taxa de sucesso seja menor do que no primeiro enxerto e tenda a diminuir com cada transplante sucessivo. Se diversas falhas de enxertos ocorrerem, uma "córnea artificial", p. ex., ceratoprótese, pode sempre ser considerada.

WEBSITE
National Keratoconus Foundation
www.NKCF.org

BIBLIOGRAFIA
Bran AJ: Keratoconus, Cornea 7:163–169, 1988.
Colin J, Cochener B, Savary G, Malet F: Correcting keratoconus with intracorneal rings, J Cataract Refract Surg 26:1117–1122, 2000.
Kenney MC, Brown DJ, Rajeev B: The elusive causes of keratoconus: a working hypothesis, CLAO J 26:10–13, 2000.
Krachmer JH, Feder RS, Belin MW: Keratoconus and related noninflammatory thinning disorders, Surv Ophthalmol 28:293–322, 1984.
Lawless M, Coster DJ, Phillips AJ, Loane M: Keratoconus: diagnosis and management, Aust NZ J Ophthalmol 17:33–60, 1989.
Macsai MS, Valery GA, Krackmer JH: Development of keratoconus after contact lens wear: patient characteristics, Arch Ophthalmol 108:534–538, 1990.
Maeda N, Klyce SD, Smolek MD: Comparison of methods for detecting keratoconus using video keratography, Arch Ophthalmol 113:870–874, 1995.
Tuft SJ, Moodaley LC, Gregory WM, et al.: Prognostic factors for the progression of keratoconus, Ophthalmology 101:439–447, 1994.
Wollensak G, Spoerl E, Seifer T: Riboflavin/ultraviolet influenced collagen cross-linking for the treatment of keratoconus, Am J Ophthalmol 135(5):620, 2003.
Wheeler J, Hauser MA, Afshari NA, et al.: The genetics of keratoconus: a review, Reprod Syst Sex Disord 65:001, 2012.

CIRURGIA REFRATIVA

Sebastian P. Lesniak ▪ *Brandon D. Ayres*

1. **Quais são os componentes refrativos do olho?**
   A córnea e a lente refratam luz incidente para que ela seja focada na fóvea, o centro da retina. A córnea contribui aproximadamente com 44 dioptrias (D) comparadas a apenas 18 D das lentes. Além disso, a profundidade da câmara anterior e o comprimento axial do olho contribuem com o estado refrativo.

2. **Quais são os diversos tipos de erros refrativos?**
   - **Miopia:** Existe quando os elementos refrativos do olho colocam as imagens na frente da retina.
   - **Hipermetropia:** Existe quando a imagem é focada atrás da retina.
   - **Astigmatismo:** Normalmente se refere a uma irregularidade corneana que requer poder desigual em diferentes meridianos para colocar uma única imagem na fóvea. O astigmatismo lenticular (decorrente do uso de lentes) é menos comum do que o astigmatismo corneano.
   - **Presbiopia:** É a deficiência natural de acomodação frequentemente notada por volta dos 40 anos de idade. O poder do "auxílio" corretivo ou do segmento bifocal para combater a presbiopia aumenta com a idade.

3. **De que forma a miopia está relacionada com a idade?**
   A miopia é mais comum entre bebês prematuros, menos comum em bebês a termo e incomum aos 6 meses de idade, quando a hipermetropia leve é a regra. A miopia se torna mais prevalente na adolescência (aproximadamente 25%), alcançando seu pico aos 20 anos de idade e subsequentemente estabilizando. Esta informação é importante para a determinação da idade apropriada para considerar a cirurgia refrativa.

4. **Quais são os objetivos da cirurgia refrativa?**
   Os objetivos variam para cada paciente. Certos pacientes desejam a cirurgia refrativa por questões profissionais ou de estilo de vida; exemplos incluem atletas e policiais, bombeiros e militares, que podem achar o uso de óculos ou lentes de contato prejudicial ou até mesmo perigoso. Outros pacientes, como míopes, podem achar a correção com óculos inadequada por causa da minimização da imagem ou podem ser intolerantes ao uso de lentes de contato. Em geral, os objetivos da cirurgia refrativa são reduzir ou eliminar a necessidade de óculos ou lentes de contato sem alterar a qualidade da visão ou da melhor visão corrigida.

5. **Quais aspectos caracterizam um bom candidato para a cirurgia refrativa? Há alguma contraindicação?**
   Primeiramente, pacientes considerando a cirurgia refrativa devem ter ao menos 18 a 21 anos de idade com uma refração estável. Pacientes com certas condições oculares (como secura ocular grave ou uveíte) ou doenças sistêmicas particulares (como doença vascular autoimune do colágeno ou diabetes não controlada) e pacientes tomando medicações que prejudicam a cicatrização de feridas não são bons candidatos. Ceratocone, uma condição em que a córnea tem um formato de cone irregular, permanece como contraindicação à cirurgia refrativa, porque os resultados não são imprevisíveis. A análise da curvatura com topografia corneana computadorizada deve ser realizada em todos os pacientes antes da cirurgia porque o ceratocone em estágio inicial tem uma prevalência de até 13% na população e pode não ser percebido por outros métodos diagnósticos.

   Em segundo lugar, as motivações e expectativas dos pacientes devem ser exploradas minuciosamente para que esperanças irreais possam ser descobertas pré-operatoriamente. Por exemplo, o paciente que está constantemente limpando seus óculos por causa de "brilho intenso excruciante" causado por pó nas lentes ou que deseja uma visão não corrigida perfeita não é um bom candidato para a cirurgia refrativa. Uma discussão cuidadosa dos riscos e benefícios da cirurgia é particularmente importante. Os pacientes podem querer tentar usar lentes de contato antes de considerar a cirurgia. O conceito de presbiopia também deve ser explicado; muitos pacientes são pré-presbiópicos e não possuem o entendimento de que alcançar uma visão não corrigida excelente irá requerer correção para ler de perto em alguns anos.

6. **De que forma a topografia corneana é utilizada na avaliação de pacientes submetidos à cirurgia refrativa?**
   A topografia corneana é extremamente útil na avaliação de pacientes submetidos à cirurgia refrativa porque gera imagens precisas da curvatura corneana que correspondem a uma grande área da córnea.

CIRURGIA REFRATIVA

Esta informação auxilia no planejamento pré-cirúrgico e na avaliação pós-cirúrgica. Sistemas baseados no disco de Plácido detectam imagens refletidas dos anéis projetados na córnea. Um computador gera um "mapa" topográfico da curvatura corneana baseado na distância medida entre os anéis refletidos da córnea (Fig. 14-1, A e B). Aparelhos de tomografia de coerência óptica fornecem imagens transversais da córnea em alta resolução e são baseados na reflexão de ondas infravermelhas de tecidos biológicos. Aparelhos baseados no sistema de Scheimpflug usam feixes de fenda e uma câmera rotacional, que mapeia secções da córnea (Fig. 14-2). Estes sistemas permitem uma medição corneana anterior e posterior e também podem estimar a espessura corneana.

Anormalidades corneanas sutis, como ceratocone em estágio inicial (na forma frustra) ou deformação induzida pelo uso de lentes de contato, podem ser detectadas apenas por topografia. O aparelho Oculos Pentacam Scheimpflug fornece o display de Belin/Ambrósio melhorado da ectasia, o que auxilia no rastreamento do ceratocone e da ectasia corneana (Fig. 14-3). Além disso, mapas topográficos pré e pós-operatórios podem ser analisados para gerar mapas de "diferenças" que isolam as alterações induzidas pelo procedimento. A topografia corneana computadorizada também é extremamente útil na determinação da causa de baixa de visão após a cirurgia refrativa comumente causada por astigmatismo irregular.

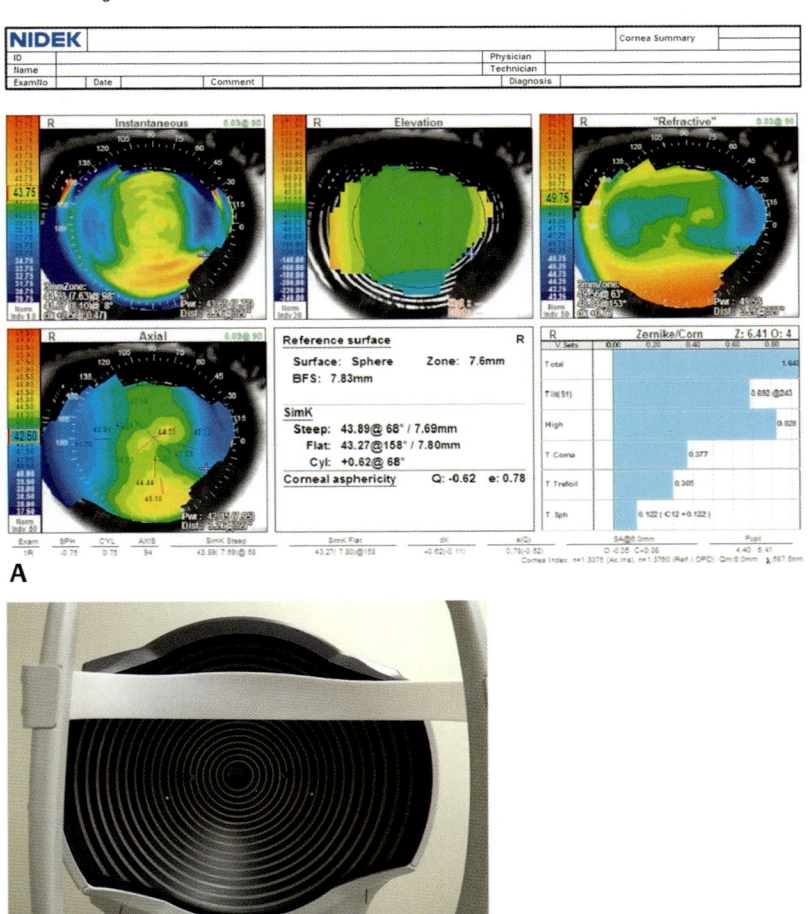

Figura 14-1. A, Resumo diagnóstico corneano em um paciente pós-LASIK. **B,** O analisador corneano OPD-modo-scan III da Nidek, baseado em discos de Plácido.

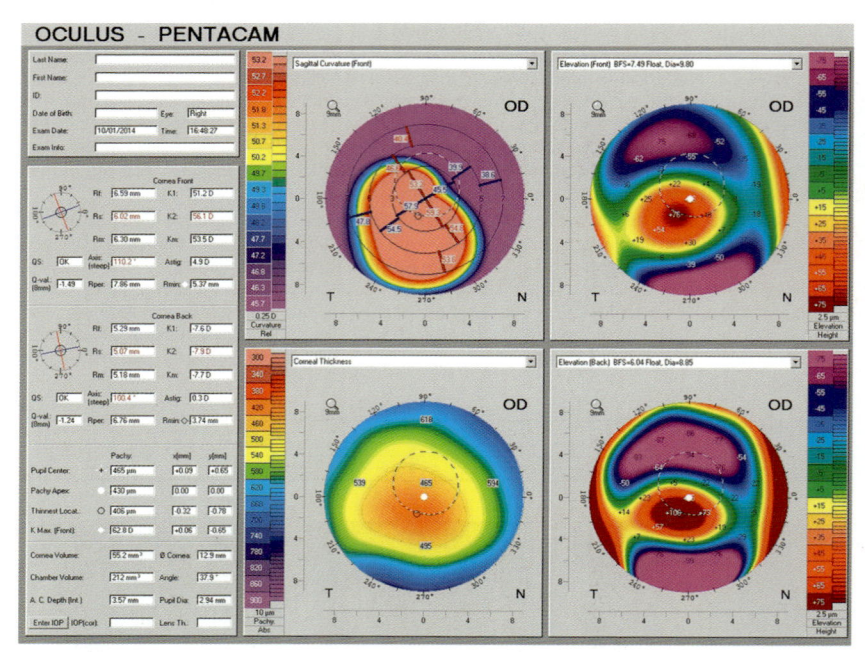

Figura 14-2. Topografia corneana baseada em Scheimpflug com alterações corneanas tipicamente vistas em ceratocone.

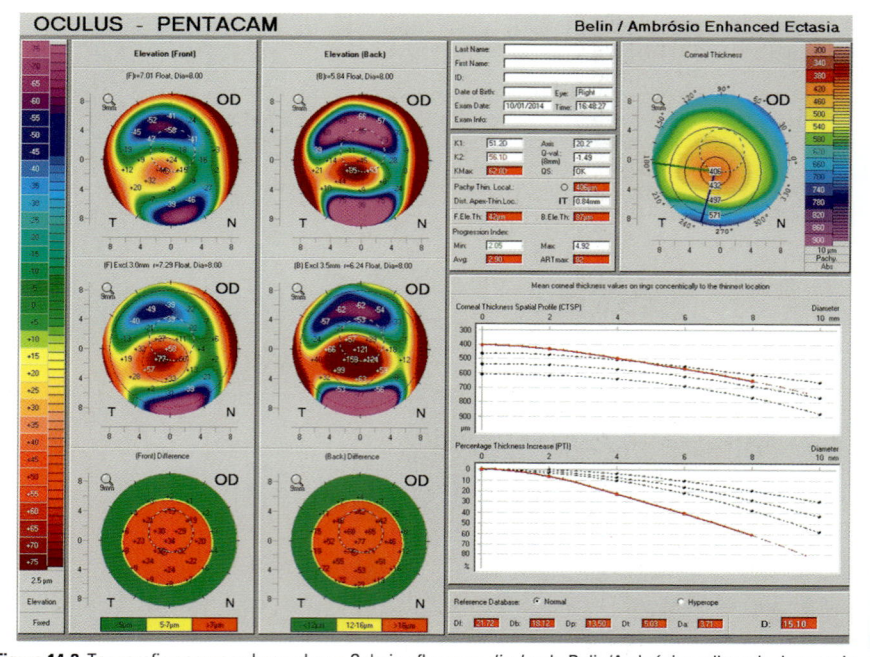

Figura 14-3. Topografia corneana baseada em Scheimpflug com *display* de Belin/Ambrósio melhorado da ectasia.

CIRURGIA REFRATIVA 135

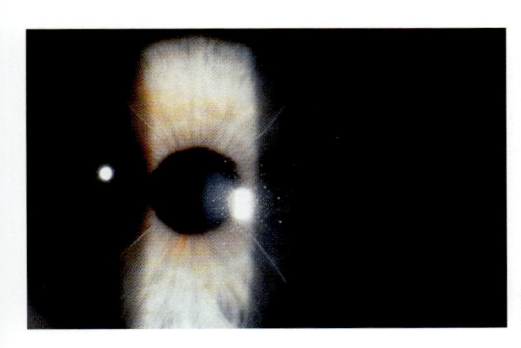

Figura 14-4. Três semanas após uma ceratotomia radial de quatro incisões.

7. Quais são as principais opções para o tratamento cirúrgico de miopia?
- Ceratotomia radial (RK).
- Ceratectomia fotorrefrativa (PRK).
- Ceratomileuse assistida por laser in situ (LASIK).
- Segmentos de anel intracorneano (Intacs).
- Implantes de lentes intraoculares fácicas (IOL).
- Extração do cristalino.

8. De que forma a RK reduz a miopia?
A ceratotomia radial é um método histórico para o tratamento de miopia e agora tem sido largamente substituída por procedimentos com *excimer laser*. Incisões radiais profundas causam inclinação da córnea perifericamente, o que resulta em aplanamento secundário da córnea central. A quantidade, o comprimento e a profundidade das incisões e o tamanho da zona óptica central translúcida juntamente com a idade do paciente determinam o efeito refrativo. Tipicamente, quatro incisões são usadas para baixa miopia (Fig. 14-4) e oito incisões para moderada miopia. No entanto, alguns pacientes tiveram cerca de 32 incisões para alta miopia.[1,2]

9. Quais são as diversas técnicas de RK?
- A técnica "americana" envolve fazer incisões centrífugas (a partir do centro em direção ao limbo) com uma lâmina de diamante angulada.
- A técnica "russa" usa incisões centrípetas (a partir do limbo em direção ao centro) com uma lâmina de diamante vertical reta. A técnica russa fornece incisões mais profundas e mais efeito refrativo; no entanto, há um risco maior de entrar na zona óptica.

Com base em análises estatísticas de casos anteriores, nomogramas padronizados são usados para determinar o número de incisões e o tamanho da zona óptica, dependendo da idade do paciente e da alteração refrativa desejada.

10. Quais resultados foram alcançados com a RK? E as complicações?
Vários estudos foram realizados, sendo o mais importante o *Prospective Evaluation of Radial Keratotomy*. Este estudo mostrou que 60% dos olhos tratados estavam dentro dos limites de 1 D de emetropia até 10 anos de pós-operatório. Após 10 anos, 53% tiveram ao menos 20/20 de visão não corrigida, e 85% tiveram uma visão de menos de 20/40. No entanto, 43% dos olhos tiveram uma alteração progressiva para hipermetropia de ao menos 1 D após 10 anos. Esta alteração foi notada como sendo pior para olhos com a zona óptica menor de 3 mm. Apenas 3% dos pacientes perderam duas ou mais linhas de acuidade visual mais bem corrigida, e todos tiveram uma visão de 20/30, ou melhor. Três de mais de 400 pacientes reclamaram de um brilho intenso severo ou *flashes* brilhantes ao redor de fontes luminosas que tornavam impossível dirigir. Perfurações corneanas ocorreram em 2% dos casos; nenhuma requereu sutura para seu fechamento. No geral, os melhores resultados foram alcançados no grupo com baixa miopia (-2,00 a -3,00 D). Assim como com qualquer procedimento invasivo, a infecção é um risco pequeno, mas real (Fig. 14-5).[3]

11. De que forma a PRK reduz a miopia?
A PRK envolve o tratamento do estroma corneano central com *laser* direto. Especificamente, o *laser* UV de 193 nm *excimer* causa aplanamento da córnea central através do processo de fotoablação/fotodisrupção pelo qual é removido mais tecido central do que periférico. Sob anestesia local, o epitélio corneano central é removido com uma espátula ou com o *laser*. O *laser* é, então, usado para fazer a ablação de uma quantidade precisa de tecido estromal com acurácia submicrométrica para alcançar o efeito

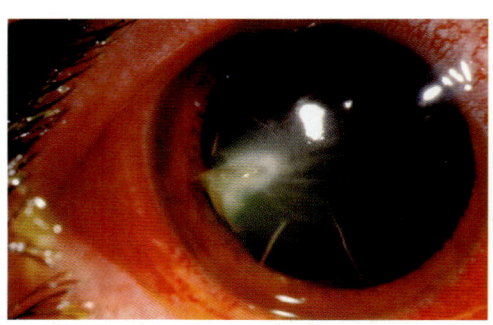

Figura 14-5. Infecção na incisão da ceratotomia radial.

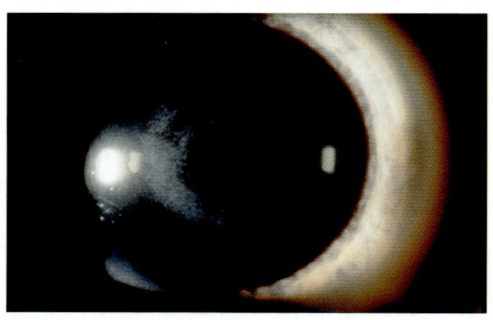

Figura 14-6. Opacidade estromal moderada, 3 meses após uma ceratotomia fotorrefrativa.

refrativo desejado. A PRK é preferível em relação à LASIK em casos de astigmatismo irregular, córneas finas, doença da membrana basal epitelial, cirurgia corneana prévia ou complicações com LASIK. Em alguns casos, na LASIK se o *flap* não puder ser criado com segurança, o procedimento pode ser convertido para PRK.

12. Quais resultados foram alcançados com a PRK? E as complicações?
Um ensaio clínico prospectivo randomizado de 20 anos descobriu o seguinte:
- Pequeno, mas significativa aumento na miopia (0,54 D) após a PRK entre 1 e 20 anos, particularmente naqueles com menos de 40 anos de idade no momento do tratamento e em pacientes do sexo feminino.
- O poder corneano permaneceu inalterado, mas o comprimento axial aumentou.
- O procedimento foi seguro, sem complicações que ameaçassem a visão a longo prazo e com melhoras na acuidade corrigida para longe e na transparência corneana com o tempo.

A opacidade corneana residual é uma complicação conhecida da PRK (Figs. 14-6 e 14-7).[4]

13. O que é LASIK?
LASIK significa ceratomileuse assistida por *laser in situ*. Este procedimento envolve a criação de um flap corneano para fazer a ablação de tecido mesoestromal diretamente com um feixe de *excimer laser*, finalmente aplanando a córnea para tratar a miopia e inclinando a córnea para tratar hipermetropia. Enquanto técnicas iniciais de ceratomileuse consistiam na remoção de um flap da córnea e ressecção de tecido estromal manualmente, avanços tecnológicos revolucionaram este procedimento transformando-o em um processo altamente automatizado. Técnicas atuais usam um *laser* de femtossegundo para a criação de um *flap* e ablação tecidual com *excimer laser*. Após um blefarostato ser colocado na pálpebra, e a anestesia tópica ser aplicada, o anel de sucção é centralizado na córnea para estabilizar o olho. Historicamente, uma lâmina de microcerátomo mecânico era usada para criar o *flap* corneano, mas atualmente a maioria dos cirurgiões trocou para o *laser* de femtossegundo por criar o *flap* para os

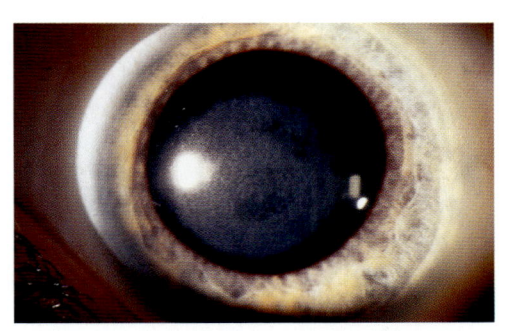

Figura 14-7. Opacidade estromal moderada a severa, 6 meses após uma ceratotomia fotorrefrativa.

LASIK. Após *flap* ter sido criado, o vácuo no anel é liberado, e o *flap* é então levantado, expondo o leito estromal. Então, o *excimer laser* é aplicado diretamente no tecido estromal. Após, o *flap* corneano é recolocado em sua posição original, tipicamente sem suturas, permitindo-se sua cicatrização.

14. De que forma o uso de *laser* de femtossegundo no procedimento LASIK ajudou a melhorar os resultados *versus* o microcerátomo?
Uma metanálise de múltiplos estudos descobriu que:
- Nenhuma diferença significativa foi identificada entre os dois grupos em relação à perda de duas ou mais linhas de visão ou a pacientes alcançando visão de 20/20 ou melhor ($P = 0,24$).
- O grupo tratado com femtossegundo teve mais pacientes que estavam dentro do limite de $\pm 0,50$ D de refração do alvo.
- A espessura do *flap* foi mais previsível no grupo tratado com femtossegundo.
- O grupo tratado com microcerátomo teve mais defeitos epiteliais.
- O grupo tratado com femtossegundo teve mais casos de ceratite lamelar difusa.[5]

15. Qual é a variação da miopia recomendada para a correção com LASIK?
LASIK é geralmente recomendada para miopia de, no mínimo, 1 D até, no máximo, 10 a 12 D, embora seja aprovada pela FDA para miopias de até 14 D.

16. Quais são as vantagens e desvantagens da LASIK *versus* RK e PRK?
LASIK oferece a vantagem de mínima dor pós-operatória assim como uma recuperação mais rápida da visão, porque o epitélio é deixado essencialmente intacto. Há uma chance menor de cicatriz corneana e opacidade do que após RK e PRK. As desvantagens da LASIK incluem o breve período intraoperatório de perda acentuada da visão (por causa das altas pressões intraoculares geradas pelo anel de sucção); risco de irregularidades do *flap*, subluxação ou deslocamento (Fig. 14-5); e do custo do procedimento. Problemas adicionais associados à LASIK incluem astigmatismo irregular e o potencial para invaginação epitelial ou infecção abaixo do *flap*.

LASIK oferece diversas vantagens ao cirurgião. Como a técnica envolve a feitura de um *flap* no estroma corneano anterior, o risco de perfuração corneana associado com à RK é praticamente inexistente. A criação de um *flap* liso e uniforme com preservação da camada central de Bowman também reduz as cicatrizes subepiteliais vistas com a PRK. O uso de *laser* de femtossegundo permite pouco espaço para erros do cirurgião. No entanto, seu aspecto automatizado também traz desvantagens. O cirurgião tem controle intraoperatório limitado sobre a criação do *flap* e a ablação do estroma. O anel de vácuo pode ser difícil de ser encaixado em um paciente com fissuras palpebrais estreitas ou órbitas profundas. *Flaps* criadas por femtossegundo podem ser difíceis de levantar, e rasgos nos *flaps* podem ser criados. Às vezes o uso de gás pode causar perfuração do *flap* (ruptura do gás vertical).

17. De que forma os resultados cirúrgicos do LASIK se comparam àqueles da PRK?
Diversos estudos compararam os resultados de LASIK e da PRK tanto na miopia baixa à moderada quando na moderada à alta. No geral, os resultados refrativos e visuais são comparáveis após o primeiro mês até o terceiro. LASIK oferece uma recuperação visual mais rápida. Pop e Payette compararam os resultados de LASIK e PRK para o tratamento de miopia entre -1 D e -9 D. Eles concluíram que os resultados visuais e refrativos eram similares nas visitas de acompanhamento entre 1 e 12 meses, mas os

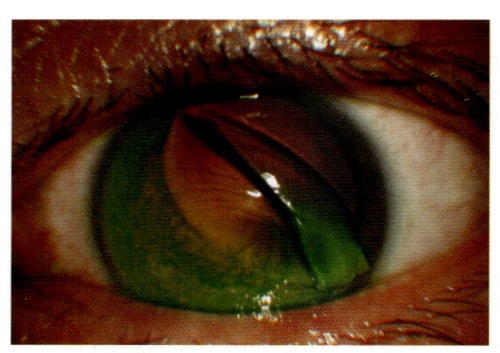

Figura 14-8. *Flap* de LASIK deslocado.

pacientes submetidos à LASIK tinham maior probabilidade de visão de halos. Em geral, quando subgrupos refrativos são analisados, resultados menos previsíveis são alcançados nos grupos com miopia alta para ambos os procedimentos. Mesmo assim, LASIK pode ser a melhor técnica corneana disponível para o tratamento de altos graus de miopia.[6]

18. **O que são "frentes de onda"? As ablações por frentes de onda são melhores do que LASIK padrão?**
Na LASIK padrão as aberrações esféricas e cilíndricas são medidas com o uso de uma topografia corneana computadorizada e refração manifesta e cicloplégica. O *excimer laser* é, então, programado com base nestes dados. A medida da onda de frente tem a capacidade de medir outras aberrações além de esférico e cilíndrico. Para medir uma frente de onda o aberrômetro propaga um *laser* com luz de baixa intensidade através da pupila. A luz do *laser* é, então, refletida para fora da retina e através da lente, da pupila e da córnea e é distorcida pelas propriedades refrativas do olho. Esta onda de frente de luz é, então, utilizada para detectar uma quantidade infinita de aberrações oculares (avaliadas, por exemplo, pelos polinômios de Zernike ou pela análise de Fournier).

Em uma ablação por frentes de onda os dados coletados pelo aberrômetro são convertidos em um equivalente esférico e cilíndrico (normalmente com espaço para o ajuste do médico), e a ablação padronizada é realizada. Embora as expectativas para LASIK e PRK guiadas por frentes de onda sejam altas, não há evidência clínica significatica de que seja melhor do que a LASIK padrão cuidadosamente planejado. Alguns estudos demonstraram uma redução em aberrações de ordem mais elevada após ablações guiadas por frentes de onda, enquanto outros demonstraram um aumento. Conforme a tecnologia e as técnicas cirúrgicas forem aprimoradas, talvez os resultados clínicos de LASIK com frentes de onda comecem a ofuscar a LASIK padrão.

19. **Cite as complicações potenciais importantes da LASIK.**
Complicações são incomuns e não estão listadas na ordem de frequência:
- Liberação prematura do anel de sucção.
- Amputação do *flap* intraoperatória (microcerátomo).
- Deslocamento/subluxação do *flap* pós-operatório (pode requerer a sutura do *flap* em seu lugar) (Fig. 14-8).
- Epitelização da interface do leito do *flap* (causa astigmatismo irregular, dispersão da luz e possível dano ao *flap*) (Fig. 14-9).
- Astigmatismo irregular.
- Infecção.
- Ceratite lamelar difusa (DLK).
- Ectasia corneana progressiva.[7]

PONTOS-CHAVE: CONTRAINDICAÇÕES POTENCIAIS COMUNS À LASIK

1. Córnea fina.
2. Astigmatismo irregular.
3. Ceratocone.
4. Distrofia anterior da membrana basal.
5. Herpes simples ou ceratite zóster.

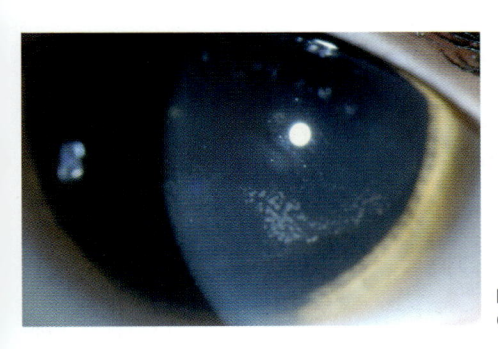

Figura 14-9. Invaginação epitelial embaixo do *flap* de LASIK.

20. O que é ceratite lamelar difusa? De que forma ela é tratada?

A DLK foi originalmente denominada "síndrome das areias do Saara" por causa da aparência clínica de uma reação inflamatória ondulada em uma interface do *flap* na LASIK. Ela geralmente aparece de 1 a 3 dias após um procedimento primário de LASIK ou um retoque. A causa exata é desconhecida e mais provavelmente multifatorial. Etiologias suspeitas incluem endotoxinas bacterianas, secreções meibomianas, secreções oleosas do ceratocone e energia excessiva do *laser* em razão do uso do *laser* de femtossegundo da IntraLase. O tratamento envolve altas doses de esteroides tópicos. Em casos graves, elevar o *flap* e irrigar a interface pode ser útil.[8]

21. O que é Epi-LASIK? Quais são as vantagens potenciais?

A Epi-LASIK é uma ablação de superfície modificada, que usa um cerátomo e um separador epitelial que cria um plano entre a membrana basal epitelial e a membrana de Bowman. Conforme o epiceratótomo passa por cima do olho, cria um flap epitelial em dobradiça, muito similar ao flap da LASIK. O flap epitelial é, então, refletido, expondo a superfície da membrana de Bowman. O *excimer laser* é, então, usado para alterar o formato da córnea, após o que o *flap* epitelial é reposicionado. A vantagem da Epi-LASIK é a segurança de um procedimento superficial, mas com potencial recuperação visual mais rápida, menos desconforto pós-operatório e menos opacidade do que a PRK. A Epi-LASIK foi largamente abandonada pela LASIK de remoção inteira do *flap*, como na PRK.

22. O que é *laser* de femtossegundo? Quais são suas vantagens potenciais?

Os atuais sistemas de tecnologia do *laser* de femtossegundo usam luz com comprimento de onda de 1.053-nm (quase infravermelho) de neodymium:glass. A energia do *laser* é convertida em energia mecânica em um processo conhecido como fotodisrupção. O *laser* de femtossegundo usa pulsos em alta velocidade para fazer a ablação de tecido com extrema precisão. Os pulsos extremamente curtos evitam o acúmulo de calor, permitindo assim dano mínimo ou nenhum aos tecidos no entorno. Na cirurgia refrativa este *laser* é usado para cortar um flap lamelar na córnea. As vantagens potenciais do uso do *laser* de femtossegundo incluem maior segurança, reprodutibilidade da espessura do *flap*, menos complicações em relação ao *flap* e menos defeitos epiteliais. Pode também haver redução nas estrias do *flap* e nos depósitos em sua interface. *Lasers* de femtossegundo atualmente disponíveis para a criação de um *flap* com LASIK incluem os sistemas de *laser* Intralase FS e iFS da Abbot e os sistemas Femto LDV da Ziemer.

Na cirurgia de catarata, o *laser* de femtossegundo cria uma capsulotomia muito precisa e fragmenta o núcleo da lente. Estes aspectos podem reduzir os riscos associados a cataratas traumáticas, instabilidade zonular e pseudoexfoliação. Incisões corneanas primárias e secundárias na cirurgia de catarata também podem ser criadas mais precisamente pelo *laser*. Incisões arqueadas que reduzem o astigmatismo também podem ser criadas durante a cirurgia de catarata, levando em consideração o astigmatismo cirurgicamente induzido pelas incisões. Muitos dos *lasers* de femtossegundo que são usados na cirurgia de catarata também podem ser utilizados para criar *flaps* na LASIK.[9-12]

23. O que é ectasia corneana progressiva?

A ectasia corneana é o afinamento e a inclinação corneana progressiva com astigmatismo irregular que causa baixa acuidade visual. Acredita-se que resulte principalmente em olhos com a forma frustra de ceratocone ou a partir de um leito estromal que fique muito fino pós-LASIK. A maioria dos cirurgiões acredita que o leito estromal (calculado tirando-se a espessura corneana central menos a espessura do *flap* menos a ablação a *laser*) deva ser de ao menos 250 μm para evitar ectasia corneana. No entanto, outros cirurgiões acreditam que a espessura mínima do leito estromal deva ser maior. O acompanhamento a longo prazo é necessário para obter-se a resposta. A ligação cruzada de colágeno da córnea é uma opção de tratamento para ectasia corneana, mas ainda não é aprovada pela FDA.

24. O que são segmentos do anel intracorneano?
O Intacs é um procedimento aprovado pela FDA para a correção de baixa miopia e ceratocone moderado. Este procedimento envolve a colocação de dois segmentos de arco de 150° de plástico de polimetilmetacrilato com profundidade de 2/3 na córnea periférica. Esta "adição tecidual" resulta em aplanamento da córnea central.[13]

25. Quanto da miopia o Intacs trata?
Intacs são aprovados pela FDA para tratar entre -1 a -3 D de miopia em pacientes com não mais do que 1 D de astigmatismo e que tenham ao menos 21 anos de idade.

26. Quais são os resultados refrativos do Intacs para miopia?
Em ensaios clínicos nos EUA após 1 ano, 97% dos pacientes tiveram visão de 20/40 ou melhor, 74% tiveram visão de 20/20 ou melhor, e 53% tiveram visão de 20/16 ou melhor sem correção.

27. Liste as potenciais complicações do Intacs?
Complicações não são comuns e não estão listadas na ordem de frequência:
- Astigmatismo induzido.
- Visão oscilante.
- Perfuração anterior ou posterior da córnea.
- Infecção.
- Depósitos brancos ao longo do segmento do anel.
- Extrusão do segmento do anel.

28. O procedimento Intacs é reversível?
Os implantes Intacs podem ser removidos, e a maioria dos olhos retorna às suas refrações originais.

29. O que são implantes de lentes intraoculares fácicas?
Estes implantes de lentes são colocados no olho sem a remoção das lentes do cristalino no próprio paciente. Existem atualmente três tipos principais: uma lente de câmara anterior grampeada à íris, uma lente de câmara anterior suportada por um ângulo e uma lente de câmara posterior no sulco ciliar (logo em frente à lente do cristalino). O tipo com lente de câmara anterior grampeada à íris da Artisan ou da Verisyse é atualmente aprovado pela FDA para miopia de -5 a -20 D com até 2,5 D de astigmatismo. O implante com lente de collamer implantáveis (ICL) da Visian (Fig. 14-10) fica na câmara posterior atrás da pupila e é aprovado para miopia de -3 a -20 D. Constatou-se que a versão tórica destas lentes está disponível fora dos Estados Unidos e pode ser usada para corrigir até 6,0 D de astigmatismo.[14,15]

30. Qual é o efeito do implante de lentes intraoculares (IOL) da Verisyse em olhos fácicos na contagem das células endoteliais?
A FDA não encontrou perda significativa nas contagens das células endoteliais com IOLs fácicas fixadas na íris após 2 anos do implante. Na pior das possibilidades (ajustando-se para medição da imprecisão), 9% dos olhos teriam estado em risco de 10% de perda de células endoteliais após 12 meses. Constatou-se que olhos em risco têm contagens pré-operatórias mais altas de células endoteliais. Diversos autores relataram que as lentes fixadas na íris realmente aceleram a perda de células endoteliais.[16,17]

31. O que são IOLs acomodativas e multifocais?
Ao contrário das IOLs monofocais mais comuns implantadas após a cirurgia de catarata, que deixam o olho com muito pouca capacidade de foco, as IOLs acomodativas permitem que o olho mova o implante através de diversos mecanismos para permitir uma maior amplitude de foco. A única IOL acomodativa aprovada pela FDA até o momento desta publicação é a Crystalens da Bauch+Lomb. A óptica da Crystalens fica sobre dobradiças que permitem que a pressão vítrea mova a IOL anterior e posteriormente. Este movimento altera a força refrativa da IOL e permite aos pacientes maior capacidade de leitura. No ensaio de 1 ano da FDA, 98% dos pacientes com implantes bilaterais tinham visão de 20/25 a distância, 96% podiam ler com visão de 20/20 a distância do comprimento de um braço, e 73% podiam ler de perto sem nenhuma assistência de óculos ou lentes de contato.

IOLs multifocais simultaneamente focam luz de perto e a distância. A lentes ReSTOR tem alterações difrativas apodizadas na superfície da lente. A lente Tecnis tem suas etapas difrativas na superfície posterior.

32. Existe alguma outra opção cirúrgica para o tratamento de miopia ou presbiopia?
Visto que a lente do cristalino adiciona cerca de 18 D de força ao sistema óptico, uma extração precisa das lentes pode ser usada em pacientes com um nível comparável de miopia. No entanto, realizar uma cirurgia

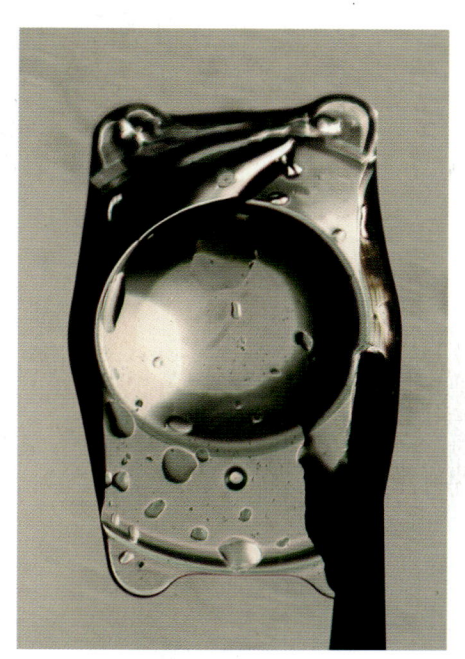

Figura 14-10. Implante de ICL da Vision.

intraocular com um objetivo meramente refrativo é controverso. Além disso, olhos com muita miopia carregam um risco moderado de descolamento da retina, que é aumentado após a extração da lente.

O procedimento SMILE, desenvolvido pela Zeiss, utiliza o *laser* de femtossegundo VisuMax para criar um disco fino de tecido (lentícula) dentro do estroma corneano, que é, então, extraído por uma pequena incisão. Diferentemente da LASIK, este procedimento não requer um *flap*. É destinado para o tratamento de miopia até -10,00 D. Este procedimento ainda não é aprovado pela FDA nos Estados Unidos.

Kamra e Raindrop são *inlays* intracorneanos que oferecem opções cirúrgicas para presbiopia. O inlay Kamra (Fig. 14-11) funciona com o mesmo princípio da abertura de uma câmera ao aumentar a profundidade do foco. A abertura no *inlay* permite que entre apenas luz focada no olho, permitindo que alguém veja de perto, longe e tudo que estiver no meio. O *inlay* Raindrop (Fig. 14-12) é designado para gentilmente remodelar a córnea anterior, fornecendo visão de perto e intermediária no olho não dominante. Até o momento nem o *inlay* Kamra nem Raindrop são aprovados pela FDA nos Estados Unidos.

33. Quais são as opções de tratamento para o astigmatismo?

A correção do astigmatismo é um pouco mais aceitável do que a correção da miopia. Um paciente com 3,00 D de astigmatismo fica normalmente bastante satisfeito com 1,25 D residuais pós-operatórios de correção cilíndrica, porque o resultado é uma visão razoavelmente boa. Cada um dos procedimentos para miopia tem adaptações para tratar o astigmatismo sozinho ou simultaneamente com miopia. A ceratotomia astigmática se refere a fazer cortes astigmáticos transversais (retos) ou arqueados na mesoperiferia do meridiano corneano mais curvo. Constatamos que o cruzamento de incisões transversais e radiais é problemático. A invaginação epitelial para dentro do estroma pode resultar em dificuldades no processo curativo e cicatrizes significativas. A ceratotomia refrativa fotoastigmática com *excimer laser* utiliza um padrão cilíndrico de ablação em vez da ablação esférica para remover tecido em um determinado meridiano (correção astigmática). Se o astigmatismo miópico composto estiver presente, uma combinação de padrões esféricos e cilíndricos resulta em correção tanto da miopia quanto do astigmatismo. Correções astigmáticas similares foram alcançadas com LASIK. Independente do procedimento empregado, o eixo do astigmatismo deve ser marcado com o paciente sentado, porque ele pode se alterar quando o paciente reclina. O astigmatismo corneano também pode ser tratado durante a cirurgia de catarata com uma lente intraocular tórica implantada após a extração da lente do cristalino.

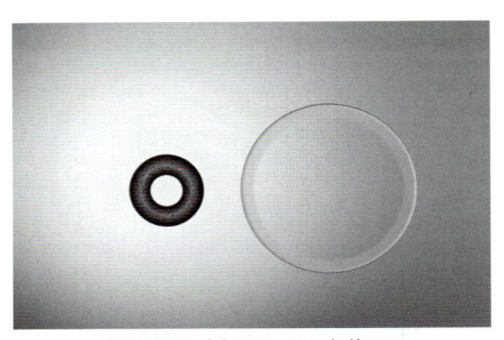

Figura 14-11. *Inlay* corneano da Kamra.

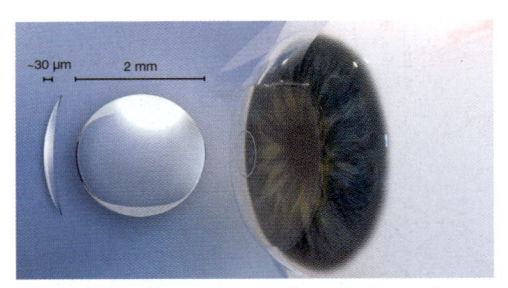

Figura 14-12. *Inlay* corneano em forma de gota de chuva.

34. **O que pode ser feito a respeito do astigmatismo após um transplante corneano?**

    Existem diversas opções. Primeiro, a remoção seletiva de suturas nos meridianos mais curvos pode melhorar o astigmatismo. Uma lente de contato gás-permeável rígida pode ser especialmente eficaz no alívio do astigmatismo irregular. No entanto, muitos pacientes não toleram ou desejam lentes de contato após a cirurgia de transplante corneano. Uma vez que as suturas sejam todas retiradas e a refração esteja estável, incisões de relaxamento arqueadas podem ser realizadas na córnea do doador ao longo do meridiano mais curvo para reduzir o astigmatismo. Uma técnica alternativa envolve o uso de uma lâmina para abrir a ferida parcialmente e relaxar em vários pontos da junção entre o enxerto doado e o tecido do receptor em vez de criar incisões no tecido doador. O *laser* de femtossegundo também pode ser usado para criar incisões de ceratotomia arqueadas. Conforme descrito anteriormente, o *excimer laser* também tem sido usado para corrigir astigmatismo pós-transplante corneano. Incisões de relaxamento combinadas com suturas de compressão (através da interface enxerto-hospedeiro) têm sido utilizadas com sucesso para corrigir astigmatismo de 5 até 10 D ao causar uma curvatura da córnea no mediano suturado (Fig. 14-13). Para astigmatismo maior do que 10 D, uma ressecção em cunha (de tecido corneano seguida por fechamento da ferida com sutura) pode ser realizada no meridiano plano.

35. **Um treinador de esqui Olímpico de 40 anos de idade deseja uma cirurgia refrativa para que ele possa ver claramente à distância. Sua refração é -3,00 x -2,00 a 180° em ambos os olhos. O cirurgião realiza incisões radiais para 3,00 D de miopia e incisões transversais para aplanar o meridiano curvo em 2,00 D a 90°. O paciente está satisfeito?**

    O paciente não está satisfeito por causa da miopia residual. Ele agora sabe mais sobre o "efeito de acoplamento" do que seu cirurgião. Quando uma incisão causa aplanamento corneano em um meridiano, há uma curvatura compensatória do meridiano corneano que não sofreu incisão com 90° de afastamento. No caso anterior, o efeito de acoplamento dos meridianos com incisão e sem incisão (com 90° de diferença) deveria ter sido antecipado. Incisões radiais devem ser utilizadas para corrigir os 3,00 D de miopia esférica assim como da curvatura aproximada de 1,00 D induzida pelas incisões transversais. Em geral, incisões curtas tendem a causar menos curvatura do meridiano sem incisão do que incisões mais longas.

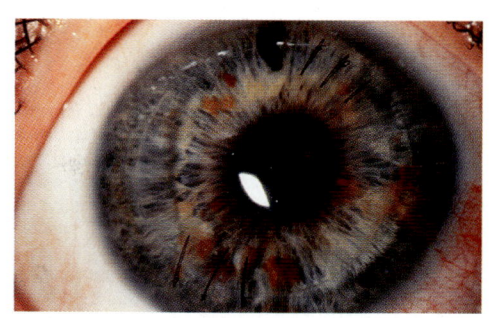

Figura 14-13. Tratamento para astigmatismo pós-transplante corneano. Suturas de compressão foram colocadas nos meridianos planos (1:00 a 3:00 e 6:30 a 8:00), e incisões de relaxamento foram realizadas na ferida do enxerto a 90 graus de distância.

36. E quanto aos procedimentos para hipermetropia?

Das opções disponíveis, nenhuma é eficaz ou confiável como os procedimentos para miopia.

Para níveis baixos de hipermetropia, a *termoceratoplastia com laser de hólmio* tem sido utilizada com certo sucesso.

Este procedimento é aprovado pela FDA para "redução temporária" de hipermetropia em pacientes com 40 anos de idade ou mais entre +0,75 e +2,50 D de equivalente esférico manifesto com -0,75 D de astigmatismo. Oito (ou 16) pontos de *laser* são colocados em um anel (ou dois), com cada ponto causando encolhimento do colágeno estromal e resultando em inclinação da córnea central. Problemas a serem resolvidos incluem regressão do efeito e astigmatismo induzido.

A *ceratoplastia condutiva (CK)* envolve a utilização de energia de radiofrequência de baixa energia transmitida à córnea com uma agulha protegida em um padrão anelar ao redor da mesoperiferia da córnea. O calor gerado causa encolhimento do colágeno, permitindo que a córnea central se incline. A CK foi aprovada pela FDA, em 2002, para o tratamento de hipermetropia em pacientes de 40 anos de idade ou mais com uma refração manifesta de +0,75 e +3,25 D. O procedimento é eficaz para hipermetropia baixa à moderada, mas a tendência é de regressão ao longo dos anos. A CK também foi recentemente aprovada pela FDA para tratar presbiopia em pessoas com mais de 40 anos de idade.

A PRK hipermetrópica com excimer laser também foi aprovada pela FDA para tratar hipermetropia entre +1 e +6 D. O tratamento do astigmatismo hipermetrópico também foi aprovado pela FDA em pacientes com +0,5 a +5,0 D de esfera com astigmatismo refrativo de +0,5 a 4,0 D e um equivalente esférico de refração manifesta máximo de +6,0 D no plano do espectáculo. O *laser* é usado para criar uma grande ablação em forma de rosca que requer um defeito epitelial abundante (frequentemente 9 mm ou mais).

Os tratamentos de LASIK hipermetrópico são atualmente aprovados pela FDA para tratar até 6 D de hipermetropia com até 6 D de astigmatismo. Realizar a ablação a *laser* abaixo de um *flap* corneano tem a vantagem teórica de menos opacidade (ablação realizada profundamente na camada de Bowman) e resposta curativa mais rápida (nenhum grande defeito epitelial).

Lentes intraoculares fácicas podem tratar hipermetropia assim como miopia; no entanto, elas não são aprovadas pela FDA para fazê-lo.

A *extração do cristalino* é uma técnica já familiar para a maioria dos cirurgiões. Uma facoemulsificação é realizada com a implantação de uma ou duas IOLs, conforme necessário pelo grau de hipermetropia. No entanto, a acomodação é completamente eliminada pelo procedimento. Ainda, os riscos de uma cirurgia intraocular, incluindo endoftalmite, são difíceis de justificar em olhos sem doença orgânica.

37. Quais são os efeitos dos procedimentos cirúrgicos refrativos nas células endoteliais corneanas?

Embora a perda de células endoteliais fosse uma preocupação antiga na RK, estudos utilizando microscopia especular demonstraram apenas uma perda pequena e não progressiva de células endoteliais. Após o tratamento de miopia com *excimer laser*, estudos em animais e humanos sugerem uma pequena e insignificante perda de células endoteliais que diminuem com o passar do tempo. Certamente é uma preocupação muito maior com a cirurgia intraocular, especialmente com implante de IOLs fácicas. Estudos contínuos são importantes. Conforme a população tratada envelhece, os pacientes eventualmente necessitarão de cirurgia de catarata. Já existem relatos de casos de uma nova alteração hipermetrópica em pacientes pós-PRK submetidos à cirurgia de catarata. A descompensação corneana na distrofia endotelial de Fuchs é acelerada pela cirurgia refrativa prévia? Muitas perguntas permanecem sem resposta. Efeitos do próprio *laser*, a resposta inflamatória e a toxicidade de medicamentos aplicados topicamente podem contribuir para a perda de células endoteliais e requerem mais estudos.

38. Qual é o papel dos medicamentos na cirurgia refrativa?

A primeira questão é a dor, que é importante em todas as modalidades de tratamento, mas mais significativa na PRK. Após a PRK, níveis aumentados de prostaglandina E-2 foram encontrados, que sensibilizam a resposta dos nervos à dor. Medicamentos anti-inflamatórios não esteroides tópicos (NSAIDs) como cetorolaco e diclofenaco de sódio, demonstraram diminuir a dor ao reduzir os níveis de prostaglandina E-2. No entanto, estes agentes também aumentam a resposta dos glóbulos brancos na córnea e devem ser usados concomitantemente com um esteroide tópico. Um estudo encontrou aumento na quantidade de infiltrados corneanos estéreis, quando NSAIDs foram usados sozinhos.

Outra questão é a opacidade corneana após a PRK. A córnea passa por uma resposta curativa à ablação com *excimer laser*. Ceratócitos ativados derramam novas matrizes de colágeno e proteoglicano (a opacificação). Isto se torna aparente com 1 mês de pós-operatório, chega ao seu pico aos 3 meses e, então, diminui, conforme acontece a remodelagem. Diversos estudos experimentais e retrospectivos demonstraram que esteroides tópicos diminuem a opacidade corneana após PRK. No entanto, um estudo prospectivo duplo-cego revelou não haver nenhum benefício com o uso de esteroides tópicos *versus* placebo. Ainda, em um subgrupo de pacientes esteroides podem ser benéficos e são tipicamente utilizados pós-operatoriamente.

Esteroides tópicos também foram estudados na modulação da curvatura corneana. Apesar de controvérsias na literatura, esteroides tópicos aparentemente ajudam a evitar a regressão do efeito miópico após PRK. Na verdade, a suspensão dos esteroides foi associada à regressão miópica, que pode ser revertida com terapia de reinstituição em certos pacientes.

A mitomicina C (MMC) é um agente alquilante ciclo-celular não específico cujo objetivo é rapidamente dividir as células. A MMC está sendo utilizada por aplicação tópica durante PRKs para pessoas com miopia moderada à alta. A meta é reduzir a proliferação de ceratócitos e fibroblastos, reduzindo assim a opacificação vista após ablações moderadas a profundas. A MMC tem demonstrado grande promessa na cirurgia refrativa e acredita-se ser segura para o uso na córnea; no entanto, as reações adversas à MMC quando usada na conjuntiva ou na esclera podem ser bastante severas. Complicações relatadas da MMC incluem afinamento corneano e escleral, formação de catarata e edema corneano.

REFERÊNCIAS

1. Sanders DR, Deitz MR, Gallagher D: Factors affecting predictability of radial keratotomy, *Ophthalmology* 92:1237–1243, 1985.
2. Waring III GO: *Refractive keratectomy for myopia*, St. Louis, 1992, Mosby.
3. Waring III GO, Lynn MJ, McDonnell PJ: Results of the prospective evaluation of radial keratotomy (PERK) study 10 years after surgery, *Arch Ophthalmol* 112:1298–1308, 1994.
4. O'Brart DP, Shalchi Z, McDonald RJ, et al.: Twenty-year follow-up of a randomized prospective clinical trial of excimer laser photorefractive keratectomy, *Am J Ophthalmol* 158(4):651–663, 2014. e1.
5. Chen S, Feng Y, Stojanovic A, et al.: IntraLase femtosecond laser vs mechanical microkeratomes in LASIK for myopia: a systematic review and meta-analysis, *J Refract Surg* 28(1):15–24, 2012.
6. Pop M, Payette Y: Photorefractive keratectomy versus laser in situ keratomileusis: a control-matched study, *Ophthalmology* 107:251–257, 2000.
7. Tham VM, Maloney RK: Microkeratome complications of laser in situ keratomileusis, *Ophthalmology* 107:920–924, 2000.
8. Holland SP, Mathias RG, Morck DW, et al.: Diffuse lamellar keratitis related to endotoxins released from sterilizer reservoir biofilms, *Ophthalmology* 107:1227–1234, 2000.
9. Donaldson KE, Braga-Mele R, Cabot F, et al.: Femtosecond laser–assisted cataract surgery, *J Cataract Refract Surg* 39:1753–1763, 2013.
10. Binder PS: Flap dimensions created with the IntraLase FS laser, *J Cataract Refract Surg* 30:26–32, 2004.
11. Durrie DS, Kezirian GM: Femtosecond laser versus mechanical keratome flaps in wavefront-guided laser in situ keratomileusis: prospective contralateral eye study, *J Cataract Refract Surg* 31:120–126, 2005.
12. Touboul D, Salin F, Mortemousque B, et al.: Advantages and disadvantages of the femtosecond laser microkeratome, *J Fr Ophthalmol* 28:535–546, 2005.
13. Rapuano CJ, Sugar A, Koch DD, et al.: Intrastromal corneal ring segments for low myopia: a report by the American Academy of Ophthalmology, *Ophthalmology* 108:1922–1928, 2001.
14. Alio JL, de la Hoz F, Perez-Santonja JJ, et al.: Phakic anterior chamber lenses for the correction of myopia: a 7-year cumulative analysis of complications in 263 cases, *Ophthalmology* 106:458–466, 1999.
15. Nanavaty MA1, Daya SM: Refractive lens exchange versus phakic intraocular lenses, *Curr Opin Ophthalmol* 23(1):54–61, 2012.
16. Benedetti S, Whomsley R, Baltes E, Tonner F: Correction of myopia of 7 to 24 diopters with the Artisan phakic intraocular lens: two-year follow-up, *J Refract Surg* 21:116–126, 2005.
17. Pop M, Payette Y: Initial results of endothelial cell counts after Artisan lens for phakic eyes: an evaluation of the United States food and drug administration ophtec study, *Ophthalmology* 111:309–317, 2004.

GLAUCOMA

Mary J. Cox ▪ *George L. Spaeth*

CAPÍTULO 15

GLAUCOMA

1. O que é glaucoma?

O glaucoma é um grupo altamente heterogêneo de condições em que tecidos oculares são danificados. Normalmente o nervo óptico é comprometido, resultando em uma neuropatia óptica característica com perda associada do campo visual. Em condições, como glaucoma agudo de ângulo fechado, o cristalino, a córnea e outras estruturas podem também ser afetadas. A etiologia do glaucoma é multifatorial. A pressão intraocular (IOP) elevada é um dos fatores responsáveis pelas lesões. O papel da IOP no glaucoma é variável. O aumento da IOP é a causa única para o dano no glaucoma agudo de ângulo fechado, enquanto no glaucoma de baixa pressão (LTG), a IOP pode desempenhar um papel menor no processo da doença.

2. Como o glaucoma é classificado?

As amplas classificações do glaucoma são de certa forma artificiais; elas tendem a ser ofuscadas conforme aprendemos mais sobre a doença e sua patogênese. Tradicionalmente, o glaucoma foi classificado em de ângulo aberto e ângulo fechado com base na aparência do ângulo pela gonioscopia. A diferenciação desempenha um papel importante no tratamento. Os glaucomas de ângulo aberto e fechado foram ainda classificados como primário e secundário. O glaucoma de ângulo aberto é classificado como aberto quando nenhum fator contributivo identificável para o aumento da IOP pode ser identificado. O glaucoma secundário identifica uma anormalidade à qual a patogênese do glaucoma possa ser atribuída. Exemplos incluem glaucoma pseudoexfoliativo, uveítico, de recessão do ângulo e pigmentar.

3. O quão prevalente é o glaucoma?

O glaucoma é a segunda principal causa de cegueira irreversível nos Estados Unidos e a terceira principal causa de cegueira no mundo inteiro. O glaucoma de ângulo aberto primário afeta aproximadamente 2,5 milhões de americanos. Metade dos quais não tem consciência de que possuem a doença. Estudos baseados na população demonstraram prevalência entre caucasianos com 40 anos de idade ou mais, variando de 1,1 a 2,1%. A prevalência entre afro-americanos é três a quatro vezes mais alta. A prevalência também aumenta com a idade. Pessoas com mais de 70 anos têm uma prevalência três a oito vezes mais alta do que pessoas na faixa dos 40 anos de idade.[1]

4. Cite fatores de risco para o desenvolvimento de glaucoma de ângulo aberto primário.

Os fatores de risco conhecidos incluem pressão intraocular elevada, idade, raça e um histórico familiar positivo de glaucoma. A diminuição da espessura corneana central também demonstrou contribuir para o risco de desenvolvimento de glaucoma. Fatores de risco presumidos para os quais existe evidência, mas que às vezes parecem conflitantes, incluem miopia e *diabete mellitus*. Os fatores de risco potenciais para os quais certa associação foi encontrada incluem hipertensão, anormalidades cardiovasculares, apneia do sono e condições vasospásticas, como o fenômeno de Raynaud ou enxaquecas. Hemorragia do disco, aumento da razão escavação/disco e escavação assimétrica do nervo óptico podem representar ou fatores de risco ou evidência de doença em estágio inicial.[2]

5. Discuta sobre a genética do glaucoma de ângulo aberto primário.

O glaucoma de ângulo aberto primário (POAG) é mais provavelmente herdado como um traço multifatorial ou complexo. Uma combinação de múltiplos fatores genéticos ou de fatores genéticos e ambientais é necessária para desenvolver a doença. Descobriu-se que um gene específico, o gene TIGR/miocilina, confere suscetibilidade ao POAG. O histórico familiar é um importante fator de risco para o desenvolvimento de glaucoma. A *Baltimore Eye Survey* descobriu que o risco relativo de ter POAG é aumentado em aproximadamente 3,7 vezes para indivíduos que têm irmãos com POAG.[3,4]

6. Qual é a patogênese do glaucoma?

A patogênese do glaucoma foi apenas parcialmente elucidada. Em alguns casos, a pressão intraocular elevada pode causar dano ao nervo óptico mecanicamente, deformando-o, com posterior arqueamento da lâmina cribrosa. Em outros casos a causa da lesão é uma diminuição na perfusão do nervo óptico.

Isto pode acontecer decorrente de uma queda repentina na pressão sanguínea em resposta à perda de sangue ou medicamentos. A anemia também pode resultar em isquemia do nervo óptico. Um vasoespasmo focal pode contribuir para diminuição da perfusão e isquemia em pacientes com formas de glaucoma de baixa tensão. Na maioria dos pacientes, diversos mecanismos patogênicos diferentes provavelmente operam simultaneamente.[5]

7. Qual é a apresentação clínica do glaucoma de ângulo aberto primário?
O glaucoma de ângulo aberto primário é lentamente progressivo e indolor. É normalmente bilateral, mas frequentemente assimétrico. A acuidade visual central permanece relativamente não afetada até um estágio mais avançado da doença; portanto, os pacientes são frequentemente assintomáticos. A doença em estágio avançado pode-se apresentar antes de os sintomas serem notados.

8. O que é pressão intraocular normal?
A linha entre pressão intraocular normal e anormal não é clara. A pressão intraocular média é cerca de 16 mmHg, com um desvio padrão de 3 mmHg. É uma distribuição não gaussiana enviesada em direção a pressões mais altas. A pressão intraocular elevada demonstrou ser um fator de risco para glaucoma; no entanto, apenas 5% das pessoas com pressões acima de 21 mmHg eventualmente desenvolvem glaucoma. Por outro lado, pacientes com dano por glaucoma podem ter pressões intraoculares consistentemente na variação normal.[6,7]

9. Verdadeiro ou Falso? A perda da visão periférica é um sinal de aviso de glaucoma em estágio inicial.
Falso. A perda da visão temporal (visão lateral) é a última a ser afetada na maioria dos tipos de glaucoma. A primeira área a ser danificada na maioria das pessoas com glaucoma é a visão para o lado nasal da visão central. Isto ajuda a explicar o motivo pelo qual os pacientes não notam a perda da visão até que o dano seja aparente. Ambos os olhos fornecem visão para o lado nasal, então um ponto cego não é notado com ambos os olhos abertos, até que a visão tenha sido perdida nos dois olhos.[1]

PONTOS-CHAVE: DEFEITOS COMUNS NO CAMPO VISUAL ENCONTRADOS EM GLAUCOMA

1. Degrau nasal superior/inferior.
2. Defeito arqueado superior/inferior.
3. Depressão generalizada.
4. Perda paracentral.
5. Ilha temporal ou central com doença avançada.

---

10. Quando suspeitar de glaucoma?
Suspeitar de glaucoma em um adulto com ângulo aberto sob a gonioscopia e uma das seguintes constatações em ao menos um olho:
- Nervo óptico suspeito de glaucoma.
- Defeito no campo visual consistente com glaucoma.
- Pressão intraocular elevada consistentemente maior do que 22 mmHg.

Se um paciente tiver duas ou mais das constatações anteriores, então o diagnóstico de glaucoma é mais provável. A decisão de tratar um glaucoma suspeito leva em consideração as constatações anteriores bem como fatores de risco adicionais e a saúde geral do paciente.[5]

11. Ao examinar o nervo óptico, quais constatações poderiam ser consistentes com um diagnóstico de glaucoma ou suspeito de glaucoma?
Estreitamento difuso da borda do nervo óptico, estreitamento focal ou entalhamento da borda do nervo óptico, alongamento do cálice óptico, defeitos na camada de fibras nervosas, hemorragias na camada de fibras nervosas e escavação assimétrica do nervo óptico são todos sinais de glaucoma ou suspeita de glaucoma. Uma fosseta (*pit*) adquirida do nervo óptico é um sinal patognomônico de glaucoma.[8]

PONTOS-CHAVE: CONSTATAÇÕES NO NERVO ÓPTICO COMUNS EM GLAUCOMA

1. Estreitamento difuso da borda neurorretiniana.
2. Estreitamento focal ou entalhamento da borda neurorretiniana.
3. Defeitos na camada de fibras nervosas.
4. Hemorragias no disco.
5. Assimetria da escavação do nervo óptico.

GLAUCOMA 147

12. **Um paciente se apresenta com lesão do nervo óptico em um olho conforme mostrado na Figura 15-1. O outro olho tem pressões menores e um nervo óptico mais saudável, com um campo visual normal. Qual é o prognóstico para o nervo óptico mais saudável?**
O nervo óptico na Figura 15-1 mostra perda completa da borda inferotemporal. O dano ao nervo óptico em um olho foi associado a um risco significativamente maior de dano futuro ao outro olho. Vinte e nove por cento de olhos não danificados não tratados mostrarão perda do campo visual em uma média de 5 anos.[9]

13. **Uma mulher afro-americana de 74 anos de idade realiza exame ocular de rotina. Ela não vai a um oftalmologista há 10 anos. Suas pressões intraoculares são de 26 mmHg no olho direito (OD) e 24 mmHg no olho esquerdo (OE). Seus nervos ópticos estão demonstrados na Figura 15-2. Qual informação é importante ser obtida do paciente?**
Os nervos ópticos na Figura 15-2 apresentam assimetria significativa com uma borda mais estreita na parte temporal superior no olho direito em comparação ao olho esquerdo. Há anos que ela não vai a um oftalmologista. O histórico é uma parte crucial da avaliação; ele identifica possíveis causas secundárias de glaucoma (p. ex., trauma, uso de esteroides) bem como fatores de risco, como o histórico familiar, auxilia na determinação das demandas visuais e rede de suporte do paciente, e pode dar uma ideia da saúde geral do paciente e da expectativa de vida. Todos estes componentes ajudam a formular um plano de tratamento com maior probabilidade de ser adequado ao paciente, menor probabilidade de causar danos, e com um nível apropriado de agressividade para cada paciente individual.

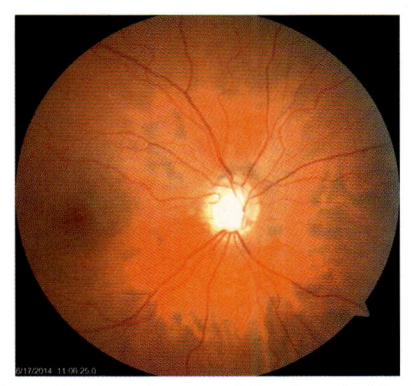

Figura 15-1. A perda completa da borda neurorretiniana é um sinal de glaucoma avançado.

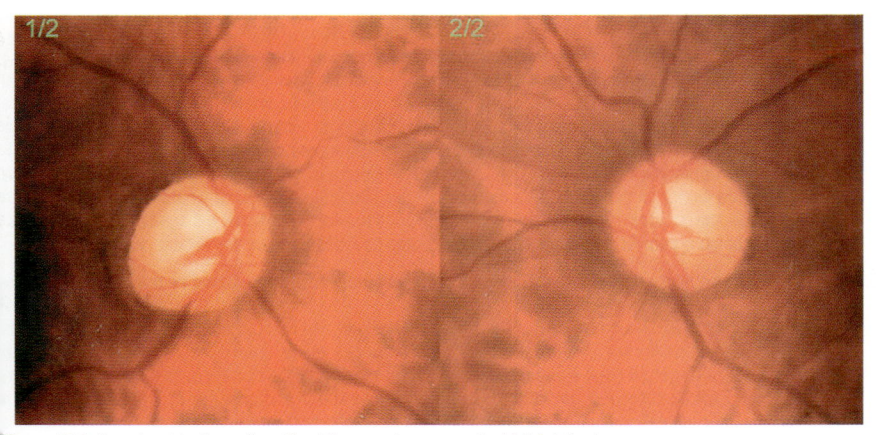

Figura 15-2. A assimetria da razão cálice/disco pode ser um sinal inicial de glaucoma.

14. **Se a paciente da pergunta 13 tivesse ido a um oftalmologista diversas vezes por ano e estivesse se apresentando pela primeira vez em seu consultório, qual informação seria importante obter?**
    Registros antigos são valiosos. Saber acerca de cirurgias, *lasers* e medicamentos anteriores (tanto os que funcionaram quanto os que não) ajuda a formular um plano de tratamento atual. Leituras prévias da pressão intraocular, testes visuais prévios e avaliações do nervo óptico podem estabelecer a velocidade de progressão da doença, uma peça-chave de informação na determinação do nível de agressividade necessário no tratamento.

15. **Verdadeiro ou Falso: Se a paciente da pergunta 13 tivesse um campo visual normal, ela provavelmente não teria glaucoma.**
    Falso. Defeitos no campo visual podem não ser aparentes até que quase 50% da camada de fibras do nervo óptico tenha sido perdida.

16. **Verdadeiro ou Falso: Se a paciente da pergunta 13 tivesse pressões intraoculares de 19 mmHg OD e 18 mmHg OE, então ela provavelmente não teria glaucoma.**
    Falso. Uma única medição da pressão intraocular na variação normal não é suficiente para eliminar a possibilidade de glaucoma. Diversos estudos sugerem que cerca de 30 a 50% dos indivíduos na população em geral com lesão glaucomatosa do nervo e defeitos no campo visual têm uma medição inicial de IOP de menos de 22 mmHg. A flutuação diurna da IOP e medições artificialmente baixas decorrentes da diminuição da espessura corneana central ou outros fatores podem contribuir para a IOP normal. Além disso, pacientes com glaucoma de pressão normal têm neuropatias ópticas glaucomatosas sem jamais terem demonstrado pressões intraoculares elevadas.[10,11]

17. **De que forma a pressão intraocular flutua em pacientes com glaucoma?**
    Indivíduos sem glaucoma podem ter uma flutuação da IOP de 2 a 6 mmHg em um período de 24 horas. A IOP em pacientes com glaucoma pode variar amplamente. Pacientes com glaucoma não tratado podem ter uma variação de 15 mmHg ou mais. A maioria dos pacientes demonstra pressões mais altas de manhã com diminuição durante o dia. Outros pacientes com pressões de pico à noite ou no meio do dia assim como pacientes uniformes, sem variação, foram relatados.[12]

18. **Que papel a espessura corneana central desempenha na avaliação de glaucoma?**
    A espessura corneana é importante de ser considerada por duas razões. Primeiramente, a espessura corneana afeta a medição da IOP, de forma que a IOP medida pode ser imprecisa, se a espessura corneana não estiver na média. A verdadeira espessura corneana central média é de aproximadamente 544 μm. A IOP é cerca de 5 mmHg mais baixa do que a medida para cada 100 μm que a córnea é mais espessa do que o normal. A verdadeira IOP é na verdade mais alta do que a medida, quando a córnea é mais fina do que a média. Em segundo lugar, uma córnea central fina, por si só, está associada a um glaucoma mais grave. O *Ocular Hypertension Treatment Study* identificou a redução na espessura corneana central como um fator de risco de glaucoma em pacientes com IOP entre 24 e 32 mmHg.[13,14]

19. **Cite fatores que afetam a medição da pressão intraocular.**
    As medições da pressão intraocular podem ser superestimadas ou subestimadas com base em diversos fatores (ver Quadro 15-1).

20. **Que papel a imagiologia desempenha na avaliação e no tratamento de glaucoma?**
    Ocorre perda estrutural significativa da camada de fibras nervosas da retina (RNFL) antes da perda funcional do campo visual. A fotografia estereoscópica do disco óptico periodicamente permanece o padrão ouro para a documentação da aparência do nervo óptico e avaliação da progressão do glaucoma com o passar do tempo. No entanto, tecnologias mais recentes, como tomografia de coerência óptica (OCT), estão atualmente disponíveis para avaliar a RNFL, a cabeça do nervo óptico e o complexo de células ganglionares. Esta tecnologia pode ajudar na detecção da perda da RNFL em situações em que os sinais sutis da doença podem passar despercebidos no exame clínico. Também pode auxiliar a confirmar o diagnóstico ou a progressão de glaucoma no cenário de defeitos correspondentes na RNFL e defeitos no campo visual.[15]

21. **Quais parâmetros na tomografia de coerência óptica são úteis no diagnóstico e no tratamento de glaucoma?**
    Conforme demonstrado na Figura 15-3, a OCT mede a espessura da RNFL e, então, compara estes dados a uma base de dados normativa pareada por idade. As cores verde, amarelo e vermelho significam a chance de porcentagem de que a espessura esteja dentro da variação normal para uma população pareada por idade. A OCT também documenta parâmetros da cabeça do nervo óptico, incluindo a área da borda óptica, a área do disco óptico, a razão média cálice/disco, razão vertical cálice/disco e volume do cálice óptico.[16]

Quadro 15-1. Fatores que Influenciam a Medição da Pressão Intraocular

Superestimação da IOP

Pressão no globo

Menisco lacrimal espesso (muita fluoresceína)

Córnea central espessa

Valsalva (prender a respiração ou esforço)

Pescoço grosso/pacientes obesos

Ansiedade

Astigmatismo

Doença orbitária/miopatia ocular restritiva, como na doença de Graves

Cicatriz corneana e alta rigidez corneana

Câmara anterior plana

Subestimação da IOP

Menisco lacrimal fino (muito pouca fluoresceína)

Córnea central fina

Edema corneano

Medições repetidas da IOP/contato prolongado com a córnea

Baixa rigidez corneana

22. **Verdadeiro ou Falso: Se a OCT não mostrou nenhuma evidência de afinamento da RNFL, então o paciente não tem glaucoma.**
    Falso. A tecnologia da OCT pode ser limitada pela qualidade do sinal, por um artefato da imagem e por doença ocular atípica. Imagens seriadas podem ser utilizadas como um adjunto à perimetria padrão e à fotografia do disco óptico. As decisões clínicas não devem ser feitas com base em um único teste ou tecnologia.

23. **Qual é o principal objetivo do tratamento de pacientes com glaucoma?**
    O principal objetivo no tratamento de glaucoma é melhorar a saúde do paciente ao melhorar ou preservar sua visão. Uma forma de preservar a visão é diminuindo a pressão intraocular. É importante não perder de vista o objetivo principal do tratamento. Todas as opções de tratamento carregam efeitos e riscos colaterais. A saúde geral e as demandas visuais do paciente precisam ser consideradas.

24. **Cite as opções de tratamento iniciais para glaucoma de ângulo aberto primário.**
    As opções incluem observação ou diminuição da pressão intraocular com o uso de colírios, trabeculoplastia a laser ou cirurgia.

25. **Quais fatores ajudam a determinar qual opção tentar?**
    Ao decidir sobre o tratamento inicial para um paciente com glaucoma, diversos fatores precisam ser considerados. Primeiro, determine o quão agressivo o tratamento precisa ser. O nível de agressividade leva em consideração a gravidade da doença, a rapidez da progressão e a saúde geral do paciente. Segundo, a toxicidade e o custo das diversas opções de tratamento precisam ser analisados. Isto ajudará a prever a adesão ao tratamento. Por exemplo, um paciente saudável de 70 anos de idade com doença avançada e uma incapacidade de tolerar medicamento provavelmente se beneficiaria com cirurgia. Um paciente de 45 anos de idade com doença leve a moderada pode começar com medicação ou, se incapaz de aderir ou tolerar o esquema medicamentoso, uma trabeculoplastia a *laser*. Um paciente doente idoso com doença leve a moderada pode-se beneficiar apenas com observação.

26. **Colírios são mais seguros do que medicamentos orais?**
    Não. Colírios são diretamente absorvidos pelo sangue através da mucosa nasal. Esta rota contorna o metabolismo dos medicamentos pelo fígado e pode permitir um aumento nos efeitos para uma dada quantidade de absorção.

CAPÍTULO 15

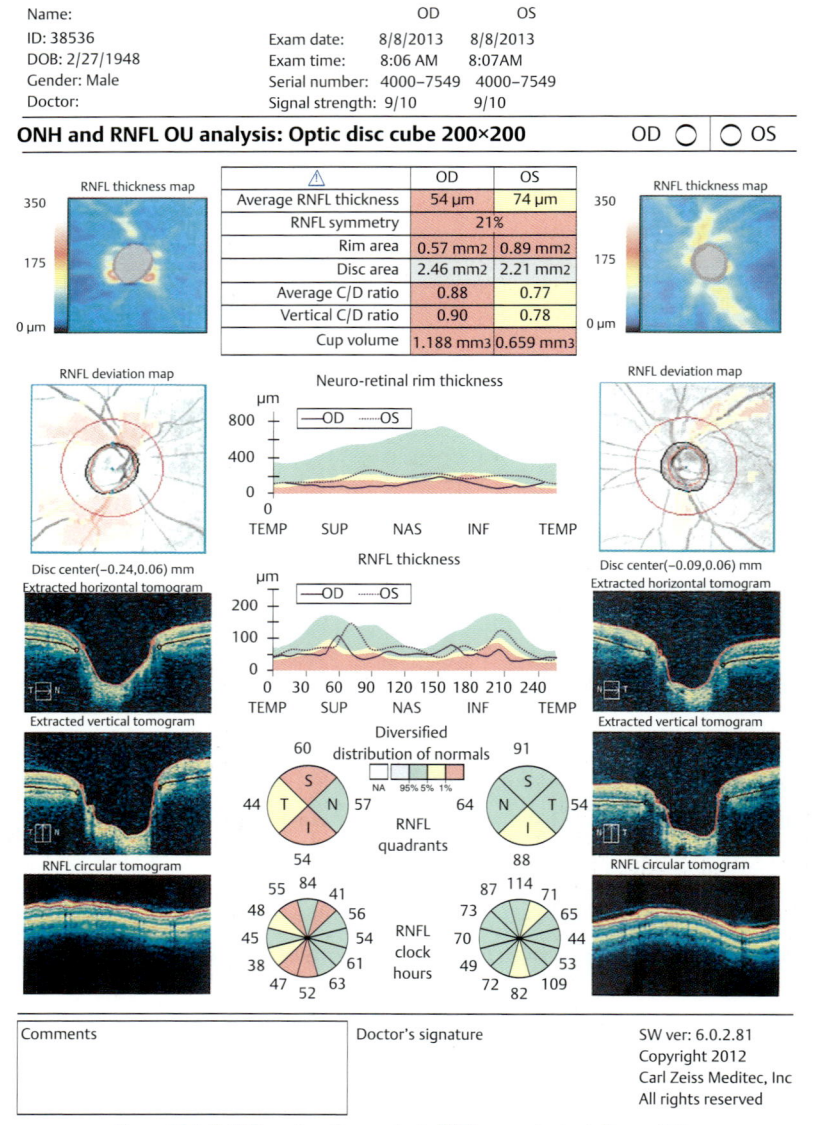

Name:
ID: 38536
DOB: 2/27/1948
Gender: Male
Doctor:

	OD	OS
Exam date:	8/8/2013	8/8/2013
Exam time:	8:06 AM	8:07 AM
Serial number:	4000-7549	4000-7549
Signal strength:	9/10	9/10

ONH and RNFL OU analysis: Optic disc cube 200×200   OD ○ | ○ OS

⚠	OD	OS
Average RNFL thickness	54 µm	74 µm
RNFL symmetry	21%	
Rim area	0.57 mm2	0.89 mm2
Disc area	2.46 mm2	2.21 mm2
Average C/D ratio	0.88	0.77
Vertical C/D ratio	0.90	0.78
Cup volume	1.188 mm3	0.659 mm3

RNFL thickness map (OD): 350 / 175 / 0 µm
RNFL thickness map (OS): 350 / 175 / 0 µm

RNFL deviation map (OD)
RNFL deviation map (OS)

Neuro-retinal rim thickness (µm): 800 / 400 / 0 — OD ····OS — TEMP SUP NAS INF TEMP

Disc center (−0.24, 0.06) mm
Extracted horizontal tomogram
Extracted vertical tomogram
RNFL circular tomogram

RNFL thickness (µm): 200 / 100 / 0 — OD ····OS — 0 30 60 90 120 150 180 210 240 — TEMP SUP NAS INF TEMP

Disc center (−0.09, 0.06) mm
Extracted horizontal tomogram
Extracted vertical tomogram
RNFL circular tomogram

Diversified distribution of normals: NA | 95% | 5% | 1%

RNFL quadrants:
OD — S: 60, N: 57, I: 54, T: 44
OS — S: 91, N: 64, I: 88, T: 54

RNFL clock hours:
OD: 55, 84, 41, 56, 54, 61, 63, 52, 47, 38, 45, 48
OS: 87, 114, 71, 65, 44, 53, 109, 82, 72, 49, 70, 73

Comments	Doctor's signature	SW ver: 6.0.2.81 Copyright 2012 Carl Zeiss Meditec, Inc All rights reserved

Figura 15-3. O OCT mostra afinamento da RNFL no paciente da Figura 15-2.

27. Alguns nervos ópticos são mais resistentes a danos causados pela pressão intraocular do que outros?

Sim. Nervos pequenos sem atrofia peripapilar, mas com cálices centrais pequenos em que não é possível ver pontos laminares têm menor probabilidade de serem danificados do que olhos com nervos ópticos grandes, cálices grandes, atrofia peripapilar e pontos laminares proeminentes. Um cálice grande não necessariamente se correlaciona com glaucoma, se o nervo óptico em si for grande. É importante determinar o tamanho do nervo óptico ao avaliar a borda neurorretiniana.

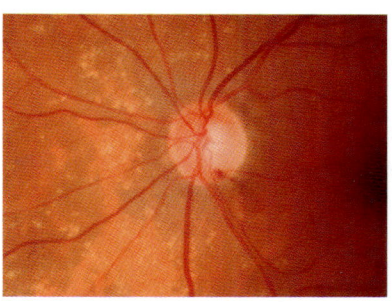

Figura 15-4. O alongamento do cálice do nervo óptico pode ser um achado inicial no glaucoma. Hemorragias do disco em *Splinter* podem ser um indicador prognóstico de doença progressiva.

28. **Um paciente sendo tratado por glaucoma se apresenta para um exame de acompanhamento com uma aparência no nervo óptico conforme mostra a Figura 15-4. Discuta as constatações.**
    A Figura 15-4 demonstra um nervo óptico com alongamento vertical do cálice. Frequentemente ocorre estreitamento nas bordas superior e inferior. Uma hemorragia na camada de fibras nervosas está presente na borda inferotemporal do nervo óptico. Hemorragias de disco são comumente encontradas em pacientes com glaucoma. Elas são importantes sinais prognósticos para o desenvolvimento ou a progressão da perda do campo visual.[17]

29. **Cite cinco causas potenciais de hemorragias de disco.**
    - Glaucoma.
    - Descolamento do vítreo posterior.
    - *Diabete mellitus*.
    - Oclusões de ramo da veia central da retina.
    - Anticoagulação.

30. **O que é glaucoma de baixa pressão?**
    Glaucoma de baixa pressão é um dos rótulos tradicionais para uma neuropatia óptica glaucomatosa que ocorre sem evidência de pressão intraocular elevada. Como "baixa" é uma palavra relativa, e como muitas pessoas com "baixa pressão" têm IOPs acima da média, mas na variação média, um termo melhor é "glaucoma de pressão média" (APG). Existe muita controvérsia sobre o APG ser parte de um espectro do glaucoma de ângulo aberto primário com IOP que não seja elevada acima da variação média ou ser uma doença específica. O nervo óptico em pacientes com APG é suscetível a danos com IOP normal. A isquemia pode contribuir significativamente para a progressão da doença. Estudos sugerem uma prevalência mais alta de distúrbios vasospásticos, como enxaqueca ou fenômeno de Raynaud, coagulopatia, doença cardiovascular e doença autoimune em pacientes com glaucoma de baixa pressão. Hipotensão noturna e anemia também podem resultar na diminuição da perfusão do nervo óptico em pacientes com glaucoma de baixa pressão.

31. **Quais doenças podem imitar o glaucoma de baixa pressão?**
    O "glaucoma de alta pressão não detectado" pode imitar o LTG. Isto poderia ser o resultado de uma elevação não observada da IOP que ocorre em momentos quando a IOP não foi medida, por uma córnea central fina ou um erro na aplanação. O paciente poderia ter sofrido um episódio prévio de elevação severa da pressão intraocular em razão de um glaucoma secundário, como glaucoma uveítico ou induzido pelo uso de esteroides que tenha subsequentemente se normalizado. Ele ou ela poderia ter sofrido picos intermitentes decorrentes do fechamento do ângulo. O paciente pode ter sofrido um episódio de hipoperfusão do nervo óptico por causa da perda sanguínea por uma cirurgia ou trauma. Lesões abrangentes no nervo óptico, neuropatia óptica isquêmica, anomalias congênitas e certos distúrbios retinianos também podem imitar o APG (Quadro 15-2).[18]

32. **Quais exames devem ser considerados na avaliação de um paciente com nervos ópticos e campos visuais de aparência glaucomatosa mas sem pressão intraocular elevada?**
    Normalmente o diagnóstico é claro com base na aparência do nervo óptico, no campo visual e na assimetria da IOP com a pressão mais alta no olho com maior dano. Quando não é claro, uma curva diurna e a espessura da córnea central devem ser verificadas para assegurar-se de que a condição não seja um

> **Quadro 15-2.** Diagnóstico Diferencial dos Discos Ópticos e Campos Visuais Tipo Glaucoma
>
> 1. IOP elevada não observada
>   - variabilidade diurna
>   - medição incorreta
>   - córnea central fina (< 500 mm)
> 2. Elevação prévia da IOP, não mais presente
> 3. Neuropatia óptica induzida por choque
> 4. Neuropatia óptica compressiva
> 5. Neuropatia óptica isquêmica
> 6. Arterite de células gigantes (arterite temporal)
> 7. Anomalias no nervo óptico (tumores hipófisários etc.)
> 8. Degeneração macular
> 9. Coroidite justapapilar
> 10. Miopia
> 11. Doença desmielinizante

glaucoma de "alta tensão" com leituras de pressão intraocular baixa. Uma tomografia computadorizada ou uma ressonância magnética para avaliar lesões abrangentes do nervo óptico ou do quiasma óptico podem ser indicadas. Se o histórico ou os sintomas sugerirem, reagina plasmática rápida/*Venereal Disease Research Laboratory*, fator reumatoide/anticorpo antinuclear, ou a velocidade de hemossedimentação podem ser verificados para rastrear sífilis, doenças autoimunes ou arterite temporal (arterite de células gigantes) como causas potenciais. Se um paciente estiver ingerindo medicamentos para pressão arterial ou tiver um histórico de hipotensão, monitoramento com Holter de 24 horas para verificar a ocorrência de hipotensão noturna pode ser indicado.

33. **De que forma o glaucoma de pressão média é tratado?**

    O *Collaborative Normal-Tension Glaucoma Study* descobriu que ao reduzir a pressão intraocular em 30%, a taxa de progressão da perda do campo visual foi reduzida de 35 para 12%. Diminuir a pressão intraocular é o esteio para o tratamento de glaucoma de pressão média, bem como para o glaucoma de ângulo aberto primário.[19]

REFERÊNCIAS

1. Tielsch JM, Sommer A, Katz J, et al.: Racial variations in the prevalence of primary open-angle glaucoma. The Baltimore eye survey, *JAMA* 266:369–374, 1991.
2. Caprioli J, Bateman J, Gaasterland D, et al.: *Primary open-angle glaucoma: preferred practice pattern*, San Francisco, 2003, American Academy of Ophthalmology.
3. Tielsch JM, Katz J, Sommer A, et al.: Family history and risk of primary open-angle glaucoma. The Baltimore eye survey, *Arch Ophthalmol* 112:69–73, 1994.
4. Wolfs R, Klaver C, Ramrattan R, et al.: Genetic risk of primary open-angle glaucoma: population-based familial aggregation study, *Arch Ophthalmol* 116:1640–1645, 1998.
5. American Academy of Ophthalmology: *Basic and clinical science course, section 10*, San Francisco, 2004, American Academy of Ophthalmology.
6. Colton T, Ederer F: The distribution of intraocular pressures in the general population, *Surv Ophthalmol* 25:123–129,1980.
7. Dielemans I, Vingerling JR, Wolfs RC, et al.: The prevalence of primary open-angle glaucoma in a population-based study in the Netherlands. The Rotterdam study, *Ophthalmology* 101:1851–1855, 1994.
8. Coleman AL, Morrison JC, Callender O: Evaluation of the optic nerve head. In Higginbotham E, Lee D, editors: *Clinical guide to glaucoma management*, Boston, 2004, Elsevier, pp 183–191.
9. Kass MA, Kolker AE, Becker B: Prognostic factors in glaucomatous visual field loss, *Arch Ophthalmol* 94:1274–1276, 1976.
10. Mitchell P, Smith W, Attebo K, et al.: Prevalence of open-angle glaucoma in Australia. The Blue mountains study, *Ophthalmology* 103:1661–1669, 1996.

11. Sommer A, Tielsch JM, Katz J, et al.: Relationship between intraocular pressure and primary open angle glaucoma among white and black Americans. The Baltimore eye survey, *Arch Ophthalmol* 109:1090–1095, 1991.
12. Zeimer RC: Circadian variations in intraocular pressure. In Ritch R, Shields MB, Krupin T, editors: *The glaucomas*, ed 2, St. Louis, 1996, Mosby, pp 429–445.
13. Brandt JD, Beiser JA, Kass MA, et al.: Central corneal thickness in the ocular hypertension treatment study, *Ophthalmology* 108:1779–1788, 2001.
14. Ehlers N, Bramsen T, Sperling S: Applanation tonometry and central corneal thickness, *Acta Ophthalmol* 53:34–43, 1975.
15. Quigley HA, Dunkelberger GR, Green WR: Retinal ganglion cell atrophy correlated with automated perimetry in human eyes with glaucoma, *Am J Ophthalmol* 107(5):453–464, 1989.
16. Aref AA, Budenz DL: Spectral domain optical coherence tomography in the diagnosis and management of glaucoma. Ophthalmic surgery, *Lasers and Imaging* 41(6):S15–S27, 2010.
17. Diehl D, Quigley HA, Miller NR, et al.: Prevalence and significance of optic disc hemorrhage in a longitudinal study of glaucoma, *Arch Ophthalmol* 108:545–550, 1990.
18. Kent AR: Low-tension glaucoma. In Higginbotham E, Lee D, editors: *Clinical guide to glaucoma management*, Boston, 2004, Elsevier, pp 183–191.
19. Collaborative Normal-Tension Glaucoma Study Group: Comparison of glaucomatous progression between untreated patients with normal-tension glaucoma and patients with therapeutically reduced intraocular pressures, *Am J Ophthalmol* 126:487–497, 1998.

CAPÍTULO 16
GLAUCOMA POR FECHAMENTO ANGULAR
Paul Harasymowycz ▪ *Jing Wang* ▪ *George L. Spaeth*

1. **Quais pontos de referência são vistos no ângulo da câmara anterior?**
   As estruturas notadas na sequência anterior a posterior são as seguintes (a lista numerada corresponde aos números na Figura 16-1):
   1. **Linha de Schwalbe:** A terminação periférica ou posterior da membrana de Descemet, vista clinicamente como o ápice ou término da borda corneana clara. Pode ser visível inferiormente como a linha pigmentada não ondulada mais anterior.
   2. **Malha trabecular (TM) anterior, não pigmentada:** Faixa clara esbranquiçada.
   3. **TM posterior, pigmentada:** Faixa variavelmente pigmentada de largura homogênea. Normalmente mais pigmentada inferiormente (Fig. 16-2).
   4. **Canal de Schlemm:** Faixa cinza-claro variavelmente visível no nível da TM posterior. Pressão venosa episcleral aumentada ou compressão excessiva vinda da borda da lente de gônio provoca um refluxo sanguíneo, fazendo com que pareça uma faixa vermelha fraca.
   5. **Esporão escleral:** Faixa branca estreita de esclera invaginando entre a TM e o corpo ciliar. Marca o local de inserção das fibras musculares longitudinais do corpo ciliar até a esclera.
   6. **Banda do corpo ciliar (CB):** Faixa pigmentada marcando a face anterior do corpo ciliar. Variavelmente, processos da íris podem ser vistos como projeções semelhantes a rendas cruzando esta faixa. Por definição, processos da íris não atravessam o esporão escleral. Projeções que atravessam o esporão escleral até a TM são sinéquias anteriores periféricas (SAP) e podem ser focal, pilar-*like* ou larga.
   7. **Íris**

2. **Por que é necessário uma lente de gonioscopia para visualizar o ângulo da câmara anterior?**
   A luz vinda do ângulo da câmara anterior (AC) sofre uma reflexão interna total na interface da córnea (lágrima) – ar, evitando visualização direta. A lente de gonioscopia modifica o índice refrativo na interface, permitindo a visualização.

3. **Quais são os diferentes tipos de gonioscopia? De que forma eles diferem?**
   - A lente de contato de Koeppe é usada para a gonioscopia direta. Esta técnica é incômoda, requerendo que o paciente fique em posição supina. Uma substância viscoelástica, como metilcelulose, é usada como um meio de acoplamento. Com o uso de um sistema de visualização direto, como um microscópio binocular, o ângulo da câmara anterior é visualizado.
   - A gonioscopia indireta usa uma lente de contato espelhada. A lente de três espelhos de Goldmann provoca abaulamento da córnea central e requer uma substância viscoelástica de preenchimento. As lentes de quatro ou seis espelhos de Zeiss, (Fig. 16.3), Posner ou Sussman entram em contato direto com a córnea, e assim não requerem uma substância viscoelástica além da película lacrimal do paciente. Estas podem ser usadas na lâmpada de fenda.

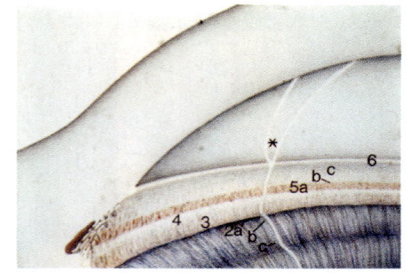

Figura 16-1. Diagrama da anatomia da câmara anterior.

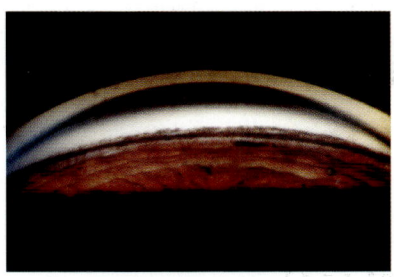

Figura. 16-2. Quadrante inferior de um ângulo aberto fortemente pigmentado.

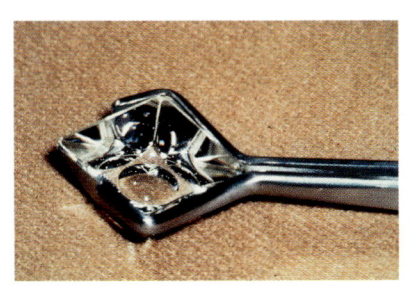

Figura. 16-3. Lente de gonioscopias Zeiss.

4. **Qual lente de gonioscopia é preferível pela maioria dos especialistas em glaucoma e por quê?**
   As lentes de Zeiss, Posner e Sussman são preferíveis pela maioria dos especialistas em glaucoma pelas seguintes razões:
   - Rapidez e facilidade de uso (elas não requerem substância viscoelástica e, por causa de seus quatro ou seis espelhos, elas não precisam ser giradas para ver todos os 360° do ângulo).
   - A capacidade de realizar uma gonioscopia de endentação e a ausência de um efeito de sucção no olho. A endentação não pode ser realizada com a lente de Goldmann por causa de seu diâmetro largo. O efeito de sucção da lente Goldmann pode às vezes artificialmente ampliar ângulos estreitos. Estas duas qualidades podem ser criticamente importantes na avaliação de olhos com ângulos estreitos.
   - Eliminação da redução transitória da transparência corneana que é uma consequência da manipulação da lente de Goldmann e da substância viscoelástica, o que pode dificultar um exame de fundo subsequente.

   Aviso: No início da prática da gonioscopia, a lente de Zeiss pode ser mais difícil do que a lente de Goldmann. Em mãos inexperientes, pode facilmente ocorrer endentação excessiva, o que fará o ângulo parecer mais amplo do que realmente é. A gonioscopia com a lente de Zeiss demanda um toque leve. Uma forma de ter certeza de que você não está pressionando é o contato ser tão leve que você ocasionalmente perde parte do menisco de contato. Se você vir qualquer estria corneana ou se sua visão não for extremamente clara, você provavelmente está endentando.

5. **De que forma a gonioscopia é realizada?**
   1. Anestesia tópica é essencial para o conforto e cooperação do paciente.
   2. Coloque seu cotovelo na plataforma da lâmpada de fenda e seu dedo anular e/ou seus dedos mínimos na barra lateral ou na bochecha do paciente para ajudar a estabilizar sua mão.
   3. O exame pode ser facilitado pedindo para que o paciente olhe diretamente para frente com o outro olho sem piscar.
   4. Para facilitar a visão de um quadrante em particular do ângulo com a gonioscopia indireta, incline o espelho em direção ao quadrante ou faça o paciente olhar em direção àquele espelho. Por exemplo, na visualização do ângulo superior, incline o espelho inferior para cima, em direção ao ângulo superior, ou faça o paciente olhar levemente para baixo, em direção ao espelho inferior.

Quadro 16-1. Os Sistemas de Classificação de Scheie e de Schaffer					
	GRAU 0	**GRAU I**	**GRAU II**	**GRAU III**	**GRAU IV**
Scheie		Amplo (aberto)	Esporão escleral visível, faixa do corpo ciliar não vista	Possível ver apenas até a MT anterior	Fechado
Schaffer*	Fechado	10°	20°	30°	40°

*O ângulo é classificado como uma fenda quando está entre os graus 0 e 1.

5. As relações superior – inferior nos espelhos nasais e temporais e as relações nasal – temporal (direita – esquerda) nos espelhos superiores e inferiores são preservadas assim como na oftalmoscopia indireta. Por exemplo, na visualização do ângulo superior através do espelho inferior, uma área de SAP vista na região das 5 horas no espelho está na verdade na região da 1 hora, não das 11 horas.

6. **Como eu posso determinar quais pacientes têm ângulos estreitos e precisam de uma gonioscopia?**
A técnica de van Herick usa um feixe de fenda fino focado no limbo para aproximar a profundidade do ângulo comparando a profundidade da AC periférica à espessura corneana. O grau I tem uma profundidade da AC periférica menor do que ¼ da espessura corneana; o grau II é ¼ da espessura corneana; o grau III é metade da espessura; e o grau IV é uma vez a espessura corneana ou mais. Pacientes que estão no grau I ou II certamente têm ângulos estreitos e devem ser submetidos à gonioscopia. Esta técnica, no entanto, jamais deve substituir a gonioscopia em olhos com meio translúcido como parte de uma avaliação para glaucoma. Ela falsamente dá a aparência de um ângulo aberto em alguns olhos com íris em platô ou rotação anterior do corpo ciliar (ver classificação abaixo).

7. **Quais são os diferentes sistemas de classificação gonioscópica do ângulo da câmara anterior?**
O Quadro 16-1 resume o sistema de *Scheie*, que é raramente usado, e o sistema de *Schaffer*, que é mais comumente utilizado.
    O *sistema de Spaeth*, no entanto, é o mais descritivo. O primeiro elemento é uma letra maiúscula (A a E), para o nível de inserção na íris:
    - **A** = Anterior para a TM.
    - **B** = Atrás da linha de Schwalbe, ou na TM.
    - **C** = No esporão escleral.
    - **D** = Ângulo profundo, faixa do CB visível.
    - **E** = Extremamente profundo
Se durante a gonioscopia de endentação for notado que a verdadeira inserção na íris é mais superior do que era aparentemente no início, a impressão original é colocada em parênteses, seguida pela verdadeira inserção na íris fora dos parênteses.
    O segundo elemento é um número que denota a amplitude do ângulo iridocorneano em graus no nível da malha trabecular, normalmente de 5 a 45 graus.
    O terceiro elemento é uma letra minúscula, descrevendo a configuração periférica da íris:
    - **f** = Plana.
    - **b** = Arqueada ou convexa.
    - **c** = Côncava.
    - **p** = Configuração em platô.
Além disso, a pigmentação da TM posterior é graduada em uma escala de 0 (nenhuma) a 4 (máxima). Por exemplo, (A) C10b, 2+PTM se refere a um ângulo de 10 graus fechado aposicionalmente que com endentação se abriu ao esporão escleral e revelou pigmentação moderada da TM posterior.

8. **Como sei se posso dilatar com segurança um paciente, com ou sem uma lâmpada de fenda?**
Se nenhuma lâmpada de fenda estiver disponível, use uma caneta-lanterna e jogue a luz a partir do lado temporal perpendicularmente ao eixo visual central. Em um olho com uma profundidade da câmara anterior normal ou "segura", toda a metade nasal da íris ficará iluminada assim como a metade temporal. Em um olho com uma profundidade da câmara anterior rasa ou questionável, nada ou apenas parte da metade nasal da íris estará iluminada. Esta técnica não funciona em olhos com íris em platô.
    Se uma lâmpada de fenda estiver disponível, ângulos menores do que ou igual a 15 graus estão em risco de fechamento e provavelmente não devem ser dilatados. Um olho com um ângulo de 20 graus deve ser observado atentamente, pois pode estreitar mais com o tempo, e deve ser reavaliado com to-

nometria e gonioscopia após dilatação. Uma exceção a estas diretrizes gerais é a íris em platô (discutida posteriormente), em que o ângulo pode ser maior do que 20 graus e ainda estar em risco de fechamento. Assim, a configuração periférica da íris também é muito importante.

9. **Quais são os outros métodos de avaliação dos ângulos da câmara anterior além da gonioscopia?**
Existem diversos dispositivos de imagem que pode mostrar os ângulos da câmara anterior. A biomicroscopia com ultrassonografia (UBM) usa ultrassom para visualizar os ângulos. As ondas de ultrassom não são bloqueadas (absorvidas) pelo epitélio pigmentado da íris. Portanto, tem a vantagem de visualizar o corpo ciliar. A UBM é particularmente útil na identificação de uma configuração de íris em platô. A tomografia de coerência óptica (OCT) do segmento anterior usa um laser de diodo para obter imagens do segmento anterior. Imagens limbo a limbo são possíveis em uma única varredura com a OCT Visante. OCTs projetadas para imagiologia retinianana podem realizar imagens do segmento anterior se utilizada com lentes adaptadoras. No entanto, como o *laser* de diodo pode ser bloqueado pelo epitélio pigmentado da íris (especialmente em íris escuras), a OCT não consegue visualizar o CB tão claramente como a UBM em indivíduos com íris escuras. Além da UBM e da OCT, as câmaras Scheimpflug (Pentacam) usam um princípio óptico específico para ângulos da imagem. A classificação dos ângulos pela UBM e pela OCT é diferente daquela da gonioscopia. A gonioscopia ainda é o padrão ouro da classificação dos ângulos. A gonioscopia também fornece informações valiosas, como pigmentação ou presença de vasos anormais, que não podem ser demonstradas por dispositivos de imagem.

10. **De que forma o fechamento angular é classificado?**
    I. Por apresentação clínica
        A. Agudo.
        B. Subagudo ou intermitente.
        C. Crônico.
    II. Por mecanismo
        A. Mecanismo anterógrado posterior
            1. Bloqueio pupilar (pode ocorrer em olhos fácicos, pseudofácicos ou afácicos)
                a. Induzido por causas mióticas idiopáticas relativas (isto é, fechamento angular primário).
                b. Absoluto ou verdadeiro: Por sinéquias superiores a partir de qualquer etiologia inflamatória.
            2. Induzido pela lente do olho
                a. Facomórfico (decorrente da catarata intumescente ou aumento cristaliniano no diabético).
                b. Subluxação cristaliniana
                    i. Trauma.
                    ii. Síndrome de pseudoexfoliação.
                    iii. Distúrbio hereditário/metabólico (p. ex., síndrome de Marfan, homocistinúria).
                c. Luxação anterior do cristalino
                    i. Síndrome do desvio posterior do humor aquoso (glaucoma maligno ou com bloqueio ciliar).
                    ii. Massa (p. ex., tumor, retinopatia de prematuridade, vítreo primário hiperplásico persistente).
            3. Íris em platô
                a. Íris em platô verdadeira.
                b. Pseudoíris em platô e cistos no corpo ciliar.
            4. Inchaço/rotação anterior do corpo ciliar (alguns se sobrepõem nisto)
                a. Inflamatório (p. ex., esclerite, uveíte, após fotocoagulação panretiniana).
                b. Congestivo (p. ex., cirurgia de introflexão escleral, nanoftalmos).
                c. Efusão supracoroide – secundária a medicamentos (p. ex., topiramato), hipotonia após trauma ou cirurgia, efusão uveal etc.
                d. Hemorragia supracoroide (SCH) – intraoperatória e pós-operatória. Os fatores de risco para a SCH incluem elevação prévia da pressão intraocular (IOP) seguida de hipotonia, miopia alta, idade avançada, afacia, vitrectomia prévia, hipertensão sistêmica ou doença vascular aterosclerótica e manobra de Valsalva pós-operatória.
        B. Mecanismo retrógrado anterior – fechamento angular por sinéquia
            1. Fechamento aposicional crônico por qualquer uma das razões anteriores.
            2. Inflamação intraocular (uveíte) – formando membrana sinequial.
            3. Glaucoma neovascular
                a. Oclusão da veia central da retina (CRVO), responsável por 1/3 dos casos.
                b. *Diabete mellitus*, responsável por outro terço dos casos.
                c. Doença oclusiva da carótida, compreende aproximadamente 10% dos casos.
                d. Diversos (p. ex., oclusão da artéria central da retina (CRAO), tumores, descolamento retiniano crônico).

4. Síndrome endotelial iridocorneana
   a. Atrofia progressiva da íris.
   b. Síndrome de Chandler.
   c. Síndrome de Cogan-Reese.

11. O que os termos PACS, PAC, APAC e PACG significam? De que forma estão relacionados com fechamento agudo, subagudo ou intermitente do ângulo?
PACS significa suspeito de fechamento angular primário.
PAC significa fechamento angular primário.
PACG significa glaucoma por fechamento angular primário.
APAC significa fechamento angular primário agudo.

Os termos se referem a um sistema de classificação mais recente, que é atualmente usado na maioria dos estudos clínicos e epidemiológicos. Este sistema foi desenvolvido pela *International Society of Geographical and Epidemiological Ophtalmology* entre 1998 e 2005. PACS se refere a pacientes com ângulo estreito sob a *gonioscopia*, mas sem IOP elevada ou presença de SAP. PAC se refere a pacientes com ângulo estreito e IOP elevada ou SAP. PACG se refere a pacientes com ângulo estreito e neuropatia óptica glaucomatosa e/ou defeitos no campo visual (Quadro 16-2).

O propósito deste novo sistema de classificação é unificar a definição de glaucoma. Ele reserva o termo *glaucoma* para a presença de neuropatia óptica. Por exemplo, um paciente que se apresenta com IOP elevada aguda secundária a um fechamento angular agudo será referida como APAC em vez de glaucoma de fechamento angular agudo, visto que o paciente pode não ter desenvolvido (ainda) neuropatia óptica de glaucoma no episódio de fechamento angular agudo.

O novo sistema de classificação se correlaciona com a classificação atual de glaucoma por fechamento angular até certo grau. O glaucoma por fechamento angular agudo é referido como fechamento angular primário; o glaucoma por fechamento angular crônico pode ser PAC ou PACG, dependendo do estado do nervo óptico e do campo visual. O glaucoma por fechamento angular subagudo ou intermitente pode ser PACS, PAC ou PACG com sintomas autolimitados. O estado do ângulo e do nervo óptico dita a classificação do fechamento do ângulo em vez da sintomatologia do paciente e provavelmente tem um valor prognóstico melhor do que o sistema anterior.

A nova classificação descreve o histórico natural do fechamento angular. Anatomicamente, ângulos estreitos (isto é, PACS) são comuns; cerca de 4 a 10% da população acima da idade de 40 anos têm certo grau de ângulo estreito. Ângulos estreitam com a idade conforme o cristalino fica mais espesso com o passar dos anos. Alguns (*não todos*) PACS irão progredir para PAC e eventualmente para PACG. Alguns PACS desenvolverão APAC. Ainda estamos tentando identificar qual subgrupo de PACS progredirá para PACG e avaliando tratamentos preventivos eficazes.

FECHAMENTO ANGULAR PRIMÁRIO (BLOQUEIO PUPILAR RELATIVO E OUTROS MECANISMOS)

12. Qual é a epidemiologia do glaucoma por fechamento angular primário?
Os inuítes e esquimós têm a incidência mais alta de APAC, seguidos por asiáticos, caucasianos e afrodescendentes. É mais comum em caucasianos do norte europeu do que em caucasianos do mediterrâneo. O pico de incidência está entre os 55 e 65 anos de idade. Tanto em asiáticos como em caucasianos, as mulheres têm três a quatro vezes mais probabilidade de desenvolver fechamento angular do que os homens. Nos afrodescendentes, a incidência é igual entre homens e mulheres. Há uma maior incidência em hipermetro-

Quadro 16-2. A Classificação do Fechamento Angular de Acordo com a *International Society of Geographic and Epidemiological Ophthalmology*

	ÂNGULOS ESTREITOS	IOP ELEVADA OU PAS	NEUROPATIA ÓPTICA GLAUCOMATOSA
Suspeita de fechamento angular primário (PACS)	+	–	–
Fechamento angular primário (PAC)	+	+	–
Glaucoma por fechamento angular primário (PACG)	+	+/–	+

pes. A herança parece ser poligênica. No entanto, a forma assintomática de glaucoma por fechamento angular (PACG) é a forma mais comum de glaucoma por fechamento angular em todas as etnias.

13. O que é mais comum: glaucoma por fechamento angular crônico ou por fechamento angular agudo sintomático?

A forma crônica, assintomática, de PACG é muito mais comum em todas as etnias. A maioria das doenças por fechamento angular é assintomática. Isto realça a importância da gonioscopia em todos os pacientes que se apresentam com IOP elevada e/ou neuropatia óptica de glaucoma. Na verdade, pacientes com PACG são frequentemente mal diagnosticados como tendo glaucoma de ângulo aberto primário (POAG) porque a gonioscopia é omitida durante o exame clínico. É muito importante diferenciar PACG de POAG, visto que os tratamentos são diferentes para os dois. O tratamento para PACG começa com a avaliação do mecanismo de fechamento angular – realizando uma iridotomia periférica (PI) ou remoção do cristalino. O tratamento para POAG começa com supressão aquosa ou aumento do fluxo de saída por medicamento ou *laser*.

14. Quais são os sintomas de fechamento angular primário agudo?

Os pacientes podem queixar-se de dor ocular, vermelhidão, visão embaçada ou turva, halos ao redor de luzes, náusea e vômito. Os sintomas visuais são parcialmente causados pelo edema corneano que ocorre por causa de uma elevação severa repentina na IOP. Isto, a apresentação mais comum, é mais frequentemente induzido por estresse, níveis baixos de luz ambiente e, ocasionalmente, diversos medicamentos. Se a IOP exceder a pressão na artéria central da retina ou na artéria oftálmica, ocorre perda visual como resultado de isquemia do nervo óptico ou da retina. A maioria dos APACs progride para fechamento angular crônico com IOP elevada (isto é, PAC) e o desenvolvimento de neuropatia óptica glaucomatosa (isto é, PACG).

15. Descreva os sinais ou constatações de exames vistos em fechamento angular primário agudo.
- **IOP:** Tipicamente mais alta do que 45 mmHg.
- **Conjuntiva e episclera:** Vasos dilatados.
- **Córnea:** Edemas epitelial e estromal.
- **Câmara anterior:** Rasa; células ou *flare* variável presentes.
- **Íris:** Vasos dilatados (conforme distinguido pela neovascularização da íris), pupila não reativa levemente dilatada ou com movimentos lentos, e atrofia setorial por isquemia (apenas se episódios prévios tiverem ocorrido).
- **Cristalino:** *Glaucomflecken* (não visto na forma aguda, mas, se presente inicialmente, pode indicar episódios prévios de fechamento angular).
- **Gonioscopia:** Com ângulo estreito ou ângulo fechado, pode ser difícil visualizar estruturas decorrentes de edema corneano (glicerina pode ser utilizada para reduzir o edema da córnea); o ângulo superior é normalmente o mais estreito e o primeiro a desenvolver SAP.
- **Nervo óptico:** Edema ocasional e hiperemia por congestão vascular; pode imitar papiledema.
- **Retina:** Pode ser normal ou mostrar sinais de oclusão vascular.
- **Olho contralateral:** O exame do olho contralateral é *muito importante* ao fazer o diagnóstico. Ele também normalmente tem uma câmara anterior rasa e ângulo estreito. Se o outro olho tiver uma profundidade da AC normal e uma amplitude angular normal, o diagnóstico de fechamento angular primário deve ser reavaliado, e causas secundárias precisam ser avaliadas.

PONTOS-CHAVE: SINAIS COMUNS DE FECHAMENTO ANGULAR PRIMÁRIO AGUDO
1. Vasos conjuntival e episcleral dilatados.
2. Edema corneano.
3. Câmara anterior rasa com ou sem células ou *flare*.
4. Pupila semidilatada, com movimentos lentos, ou não reativa.
5. *Glaukomflecken* no cristalino.
6. Câmara anterior rasa e ângulo estreito olho contralateral.

16. Como o fechamento angular subagudo e o fechamento angular intermitente se apresentam clinicamente?

Os sintomas são similares a uma crise aguda, mas normalmente menos graves, tendem a recorrer com o passar de dias ou semanas e pode ser confundido com dores de cabeça. Eles se resolvem por si só, frequentemente quando o indivíduo vai dormir ou entra em uma área bem iluminada (ambos induzem miose). Estes episódios podem resultar em fechamento angular crônico. Entre os episódios, a IOP fica normal, e o exame ocular também é geralmente normal, exceto pela presença de ângulos estreitos e, às vezes, *glaucomflecken*, cataratas e SAP sob a gonioscopia.

17. Como o fechamento angular crônico se apresenta clinicamente?
É normalmente assintomático, a não ser que perda visual acentuada tenha ocorrido. O fechamento gradual do ângulo, por simples aposição e/ou SAP, conduz a uma elevação mais gradual na IOP. A IOP é mais variável, mas pode chegar a 60 mmHg sem quaisquer sintomas. A córnea é normalmente transparente, porque a IOP eleva gradualmente, resultando em falta de dor, vermelhidão, visão reduzida ou outros sintomas. Esta é a forma mais perigosa de fechamento angular. Por causa da falta de sintomas e IOP muito alta, os pacientes tendem a se apresentar tardiamente com a doença já muito avançada.

18. Quais são as características anatômicas dos olhos com fechamento angular primário?
Anatomicamente, os olhos têm comprimento axial curto, hiperopia, aglomeração do segmento anterior, incluindo um cristalino mais espesso e/ou íris periférica.

19. Qual é o mecanismo fisiopatológico do bloqueio pupilar relativo?
O cristalino fica mais espesso com o passar dos anos. Em olhos que são predispostos, a aposição entre a superfície posterior da íris e a cápsula anterior do cristalino gradualmente aumenta. Conforme o toque iridolenticular aumenta, a resistência ao fluxo aquoso da câmara posterior para a câmara anterior aumenta, gradualmente aumentando a pressão na câmara posterior. Sob condições em que a pupila está em uma posição levemente dilatada (p. ex., por estresse, níveis baixos de luz ambiente, medicamentos simpatomiméticos ou anticolinérgicos), a pressão elevada na câmara posterior faz com que a íris flácida se curve anteriormente e cause oclusão da malha trabecular. É hipotetizado que íris mais finas ou de cores mais claras têm maior probabilidade de causar uma elevação aguda na IOP porque elas são mais finas e flácidas, causando fechamento angular agudo. Íris menos finas e menos flácidas são empurradas anteriormente mais gradualmente, especialmente em direção periférica. Isto leva a um fechamento angular crônico silencioso, com ou sem SAP, e uma elevação mais gradual da IOP (Fig. 16-4).

20. Qual manobra não médica pode ajudar a diminuir a pressão intraocular mesmo antes de medicar o paciente?
Mesmo antes de iniciar o tratamento médico, uma gonioscopia de endentação pode às vezes ajudar a diminuir a IOP ao empurrar substâncias aquosas da superfície da íris da AC central perifericamente, abrindo o ângulo se não estiver selado com SAP. Isto deve ser feito cuidadosamente para evitar abrasão do epitélio corneano, que está edemaciado e pode sofrer abrasão mais facilmente do que o normal. Uma paracentese da câmara anterior com uma lâmina ou agulha pode descomprimir rapidamente o olho, e medicamentos diminuiriam a IOP mais adiante.

21. Como você trataria medicamente o olho envolvido?
A abordagem "*kitchen sink*" é normalmente a preferível, usando algumas combinações dos medicamentos listados adiante (Quadro 16-3). O uso de substâncias mióticas, como pilocarpina em ângulos estreitos, potencialmente passíveis de oclusão, é uma questão de certo debate, mesmo entre especialistas em glaucoma. A base lógica para o uso de substâncias mióticas é afastar a íris periférica da TM, o que abre o ângulo e evita fechamento aposicional. Isto pode, no entanto, tornar o ângulo mais estreito e potencialmente induzir fechamento angular, causando que o diafragma irido-cristaliniano se mova anteriormente com contração do músculo ciliar, o que relaxa a tensão zonular e piora o bloqueio pupilar. Se pilocarpina for utilizada em tal paciente, uma nova gonioscopia deve ser realizada 30 a 60 minutos após a gota inicial. Se o ângulo não aumentar nem um pouco, uma nova gonioscopia deve ser realizada de imediato. Se isto não for possível, considere adicionar um β-bloqueador para diminuir a secreção aquosa, até que a iridectomia periférica seja realizada.
- **Inibidores tópicos da secreção aquosa:** β-bloqueadores, inibidores da anidrase carbônica (CAIs), e agonistas α2-adrenérgicos.
- **Potencializadores do fluxo de saída uveoescleral:** Os análogos da prostaglandina, assim como o agonista-α2 brimonidina, aumentam o fluxo de saída uveoescleral. Seu uso em fechamentos angulares não foi estudado extensivamente como alguns dos outros agentes, mas eles também podem ajudar a diminuir a IOP. Existe certa preocupação teórica de que análogos da prostaglandina poderiam aumentar a inflamação ocular. Deve ser lembrado que substâncias mióticas causam contração do músculo ciliar e diminuem o fluxo de saída uveoescleral.
- **Inibidores da anidrase carbônica (CAI):** Em pacientes que não estão nauseados, um CAI oral é administrado. Se medicamentos intravenosos (IV) estiverem disponíveis e o paciente for incapaz de tolerar medicamentos orais, acetazolamida IV é preferível como um adjunto à terapia tópica por causa de seu rápido início de ação.
- **Agentes hiperosmóticos:** A terapia hiperosmótica reduz o volume vítreo e pode ser uma arma muito poderosa na diminuição da IOP para interromper uma crise aguda. Glicerina e isossorbida podem ser dadas oralmente. Manitol intravenoso é o agente mais potente para diminuir a IOP, mas também au-

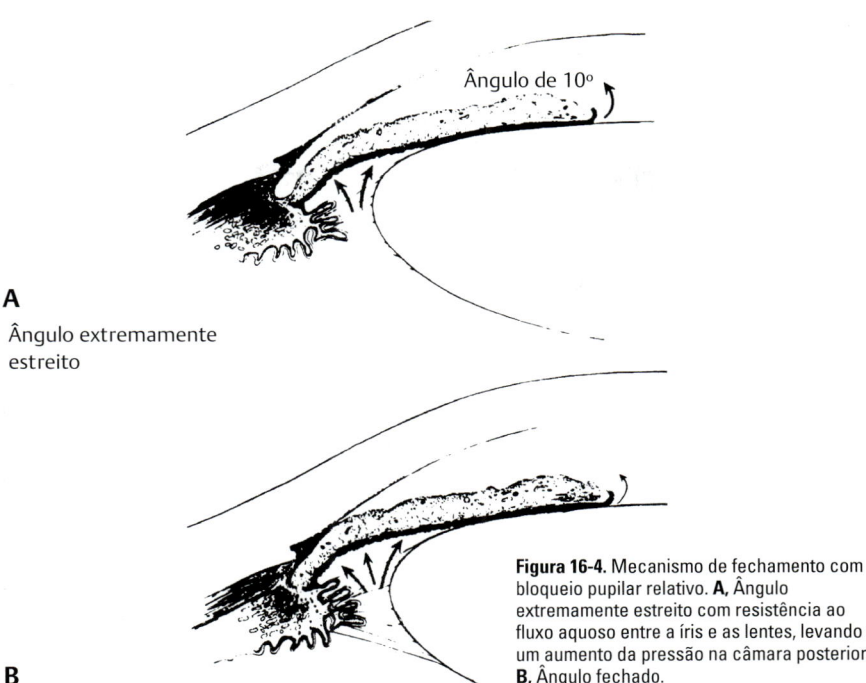

Figura 16-4. Mecanismo de fechamento com bloqueio pupilar relativo. **A,** Ângulo extremamente estreito com resistência ao fluxo aquoso entre a íris e as lentes, levando a um aumento da pressão na câmara posterior. **B,** Ângulo fechado.

menta o volume sanguíneo e deve ser usado com precaução, especialmente em pacientes com questões médicas sistêmicas, como insuficiência cardíaca congestiva ou insuficiência renal.
- **Esteroides tópicos:** Esteroides tópicos (p. ex., prednisolona 1% q.i.d.) são adjuntos úteis para controlar a inflamação intraocular normalmente concomitante que pode ou não ser clinicamente aparente.
- **Substâncias mióticas:** A pilocarpina ajuda a interromper o ataque ao afastar a íris da TM e aumentar o fluxo de saída trabecular. No entanto, o esfíncter pupilar (mas não o músculo ciliar) normalmente se torna isquêmico a IOPs acima de 40 a 50 mmHg e, portanto, não responsivo a substâncias mióticas até que a IOP diminua com o uso de outros medicamentos. A duração da elevação da IOP e da isquemia do esfíncter finalmente determina se o esfíncter responderá às substâncias mióticas mesmo após a IOP ter sido baixada. A concentração normal usada é de 1 ou 2%. A pilocarpina deve ser usada com cuidado para evitar toxicidade colinérgica. Também tenha em mente que ela pode piorar certos casos de fechamento angular, conforme notado anteriormente. Alguns acreditam que ela não deve ser usada em bloqueios pupilares afácicos ou pseudofácicos.
- **Glicerina tópica:** A glicerina tópica pode ser bastante útil para desidratar a córnea, o que facilita um exame detalhado do olho, assim como o tratamento com *laser*.
- **Outros:** O agonista-α2 brimonidina aumenta o fluxo de saída uveoescleral, assim como os análogos da prostaglandina o fazem.

PONTOS-CHAVE: TRATAMENTO BÁSICO DE FECHAMENTO ANGULAR PRIMÁRIO AGUDO
1. Abordagem da *"kitchen sink"* de terapia tópica médica máxima com acetazolamida, se o paciente não estiver nauseado.
2. Hiperosmóticos orais se o mencionado anteriormente não for eficaz e o paciente não estiver nauseado, ou então manitol IV.
3. Iridotomia periférica a *laser*.

22. Como você trataria o olho não envolvido com laser?
A PI a *laser* é o procedimento definitivo de escolha para aliviar o bloqueio pupilar (Fig. 16-5). O fechamento angular a partir de qualquer etiologia que não seja bloqueio pupilar não responderá à iridotomia. Os *lasers*

Quadro 16-3. Tratamento de Glaucoma por Fechamento Primário*

PRIMEIRO DIA DE APRESENTAÇÃO	IOP < 40 mmHg	IOP 40-60 mmHg	IOP > 60 ou > 40 mmHg COM ESCAVAÇÃO
	• Pilocarpina tópica 1%	• Pilocarpina tópica 2%	• β-bloqueador e α-agonista tópicos
	• β-bloqueador e α-agonista tópicos (possível inibidor da anidrase carbônica tópico)	• β-bloqueador e α-agonista tópicos	• Prednisolona tópica 1%
		• Prednisolona tópica 1%	• Acetazolamida IV 500 mg
	• Verificar novamente em 1hora	• Acetazolamida IV 500 mg	• Analgésicos e antieméticos conforme necessário
1 hora após a apresentação	IOP < IOP do outro olho	IOP reduzida em 50%, mas > IOP do outro olho	IOP não reduzida > 50%
	• β-bloqueador e α-agonista tópicos 2 vezes ao dia	• Pilocarpina tópica 2%	• Pilocarpina tópica 2%
	• Prednisolona tópica 1% conforme necessário	• Acetazolamida oral 500 mg	• β-bloqueador e α-agonista tópicos
	• Verificar novamente em 1 hora	• Verificar novamente em 1 hora	• Glicerol oral 50%, 1 mg/kg (ou manitol se houver vômito)
2 horas após a apresentação	IOP < IOP do outro olho	IOP reduzida em 50%, mas > IOP do outro olho	IOP ainda não reduzida em 50%
	• Em casa pilocarpina tópica 1%, 2 vezes ao dia e prednisolona tópica 1%, 4 vezes ao dia	• Pilocarpina tópica 2% • β-bloqueador e α-agonista tópicos • Glicerol oral 50%, 1 mg/kg (ou manitol se houver vômito) • Verificar novamente em 1 hora	• Encaminhe a um especialista • Admita para manitol IV • Mantenha sob acetazolamida oral 500 mg, 2 vezes ao dia
	• Retornar no dia seguinte		• β-bloqueador e α-agonista tópicos 2 vezes ao dia
			• Mantenha em dieta zero (*nil per os*) em preparação para cirurgia no dia seguinte
			• Se possível, faça o paciente ser analisado por um especialista no mesmo dia
			• Faça uma iridotomia ou peça a um especialista fazer uma iridoplastia (ver "IOP elevada mesmo após repetir manitol"). No improvável evento da córnea estar clara, faça uma iridotomia

GLAUCOMA POR FECHAMENTO ANGULAR

Quadro 16-3. Tratamento de Glaucoma por Fechamento Primário* *(Cont.)*

SEGUNDO DIA	IOP < IOP DO OUTRO OLHO	IOP ELEVADA MESMO APÓS REPETIR MANITOL
	• Se o olho não estiver inflamado e a córnea estiver clara, faça uma iridotomia periférica com *laser* Nd:YAG no olho afetado	• Córnea clara com glicerina
	• Se o olho estiver inflamado e a córnea não estiver clara, adie a iridotomia periférica no olho afetado e faça uma iridotomia periférica no olho não envolvido	• Gonioscopia novamente • Verifique o disco
		• Se a iridotomia periférica já não tiver sido feita, tente fazê-la se for possível visualizar adequadamente
		• Se a iridotomia a *laser* já tiver sido feita e o ângulo ainda estiver fechado, considere uma iridoplastia
		• Se a IOP diminuir > 50% abaixo do nível da apresentação, continue os medicamentos tópicos e orais e ajuste a terapia, dependendo da quantidade de escavação e do futuro curso do glaucoma
		• Se a IOP não diminuir > 50% abaixo do nível da apresentação, o paciente provavelmente precisará de um procedimento de filtragem vigiada
		• Se a IOP diminuir > 50% abaixo do nível de apresentação, continue com os medicamentos orais e tópicos e ajuste a terapia, dependendo da quantidade de escavação e do futuro curso da IOP
Terceiro dia	• Faça uma iridotomia periférica com *laser* Nd:YAG no olho não envolvido se já não tiver sido feita	
	• Providencie acompanhamento	
	• Planeje fazer uma iridotomia a *laser* Nd:YAG no olho afetado assim que a córnea estiver clara e o olho quieto	

Nota: Todos os medicamentos tópicos são aplicados no olho afetado. Nenhuma terapia na forma de gotas deve ser usada no olho não afetado a menos que também tenha glaucoma ou outros problemas oculares. Especificamente, pilocarpina não deve ser usada no olho não afetado.
*Glaucoma Service, Wills Eye Hospital/Jefferson Medical College.

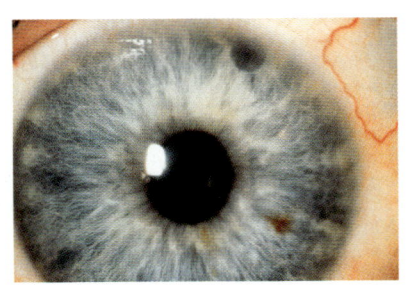

Figura 16-5. Iridotomia periférica patente a *laser*.

de argônio ou Q-switched YAG são usados. O laser Nd:YAG é preferível porque é mais rápido, mais fácil, requer menos combustões com menos energia (causa menos inflamação), não depende da cor da íris, e tem menos probabilidade de causar complicações, como sinéquias posteriores. O efeito térmico do *laser* de argônio pode ajudar a evitar sangramento e facilitar a penetração de íris espessas.

Existe também certa diferença de opinião a respeito do "timing" da iridotomia periférica a *laser* no fechamento angular agudo. Se a IOP não puder ser razoavelmente controlada medicamente, então a PI deve ser realizada imediatamente. Se a pressão puder ser razoavelmente controlada medicamente, pode ser melhor adiar a iridotomia por alguns dias pelas seguintes razões:
- Edema corneano, decorrente de altas pressões, e estrias na Descemet, causada pelas diminuições abruptas de pressão, podem ambos dificultar a visualização e realização da iridotomia. Além disso, como a câmara anterior é normalmente rasa, o endotélio está mais perto do ponto do foco de energia do *laser* e tem mais probabilidade de ser danificado pela concussão.
- A íris fica normalmente um pouco congestionada, edematosa e inflamada durante um ataque. Isto pode dificultar a realização da iridotomia. Pode ser necessário para penetrar a íris com sucesso, e isto pode ser mais desconfortável para o paciente do que quando o olho não está inflamado.

23. **Quais são as complicações mais comuns da iridotomia periférica a *laser*?**
 O pior problema é uma imagem fantasma resultante de luz que tenha entrado pela PI.
 - **Argônio:** Sinéquias posteriores e cataratas localizadas. PIs a *laser* de argônio têm mais probabilidade de fechar do que PIs a *laser* Nd:YAG.
 - **ND:YAG:** Pode ocorrer uma hemorragia em até 50% dos olhos. É normalmente pequena e localizada à área da PI, mas às vezes pode formar um hifema significativo. O sangramento pode ser controlado aplicando-se uma suave pressão no olho com as lentes de contato. Mesmo hifemas relativamente grandes praticamente desaparecem no dia seguinte.

 Picos transitórios da IOP de mais de 6 mmHg chegam a ocorrer em até 40%, mais frequentemente entre a primeira e segunda horas. O tratamento peroperatório com apraclonidina diminui a incidência e gravidade dos picos pós-*laser* da IOP. β-bloqueadores e CAIs foram usados, mas com menos sucesso. A incidência e gravidade da elevação pós-operatória da IOP são similares com *lasers* de argônio e *lasers* Nd:YAG.

24. **E se uma iridotomia periférica for malsucedida? Quais outras opções estão disponíveis para fechamento angular primário agudo?**
 I. Outros tratamentos a *laser* para APAC
    A. Iridoplastia a *laser*: Com o uso de uma lente de gonioscopia, pontos de *laser* de argônio ou de diodo focados na íris periférica afastam a íris do ângulo.
    B. Ciclofotocoagulação (CFC): A ciclofotocoagulação leve usando laser de diodo pode interromper casos de APAC refratária a tratamentos médicos e a laser (iridotomia e iridoplastia). Não é considerado o tratamento de primeira linha para APAC, mas pode interromper com sucesso um episódio de APAC quando todas as opções tiverem falhado antes de proceder à cirurgia.

    Na maioria dos casos de APAC, a IOP pode ser diminuída com sucesso com tratamento médico (normalmente requerendo medicação sistêmica) e tratamento a *laser*; a cirurgia é raramente indicada na resolução da IOP na fase aguda da APAC. Não é infrequente, no entanto, que após uma crise de APAC, a IOP seja elevada cronicamente (isto é, APAC progride para PAC/PACG). Estudos recentes demonstraram o benefício da remoção das lentes no tratamento de APAC, PAC e PACG mesmo quando há uma ausência de catarata significativa.
 II. Opções cirúrgicas para APAC
    A. Iridectomia periférica corneana simples: Este procedimento foi o tratamento de escolha para glaucoma por fechamento angular (agudo ou crônico) antes da introdução da iridotomia a laser. Raramente é realizada hoje em dia. No entanto, se o *laser* não estiver disponível ou for incapaz de ser utilizado com sucesso, a iridectomia cirúrgica é uma opção.
    B. Extração de catarata em estágio inicial para APAC: Estudos recentes demonstraram o benefício da extração do cristalino em pacientes com APAC, PAC e PACG. Diferentemente da POAG, o efeito diminuidor de IOP pela extração da catarata por si só é significativo em todos os casos de fechamento angular primário (APAC, PAC ou PACG).
    C. Extração de catarata combinada com goniossinequiálise: O afastamento mecânico das PASs a partir do ângulo é realizado no fim da cirurgia de extração da catarata com o uso de lente de gonioscopiase uma pinça de escolha do cirurgião. O objetivo é aliviar o bloqueio da malha trabecular das PASs e restaurar o fluxo de saída do humor aquoso. Alguns estudos sugerem que a goniossinequiálise é mais eficaz quando as PASs são recentes.
    D. Extração de catarata combinada com endociclofotocoagulação (ECP): O tratamento a *laser* do corpo ciliar é realizado no momento da extração da catarata com o uso de um endoscópio equipa-

do com um *laser* de diodo. Similar à CPC (que se refere à aplicação externa de *laser* no corpo ciliar), a ECP coagula o corpo ciliar e reduz a IOP. Além disso, a aplicação do *laser* causa encolhimento do corpo ciliar e abre ainda mais o ângulo, às vezes referida como endocicloplastia. Atualmente, não há evidência de que a extração de catarata combinada com ECP ou goniossinequiálise seja superior à extração de catarata isolada no tratamento de doenças por fechamento angular.
E. Trabeculectomia ou implantes valvulares: Quase metade dos casos de APAC progredirá para PAC crônico ou PACG. Em casos em que a IOP esteja constantemente elevada apesar da iridotomia a *laser* e do tratamento médico, a extração do cristalino deve ser realizada antes da cirurgia filtrante ou implante valvular, visto que a primeira carrega menos complicações a longo prazo e é frequentemente eficaz na redução da IOP. Em casos avançados de PACG requerendo IOP muito baixa, a extração do cristalino combinada com cirurgia filtrante ou implante valvular pode ser a melhor opção.

Ao operar olhos assim, é importante lembrar que eles já possuem câmaras rasas e têm mais probabilidade de desenvolver câmaras planas e desvio posterior do humor aquoso (glaucoma de bloqueio maligno ou ciliar). O uso de substâncias mióticas também pode aumentar as chances de desvio posterior do humor aquoso.

25. Quando você pode considerar que uma crise aguda esteja completamente "interrompida"?
Uma crise aguda pode ser considerada "interrompida" quando a pressão intraocular no olho envolvido é diminuída significativamente, e os sintomas do paciente são resolvidos. No entanto, muitos destes olhos terão a IOP cronicamente elevada e necessitarão de tratamento médico e cirúrgico posterior a longo prazo.

26. Quais são as chances da mesma coisa acontecer no olho não envolvido?
Há uma chance de 40 a 80% de uma crise aguda no olho não envolvido nos próximos 5 a 10 anos.

27. O que você recomendaria para o olho não envolvido?
Uma PI profilática a *laser* seria recomendável, se uma avaliação gonioscópica revelar um ângulo potencialmente passível de oclusão. Pode ser apropriado tratar o olho não envolvido primeiro (se o ângulo for passível de oclusão), enquanto espera para que o olho envolvido se acalme e a córnea clarear. O uso de pilocarpina no olho não envolvido para tentar evitar fechamento angular ao afastar a íris periférica da TM até que a PI seja realizada não é destituído de risco, conforme discutido na Pergunta 21.

28. Descreva as sequelas a curto e longo prazos às diversas estruturas do olho após uma crise por fechamento angular agudo.
- **Córnea:** Logo após a IOP ser baixada, o edema microcístico epitelial irá se resolver, e as estrias de Descemet podem ser vistas em razão de redução aguda na IOP (Fig. 16-6). O edema estromal demora mais tempo para se resolver. Na maioria, ocorrem danos endoteliais significativos. Se o ataque tiver causado lesão endotelial suficiente, os edemas epitelial e estromal podem persistir. Pode resultar numa dispersão de pigmento no endotélio por causa do pigmento liberado durante a iridotomia ou de quaisquer regiões atróficas da íris.
- **Câmara anterior:** Mesmo após uma PI bem-sucedida, a AC continua mais rasa do que o normal. A extração de catarata é o tratamento definitivo para aprofundar a câmara anterior.
- **Íris:** Uma pupila levemente dilatada, não reativa ou lenta e atrofia setorial e necrose estromal por isquemia podem ser vistas. Sinéquias posteriores podem eventualmente se desenvolver muito tempo após uma PI ter sido realizada por causa da rota alternativa disponível para o fluxo de humor aquoso. Frequentemente a pupila fica ovalada verticalmente.
- **Cristalino:** *Glaucomflecken* são opacidades subcapsulares anteriores esbranquiçadas, representando áreas de epitélio cristaliniano necrosadas com degeneração cortical subcapsular adjacente

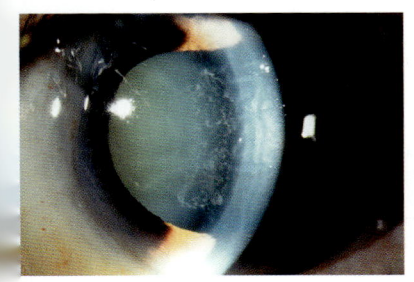

Figura 16-6. Fotografia do olho após resolução de um ataque por fechamento angular agudo. Note as estrias de Descemet na córnea, a PI na região das 12 horas na borda superior da fotografia e o padrão em renda do *glaucomflecken* sob a cápsula anterior do cristalino.

(ver Fig. 16-6). Cataratas podem-se desenvolver ou progredir após uma crise. A extração de catarata pode ser benéfica para o controle da IOP em glaucoma por fechamento angular primário.
- **Zónula:** A fraqueza zonular pode não se manifestar até muito mais tarde, isto é, durante extração de catarata ou subluxação ou deslocamento espontâneos.
- **Gonioscopia:** SAP.
- **Nervo óptico:** Congestão do disco e edema, se presentes, podem levar diversos dias para se resolverem. Crises agudas tipicamente produzem mais palidez do que escavação. O fechamento angular primário normalmente produz mais escavação do que palidez, similar ao glaucoma de ângulo aberto. A OCT pode mostrar uma perda de células ganglionares e afinamento na camada de fibras nervosas da retina.
- **Retina:** Uma "retinopatia de descompressão" pode ser vista após uma rápida diminuição na IOP como hemorragias intrarretinianas dispersas concentradas mais ao redor do polo posterior e do nervo óptico. Uma atrofia peripapilar também pode ser desenvolver ao longo do tempo, juntamente com defeitos no ramo de fibras nervosas focais, afinamento difuso da retina etc.

29. Quais tipos de medicamentos são contraindicados em glaucoma de ângulo estreito?
Medicamentos simpaticomiméticos e anticolinérgicos tópicos e sistêmicos devem ser evitados por pessoas com olhos com ângulos estreitos e potencialmente passíveis de oclusão até que uma iridotomia profilática a *laser* seja realizada. Eles são encontrados em muitos medicamentos anti-histamínicos e para resfriado de venda livre, antiespasmódicos para incontinência urinária e certos agentes antiparkinsonianos. Estes medicamentos não são contraindicados em pacientes com olhos que tenham ângulo estreito, mas não passíveis de oclusão, ou olhos com uma iridotomia patente, ou em pacientes com glaucoma de ângulo aberto.

Utilize *substâncias mióticas* com cuidado em pacientes com ângulos estreitos, independentemente da possibilidade de oclusão, por causa do risco de causar ainda mais estreitamento decorrente do deslocamento anterior do diafragma irido-cristaliniano. Estes pacientes devem ao menos realizar uma nova gonioscopia após começar a terapia miótica para excluir esta possibilidade. Se o ângulo realmente ficar significativamente mais estreitos, deve-se considerar a descontinuação da terapia miótica ou a realização de uma PI profilática, se houver uma razão convincente para a continuação da terapia miótica.

PONTOS-CHAVE: SEQUELAS A LONGO PRAZO DE UMA CRISE AGUDA POR FECHAMENTO ANGULAR PRIMÁRIO AGUDO
1. Perda de células endoteliais corneanas, dispersão pigmentar endotelial.
2. Pupila permanentemente em midríase média e não reativa.
3. Atrofia setorial da íris, sinéquias posteriores.
4. Sinéquias anteriores periféricas no ângulo.
5. *Glaucomflecken*, outras alterações na catarata.
6. Ocasionalmente, fraqueza zonular cristaliniana (pode ser causativa).
7. Palidez do nervo óptico fora de proporção ou escavação.

---

30. Liste algumas possíveis causas para a elevação persistente ou recorrente da pressão intraocular após uma iridotomia periférica bem-sucedida.
- Formação de SAP e/ou lesão não detectada à TM durante o período de fechamento angular.
- Fechamento angular com bloqueio não pupilar (ver Pergunta 10, classificação II.A.1 a 4).
- Uma iridotomia incompleta resultará em elevação persistente da IOP. A oclusão da iridotomia por *debris* ou membrana pode causar um episódio recorrente de fechamento angular com bloqueio pupilar. Lembre-se que transiluminação não é igual à patência.
- Disfunção subjacente ou residual da malha trabecular – aposição crônica da íris na malha trabecular pode induzir disfunção trabecular mesmo na ausência de SAP.

ÍRIS EM PLATÔ

31. Qual é a configuração da íris em platô?
Processos ciliares anteriormente posicionados (e às vezes maiores do que o normal) empurram a íris periférica em direção mais anterior do que o normal (Fig. 16-7). A AC central é normalmente um pouco mais rasa ou de profundidade normal, mas o recesso do ângulo é mais estreito do que a profundidade da AC sugeriria. A íris tem um contorno relativamente plano, com uma queda periférica acentuada na aproximação do ângulo. Esta constatação é designada "p" em nosso sistema gonioscópico. Um componente de bloqueio pupilar está frequentemente presente. Com dilatação, a íris periférica se dobra para dentro do ângulo e causa oclusão da TM.

GLAUCOMA POR FECHAMENTO ANGULAR

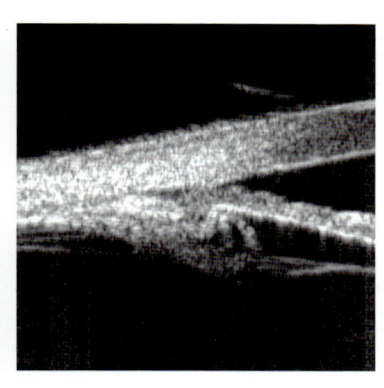

Figura 16-7. Imagem de biomicroscopia ultrassônica do segmento anterior de um olho com íris em platô. Note os grandes processos ciliares causando deslocamento anterior da íris periférica e fechamento do ângulo, enquanto a íris central permanece plana.

32. De que forma a íris em platô se apresenta clinicamente?
Ela pode ser notada em um exame de rotina ou se apresentar como um glaucoma de fechamento angular agudo ou crônico.

33. Descreva a epidemiologia da íris em platô.
Os ensinamentos tradicionais descrevem o paciente com configuração de íris em platô (PIC) como normalmente mais jovens (tipicamente quarta e quinta décadas) e menos hipermetrópicos do que pacientes com fechamento angular primário; eles podem até mesmo ser míopes. Com o advento dos dispositivos de imaginologia do segmento anterior, como UBM, descobriu-se que a configuração da íris em platô é bastante comum tanto em asiáticos como em caucasianos – cerca de 20 a 30% da população tem PIC. A PIC se refere a um ângulo estreito com íris inclinada sob a gonioscopia apesar de uma iridotomia patente; no entanto, a IOP é normal na configuração da íris em platô. Olhos com PIC podem desenvolver IOP elevada de forma aguda (APAC) ou crônica (PAC). Tradicionalmente, olhos com PIC e IOP elevada, seja de forma aguda ou crônica, são referidos como tendo síndrome da íris em platô. É bastante claro quantos olhos com PIC progredirão para APAC ou PAC. Nós suspeitamos que apenas uma pequena porcentagem de pacientes com PIC desenvolverão IOP elevada. No entanto, ainda somos incapazes de identificar qual suspeito de PIC progredirá para APAC ou PAC.

34. De que forma a íris em platô pode ser distinguida do fechamento angular (primário) com bloqueio pupilar relativo no exame com a lâmpada de fenda?
O fechamento angular primário normalmente se apresenta com uma AC central rasa e convexidade moderada a significativa da íris, o que contraria a aparência de PIC notada anteriormente. Com uma gonioscopia de endentação o ângulo é muito mais difícil de abrir e não abre tão amplamente como um típico ângulo estreito. Um perfil de "colinas e vales" pode ser visto ao olhar para o ângulo. Além disso, a gonioscopia de endentação revela o quase patognomônico "sinal de corcunda dupla" caracterizado por um deslocamento posterior da íris mesoperiférica, mas uma posição persistentemente anterior da íris periférica. A persistência da aparência da íris em platô apesar de uma iridotomia patente confirma o diagnóstico clinicamente. Uma UBM de alta resolução também pode confirmar o diagnóstico.

35. O que é síndrome da íris em platô?
A síndrome da íris em platô é um fechamento angular agudo ou crônico que se desenvolve com dilatação, ou mesmo espontaneamente, em um olho com configuração de íris em platô e uma PI patente.

36. Como a síndrome da íris em platô é tratada?
PIC é um subgrupo do PACS. A síndrome da íris em platô (PIS) é um APAC ou PAC secundário à configuração da íris de platô. O tratamento de PIC ou PIS é similar ao tratamento de PACS, PAC ou APAC.
    O procedimento principal de escolha em um olho com (ou em risco de) fechamento angular é a iridotomia periférica a *laser*, para eliminar qualquer componente de bloqueio pupilar que possa estar presente. Em geral, quanto mais velho o paciente, mais o bloqueio pupilar contribui, como um percentual, para o mecanismo de fechamento angular. No entanto, a iridotomia a *laser* não é um tratamento adequado nestes casos; é meramente o primeiro passo necessário. Olhos com PIC frequentemente requerem outros tratamentos para abrir o ângulo, especialmente se o paciente tiver sintomas de fechamento angular intermitente ou um teste de câmara escura em posição prona for positivo. É essencial realizar uma gonioscopia após a iridotomia para verificar o estado do ângulo.

A iridoplastia periférica a *laser* pode ser necessária em pacientes cuja aproximação do ângulo permanece muito estreita apesar de uma PI patente. Esta técnica utiliza o *laser* de argônio para aplicar queimaduras circunferencialmente à íris periférica, o que a faz contrair e afastar-se do ângulo. Embora o comprimento de onda verde seja normalmente usado, o uso do comprimento de onda amarelo – verde pode melhorar a absorção da energia do *laser* em íris levemente coloridas. Uma importante complicação potencial que sempre deve ser discutida com o paciente é o risco de uma pupila permanentemente maior pós-operatoriamente e seu potencial concomitante de aumentar os problemas com brilho intenso. Evitar os vasos também é importante para prevenir isquemia anterior.

A terapia miótica crônica também pode ser uma alternativa útil à iridoplastia em olhos com uma aproximação estreita apesar de uma PI patente. Com qualquer um dos métodos de terapia, o ângulo deve ser examinado com gonioscopia após instilação de pilocarpina e em intervalos regulares de 6 a 12 meses após isso, para documentar o efeito da configuração angular.

37. O ângulo fica sempre aberto após uma iridotomia periférica a *laser* bem-sucedida?

Não. Cerca de 20 a 40% de olhos PACS continuam com ângulo estreito após uma iridotomia periférica a *laser* bem-sucedida. Para reiterar, olhos PACS não têm IOP elevada. Os ângulos podem permanecer estreitos após uma PI a *laser* bem-sucedida com IOP normal. Os possíveis mecanismos do ângulo estreito após uma PI a *laser* são configuração de íris em platô, íris periférica espessa (frequentemente encontrada em olhos PACS chineses) e mecanismos relacionados com o cristalino. Outras causas secundárias de estreitamento angular também devem ser buscadas. ver Pergunta 10.

SÍNDROME DE DESVIO POSTERIOR DO HUMOR AQUOSO (GLAUCOMA MALIGNO/DE BLOQUEIO CILIAR)

38. O que é síndrome do desvio posterior do humor aquoso?

O desvio posterior de substâncias aquosas dentro da cavidade vítrea causa um deslocamento anterior do diafragma irido-cristaliniano. Isto ocorre mais comumente em olhos com ângulos estreitos após cirurgia ocular (tipicamente cirurgia filtrante para glaucoma bem como catarata), mas também pode ocorrer após procedimentos a *laser* ou, raramente, espontaneamente. O uso de substâncias mióticas e um glaucoma de fechamento angular prévio aumentam o risco de ocorrência. Ela tipicamente se apresenta dentro das primeiras semanas pós-operatórias com uma câmara anterior rasa à plana e uma IOP alta, mas a IOP pode estar normal em um olho com cirurgia filtrante funcionando. Efusão/descolamento coróidea seroso, bloqueio pupilar e hemorragia supracoroide devem ser excluídos.

39. Por que ocorre desvio posterior do humor aquoso? Como ele se apresenta clinicamente?

Ainda não é claro o porquê de desvio posterior do humor aquoso ocorrer. Não é uma entidade incomum em pacientes com glaucoma que passam por uma cirurgia de catarata ou glaucoma, especialmente naqueles com glaucoma por fechamento angular. É hipotetizado que uma efusão coroide espontânea ou induzida em um olho com um vítreo impermeável pode fazer com que a câmara anterior fique mais rasa a partir de um mecanismo anterógrado posterior (o vítreo empurrando o diafragma irido-cristaliniano). Esta hipótese faz sentido clinicamente visto que o desvio posterior do humor aquoso frequentemente ocorre durante a cirurgia, quando o volume da câmara anterior não é mantido, levando a uma hipotonia transitória.

O desvio posterior do humor aquoso pode ocorrer durante a cirurgia ou pós-operatoriamente. Os pacientes se apresentarão com visão embaçada com miopização (movimento do cristalino para frente). No exame com a lâmpada de fenda, a câmara anterior é difusamente rasa, tanto centralmente quanto perifericamente, em contraste ao bloqueio pupilar, em que a câmara anterior é mais rasa perifericamente do que centralmente. A IOP é normalmente alta a normal.

40. De que forma o desvio posterior do humor aquoso é tratado medicamente?

- Cicloplégicos relaxam o músculo ciliar, o que aumenta a tensão zonular e empurra o diafragma irido-cristaliniano posteriormente. Cicloplégicos também são essenciais no tratamento de fechamento angular em razão da rotação anterior do corpo ciliar. Eles podem ser necessários indefinidamente.
- Supressores aquosos.
- Agentes hiperosmóticos.
- Substâncias mióticas são contraindicadas.

41. De que forma o desvio posterior do humor aquoso pode ser tratada com *laser* se não for responsiva à medicação?

O objetivo da terapia é reestabelecer o fluxo aquoso da câmara posterior para a câmara anterior e tentar criar um canal para o fluxo aquoso do segmento posterior para o segmento anterior.

- **Hialoidotomia com *laser* Nd:YAG**: Em pseudofácicos e afácicos, o uso do *laser* Nd:YAG para romper a face vítrea anterior pode ser bem-sucedido na resolução do desvio posterior do humor aquoso.
- **Tratamento de processos ciliares com laser de argônio**: Independente do estado do cristalino, este procedimento pode ser feito apenas se uma iridectomia cirúrgica ou uma iridotomia ampla a *laser* estiver presente.

42. De que forma o desvio posterior do humor aquoso pode ser tratado cirurgicamente se for refratária à terapia médica e/ou a *laser*?

O "timing" e modo de intervenção dependem dos seguintes fatores:
- Duração do desvio posterior sem resolução.
- Grau e duração da falta de profundidade ou do achatamento da câmara anterior. Quando há contato entre o endotélio corneano e o cristalino ou uma lente intraocular, a correção cirúrgica é urgente.
- IOP e estado do nervo óptico.

As opções de tratamento são as seguintes:
- **Correção da câmara anterior:** Ocasionalmente isto pode ser realizado na lâmpada de fenda injetando-se uma pequena quantidade de ar seguido de material viscoelástico através da incisão por uma paracentese corneana periférica. O ar inicial ajuda a confirmar a penetração completa da agulha através da córnea dentro da AC antes de injetar qualquer substância viscoelástica. Como a IOP é quase sempre elevada com a síndrome do desvio posterior do humor aquoso, isto é raramente uma opção.
- **Vitrectomia anterior ou posterior via *pars* plana (PPV):** A remoção do vítreo é frequentemente a cirurgia curativa para *o desvio posterior* do humor aquoso. Esta pode ocasionalmente persistir ou recorrer mesmo após uma PPV, especialmente em olhos fácicos.
- **Extração do cristalino:** Isto pode ser combinado com vitrectomia. Normalmente é feita uma incisão na cápsula posterior e a hialoide anterior para permitir a passagem aquosa para a câmara anterior.
- **Iridozonulo-hialovitrectomia:** Isto pode ser realizado em olhos fácicos, pseudofácicos ou afácicos e consiste em tornar o olho unicameral passando-se um vitreófago seja da *pars* plana em diante ou a partir da câmara anterior posteriormente.

GLAUCOMA NEOVASCULAR

43. O que tipicamente causa o glaucoma neovascular?

A isquemia do segmento posterior (retina) resulta na produção de fatores angiogênicos que estimulam a formação de uma membrana neovascular na íris (NVI). O fator de crescimento do endotélio vascular (VEGF) demonstrou ser o fator angiogênico primário. Conforme a membrana começa a crescer para dentro do ângulo e através do esporão até a TM, o ângulo parece anatomicamente aberto. Mais tarde, a membrana se contrai, empurrando a íris periférica até a TM e a córnea periférica, criando SAP. Este processo pode ocorrer em áreas significativas do ângulo com muita rapidez (frequentemente alguns dias), produzindo um glaucoma por fechamento angular agudo (através de um mecanismo retrógrado). As causas comuns de glaucoma neovascular (NVG) são CRVO (1/3), retinopatia diabética proliferativa (1/3) e doença oclusiva da carótida (aproximadamente 10%). Ocasionalmente, CRAO, uveíte crônica e tumor intraocular podem causar NVG.

44. De que forma o glaucoma neovascular é tratado?

1. A etiologia subjacente da neovascularização deve ser diagnosticada e tratada, normalmente com fotocoagulação panretiniana (PRP) ou, se a falta de boa visualização da retina impedir a PRP, crioterapia retiniana periférica para processos isquêmicos do sistema posterior. Compostos anti-VEGF injetados dentro do vítreo ou da AC podem produzir uma regressão dramática da NVI em até 1 a 2 semanas. Os pacientes devem repetir a gonioscopia após a injeção anti-VEGF, visto que a rápida contração da membrana neovascular pode levar a um fechamento ainda maior do ângulo.
2. **Tratamento médico:** A porcentagem do ângulo que está fechada com SAP assim como a resistência da TM ainda aberta ao fluxo de saída determinará o potencial para tratar com sucesso o glaucoma com medicamento. Mesmo se o ângulo estiver completamente fechado, um inibidor aquoso ao máximo tolerado e, se necessário, terapia hiperosmótica devem ser usados na tentativa de temporização até que a cirurgia seja realizada. Substâncias mióticas não devem ser utilizadas, porque elas diminuem o fluxo uveoescleral e aumentam a inflamação.
3. **Tratamento cirúrgico:** Um dos princípios mais importantes a ser lembrado ao operar em olhos assim, especialmente olhos com NVI intensa, é tentar evitar descompressão rápida do olho. Os frágeis novos vasos podem romper, criando um hifema espontâneo que pode significativamente complicar o tratamento subsequente.

- **A cirurgia de filtragem monitorada (trabeculectomia)** tem sido usada para controlar a IOP em olhos assim com resultados ruins. A taxa de sucesso é um pouco melhor se um antimetabólito adjunto, como mitomicina C, for utilizado. O risco de falha na filtragem decorrente da fibrose é mais alto, presumidamente em razão da presença de fatores angiogênicos no meio aquoso.
- **Implantes de tubo para drenagem do humor aquoso** se tornaram o procedimento de escolha para muitos cirurgiões especializados em glaucoma, mas ainda possuem taxas de sucesso de apenas aproximadamente 70%, por causa frequentemente do mal prognóstico do processo patológico subjacente.
4. **Ciclofotocoagulação a laser:** Isto pode ser uma opção viável em olhos com baixa visão como uma tentativa de controlar a IOP para um conforto a longo prazo e para evitar a necessidade de enucleação em razão da dor ocasionada pela IOP elevada. O *laser* de diodo é o método preferível de ciclofotocoagulação. A ciclofotocoagulação por crioterapia raramente é utilizada hoje em dia por causa do risco de atrofia ocular, dor pós-operatória e inflamação.

DIVERSOS

45. **Quais são os diversos mecanismos da produção de fechamento angular secundário a uma inflamação ocular?**
    - Formação de SAP a partir de qualquer etiologia.
    - Bloqueio pupilar completo (seclusão pupilar) a partir de sinéquias posteriores resultando em íris bombé.
    - Efusão uveal causando uma rotação anterior do corpo ciliar (incomum).
    - Descolamento retiniano exsudativo empurrando o diafragma iridocristaliniano em direção anterógrada (raro).

    Nota: A inflamação intraocular leva a uma elevação da IOP principalmente através de mecanismos de ângulo aberto: bloqueio da malha trabecular por detritos ou pigmentos e hipertensão ocular induzida por esteroides.

46. **Descreva o que são nanoftalmos.**
    Nanoftalmos é uma condição bilateral em que os globos são significativamente mais curtos do que o normal, com um comprimento axial menor do que 20 mm (média de 18,8 mm), com uma hipermetropia correspondente. Além disso, o diâmetro corneano é menor (média de 10,5 mm *versus* 12 mm para um adulto normal), e a esclera é muito mais espessa (frequentemente ao menos duas vezes mais espessa) do que o normal. A esclera incomumente espessa cria um impedimento ao fluxo de saída uveoescleral que predispõe a efusões coroides, sejam espontâneas ou após a cirurgia, e fechamento angular. O glaucoma por fechamento angular também pode ocorrer como um resultado de aglomeração do segmento anterior sem efusões uveais.

47. **Liste um medicamento sistêmico que pode causar fechamento angular ao produzir efusões ciliocoroides e os princípios para o tratamento deste tipo de fechamento angular.**
    Topiramato, um medicamento antiepiléptico derivado de sulfa, cujas indicações foram expandidas para incluir o tratamento de enxaquecas e obesidade, foi relatado como causador de efusões ciliocoroides idiossincráticas com miopia de início agudo e glaucoma por fechamento angular. Assim, um histórico cuidadoso e minucioso pode ser crucial ao fazer o diagnóstico. Estas alterações gradualmente se resolvem com descontinuação do medicamento. O bloqueio pupilar normalmente não está presente, e, assim, a iridotomia periférica a *laser* não é útil. Substâncias mióticas piorarão o problema, visto que causam movimento anterior do diafragma irido-cristaliniano. O tratamento inclui supressores da formação de humor aquoso tópicos e sistêmicos, hiperosmóticos sistêmicos se necessário para controle da IOP, esteroides e cicloplégicos para ajudar a afastar o diafragma irido-cristaliniano posteriormente

WEBSITES

1. The Glaucoma Foundation:
www.glaucomafoundation.org
{link accessed successfully by Maria on 9.18}
2. Glaucoma Research Foundation:
www.glaucoma.org
{link accessed successfully by Maria on 9.18}
3. www.gonioscopy.org
{link accessed successfully by Maria on 9.18}

BIBLIOGRAFIA

Albert D, Jakobiec F: Principles and practice of ophthalmology, ed 2, Philadelphia, 2000, W.B. Saunders.
American Academy of Ophthalmology: Basic and clinical science course: section 10, glaucoma, 2010.
American Academy of Ophthalmology: Preferred practice pattern: primary angle closure glaucoma, 2010.
Davidorf J, Baker N, Derick R: Treatment of the fellow eye in acute angle-closure glaucoma: a case report and survey of members of the American glaucoma society, J Glaucoma 5:228–232, 1996.
Husain R, Gazzard G, Aung T: Initial management of acute primary angle closure a randomized trial comparing phacoemulsification with laser peripheral iridotomy, Ophthalmology 119:2274–2281, 2012.
Lowe RF: Acute angle closure glaucoma the second eye: an analysis of 200 cases, Brit J Ophthal 46:641–650, 1962.
Rhee DJ, Goldberg MJ, Parrish RK: Bilateral angle-closure glaucoma and ciliary body swelling from topiramate, Arch Ophthalmol 119:1721–1723, 2001.
Ritch R, Shields B, Krupin T: The glaucomas, ed 2, St. Louis, 1996, Mosby.
Ritch R: The pilocarpine paradox, [editorial] J Glaucoma 5:225–227, 1996.
Spaeth GL, Idowu O, Seligsohn A, et al.: The effects of iridotomy size and position on symptoms following laser peripheral iridotomy, J Glaucoma 14:364–367, 2005.

GLAUCOMA DE ÂNGULO ABERTO SECUNDÁRIO

Janice A. Gault

1. **Um homem de 72 anos de idade em um exame de rotina relata que a visão no olho esquerdo está ficando ruim. No exame, ele tem visão de 20/30 no lado direito e visão de conta-dedos a aproximadamente 90 cm de distância do olho esquerdo. A pressão intraocular no olho direito é de 25 mmHg. No olho esquerdo, 42 mmHg. O nervo óptico apresenta pequena escavação no olho direito e aumento acentuado de escavação no olho esquerdo. Os campos visuais revelam um degrau nasal significativo no olho direito e uma ilha temporal no esquerdo. Ele não tem síndrome de pseudoexfoliação, nem fuso de Krukenberg em ambos os olhos. Seus ângulos são amplos. Qual é a sua suspeita?**
   Um histórico de trauma. O paciente foi um boxeador e frequentemente sofria golpes nos olhos. O glaucoma por recessão angular pode ser assintomático até muitos anos mais tarde quando a perda visual ocorre. Na gonioscopia, a recessão angular é determinada por processos irianos rotos e posteriormente íris com recessão, revelando uma faixa maior do corpo ciliar. A comparação ao outro olho pode ajudar a identificar esta condição. Qualquer paciente com irite traumática ou hifema precisa ser avisado sobre esta complicação, que pode ocorrer muitos anos depois. O tratamento é o mesmo que o do glaucoma de ângulo aberto, exceto que agentes mióticos são ineficazes e podem inclusive aumentar a pressão intraocular. A trabeculoplastia com *laser* de argônio (ALT) é raramente eficaz.

2. **O que você procuraria para fazer um diagnóstico de glaucoma por pseudoexfoliação?**
   Material fibrilar, similar à "caspa" é depositado na cápsula anterior do cristalino em um padrão característico de olho de boi, mais facilmente visto após dilatação pupilar. Este material também é visto clinicamente no ângulo e na íris. A gonioscopia revela uma malha trabecular fortemente pigmentada e uma linha de Sampaolesi, que são pigmentos depositados anteriormente à linha de Scwalbe (Fig. 17-1).

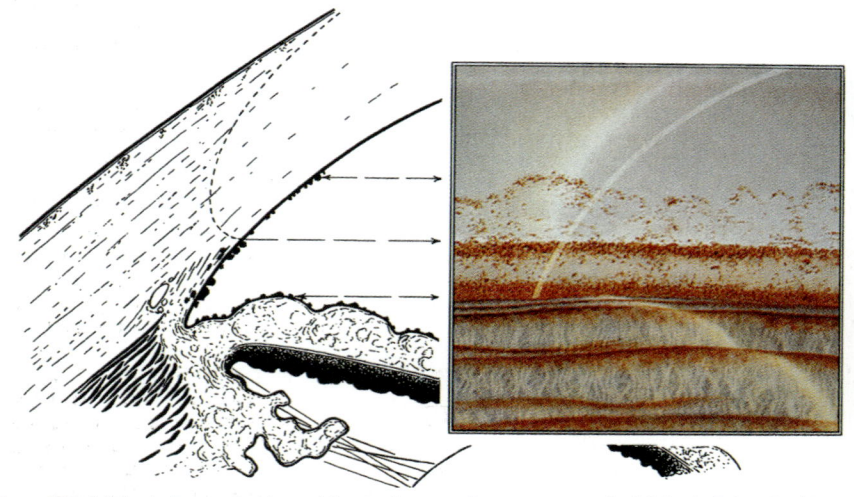

Figura 17-1. A linha de Sampaolesi é uma faixa de pigmentação em curva anterior à linha de Schwalbe. (*De Alward WLM: Color Atlas of Gonioscopy. St. Louis, Mosby, 1994.*)

GLAUCOMA DE ÂNGULO ABERTO SECUNDÁRIO

Acredita-se que a síndrome de pseudoexfoliação seja parte de um distúrbio generalizado da membrana basal, porque pode ser encontrada histologicamente em outras partes do corpo. Pode ser unilateral ou bilateral com assimetria. Embora a pseudoexfoliação seja infrequente nos Estados Unidos, ela representa mais de 50% dos glaucomas de ângulo aberto na Escandinávia. Esta condição é frequentemente mais resistente à terapia clínica do que o glaucoma de ângulo aberto primário e pode requerer uma ALT, uma trabeculoplastia seletiva a *laser* (SLT), ou terapia cirúrgica.

3. A condição é curada após a extração de catarata?
Não. Os depósitos continuam, e a cirurgia de catarata tem um risco maior em tais pacientes. As zônulas são fracas, e sinéquias estão frequentemente presentes entre a íris e a cápsula anterior do cristalino. Há um risco maior de ruptura capsular anterior e diálise zonular.

4. O que é glaucoma esfoliativo verdadeiro?
Glaucoma esfoliativo verdadeiro é uma delaminação capsular causada tipicamente por exposição a calor intenso, como visto em sopradores de vidro.

> **PONTOS-CHAVE: GLAUCOMA POR PSEUDOEXFOLIAÇÃO**
> 1. Depósitos em padrão "olho de boi" na cápsula anterior do cristalino.
> 2. Linha de Sampaolesi na gonioscopia.
> 3. Menos responsiva à terapia clínica.
> 4. Risco maior de complicações na cirurgia de catarata.

5. Um homem de 24 anos com sarcoidose se apresenta com uma pressão intraocular de 35 mmHg no olho direito e 32 mmHg no olho esquerdo. Ele nota dor leve e certa diminuição na visão, mas em outros aspectos é assintomático. No exame, você nota células 2+ e *flare* em ambos os olhos assim como sinéquias posteriores significativas e precipitados ceráticos com aspecto de gordura de carneiro. A gonioscopia revela um ângulo aberto sem sinéquias anteriores periféricas. O exame sob midríase não revela escavação significativa de nenhum dos nervos ópticos. O que você faz?
Mais provavelmente, as células inflamatórias obstruíram a malha trabecular. Esteroides tópicos potentes e um cicloplégico devem diminuir a carga inflamatória e romper as sinéquias para evitar que o fechamento angular se torne um problema no futuro. Medicamentos antiglaucomatosos também são apropriados até a pressão diminuir. No entanto, substâncias mióticas são contraindicadas, pois podem causar mais sinéquias e precipitar fechamento angular. Elas também aumentam a permeabilidade dos vasos sanguíneos e podem contribuir para um aumento da inflamação. Agonistas ou análogos da prostaglandina também podem aumentar a inflamação e devem ser evitados. A agressividade na redução da pressão depende muito da escavação do nervo óptico.

6. O mesmo paciente retorna 14 dias depois com pressões de 40 e 45 mmHg nos olhos direito e esquerdo, respectivamente. O exame revela células mínimas e *flare* em ambos os olhos, assim como uma diminuição significativa dos precipitados ceráticos. Ele tem usado acetato de prednisolona 1% a cada hora e atropina 1% três vezes ao dia. O que você deve fazer?
Uma gonioscopia deve ser realizada. O diferencial do aumento da pressão intraocular nesta situação inclui:
- Resposta a esteroides. Diminuir os esteroides abaixa a pressão, se isto for a causa.
- Bloqueio da malha trabecular pelas células inflamatórias. Aumentar os esteroides diminui a pressão, se isto for a causa.
- Formação de sinéquias causando um elemento de fechamento angular secundário ou bloqueio da malha. A gonioscopia determina, se o ângulo for ou não aberto. Aumentar os esteroides pode desfazer as sinéquias.

Desde que o ângulo seja aberto e sem neovascularização, a causa mais provável é resposta a esteroides. O aumento da pressão intraocular pode ocorrer em alguns dias ou até alguns anos após o início da terapia. Pressão intraocular aumentada foi vista com esteroides tópicos dentro ou ao redor do olho, após a administração oral e intravenosa de esteroides, e mesmo com inaladores. Pacientes com síndrome de Cushing com níveis excessivos de esteroides endógenos também estão em risco. A avaliação do nervo óptico é crucial para determinar os riscos de lesão. Diminua a concentração dos esteroides ou a dosagem e inicie a terapia antiglaucomatosa. Um agente não esteroide tópico pode ajudar a diminuir a inflamação sem aumentar a pressão intraocular. Fluormetolona e lotepredol (Alrex, Lotemax) também têm menor probabilidade de aumentar a pressão intraocular do que outras formulações de esteroides; no entanto, menor potência para diminuir a inflamação.

7. **Com o que se parece um fuso de Krukenberg? O que isso significa?**
   Um fuso de Krukenberg é uma faixa de pigmentos vertical no endotélio corneano (Fig. 17-2). É tipicamente encontrado em pacientes com síndrome de dispersão pigmentar. A íris é frequentemente curvada posteriormente e encosta nas zônulas. Este processo causa defeitos de transiluminação mesoperiférica na íris similares a raios. A gonioscopia revela uma malha trabecular densamente pigmentada por 360°. O paciente é frequentemente assintomático, mas pode notar visão embaçada, dor no olho, e halos ao redor de luzes após exercício ou dilatação pupilar. A síndrome de dispersão pigmentar é mais comum em jovens adultos e homens brancos míopes. É normalmente bilateral.

8. **De que forma a dispersão pigmentar é tratada?**
   Se nenhum dano ao disco óptico for notado e os campos visuais forem normais, o paciente pode ser observado. O tratamento para a pressão intraocular acima de 28 mmHg é normalmente indicado, embora este ponto seja controverso. Uma vez que o dano foi notado, substâncias mióticas podem ser a primeira linha de terapia porque minimizam o contato entre as zônulas e a íris. No entanto, mióticos também causam flutuação da miopia e podem não ser práticos em pacientes jovens, especialmente em míopes com degeneração lattice decorrente do seu risco maior de descolamento da retina. A iridectomia periférica a *laser* foi recomendada; ela trata o encurvamento posterior da íris e pode teoricamente curar o distúrbio. As pressões podem ainda ser elevadas até que os pigmentos residuais na malha trabecular tenham desaparecido. Este tratamento é controverso e parece ter caído em desuso. Os pacientes também respondem bem à ALT ou SLT por causa do aumento de pigmentos na malha trabecular.

9. **Uma mulher de 95 anos de idade apresenta olho direito acentuadamente vermelho e dolorido há 2 dias. Sua visão é movimento de mãos a 30 cm e de 20/400 nos olhos direito e esquerdo, respectivamente. O exame do olho direito revela uma córnea turva com uma pressão de 60 mmHg e sem visualização da câmara anterior. O olho esquerdo tem uma catarata brunescente, mas parece ser profundo e calmo, com uma pressão de 18 mmHg. Com glicerina tópica, a córnea clareia no olho direito revelando partículas iridescentes flutuando na câmara anterior com uma catarata morganiana. A gonioscopia revela ângulos abertos bilaterais. Nenhuma visualização é obtida de ambas as câmaras posteriores. O que você faz agora?**
   O paciente nega histórico de uveíte. Um modo-B de ambos os olhos revela apenas catarata significativa sem descolamento da retina ou tumor intraocular. O vazamento de materiais através da cápsula intacta do cristalino está obstruindo a malha trabecular. Se o diagnóstico estiver em pergunta, uma paracentese pode ser feita para avaliar a reação da câmara anterior microscopicamente. Macrófagos são preenchidos com material cortical do cristalino (glaucoma facolítico). Tipicamente, o cristalino é hipermaduro, como neste paciente. A pressão intraocular deve ser reduzida, e a inflamação controlada antes de tentar a terapia cirúrgica. Um esteroide, como acetato de prednisolona 1% cada hora, um cicloplégico, como escopolamina 0,25% três vezes ao dia, e medicamentos antiglaucomatosos são iniciados imediatamente. A extração de catarata é realizada no dia seguinte ou no próximo, assim que o olho estiver menos inflamado.

10. **Uma mulher de 64 anos de idade que fez uma cirurgia de catarata no olho esquerdo 1 semana atrás se apresenta ao departamento de emergência reclamando que o olho está vermelho e dolorido com diminuição da visão. Qual é a sua preocupação?**
    Primeiro, você deve pensar em endoftalmite. Qualquer paciente que se apresenta após cirurgia com olho vermelho e dolorido com visão diminuída deve ser presumido como tendo endoftalmite até que isto seja descartado. O exame revela visão de movimentos de mão a 60 cm, um olho gravemente injetado

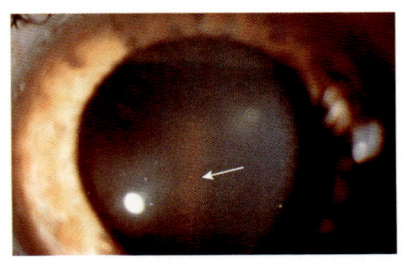

Figura 17-2. Um fuso de Krukenberg (*seta*) é feito a partir de pigmentos depositados no endotélio, na síndrome de dispersão pigmentária. (*De Alward WLM: Color Atlas of Gonioscopy. St. Louis, Mosby, 1994.*)

GLAUCOMA DE ÂNGULO ABERTO SECUNDÁRIO

com edema corneano, célula 4+ e *flare*, e pressão intraocular de 47 mmHg. A câmara anterior está preenchida com material cortical do cristalino, e uma ruptura na cápsula posterior é vista. Um grande pedaço de material nuclear aparece no vítreo. O nervo óptico está levemente escavado.

Como material da lente é visto na câmara anterior, o tratamento com esteroides e medicamentos antiglaucomatosos é apropriado, juntamente com observação de perto. O diagnóstico é mais provavelmente glaucoma por partículas do cristalino. É iniciado acetato de prednisolona 1% cada 2 horas, escopolamina 0,25% três vezes ao dia, latanoprosta uma vez ao dia, um β-bloqueador duas vezes ao dia, apraclonidina duas vezes ao dia, e acetazolamida duas vezes ao dia. Além disso, como a pressão é muito alta, manitol é administrado. Quando a pressão melhora para 25 mmHg, ela é mandada para casa. No dia seguinte, ela conta dedos a 150 metros, sua inflamação intraocular está retrocedendo, e a pressão é de 23 mmHg. Uma vez que seu olho esteja menos inflamado e a pressão esteja bem controlada, ela é agendada para remoção do material cristaliniano remanescente. Se o material for mínimo, os pacientes às vezes podem ser mantidos sob terapia clínica até que o olho clareie sem cirurgia.

11. Quais outros tipos de glaucoma de ângulo aberto podem ser causados pelo cristalino?
Glaucoma facoanafilático, que ocorre após um trauma penetrante ou uma cirurgia. O paciente fica sensibilizado à proteína do cristalino durante um período latente e desenvolve uveíte granulomatosa. Este aspecto distingue-o do glaucoma por partículas do cristalino. Os pacientes são tratados clinicamente e podem precisar de cirurgia para remover a lente se não responderem adequadamente.

12. O que é síndrome de Posner-Schlossman? Quem a contrai?
Os pacientes são jovens ou de meia-idade. Eles observam crises unilaterais de dor leve, visão diminuída e halos ao redor de luzes. Os episódios tendem a recorrer. Também conhecida como crise glaucomatociclítica, este distúrbio é idiopático. No exame, a pressão intraocular é alta, normalmente entre 40 e 60 mmHg. O ângulo aparece aberto na gonioscopia sem sinéquias, e o olho está minimamente injetado. A reação da câmara anterior é mínima. O epitélio corneano pode estar edemaciado por causa da elevação aguda na pressão. Alguns precipitados ceráticos finos podem estar presentes no endotélio corneano, frequentemente na região inferior. O tratamento inclui esteroides e medicamentos antiglaucomatosos para reduzir a produção de humor aquoso. Um agente cicloplégico é necessário apenas se o paciente for sintomático. Os episódios normalmente se resolvem em algumas horas a algumas semanas. Nenhuma terapia é necessária entre as crises. No entanto, o risco de glaucoma por fechamento angular crônico é aumentado em ambos os olhos.

13. O que é a tríade clássica da iridociclite heterocrômica de Fuchs?
Consiste em heterocromia, catarata e irite leve. A irite é branda e não causa sinéquias. Precipitados ceráticos incolores estrelados característicos são vistos ao longo do endotélio inferior. Finos neovasos podem ser vistos no ângulo, mas não causam fechamento. O glaucoma é difícil de controlar e frequentemente não corresponde ao grau de inflamação. Esteroides frequentemente não são úteis.

14. Um paciente se apresenta para acompanhamento pós-operatório 1 dia após a cirurgia de catarata. A pressão no olho operado é de 40 mmHg e o paciente reclama de náusea. Qual é a causa mais provável?
Material viscoelástico da cirurgia. A pressão normalmente aumenta 6 ou 7 horas após a cirurgia e normaliza em 24 a 48 horas, dependendo do tipo de material viscoelástico. A maioria dos olhos tolera pressões a curto prazo de 30 mmHg; claro, a tolerância depende do estado preexistente do nervo óptico. Tratamento clínico e paracentese para remover este material são indicados para diminuir a pressão rapidamente e aliviar a náusea. A paracentese é de certa forma controversa por causa do risco um pouco maior de endoftalmite.

15. O que mais pode causar glaucoma no pós-operatório?
Hifema, dispersão de pigmentos, inflamação generalizada, bloqueio pupilar afácico ou pseudofácico, glaucoma maligno (síndrome da má direção do humor aquoso) e glaucoma por resposta a esteroides. Em pacientes que foram submetidos a uma extração de catarata intracapsular, α-quimotripsina é injetada dentro da câmara anterior para dissolver as zônulas. Os detritos zonulares podem obstruir a malha trabecular pós-operatoriamente. Invaginação epitelial pode ocorrer muitos meses a anos após a cirurgia ou trauma e bloquear o fluxo de drenagem.

16. Um paciente fez cirurgia de catarata 1 ano atrás, mas continua a ter episódios de células na câmara anterior e *flare* com aumento da pressão intraocular. Algumas células são glóbulos vermelhos. Qual é o diagnóstico?
O diagnóstico é síndrome de uveíte-glaucoma-hifema. As células podem depositar e produzir um hifema, normalmente como resultado de reação à lente intraocular de câmara anterior, embora uma lente

de câmara posterior pode estar envolvida. A gonioscopia pode revelar onde a reação está ocorrendo, como a partir de uma lente no sulco ou um háptico causando atrito na íris. O tratamento consiste em atropina, esteroides tópicos e medicamentos antiglaucomatosos até que a pressão seja reduzida. O *laser* de argônio no local do sangramento, se este puder ser identificado, pode ser curativo. No entanto, a remoção da lente intraocular é frequentemente necessária.

17. Como a elevação da pressão venosa episcleral pode causar glaucoma?

O humor aquoso drena a partir da câmara anterior através da malha trabecular, canal de Schlemm e canais intraesclerais em direção às veias episclerais e conjuntivas. A drenagem normal depende de uma pressão venosa episcleral que é menor do que a pressão do olho. Normalmente, ela varia de 8 a 12 mmHg. No entanto, se for mais alta do que a pressão intraocular, a drenagem não ocorre. Sangue será visto no canal de Schlemm na gonioscopia. Medicamentos que reduzem a formação de humor aquoso são obviamente o tratamento clínico mais eficaz.

PONTOS-CHAVE: CAUSAS DA ELEVAÇÃO DA PRESSÃO VENOSA EPISCLERAL

1. Oftalmopatia tireóidea.
2. Fístulas durais e carotídeas.
3. Síndrome da veia cava superior.
4. Tumores retrobulbares.
5. Varizes orbitárias
6. Síndrome de Sturge-Weber.

---

18. Um paciente com diabetes de longa data apresenta hemorragia recorrente do vítreo. Enquanto está em observação, esperando diminuição do quadro, a pressão intraocular aumenta para 35 mmHg. Qual deve ser sua suspeita?

Quando a hemorragia intraocular clarear, glaucoma hemolítico ou de células-fantasmas pode-se desenvolver. O glaucoma hemolítico ocorre porque macrófagos cheios de hemoglobina causam obstrução da malha trabecular. Células avermelhadas podem ser vistas na câmara anterior. No glaucoma de células-fantasmas, glóbulos vermelhos em degeneração bloqueiam o fluxo de drenagem do humor aquoso. Células de Khaki na câmara anterior podem-se depositar e formar um pseudo-hipópio. Ambas as condições podem ser tratadas clinicamente até que a hemorragia cesse. No entanto, como a pressão intraocular pode-se tornar acentuadamente elevada, a lavagem da câmara anterior e/ou uma vitrectomia frequentemente se tornam necessárias. Além disso, o paciente pode estar desenvolvendo glaucoma neovascular; assim, é importante examinar os ângulos para observar a presença de neovasos e estreitamento angular.

19. Quais outras condições podem causar glaucoma de ângulo aberto?

1. Um tumor intraocular pode causar glaucoma de ângulo aberto secundário por invasão do ângulo da câmara ou obstrução da malha trabecular decorrente de detritos do tumor.
2. Siderose ou chalcose causadas por corpos estranhos metálicos.
3. Lesões químicas a partir de ácidos ou alcalinos podem alterar o colágeno escleral ou causar dano direto à malha trabecular.
4. Distrofia polimorfa posterior é uma doença autossômica dominante e bilateral. Vesículas são vistas na membrana de Descemet. Ocorre edema corneano em casos graves. Adesões iridocorneanas podem ocorrer. O glaucoma está associado em 15% dos casos.
5. Síndrome endotelial iridocorneana.

20. O que é síndrome endotelial iridocorneana?

É um espectro de três entidades que se sobrepõem consideravelmente:

- **Atrofia essencial da íris:** O afinamento da íris leva a buracos na íris e distorção pupilar.
- **Síndrome de Chandler:** O afinamento leve da íris e a distorção com aparência de metal batido do endotélio corneano.
- **Síndrome de Cogan-Reese:** Nódulos pigmentados na superfície da íris com atrofia variável da íris.

Tais pacientes são geralmente adultos de meia-idade, assintomáticos. Normalmente os achados são unilaterais com aumento da pressão intraocular e edema corneano. Nenhum tratamento é necessário a não ser que edema corneano e glaucoma estejam presentes.

21. Quais tipos de glaucoma de ângulo aberto secundário ocorrem em crianças?

1. O glaucoma associado à disgenesia mesenquimatosa é um espectro da doença, mas duas categorias principais são reconhecidas:
   - A anomalia de Axenfeld consiste em um anel de Schwalbe proeminente com filamentos de íris aderidos. A síndrome de Axenfeld é a anomalia com glaucoma simultâneo e ocorre em 50% dos casos. É autossômica dominante ou esporádica.
   - A anomalia de Rieger é a anomalia de Axenfeld juntamente com afinamento da íris e distorção pupilar. Sessenta por cento dos pacientes desenvolvem glaucoma; também é autossômica dominante ou esporádica. A síndrome de Rieger é a anomalia associada com anormalidades dentárias, craniofaciais e esqueléticas.
2. A aniridia é uma ausência bilateral quase total da íris. Os filamentos podem ser vistos apenas na gonioscopia. Glaucoma, hipoplasia da fóvea e nistagmo podem ocorrer. O distúrbio pode ser autossômico dominante ou esporádico. Os pacientes com herança esporádica precisam ser avaliados para a presença de tumor de Wilms, que está associado em 25% dos casos.
3. A síndrome oculocerebrorrenal (de Lowe) é uma doença recessiva ligada ao cromossomo X. Os pacientes têm aminoacidúria, hipotonia, acidemia, catarata e glaucoma.
4. A rubéola congênita pode estar associada à catarata e lesões pigmentadas da retina. Anormalidades cardíacas, auditivas e do sistema nervoso central são frequentemente coexistentes.
5. Síndrome de Sturge-Weber.
6. Neurofibromatose.
7. O glaucoma após remoção da catarata é um risco a longo prazo para tais pacientes.

BIBLIOGRAFIA

American Academy of Ophthalmology: Basic and clinical science course, section 10, San Francisco, 1992, American Academy of Ophthalmology.
Danyluk AW, Paton D: Diagnosis and management of glaucoma, Clin Symp 43:2–32, 1991.
Kunimoto DY, Kanitkar KD, Makar M: The wills eye manual: office and emergency room diagnosis and treatment of eye disease, ed 4, Philadelphia, 2004, Lippincott Williams & Wilkins.
Shields MB: Textbook of glaucoma, ed 4, Baltimore, 1998, Williams & Wilkins.

CAPÍTULO 18
TRATAMENTO MÉDICO DE GLAUCOMA

Grace L. Kim ▪ *Alexander B. Theventhiran* ▪ *Jeffrey D. Henderer* ▪ *Richard P. Wilson*

1. **Quais classes de medicamentos são usadas para tratar glaucoma?**
   Ver Quadro 18-1.

2. **Como estes medicamentos funcionam?**
   - **Análogos da prostaglandina** aumentam o fluxo de saída através dos canais de escoamento do fluxo de saída uveoescleral. O humor aquoso é absorvido para dentro da face do corpo ciliar ou para dentro da malha trabecular e então flui posteriormente ao redor das fibras musculares longitudinais do corpo ciliar posteriormente. É absorvido para dentro da coroide ou passa através da esclera.
   - **β-bloqueadores e inibidores da anidrase carbônica** (CAIs) diminuem a produção de humor aquoso. β-bloqueadores diminuem a secreção do humor aquoso ao inibir a produção de monofosfato cíclico de adenosina no epitélio ciliar. CAIs diminuem a produção de humor aquoso ao antagonizar diretamente a anidrase carbônica no epitélio ciliar.
   - O **agonista adrenérgico** epinefrina inicialmente diminuem levemente a produção de humor aquoso, mas sua maior ação é no aumento do fluxo de saída através da malha trabecular. Como a epinefrina não é mais fabricada para o uso oftálmico tópico, apraclonidina e brimonidina são os agonistas adrenérgicos atualmente disponíveis que seguem os passos da epinefrina original e seu pró-fármaco dipivefrina (Propina), que também não é mais produzido. Apraclonidina e brimonidina diminuem a produção de humor aquoso. A brimonidina também pode causar aumento no fluxo uveoescleral.
   - **Substâncias mióticas** comprimem o músculo longitudinal do corpo ciliar, que fica fixo no esporão escleral anteriormente e à coroide posteriormente. Quando o músculo longitudinal se comprime, ele empurra o esporão escleral posteriormente, abrindo os espaços entre os feixes trabeculares e mecanicamente aumentando a capacidade para o fluxo de saída do humor aquoso.
   - **Agentes hiperosmóticos** aumentam a osmolaridade do sangue, que em troca puxa fluidos da câmara posterior para dentro dos vasos sanguíneos do corpo ciliar.

3. **Para pacientes em boa saúde com glaucoma de ângulo aberto primário, qual é o primeiro medicamento a ser tentado?**
   A resposta curta é que qualquer um dos medicamentos tópicos pode ser usado. A escolha é baseada na quantidade desejada de redução da pressão intraocular (IOP), os possíveis efeitos colaterais e os custos relativos dos medicamentos. A vantagem de ter quatro classes de medicamentos comumente utilizadas (β-bloqueadores, análogos da prostaglandina, CAIs tópicos e agonistas adrenérgicos), é que a terapia pode ser personalizada para cada paciente. Análogos da prostaglandina são os agentes terapêuticos de primeira linha mais comumente utilizados por causa de sua facilidade de uso, potente efeito hipotensivo e perfil favorável de efeitos colaterais. Antes do desenvolvimento de prostaglandinas, a maioria dos oftalmologistas escolhia um β-bloqueador como a terapia de primeira linha.

   Se um paciente não for um bom candidato para uma prostaglandina, uma das três classes de medicamentos pode ser utilizada. β-bloqueadores não seletivos são os mais potentes. O β-bloqueador cardiosseletivo (betaxolol), CAIs tópicos e agonistas α-adrenérgicos possuem aproximadamente o mesmo efeito hipotensivo. Quando utilizados isoladamente, CAIs tópicos e agonistas α-adrenérgicos devem ser utilizados três/quatro vezes ao dia para evitar possível flutuação da IOP.[1]

4. **Qual medicamento deve ser utilizado como terapia de segunda linha? E de terceira linha?**
   Assim como no caso da terapia de primeira linha, qualquer uma das classes de medicamentos pode ser usada como terapia de segunda ou terceira linha. Com diversas opções disponíveis, o médico pode tentar adaptar a escolha à situação particular do paciente. Se uma prostaglandina foi utilizada como a terapia de primeira linha, um β-bloqueador é frequentemente escolhido como a terapia de segunda linha e vice-versa. Como estes medicamentos são os mais potentes disponíveis e são ambos tipicamente medicamentos utilizados uma vez ao dia (mais comumente um β-bloqueador uma vez ao dia de manhã e uma prostaglandina uma vez ao dia à noite), este regime tipicamente resulta em um efeito hipotensivo muito bom pelo número de gotas utilizadas.

TRATAMENTO MÉDICO DE GLAUCOMA

Quadro 18-1. Agentes Comumente Utilizados para o Tratamento de Glaucoma

NOME QUÍMICO	PARTE SUPERIOR DA COR	FORÇA	DOSAGEM USUAL	TAMANHO (mL)
Substâncias Mióticas				
Hidrocloreto de pilocarpina	Verde	1, 2, 4%	2-4 vezes/dia	15
Agonistas Adrenérgicos				
Hidrocloreto de Apraclonidina	Roxo	0,5, 1%	2-3 vezes/dia	5
Tartarato de Brimonidina	Roxo	0,1, 0,15, 0,2%	2-3 vezes/dia	5, 10, 15
Análogos da Prostaglandina				
Latanoprosta	Azul-petróleo	0,005%	Diariamente	2,5
Travoprosta	Azul-petróleo	0,004%	Diariamente	2,5, 5
Bimatoprosta	Azul-petróleo	0,03%	Diariamente	2,5, 5
Isopropil-unoprostona	Azul-petróleo	0,15%	2 vezes/dia	5
β-bloqueadores				
Suspensão de hidrocloreto de betaxolol	Azul-claro	0,25%	2 vezes/dia	2,5, 5, 15
Solução de hidrocloreto de betaxolol	Azul-escuro	0,50%	2 vezes/dia	2,5, 5, 10
Hidrocloreto de levobunolol	Amarelo	0,25, 0,5%	1-2 vezes/dia	5, 10
Metipranolol	Amarelo	0,3%	1-2 vezes/dia	5, 10
Maleato de timolol	Amarelo	0,25, 0,5%	1-2 vezes/dia	2,5, 5, 10, 15
Timolol XE solução em gel	Amarelo	0,25, 0,5%	Diariamente	2,5, 5
Inibidores da Anidrase Carbônica				
Acetazolamida sódica (oral)	NA	125, 250 mg	3-4 vezes/dia po	NA
Sequências de acetazolamida (oral)	NA	500 mg	2 vezes/dia po	NA
Metazolamida (oral)	NA	25, 50, 100 mg	2-4 vezes/dia po	NA
Dorzolamida	Laranja	2%	2-3 vezes/dia	5, 10
Brinzolamida	Laranja	1%	2-3 vezes/dia	5, 10
Agentes Hiperosmóticos				
Manitol (intravenoso)	NA	20%, 50% (IV)	0,5-2 g/kg	NA
Combinações Fixas				
Timolol/dorzolamida	Azul-escuro	0,5%/2%	2 vezes/dia	5, 10
Brinzolamida/tartarato de brimonidina	Verde-pálido	1%/0,2%	3 vezes/dia	10

A disponibilidade da combinação fixa de timolol/dorzolamida facilita a adição de dorzolamida como um agente de segunda linha após o timolol. Isto reduz a contagem de gotas de três ou quatro para duas ao dia, e uma quantidade menor de gotas ao dia provavelmente resultará em uma maior complacência.

A brimonidina ou um CAI tópico pode ser uma excelente escolha para a terapia aditiva. A combinação fixa de brimonidina/brinzolamida pode, assim como a combinação timolol/dorzolamida, desempenhar uma função na simplificação do regime de gotas, especialmente se o paciente não puder tolerar um β-bloqueador.

Substâncias mióticas são mais difíceis de usar por causa da frequência das gotas e dos efeitos colaterais, mas pode ser bastante eficaz, especialmente em pacientes afácicos (sem cristalino no olho). Em pacientes fácicos com pouca acomodação remanescente e pouca catarata, a pilocarpina é frequentemente bem tolerada. Ela possibilita um efeito *pinhole* que fornece um aumento na profundidade do ângulo para a maioria dos pacientes. Muitos pacientes podem ler sem óculos de leitura quando usam pilocarpina, e ninguém precisa de lentes trifocais, se as pupilas estiverem adequadamente mióticas.

CAIs orais foram já bastante utilizados e estão entre os mais potentes de todos os medicamentos hipotensivos e são geralmente usados como terapia de primeira linha. Seu perfil de efeitos colaterais e a disponibilidade de uma variedade de medicamentos tópicos limitam seu uso hoje em dia.

5. Cite algumas pérolas de prescrição e efeitos colaterais-chave dos análogos da prostaglandina.

Os análogos da prostaglandina disponíveis atualmente são extremamente eficazes na diminuição da pressão intraocular e são geralmente usados como terapia de primeira linha. Eles podem ser aditivos com qualquer medicamento, mas tendem a não funcionar bem se adicionados além da terapia de segunda linha.

A latanoprosta, atualmente disponível na forma genérica, foi liberada primeiro e permanece o mais comumente usado dos quatro medicamentos. Sendo um análogo da prostaglandina, a latanoprosta é um poderoso agente ocular hipotensivo. A latanoprosta em uma concentração de 0,005% é 100 vezes mais potente do que timolol 0,5%. A travoprosta é igualmente eficaz comparada à latanoprosta, com uma maior hiperemia conjuntival, mas menos efeito no aumento da pigmentação da íris. A bimatoprosta parece oferecer em média 0,5 mm a mais de redução na IOP do que as outras prostaglandinas, e em indivíduos selecionados, pode ser significativamente mais poderosa. O aumento da concentração de bimatoprosta é acompanhado de maiores efeitos colaterais oculares. Em 2013, a unoprostona isopropílica (Rescula) foi aprovada para uso nos Estados Unidos. O exato mecanismo de redução da IOP não é claro, mas é aventado que aumente o fluxo de saída do humor aquoso através da malha trabecular ao mesmo tempo em que tem pouco ou nenhum efeito na produção de humor aquoso e no fluxo de saída uveoescleral como outras prostaglandinas. A unoprostona isopropílica foi relatada como possuindo potencialmente menos efeitos colaterais oculares conhecidos, como pigmentação da íris e da pálpebra, embora seja tão recente, que estudos futuros provavelmente abordarão esta questão.

Embora tenha havido raros relatos de efeitos colaterais sistêmicos, como sintomas similares à gripe, numerosos efeitos colaterais oculares podem ocorrer. Os mais comuns são injeção conjuntiva, aumento da pigmentação da íris e da pele da pálpebra, crescimento de cílios e periorbitopatia associada à prostaglandina (PAP). PAP é o termo utilizado para descrever as diversas alterações periorbitais e na pálpebra que ocorrem com o uso crônico de prostaglandinas tópicas; tais alterações incluem ptose da pálpebra superior, aprofundamento do sulco da pálpebra superior, atrofia da gordura periorbital, perda de volume da pálpebra inferior e enoftalmia relativa. Estas alterações parecem ser parcialmente reversíveis com descontinuação da medicação. O aumento da pigmentação na íris é o resultado do aumento da quantidade de melanina dentro dos melanócitos da íris e parece ocorrer com muito mais frequência em pacientes com íris castanhas ou que tenham nevus da íris. Enquanto os outros efeitos colaterais são reversíveis, o aumento da pigmentação na íris não é. Inflamação ocular, incluindo uveíte anterior e ceratite, foi raramente relatada, então em pacientes com um histórico de uveíte este pode não ser o medicamento de escolha. Análogos da prostaglandina foram associados a edema macular cistoide, especialmente em olhos pseudofácicos. No entanto, estes olhos tipicamente têm outros fatores de risco que podem ser responsáveis. A ceratite herpética pode ser reativada ou exacerbada. Também já foi relatado que produz uma ceratite herpética que cessa, quando o uso de colírio é interrompido.[2-4]

6. Cite algumas pérolas de prescrição e efeitos colaterais-chave dos β-bloqueadores tópicos.

O timolol foi o primeiro β-bloqueador e ainda é considerado o padrão ouro contra o qual qualquer outro medicamento ocular hipotensivo é julgado. Foi formulado como tanto uma gota viscosa como não viscosa. A formação viscosa (Timóptico XE da Merck, Timolol GFS da Falcon) permanece na película lacrimal por mais tempo; consequentemente, a absorção intraocular é maior, e a absorção sistêmica é reduzida. Este medicamento fornece a melhor curva diurna para controle da pressão com uma dosagem de uma vez ao dia e pode reduzir a possibilidade de efeitos colaterais sistêmicos.

β-bloqueadores não seletivos podem ser eficazes com dosagem de 0,25% ao dia para pacientes com íris claras e dosagem de 0,5% ao dia para pacientes com íris escuras. β-bloqueadores bloqueiam intrinsecamente o tônus dos receptores β1 e β2; assim, quando os pacientes estão dormindo, β-bloqueadores são ineficazes porque há pouco tônus. No entanto, como a produção de humor aquoso também diminui à noite, este fato é normalmente considerado sem consequências. Embora β-bloqueadores sejam rotulados como duas vezes ao dia e muito frequentemente prescritos duas vezes ao dia, muitos oftalmologistas prescreverão β-bloqueadores uma vez ao dia quando os pacientes acordarem de manhã para eficazmente minimizar a elevação da pressão, bem como a hipoperfusão ao nervo óptico induzida pelo medicamento. Para pacientes com doença mais avançada, um regime de duas vezes ao dia de 0,25% para íris mais claras e 0,5% para íris mais escuras é comum. Este regime protege contra passar um dia inteiro sem medicação em pacientes que se esquecem de pingar uma única gota prescrita. O betaxolol como um antagonista β1 seletivo tem muito menos efeitos colaterais sistêmicos do que β-bloqueadores não seletivos, mas não é tão potente. O uso de betaxolol resulta em uma queda de, no máximo, 25% na pressão intraocular, enquanto β-bloqueadores não seletivos alcançam uma redução de cerca de 30%. β-bloqueadores devem ser iniciados como um ensaio de um olho porque 10% dos pacientes não mostram nenhum efeito pelo uso de β-bloqueadores não seletivos tópicos, e 10% dos pacientes que tiveram um efeito significativo pelo uso de β-bloqueadores não seletivos não têm efeitos pelo uso de β-bloqueadores seletivos.

Em geral, os efeitos colaterais desta classe de medicamentos são idênticos àqueles dos β-bloqueadores orais. Pacientes, e mesmo médicos, frequentemente esquecem que colírios têm efeitos sistêmicos. Os médicos devem-se lembrar de perguntar a respeito de colírios ao fazer um histórico médico completo.

β-bloqueadores podem exacerbar asma ou doença pulmonar obstrutiva crônica e podem causar arritmia, bradicardia, diminuição da pressão sanguínea, aumento do bloqueio cardíaco, letargia, parada cardíaca, insuficiência cardíaca, alteração dos lipídios séricos, intolerância a exercícios, impotência, estado mental alterado e depressão do sistema nervoso central (SNC). O β-bloqueador seletivo betaxolol tem muito menos probabilidade de causar broncospasmo, mas ainda deve ser usado com cuidado. Em diabéticos, eles podem causar redução na tolerância à glicose e mascarar os sintomas de hipoglicemia. Em hipertireoidismo, os sintomas podem ser exacerbados com a retirada abrupta do uso de β-bloqueadores. β-bloqueadores foram associados a prejuízos na transmissão neuromuscular; assim, sintomas de miastenia grave podem ser exacerbados. Os efeitos colaterais oculares incluem visão embaçada, irritação, anestesia corneana, ceratite pontuada e alergia.

O uso concomitante de β-bloqueadores tópicos e sistêmicos deve ser feito criteriosamente. Embora não seja claro quais são os efeitos aditivos dos usos sistêmico e tópico, houve relatos de pacientes sendo medicados tanto com β-bloqueadores sistêmicos, quanto tópicos com eficácia ocular hipotensiva reduzida e maiores efeitos colaterais sistêmicos comparados a pacientes sendo medicados com um β-bloqueador sistêmico e uma classe diferente de agente tópico redutor da IOP. Um dos efeitos colaterais sistêmicos preocupantes é a exacerbação da flutuação da pressão sanguínea. Tal flutuação (especialmente na pressão sanguínea diastólica) levando à hipoperfusão potencialmente reduz a perfusão ocular e aumenta a suscetibilidade do nervo óptico a uma lesão isquêmica relativa.[5-8]

7. Cite algumas pérolas de prescrição e efeitos colaterais-chave dos agonistas adrenérgicos.

Os agonistas adrenérgicos podem ser classificados em dois grupos. O primeiro grupo, que compreende a epinefrina e a dipivefrina, aumenta o fluxo de saída da malha trabecular. Estes medicamentos não são mais comumente utilizados no tratamento de glaucoma visto que foi constatado que outras classes de medicamentos são mais eficazes no controle da IOP. A apraclonidina e a brimonidina formam o segundo grupo. Elas são dois agonistas α-2 seletivos que reduzem a produção de humor aquoso. A brimonidina também pode aumentar o fluxo de saída uveoescleral.

Os compostos α-adrenérgicos são caracterizados por uma alta taxa de reação alérgica. Diz-se que a epinefrina possui uma taxa alérgica de 50% em 5 anos, e a apraclonidina possui uma taxa alérgica de aproximadamente 20% em 1 ano. Por causa de sua alta taxa alérgica, a apraclonidina é usada quase que exclusivamente para controle agudo da pressão ou para evitar elevação aguda da pressão após procedimentos a *laser*.

A brimonidina tem menos probabilidade de causar uma reação alérgica imediata, mas muitos pacientes desenvolvem uma intolerância ou alergia meses após iniciarem o medicamento. Os efeitos oculares adversos incluem blefaroconjuntivite de contato e conjuntivite folicular. A forma genérica de brimonidina embalada com conservante de cloreto de benzalcônio está disponível em duas concentrações – 0,15% e 0,2%. A forma de referência da brimonidina (Alphagan-P 0,1%) está disponível em apenas uma concentração. Embora o Alphagan-P tenha uma concentração mais baixa de brimonidina, pode ser comparável na diminuição da IOP. O Alphagan-P é embalado com um conservante que provoca menos alergia (Purite) do que a brimonidina genérica e tem uma incidência menor de efeitos colaterais alérgicos.

A brimonidina se tornou um importante medicamento para o tratamento de glaucoma. Ele funciona bem como um β-bloqueador não seletivo em seu efeito máximo, embora não tão bem em 6 a 12 horas depois, e quase todos os pacientes têm certa redução na pressão. Além da alergia, é bem tolerada pelo olho. Sistemicamente, pode causar secura da boca e fadiga, o que pode ser debilitante. A brimonidina é contraindicada para crianças porque causa depressão do SNC e apneia. Evite a coadministração de brimonidina com um inibidor da oxidase da monoamina ou uma terapia antidepressiva tricíclica, pois efeitos potencializadores ou aditivos da depressão do SNC e/ou eventos cardiovasculares adversos podem ocorrer. Existem algumas evidências a partir de modelos animais de glaucoma de que a brimonidina pode proteger as células ganglionicas de morrerem. Não há evidência desta propriedade em humanos, mas este medicamento despertou interesse no tratamento de glaucoma por mecanismos que não a redução da pressão.[9]

8. Cite algumas pérolas de prescrição e efeitos colaterais-chave dos inibidores da anidrase carbônica.

Os CAIs tópicos levaram mais de 40 anos para serem desenvolvidos e foram particularmente bem-vindos, visto que CAIs orais causam uma miríade de efeitos colaterais. As reclamações mais comuns com CAIs orais eram a falta de energia e letargia, falta de apetite e perda de peso, náusea e/ou estômago irritado, parestesias das extremidades e um gosto metálico na comida. CAIs são derivados quimicamente de medicamentos à base de sulfa e devem ser evitados em pacientes com alergias à sulfa conhecidas. O efeito colateral mais perigoso é hipocalemia, principalmente quando um CAIs é combinado com um diurético redutor de potássio. Esta combinação é perigosa em pacientes sendo medicados com digitálicos. Depressão mental grave e anemia aplásica são outros sérios efeitos colaterais. Os mesmos tipos de efeitos colaterais podem ser vistos com os medicamentos tópicos, mas eles são extremamente raros. Por causa das reclamações frequentes com CAIs orais, a maioria dos oftalmologistas raramente utiliza-os a menos que haja uma necessidade de controle agudo da pressão ou se CAIs tópicos não forem eficazes.

Não há benefício adicional do uso de CAIs tópicos concomitantemente com CAIs orais no mesmo paciente. Embora a dorzolamida tópica tenham uma flutuação da IOP quando usada duas vezes ao dia, o uso desta forma oferece uma resposta adequada quando combinada com um β-bloqueador tópico, que diminui o efeito de lavagem da produção aquosa. A brinzolamida pode frequentemente ser usada duas vezes ao dia quando combinada com qualquer outro supressor.

Os dois CAIs tópicos são igualmente eficazes, mas a brinzolamida causa menos irritação aos olhos. A dorzolamida foi relatada como responsável por aumento no fluxo sanguíneo em direção ao nervo óptico. Isto pode ajudar a reduzir o impacto de radicais livres que foram postulados como sendo causa de glaucoma.

9. **Cite algumas pérolas de prescrição e efeitos colaterais-chave da combinação de terapias tópicas.**
Muitos pacientes tratados para glaucoma são medicados com mais de uma classe de drogas para controle da IOP. A combinação de duas classes diferentes de medicamentos tópicos em uma única formulação fornece o benefício de uma melhor conveniência e complacência, menos exposição a conservantes e custo reduzido. No entanto, a combinação de terapias não é geralmente utilizada como a terapia de primeira linha no início do tratamento de um paciente com glaucoma.

Combigan (brimonidina 0,2%/timolol 0,5%), Cosopt (dorzolamida 2%/timolol 0,5%) e Simbrinza (brinzolamida 1%/brimonidina 0,2%) são terapias de combinação fixa disponíveis nos Estados Unidos. Todas as três combinações fixas têm um maior efeito na diminuição da IOP do que seus medicamentos componentes utilizados separadamente como monoterapia. Combigan está clinicamente associado a 50% a menos de incidência de alergia ocular comparado à monoterapia com brimonidina. Cosopt, que está disponível genericamente, tem efeitos colaterais oculares similares para ambos os medicamentos individualmente. O Simbrinza é uma recente adição ao panorama da terapia tópica de glaucoma. Combinações medicamentosas fixas com análogos da prostaglandina estão disponíveis internacionalmente, mas ainda não nos Estados Unidos: Xalacom (latanoprosta 0,005%/timolol 0,5%), Ganfort (bimataprosta 0,03%/timolol 0,5%) e DuoTrav ou Extravan (travoprosta 0,004%/timolol 0,5%).[10-12]

PONTOS-CHAVE: MEDICAMENTOS TÓPICOS PARA GLAUCOMA
1. Permita 5 minutos entre as gotas para evitar que um medicamento lave o outro.
2. A oclusão do ponto lacrimal pode reduzir dramaticamente os efeitos colaterais sistêmicos dos medicamentos para glaucoma.
3. Um paciente sob medicamentos para glaucoma com olhos secos ou irritados pode desenvolver uma alergia à medicação. Verifique a conjuntiva da pálpebra inferior quanto a uma reação folicular.
4. A não complacência é a causa mais comum de resposta ineficaz ao tratamento.

10. **Existem terapias alternativas ou opções de medicamentos não tradicionais para o tratamento de glaucoma?**
Atualmente, nenhum medicamento não redutor da pressão demonstrou conclusivamente ser útil no tratamento de glaucoma. Muitos medicamentos estão sob investigação para este propósito. Alguns dados de estudos neurológicos indicam que antioxidantes, tais como ginkgo biloba e vitamina E, assim como sequestrantes de radicais livres podem ser úteis. Bloqueadores do canal de cálcio também demonstraram ter efeito limitado na preservação da função visual em alguns estudos. A aminoguanidina, um inibidor da síntese de óxido nítrico, demonstrou ser útil em modelos de ratos com glaucoma. Agentes que aumentam o fluxo sanguíneo ao nervo óptico e à retina também podem ser úteis.

Outros medicamentos que foram investigados para doenças neurológicas crônicas estão sendo avaliados quanto à eficácia em glaucoma. A morte da célula ganglionica da retina em glaucoma ocorre por apoptose e neste aspecto é similar a muitas doenças neurodegenerativas crônicas. A identificação do único gatilho em glaucoma e/ou a interferência com o mecanismo da morte das células apoptóticas pode fornecer múltiplas formas de tratar glaucoma além da redução da IOP. O truque será seletivamente mirar o tecido de preocupação e elaborar um sistema de distribuição medicamentosa que possa evitar a barreira sangue-ocular. Memantina, um medicamento antiparkinsoniano que bloqueia a toxicidade do glutamato induzida pelo receptor do *N*-metil D-Aspartato, foi visto como um agente promissor, mas um segundo ensaio clínico de fase 3 aberto revelou que não havia nenhum benefício claro em pacientes recebendo memantina *versus* placebo. É provável que algum tipo de agente neuroprotetor se torne uma importante terapia adjunta para o glaucoma no futuro.

O uso médico de canabinoides tem sido um tópico amplamente discutido nos Estados Unidos. A inalação de canabinoides tem um efeito na diminuição da IOP com duração de 3 a 4 horas. O mecanismo de ação não é totalmente compreendido, e a curta duração de ação significaria que o medicamento teria que ser consumido frequentemente para ter eficácia constante. Os efeitos danosos deste nível de consumo (capacidade mental alterada, dano aos pulmões etc..) limitam sua recomendação pela maioria dos especialistas em glaucoma. Embora preparações tópicas, orais ou sublinguais possam evitar o impacto pulmonar, elas são limitadas por outros efeitos colaterais sistêmicos. Canasol é um colírio baseado em canabinoides, mas não existem ensaios clínicos da FDA em andamento ou planejados no futuro.

Embora antioxidantes, vitaminas, suplementos à base de ervas, exercícios etc., e seus efeitos na IOP tenham sido estudados, atualmente não há evidência significativa baseada em pesquisa para dar suporte à implementação de terapias alternativas na prevenção ou progressão de glaucoma.[13,14]

11. Quantas gotas podem ser usadas?

A maioria dos oftalmologistas acredita que quanto mais medicamentos são utilizados, cada vez maior se torna falta de adesão. A maior parte deles considera a combinação de um análogo da prostaglandina, timolol/dorzolamida, e brimonidina para representar a terapia médica máxima (5 gotas/dia). As opções cirúrgicas/a *laser* são geralmente consideradas neste momento, se não mais cedo. Em casos selecionados, medicamentos adicionais, como substâncias mióticas ou medicamentos orais, podem ser tentados.

12. Quais são as regras gerais para o uso de colírios?

1. Permita ao menos 5 a 10 minutos entre a aplicação de qualquer medicamento ocular tópico.
2. As gotas devem ser espaçadas a intervalos aproximadamente estáveis. Medicamentos de uso uma vez ao dia devem ser usados cada noite ou manhã. Medicamentos de uso duas vezes ao dia devem ser usados com cerca de 12 horas de diferença. Torna-se mais difícil espaçar medicamentos de uso três a quatro vezes ao dia igualmente, mas um esforço deve ser feito para tentar.
3. Todos os medicamentos tópicos têm efeitos colaterais sistêmicos. A oclusão do ponto lacrimal pode reduzir a absorção sistêmica para minimizar estes efeitos. O paciente coloca um dedo adjacente ao nariz onde as duas pálpebras se unem e empurra o osso. A gota é então instilada dentro do olho, e as pálpebras são gentilmente fechadas. A posição é mantida por 3 minutos. Este procedimento reduz dramaticamente a quantidade de medicamento que entra no sistema. Como um medicamento que entra em contato com a mucosa nasal é absorvido rapidamente e quase que completamente, ele atinge níveis séricos bastante similares àqueles alcançados pela administração intravenosa. A absorção através da mucosa nasal também evita uma passagem primária pelas enzimas hepáticas, o que dá ao fígado uma chance de metabolizar ou desintoxicar o medicamento.
4. Uma importante regra a ser lembrada é que medicamentos tópicos devem ser inicialmente prescritos como um ensaio terapêutico em um olho. Isto ajudará a separar o efeito real do medicamento da flutuação da pressão intraocular diurna subjacente do paciente. Embora possa haver certo efeito de cruzamento (cerca de 1 a 2 mmHg) no olho não envolvido, o ensaio terapêutico em um olho é a melhor forma de determinar o efeito do medicamento. Infelizmente, a resposta no primeiro olho nem sempre se correlaciona com a resposta no olho não envolvido, uma vez que o medicamento seja usado bilateralmente. Ainda, a maioria dos especialistas em glaucoma acredita que um ensaio terapêutico fornece uma evidência crítica para justificar o uso de um medicamento.[15,16]

13. A pilocarpina é frequentemente utilizada no tratamento de glaucoma por fechamento angular. Qual é seu efeito na câmara anterior?

A pilocarpina contrai o músculo longitudinal do corpo ciliar, empurrando o esporão escleral e mecanicamente abrindo a malha trabecular. No, entanto, ela também empurra o diafragma lente – íris para frente, deixando a câmara anterior mais rasa. A contração do músculo circular do corpo ciliar relaxa o estresse nas zônulas, permitindo que a lente se torne mais arredondada, para flutuar para frente em uma corrente mais extensa, e para agir mais como uma tampa natural na pupila. Este efeito aumenta o bloqueio pupilar e arqueia a íris periférica em direção mais próxima à malha trabecular. Todos estes efeitos tendem a tornar a câmara anterior mais rasa e estreitar seu ângulo. Felizmente, estes efeitos são balanceados pela miose causada pela contração do músculo esfíncter da íris. A miose afasta a íris periférica da malha trabecular. Na maioria dos pacientes, embora a profundidade da câmara anterior seja diminuída pela pilocarpina, o ângulo periférico é levemente ampliado. Em alguns pacientes, no entanto, o fato de o ângulo periférico ficar mais estreito pode ser um problema maior do que o estreitamento do ângulo. Em tais pacientes, a pilocarpina pode causar fechamento angular. Portanto, uma gonioscopia deve ser realizada em todos os pacientes com um ângulo estreito para os quais um miótico é prescrito, tanto inicialmente quanto periodicamente daí por diante.

É importante manter em mente que a pilocarpina é virtualmente ineficaz no tratamento de fechamento angular agudo. Durante tais casos agudos de fechamento angular com pressão intraocular acentuadamente elevada, a íris se torna isquêmica e não responde aos efeitos mióticos agudos da pilocarpina.

14. Se um paciente não mostrar uma resposta esperada a um medicamento tópico para glaucoma, o que o oftalmologista deve considerar como sendo a razão?
- **Não adesão:** A causa mais comum para um medicamento ineficaz é a falha em usá-lo. Kass *et al.* realizaram um estudo em que um *microchip* colocado no fundo dos frascos de pilocarpina registrava quando o frasco era virado de ponta-cabeça. O *chip* estava camuflado, e os pacientes não sabiam que o seu uso do colírio estava sendo monitorado. Em geral, ele constatou que 76% das doses prescritas eram usadas. Seis por cento dos pacientes usavam menos do que 25% das gotas, enquanto 15% usavam apenas 50%. No entanto, 97% de seus pacientes relataram que estavam usando toda a sua medicação. Não surpreendentemente, a adesão era melhor no dia antes da visita ao consultório. Este comportamento pode explicar a razão pela qual muitos pacientes tenham pressões intraoculares completamente controladas no consultório do oftalmologista, mas evidência de dano progressivo causado pelo glaucoma.
- **Medicação ineficaz:** Certifique-se de que o medicamento é propriamente avaliado por um ensaio olho-controle.
- **Incapacidade de instilar as gotas adequadamente:** Assista ao paciente instilar as gotas no consultório. O paciente pode ser complacente em tomar os medicamentos, mas pode não estar deixando as gotas caírem dentro do olho.
- **Intervalo inadequado entre as múltiplas gotas:** Certifique-se de que o paciente espere ao menos 5 minutos entre as gotas e que as gotas sejam espaçadas igualmente no curso do dia.
- **Uso concomitante de medicamentos que elevam a IOP:** Revise a lista de medicamentos ativos do paciente. O uso de agentes sistêmicos ou tópicos, como esteroides, pode causar uma elevação na IOP.[17]

15. Muitos pacientes que usam medicamentos tópicos reclamam de secura ou irritação nos olhos. O que o oftalmologista que está tratando o paciente deve incluir como parte rotineira da examinação de todos os pacientes que usam medicamentos tópicos?
O oftalmologista que está tratando o paciente deve examinar a pálpebra inferior e observar a conjuntiva. Se apenas papilas estiverem presentes, o paciente não tem uma alergia crônica. Se houver uma reação folicular significativa, especialmente se folículos estiverem presentes na conjuntiva bulbar, é mais provável que o paciente seja alérgico ao colírio tópico. Alergias oculares podem aparecer imediatamente ao usar o colírio ou meses depois. A brimonidina é conhecida por isto, mas uma reação tão tardia é comumente subvalorizada ou não reconhecida. A pilocarpina é famosa por causar simbléfaro com uso crônico.

16. Em um paciente com uma alergia ocular secundária ao uso de medicação tópica, qual é o agente mais provável?
A apraclonidina tem a maior incidência de reação alérgica. Sendo assim, passou de ser algo regular no arsenal de colírios tópicos para glaucoma para ser algo de uso limitado como um agente pré-operatório para evitar picos da pressão intraocular após procedimentos a *laser* ou para controle agudo da pressão intraocular. Entre os medicamentos atualmente em uso, a brimonidina (menos com a formulação de 0,15 e 0,1%) tem a maior incidência de reações alérgicas, seguida (em ordem) por CAIs tópicos, análogos da prostaglandina, β-bloqueadores e pilocarpina.

A interrupção dos medicamentos nesta ordem normalmente ajudará a descobrir qual é o agente. Alternativamente, faça com que o paciente instile uma gota em um olho e uma gota diferente no olho não envolvido.

A disponibilidade de formulações genéricas também teve um impacto na prevalência de reações alérgicas secundárias a medicamentos tópicos para glaucoma. Por exemplo, a brimonidina está disponível em formulações de 0,1, 0,15 e 0,2%. As duas últimas são as mais prováveis de induzir uma reação alérgica e são as duas formulações disponíveis em formas genéricas. Assim podem ocorrer taxas aumentadas de reações alérgicas pelo uso de brimonidina em razão de padrões de prescrição objetivando a economia do paciente.

17. Algum medicamento para glaucoma é seguro para o uso em mulheres grávidas?

Existem poucos dados em relação à segurança de medicamentos para glaucoma na gravidez. A maior parte dos especialistas iria fortemente considerar interromper todos os medicamentos para glaucoma durante a gravidez e renunciar ao tratamento por esta duração ou considerar uma opção cirúrgica ou a *laser*.

A brimonidina é um medicamento de classe B; todos os outros são de classe C. No período pós-parto, CAIs tópicos e betaxolol também podem ser úteis, embora ambos sejam secretados pelo leite materno e possam afetar o recém-nascido. A brimonidina também é secretada no leite materno e como causa depressão grave no SNC em neonatais, não pode ser usada em lactantes. CAIs tópicos em doses altas demonstraram causar dano a fetos animais. Análogos da prostaglandina, que são associados a uma alta incidência de aborto em estudos animais, são provavelmente uma má escolha durante a gravidez.[18]

18. Algum medicamento para glaucoma é seguro para o uso em crianças?

O glaucoma em crianças é principalmente uma doença cirúrgica. Medicamentos são tipicamente usados para diminuir a IOP até que um exame sob anestesia possa ser realizado e a cirurgia feita, se necessário. CAIs tópicos e orais são uma boa escolha neste grupo. Por causa de efeitos colaterais sistêmicos, β-bloqueadores são usados com cuidado em crianças. Brimonidina é um medicamento perigoso em neonatais e bebês por causa de sua associação a uma profunda depressão do SNC e apneia. É contraindicada para crianças de até 3 anos e provavelmente não deve ser utilizada em crianças menores de 8 anos. A pilocarpina é útil após uma goniotomia ou uma trabeculectomia, mas não é frequentemente usada em uma base crônica. Análogos da prostaglandina em teoria não seriam uma boa opção porque as vias do fluxo de saída uveoescleral podem ser comprometidas pela disgenesia angular que é típica de glaucoma infantil. Em glaucoma juvenil, no entanto, seus efeitos são altamente variáveis e podem ser usados após um ensaio terapêutico bem-sucedido.

PONTOS-CHAVE: EFEITOS COLATERAIS COMUNS DOS MEDICAMENTOS TÓPICOS PARA GLAUCOMA

1. **Análogos da prostaglandina:** Crescimento de cílios, pigmentação da íris e da pálpebra, conjuntivite alérgica, edema macular em pseudofácicos, sintomas similares à gripe e reativação de ceratite herpética.
2. **β-bloqueadores:** Broncospasmo, bradicardia, fadiga, pouca tolerância a exercícios, depressão e diminuição da libido.
3. **Inibidores da anidrase carbônica:** Ardência, gosto metálico, erupções cutâneas e náusea.
4. **Agonistas adrenérgicos:** Boca seca, conjuntivite alérgica, fadiga e dor de cabeça.

---

19. Existe alguma evidência de que a diminuição da pressão intraocular ajude no tratamento de glaucoma?

IOP elevada não apenas é o mais importante, mas também o único fator modificador no desenvolvimento de glaucoma. Dados obtidos de ensaios clínicos controlados prospectivos randomizados, como o *Collaborative Normal-Tension Glaucoma Study*, o *Advanced Glaucoma Intervention Study*, o *Ocular Hypertension Treatment Study* e o *Early Manifest Glaucoma Study*, indicam que a redução da pressão intraocular diminui o número de olhos que continuaram com deterioração pelo glaucoma. Dados limitados sugerem que a forma em que a pressão é reduzida pode ser importante. O Glaucoma Laser Trial constatou que pacientes inicialmente tratados com laser tiveram menos piora nos campos visuais do que pacientes que foram inicialmente tratados com medicação. Esta constatação se deve provavelmente ao fato de que o "grupo de *laser* primeiro" teve uma IOP 2 mm mais baixa em média, comparado ao "grupo de apenas medicação". Por outro lado, o *Collaborative Initial Glaucoma Treatment Study* não constatou diferença após 5 anos de acompanhamento entre o uso de medicamentos e a trabeculectomia em relação à taxa de piora do glaucoma. Estes dados mais recentes parecem dar suporte à atual abordagem geral que, em teoria, não faz diferença como você diminui a pressão, contanto que você a diminua adequadamente. Não há consenso em relação ao quanto de diminuição da pressão é adequado. Isto depende de diversos fatores, como o tamanho da doença, a taxa de alteração do glaucoma, a vontade do paciente e a expectativa de vida. A maioria dos especialistas em glaucoma provavelmente concordaria que, se todas as coisas fossem iguais, a doença leve iria requerer uma redução de 25 a 30% na IOP, a doença moderada uma redução de 30 a 40% e a doença avançada uma redução de 40 a 50% ou mais.[19-22]

REFERÊNCIAS

1. Konstas AG, Stewart WC, Topouzis F, et al.: Brimonidine 0.2% given two or three times daily versus timolol maleate 0.5% in primary open-angle glaucoma, *Am J Ophthalmol* 131:729–733, 2001.
2. Camras CB, the United States Latanoprost Study Group: Comparison of latanoprost and timolol in patients with ocular hypertension and glaucoma, *Ophthalmology* 103(1):138–147, 1996.
3. Filippopoulos T, Paula JS, Torun N, et al.: Periorbital changes associated with topical bimatoprost, *Ophthal Plast Reconstr Surg* 24:302–307, 2008.
4. Russo A, Riva I, Pizzolante T, et al.: Latanoprost ophthalmic solution in the treatment of open angle glaucoma or raised intraocular pressure: a review, *Clin Ophthalmol* 2(4):897–905, 2008.
5. Brooks AM, Gillies WE: Ocular beta-blockers in glaucoma management. Clinical pharmacological aspects, *Drugs Aging* 2(3):208–221, 1992.
6. Hayreh SS, Podhajsky P, Zimmerman MB: Beta-blocker eyedrops and nocturnal arterial hypotension, *Am J Ophthalmol* 128(3):301–309, 1999.
7. Schuman JS: Effects of systemic beta-blocker therapy on efficacy and safety of topical brimonidine and timolol. Brimonidine study groups 1 and 2, *Ophthalmology* 107(6):1171–1177, 2000.
8. Steward RH, Kimbrough RL, Ward RL: Betaxolol vs timolol. A six-month double-blind comparison, *Arch Ophthalmol* 104(1):46–48, 1986.
9. Reynolds A: Alpha agonists. In Shaarawy TM, Sherwood MB, Hitchings RA, et al.: *Glaucoma volume 1: medical diagnosis & therapy*, China, 2009, Saunders-Elsevier Ltd, pp 547–557.
10. Craven ER, Walters TR, Williams R, et al.: Brimonidine and timolol fixed-combination therapy versus monotherapy: a 3-month randomized trial in patients with glaucoma or ocular hypertension, *J Ocul Pharmacol Ther* 21(4):337–348, 2005.
11. Higginbotham EJ: Considerations in glaucoma therapy: fixed combinations versus their component medications, *Clin Ophthalmol* 4:1–9, 2010.
12. Motolko MA: Comparison of allergy rates in glaucoma patients receiving brimonidine 0.2% versus fixed-combination brimonidine 0.2%-timolol 0.5% therapy, *Curr Med Res Opin* 24(9):2663–2667, 2008.
13. AAO Complementary Therapy Task Force, Hoskins Center for Quality Eye Care: *Marijuana in the treatment of glaucoma CTA - 2014*, one.aao.org. AAO, June 2014. Web. June 2014.
14. Chua B, Goldberg I: Neuroprotective agents in glaucoma therapy: recent developments and future directions, *Expert Rev Ophthalmol* 5(5):627–636, 2010.
15. Piltz J, Gross R, Shin DH, et al.: Contralateral effect of topical β-adrenergic antagonists in initial one-eyed trials in the ocular hypertension treatment study, *Am J Ophthalmol* 130:441–453, 2000.
16. Realini T, Fechtner RD, Atreides SP, et al.: The uniocular drug trial and second-eye response to glaucoma medications, *Ophthalmology* 111:421–426, 2004.
17. Kass MA, Meltzer DW, Gordon M, et al.: Compliance with topical pilocarpine treatment, *Am J Ophthalmol* 101:515–523, 1986.
18. Razeghinejad MR, Tania Tai TY, Fudemberg SJ, et al.: Pregnancy and glaucoma, *Surv Ophthalmol* 56(4):324–335, 2011.
19. Advanced Glaucoma Intervention Study (AGIS): 7. The relationship between control of intraocular pressure and visual field deterioration, *Am J Ophthalmol* 130:429–440, 2000.
20. Collaborative Normal-Tension Glaucoma Study Group: Comparison of glaucomatous progression between untreated patients with normal-tension glaucoma and patients with therapeutically reduced intraocular pressures, *Am J Ophthalmol* 126:487–497, 1998.
21. Heijl A, Leske MC, Bengtsson B, et al.: Reduction of intraocular pressure and glaucoma progression: results from the early manifest glaucoma trial, *Arch Ophthalmol* 120:1268–1279, 2002.
22. Kass MA, Heuer DK, Higginbotham EJ, et al.: The ocular hypertension treatment study: a randomized trial determines that topical ocular hypotensive medication delays or prevents the onset of primary open-angle glaucoma, *Arch Ophthalmol* 120:701–713, 2002.

CIRURGIA DE TRABECULECTOMIA
Marlene R. Moster ■ *Augusto Azuara-Blanco*

1. **Quais são as indicações para a cirurgia de trabeculectomia?**
   A trabeculectomia é indicada quando nem a terapia médica nem a terapia a *laser* controlam suficientemente a progressão do glaucoma, e esta progressão tem probabilidade de diminuir a qualidade de vida do paciente. Como as características das necessidades visuais e da qualidade de vida relacionada com a visão diferem, os pacientes devem ser avaliados individualmente antes de o médico decidir realizar a cirurgia. Os médicos devem considerar a probabilidade de sucesso e do risco de complicações por causa da cirurgia antes de proceder com ela. A cirurgia de trabeculectomia também pode ser considerada como um tratamento primário, especialmente em olhos com glaucoma grave na apresentação. Os resultados de um grande estudo comparando a trabeculectomia com medicamentos foram comparáveis. Um estudo menor comparando a trabeculectomia a dispositivos de drenagem do glaucoma não alcançou evidência conclusiva acerca de qual técnica é melhor.[1-3]

2. **Qual é o objetivo da cirurgia de glaucoma?**
   O objetivo da cirurgia de glaucoma é diminuir a pressão intraocular (IOP) o suficiente para evitar ou minimizar mais danos ao nervo óptico e à função visual ao mesmo tempo evitando complicações graves. A redução-alvo da IOP dependerá de fatores individuais. No *Advanced Glaucoma Intervention Study*, pacientes com glaucoma grave com uma IOP média de 12 mmHg após a cirurgia tiveram função visual estável após acompanhamento a longo prazo. Como muitos pacientes com glaucoma não têm IOP elevada, o objetivo da cirurgia de glaucoma *não é* reduzir a IOP para menos de 21 mmHg, mas adaptar a pressão às necessidades e características do paciente.[4]

3. **De que forma devemos informar ao paciente acerca dos riscos da cirurgia de trabeculectomia?**
   Os riscos e benefícios da cirurgia de glaucoma e as opções alternativas devem ser cuidadosamente traçados para todos os pacientes em uma linguagem de fácil entendimento. É imperativo explicar claramente a possibilidade remota de cegueira ou perda do olho decorrente de uma hemorragia ou infecção. A discussão deve incluir a possibilidade de perda visual repentina ou permanente, falha em controlar a IOP (que pode ser muito alta ou muito baixa), a necessidade de repetir a cirurgia, flacidez da pálpebra, desconforto e ofuscamento significativo (comum pelas primeiras 2 semanas). A falha em controlar a IOP e a necessidade de recomeçar a medicação não é comum. Outros riscos incluem infecção de início tardio e endoftalmite (rara) ou catarata (comum).

4. **Descreva os fatores associados à falha da cirurgia de filtragem do glaucoma.**
   Os fatores de risco para a falha da cirurgia de filtragem incluem pele pigmentada (não branca), idade jovem, inflamação intraocular, alterações neovasculares, câmara anterior rasa, trauma prévio, lente deslocada, complicação da cirurgia de catarata, vítreo na câmara anterior, incapacidade de usar corticosteroides, cirurgia de glaucoma anterior malsucedida, cirurgia retiniana anterior, conjuntiva com cicatrizes ou anormal e cirurgião inexperiente (Fig. 19-1).

5. **Uma abordagem baseada no fórnix *versus* uma abordagem limbar-conjuntival afeta o resultado?**
   Abordagens baseadas no fórnix e no limbo produzem resultados similares após a cirurgia de trabeculectomia em relação ao controle da IOP. Com uma abordagem baseada no limbo o risco de drenagem de uma ferida é muito menor. No entanto, a incisão parece aumentar a probabilidade de ter uma bolha filtrante fina avascular e localizada (Fig. 19-2) e possíveis infecções relacionadas com a bolha. Se uma aba situada no limbo for escolhida, ela deve ser feita suficientemente posterior para que o fechamento seja feito ao menos a 10 mm ou mais do limbo. Se uma aba situada no fórnix for escolhida, é imperativo assegurar-se de que o fechamento seja à prova d´água. Há muitas formas de fechar uma aba conjuntival situada no fórnix, e isto depende da preferência do cirurgião. Mais comumente, suturas de colchoeiro individuais de náilon 10-0 ou uma sutura contínua de vicryl 8-0 são usadas. Uma tira de fluoresceína molhada no fim do revestimento para checar quanto a drenagem é útil.

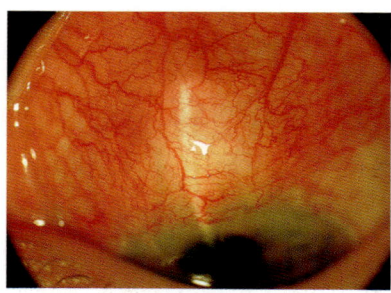

Figura 19-1. Falha na filtragem com aumento de vascularização e inflamação ao redor da bolha de filtragem.

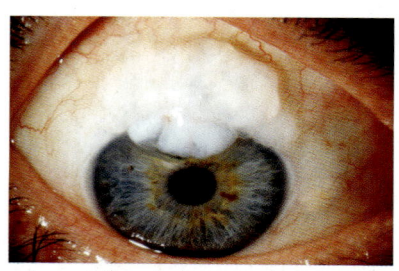

Figura 19-2. Dissecção corneana de uma bolha após uma trabeculectomia limbar causando desconforto e astigmatismo.

6. Quais medicamentos devem ser interrompidos antes da cirurgia de filtragem?

Os pacientes devem continuar com suas medicações sistêmicas. Coumadin ou outros antiagregantes plaquetários não necessariamente precisam ser interrompidos. No entanto, é conveniente confirmar que os níveis de anticoagulação estejam dentro do alcance terapêutico para a condição do paciente. Se o cirurgião deseja interromper o Coumadin antes da cirurgia, é imperativo discutir isto com o médico internista do paciente, visto que em alguns casos a interrupção pode não ser aconselhável por causa do aumento de riscos sistêmicos.

7. Quais são as escolhas de anestesia?

A anestesia geral é usada em crianças e outros pacientes incapazes de lidar com um procedimento anestésico local. A anestesia subtenoniana ou a anestesia subconjuntival são as escolhas preferidas. Se um cirurgião preferir a anestesia regional, é melhor um bloqueio peribulbar do que técnicas retrobulbares. A seguir, uma descrição detalhada de nossa técnica atual (anestesia "blitz").

Primeiro, xilocaína 1% em gel ou hidrocloreto de lidocaína 2% em gel são colocadas no fórnix antes da cirurgia. Na sala de operação, uma paracentese é feita temporariamente, e uma pequena quantidade de humor aquoso é liberada da câmara anterior, seguida por uma irrigação de 0,1 mL de lidocaína não preservada 1% na câmara anterior através de uma cânula. Depois, injete uma mistura 1:1 de 0,1 cc de lidocaína não preservada 1% com 0,1 cc de mitomicina C (0,4 mg/cc). O volume total de 0,2 cc é injetado sob a conjuntiva com uma agulha calibre 30. Isto precede à formação de uma aba limbar ou situada no fórnix. Se usar este método, lidocaína adicional normalmente não é necessária, mas pode ser usada conforme o critério do cirurgião. Para uma aba conjuntival situada no fórnix, um corte inicial é feito no limbo, e 0,5 mL de anestésico é injetado com uma cânula sob a camada tenoniana tanto temporalmente quando nasalmente. Com uma aba situada no limbo, uma agulha calibre 30 é usada para injetar 0,5 mL, 10 mm posteriormente e paralelamente ao limbo, inflando a cápsula tenoniana e o espaço conjuntival tanto na direção nasal quanto temporal. Ao fechar seja uma aba limbar ou situada no fórnix, lidocaína 1% adicional é irrigada pela cápsula de Tenon para que o paciente não sinta desconforto.

8. Uma aba triangular *versus* retangular afeta o resultado?

Não. A forma *flap* escleral é dependente do cirurgião; provavelmente não existe diferença no resultado clínico com uma aba triangular ou retangular. Embora a forma *flap* não seja importante, sua espessura

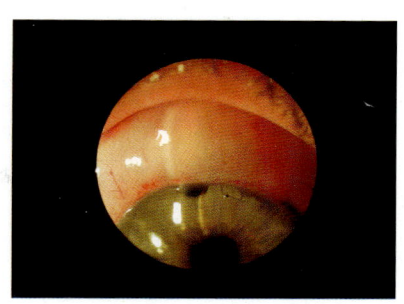

Figura 19-3. Bolha difusa baixa com sutura removível 1 semana após a trabeculectomia.

pode ser. Abas finas oferecem melhor filtragem a longo prazo. No entanto, abas muito finas devem ser evitadas, se mitomicina C for usada. Independentemente da forma *flap* escleral, suturas suficientes são necessárias para ser possível controlar o fluxo de saída e evitar filtração excessiva.

9. O tamanho do bloqueio interno afeta o resultado?
Não. Uma excisão pequena (p. ex., 1 mm) é suficiente, embora alguns cirurgiões escolham criar fístulas maiores. Filtração aumentada acontece quando a margem do bloco interno coincide com uma margem do *flap* escleral. O bloqueio interno pode ser removido com tesouras Vannas ou *punch*. Alternativamente, um implante de drenagem sob o *flap* escleral (Express) pode ser usado.

10. A iridectomia e a paracentese são sempre necessárias durante a cirurgia de filtragem?
Uma iridectomia é sempre realizada em glaucoma por fechamento angular para assegurar que não ocorra bloqueio pupilar. Além disso, se a câmara ficar mais rasa, a íris terá menos probabilidade de ocluir o óstio. No entanto, a iridectomia pode não ser necessária em pacientes com glaucoma de ângulo aberto e particularmente em olhos pseudofácicos. Uma paracentese é sempre realizada, e pode ser feita tanto com uma lâmina de 15° ou uma agulha calibre 27 em uma seringa. Uma paracentese é considerada essencial para permitir a formação da câmara anterior ao fim da cirurgia. Ao preencher novamente a câmara anterior através da paracentese, o cirurgião tem uma noção de quanta drenagem é visível ao redor das margens do *flap* escleral.

11. O quão apertada deve ser feita o *flap* escleral?
A quantidade de suturas e o quão apertadas serão dependem do diagnóstico, da IOP pré-operatória, da arquitetura do *flap* escleral, localização da fístula e quanto de drenagem é necessário no momento da cirurgia. Em geral, aqueles pacientes em alto risco de complicações associadas à hipotonia devem ter *flap* escleral mais apertado. Por exemplo, pacientes com IOP descontroladamente alta, câmara anterior rasa, glaucoma por fechamento angular, glaucoma afácico, ou aumento da pressão venosa escleral têm mais probabilidade de desenvolver complicações se houver excesso de drenagem.

Com glaucoma de baixa tensão, suturas mais soltas com mais fluxo podem ser indicadas para assegurar uma pressão intraocular pós-operatória inicial baixa. As suturas podem ser cortadas com *laser* de argônio do primeiro dia até as primeiras 2 semanas ou mais se antimetabólitos forem utilizados.

12. Suturas removíveis são necessárias?
Embora as suturas removíveis tenham algumas vantagens, elas não são necessárias para alcançar um bom resultado. Nós tendemos a usar suturas removíveis adicionais pois elas permitem um fechamento mais apertado *flap* escleral, evitando hipotonia e por causa da facilidade com a qual elas podem ser removidas sob a lâmpada de fenda (Fig. 19-3). A aba pode ser fechada moderadamente solta com suturas permanentes, e as suturas removíveis diminuem o fluxo adiante. A remoção seletiva entre o primeiro dia pós-operatório e 1 mês pode ser facilmente feita sob a lâmpada de fenda.

13. Faz diferença o quanto eu disseco o *flap* escleral anteriormente?
Nosso objetivo é abrir a fístula anterior à malha trabecular. Em olhos míopes grandes, uma incisão perpendicular imediatamente anterior ao sulco córneo-escleral carrega o *flap* bem anterior à malha trabecular. Na remoção do bloqueio interno, resulta uma fístula satisfatória. Em contraste, em olhos hipermetrópicos pequenos e naqueles com glaucoma por fechamento angular ou sinéquias anteriores periféricas, uma incisão no mesmo local termina logo em frente da raiz da íris. Nestes pacientes, uma dissec-

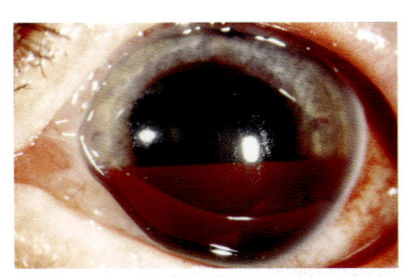

Figura 19-4. Hifema espontâneo após uma trabeculectomia em uma mulher de 40 anos de idade com fechamento angular crônico e sem outros fatores de risco.

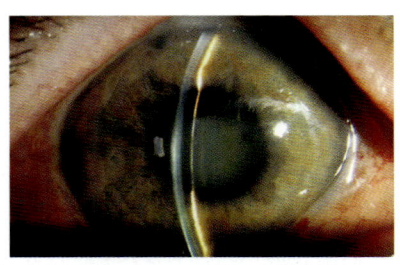

Figura 19-5. Câmara anterior plana, grau II (contato entre a íris periférica e central com a córnea) e resultante catarata após uma trabeculectomia.

ção anterior bem adentro da córnea é necessária tanto para assegurar que a fístula não seja bloqueada por tecido uveal quanto para evitar sangramento (Fig. 19-4).

14. **Atropina deve ser utilizada durante o procedimento?**
    A atropina é necessária apenas em pacientes com olhos pequenos, câmara anterior rasa, ou glaucoma por fechamento angular. Gotas de atropina estéril 1% são colocadas sobre a córnea para dilatar a pupila ao máximo e mover o diafragma lente-íris posteriormente. Esta técnica diminui a probabilidade de uma câmara anterior plana no início do período pós-operatório.

15. **Com qual frequência esteroides são usados no período pós-operatório?**
    Isto varia de acordo com a preferência do cirurgião e a inflamação aparente, mas no mínimo eles devem ser usados 4 vezes ao dia por ao menos 1 mês (p. ex., acetato de prednisolona 1% ou betametasona 0,1%). Em olhos fácicos, os esteroides tópicos são atenuados rapidamente após 4 a 6 semanas para reduzir o risco de catarata. Em pacientes pseudofácicos ou olhos com sinais de aumento de inflamação intraocular ou conjuntival, o tratamento com esteroide pode ser intensificado e mantido por 2 a 3 meses. Alguns cirurgiões preferem a adição de um medicamento anti-inflamatório não esteroide 1 vez ao dia em conjunto com esteroide por um período de 1 a 2 meses. Um regime comumente utilizado é atenuar os esteroides a cada 2 semanas por um período de 8 semanas. Tipicamente, 4 vezes ao dia por 2 semanas, 3 vezes ao dia por 2 semanas etc., até chegar ao "zero".

16. **Como você pode evitar uma câmara anterior plana após a trabeculectomia?**
    A estratégia mais útil é evitar drenagem excessiva e hipotonia. A quantidade de drenagem abaixo do flap escleral por fim determina a pressão pós-operatória. Para minimizar a chance de uma câmara anterior plana (Fig. 19-5), suturas adicionais de náilon 10-0, com ou sem suturas removíveis, devem ser usadas para minimizar o fluxo no final do procedimento. O corte da sutura a *laser* pode então ser utilizado para aumentar seletivamente o fluxo sob o *flap* escleral e melhorar o controle. Se as suturas forem cortadas muito agressivamente, pode resultar em uma câmara anterior plana.

17. **O que você faz quando a drenagem de uma ferida ocorre no período pós-operatório imediato?**
    A menos que a drenagem seja muito ativa, ela normalmente melhora nos primeiros dias. Se a drenagem for perto do limbo, um escudo de colágeno ou uma lente de contato curativa pode ajudar. Se a drenagem

for muito ativa ou associada a uma bolha de filtragem plana ou a uma câmara anterior rasa, o fechamento cirúrgico é necessário. Se a drenagem estiver localizada na ferida, é necessário suturar novamente. Se houver uma botoeira, um nó em fio de bolsa com uma linha de náilon arredondada 11-0 é muito útil. É útil utilizar uma tira de fluoresceína para confirmar que a ferida e a botoeira sejam negativas para Seidel antes do fim do procedimento.

PONTOS-CHAVE: COMO EVITAR COMPLICAÇÕES DA TRABECULECTOMIA

1. Identifique as condições de alto risco (p. ex., fechamento angular, pressão venosa episcleral elevada, cirurgia conjuntival anterior).
2. Evite hipotonia com uma técnica de sutura adequada no *flap* escleral (com ou sem suturas removíveis).
3. Use a paracentese para avaliar a quantidade de filtragem abaixo do *flap* escleral e decida se mais ou menos suturas são necessárias.
4. Após fechar a conjuntiva, injete solução salina balanceada dentro da câmara anterior para elevar a bolha e confirmar a ausência de drenagens.

---

18. **O que você faz se há perda de vítreo no momento da trabeculectomia?**
    Uma vitrectomia "a seco" (sem infusão de solução salina balanceada (BSS)) com material viscoelástico pode ser muito útil. Ela pode ser feita por *flap* escleral e a iridectomia periférica. Se uma quantidade desordenada de vítreo estiver presente, provavelmente é melhor proceder com uma vitrectomia anterior total. A perda de vítreo é rara em olhos fácicos que não tenham histórico de trauma, cirurgia ou outra predileção quanto ao deslocamento da lente. A perda de vítreo é mais frequente em olhos que são afácicos do que em olhos pseudofácicos na presença de enfraquecimento zonular (ver próxima Pergunta).

19. **Quais condições oculares podem predispor à perda de vítreo durante a cirurgia de trabeculectomia?**
    Condições pré-operatórias, como trauma ocular, síndrome de Marfan, pseudoexfoliação, homocistinuria, complicação da cirurgia de catarata e IOP alta podem predispor à perda vítrea durante a cirurgia de trabeculectomia.

20. **Descreva as indicações para antimetabólitos na cirurgia de trabeculectomia.**
    A maioria dos cirurgiões usa rotineiramente mitomicina C em cirurgias de trabeculectomia. Tanto 5-fluorouracil quanto a mitomicina C inibem a cicatrização normal da ferida e facilitam a formação de bolhas de filtragem altamente funcionais (Fig. 19-6). Embora os agentes antifibróticos atuais tenham melhores resultados cirúrgicos, suas complicações associadas devem ser consideradas. O uso de antimetabólito é mais importante em olhos em alto risco de falha, p. ex., cicatrização da conjuntiva superior, filtros anteriormente falhos, idade mais jovem, pseudofacia, inflamação ocular, ou lesão avançada ao nervo óptico e ao campo visual com pressão pós-operatória desejada de menos de 14 mmHg.[5]

21. **De que forma o fluorouracil-5 difere da mitomicina C?**
    A mitomicina C (0,1–0,5 mg/mL) é 100 vezes mais potente do que o 5-fluorouracil (5-FU; 25–50 mg/mL). Enquanto o 5-FU afeta primariamente a fase S do ciclo celular, a mitomicina C inibe a proliferação fibro-

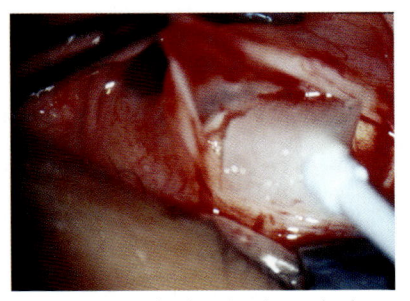

Figura 19-6. Esponja encharcada com mitomicina C colocada sob a conjuntiva e a cápsula de Tenon antes de fazer o *flap* escleral.

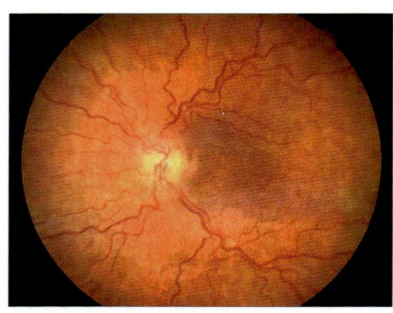

Figura 19-7. Hipotonia com dobras coriorretinais na mácula. A IOP era de 4 mmHg.

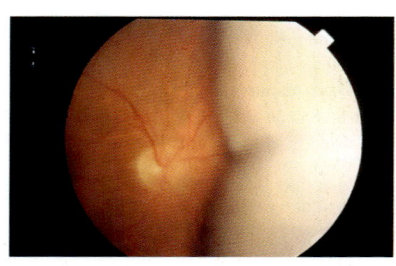

Figura 19-8. Hemorragia supracoróidea 1 semana após a cirurgia de filtragem em um paciente com doença cardíaca conhecida, substituição da válvula, sob afinadores sanguíneos.

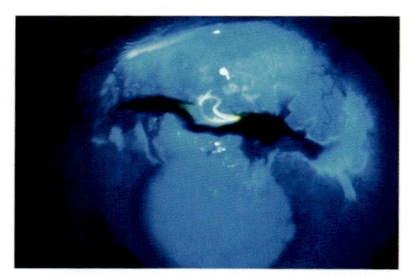

Figura 19-9. Bolha em drenagem após uma trabeculectomia com mitomicina C 6 meses após a cirurgia.

blástica independente da fase do ciclo celular. A maior parte dos cirurgiões prefere a mitomicina C intraoperatória. A aplicação intraoperatória é feita com diversas esponjas de WeckCell na esclera sob a conjuntiva e a cápsula de Tenon, tratando uma grande área do globo superior. As esponjas são deixadas no local por 1–5 minutos, dependendo do risco percebido de falha. Alternativamente, a mitomicina C pode ser injetada abaixo da conjuntiva (0,2–0,3 mL) no início da cirurgia.

22. Antimetabólitos são indicados em procedimentos primários de filtragem?

Depende da escolha do cirurgião, mas a maioria dos cirurgiões usa mitomicina C para trabeculectomia primária. Com as técnicas cirúrgicas modernas, as complicações pós-operatórias de hipotonia (Fig. 19-7), hemorragia supracoróidea (Fig. 19-8), descolamento coróideo, câmaras anteriores planas e drenagens de bolhas (Fig. 19-9) são incomuns, e endoftalmite tardia (Fig. 19-10) é rara.

23. O que você faz quando a íris bloqueia o local da trabeculectomia no período pós-operatório imediato?

Uma opção é colocar Miochol por via da paracentese dentro da câmara anterior em uma tentativa de contrair a pupila e deslocá-la do local da trabeculectomia. Um agente viscoelástico é, então, injetado, e

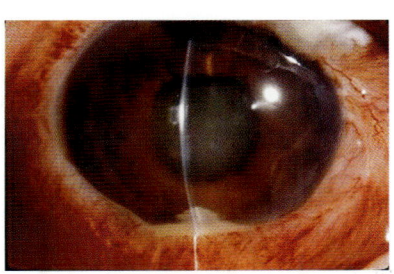

Figura 19-10. Endoftalmite após uma trabeculectomia resultando em visão ruim.

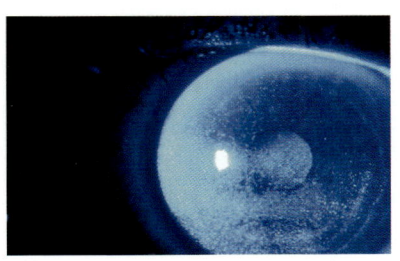

Figura 19-11. Ceratopatia ponteada superficial após injeções repetidas de 5-FU em um filtro em falha.

ou uma cânula ou uma agulha calibre 30 pode ser usada para remover a íris cuidadosamente do local da trabeculectomia. Às vezes, a íris não obstrui o óstio completamente, e pode ocorrer boa filtração ao redor.

24. **E se processos ciliares rolarem anteriormente e bloquearem o local da trabeculectomia durante a cirurgia?**
    Processos ciliares podem bloquear o local da trabeculectomia em olhos hiperópicos pequenos, fechamento angular crônico e nanoftalmos, especialmente se a fístula não é feita anteriormente à malha trabecular. Após a fístula ser feita, os processos ciliares podem rolar para dentro do local de filtragem. Na maioria dos casos, fechar o *flap* escleral, formar novamente a câmara anterior e reestabelecer a anatomia normal permite que os processos ciliares retornem às suas posições normais. Se, após aprofundamento da câmara anterior, os processos ciliares continuarem a bloquear a abertura da trabeculectomia, eles podem ser cauterizados e cortados fora. Deve-se tomar cuidado para não perturbar a face do vítreo.

25. **Quando é necessário administrar injeções pós-operatórias de 5-fluorouracil?**
    Injeções suplementares de 5-fluorouracil, p. ex., 0,1 mL (5 mg), podem ser administradas no início do período pós-operatório se a bolha estiver espessa, vermelha e vascularizada. Esta opção é deixada para o critério do cirurgião. Este tratamento serve para diminuir as chances de cicatrização da bolha e falha. Quando injeções repetidas são usadas, pode aparecer toxicidade epitelial corneana que deve ser monitorada. Se houver sinais de ceratopatia, as injeções de 5-FU devem ser adiadas (Fig. 19-11).

26. **O que você faz se a bolha começa a falhar?**
    Se a bolha estiver espessa, e injetada, um aumento no regime de esteroides tópicos e injeções de 5-fluorouracil são indicadas. Além disso, 2,5 mg de bevacizumabe (Avastin) também podem ser injetados dentro da bolha. Massagem digital no início do período pós-operatório aumenta o fluxo de saída, mas não é eficaz a longo prazo para manter a função da bolha. Remoção de sutura a *laser* deve ser considerada. Algumas vezes, independente de todos os esforços, a bolha falha, e uma cirurgia de glaucoma mais adiante pode ser necessária. Alternativamente, pode-se tentar agulhamento da bolha (ver próxima Pergunta).[6]

PONTOS-CHAVE: COMO MELHORAR SUA TAXA DE SUCESSO
1. Use mitomicina C pré-operatória.
2. Use 5-fluorouracil pós-operatório quando a bolha mostrar sinais precoces de cicatrização e falha.
3. Corte ou libere suturas quando a função da bolha de filtragem estiver abaixo do normal.
4. Considere agulhamento com 5-fluorouracil ou mitomicina C, quando a bolha tiver falhado.

27. Qual é a técnica do agulhamento da bolha?
O agulhamento pode ser feito na sala de cirurgia ou sob a lâmpada de fenda. Uma técnica com assepsia é necessária, incluindo o uso de Betadina tópica diluída. Um anestésico subtenoniano ou subconjuntival, associado a 5-fluorouracil ou mitomicina C, é injetado. Uma mistura 1:1 de lidocaína 0,1 cc e 0,1 mitomicina C (0,4 mg/cc) também pode ser injetada primeiro com uma agulha calibre 30 antes do agulhamento. A mistura é dispersada amplamente por cima da área cirúrgica. Após esperar alguns minutos, pode-se proceder ao agulhamento. É importante detectar onde a resistência à filtragem está ocorrendo. Mais frequentemente, a cicatrização no *flap* escleral é responsável pela falha na bolha. Neste caso uma agulha calibre 27 é introduzida dentro do espaço subconjuntival 8-10 mm afastada do *flap* escleral, direcionada para a borda do *flap*, e, se possível, abaixo do *flap* escleral para assegurar derramamento de humor aquoso. O cirurgião pode tentar maximizar a eficácia da revisão da bolha com alguns movimentos cuidadosos da agulha. Antibióticos tópicos e esteroides pós-operatórios são utilizados. Embora o procedimento de agulhamento possa ser feito sob a lâmpada de fenda, nós atualmente preferimos o agulhamento na sala de cirurgia, visto que a situação é mais controlada, o sangramento pode ser controlado mais facilmente, e tudo é feito sob condições esterilizadas.[7]

28. Qual é o diagnóstico diferencial para uma câmara anterior plana?
A causa mais comum de câmara plana após a cirurgia de glaucoma é filtragem excessiva. Outras possibilidades incluem descolamento coróideo seroso, descolamento coróideo hemorrágico, bloqueio pupilar e glaucoma maligno (Quadro 19-1). Com filtragem excessiva e descolamento coróideo seroso, a IOP é baixa. Com descolamento coróideo hemorrágico, a IOP pode ser baixa, normal ou alta, e normalmente está associada à dor. Com bloqueio pupilar e glaucoma maligno, a IOP é tipicamente elevada, e a córnea frequentemente edematosa.

29. Qual é a urgência do tratamento de uma câmara anterior plana?
O grau I (contato entre a íris periférica e a córnea) pode ser tratado conservadoramente. Se é decorrente da filtração excessiva, o tratamento inclui o uso de cicloplégicos e midriáticos e observação cuidadosa. A melhora é normalmente espontânea. A progressão do grau I para o grau II (contato entre a íris periférica e central com a córnea) apesar do tratamento pode ser um sinal prognóstico ruim, especialmente se a pressão estiver caindo e a bolha estiver achatando. O grau II pode-se recuperar espontaneamente ou progredir para o grau III (contato entre o endotélio corneano e a lente). O grau III é uma emergência e deve ser corrigido prontamente, ou o endotélio corneano será danificado.

30. Quais são as indicações para drenagem de um descolamento coróideo?
A drenagem do descolamento coróideo associado é indicada sempre que a pressão cair consistentemente, a bolha achatar, e a câmara ficar mais rasa apesar da nova formação com material viscoelástico. Efusões coróideos aposicionais que não melhoram após alguns dias ou semanas também devem ser drenadas (Fig. 19-12). Uma incisão escleral de espessura total é feita em um dos quadrantes inferiores para alcançar o espaço subcoróideo. A nova formação da câmara anterior é feita simultaneamente com a BBS através da via da paracentese. Se o descolamento coróideo for determinado como sendo hemorrágico, é recomendado esperar ao menos 10 dias antes da drenagem para que o sangue possa se liquefazer.

Quadro 19-1. Prevenção de Glaucoma Maligno (Má Direção do Humor Aquoso)
1. Detecte casos de alto risco (glaucoma por fechamento angular, olhos hiperópicos pequenos).
2. Minimize o quanto a câmara anterior fica mais rasa.
3. Realize uma grande iridectomia periférica.
4. Evite excesso de filtragem.
5. Lise de sutura cuidadosa.
6. Use cicloplégicos. Atenue os cicloplégicos lentamente.

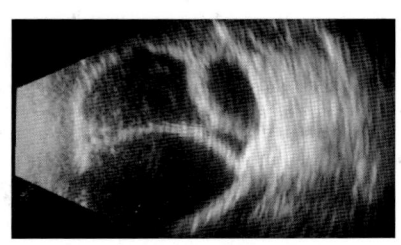

Figura 19-12. Ultrassom de efusões coróideas após um procedimento de filtragem em um olho com fechamento angular crônico.

REFERÊNCIAS

1. Musch DC, Gillespie BW, Lichter PR, Niziol LM, Janz NK: CIGTS study investigators. Visual field progression in the collaborative initial glaucoma treatment study the impact of treatment and other baseline factors, *Ophthalmology* 116:200–207, 2009.
2. Gedde SJ, Schiffman JC, Feuer WJ, Herndon LW, Brandt JD, Budenz DL: Tube versus trabeculectomy study group. Treatment outcomes in the tube versus.
3. Trabeculectomy (TVT) study after five years of follow-up. *Am J Ophthalmol* 153:789–803, 2012.
4. The Advanced Glaucoma Intervention Study (AGIS): 7: The relationship between control of intraocular pressure and visual field deterioration, *Am J Ophthalmol* 130:429–440, 2000.
5. Wilkins M, Indar A, Wormald R: Intraoperative Mitomycin C for glaucoma surgery, *Cochrane Database Syst Rev*, 2005. Issue 4. Art. No.: CD002897.
6. Vandewalle E, Abegão Pinto L, Van Bergen T, Spielberg L, Fieuws S, Moons L, Spileers W, Zeyen T, Stalmans I: Intracameral bevacizumab as an adjunct to trabeculectomy: a 1-year prospective, randomised study, *Br J Ophthalmol* 98:73–78, 2014.
7. Shetty RK, Warluft L, Moster MR: Slit-lamp needle revision of failed filtering blebs using high-dose mitomycin-C, *J Glaucoma* 14:52–56, 2005.

CAPÍTULO 20
GLAUCOMA TRAUMÁTICO E HIFEMA
Douglas J. Rhee ▪ Shipra Gupta

1. **O que é um hifema?**
   Um hifema é a presença de sangue na câmara anterior. A aparência de um hifema pode variar de microscópica, visto apenas sob lâmpada de fenda como eritrócitos circulando no humor aquoso, a um hifema total que preenche a câmara anterior por completo.

2. **Cite as causas de um hifema.**
   Existem três principais causas de hifema: trauma no globo ocular, cirurgia intraocular ou hemorragia espontânea no segmento anterior em associação a patologias oculares ou sistêmicas, como neovascularização da íris ou do ângulo da câmara anterior, tumores intraoculares ou distúrbios de coagulação (Quadro 20-1).

3. **Qual é a causa mais comum do hifema traumático?**
   A causa mais comum de hifema traumático é trauma contuso no segmento anterior.

4. **Descreva a fisiopatologia do hifema traumático:**
   O trauma ocular contuso provoca endentação ocular, o que causa uma expansão repentina de tecidos oculares e uma elevação imediata na pressão intraocular. O repentino deslocamento forçado da córnea e do limbo posterior e perifericamente pode resultar em separação ou rompimento destes tecidos. Conforme o tecido se rompe, vasos sanguíneos no entorno podem-se romper, resultando no hifema.

5. **Cite as estruturas do segmento anterior que podem se separar ou romper em resposta a uma lesão ocular contusa.**
   - **Íris central:** Ruptura do esfíncter.
   - **Íris periférica:** Iridodiálise.
   - **Corpo ciliar anterior:** Recessão angular.
   - **Separação entre o corpo ciliar e o esporão escleral:** Ciclodiálise.
   - **Malha trabecular:** Ruptura da malha trabecular.
   - **Zônulas/cristalino:** Rupturas zonulares com possível subluxação do cristalino.
   - **Separação entre a retina e a *ora serrata*:** Diálise da retina.

6. **Quando um paciente se apresenta com um hifema decorrente de um trauma ocular contuso, qual estrutura do segmento anterior é a fonte mais provável da hemorragia?**
   O hifema decorrente de um trauma ocular contuso ocorre mais comumente como resultado de recessão angular, uma ruptura na face anterior do corpo ciliar entre os músculos longitudinal e circular do corpo ciliar. A lesão dos vasos sanguíneos no entorno da ruptura resulta em hifema. Os vasos sanguíneos comprometidos com maior frequência incluem o círculo arterial principal da íris, os ramos arteriais do corpo ciliar e as veias e artérias coroides que se cruzam recorrentemente entre o corpo ciliar e o plexo venoso episcleral.

7. **Quais lesões oculares podem estar associadas a um hifema traumático?**
   - **Parede ocular:** Ruptura do globo na córnea, no limbo e/ou na esclera.
   - **Córnea/conjuntiva:** Abrasão epitelial, laceração, hemorragia subconjuntival.
   - **Íris:** Rupturas no esfíncter, iridodiálise, midríase (a longo prazo).
   - **Ângulo:** Recessão angular, diálise da íris, fenda de ciclodiálise.
   - **Cristalino:** Catarata traumática (aguda, ruptura capsular; crônica, lesão direta), subluxação ou deslocamento total (dano aos ligamentos zonulares).
   - **Vítreo:** Descolamento do vítreo, prolapso do vítreo.
   - **Retina:** Rupturas da retina, descolamento, e/ou diálise (ruptura dos vasos, oclusão vascular).
   - **Epitélio pigmentado da retina e coroide:** Rompimento coróideo.
   - **Nervo óptico:** Avulsão, compressão do nervo óptico (crônico, glaucoma).

GLAUCOMA TRAUMÁTICO E HIFEMA

8. Descreva a abordagem apropriada para o exame diagnóstico de um paciente com hifema.

A preocupação primária é descartar ruptura do globo e procurar por corpo estranho ocular em todos os pacientes que apresentam hifema traumático. A cor, a característica e a extensão do hifema e lesões oculares associadas, incluindo córnea impregnada de sangue, devem ser documentadas. Normalmente é melhor adiar a gonioscopia, mas, se necessário, ela pode ser realizada delicadamente, tomando cuidado para evitar um ressangramento. Antes que isso aconteça e obscureça a visão, um exame sob midríase do cristalino e fundo de olho deve ser realizado sem depressão escleral.

Quadro 20-1. Classificação do Hifema por Etiologia

I. Trauma
   A. Contusão – ruptura da íris ou de vasos sanguíneos do corpo ciliar
   B. Penetrante – lesão direta dos vasos sanguíneos

II. Cirurgia intraocular
   A. Sangramento intraoperatório
      1. Lesão do corpo ciliar ou íris – mais comum ao realizar ciclodiálise, iridectomia periférica, procedimentos filtrantes e extração de catarata
      2. Iridectomia periférica a *laser* – sangramento é mais comum com o *laser* YAG do que com o *laser* de argônio
      3. Trabeculoplastia com *laser* de argônio – raro
      4. Trabeculoplastia seletiva a *laser* – extremamente raro
      5. Procedimentos ciclodestrutivos – comum, dependendo do mecanismo da pressão intraocular elevada (p. ex., glaucoma neovascular)
   B. Sangramento pós-operatório precoce
      1. Dilatação de um vaso uveal traumatizado que estava previamente em espasmo
      2. Sangramento conjuntival que entra na câmara anterior através de uma ferida córneo-escleral ou uma esclerotomia
   C. Sangramento pós-operatório tardio
      1. Ruptura de neovasos crescendo através da ferida córneo-escleral
      2. Reabertura de uma ferida uveal
      3. Erosão crônica da íris a partir de uma lente intraocular causando crescimento de tecido fibrovascular

III. Espontâneo
   A. Neovascularização da íris secundária a (as condições abaixo causam a neovascularização)
      1. Descolamento da retina
      2. Oclusão da veia central da retina, oclusão da artéria central da retina, doença oclusiva da carótida
      3. Retinopatia diabética proliferativa
      4. Uveíte crônica
      5. Iridociclite heterocrômica de Fuchs
   B. Tumores intraoculares
      1. Melanoma maligno
      2. Xantogranuloma juvenil
      3. Retinoblastoma
      4. Tumores metastáticos
   C. Micro-hemangiomas da íris – podem estar associados a *diabete mellitus* e distrofia miotônica
   D. Disfunção de fator coagulante
      1. Leucemia
      2. Hemofilia
      3. Anemias
      4. Aspirina
      5. Coumadin
      6. Etanol
      7. Medicamentos anti-inflamatórios não esteroides
      8. Vitamina C/gingko

IV. Indireto: extravasamento a partir de hemorragia no vítreo

Adaptado de Gottsch JD: Hyphema: Diagnosis and management. Retina 10:S65-S71, 1990.

Os históricos médico e ocular podem identificar fatores de risco para o episódio de sangramento e a chance de futuras complicações. Pesquisa de célula falciforme e eletroforese Hgb é sugerida para todos os pacientes negros e hispânicos e qualquer um com um histórico familiar positivo. Estabelecer a natureza exata do trauma ajuda a estimar a probabilidade de um possível corpo estranho ocular ou orbitário e/ou rompimento do globo. O momento exato da lesão é crucial para capacitar o médico a prever quando um paciente apresenta um maior risco de ressangramento e para ajudar a determinar o tempo esperado de regressão e duração do tratamento necessário.

Quatro a seis semanas após a lesão, uma gonioscopia cuidadosa do olho recuperado pode revelar uma recessão angular. Neste momento, é possível também realizar uma fundoscopia sob midríase, com depressão escleral para descartar lesão retiniana periférica, como descrito no Quadro 20-1.

PONTOS-CHAVE: HIFEMA TRAUMÁTICO

1. Todos os pacientes devem ser avaliados quanto a lesões sistêmicas (p. ex., tomografias computadorizadas, radiografias).
2. Todos os pacientes devem ser avaliados quanto a corpos estranhos intraoculares e ruptura de globo, bem como outras lesões oculares.
3. Hemorragias recorrentes ocorrem em 0,4 a 35% dos pacientes, normalmente 2 a 5 dias após o trauma.
4. Córnea impregnada de sangue ocorre em 5%.

9. **Quais são as questões pertinentes a serem perguntadas a um paciente que se apresenta com hifema traumático? Por quê?**
    1. **Quando ocorreu sua lesão?** Estabelecer o momento exato da lesão é importante porque há uma taxa maior de ressangramento em pacientes que se apresentam mais de 24 horas após o trauma, e ajudará a determinar quando o paciente estará em maior risco de ressangramento.
    2. **Qual tipo de lesão você sofreu?** O tipo e gravidade de uma lesão são importantes para ajudar a avaliar a probabilidade de lesões sistêmicas associadas, um corpo estranho ocular ou intraorbitário e a possibilidade de ruptura do globo.
    3. **Você ou qualquer um dos seus membros familiares tem histórico médico de distúrbios de sangramento ou doença falciforme?** A resposta a esta pergunta pode ajudar a estabelecer uma possível etiologia para o hifema e para determinar qual tipo e o quão agressivo o tratamento deve ser.
    4. **Quais tipos de medicamento você usa (incluindo a ingestão de álcool)?** Os efeitos antiplaquetários e anticoagulantes da aspirina, de medicamentos anti-inflamatórios não esteroides, varfarina (Coumadin) e álcool podem predispor um paciente a desenvolver um hifema ou um ressangramento após um trauma e devem ser descontinuados, se possível.

10. **De que forma os hifemas são tratados?**

    Não há consenso em relação ao tratamento apropriado para hifema. Tradicionalmente, a maioria dos pacientes com hifema foi internada no hospital para repouso no leito e sedação e recebeu um curativo monocular ou binocular por aproximadamente 5 dias. Atualmente, pacientes que toleram um micro-hifema e um baixo risco de ressangramento são frequentemente acompanhados como pacientes ambulatoriais. Ainda parece prudente hospitalizar aqueles pacientes que possuam um hifema sedimentado em camadas (Fig. 20-1), estejam em risco maior de ressangramento, ou tenham uma hemoglobinopatia falciforme ou que não sejam complacentes.

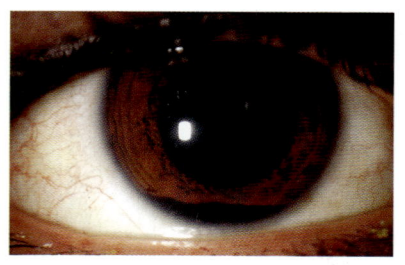

Figura 20-1. Hifema sedimentado em camadas.

Os pacientes recebem um oclusor rígido por cima do olho afetado para diminuir qualquer trauma inadvertido e são aconselhados a limitar suas atividades. A cabeça é elevada (para permitir que o sangue se deposite inferiormente e assim auxiliar na reabilitação visual e evitar formação de coágulos na pupila), e a pressão sanguínea sistêmica é controlada para tentar diminuir a pressão hidrostática nos vasos sanguíneos traumatizados para minimizar o risco de hemorragia recorrente. Os pacientes devem ser examinados gentilmente uma ou duas vezes ao dia.

O tratamento clínico do hifema inclui:
1. Descontinuação de medicamentos antiplaquetários, anticoagulantes e anti-inflamatórios não esteroides.
2. Tratamento com colírios ciclopégicos, esteroides orais ou tópicos, antieméticos e antifibrinolíticos.
3. Controle da pressão intraocular conforme necessário
   - β-Bloqueadores.
   - α-Agonistas (evite o uso em crianças pequenas por causa do risco de bradicardia e hipotensão).
   - Inibidores da anidrase carbônica tópicos ou sistêmicos e hiperosmóticos (exceto em hemoglobinopatias falciformes por causa do risco de afoiçamento com estes medicamentos).
   - Evite substâncias mióticas, pois elas podem aumentar o bloqueio pupilar e romper a barreira sangue-humor aquoso, e análogos da prostaglandina, que podem aumentar a inflamação.

11. Explique a base lógica para o uso de agentes antifibrinolíticos no tratamento do hifema.

Agentes antifibrinolíticos sistêmicos são usados em um esforço para reduzir a chance de hemorragia recorrente. Seu uso é raro agora, especialmente em populações com um baixo risco de ressangramento. A fibrinólise de um coágulo que sela um vaso sanguíneo rompido recentemente pode resultar em uma nova hemorragia naquele local. Ácido tranexâmico e ácido aminocaproico diminuem a taxa de hemólise do coágulo ao inibir a conversão do plasminogênio em plasmina, o que resulta em estabilização do coágulo que sela o vaso sanguíneo roto. O vaso lesado agora tem mais tempo de ser recuperado permanentemente antes da fibrinólise do coágulo, reduzindo assim o risco de hemorragia recorrente. O ácido aminocaproico tópico é promissor, mas permanece como pesquisa atualmente.

12. Cite os efeitos adversos mais comuns associados ao tratamento com ácido aminocaproico.

Náusea, vômito e hipotensão postural são frequentemente efeitos colaterais do ácido aminocaproico. É, portanto, recomendado que os pacientes que recebam ácido aminocaproico sejam transportadores de cadeira de rodas, particularmente durante as primeiras 24 horas, para evitar possíveis complicações advindas da hipotensão postural. Antieméticos podem ser usados, conforme necessário.

13. Em qual cenário o ácido aminocaproico é contraindicado?

O uso de ácido aminocaproico é contraindicado na presença das seguintes condições:
- Distúrbios ativos de coagulação intravascular, incluindo câncer.
- Doença hepática.
- Doença renal.
- Gravidez.

O uso cuidadoso é recomendado em pacientes sob risco de infarto de miocárdio, embolia pulmonar e doença cerebrovascular.

14. Por que os pacientes com doença falciforme ou traço falciforme estão em risco particularmente alto de desenvolver complicações advindas do hifema?

Uma vez que os eritrócitos bicôncavos flexíveis se transformem em células falciformes estriadas alongadas, eles são incapazes de passar através da malha trabecular facilmente. A malha trabecular fica obstruída com estas células, levando a uma elevação acentuada na pressão intraocular, mesmo no cenário de um hifema relativamente pequeno. Os fatores que desencadeiam o afoiçamento incluem acidose, hipóxia e hemoconcentração. Os pacientes com células falciformes também estão predispostos a infarto do nervo óptico, da retina, e do segmento anterior sob pressões intraoculares minimamente elevadas. A aglomeração vascular de células falciformes pode causar isquemia e infarto microvascular. Portanto, uma terapia vigorosa e agressiva para o controle da pressão intraocular é sugerida em pacientes com doença falciforme.

Muitos medicamentos para glaucoma (exceto β-bloqueadores e análogos da prostaglandina) são geralmente evitados porque eles podem aumentar o afoiçamento.
1. Inibidores da anidrase carbônica, particularmente acetazolamida, podem aumentar a concentração de ácido ascórbico no humor aquoso, o que diminui o pH e leva a um aumento no afoiçamento na câmara anterior. Metazolamida pode ser uma alternativa mais segura porque provoca menos acidose sistêmica do que a acetazolamida.

2. Compostos de epinefrina e α-agonistas podem causar vasoconstrição com hipóxia subsequente e aumento do afoiçamento intravascular e intracameral.
3. Hiperosmóticos podem causar hemoconcentração, o que pode levar à aglomeração e ao afoiçamento vascular, o que aumenta o risco de infarto no olho bem como em outros órgãos.
4. Intervenções cirúrgicas são usadas precocemente e sob pressões intraoculares mais baixas do que em pessoas que não têm traço falciforme ou doença falciforme.

> **PONTOS-CHAVE: HIFEMA TRAUMÁTICO E DOENÇA FALCIFORME**
> 1. Um tratamento mais agressivo é necessário para evitar dano ao nervo óptico e oclusão da artéria central da retina.
> 2. β-bloqueadores e análogos da prostaglandina devem ser usados para controle da pressão intraocular.
> 3. Inibidores da anidrase carbônica, compostos de epinefrina, α-agonistas e hiperosmóticos podem aumentar o afoiçamento e, portanto, são contraindicados.

15. Qual o nível de pressão intraocular em termos clínicos é considerado sem controle?

Uma pressão intraocular que é considerada sem controle depende do paciente em questão. (Algumas diretrizes são incluídas em discussões subsequentes). A cirurgia normalmente não é indicada em um paciente com nervo óptico saudável a menos que a pressão intraocular esteja em cerca de 50 mmHg por 5 dias ou mais de 35 mmHg por um período de tempo mais prolongado apesar do tratamento clínico. No entanto, no paciente com dano glaucomatoso prévio do nervo óptico, o limiar para a intervenção cirúrgica é mais baixo e depende do nível em que a pressão intraocular tem probabilidade de causar ainda mais lesão ao nervo óptico. Em tais pacientes, a cirurgia pode ser apropriada em algumas horas ou dias a partir do trauma inicial. Conforme discutido anteriormente, terapia agressiva é necessária para pacientes com doença falciforme, pois estes pacientes estão predispostos à lesão do nervo óptico e oclusão da artéria central da retina sob pressões intraoculares minimamente elevadas. A cirurgia é geralmente indicada em um paciente com doença falciforme, se a pressão intraocular exceder a 24 mmHg por mais de 24 horas apesar do tratamento clínico.

16. Cite as indicações para intervenção cirúrgica no tratamento do hifema.

Como regra, pacientes com hifema "bola 8" verdadeiro requer intervenção cirúrgica imediata (ver Pergunta 26); em contraste, aproximadamente 5% de todos os hifemas traumáticos demandam tratamento cirúrgico. As indicações para a intervenção cirúrgica incluem:
- Um hifema grande que persiste por mais de 10 dias.
- Um hifema total que persiste por mais de 5 dias (após o que sinéquias anteriores periféricas têm mais probabilidade de se desenvolverem).
- Córnea impregnada de sangue precocemente.
- Uma pressão intraocular que não pode ser controlada clinicamente e ameaça danificar o nervo óptico ou a córnea ou resultar em oclusão vascular da retina, particularmente em pacientes com traço ou doença falciforme.

Os SINAIS DE ALERTA para a intervenção cirúrgica incluem:
- Córnea impregnada de sangue microscopicamente.
- Hifema total com pressões intraoculares de 50 mmHg ou mais por 5 dias (para evitar dano ao nervo óptico).
- Hifema que é inicialmente total e não se resolve abaixo de 50% em 6 dias com pressões intraoculares de 25 mmHg ou mais (para prevenir impregnação de sangue na córnea).
- Hifema que permanece não resolvido por 9 dias (para evitar sinéquias periféricas anteriores).

17. Cite as principais complicações associadas ao hifema.
- Córnea impregnada de sangue.
- Hemorragia recorrente.
- Glaucoma secundário.
- Além das complicações prévias, pacientes com anemia falciforme ou traço falciforme têm uma predisposição à oclusão da artéria central da retina e dano ao nervo óptico sob pressões intraoculares apenas minimamente elevadas decorrente da aglomeração vascular de células falciformes, o que leva à isquemia e vaso-oclusão.

18. O que é uma córnea impregnada de sangue?
A descompensação de células endoteliais resulta na passagem de produtos da quebra de eritrócitos (particularmente ferro a partir de hemoglobina e lipídios das membranas celulares) para dentro do estroma, criando uma descoloração marrom-amarelada do estroma posterior. A córnea com impregnação hemática é uma situação que pode se resolver em meses ou anos, primeiro perifericamente e, então, posteriormente.

19. Qual porcentagem de pacientes com hifema desenvolve impregnação hemática da córnea?
A córnea impregnada de sangue irá se desenvolver em 5% dos pacientes com hifema.

20. Em que situações há maior probabilidade de ocorrer uma córnea impregnada de sangue?
- Hemorragia recorrente.
- Função celular endotelial comprometida.
- Hifemas grandes com duração prolongada.
- Normalmente, mas nem sempre, em associação a uma pressão intraocular elevada.

21. Qual é o diagnóstico diferencial da ocorrência de sangue vermelho vivo na câmara anterior nos primeiros 5 dias após um paciente ter sofrido um hifema traumático?
- Hemorragia recorrente.
- Fibrinólise e hemólise de um hifema coagulado.

    A hemorragia recorrente deve ser diferenciada da hemólise que ocorre, assim que um hifema coagulado reabsorve, particularmente se o paciente tiver sido tratado com ácido aminocaproico. Uma elevação na pressão intraocular associada à hemólise acelerada pode imitar um ressangramento e pode ocorrer 24 a 96 horas após o uso de ácido aminocaproico ter sido descontinuado.

    Um paciente que tenha sido tratado com ácido aminocaproico deve continuar a ter sua pressão intraocular monitorada diversos dias após a descontinuação da terapia por causa da possibilidade de que haja um pico na pressão intraocular associado à hemólise acelerada.

22. No hifema traumático, quando um paciente está em maior risco de desenvolver uma hemorragia recorrente?
O maior risco está entre o 2º e o 5º dia após o trauma ocular contuso, talvez em razão da fibrinólise e retração dos coágulos.

23. O quão comum é a hemorragia recorrente?
Uma hemorragia recorrente geralmente ocorre em 0,4 a 35% dos pacientes que sofrem um hifema traumático.

24. Qual é o significado de uma hemorragia recorrente? Por que é importante tentar evitá-la?
Uma hemorragia recorrente carrega um prognóstico pior do que o hifema inicial. A maioria dos ressangramentos é maior do que o hifema inicial e carrega um risco mais alto de desenvolvimento de glaucoma secundário e córnea com impregnação hemática; o resultado visual é pior, e há uma necessidade mais frequente de intervenção cirúrgica.

25. Cite os fatores de risco associados a um risco mais alto de desenvolvimento de hemorragia recorrente.
- Ingestão de antiplaquetários ou anticoagulantes.
- Raça negra ou hispânica.
- Hipotonia.
- Idade mais jovem.
- Hifema inicial grande.
- Hipertensão sistêmica.

26. O que é hifema em "bola 8"?
Um hifema em bola 8 ou bola negra é um hifema que se coagulou e ficou com uma cor preta ou roxa (Fig. 20-2). A aparência preta ou roxa de um hifema em bola 8 deve-se a uma circulação aquosa danificada, o que leva a uma subsequente diminuição na oxigenação do sangue intracameral e resulta no coágulo com cor preta ou roxa característico. Acredita-se que a circulação aquosa danificada ocorre tanto como resultado de bloqueio pupilar a partir do coágulo ou um efeito direto de tamponamento do coágulo ao nível da malha trabecular. O dano na circulação aquosa evita que o hifema coagulado em bola 8 seja reabsorvido. Estes hifemas carregam um prognóstico mais grave com relação ao desenvolvimento de glaucoma secundário.

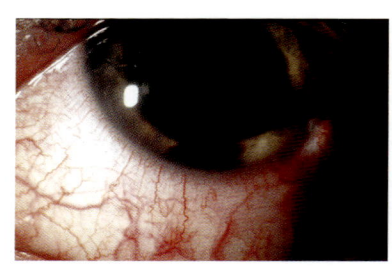

Figura 20-2. Hifema coagulado.

27. De que forma um hifema em bola 8 é diferente de um hifema total ou 100%?
Um hifema em bola 8 descreve sangue na câmara anterior que tenha coagulado e ficado com uma aparência preta ou roxa. Um hifema total ou 100% é um hifema em que o sangue preenchendo a câmara anterior parece vermelho vivo. Um hifema que consiste em sangue vermelho vivo indica que há circulação aquosa contínua dentro da câmara anterior, o que resulta em um prognóstico significativamente mais favorável do que um hifema em bola 8.

28. Qual é o prognóstico para um hifema em bola 8?
Os pacientes que desenvolvem um hifema em bola 8 carregam um prognóstico ruim no que diz respeito ao desenvolvimento de glaucoma secundário. A maioria dos pacientes, senão todos, desenvolve uma pressão intraocular elevada que é normalmente grave e frequentemente difícil de controlar com tratamento clínico. Intervenção cirúrgica para retirar o coágulo e/ou diminuir a pressão intraocular é geralmente necessária para a maioria dos pacientes com hifema em bola 8.

29. Qual é o melhor momento para a remoção de um hifema coagulado ou em bola 8? Por quê?
Acredita-se que o melhor momento para a remoção de um hifema coagulado é 4 a 7 dias após a hemorragia, porque é neste momento que acontece a consolidação e retração máxima do coágulo das estruturas adjacentes, e, assim, um risco menor de causar novo sangramento. No entanto, pressões intraoculares extremamente altas, em que infartos vasculares são um risco significativo, são vistas mais comumente com hifemas em bola 8.

30. Quais tipos de técnicas cirúrgicas podem ser usadas para remoção do hifema?
As técnicas cirúrgicas para o tratamento do hifema incluem:
- Paracentese e lavagem da câmara anterior isoladas ou em associação a um procedimento filtrante (p. ex., trabeculectomia).
- Expressão do coágulo com pelo limbo.
- Remoção automatizada do coágulo (hifemectomia) com equipamento de vitrectomia. (Tome cuidado para evitar o cristalino e a córnea; vasodilatadores podem ajudar a manter a câmara durante a remoção do coágulo. Mantenha a íris entre o instrumento de vitrectomia e o cristalino para minimizar o risco de catarata iatrogênica.)
- Iridectomia periférica com ou sem um procedimento filtrante para aliviar o bloqueio pupilar, que pode estar associado a um hifema em bola 8 (preta).
  A Figura 20-3 fornece um algoritmo para o exame diagnóstico e tratamento de um paciente que se apresenta com um hifema.
- A gonioaspiração trabecular tem sido relatada como um método bem-sucedido para o tratamento da elevação da pressão ocular resultante de sangue obstruindo a malha trabecular em pacientes com célula falciforme.

31. Cite os tipos de glaucoma secundário associados ao hifema traumático.
Uma elevação aguda na pressão intraocular (IOP) geralmente se deve a uma obstrução da malha trabecular por eritrócitos ou os produtos de sua quebra. A pressão intraocular em que a terapia clínica ou cirúrgica é iniciada deve ser individualizada e depende da presença de dano glaucomatoso prévio do nervo óptico, disfunção endotelial corneana ou doença falciforme.

O glaucoma secundário tardio pode-se desenvolver semanas ou anos após um hifema. As causas de glaucoma secundário tardio estão listadas no Quadro 20-2. Em um estudo retrospectivo caso-controle, revisando pacientes com lesões abertas do globo ocular, 17% dos pacientes desenvolveram hipertensão ocular definida como IOP > 22 mmHg em mais de um exame ou necessitando de tratamento. Um fator de risco preditivo inclui a presença de hifema, o que reitera a importância do monitoramento cuidadoso da IOP após o trauma.

GLAUCOMA TRAUMÁTICO E HIFEMA

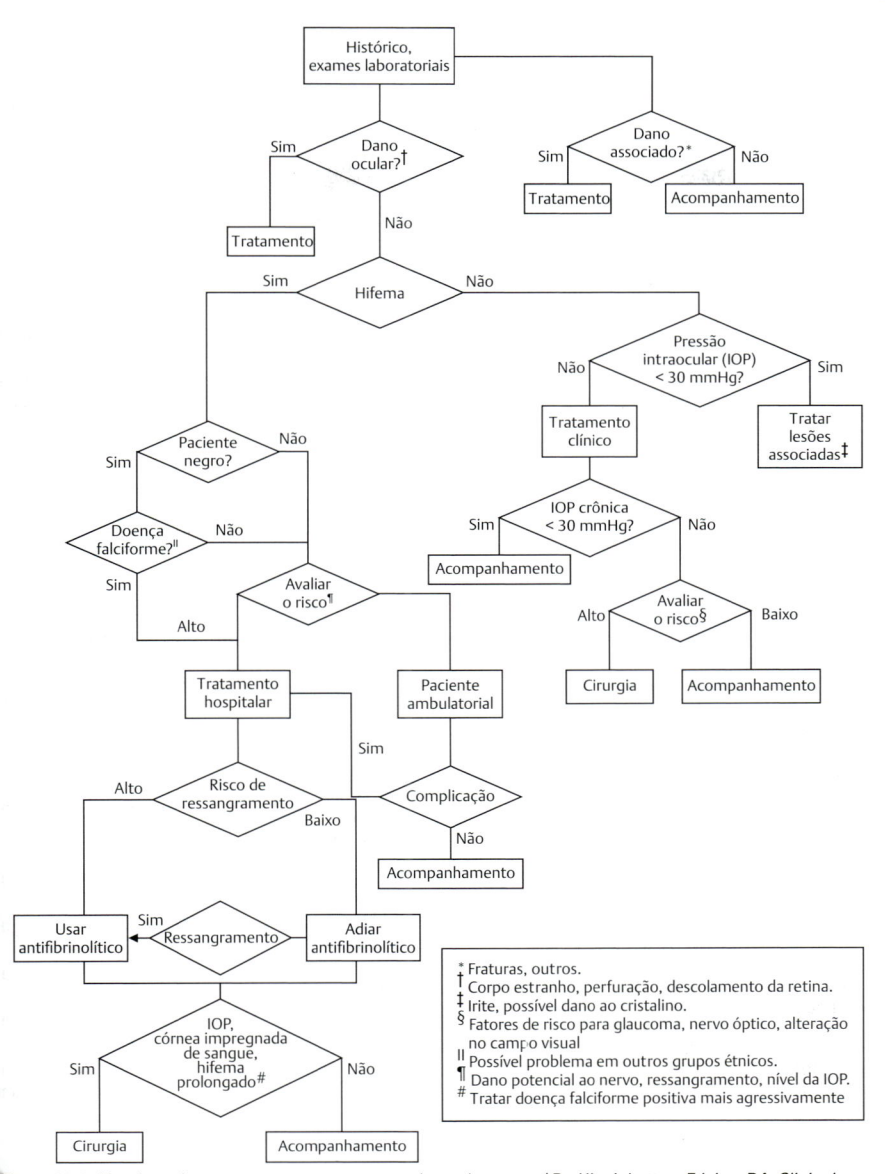

Figura 20-3. Algoritmo de tratamento para trauma ocular e glaucoma. (*De Higginbottom EJ, Lee DA: Clinical guide to glaucoma management. Woburn, MA, Butterworth-Heinemann, 2004.*)

* Fraturas, outros.
† Corpo estranho, perfuração, descolamento da retina.
‡ Irite, possível dano ao cristalino.
§ Fatores de risco para glaucoma, nervo óptico, alteração no campo visual.
‖ Possível problema em outros grupos étnicos.
¶ Dano potencial ao nervo, ressangramento, nível da IOP.
# Tratar doença falciforme positiva mais agressivamente

32. A chance do desenvolvimento de glaucoma secundário está relacionada com o tamanho do hifema?

Embora haja relatos conflitantes, a chance de desenvolver um glaucoma secundário pode estar relacionada com o tamanho do hifema. Um glaucoma secundário ocorreu em 13,5% dos olhos em que o sangue preenchia metade da câmara anterior, em 27% dos olhos em que o sangue preenchia mais da metade da câmara anterior, e em 52% dos olhos em que havia um hifema total. No entanto, a quantidade de sangue pode simplesmente ser um marcador indireto do grau do hifema.

> **Quadro 20-2.** Glaucomas Secundários Associados com Hifema Traumático
>
> **A. Precoces**
> 1. Obstrução da malha trabecular com glóbulos vermelhos e fibrina, resultando em glaucoma secundário de ângulo aberto
> 2. Bloqueio pupilar por coágulo sanguíneo, resultando em glaucoma secundário de ângulo fechado
> 3. Glaucoma hemolítico
> 4. Glaucoma induzido pelo uso de esteroides no tratamento
>
> **B. Tardios**
> 1. Glaucoma por recessão angular
> 2. Glaucoma de célula-fantasma
> 3. Formação de sinéquias periféricas anteriores, resultando em glaucoma secundário de ângulo fechado
> 4. Formação de sinéquias posteriores com íris bombé, resultando em glaucoma secundário de ângulo fechado
> 5. Glaucoma hemossiderótico ou hemolítico

Hemorragias recorrentes são frequentemente maiores do que o hifema inicial e carregam um risco maior de desenvolvimento de glaucoma secundário. Pacientes com hifema em bola 8 desenvolvem glaucoma praticamente 100% das vezes.

33. Por que e quando é importante realizar uma gonioscopia em pacientes que tenham apresentado um hifema?

A aparência gonioscópica de recessão angular pode mudar com o tempo. Imediatamente após um trauma ocular contuso, o hifema pode obscurecer a visualização adequada do ângulo. Uma avaliação gonioscópica minuciosa com endentação é recomendada aproximadamente 6 semanas após o trauma, momento em que o olho já se recuperou, o hifema se resolveu, e o risco de mais lesão foi minimizado. As pistas que podem ajudar o oftalmologista a diagnosticar uma recessão angular antiga incluem a presença de processos de laceração na íris, depressão ou lacerações da malha trabecular e aumento do branqueamento do esporão escleral.

Até 10% dos pacientes com mais de 180 graus de recessão angular eventualmente desenvolverão um glaucoma traumático crônico. O termo *glaucoma por recessão angular* também pode ser usado para descrever o glaucoma traumático crônico que ocorre em associação a uma recessão angular.

34. Com um histórico de trauma ocular, como é possível fazer o diagnóstico de recessão angular na gonioscopia?

A recessão angular pode ser diagnosticada por um exame gonioscópico cuidadoso do olho lesionado e por comparação do mesmo ao olho não traumatizado. A gonioscopia pode revelar um alargamento irregular do corpo ciliar, indicando uma laceração entre os músculos longitudinais e circulares do corpo ciliar. Uma faixa de corpo ciliar normal sem recessão normalmente não é tão larga como a malha trabecular e deve ter uma largura aproximadamente regular através de toda sua circunferência. A recessão angular é encontrada em 60 a 94% dos pacientes com hifema traumático (Fig. 20-4).

35. Explique a diferença entre uma ciclodiálise e uma recessão angular.

Embora não seja tão comum quanto à recessão angular, a ciclodiálise pode ocorrer após um trauma contuso compressivo. Uma recessão angular é uma laceração dentro do próprio corpo ciliar, enquanto uma ciclodiálise é uma laceração entre o corpo ciliar e o esporão escleral. A desinserção da úvea a partir da esclera permite passagem livre de fluido aquoso da câmara anterior para o espaço subcoróideo, permitindo, assim, acesso direto à via de fluxo de saída uveal. Hipotonia temporária ou permanente é comum. Uma fenda de ciclodiálise deve ser suspeitada e cuidadosamente procurada quando a pressão intraocular permanecer baixa após um trauma ocular. Outras causas para uma pressão intraocular baixa após trauma são descolamento da retina e diminuição na produção do corpo ciliar mediada por inflamação.

36. Uma vez que haja suspeita de fenda de ciclodiálise, como ela pode ser diagnosticada?

Uma fenda de ciclodiálise traumática pode ser diagnosticada por um exame gonioscópico cuidadoso. Embora a parede da fenda de ciclodiálise seja branca (isto é, esclera), ela aparece sombreada, por causa do fato de que está se olhando dentro de um buraco. Isto é o oposto da aparência diagnóstica de recessão angular, que aparece simplesmente como uma faixa alargada de corpo ciliar após uma laceração no próprio corpo ciliar. O tratamento para uma fenda de ciclodiálise inclui atropina, *laser* e reparo

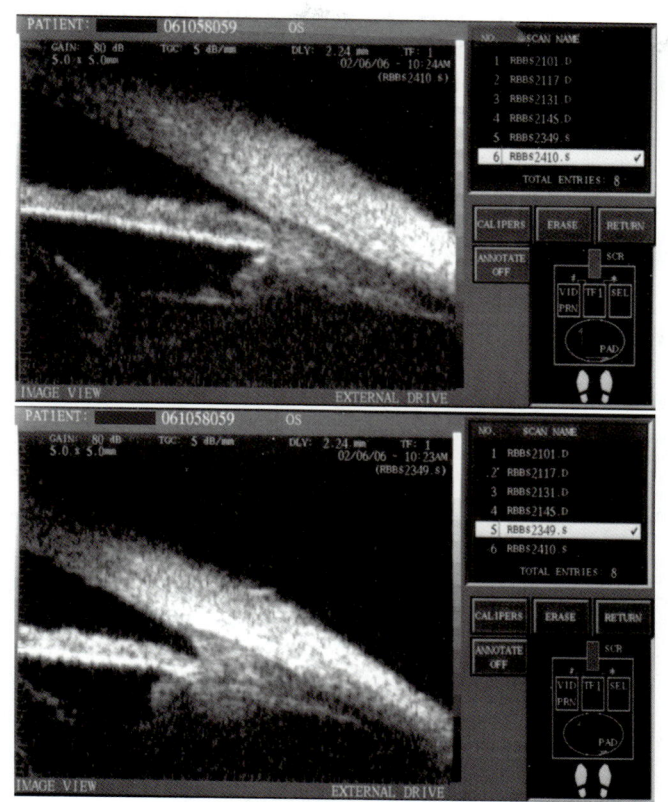

Figura 20-4. Biomicroscopia ultrassônica de recessão angular. **Superior**, Ângulo normal. **Inferior**, Recessão angular.

cirúrgico. A biomicroscopia por ultrassom fornece imagens em alta resolução (até 50 μm) do ângulo da câmara anterior, o que pode ser particularmente útil se a fenda for pequena ou como parte da avaliação preparatória para mapear a extensão de uma fenda grande (ver Fig. 20-4).

37. Quanto tempo após um hifema traumático o paciente está em risco de desenvolvimento de glaucoma por recessão angular?

O glaucoma por recessão angular pode-se desenvolver semanas ou muitos anos após um trauma ocular contuso. Os pacientes que desenvolverem glaucoma traumático ou por recessão angular podem ter uma predisposição subjacente ao glaucoma de ângulo aberto primário (POAG). Acredita-se que o trauma infligido a uma malha trabecular predisposta a um fluxo de saída de aquoso reduzido (POAG) pode ser o suficiente para levar ao limite uma malha trabecular já comprometida, resultando em um glaucoma por recessão angular. As evidências que dão suporte a esta predisposição subjacente de redução no fluxo de saída do aquoso incluem uma incidência incomumente alta de POAG no olho não traumatizado e uma tendência maior da pressão intraocular aumentada pelo uso de corticosteroides tópicos. Portanto, o tratamento de pacientes com recessão angular inclui acompanhamento a longo prazo tanto do olho lesionado, como do olho não lesionado.

38. Explique a fisiopatologia do glaucoma por recessão angular. É um resultado direto de lesão ao corpo ciliar?

Não. A recessão angular é meramente um marcador para lesão por contusão do segmento anterior, especificamente, lesão à malha trabecular. Acredita-se que o glaucoma por recessão angular não seja decorrente da própria recessão angular (isto é, uma laceração no corpo ciliar), mas sim a (1) um dano direito à malha trabecular e subsequente inflamação a partir do trauma contuso ou (2) uma extensão de uma membrana similar à membrana de Descemet cobrindo a malha trabecular. Ambos os mecanismos podem, por fim, levar à obstrução crônica na via do fluxo de saída do humor aquoso.

39. Descreva o tratamento para o glaucoma por recessão angular.

Olhos com glaucoma traumático secundário têm redução no fluxo de saída convencional por causa de uma lesão na malha trabecular e podem, portanto, mudar para um fluxo de saída primariamente uveoescleral. Substâncias mióticas realmente podem aumentar paradoxalmente a pressão intraocular, possivelmente ao diminuir o fluxo de saída uveoescleral. A trabeculoplastia a *laser* não tem uma alta taxa de sucesso neste cenário. Análogos da prostaglandina, β-bloqueadores, inibidores da anidrase carbônica, ciclopégicos e cirurgia filtrante são os tratamentos mais eficazes para o glaucoma por recessão angular.

BIBLIOGRAFIA

Berrios RR, Dreyer EB: Traumatic hyphema, Ophthalmol Clin 35:93–103, 1995.
Caprioli J, Sears ML: The histopathology of black-ball hyphema: a report of two cases, Ophthalmic Surg 15:491–495, 1984.
Chi TS, Netland PA: Angle recession of glaucoma, Int Ophthalmol Clin 35:117–126, 1995.
Coles WH: Traumatic hyphema: an analysis of 235 cases, South Med J 61:813, 1968.
Crouch ER, Frenkel M: Aminocaproic acid in the treatment of traumatic hyphema, Am J Ophthalmol 81:355–360, 1976.
Dietse MC, Hersh PS, Kylstra JA, et al.: Intraocular pressure increase associated with epsilon aminocaproic acid therapy or traumatic hyphema, Am J Ophthalmol 106:383–390, 1988.
Goldberg MF: Antifibrinolytic agents in the management of traumatic hyphema, Arch Ophthalmol 101:1029–1030, 1983.
Gottsch JD: Hyphema: diagnosis and management, Retina 10:S65–S71, 1990.
Herschler J: Trabecular damage due to blunt anterior segment injury and its relationship to traumatic glaucoma, Trans Am Ophthalmol Otolaryngol 83:239–248, 1977.
Kanski JJ, Bowling B: Clinical ophthalmology: a systematic approach, ed 7, Edinburgh, 2011, Elsevier Limited.
Kennedy RH, Brubaker RF: Traumatic hyphema in a defined population, Am J Ophthalmol 106:123–130, 1988.
Kutner B, Fourman S, Brein K, et al.: Aminocaproic acid reduces the risk of secondary hemorrhage in patients with traumatic hyphema, Arch Ophthalmol 105:206–208, 1987.
McGetrick JJ, Jampol LM, Goldberg MF, et al.: Aminocaproic acid decreases secondary hemorrhage after traumatic hyphema, Arch Ophthalmol 101:1031–1033, 1983.
Pandey P, Sung VS: Gonioaspiration for refractory glaucoma secondary to traumatic hyphema in patients with sickle cell trait, Ophthalmic Surg Lasers Imaging 41:386–389, 2010.
Parrish R, Bernardino V: Iridectomy in the surgical management of eight-ball hyphema, Arch Ophthalmol 100:435–437, 1982.
Read J, Goldberg MF: Blunt ocular trauma and hyphema, Int Ophthalmol Clin 14:57–97, 1974.
Ritch R, Shields MB, Krupin T: The glaucomas, ed 2, St. Louis, 1996, Mosby.
Sears ML: Surgical management of black-ball hyphema, Trans Am Acad Ophthalmol Otolaryngol 74:820–827, 1970.
Shields MB: Textbook of glaucoma, ed 4, Baltimore, 1998, Williams & Wilkins.
Shingleton BJ, Hersh PS, Kenyon KR: Eye trauma, St. Louis, 1991, Mosby.
Spaeth GL, Levy PM: Traumatic hyphema: its clinical characteristics and failure of estrogens to alter its course. A doubleblind study, Am J Ophthalmol 62:1098–1106, 1966.
Tesluk GC, Spaeth GL: The occurrence of primary open-angle glaucoma in the fellow eye of patients with unilateral anglecleavage glaucoma, Ophthalmology 92:904–912, 1985.
Turalba AV, Shah AS, Andreoli TM, Rhee DJ: Predictors and outcomes of ocular hypertension after open-globe injury, J Glaucoma 23:5–10, 2014.
Volpe NJ, Larrison WI, Hersh PS, et al.: Secondary hemorrhage in traumatic hyphema, Am J Ophthalmol 112:507–513, 1991.
Wilson FM: Traumatic hyphema pathogenesis and management, Ophthalmology 87:910–919, 1980.
Wilson TW, Jeffers JB, Nelson LB: Aminocaproic acid prophylaxis in traumatic hyphema, Ophthalmic Surg 21:807–809, 1990.
Wolff SM, Zimmerman LE: Chronic secondary glaucoma, Am J Ophthalmol 54:547–562, 1962.

CATARATAS
Richard Tipperman

CATARATAS

1. Explique a derivação da palavra *catarata*.
A palavra catarata vem da palavra grega *cataractos*, que descreve a água que corre rapidamente. A água que corre rapidamente se torna branca, assim como cataratas maduras.

2. Qual é a principal causa de cegueira no mundo todo?
Acredite ou não, cataratas, que são tratáveis, permanecem como uma das principais causas de cegueira no mundo.

3. O que é catarata esclerótica nuclear?
Uma catarata esclerótica nuclear descreve a esclerose ou o escurecimento vistos na porção central do núcleo do cristalino. Este tipo de catarata é tipicamente vista em pacientes mais velhos. Conforme as células epiteliais equatoriais da lente continuam a se dividir, elas produzem compactação das fibras mais centrais e esclerose.

4. O que produz a cor marrom vista em cataratas?
A cor marrom vem do pigmento urocromo.

5. O que é "segunda visão"? Como ela está associada a cataratas escleróticas nucleares?
Conforme os pacientes desenvolvem cataratas escleróticas nucleares, o aumento da densidade do cristalino induz miopização do paciente. Como resultado dessa miopia, muitos pacientes que precisavam de óculos para leitura descobrem que são capazes de ler letras pequenas bem de perto sem o uso de óculos. No passado, este fenômeno era denominado "segunda visão". Interessantemente, os pacientes por engano acreditam que seus olhos estão ficando mais fortes e melhores, quando na verdade o caso é o oposto. "Segunda visão" indica progressão da catarata.

6. Quais são os sintomas típicos de cataratas escleróticas nucleares?
Em geral, todos os tipos de cataratas causam diminuição da visão. Cataratas escleróticas nucleares tendem a causar problemas com visão a distância, mas preservam a visão de leitura por causa da miopização mencionada anteriormente.

7. O que são cataratas subcapsulares posteriores?
Cataratas subcapsulares posteriores são opacidades granulares vistas principalmente no córtex posterior central imediatamente adjacente à cápsula posterior. Elas têm uma aparência do tipo hialino.

8. Quais são os sintomas de cataratas subcapsulares posteriores?
Diferentemente dos pacientes com cataratas escleróticas nucleares, os pacientes com cataratas subcapsulares posteriores frequentemente têm boa visão a distância, mas tipicamente têm baixa visão para perto. Além disso, os pacientes com cataratas subcapsulares posteriores frequentemente têm extrema dificuldade com iluminação intensa, de forma que a visão é melhor em ambientes com iluminação moderada.

9. Quais são os achados sistêmicos associados em pacientes com cataratas?
Em geral, **cataratas escleróticas nucleares** são vistas em pacientes idosos, embora elas possam ocorrer em pacientes jovens também. Em pacientes mais jovens, elas são frequentemente associadas à alta miopia.

Cataratas subcapsulares posteriores são comuns nos diabéticos, usuários de corticosteroides e pacientes com histórico de inflamação intraocular (uveítes).

10. Quais são as principais causas de cataratas na infância?
As causas comuns de cataratas congênitas incluem herança familiar, infecção intrauterina (p. ex., rubéola), doenças metabólicas (p. ex., galactosemia) e anormalidades cromossômicas. Avaliação completa pelo pediatra é mandatória para qualquer criança com catarata congênita.

11. O que é catarata morganiana?
Catarata morganiana é a liquefação do córtex que ocorre na catarata madura em que se observa o núcleo maduro através do córtex liquefeito.

12. O que é glaucoma facolítico?
O glaucoma facolítico pode ocorrer com cataratas morganianas e cataratas maduras. O córtex liquefeito atravessa a membrana capsular e entra na câmara posterior, produzindo uma resposta inflamatória que coagula na malha trabecular e resulta em pressão intraocular elevada.

13. O que é glaucoma facomórfico?
Conforme a catarata amadurece, o cristalino fica maior (intumescente). Conforme a lente aumenta de tamanho, ela empurra a raiz da íris e o corpo ciliar para frente, estreitando o ângulo entre a íris e a córnea periférica na região da malha trabecular. Se o ângulo estreitar o suficiente, a pressão pode-se elevar por causa do fechamento angular. O tratamento envolve remoção da catarata.

14. O que é pseudoexfoliação? Qual é sua relação com as cataratas?
A pseudoexfoliação é uma condição em que material da membrana basal da zônula e da cápsula do cristalino é liberado para a câmara anterior e cápsula anterior do cristalino. Pacientes com pseudoexfoliação têm uma predisposição para o desenvolvimento de glaucoma, presumidamente por causa de coagulação do material exfoliado na malha trabecular. Os pacientes com pseudoexfoliação frequentemente apresentam um desafio ao cirurgião de catarata em razão da dificuldade na dilatação pupilar, e frequente fragilidade zonular causando complicações intraoperatórias como desinserção zonular. Por causa da propensão ao desenvolvimento de glaucoma, os pacientes frequentemente têm elevação da pressão intraocular no pós-operatório.

15. Um paciente submetido à cirurgia de catarata bem-sucedida e sem complicações, anos após a cirurgia aparece com luxação da lente intraocular (IOL). Qual a provável condição oftalmológica associada o paciente apresenta?
O paciente provavelmente apresenta pseudoexfoliação.

16. O que é síndrome da exfoliação verdadeira em oposição à síndrome da pseudoexfoliação?
A exfoliação verdadeira é encontrada em profissionais sopradores de vidro que ficam em frente a fornalhas quentes o dia todo. Grandes camadas de material saem da cápsula anterior do cristalino. Tais cataratas são denominadas **cataratas dos sopradores de vidro**. Com as técnicas modernas de processamento de vidro, elas não são mais vistas. Como o tipo de material produzido na pseudoexfoliação parecia similar ao material produzido em uma catarata dos sopradores de vidro, ela foi denominada pseudoexfoliação para distingui-la do material exfoliativo produzido por exposição ao calor.

17. Quais síndromes sistêmicas devem ser consideradas em um paciente com luxação espontânea do cristalino?
Nestes pacientes, o sistema de suporte zonular foi rompido. A luxação espontânea do cristalino é mais comum na síndrome de Marfan e em homocistinúria. Os pacientes típicos com síndrome de Marfan são altos, magros e esguios e exibem aracnodactilia. O cristalino na síndrome de Marfan tendem a se deslocar superiormente. Na homocistinúria, o cristalino tende a se deslocar inferiormente. Trauma também deve ser considerado em todos os pacientes com luxação de cristalino. Raramente, pseudoexfoliação pode ser uma causa.

PONTOS-CHAVE: LENTES LUXADAS E SUBLUXADAS
1. Pacientes com cristalino luxado devem ser avaliados quanto a trauma.
2. A síndrome de Marfan mais frequentemente faz com que o cristalino se desloque superiormente. Os pacientes precisam de avaliação quanto a possíveis anormalidades cardíacas e aórticas e descolamentos de retina.
3. A homocistinúria mais frequentemente faz com que o cristalino se desloque inferiormente. Os pacientes têm um alto risco de eventos tromboembólicos.

18. Quais outras condições clínicas são comuns em pacientes com uma catarata traumática?
Um trauma contuso pode produzir uma catarata. Os pacientes frequentemente têm lacerações no esfíncter associadas e podem até mesmo ter iridodiálise ou recessão angular. Se o trauma tiver sido grave, algumas ou todas as zônulas pode ser rompidas, fazendo com que o cristalino fique solto dentro do olho. Este fenômeno é denominado **facodonese**. Descolamento retiniano e neuropatia óptica podem também estar presentes e causar diminuição da visão.

19. Quais são as indicações para a cirurgia de catarata?
A indicação básica para a cirurgia de catarata é uma função visual reduzida que interfere com atividades da vida diária. Esta indicação obviamente varia, dependendo da idade do paciente e do grau de ati

vidade. Por exemplo, um contador de 40 anos de idade com uma catarata subcapsular posterior pode ser muito mais sintomático do que um com 85 anos de idade que não lê nem dirige mais. Casos em que a cirurgia de catarata é medicamente necessária (p. ex., glaucoma facomórfico e facolítico) são extremamente incomuns. Os pacientes com catarata devem ser informados de que a cirurgia de catarata é quase sempre um procedimento eletivo e que não operar a catarata não causa dano ao físico ao olho. No entanto, é importante estar atento aos padrões da acuidade visual com optótipos de Snellen e do campo visual para informar os pacientes adequadamente quanto à direção de veículos automotores.[1] Esses padrões podem ser encontrados no "*Physicians'Desk Reference*" para medicamentos oftálmicos. Além de anotar a acuidade de Snellen e importante formalmente documentar as dificuldades visuais subjetivas do paciente, como "dificuldade para dirigir à noite" ou "dificuldade para ler".

20. Uma catarata precisa estar "madura" para ser operada?
Muitos anos atrás, quando a cirurgia de catarata era realizada com remoção de todo cristalino e deixando o paciente afácico, a catarata precisava ser densa o suficiente para ser removida de uma só vez e estar causando tanto prejuízo à visão que o paciente se beneficiaria da cirurgia de catarata.

Atualmente, o "amadurecimento" da catarata não é mais uma condição necessária para indicação de cirurgia. As indicações para a cirurgia de catarata em geral são dificuldades visuais funcionais secundárias à catarata, interferindo com as atividades cotidianas do paciente ou sua qualidade geral de vida. Tipicamente se o paciente tiver uma acuidade visual (ou incapacidade com brilho intenso) que reduz sua visão para 20/50 ou pior, ele pode ser considerado um candidato à cirurgia de catarata.

21. O que é afacia? O que são óculos afácicos? O que é pseudofacia?
Afacia é a condição em que cristalino do paciente (*phakos*) foi removido cirurgicamente, isto é o resultado da cirurgia intracapsular. **Óculos afácicos** são os óculos "fundo de garrafa" que os pacientes tinham que usar para conseguir o poder de foco necessário do olho sem o cristalino. **Pseudofacia** ou "lente artificial" é o termo utilizado para descrever um olho com lente intraocular implantada.

22. De que forma o poder da lente intraocular (IOL) é determinado? Qual é o poder da lente intraocular mais comumente utilizado?
O poder da IOL apropriado para um paciente é determinado medindo-se a curvatura da córnea do paciente (valores da ceratometria) bem como o comprimento do olho (comprimento axial). Estas duas medidas são então utilizadas por equações multivariáveis para ajudar a determinar a dioptria da lente do paciente individualmente.

A dioptria da IOL mais comumente utilizado é de 18 D.

23. O que são lentes intraoculares multifocais? Como estas lentes funcionam?
Com a cirurgia de catarata padrão e IOLs convencionais há apenas uma distância focal fixa. Portanto, se um paciente consegue boa acuidade visual para longe não corrigida após a cirurgia de catarata, ele não será capaz de ver de perto sem correção, porque a lente artificial não consegue se acomodar para ajustar sua extensão focal da forma que o cristalino consegue.

IOLs multifocais de tecnologia recente atualmente permitem que os pacientes tenham a capacidade de ver tanto a distância como de perto. Nos Estados Unidos existem três IOLs aprovadas pela FDA que alcançam estes resultados com diferentes tecnologias. A Crystalens (Bausch & Lomb) utiliza uma fina lente óptica projetada para produzir um certo grau de acomodação; a lente ReZoom (Abbott Medical Optics) usa diferentes raios de curvatura para criar uma lente refrativa zonal, e as lentes Restor (Alcon) usam uma combinação de óptica difrativa e refrativa para criar imagens multifocais.

24. O que é IFIS? O que é pupila de Flomax?
IFIS é um acrônimo para "intraoperative floppy iris syndrome" (síndrome intraoperatória da íris flácida). Esta condição ocorre em pacientes que estão usando tansulosina (Flomax) para hipertrofia prostática benigna. A tansulosina é um bloqueador simpático sistêmico do receptor α1-A, que melhora o baixo fluxo do canal urinário ao relaxar o colo da bexiga e o músculo liso prostático.

Pacientes usando tansulosina que são submetidos à cirurgia de catarata apresentam anormalidades pupilares que incluem íris flácida, que ondula e levanta em resposta a correntes fluídicas da pupila. Também há uma tendência de a íris sofrer prolapso tanto através da incisão do faco quanto pela paracentese. Por último, há tipicamente uma constrição pupilar intraoperatória progressiva apesar da dilatação farmacológica aparentemente adequada no início da cirurgia. Acredita-se que estas anormalidades na íris ocorram porque o músculo liso da íris também tem adrenorreceptores-α1 que são afetados pela tansulosina.

N. do T.: No Brasil o padrão de Acuidade Visual e Campo Visual exigidos para obter CNH podem ser obtidos na Resolução Nº 267 do CONTRAN (Conselho Nacional de Trânsito).

Como a cirurgia de catarata é mais difícil em pacientes com pupilas pouco dilatadas e as anormalidades notadas anteriormente, a cirurgia de catarata em pacientes usando tansulosina também pode ser mais difícil. Intrigantemente, mesmo se o paciente descontinuar a tansulosina por 4 semanas antes da cirurgia de catarata, as anormalidades na pupila persistem. As estratégias cirúrgicas para lidar com esta situação incluem a utilização de um agente viscoelástico altamente coesivo e dispositivos retratores da íris.
www.ascrs.com

25. Qual é a diferença entre uma lente de câmara anterior e uma lente de câmara posterior? O que é "saco capsular"?

Uma lente de câmara posterior é tipicamente utilizada na cirurgia de catarata de rotina. Durante a cirurgia uma abertura circular denominada capsulorrexe é feita na cápsula que contorna o cristalino com catarata. A catarata é removida, e então a nova lente é colocada dentro do saco capsular, que é a membrana que fica, quando a catarata é removida. Esta região do olho é denominada câmara posterior, por isso a IOL implantada neste sítio é denominada lente de câmara posterior.

Às vezes não é possível colocar uma lente de câmara posterior por causa de fragilidade do saco capsular ou uma complicação intraoperatória que perturbe sua integridade. Nestes casos uma das opções é colocar uma lente na porção entre a íris e a córnea (câmara anterior), por isso o termo lente de câmara anterior. Lentes de câmara anterior se fixam ao olho ao se alocarem no esporão escleral. Se não posicionadas corretamente, estas IOLs têm o potencial de irritar o sensível tecido uveal da íris e provocar complicações.

26. O que é opacificação capsular posterior? O que é membrana secundária? Pode uma catarata surgir novamente após a cirurgia?

A IOL substitui o cristalino com catarata ao se alocar no saco capsular. Lentamente, com o tempo, células epiteliais residuais no saco capsular podem crescer através da porção posterior da cápsula e fazer com que ela fique opacificada. Com o tempo, a cápsula pode ficar tão opacificada que pode parecer que a catarata "voltou". A catarata nunca pode voltar, mas a cápsula posterior pode ficar opacificada, deteriorando a visão como se houvesse recorrência da catarata.

27. O que é capsulotomia com YAG?

Quando a baixa de visão se torna clinicamente significativa, o paciente pode ser submetido a uma capsulotomia com laser Nd:YAG. As iniciais são um acrônimo para neodímio, ítrio, alumínio e granada, que são materiais utilizados para permitir que o *laser* funcione adequadamente e abra a cápsula posterior.

28. Qual é a origem do termo *"laser"*?

Laser é um acrônimo para "*light amplification by stimulated emission of radiation*" (amplificação da luz por emissão estimulada de radiação).

29. Qual é a diferença entre cirurgia intracapsular e extracapsular?

Cirurgia **intracapsular** é um tipo de cirurgia de catarata em que os pacientes recebiam uma incisão extensa no limbo córneo-escleral, e o cristalino com a cápsula íntegra (saco capsular) era removido (normalmente com o auxílio de uma sonda de crio bem como aplicação de α-quimotripsina para dissolver a zônula). Nestes casos nenhuma lente era implantada e o paciente permanecia afácico.

Na cirurgia **extracapsular**, a cápsula cristaliniana é aberta, e o cristalino com catarata é removido. A cápsula, no entanto, permanece no olho para dar suporte à IOL de câmara posterior.

30. O que é *"couching"*?

Couching descreve uma técnica antiga para a cirurgia de catarata em que uma agulha era inserida dentro do olho e usada para empurrar uma catarata madura para dentro da cavidade vítrea. Embora a taxa de complicação fosse extremamente alta e o resultado visual limitado, na antiguidade permitia que os pacientes com cataratas maduras fossem capazes de obter novamente um grau limitado de visão.

BIBLIOGRAFIA

Datilles M: Clinical evaluation of cataracts. In Tasman W, Jaeger E, editors: Duane's clinical ophthalmology, vol. 1. Philadelphia, 1996, Lippincott-Raven, pp 1–15.

Datilles M, Kinoshita J: Pathogenesis of cataracts. In Tasman W, Jaeger E, editors: Duane's clinical ophthalmology, vol. 1. Philadelphia, 1996, Lippincott-Raven, pp 1–9.

Datilles M, Magno B: Cataract: clinical types. In Tasman W, Jaeger E, editors: Duane's clinical ophthalmology, vol. 1. Phildelphia, 1996, Lippincott-Raven, pp 1–25.

TÉCNICAS PARA A CIRURGIA DE CATARATA

Sydney Tyson

CAPÍTULO 22

1. **Quais são as indicações para a cirurgia de catarata?**
   Em geral, a decisão de realizar a cirurgia de catarata é eletiva. Baseia-se nas necessidades pessoais do paciente e na avaliação médica em relação à probabilidade de melhora da visão. Para algumas pessoas, mesmo uma pequena perda de visão é inaceitável. Outras podem escolher adiar a cirurgia porque a baixa de visão pela catarata não interfere seriamente em suas vidas. A pergunta-chave é se o paciente sente ou não que a catarata interfere com sua qualidade de vida. Evidentemente o médico deve prestar atenção às exigências legais da acuidade visual para condução de veículos.

2. **Quais são os dois métodos não cirúrgicos de tratamento para catarata?**
   - **Refração:** Os pacientes com catarata podem apresentar uma miopização que ocasionalmente pode ser corrigida com prescrição de óculos para compensar esta alteração. No entanto, se a alteração for grande e unilateral, a visão binocular pode ser comprometida por diferenças no tamanho das imagens entre os dois olhos. Esta anisometropia pode impelir os pacientes a realizar a cirurgia.
   - **Midríase pupilar:** Uma pupila em midríase permite que raios de luz entrem ao redor da catarata (tal como uma catarata subcapsular posterior) em vez de ser bloqueada por raios de luz que tentam passar através de uma catarata turva.

3. **Quais testes pré-operatórios são usados para medir a deficiência visual?**
   Nenhum teste descreve adequadamente o efeito de cataratas no funcionamento visual do paciente, mas os testes mais amplamente utilizados são estes:
   - Acuidade visual com optótipos de Snellen (isto é, 20/20).
   - Teste de potencial de acuidade visual. Este teste estima a acuidade visual pós-operatória ao projetar uma tabela de optótipos de Snellen através da catarata do paciente. Mais frequentemente, ele é usado para diferenciar se baixa de visão do paciente é decorrente da catarata ou de doenças retinianas.
   - Teste de ofuscamento/sensibilidade ao contraste. Este teste simula condições luminosas ao ar livre e determina a visão de um paciente quando ela está sendo utilizada em condições mais normais. A situação de alto contraste em um teste de Snellen pode superestimar as capacidades de um paciente. Um paciente pode ter acuidade de 20/40 em um quarto escuro, mas pode ter 20/100 com o teste de ofuscamento, o que poderia significativamente prejudicar a habilidade de condução de veículos.

> **PONTOS-CHAVE: TESTES DE DEFICIÊNCIA VISUAL**
> 1. Acuidade visual com optótipos de Snellen.
> 2. Teste de potencial da acuidade visual.
> 3. Teste de ofuscamento.
> 4. Teste de sensibilidade ao contraste.

4. **Quais são as etapas básicas na extração da catarata?**
   1. A pupila é dilatada com medicamentos.
   2. O olho e as pálpebras são desinfetados com um antisséptico, normalmente baseado em iodo.
   3. O olho e as pálpebras são anestesiados, e um blefarostato é colocado para manter as pálpebras abertas.
   4. Uma incisão é feita penetrando na da câmara anterior (AC).
   5. Um material viscoelástico (gel viscoso, protetor) é injetado dentro da AC.
   6. A cápsula anterior é aberta por capsulotomia ou capsulorrexe para ganhar acesso ao cristalino.
   7. O núcleo é removido manualmente ou por facoemulsificação.

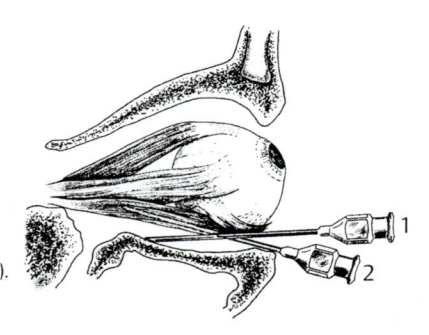

Figura 22-1. Injeção retrobulbar. Se a ponta da agulha bater no assoalho da órbita, conforme é inserida (ver *1*), ela é levemente retirada e direcionada mais superiormente (ver *2*). (*De Jaffe NS, Jaffe MS, Jaffe GF: Cataract surgery and its complications.* St. Louis, Mosby, 1990.)

8. O córtex residual é removido.
9. Uma lente intraocular (IOL) é inserida.
10. A incisão é suturada.

5. De que forma o olho é anestesiado para a cirurgia?
A maioria dos cirurgiões prefere anestesia local em vez de geral para a cirurgia de catarata em adultos. Com menos frequência, acinesia facial com um agente de curta duração, como lidocaína ou hialuronidase (um potenciador da difusão) pode ser dada para evitar que as pálpebras se fechem durante a cirurgia. Existem três tipos de anestesia:
- **Retrobulbar:** Um anestésico (normalmente uma combinação de um agente de curta duração e um agente de longa duração com hialuronidase) é injetado dentro do cone muscular para alcançar acinesia e anestesia do globo (Fig. 22-1).
- **Peribulbar:** Um anestésico é injetado fora do cone muscular. Embora este bloqueio demore mais para fazer efeito (12–25 minutos), há menos complicações porque uma agulha mais curta é utilizada.
- **Tópica:** Avanços na tecnologia permitiram que cirurgiões hábeis realizassem o procedimento de catarata em 10–15 minutos. Com tempos operatórios tão curtos, a anestesia prolongada e a acinesia se tornam menos críticas. Colírios tópicos ou géis feitos de agentes de curta duração, como lidocaína ou tetracaína, podem ser utilizados para anestesiar o olho o suficiente para completar o procedimento. A vantagem para o paciente é a visão binocular instantânea pós-operatoriamente sem o risco de complicações relacionadas com a injeção, potencialmente ameaçadoras à visão.
- **Intracameral:** Como um adjunto ou substituto aos anestésicos tópicos, a administração intraocular de lidocaína sem conservantes com ou sem agentes dilatadores está sendo adotada por muitos cirurgiões.

6. Quais são as desvantagens da anestesia tópica para a cirurgia de catarata?
- Como não há acinesia, o olho pode-se movimentar durante a cirurgia.
- A seleção do paciente é crucial. Os pacientes precisam ser capazes de seguir os comandos do cirurgião.

7. O que é "*couching*"?
Couching é um dos procedimentos cirúrgicos mais antigos e foi a primeira técnica conhecida para a remoção de catarata. Embora esta técnica tenha sido descrita primeiramente pelo médico indiano Susrutaca, 800 a.C., instrumentos cirúrgicos de cobre que poderiam ter sido usados para *couching* foram encontrados na tumba do rei egípcio Khasekhemwyca, 2700 a.C.[11]. Popular nos Estados Unidos até os anos 1850, o *couching* envolve perfurar o olho com uma agulha, deslocando então todo o cristalino para trás e para baixo adentro da câmara posterior. Embora possa parecer cruel para os padrões cirúrgicos modernos e propenso a uma miríade de complicações, ele ainda é realizado no Terceiro Mundo onde tecnologias avançadas não estão disponíveis.

8. Quais são as duas formas mais comuns de extração de catarata?
- **Cirurgia intracapsular** era o procedimento de escolha desde sua descoberta por Jacques Daviel, em 1752, até o início dos anos 1970. É realizado com uma criossonda, um instrumento que congela o tecido. A cirurgia intracapsular é raramente realizada nos Estados Unidos hoje, exceto em casos de luxação de cristalino.
- **Extração extracapsular da catarata (ECCE)** é a técnica mais popular. Existem dois tipos – extração manual e facoemulsificação. Ambos os métodos requerem o uso de um microscópio em funciona-

TÉCNICAS PARA A CIRURGIA DE CATARATA   213

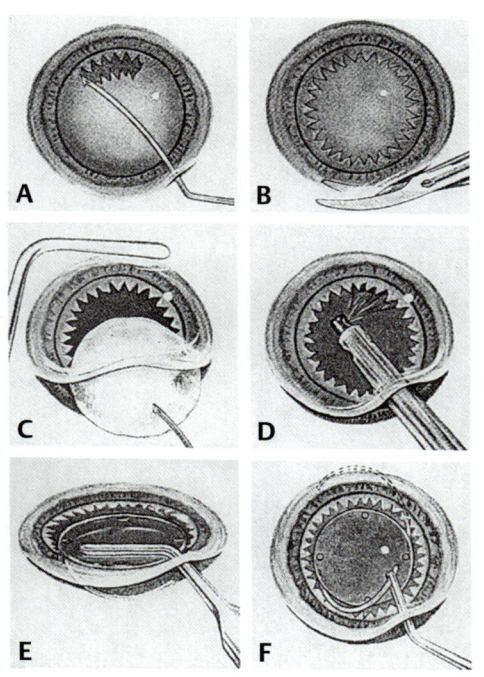

Figura 22-2. Extração extracapsular. **A,** Múltiplos pequenos cortes são feitos na cápsula anterior. **B,** Uma incisão de espessura total é completada com tesouras. **C,** O núcleo é removido. **D,** O córtex é aspirado. **E,** O háptico inferior é inserido pela incisão e passado por baixo da íris. **F,** A ponta do háptico superior é presa com uma pinça e avançada para dentro da câmara anterior; como o polo superior está limpando a borda da pupila, o braço é então pronado para assegurar que quando o háptico for liberado, ele se abra abaixo da íris e não fora da incisão. (*De Kanski JJ: Clinical Ophtalmology: a systematic approach, ed. 2, Boston, Butterworth-Heinemann, 1989.*)

mento que permita magnificação. Na cirurgia extracapsular a cápsula anterior do cristalino é removida, o núcleo rígido é exprimido, e os fragmentos corticais restantes são removidos com um dispositivo automatizado ou manual (Fig. 22-2). A vantagem da cirurgia extracapsular é a preservação da cápsula posterior, o que permite um receptáculo para uma lente intraocular. Este método também minimiza as complicações associadas à perda vítrea.

9. **O que é facoemulsificação?**
   Inventado pelo Dr. Charles Kellman, em 1967, a facoemulsificação é uma forma sofisticada de cirurgia extracapsular que permite a remoção mecânica de uma catarata através de uma incisão de 3,0 mm (Fig. 22-3). Esta redução no tamanho da incisão resulta em uma recuperação visual mais rápida e menos complicações, tornando a facoemulsificação ainda uma das tecnologias mais avançadas na cirurgia de catarata. A cirurgia extracapsular convencional requer que a lesão tenha 150 graus (aproximadamente 10 mm).

10. **Como o aparelho de facoemulsificação funciona?**
    Embora o aparelho seja complexo, suas funções são simples: irrigação, aspiração e vibração ultrassônica através de uma peça manual. A peça manual da facoemulsificação consiste em uma ponteira de titânio oca de 1 mm que fragmenta a catarata ao vibrar a 40.000 vezes por segundo. Os pedaços fragmentados são, então, aspirados pela ponta da ponteira e para dentro de um recipiente de drenagem. Uma solução de irrigação vem de um frasco suspenso acima do aparelho e para dentro do olho através da ponteira. Este fluido serve para esfriar a ponteira e manter a profundidade adequada na câmara anterior.

11. **Quais são as vantagens e desvantagens da facoemulsificação?**
    - As **vantagens** são uma incisão pequena, menos problemas com a lesão, menos astigmatismo, reabilitação visual mais rápida e menos risco de hemorragia expulsiva.
    - As **desvantagens** são a dependência de um aparelho, uma curva de aprendizado mais longa com complicações durante a transição e equipamento caro. A facoemulsificação é mais difícil em pacientes com núcleos densos e/ou pouca dilatação da pupila.

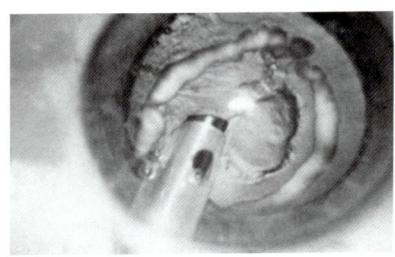

Figura 22-3. A remoção de material nuclear por facoemulsificação. (*De Koch PS, Davidson JA: Textbook of advanced phacoemulsification techniques. Thorofare, NJ, Slack, 1991.*)

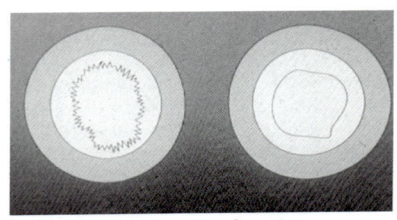

Figura 22-4. À esquerda, Capsulotomia tipo abridor de latas. **À direita,** Capsulorrexe de curvilínea contínua. (*De Koch PS, Davidson JA: Textbook of advanced phacoemulsification techniques. Thorofare, NJ, Slack, 1991.*)

12. Como a capsulotomia é realizada?

Existem dois tipos de capsulotomia: capsulotomia tipo "abridor de latas" e capsulotomia curvilínea contínua (CCC). A capsulotomia tipo abridor de latas é uma série de puncturas endentadas realizadas com uma agulha com ponta dobrada. Embora seja simples de ser realizada, é propensa à extensão periférica de suas bordas endentadas. A CCC é realizada com laceração da cápsula a fim de que as bordas permaneçam afiadas, bem demarcadas e fortes. As forças são distribuídas igualmente e evitam que uma extensão da cápsula anterior se torne uma laceração da capsular posterior. Esta abordagem permite a utilização segura de técnicas de facoemulsificação que usam forças de cisalhamento ou de rotação. Os implantes de IOLs são mantidos com mais segurança e melhor centralização (Fig. 22-4).

13. Onde o núcleo é facoemulsificado no olho?

O núcleo pode ser fragmentado na câmara anterior ou no saco capsular. A fragmentação na câmara anterior é menos popular por causa do risco mais alto de dano ao endotélio corneano. No entanto, em casos com ruptura capsular, este método de remoção pode evitar que fragmentos do núcleo se desloquem para dentro do vítreo.

14. Existem formas diferentes de facoemulsificar o núcleo?

O núcleo pode ser fragmentado como um todo (escultura) ou primeiramente sendo fraturados (nucleodissecção) em pedaços. Núcleos mais rígidos são removidos com mais facilidade e segurança com uma técnica de separação dentro do saco capsular. No entanto, a capsulorrexe é mandatória porque as forças exercidas durante a separação podem causar extensão periférica de uma capsulotomia tipo abridor de latas com possível ruptura capsular posterior.

O tipo de capsulotomia e a antecipação do método de extração da catarata estão intimamente inter-relacionados. A localização planejada e a técnica de emulsificação do núcleo são afetadas por tais variáveis como a consistência do núcleo (cristalino duro ou macio), tamanho da pupila, integridade zonular (ligamentos do cristalino) e a presença de complicações intraoperatórias.

15. *Lasers* são utilizados para a remoção de cataratas?

Os pacientes amam os *lasers*, e esta é uma pergunta que eles frequentemente fazem. *Lasers* de femtossegundo podem agora auxiliar ou substituir diversos aspectos da cirurgia de catarata manual. Estes incluem a criação das incisões iniciais na córnea, a criação da capsulotomia, a redução do astigmatismo preexistente e a fragmentação inicial da lente. A facoemulsificação ainda é necessária para remover o cristalino, parcialmente fragmentado. Muitos supõem que a tecnologia é mais segura e traz resultados melhores; no entanto, serão necessários mais dados para provar as declarações.

16. Uma vez que a catarata é removida (afacia), quais são as opções para restaurar a visão?
- **Óculos afácicos** são raramente usados atualmente porque eles criam magnificação (aproximadamente 25%) e distorções que incomodam.
- **Lentes de contato** são uma alternativa melhor para a restauração visual (magnificam apenas 7%), mas muitos pacientes idosos não possuem a destreza manual necessária para lidar com elas. Lentes de uso permanente podem ajudar quanto a isso.
- **Lentes intraoculares** são a melhor e mais comum alternativa para a restauração da visão normal após a cirurgia de catarata, porque elas quase duplicam o olho afácico. A magnificação é mínima, e a visão periférica é normal.

17. Quem inventou as lentes intraoculares?
Em 1949, Sir Harold Ridley foi a primeira pessoa a inserir um implante dentro da câmara posterior. A maioria das autoridades concorda que este foi um dos mais significativos avanços na cirurgia de catarata.

18. De que material são feitos os implantes?
Durante a Segunda Guerra Mundial notou-se que pilotos de caça da British Spitfire que tinham fragmento de Plexiglas (polimetilmetacrilato (PMMA) de *cockpits* despedaçados em seus olhos toleravam bem o material. Lentes de PMMA se tornaram o padrão ouro. Avanços na tecnologia levaram à criação de materiais flexíveis ou dobráveis feitos de silicone e materiais acrílicos. Estes materiais se tornaram populares principalmente porque eles podem ser inseridos por incisões muitos menores.

19. Descreva o *design* e a forma mais comum das IOLs.
Implantes são compostos de uma porção óptica chamada "óptica" e uma porção não óptica chamada "háptica", que é usada para fixar a IOL.
   A maioria dos *designs* ópticos é unifocal (apenas uma distância). *Designs* multifocais e acomodativos, que reduzem ou eliminam a necessidade de óculos para uso de computador e/ou para leitura, estão agora disponíveis. IOLs tóricas que podem corrigir astigmatismo preexistentes, também estão disponíveis. As IOLs podem ter a óptica redonda ou oval, com ou sem orifícios de posicionamento, e variam em tamanho de 5 a 7 mm. As hápticas podem ser curvas ou em estilo de prato (principalmente vista em implantes dobráveis) e feitas do mesmo material que suas ópticas ou em material diferente. Lentes de câmara anterior são projetadas com hápticas especiais que permitem a fixação adequada no ângulo da câmara anterior.

20. Quais são as posições mais comuns de IOLs?
As posições mais comuns são saco capsular, sulco ciliar e câmara anterior. A fixação no saco capsular é preferível porque proporciona excelente estabilidade da lente longe do endotélio corneano. Em casos mais complexos sem meios de suporte capsular, a fixação da IOL na íris ou na esclera são opções razoáveis.

21. Um implante é indicado em todos os pacientes afácicos?
Não. Implantes geralmente não são utilizados em crianças ou em olhos com doença grave ou inflamação no segmento anterior. No entanto, implantes para tratar crianças afácicas estão se tornando mais comuns.

22. De que forma é determinado a dioptria da IOL?
O método mais comum de determinação dioptria da IOL (D) usa a fórmula de regressão chamada SRK. A fórmula é $D = A - 2,5L - 0,9K$. Os componentes desta fórmula incluem a medida do comprimento axial (comprimento do olho) (*L*), que é determinado por uma ultrassonografia –A ou mais precisamente por uma interferometria de coerência parcial; a curvatura corneana média (*K*), que é determinada pela ceratometria; e uma constante *A* (*A*), que é específica para o tipo de lente. Quanto mais perto o implante estiver da retina, maior é a constante *A*. Portanto, a constante *A* é maior para implantes de câmara posterior do que para implantes de câmara anterior. Fórmulas mais recentes para cálculo da IOL vêm ganhando popularidade. Estas fórmulas de terceira e quarta gerações, como as fórmulas SRK/T, Haigis, Olsen e Holladay II, oferecem aos cirurgiões a capacidade de prever poderes da IOL com uma extrema precisão. Estas fórmulas de última geração são especialmente importantes na determinação do poder da IOL em olhos extremamente curtos ou longos e em olhos que tenham passado por uma cirurgia refrativa prévia.
   A aberrometria intraoperatória de frente de onda com os dispositivos ORA (Wavetec) e Holos (Clarity Medical Systems) adicionou uma outra dimensão de precisão e acurácia a estas determinações da dioptria da IOL.

23. Como a lesão cirúrgica é fechada?
A necessidade do fechamento da lesão está diretamente relacionada com o tamanho e construção desta lesão. Incisões maiores de ECCE podem ser reaproximadas com suturas em náilon 10-0, em uma técnica radial, contínua ou em combinação. Quanto mais apertadas forem as suturas, maior o astigmatismo e mais distorcida a visão pós-operatória inicial. Incisões para faco são menores e mais parecidas com válvulas em sua construção. Isto as torna essencialmente autosselantes e livres de astigmatismo, embora alguns cirurgiões demodo-scansem melhor à noite se ao menos uma sutura é feita. A FDA recentemente aprovou o primeiro gel selante sintético, ReSure, para fechamento de lesões cirúrgicas, afastando a necessidade de suturas.

24. Como os pacientes devem ser tratados pós-operatoriamente?
O paciente é visto dentro de 48 horas após a cirurgia – preferivelmente em até 24 horas. A pressão intraocular, a integridade da ferida, inflamações na câmara anterior e o posicionamento da IOL são avaliados.

Os medicamentos pós-operatórios incluem (1) soluções antibióticas para controle de infecções e (2) medicamentos anti-inflamatórios esteroides e não esteroides para controle de inflamações. Uma tendência crescente entre os cirurgiões tem sido a eliminação de uma vez de colírios pós-operatórios, infundindo várias combinações de esteroides e/ou antibióticos dentro do olho no final da cirurgia. Desta forma, a adesão ao tratamento, o custo dos colírios e questões de confusão para os pacientes são eliminados. Os pacientes são então vistos após 1 semana, 1 mês e 3 a 6 meses. Em cirurgias avançadas de pequena incisão, a refração normalmente se estabiliza após 1 mês. Óculos podem ser prescritos nessa visita, se necessário.

25. Quais são as tendências mais significativas na cirurgia de catarata?
- Anestesia tópica e Intracameral *versus* bloqueio para cirurgias de catarata.
- Diminuição do tamanho da incisão cirúrgica: A cirurgia de catarata microincisional permite uma redução de 50% ou mais no tamanho da incisão.
- Conversão da cirurgia de catarata manual para o uso de femtossegundo.
- Implantes corretivos de presbiopia e astigmatismo *versus* implantes monofocais.
- Métodos aperfeiçoados de distribuição do medicamento com coquetéis, pílulas ou implantes. Estudos em fase 3 sendo conduzidos atualmente estão avaliando plugues intracanaliculares difusores de medicamentos de distribuição sustentada.
- Fechamento de lesões sem o uso de suturas com géis selantes.

26. O que o futuro reserva para a cirurgia de catarata?
Melhoras e avanços na forma de extração de cataratas continuarão a acontecer. Avanços importantes no *hardware* e *software* da tecnologia de ultrassom incluirão ponteiras novas, uma melhor fluídica e melhor instrumentação, o que permitirá a remoção mais segura e eficiente das cataratas.

A função do *laser* de femtossegundo na cirurgia de catarata continuará a crescer juntamente com descobertas importantes quanto à função e ao *design* das IOLs. Diferentes materiais de IOL, como colámero e hidrogel, prometem melhorar a biocompatibilidade e reduzir a resposta inflamatória pós-operatória. Estas lentes são ideais para pacientes com irite, glaucoma ou diabete. O *design* das IOLs imitará melhor a lente natural. A Crystalens é a única IOL acomodativa aprovada pela FDA. Esta IOL reestabelece a acomodação ao se aproximar bastante da função da lente original, assim, reduzindo ou eliminando a necessidade de óculos de leitura pós-operatoriamente. *Designs* de IOLs estão disponíveis para corrigir as aberrações oculares. A Tecnis Z9000 é a primeira IOL aprovada pela FDA projetada para reduzir estas aberrações e melhorar a qualidade de visão ao aumentar a sensibilidade ao contraste. Finalmente, uma IOL luz-ajustável da Calhoun Vision, Inc., é um *design* experimental de IOL entrando agora em sua terceira fase de aprovação pela FDA. É feita de polímero luz-absorvente que permite a modificação precisa e não invasiva pós-operatória da dioptria da lente ao aplicar luz na IOL. A era da visão pós-operatória de alta qualidade, livre de óculos, está no horizonte.

BIBLIOGRAFIA
American Academy of Ophthalmology: Cataract in the otherwise healthy adult eye (preferred practice patterns), San Francisco, 1989, American Academy of Ophthalmology.
F.J. Ascaso, V. Huerva: The history of cataract surgery, Cataract surgery, Dr. F. Zaidi (Ed.), ISBN: 978-953-51-0975-4, InTech.
Boyd B: The art and science of cataract surgery, Highl Ophthalmol, 2001. Coral Gables, FL.
Buratto L: Phacoemulsification: principles and techniques, Thorofare, NJ, 1998, Slack.
Gills J: Cataract surgery: The state of the art, Thorofare, NJ, 1998, Slack.

Jaffe N, Horowitz J: Lens and cataract. In Podos S, Yanoff M, editors: Textbook of ophthalmology, vol. 3. New York, 1992, Gower Medical Publishing.
Johnson S: Phacoemulsification. In Focal points (clinical modules for ophthalmologists), vol. XII. San Francisco, 1994, American Academy of Ophthalmology.
Kratz R, Shammas H: Color atlas of ophthalmology: cataracts, Philadelphia, 1991, Lippincott Williams and Wilkins.
Maloney W, Grindle L: Textbook of Phacoemulsification, Fallbrook, AC, 1988, Lasenda Publishers.
Stein H, Slatt B, Stein R: The ophthalmic assistant, ed 6, St. Louis, 1994, Mosby.
Steinert R: Cataract surgery: technique, complications, and management, Philadelphia, 1995, W.B. Saunders.

CAPÍTULO 23
COMPLICAÇÕES DA CIRURGIA DE CATARATA

John D. Dugan, Jr. ▪ *Robert S. Bailey, Jr.*

1. Quais complicações podem resultar da anestesia local para a cirurgia de catarata?
- **Hemorragia retrobulbar** é a complicação mais comum da injeção retrobulbar. Sangue é extravasado no espaço retrobulbar, frequentemente causando proptose do olho envolvido e aumento da tensão orbitária. Se não tratada, pode levar à isquemia irreversível do nervo óptico.
- **Perfuração ocular** pode ocorrer, se a agulha perfurar o globo ocular. O risco desta complicação é maior em olhos altamente míopes com comprimentos axiais longos.
- **Hemorragia da bainha do nervo óptico** pode ocorrer, se a agulha penetrar o nervo óptico. Pode resultar em uma oclusão secundária da veia retiniana central e/ou da artéria retiniana central.

Injeções peribulbares dadas com uma agulha menor se tornaram mais populares recentemente, assim como a anestesia tópica para a cirurgia de catarata.

2. Como se trata uma hemorragia retrobulbar?
Sangue acumulado no espaço retrobulbar pode causar um aumento secundário na pressão intraocular por causa da pressão do sangue na órbita. Quando ocorre uma hemorragia retrobulbar, pressão intermitente é aplicada inicialmente no globo para tamponar o sangramento. A pressão intraocular deve ser medida. Se estiver significativamente elevada, uma cantotomia lateral deve ser realizada. Esta técnica é frequentemente bem-sucedida no alívio da pressão sobre o globo. A cirurgia é geralmente cancelada, quando ocorre uma hemorragia retrobulbar.

PONTOS-CHAVE: COMPLICAÇÕES INTRAOPERATÓRIAS MAIS COMUNS DA CIRURGIA DE CATARATA

1. Ruptura da cápsula posterior.
2. Fragmento de cristalino luxado.
3. Trauma à íris.
4. Lesão térmica corneana.
5. Laceração/descolamento da membrana de Descemet.
6. Mau posicionamento da lente intraocular.
7. Hemorragia coróidea/expulsiva.

---

3. Quais são as complicações comuns relacionadas com a lesão da catarata?
- **Extravasamento ou deiscência da lesão:** Ocorre quando a aposição da incisão na cirurgia de catarata é inadequada. Humor aquoso pode ser visto extravasando da área envolvida na incisão.
- **Lesão de queimadura:** A transferência de calor da ponteira da caneta do facoemulsificador pode induzir uma queimadura de incisão adversamente afetando a aposição da incisão...
- **Hipotonia:** Se um extravasamento estiver presente na lesão, a pressão intraocular é normalmente baixa.
- **Câmara anterior plana:** Se o extravasamento da incisão for grande o suficiente, a câmara anterior se torna rasa e pode ficar plana, com a íris entrando em contato com a córnea.

A maior parte dos vazamentos na incisão necessita de reparo na sala de cirurgia com suturas adicionais para alcançar um fechamento à prova d´água.

4. O que é prolapso da íris? Como ele é tratado?
Se um vazamento estiver presente na lesão, a íris frequentemente fica encarcerada na incisão e pode sofrer prolapso, levando a um aumento na inflamação e no risco de infecção. O prolapso requer reparo na sala de cirurgia. Se a íris estiver viável, ela pode ser depositada no olho; se não, pode ser excisada. Suturas adicionais são necessárias na área da deiscência na incisão.

COMPLICAÇÕES DA CIRURGIA DE CATARATA

5. Quais tipos de hemorragia podem ocorrer durante ou após a cirurgia de catarata?
- **Hifema ou sangue na câmara anterior** pode ser visto como uma camada ou menisco de sangue na câmara anterior. Os vasos sanguíneos na base da incisão na cirurgia de catarata ou possivelmente da íris são normalmente a fonte do sangue. Mais frequentemente o sangue é eliminado espontaneamente, e nenhum tratamento é necessário. A pressão intraocular precisa ser monitorada de perto porque pode ocorrer elevação secundária.
- A **hemorragia coróidea expulsiva** é a complicação mais temida da cirurgia de catarata e é causada pela ruptura de vasos coroides, mais frequentemente durante a cirurgia. A ruptura causa uma rápida elevação na pressão intraocular com perda da câmara anterior, prolapso da íris e possível prolapso de todo o conteúdo intraocular, se não reconhecida e tratada imediatamente. Felizmente, tem uma taxa de ocorrência de 0,2%.

6. Qual é a incidência de ruptura da cápsula posterior para um cirurgião experiente durante a cirurgia de catarata?
A maioria dos estudos relata entre 1 e 3%.

7. Quais são as possíveis consequências da ruptura da cápsula posterior?
A ruptura da cápsula posterior está frequentemente associada à perda vítrea. Pode resultar em perda de material da lente para dentro da cavidade vítrea (Fig. 23-1). Também aumenta o risco de endoftalmite e descolamento da retina.

8. Quais são alguns dos fatores de risco para a hemorragia coróidea expulsiva? Como eles são tratados?
Pacientes com idade avançada, hipertensão sistêmica, arteriosclerose, glaucoma e olhos com longo comprimento axial estão sob maior risco. O tempo é imprescindível na resposta a esta emergência cirúrgica. A incisão deve ser fechada o mais rápido possível. Na verdade, o cirurgião pode tamponar a incisão com seu polegar até que uma sutura esteja pronta. Suturas devem ser rapidamente feitas e o olho do paciente ocluído. Alguns cirurgiões defendem a realização de esclerotomias posteriores para liberar sangue acumulado. O prognóstico visual é normalmente ruim.

PONTOS-CHAVE: COMPLICAÇÕES PÓS-OPERATÓRIAS DA CIRURGIA DE CATARATA
1. Edema corneano.
2. Edema macular cistoide.
3. Inflamação/uveíte.
4. Dioptria errada da lente intraocular.
5. Membrana secundária.
6. Glaucoma/pressão intraocular elevada.
7. Vazamento da lesão.
8. Descolamento da retina.
9. Diplopia.
10. Neuropatia óptica isquêmica.

---

9. Quais são as causas de inflamações operatórias?
- **Trauma operatório.** Todos os olhos mostram a mesma uveíte pós-operatória, caracterizada por reação celular e ao aprofundamento da câmara anterior. Apesar da variação individual, o grau de inflamação é normalmente proporcional ao grau de trauma induzido pelo procedimento cirúrgico. Procedimentos com tempos cirúrgicos maiores e/ou procedimentos adicionais (isto é, vitrectomia ou manipulação da íris) mostram maior reação inflamatória.
- **Material cristaliniano retido.** Fragmentos do cristalino – remanescentes nucleares ou corticais – podem causar inflamação. Em quase todos os casos os remanescentes corticais são reabsorvidos e não requerem tratamento adicional. Fragmentos nucleares se tornam uma fonte de inflamação crônica que leva a um edema macular. A maior parte dos remanescentes nucleares requer remoção cirúrgica.
- **Reação a corpo estranho por causa da lente intraocular** pode ocorrer. Isto é mais comum onde implantes são mal posicionados, especialmente quando ficam em contato com o tecido uveal. Alguns pacientes, particularmente aqueles com histórico de uveíte, podem reagir ao material da lente intraocular (IOL).

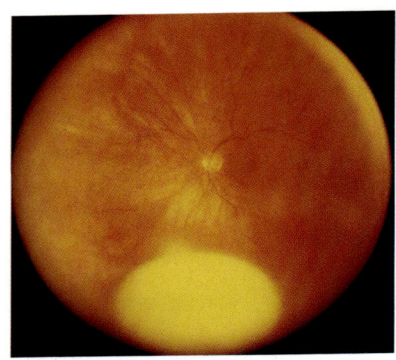

Figura 23-1. A ruptura da cápsula posterior pode levar à luxação de fragmentos nucleares para dentro do vítreo. Neste caso praticamente o cristalino inteiro "caiu" após uma extensão circunferencial de uma laceração radial durante a capsulorrexe.

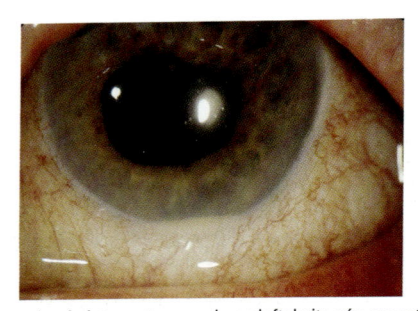

Figura 23-2. Um hipópio em camadas é visto neste caso de endoftalmite pós-operatória.

10. **Como a endoftalmite infecciosa se apresenta? Quando ela normalmente ocorre?**
    A apresentação clássica inclui dor ocular severa, diminuição da visão, inchaço da pálpebra, quemose conjuntival e hipópio. Frequentemente ocorrem edema corneano e diminuição ou perda do reflexo vermelho. Esta condição deve ser suspeitada em qualquer paciente que se apresentar com mais inflamação do que o esperado pós-operatoriamente. Em média, os pacientes desenvolveram sinais e sintomas 6 semanas após a cirurgia. Mais de 3/4 dos pacientes desenvolveram sinais e sintomas em 2 semanas (Fig. 23-2).

11. **Quais são os organismos cultivados a partir do vítreo de pacientes com endoftalmite?**
    No *Endophtalmitis Vitrectomy Study* os patógenos causadores mais comuns foram organismos Gram-positivos, coagulase-negativos (p. ex., *Staphylococcus epidermis*), seguidos por outros organismos Gram-positivos, como estreptococos e *Staphylococcus aureus*.
    https://www.nei.nih.gov/news/clinicalalert/alert-evs.

PONTOS-CHAVE: CONSTATAÇÕES DO ESTUDO DA ENDOFTALMITE COM VITRECTOMIA

1. Antibióticos sistêmicos não fornecem *nenhum* benefício no tratamento de endoftalmite.
2. Antibióticos intravítreos devem ser dados para *todos* os pacientes com endoftalmite.
3. Se a visão estiver *melhor* do que percepção de movimento de mãos: drenagem intravítrea e biópsia.
4. Se a visão estiver *pior* do que percepção de movimento de mãos: vitrectoma posterior via *pars* plana.

12. **Quais são as causas de edema corneano após a cirurgia de catarata?**
    O edema corneano frequentemente ocorre adjacente à incisão cirúrgica e normalmente se resolve espontaneamente. Trauma cirúrgico, distrofia corneana preexistente e pressão intraocular elevada po-

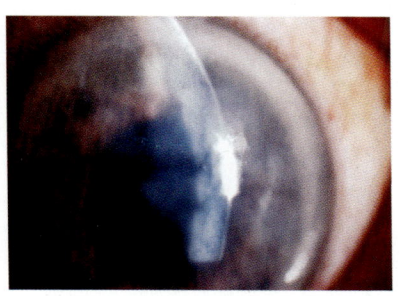

Figura 23-3. Um edema corneano como este é caraterizado pelo espessamento da córnea com dobras de Descemet e, frequentemente, alterações epiteliais microcísticas. É mais comumente visto em pacientes com disfunção ou perda de células endoteliais preexistente (distrofia de Fuchs).

dem causar edema corneano central. O tratamento da pressão intraocular elevada e esteroides tópicos conforme necessário para inflamações são importantes. Frequentemente, o edema corneano se resolve. Um transplante corneano total ou endotelial podem ser necessários para pacientes em quem o edema corneano persistir (Fig. 23-3). Avaliar se há descolamento da membrana de Descemet quando houver persistência ou piora do edema corneano.

13. **Quais são as causas de perda vítrea durante a cirurgia de catarata? Por que a perda vítrea é importante?**
A perda vítrea pode resultar da ruptura da cápsula posterior ou da fragilidade ou deiscência zonular. A perda vítrea aumenta o risco de descolamento retiniano, edema macular cistoide e endoftalmite. O trauma cirúrgico adicional também pode levar a um aumento na ocorrência de trauma corneano e edema corneano central secundário.

14. **Qual é a incidência de descolamento retiniano após a cirurgia de catarata? Quais pacientes estão em maior risco?**
O descolamento de retina (RD) ocorre em 1 a 2% dos pacientes na maioria das séries relatadas. Os pacientes predispostos ao RD decorrente da miopia alta, degeneração *lattice* e um histórico de RD no outro olho estão em maior risco. A perda vítrea no momento da cirurgia também aumenta o risco de RD. O risco de RD após a cirurgia de catarata diminuiu com o advento da extração extracapsular da catarata, que substituiu a extração intracapsular.

15. **O que é edema macular cistoide?**
O edema macular cistoide (CME) ocorre quando fluidos se acumulam nas células dentro e ao redor do centro da mácula, conhecido como fóvea. Pode ocorrer vazamento de fluidos dos capilares ao redor da fóvea. O CME normalmente se apresenta 4 a 8 semanas após a cirurgia com uma diminuição na acuidade visual central (Fig. 23-4).

16. **Quais pacientes têm probabilidade de sofrer um edema macular cistoide? Como ele é tratado?**
O edema macular cistoide é mais comum após a extração intracapsular da catarata do que extracapsular. Também é mais comum quando ocorre perda vítrea, especialmente se o vítreo ou a íris ficarem encarcerados na incisão. No entanto, pode ocorrer mesmo em casos não complicados.
    O tratamento do CME é controverso porque uma porcentagem significativa dos casos se resolve espontaneamente. O tratamento inicial frequentemente inclui esteroides tópicos e medicamentos anti-inflamatórios não esteroides, como Acular® e Prolensa®[1]. Acetazolamida (Diamox®), demonstrou reduzir edema em alguns casos e é frequentemente usada como um medicamento oral. Mais recentemente, a triancinolona intravítrea demonstrou ajudar no edema macular cistoide, embora a melhora possa ser transitória. Quando o vítreo ou a íris estiverem aderidos à incisão, lise dos filamentos vítreos com cirurgia, YAG *laser*, ou revisão da incisão podem ser benéficos. A vitrectomia via *pars* plana tem sido usada com sucesso em alguns pacientes que sofrem de CME crônico.

---

[1] N. do RT.: Não disponível no Brasil.

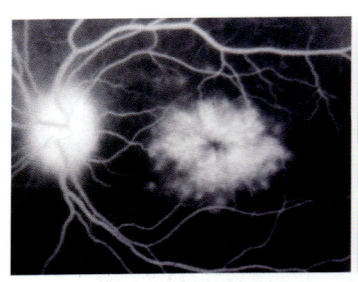

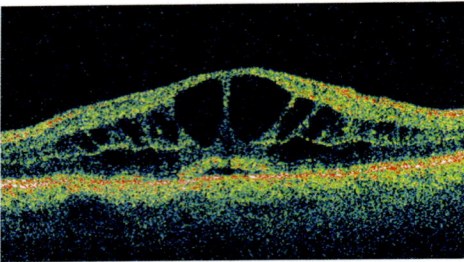

Figura 23-4. O edema macular cistoide após a cirurgia de catarata (Síndrome de Irvine-Gass) foi historicamente documentado com a angiografia com fluoresceína (à *esquerda*), em que possui uma aparência petaloide clássica nos quadros finais do angiograma. A tomografia de coerência óptica está sendo cada vez mais usada para diagnosticar e acompanhar o edema macular (à *direita*).

17. O que é uma membrana secundária?
Uma membrana secundária ou "pós-catarata" se desenvolve após a cirurgia extracapsular de catarata. A cápsula posterior se torna opaca quando fibras persistentes do cristalino se aderem à cápsula, ou as fibras remanescentes do cristalino sofrem metaplasia. Os pacientes tipicamente se apresentam com diminuição progressiva da visão ou problemas com brilho intenso após a cirurgia.

18. Quando uma membrana secundária se desenvolve? Com qual frequência ela ocorre?
Normalmente, uma membrana secundária começa a se desenvolver diversos meses após a cirurgia, embora em muitos casos a membrana possa levar 1 ano ou mais para se tornar visualmente significativa. A taxa de opacificação varia de 8 a 50% em diversas séries. Recentemente, *designs* com a borda quadrada da porção óptica da IOL diminuíram esta taxa, particularmente com ópticas de material acrílico.

19. Como uma membrana secundária é tratada? Quais complicações podem ocorrer?
O médico pode realizar uma capsulotomia como um procedimento cirúrgico primário ou secundário cortando a cápsula posterior com uma agulha. Esta técnica foi largamente substituída pelo uso do *laser* ND:YAG. As complicações da capsulotomia a *laser* incluem elevação transitória da pressão intraocular, descolamento retiniano e CME.

20. Quais são as complicações mais comuns relacionadas às IOLs?
- Implantação da IOL com dioptria errada pode resultar em refração inaceitável.
- Descentralização ou luxação da IOL pode produzir imagens ópticas não desejadas, incluindo visão dupla monocular.
- Atrito mecânico da IOL contra a íris ou o corpo ciliar pode causar inflamação crônica.

Uveíte crônica e glaucoma secundário, CME ou descompensação corneana podem-se desenvolver. Pacientes com estas complicações podem necessitar de reposicionamento ou substituição da IOL.

21. Por que pacientes com diabete estão em risco maior quando submetidos à cirurgia de catarata?
A retinopatia diabética pode acelerar dramaticamente após cirurgia de catarata. Este risco é maior se houver ruptura da cápsula posterior.[1]

22. Quais são os principais problemas no tratamento de pacientes com glaucoma e cataratas preexistentes?
- Muitos pacientes passaram por uma terapia para glaucoma, incluindo mióticos que contraem a pupila. Tal terapia pode dificultar a cirurgia de catarata e frequentemente requer manobras cirúrgicas para expandir a pupila.
- A pressão pós-operatória pode-se elevar por causa de material viscoelástico retido e inflamação. Esta elevação na pressão é frequentemente mais grave e prolongada em pacientes com glaucoma. A elevação da pressão pode causar dano adicional ao nervo óptico e perda do campo visual e resultar em perda da visão central em pacientes com glaucoma avançado. Um procedimento de glaucoma pode ser combinado com a cirurgia de catarata em pacientes com glaucoma avançado ou mal controlado.
- Pacientes com glaucoma que tiveram cirurgia de filtragem prévia e desenvolvem cataratas podem requerer uma abordagem diferente à cirurgia de catarata. Uma alteração no local da incisão para evitar dano ao local da filtragem é frequentemente necessária. Inflamação por causa do procedimento cirúrgico pode causar falha de uma bolha filtrante previamente no funcionamento pós-operatório.

23. Qual medicamento está associado à síndrome da íris flácida no peroperatório?
A tansulosina (Flomax) é um medicamento $\alpha 1$-agonista sistêmico usado no tratamento de hipertrofia prostática. Este medicamento relaxa o músculo liso no colo da bexiga e na próstata. Foi postulado que o mesmo receptor está presente no músculo liso dilatador da íris, resultando em perda do tônus muscular normal da íris.

24. Quais são as indicações para anéis de tensão capsular?
Anéis de tensão capsular podem ser usados em uma variedade de pacientes. Mais frequentemente eles são usados em pacientes com fragilidade ou instabilidade zonular. Com mais frequência isto ocorre em pacientes com síndrome da pseudoexfoliação. Também pode ser uma ferramenta de tratamento útil em casos de trauma ou em pacientes que desenvolvem diálise zonular como um resultado do procedimento cirúrgico.

25. Quais complicações foram relatadas com a cirurgia de catarata realizada com *laser* de femtossegundo?
- Maior incidência de lacerações na cápsula anterior comparada à cirurgia de catarata por facoemulsificação tradicional. A integridade da capsulotomia anterior realizada com *laser* parece ser comprometida por perfurações tipo "postage-stamp perfurations" levando a um aumento na incidência de lacerações na cápsula anterior comparado à capsulorrexe contínua manual.
- Capsulotomia anterior incompleta, resultando em sacos ou pontes capsulares.
- Possibilidade de ruptura da cápsula posterior, resultando em luxação posterior de material do cristalino.

26. Quais são as razões comuns que não agradam aos pacientes com IOLs multifocais?
- Erro refrativo não corretivo (seja miopia, hiperopia ou astigmatismo).
- Condições oculares que reduzem a sensibilidade ao contraste ou a qualidade da imagem que foram diagnosticadas antes da cirurgia, incluindo, mas não limitado a, síndrome do olho seco, distrofia da membrana basal anterior, degeneração macular e/ou membrana epirretiniana.
- Perda da sensibilidade ao contraste relacionada com o *design* da IOL com resultante degradação da qualidade da imagem.
- Brilho intenso e halos incapacitantes.
- Reclamações quanto à visão intermediária.
- IOL descentralizada ou inclinada.

27. Qual é a diferença entre disfotopsia positiva e negativa?
- A disfotopsia negativa representa um fenômeno óptico indesejado após a cirurgia de catarata. É classicamente descrita como uma sombra temporal escura. É vista apenas com IOL de câmara posterior no saco capsular com sobreposição da capsulorrexe anterior sobre a superfície anterior da IOL. Se for incapacitante ao paciente, pode ser tratada com sucesso com duas estratégias cirúrgicas: captura óptica reversa (a óptica da lente é movida anterior à capsulotomia) e colocação de uma IOL em "piggyback".
- A disfotopsia positiva é caracterizada por faixas de luz, luz estrelada e brilho intenso.

28. Quais são as razões para astigmatismo residual após o implante de IOLs tóricas?
- Implante de uma IOL tórica no eixo errado ou rotação da IOL fora do eixo durante o período pós-operatório.
- Efeito do astigmatismo corneano posterior. Um estudo recente mostrou que o astigmatismo corneano posterior em média aumentará o astigmatismo contra a regra e diminuirá o astigmatismo a favor da regra.
- Astigmatismo irregular. Pacientes com astigmatismo irregular causado por ceratocone, cicatrizes corneanas e outras causas não são bons candidatos a IOLs tóricas. A tentativa de correção pode resultar em resultados pós-operatórios indesejados.[3]

REFERÊNCIAS
1. Jaffe GJ, Burton TC, Kuhn E, et al.: Progression of nonproliferative diabetic retinopathy and visual outcome after extracapsular cataract extraction and intraocular lens implantation, *Am J Ophthalmol* 114:448–459, 1992.
2. Abell RG, Davies PE, Phelan D, Goemann K, McPherson ZE, Vote BJ: Anterior capsulotomy integrity after femtosecond *laser*-assisted cataract surgery, *Ophthalmology* 121(1):17–24, January 2014.
3. Koch DD, Ali SF, Weikert MP, Shirayama M, Jenkins R, Wang LJ: Contribution of posterior corneal astigmatism to total corneal astigmatism, *Cataract and Refractive Surg* 38(12):2080–2087, December 2012.

CAPÍTULO 24

AMBLIOPIA

Lauren B. Yeager ▪ *Steven E. Brooks*

1. O que é ambliopia?
A ambliopia pode ser definida como uma perda potencialmente reversível da função visual (p. ex., acuidade, sensibilidade ao contraste, percepção de movimento, binocularidade), em um ou ambos os olhos, que resulta de uma estimulação inadequada ou anormal do sistema visual durante o período crítico do desenvolvimento visual na infância.[1]

2. Explique o conceito de período "crítico" ou "sensível".
Este período é o centra do conceito de ambliopia. Refere-se ao período de desenvolvimento no início da vida durante o qual há plasticidade intensa no sistema visual, particularmente no córtex visual. Embora não seja precisamente definido, este período se estende do nascimento até os 8 a 10 anos de idade. Durante este período o sistema visual é profundamente afetado pela qualidade da estimulação visual que recebe. Uma experiência visual anormal pode levar à anormalidade de desenvolvimento tanto no nível estrutural, como funcional. Se ocorrer ambliopia, ela deve ser detectada e tratada durante o período crítico para que a visão se desenvolva normalmente.[2]

3. Como a ambliopia é classificada?
A ambliopia é classificada de acordo com o mecanismo subjacente: estrábica, falta de foco óptico, privação de forma ou padrão e orgânica.
O estrabismo pode levar à ambliopia se um olho se tornar dominante, o que faz com que a entrada de aferentes a partir do olho não dominante com desvio seja cronicamente suprimida. A ambliopia por falta de foco óptico engloba a anisometropia, bem como a ametropia severa bilateral. A ambliopia por privação do padrão ou da forma é causada por lesões que fisicamente obstruem o eixo visual, como uma catarata congênita, opacidade corneana, hemorragia vítrea ou ptose. A ambliopia orgânica ocorre secundária a uma lesão definida das vias visuais, como uma cicatriz macular ou coloboma. É fundamentalmente diferente dos outros tipos, porque parte ou toda a perda da visão é irreversível, e não apenas um efeito secundário nos campos receptores dos núcleos geniculados laterais e no córtex visual.

4. Como o estrabismo causa ambliopia?
O estrabismo manifesto perturba a fusão sensorial. Como resultado, a visão de um olho precisa ser suprimida para evitar diplopia e confusão visual. Se uma criança com estrabismo desenvolver uma forte preferência pelo uso de um olho em vez do outro, o olho não dominante pode-se tornar amblíope por causa da supressão crônica.

5. Qual a prevalência da ambliopia?
A incidência de ambliopia é de 1 a 3,5% em países desenvolvidos, e é a causa mais comum da perda de visão unilateral em crianças e jovens adultos.

6. Quais fatores colocam as crianças sob um risco maior de ambliopia?
- Atraso de desenvolvimento.
- Histórico familiar positivo de ambliopia.
- Prematuridade.

Estes fatores elevam a chance em duas a seis vezes de a criança desenvolver ambliopia.

7. Quais alterações anatômicas ocorrem na ambliopia?
Estudos amplos em animais demonstraram diversas alterações neuroanatômicas na ambliopia. A anormalidade principal parece ser atrofia das células nas camadas do núcleo geniculado lateral e no córtex visual do olho amblíope. Estas alterações podem ser parcialmente ou inteiramente revertidas, se a ambliopia for tratada com sucesso.[3-5]

8. Qual a idade em que as crianças devem passar por rastreamento para a detecção de ambliopia?
A *American Academy of Ophtalmology*, a *American Academy of Pediatrics* e a *American Association of Pediatric Ophtalmology and Strabismus* recomendam avaliações visuais de rotina em crianças por um pediatra ou um prestador de cuidados de saúde propriamente treinado da seguinte forma:

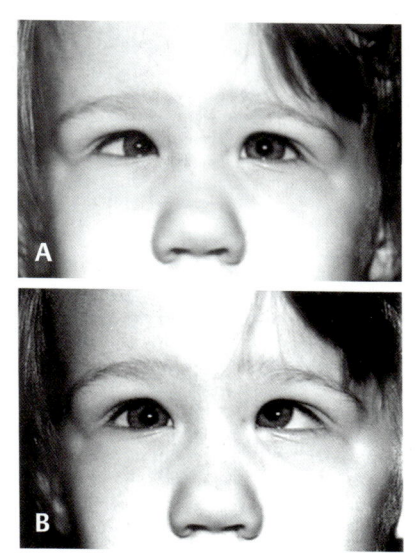

Figura 24-1. Criança com esotropia mostrando alternância espontânea na fixação. **A**, O olho esquerdo é usado para fixação. **B**, O olho direito é usado para fixação. A fixação alternada é boa evidência contra a presença de ambliopia em crianças com estrabismo.

- Em recém-nascidos no berçário.
- A cada visita de rotina de 1 mês a 4 anos de idade.
- Uma acuidade visual formal deve ser documentada aos 5 anos de idade, ou antes se possível.

O melhor momento para diagnosticar e tratar a ambliopia é assim que ela ocorre, mas é imperativo fazê-lo antes do término do período crítico (idealmente antes dos 5 anos de idade).[6]

9. Cite algumas técnicas clínicas para verificar a ocorrência de ambliopia em crianças não verbais?

O teste de fixação preferencial é especialmente útil. Em pacientes estrábicos, uma falta de alternação espontânea na fixação visual entre os dois olhos sugere ambliopia no olho não preferido (Fig. 24-1). Em pacientes com olhos alinhados ou estrabismo de ângulo pequeno, o teste de prisma vertical é usado para determinar a fixação preferencial. Pode-se assumir que uma criança que consistentemente se recusa à oclusão de um olho, mas não do outro, tenha visão diminuída no olho que ela permite que seja coberto. Testes quanto aos potenciais evocados visuais e ao olhar preferencial (p. ex., cartas de acuidade de Teller) podem ser usados para medir a acuidade. O teste de Bruckner, comparando a qualidade e simetria do reflexo vermelho entre os dois olhos usando um oftalmoscópio direto, pode ajudar a detectar estrabismo de ângulo pequeno ou anisometropia.[7-9]

10. Descreva o que é "photoscreening" e sua função na detecção da ambliopia.

Um "*photoscreener*" é um dispositivo usado por pediatras ou outros indivíduos para procurar fatores de risco ambliogênicos em crianças. O *photoscreener* é uma câmera que tira múltiplas imagens dos olhos não dilatados da criança para detectar fatores de risco ambliogênicos, incluindo grandes erros de refração, anisometropia, anisocoria e a presença de estrabismo (Fig. 24-2). As crianças que são identificadas como tendo fatores de risco para ambliopia pelo *photoscreener* devem ser encaminhadas a um oftalmologista pediátrico para um exame completo. *Photoscreeners* podem ter vantagens significativas sobre o rastreamento tradicional com tabela de acuidade visual, especialmente em crianças menores que são pré-verbais ou que podem não ser capazes ou não desejarem participar do teste com a tabela de acuidade visual.

11. Qual é a reclamação usual de apresentação de uma criança com ambliopia anisometrópica e em qual idade isto ocorre?

Similar a outras formas de ambliopia, a ambliopia anisometrópica é geralmente assintomática. A detecção em crianças depende de programas de rastreamento eficazes. Por causa da falta de um sinal exter-

Figura 24-2. Imagem tirada de um dispositivo de *photoscreening* disponível comercialmente. Similar ao teste de Bruckner, o reflexo vermelho é avaliado. Com base na forma, no tamanho e na localização das crescentes brilhantes nos reflexos luminosos da pupila não dilatada, uma determinação pode ser feita quanto à criança ter erro refrativo significativo, anisometropia ou estrabismo. *Softwares* de análise digital presentes em muitos dos dispositivos disponíveis comercialmente podem analisar as imagens e fornecer recomendações de referência ao aplicador do teste.

no evidente, como estrabismo ou ptose, a idade média de apresentação para a ambliopia anisometrópica é aproximadamente 5 a 6 anos, quando os programas de avaliação iniciados na escola começam.

12. Como a anisometropia causa ambliopia?

Na anisometropia a imagem retiniana em um olho é sempre desfocada. Se a fixação não for alternada, o olho cronicamente desfocado se torna incapaz de processar imagens em alta resolução. Além disso, a "rivalidade" binocular entre a imagem embaçada em um olho e a imagem nítida no outro olho leva à supressão foveal da imagem embaçada como um meio de evitar confusão visual. Na ausência de estrabismo, a supressão afeta a região foveal, aonde a acuidade visual de alta resolução é processada, e a "rivalidade" binocular é pouco tolerada. Como resultado, tais pacientes frequentemente exibem fusão sensorial periférica e estereopsia grosseira (síndrome de monofixação) e mantêm um bom alinhamento ocular.[10,11]

13. Além da acuidade visual, quais outros aspectos da função visual podem ser afetados na ambliopia?

- Visão binocular e estereoacuidade.
- Sensibilidade ao contraste.
- Percepção e processamento de movimento.
- Localização espacial.

14. O que tem mais probabilidade de provocar ambliopia – ptose unilateral ou bilateral? Por quê?

Anormalidades oculares unilaterais têm muito mais probabilidade de levar à ambliopia do que anormalidades binoculares. Se um olho tiver uma vantagem competitiva sobre o outro, suas conexões aferentes se tornam estabilizadas e mais numerosas, enquanto aquelas do outro olho atrofiam e se retraem. Esta competição também forma a base para o tratamento da ambliopia. O olho amblíope, de uma forma ou de outra, deve receber uma vantagem competitiva temporária sobre o olho dominante.

PONTOS-CHAVE: FUNDAMENTOS DA AMBLIOPIA

1. A ambliopia é uma perda potencialmente reversível da visão causada pela estimulação visual anormal durante o desenvolvimento visual na infância.
2. O período crítico para a ambliopia se estende do nascimento até os 8 a 10 anos de idade.
3. Testar a visão com optótipos isolados pode superestimar a acuidade visual na ambliopia, porque os efeitos de aglomeração são eliminados.
4. A ambliopia é caracterizada por alterações funcionais e estruturais no córtex visual e nos núcleos geniculados laterais.

15. Quais etapas devem ser realizadas antes de se iniciar a oclusão ou a penalização?

A primeira etapa é identificar e tratar quaisquer causas orgânicas para a perda visual. A segunda etapa é assegurar um eixo visual livre. Por exemplo, isto pode requerer remoção de uma catarata congênita ou hemorragia vítrea. Erros de refração significativos também devem ser corrigidos. Pode ser útil, durante o curso do tratamento, corrigir graus mesmo relativamente baixos de hipermetropia ou astigmatismo no olho amblíope, porque o esforço acomodativo do olho amblíope é frequentemente reduzido. Alguns casos de ambliopia refrativa podem ser tratados com o uso de óculos, apenas, afastando ou adiando a necessidade de terapia de oclusão ou penalização.[12]

16. Qual a eficácia da oclusão de meio período quando comparada à de período inteiro?

A oclusão de meio período é tão eficaz quanto a de período inteiro no tratamento de ambliopia. Uma maior complacência é vista com regimes de meio período. Com a oclusão por período inteiro há um maior risco de se induzir ambliopia no olho bom. Crianças podem receber com segurança a oclusão do olho bom por período inteiro até 1 semana por ano de vida antes da próxima consulta de acompanhamento sem risco significativo de induzir ambliopia por oclusão no olho bom.

17. **O que é penalização e como é usada no tratamento da ambliopia?**
    Penalização refere-se à diminuição intencional da acuidade visual no olho bom através de meio óptico ou farmacológico. Por exemplo, o olho bom pode ficar efetivamente embaçado por subcorreção intencional de seu erro refrativo, usando gotas de atropina para evitar acomodação, ou ambos. Filtros translúcidos podem ser colocados sobre a lente dos óculos do olho bom para piorar a visão. As técnicas de penalização são mais apropriadas aos pacientes com um alto grau de erro refrativo hipermetrópico no olho bom e naqueles em que a ambliopia é leve a moderada (20/100, ou melhor).[13-16]

18. **Em que ponto o tratamento da ambliopia pode ser descontinuado?**
    Quando a acuidade no olho tratado é igual àquela do olho bom. A decisão é menos clara quando há certo déficit persistente na acuidade visual. Se pouca complacência puder ser descartada, muitos médicos continuam a ocluir, até que nenhuma melhora é mais notada após três intervalos consecutivos de tratamento (3 a 4 semanas por intervalo). O exame do olho e a refração também devem ser repetidos para detectar erro refrativo não corrigido ou lesões estruturais. Estas diretrizes podem ser modificadas, especialmente se houver um componente de ambliopia orgânica. Uma vez que o tratamento seja descontinuado, a criança deve ser periodicamente reexaminada para detectar recorrências.

19. **Cite alguns dos fatores que afetam o sucesso do tratamento da ambliopia?**
    - Idade de aparecimento.
    - Idade em que o tratamento é iniciado.
    - Complacência com o regime de tratamento.
    - Intensidade da ambliopia.
    - Presença de anomalias oculares associadas ou lesões.

20. **A visão de um olho amblíope pode melhorar na fase adulta?**
    Embora o período crítico tenha passado, melhoras significativas na fase adulta foram relatadas em casos em que o olho bom havia sido perdido decorrente da enucleação. A presença de fixação central no olho amblíope antes da perda do olho bom parecia ser o preditor único mais importante da extensão da melhora visual.
    Estudos examinando o uso potencial de agentes farmacológicos, como levodopa para recuperar a visão de olhos amblíopes em pacientes visualmente maduros, demonstraram apenas melhoras pequenas e temporárias. Tais agentes não são usados na prática clínica de rotina.[17-21]

21. **A visão de cores é afetada pela ambliopia?**
    De um modo geral, a visão de cores não é afetada pela ambliopia, embora alguns investigadores tenham encontrado anormalidades na percepção da cor. Olhos com ambliopia grave, particularmente aqueles com perda da fixação foveal, tendem a demonstrar tais anormalidades mais consistentemente do que olhos com graus mais leves de ambliopia.

22. **A ambliopia causa defeito pupilar aferente relativo?**
    De um modo geral, a ambliopia não causa defeito pupilar aferente (APD), porque as alterações patológicas na ambliopia estão localizadas nas vias visuais posteriores, não na retina ou no nervo óptico. Se um olho com suspeita de ambliopia tiver um APD relativo, é imperativo que lesão retiniana ou do nervo óptico seja descartada.[22]

23. **Em qual das seguintes condições a ambliopia tem mais probabilidade de ocorrer: esotropia congênita, esotropia acomodativa, exotropia intermitente ou exotropia constante?**
    A ambliopia tem maior probabilidade de ocorrer na esotropia acomodativa. Pacientes com esta condição, particularmente se houver anisometropia significativa, têm menos probabilidade de alternar a fixação do que pacientes com esotropia ou exotropia congênita. Pacientes com exotropia intermitente não têm probabilidade de desenvolver ambliopia, porque eles passam uma grande quantidade de tempo sendo bifoveais.

24. **Qual é o efeito do filtro de densidade neutra sobre a visão de um olho amblíope comparado a um olho normal?**
    A acuidade visual de um olho normal é progressivamente reduzida por filtros de densidade neutra, enquanto aquela de um olho amblíope pode permanecer inalterada ou mesmo melhorar levemente. Esta constatação levou os investigadores a postularem que a visão em um olho amblíope é mais similar àquela que ocorre sob condições escotópicas (isto é, mediada por bastonetes).

25. O que é fenômeno de aglomeração? Qual é sua significância na ambliopia?
O fenômeno da aglomeração se refere à perda de acuidade espacial quando optótipos são apresentados com muita proximidade, ou rodeados por outros detalhes visuais, em vez de isolados. O fenômeno da aglomeração é visto tanto em olhos normais como amblíopes, mas tende a ser muito mais pronunciado na ambliopia. Por causa disso, a medição da acuidade através de optótipos isolados pode superestimar a acuidade visual na ambliopia.

26. O que é fixação excêntrica?
A fixação excêntrica é vista na ambliopia grave, assim como em outras condições em que a fixação foveal é severamente comprometida. Refere-se ao uso de áreas não foveais da retina para fixação visual. A fixação em tais olhos é geralmente inconsistente e pouco mantida. Parece que o olho está olhando para outro lugar quando, de fato, está simplesmente tentando se fixar usando uma área não foveal da retina.

27. A cirurgia refrativa pode ser usada para o tratamento de ambliopia anisometrópica em crianças?
Atualmente, a cirurgia refrativa não é considerada uma boa opção de tratamento. Embora investigadores tenham relatado a realização bem-sucedida de ceratomileuse in situ assistida por *laser* e ceratectomia fotorrefrativa em pacientes pediátricos, os riscos cirúrgicos, a falta de dados de segurança e predictabilidade a longo prazo, e a contínua necessidade de tratamento de oclusão ou penalização tornam essa forma de tratamento altamente de pesquisa no momento presente.[23,24]

PONTOS-CHAVE: DIRETRIZES PARA O TRATAMENTO DA AMBLIOPIA
1. A terapia de oclusão por meio período pode ser tão eficaz quanto a oclusão por período inteiro se a complacência for boa.
2. A penalização com atropina é mais eficaz, se o olho bom estiver ao menos moderadamente hipermetrópico.
3. O tratamento da ambliopia pode ser bem-sucedido, com boa complacência, até os 10 anos de idade.
4. Erros refrativos no olho amblíope devem ser totalmente corrigidos durante o tratamento.

28. Qual é o limite máximo de idade para o tratamento da ambliopia?
De um modo geral, para um resultado ideal, a ambliopia deve ser detectada e tratada antes dos 6 anos de idade. No entanto, existem diversos relatos de tratamento bem-sucedido em crianças mais velhas (p. ex., 7 a 14 anos), se uma complacência excelente ao tratamento for mantida. Isto é particularmente verdadeiro para ambliopia anisometrópica e menos verdadeiro para ambliopia estrábica e por privação do padrão.[25-27]

29. A anisometropia deve ser corrigida se a ambliopia não estiver presente?
Diversos estudos constataram uma relação positiva entre o grau de anisometropia e a incidência de ambliopia, enquanto outros falharam em encontrar tal relação. As diretrizes atualmente preferidas pela *American Academy of Ophtalmology* em relação à ambliopia sugerem que seja considerada correção empírica para anisometropia a partir de 3 dioptrias (D) de miopia, 1,5 D de hipermetropia e 2,0 D de astigmatismo, em crianças pequenas na tentativa de minimizar o risco de ambliopia. Dados experimentais em adultos sugerem que mesmo níveis mais baixos de anisometropia podem afetar significativamente as interações binoculares de alta resolução.[10,28]

30. Quando a cirurgia de estrabismo deve ser realizada em um paciente com ambliopia?
Os ensinos tradicionais ditam que a ambliopia deve ser totalmente tratada antes da cirurgia de estrabismo. Estudos mais recentes sugerem que a cirurgia pode ser realizada durante o curso do tratamento da ambliopia, se o médico acreditar que a recuperação da visão binocular pode ser melhorada ou o tratamento da ambliopia facilitado. É mais provável que o tratamento de qualquer caso precisará ser determinado individualmente e que ambos os padrões de prática podem ser efetivamente usados.[29]

REFERÊNCIAS
1. Brooks SE: Amblyopia, *Ophthalmol Clin North Am* 9:171–184, 1996.
2. von Noorden GK: *Binocular vision and ocular motility*, ed 5, St. Louis, 1996, Mosby.
3. Harwerth RS, Smith III EL, Duncan GC, et al.: Multiple critical periods in the development of the primate visual system, *Science* 232:235–238, 1986.
4. Crawford ML, Harwerth RS: Ocular dominance column width and contrast sensitivity in monkeys reared with strabismus or anisometropia, *Invest Ophthalmol Vis Sci* 45:3036–3042, 2004.

5. Wiesel TN, Hubel DH: Single-cell responses in striate cortex of kittens deprived of vision in one eye, *J Neurophysiol* 26:1003–1007, 1963.
6. Joint policy statement: vision screening for infants and children, American Association for Pediatric Ophthalmology and Strabismus, September 2013. American Academy of Ophthalmology, Board of Trustees, October 2013.
7. Fischer N, Brooks SE: Effect of fixation target on fixation preference testing, *Am Orthoptic J* 49:105–110, 1999.
8. Tongue AC, Cibis GW: Bruckner test, *Ophthalmology* 88:1041–1044, 1981.
9. Wright KW, Walonker F, Edelman P: 10-Diopter fixation test for amblyopia, *Arch Ophthalmol* 99:1242–1246, 1981.
10. Brooks SE, Johnson D, Fischer N: Anisometropia and binocularity, *Ophthalmology* 103:1139–1143, 1996.
11. Townsend AM, Holmes JM, Evans LS: Depth of anisometropic amblyopia and difference in refraction, *Am J Ophthalmol* 116:431–436, 1993.
12. Cotter SA, Edwards AR, Wallace DK, Pediatric Eye Disease Investigator Group, et al.: Treatment of anisometropic amblyopia in children with refractive correction, *Ophthalmology* 113(6):895–903, 2006.
13. Pediatric Eye Disease Investigator Group: A comparison of atropine and patching treatments for moderate amblyopia by patient age, cause of amblyopia, depth of amblyopia, and other factors, *Ophthalmology* 110:1632–1637, 2003.
14. Pediatric Eye Disease Investigator Group: The course of moderate amblyopia treated with atropine in children: experience of the amblyopia treatment study, *Am J Ophthalmol* 136:630–639, 2003.
15. Repka MX, Cotter SA, Beck RW, et al.: A randomized trial of atropine regimens for treatment of moderate amblyopia in children, *Ophthalmology* 111:2076–2085, 2004.
16. Repka MX, Kraker RT, Beck RW, Pediatric Eye Disease Investigator Group, et al.: A randomized trial of atropine vs patching for treatment of moderate amblyopia: follow-up at age 10 years, *Arch Ophthalmol* 126(8):1039–1044, 2008.
17. El Mallah MK, Chakravarthy U, Hart PM: Amblyopia: is visual loss permanent? *Br J Ophthalmol* 84:952–956, 2000.
18. Harwerth RS, Smith III EL, Duncan GC, et al.: Effects of enucleation of the fixing eye on strabismic amblyopia in monkeys, *Invest Ophthalmol Vis Sci* 27:246–254, 1986.
19. Leguire LE, Komaromy KL, Nairus TM, Rogers GL: Long-term follow-up of L-dopa treatment in children with amblyopia, *J Pediatr Ophthalmol Strabismus* 39:326–330, 2002.
20. Leguire LE, Walson PD, Rogers GL, et al.: Levodopa/carbidopa treatment for amblyopia in older children, *J Pediatr Ophthalmol Strabismus* 32:143–151, 1995.
21. Vereecken EP, Brabant P: Prognosis for vision in amblyopia after loss of the good eye, *Arch Ophthalmol* 102:220–224, 1984.
22. Greenwald MJ, Folk ER: Afferent pupillary defects in amblyopia, *J Pediatr Ophthalmol Strabismus* 20:63–67, 1983.
23. Nucci P, Drack A: Refractive surgery for unilateral high myopia in children, *JAAPOS* 5:348–351, 2001.
24. Paysee EA, Hamill MB, Hussein MA, Koch DD: Photorefractive keratectomy for pediatric anisometropia: safety and impact on refractive error, visual acuity, and stereopsis, *Am J Ophthalmol* 138:70–78, 2004.
25. Mintz-Hittner HA, Fernandez KM: Successful amblyopia therapy initiated after age 7 years: Compliance cures, *Arch Ophthalmol* 118:1535–1541, 2000.
26. Park KH, Hwang JM, Ahn JK: Efficacy of amblyopia therapy initiated after 9 years of age, *Eye* 18:571–574, 2004.
27. Pediatric Eye Disease Investigator Group: A prospective, pilot study of treatment of amblyopia in children 10 to < 18 years old, *Am J Ophthalmol* 137:581–583, 2004.
28. American Academy of Ophthalmology: *Amblyopia, preferred practice pattern*, San Francisco, 2013, American Academy of Ophthalmology.
29. Lam GC, Repka MX, Guyton DL: Timing of amblyopia therapy relative to strabismus surgery, *Ophthalmology* 100:1751–1756, 1993.

CAPÍTULO 25
ESODESVIOS
Scott E. Olitsky ▪ *Leonard B. Nelson*

1. **O que é um esodesvio?**
   Um desvio convergente, marcado pelo cruzamento ou rotação interna dos olhos, é designado pelo prefixo *eso*.

2. **Quais são os diferentes tipos de esodesvios?**
   - **Esoforia** é uma tendência latente dos olhos a se cruzarem. Este desvio latente é normalmente controlado por mecanismos funcionais que fornecem visão binocular ou evitam diplopia. O olho desvia apenas sob certas condições, como fadiga, doença, estresse, ou testes que interferem com a manutenção das capacidades fusionais normais (p. ex., cobrir um olho).
   - **Esotropia** é um desalinhamento manifesto dos olhos. A condição pode ser alternante ou unilateral, dependendo da visão. No estrabismo alternante, qualquer um dos olhos pode ser usado para fixação, enquanto o outro olho desvia. Em casos de esotropia unilateral, o olho que desvia é assinalado na descrição do desalinhamento (esotropia esquerda).

3. **É comum o estrabismo em bebês?**
   Bebês raramente nascem com olhos alinhados. Podem variar intermitentemente de esotropia à ortotropia à exotropia durante os primeiros meses de vida. Quarenta por cento dos bebês recém-nascidos parecem ter olhos alinhados, 33% podem apresentar exotropia, e aproximadamente 3% podem ser esotrópicos. Muitos bebês possuem um alinhamento variável e não podem ser classificados facilmente em qualquer categoria isolada. Poucos pacientes com uma esotropia de 40 ou mais dioptrias prismáticas que permanece constante com 10 semanas de idade demonstrarão resolução espontânea de seus desvios.[1,2]

4. **O que é pseudoesotropia?**
   Pseudoesotropia é a falsa aparência de esotropia quando os eixos visuais estão na verdade alinhados. Uma ponte nasal plana e ampla, dobras epicânticas proeminentes ou uma distância interpupilar estreita faz com que o observador veja menos esclera nasal do que o esperado. Isto cria a impressão de que o olho está virado em direção ao nariz.

5. **O que é esotropia congênita ou infantil?**
   A esotropia congênita ou infantil é um estrabismo convergente, sem causa identificável, que se desenvolve em uma criança antes dos 6 meses de idade. Embora os dois termos sejam frequentemente utilizados alternadamente, há uma importante diferença entre eles. Uma criança com esotropia congênita verdadeira nasce com estrabismo, enquanto uma criança com esotropia infantil irá desenvolvê-la durante os primeiros meses de vida. O período de tempo no início da infância, em que os olhos são retos, pode desempenhar um papel importante no desenvolvimento da visão binocular após os olhos estarem alinhados.

6. **Quais são as características da esotropia congênita?**
   - **Desvio grande**: O ângulo característico de esotropia congênita é consideravelmente maior do que os ângulos de esotropia adquirida mais tarde na vida (Fig. 25-1). Na maioria dos artigos relatados na literatura, os desvios médios variam de 40 a 60 dioptrias prismáticas. O diagnóstico de esotropia congênita deve ser reconsiderado em uma criança com um desvio relativamente pequeno.
   - **Erro refrativo normal:** Crianças com esotropia congênita tendem a ter refrações sob ciclopegia similares àquelas de uma criança normal da mesma idade.[3]

7. **O que é fixação cruzada?**
   Crianças com acuidade visual igual em ambos os olhos e uma esotropia grande não precisam abduzir nenhum dos olhos. Elas usam o olho aduzido, ou cruzado, para olhar para o campo oposto de visão. Isto é chamado de fixação cruzada.

8. **Por que algumas crianças com esotropia congênita parecem ter um déficit de abdução?**
   Em crianças com boa acuidade visual em ambos os olhos e que demonstram fixação cruzada, nenhum olho parecerá abduzir. Se ambliopia estiver presente, apenas o olho que enxerga melhor realizará fixação cruzada, fazendo com que o olho amblíope pareça ter uma diminuição de abdução.

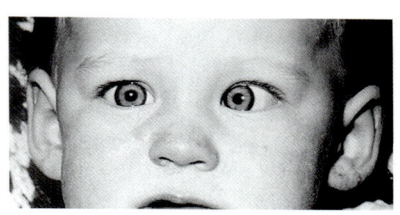

Figura 25-1. Criança com esotropia congênita. Observe o característico ângulo grande de cruzamento.

9. **Como um pseudodéficit de abdução pode ser distinguido de um déficit de abdução verdadeiro?**
   - Rotacionando a cabeça da criança, tanto com ela sentada ereta em uma cadeira móvel ou usando a manobra da cabeça de boneca.
   - Fazendo oclusão em um olho por um curto período. A criança eventualmente moverá o olho não ocluído.

10. **Qual é o diagnóstico diferencial de uma criança com esotropia?**
    - Pseudoesotropia.
    - Paralisia congênita do sexto par.
    - Síndrome de Duane.
    - Esotropia acomodativa de início precoce.
    - Síndrome de Möbius.
    - Esotropia sensorial.
    - Síndrome de bloqueio do nistagmo.
    - Esotropia nas crianças com comprometimento neurológico.

11. **Como a visão é avaliada em uma criança com esotropia congênita?**
    As seguintes observações podem ser feitas para avaliar a presença de acuidade visual similar em ambos os olhos em uma criança com uma esotropia de ângulo grande:
    - Espontaneamente alterna a fixação.
    - Mantém a fixação com qualquer um dos olhos quando se realiza o teste *cover-uncover*.
    - Fixação cruzada presente em ambos os olhos.

12. **A ambliopia é comum na esotropia congênita?**
    A ambliopia pode ocorrer em 19 a 72% das crianças com esotropia congênita.

13. **Quais são os objetivos do tratamento da esotropia congênita?**
    - Desenvolvimento de visão normal em ambos os olhos.
    - Redução do desvio para perto e para longe o mais próximo possível da ortotropia (olhos alinhados).
    - Desenvolvimento de uma forma ao menos rudimentar de visão binocular.

14. **Qual o nível de visão binocular pode ser esperado em crianças com esotropia congênita?**
    - Classicamente, foi ensinado que pacientes com esotropia congênita não desenvolvem fixação bifoveal (visão binocular perfeita) independente de suas idades durante o tratamento.
    - O alinhamento dentro de 10 dioptrias prismáticas de ortotropia no início da vida está frequentemente associado à obtenção de certo grau de visão binocular e estereopsia.
    - Alguns cirurgiões sugeriram que a cirurgia realizada em idade muito precoce pode levar ao desenvolvimento de fixação bifoveal.

15. **Quando a esotropia congênita é tratada?**
    - A maioria dos cirurgiões tenta operar crianças com esotropia congênita entre os 6 e 12 meses de idade, normalmente com recessões bilaterais do reto medial.
    - Alguns cirurgiões operam pacientes menores do que 6 meses de idade na esperança de fornecer níveis mais altos de visão binocular.[4,5]

16. **Por que é importante tratar a ambliopia antes da correção cirúrgica da esotropia congênita?**
    - A detecção de visão reduzida em uma criança é mais fácil na presença de uma esotropia grande.
    - A avaliação da fixação preferencial é difícil em uma criança pré-verbal com olhos alinhados.
    - A terapia de oclusão em crianças em idade jovem geralmente requer pouco tempo para equalizar a visão.

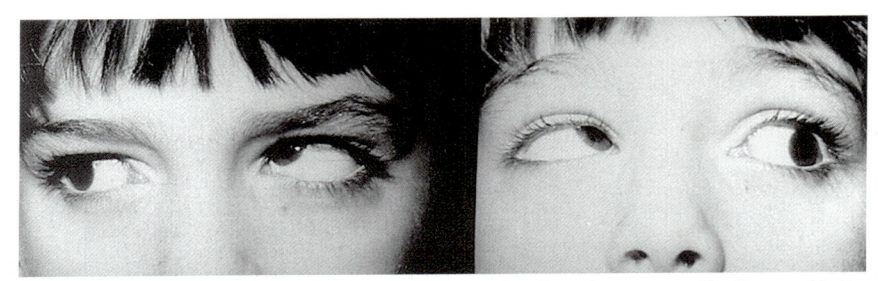

Figura 25-2. Hiperfunção do oblíquo inferior. Conforme o olho sofre adução (move-se em direção ao nariz), ele se eleva.

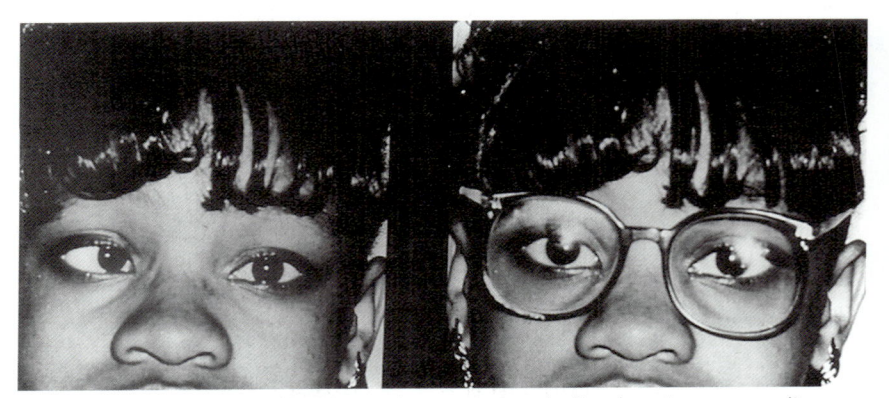

Figura 25-3. Esotropia acomodativa. Conforme a criança tenta acomodar (focar), os olhos se cruzam (à *esquerda*). Com óculos que eliminam a necessidade de acomodação, os olhos ficam alinhados (à *direita*).

- Se a acuidade visual não estiver simétrica após a cirurgia, a chance de desenvolver visão binocular e manter o alinhamento ocular é diminuída.
- O incentivo parental para sujeitar-se à tarefa frequentemente árdua da terapia de oclusão diminui bastante quando os olhos da criança ficam alinhados.

17. **Quais outros distúrbios de mobilidade estão frequentemente associados à esotropia congênita?**
    - **Hiperfunção do oblíquo inferior:** Elevação do olho durante a adução (Fig. 25-2); ocorre em 78% dos casos; mais comum no segundo ou terceiro ano de vida; pode requerer cirurgia.
    - **Desvio vertical dissociado:** Desvio ascendente lento; ocorre em 46 a 90% dos casos; o início é mais comum no segundo ano de vida; pode requerer cirurgia.
    - **Nistagmo:** Pode ser latente ou rotatório; ocorre em 50% dos casos; normalmente diminui com o tempo.[6]

18. **O que é esotropia acomodativa?**
    Esotropia acomodativa é um desvio convergente dos olhos associado à ativação do reflexo de acomodação (Fig. 25-3).

19. **Em qual idade a esotropia acomodativa se desenvolve?**
    A esotropia acomodativa normalmente ocorre em crianças entre 2 e 3 anos de idade. Ocasionalmente, crianças com 1 ano de idade ou menos se apresentam com todos os aspectos clínicos de esotropia acomodativa.[7]

20. **Quais são os três tipos de esotropia acomodativa?**
    - Refrativa.
    - Não refrativa.
    - Parcial ou descompensada.

ESODESVIOS

21. Quais são os três fatores que influenciam o desenvolvimento de esotropia acomodativa refrativa?
- Hipermetropia não corrigida.
- Convergência acomodativa.
- Divergência fusional insuficiente.[8]

22. De que forma os três fatores mencionados anteriormente levam à esotropia acomodativa?
Uma pessoa com hipermetropia pode necessitar uma acomodação excessiva para tornar nítida uma imagem retiniana embaçada. Isto, por sua vez, estimula convergência excessiva. Se a amplitude da divergência fusional for suficiente para corrigir a convergência excessiva, não ocorre esotropia. No entanto, se as amplitudes da divergência fusional forem inadequadas, ou se a fusão motora for alterada por algum obstáculo sensorial, ocorre esotropia.

23. O que é a razão AC/A?
A razão convergência acomodativa/acomodação (AC/A) descreve quantas dioptrias prismáticas o olho de uma pessoa converge para cada dioptria que ela acomoda. A razão AC/A normal é de aproximadamente 3 a 5 dioptrias prismáticas de convergência por dioptria de acomodação.

24. Como a razão AC/A pode ser medida?
- Método da heteroforia: O desvio é registrado em dioptrias prismáticas para uma distância de 6 metros (*D*) e de perto a 1/3 de distância (*N*). Após a distância interpupilar do paciente ser medida em centímetros (PD), a razão AC/A pode então ser calculada da seguinte forma:

$$AC:A = \frac{(PD) + N - D}{\text{Distância da medida de perto (em dioptrias)}}$$

- Método gradiente: O desvio é medido com qualquer erro refrativo completamente corrigido. O desvio para longe é, então, medido novamente por uma lente convexa ou côncava. A razão AC/A é, então, calculada assim:

$$AC:A = \frac{(\text{desvio para perto} - \text{desvio para longe})}{\text{fixação a distância para perto em dioptrias}}$$

- Comparação para perto – para longe: A maioria dos médicos prefere avaliar a razão usando a comparação para perto – para longe. Este método é mais fácil e rápido porque utiliza técnicas convencionais de exame e não requer cálculos. A relação AC/A é derivada simplesmente avaliando o desvio para longe e para perto. Se a medida de perto em um paciente com esotropia for > 10 dioptrias prismáticas, a razão AC/A é considerada anormalmente alta.

25. Como a esotropia acomodativa refrativa é tratada?
Óculos corrigem o erro refrativo hipermetrópico. Geralmente é prescrita a correção total determinada pela refração sob ciclopegia.

26. Qual a relação entre a esotropia acomodativa e a esotropia congênita?
A esotropia recorrente pode ocorrer em aproximadamente 25% dos pacientes que foram tratados com sucesso para esotropia congênita. A maioria destes pacientes (80%) responde à correção da hipermetropia, mesmo se o erro refrativo for pequeno.

PONTOS-CHAVE: ESOTROPIA
1. A ambliopia é tratada com mais sucesso antes da cirurgia de esotropia congênita.
2. O diagnóstico de esotropia congênita deve ser reconsiderado na presença de desvio angular pequeno.
3. Um exame completo é necessário para descartar outros distúrbios em todos os pacientes com esodesvio de início precoce.
4. A esotropia acomodativa refrativa é tratada com óculos.
5. Um exame diagnóstico neurológico deve ser considerado para pacientes que se apresentam com esotropia aguda e níveis normais de hipermetropia.

27. O que é esotropia acomodativa não refrativa?
A esotropia acomodativa não refrativa está associada a uma razão AC/A alta. O esforço de acomodação provoca uma resposta de convergência acomodativa anormalmente alta. A quantidade de esotropia é maior no desvio para perto do que para longe por causa da acomodação adicional necessária para manter uma imagem de perto nítida.

28. Como a esotropia acomodativa não refrativa é tratada?
- Lentes bifocais eliminam o esforço acomodativo adicional necessário para perto e, portanto, reduzem a esotropia de perto.
- A cirurgia pode ser realizada para eliminar a esotropia de perto e para corrigir a razão AC/A permanentemente.
- Observação. Alguns oftalmologistas escolhem simplesmente observar os pacientes, contanto que seus olhos permaneçam alinhados a distância. A esotropia para perto pode resolver-se espontaneamente, conforme a razão AC/A se normaliza durante a infância.

29. O que é esotropia acomodativa parcial ou descompensada?
Esotropias acomodativas refrativas e não refrativas nem sempre acontecem em suas formas "puras". Óculos podem reduzir significativamente o esodesvio. Às vezes a esotropia pode inicialmente ser eliminada com óculos, mas uma porção não acomodativa gradativamente se torna evidente apesar da correção máxima da hipermetropia compatível com uma boa visão. O esodesvio residual que persiste é chamado de porção deteriorada ou não acomodativa. Esta condição comumente ocorre com um atraso de meses entre o início da esotropia acomodativa e o tratamento "antiacomodativo".

30. Como a esotropia acomodativa parcial ou descompensada é tratada?
- A cirurgia pode ser indicada, se o desvio for grande o suficiente para impedir o desenvolvimento de visão binocular.
- A cirurgia é geralmente realizada apenas para a porção não acomodativa da esotropia, não para todo o desvio presente, quando o paciente está sem os óculos.

31. O que é esotropia cíclica?
- Um raro distúrbio que classicamente apresenta uma esotropia de ângulo grande alternando com ortoforia ou um esodesvio de ângulo pequeno em um ciclo de 48 horas.
- Pode resultar de uma aberração no relógio biológico ou uma combinação de defeitos no relógio, nos núcleos oculomotores, nos colículos superiores ou outros núcleos.
- Resposta imprevisível a várias formas de terapia com exceção de cirurgia, que é normalmente curativa.

32. Quais são as características de uma esotropia aguda comitante adquirida?
- Condição rara que ocorre em crianças mais velhas ou adultos.
- Início dramático de esotropia de ângulo grande com diplopia.
- Níveis normais de hipermetropia.
- Foi relatada após períodos de interrupção da fusão, como terapia de oclusão para ambliopia.

33. Como devem ser tratados os pacientes com esotropia aguda comitante adquirida?
- Análise cuidadosa da motilidade para afastar desvios paréticos.
- Considerar outras avaliações, incluindo tomografia computadorizada ou ressonância magnética.

REFERÊNCIAS
1. Archer SM, Sondhi N, Helveston EM: Strabismus in infancy, *Ophthalmology* 96:133–137, 1989.
2. Pediatric Eye Disease Investigator Group: Spontaneous resolution of early-onset esotropia: experience of the Congenital Esotropia Observational Study, *Am J Ophthalmol* 133(1):109–118, January 2002.
3. Pediatric Eye Disease Investigator Group: The clinical spectrum of early-onset esotropia: experience of the Congenital Esotropia Observational Study, *Am J Ophthalmol* 133(1):102–108, January 2002.
4. Birch E, Stager D, Wright K, Beck R: The natural history of infantile esotropia during the first six months of life, *J AAPOS* 2:326–328, 1998.
5. Ing M, Costenbader FD, Parks MM, Albert DG: Early surgery for congenital esotropia, *Trans Am Ophthalmol* 62:1419–1427, 1966.
6. Hiles DA, Watson A, Biglan AW: Characteristics of infantile esotropia following early bimedial rectus recession, *Arch Ophthalmol* 98:697–703, 1980.
7. Coats DK, Avilla CW, Paysse EA, et al.: Early-onset refractive accommodative esotropia, *J AAPOS* 2:275–278, 1998.
8. Raab EL: Etiologic factors in accommodative esodeviation, *Trans Am Ophthalmol Soc* 80:657–694, 1982.

DESVIOS OCULARES DIVERSOS
Janice A. Gault

CAPÍTULO 26

1. **Qual é o diagnóstico diferencial da exotropia?**
   - Exotropia congênita.
   - Exotropia sensorial.
   - Paralisia do terceiro par.
   - Síndrome de Duane.
   - Anormalidades craniofaciais com órbita divergente (p. ex., Síndrome de Apert ou síndrome de Crouzon).
   - Miastenia grave.
   - Distúrbios da tireoide.
   - Fratura da parede medial.
   - Músculo reto medial deslizado ou reto lateral excessivamente resseccionado.
   - Pseudotumor orbitário.
   - Insuficiência de convergência.
   - Oftalmoplegia internuclear.

2. **Uma mãe observa que seu bebê de 4 meses parece estar com "olhar divergente". Qual é a sua preocupação como médico?**
   Primeiro verifique se há presença de desvio ou pseudoestrabismo. Uma distância interpupilar aumentada ou "dragging" temporal da mácula decorrente de uma retinopatia de prematuridade ou toxocaríase pode causar pseudoexotropia. O teste do reflexo luminoso ou o *cover test* elucida este ponto. Também, assegure-se que a motilidade ocular seja normal. Faça com que o paciente siga uma luz ou um brinquedo brilhante e colorido para excluir paralisia ou restrição muscular. Se essa avaliação for normal e você observar estrabismo verdadeiro, quantifique-o com prismas para perto e longe. Verifique a refração sob ciclopegia, e faça um exame completo sob midríase. A ambliopia anisometrópica pode fazer um olho se desviar, mas normalmente se apresenta como esotropia no grupo de idade jovem. Também, uma lesão corneana, uma catarata, um glaucoma ou uma lesão retiniana, como uma cicatriz de toxoplasmose ou um retinoblastoma, podem causar o desvio. Estas condições devem ser descartadas.

   Uma vez determinado que o restante do exame esteja normal, você percebe que o bebê tem uma exotropia alternante de 40 dioptrias prismáticas. A exotropia congênita é muito mais rara do que a esotropia congênita, mas elas têm bastante em comum. Ambas possuem um ângulo grande de desvio e raramente desenvolvem ambliopia por causa da fixação alternante. A refração é adequada para a idade. A cirurgia precoce é recomendada para permitir o desenvolvimento de estereoacuidade.

3. **Uma mãe percebe que o olho esquerdo de seu filho de 2 anos desvia para fora quando ele está cansado ou tem febre. Qual é a sua preocupação como médico?**
   Exotropia intermitente, que é o tipo mais comum de exotropia. O início varia da infância até os 4 anos de idade. Pode progredir através das três fases seguintes:
   - **Fase 1:** Exoforia para longe e ortoforia para perto ocorrem quando o paciente está cansado ou com o "olhar perdido". Ele tem diplopia e frequentemente fecha um olho. Quando consciente do desvio, é facilmente capaz de alinhar os olhos, normalmente após um piscar.
   - **Fase 2:** Exotropia para longe e exoforia para perto. Quando a exotropia se torna mais constante, ocorre supressão, e a diplopia fica menos frequente. A exotropia permanece após um piscar de olhos.
   - **Fase 3:** A exotropia é constante para longe e para perto. Não há diplopia por causa da supressão.

   A visão deve ser equalizada corrigindo-se qualquer erro refrativo significativo e ocluindo o olho não desviado. A cirurgia deve ser feita, quando o paciente progride além da fase 1, mas preferencialmente antes da fase 3.

4. **Uma paciente com 18 anos de idade reclama de visão embaçada para perto e cefaleia ao ler. Você acredita nela, ou ela só está tentando escapar de fazer seu dever de casa?**
Verifique desvios oculares para perto e para longe. Ela pode estar apresentando insuficiência de convergência, que é comum em adolescentes e adultos jovens. É rara em crianças abaixo de 10 anos de idade. É frequentemente idiopática, mas pode ser exacerbada por fadiga, medicamentos, uveíte, ou pupila tônica de Adie. O exodesvio é maior para perto do que a distância e causa astenopia. A exoforia para perto pode ser a única alteração evidente. O ponto próximo de convergência é mais distante do que o normal (> 3 a 6 cm para pacientes com menos de 20 anos de idade; > 12 cm para pacientes com mais de 40 anos de idade), e a amplitude de acomodação é reduzida.

Sua capacidade fusional estará diminuída. Se você fizer com que ela foque em um alvo a uma distância de leitura que a force a realizar acomodação, você verá que ela tem um ponto de "quebra" baixo ou um ponto de "recuperação" baixo quando lentamente aumenta a quantidade de prisma com a base externa em frente a um olho. O ponto de "quebra" é quando ela começar a ter visão dupla com aumento do prisma; o ponto de "recuperação" é quando ela puder fundir em imagens únicas trabalhando a partir da quantidade mais alta de prisma. De 10 a 15 dioptrias prismáticas é considerado baixo.

Como ela é sintomática, trate-a com prismas com base interna para leitura a fim de auxiliar a convergência. Exercícios do ponto próximo ou "convergências com lápis" podem melhorar as amplitudes fusionais. Estes exercícios são realizados fazendo com que o paciente lentamente mova um lápis da distância do braço em direção ao rosto ao mesmo tempo em que foca na borracha. Faça o paciente se concentrar em manter uma imagem da borracha. Repita 10 vezes, diversas vezes ao dia. Uma vez que se domine a tarefa, "convergências com lápis" podem ser feitas segurando um prisma com base externa de 6-D sobre o olho. Raramente, a ressecção do reto medial pode ser necessária.

5. **O que acontece se as capacidades fusionais forem normais e não houver exodesvio?**
O problema pode ser insuficiência acomodativa, que tem sintomas similares no mesmo grupo etário. No entanto, a acomodação é reduzida. Primeiro, verifique a refração manifesta e sob ciclopegia O paciente pode estar hipocorrigido e necessitar de uma refração hipermetrópica mais forte. Se a refração for normal, óculos de leitura com lentes positivas ajudarão.

6. **Como você diferencia clinicamente um paciente com insuficiência de convergência *versus* insuficiência acomodativa?**
Na insuficiência acomodativa, um prisma de base interna com 4D causará embaçamento durante a leitura, enquanto pacientes com insuficiência de convergência notarão que a escrita está mais clara.

7. **Alguns pacientes têm o problema oposto: esotropia pior para longe do que para perto. Como esta condição é chamada?**
Isto é insuficiência de divergência. A divergência fusional é reduzida. O tratamento é feito com prismas com a base temporal e, raramente, ressecções do reto lateral. No entanto, a insuficiência de divergência é um diagnóstico de exclusão e a paralisia de divergência deve ser descartada porque pode estar associada a tumores pontinos, trauma de crânio e outras anormalidades neurológicas. A avaliação neuro-oftalmológica é necessária.

8. **O que é a síndrome de Duane? Quais são os diferentes tipos deste distúrbio?**
A síndrome de Duane é um distúrbio congênito da motilidade, caracterizado por abdução limitada, adução limitada, ou ambas. O globo ocular se retrai, e a fissura palpebral fica mais estreita em uma tentativa de adução. Um "efeito de coleira" pode causar desvio superior ao mesmo tempo. Existem três tipos desta síndrome:
- Tipo 1 – abdução limitada (mais comum) (Fig. 26-1).
- Tipo 2 – adução limitada.
- Tipo 3 – Tanto abdução quanto adução limitadas (tipo mais raro).

Existem três mulheres para cada dois homens afetados pela síndrome de Duane. O olho esquerdo está envolvido em 60% dos casos; em 18% dos casos, ambos os olhos estão envolvidos. Sessenta por cento dos pacientes também têm uma esotropia associada, 15% têm exotropia, e 25% são ortofóricos. Padrões em A e V são comuns. Ambliopia, atribuível à anisometropia, ocorre em aproximadamente 1/3 dos casos. A cirurgia é feita para corrigir a rotação da cabeça, mas a ressecção não deve ser realizada porque exacerba o estreitamento da fissura e a retração do globo ocular.

9. **Qual é a causa da síndrome de Duane?**
A causa não é clara, mas parece que o músculo reto lateral é inervado pelo terceiro nervo, causando contração concomitante dos músculos retos medial e lateral. Esta teoria explica a retração do globo ocular e o estreitamento da fissura.

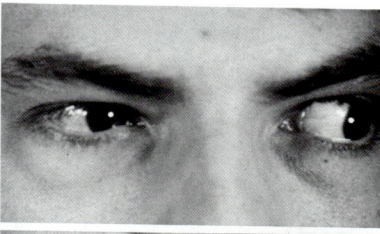

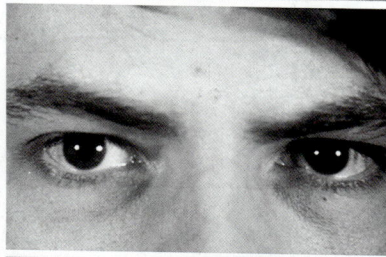

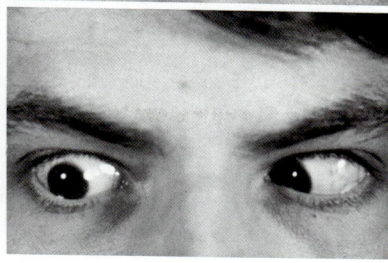

Figura 26-1. Síndrome de Duane afetando o olho direito. Na posição primária (*meio*), os olhos estão alinhados. Há redução na altura da fissura palpebral direita ao olhar para o lado esquerdo (*acima*) e retração da pálpebra superior direita, bem como um déficit de abdução ao olhar para o lado direito (*abaixo*). (*De Burde RM, Savino PJ, Trobe JD: Clinical decisions in neuro-ophtalmology, ed. 3, St. Louis, Mosby.*)

10. **Quais outros aspectos podem estar associados à síndrome de Duane?**
 Síndrome de Goldenhar, surdez, "lágrimas de crocodilo" e colobomas uveais.

11. **Qual é o diagnóstico diferencial da hipertropia?**
 - Miastenia grave.
 - Doença ocular tireóidea.
 - Pseudotumor orbitário.
 - Trauma orbital (pode causar encarceramento do reto inferior).
 - Paralisia do quarto par craniano.
 - Pseudo-hipertropia.
 - Desvio oblíquo – ver Capítulo 30.

PONTOS-CHAVE: SÍNDROME DE BROWN
1. Incapacidade de elevar o olho afetado quando aduzido.
2. A hipertropia pode estar presente na posição primária do olhar.
3. O paciente pode virar a cabeça em direção oposta ao olho afetado com posição elevada do queixo.
4. Dez por cento dos casos são bilaterais.
5. A adução forçada revela restrição do músculo oblíquo superior.

12. **Qual é a causa da síndrome de Brown?**
 A síndrome de Brown (Fig. 26-2) pode ser congênita ou adquirida. A causa pode estar relacionada com a restrição mecânica do tendão do oblíquo superior. Exemplos incluem trauma, cirurgia, ou inflamação na região próxima à tróclea.

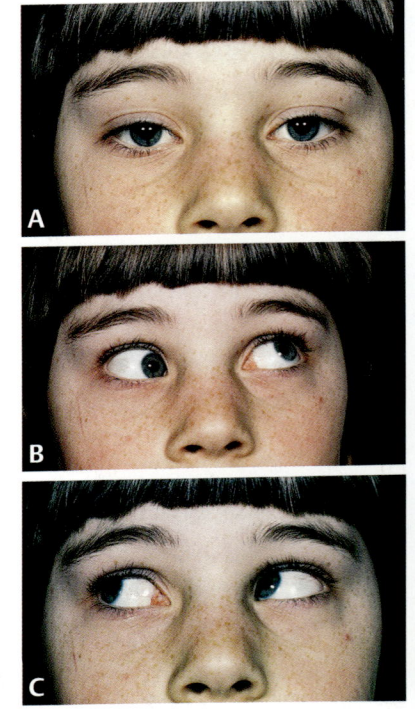

Figura 26-2. Síndrome de Brown afetando o olho direito. **A**, Geralmente alinhado na posição primária. **B**, Elevação direita limitada na adução e ocasionalmente também na linha média. **C**, Elevação direita geralmente normal na abdução. (*De Kanski JJ: Clinical ophtalmology: a systematic approach, ed. 5, New York, Butterworth-Heinemann, 2003.*)

13. **Como a síndrome de Brown é tratada?**
    Os casos adquiridos devem ser observados por que podem melhorar espontaneamente. Alguns melhoram com injeções de esteroides próximo à tróclea. Se não houver melhora em 6 meses, o músculo oblíquo superior pode ser enfraquecido com uma tenotomia. Alguns cirurgiões fazem o recesso do músculo oblíquo inferior ipsolateral ao mesmo tempo para evitar uma hiperfunção do oblíquo inferior no pós-operatório. Os pacientes precisam estar cientes de que nunca serão capazes de elevar o olho afetado normalmente durante a adução.

14. **Qual é o diagnóstico diferencial da síndrome de Brown?**
    - **Paralisia do oblíquo inferior:** O teste de três passos revela uma hiperfunção do oblíquo superior que não está presente na síndrome de Brown. Em pacientes com diplopia, desvios verticais na posição primária do olhar, ou uma posição anormal da cabeça, uma tenotomia do oblíquo superior ou recessão do reto superior contralateral é feita. Ducção forçada não revela restrição.
    - **Paralisia dupla do elevador:** Os pacientes não conseguem elevar o olho afetado em qualquer campo de visão (Fig. 26-3). Ptose ou pseudoptose podem ser vistas. A posição elevada do queixo ajuda a manter a fusão se uma hipotropia estiver presente na posição primária do olhar. Se a posição elevada do queixo não for vista com hipotropia, ambliopia está presente. O tratamento para um desvio vertical grande ou uma posição anormal da cabeça é a recessão do reto inferior, se o reto inferior estiver restrito, ou transposição do reto medial e lateral em direção ao reto superior (procedimento de Knapp), se a restrição não estiver presente.
    - **Fratura do tipo "blow-out" com encarceramento do músculo reto inferior:** A História elucida esta lesão, e ducções forçadas demonstram restrição. Confirme com uma tomografia computadorizada (TC) de órbita.
    - **Doença da tireoide:** A restrição é encontrada em ducções forçadas, o estrabismo é adquirido e incomitante, retração da pálpebra também pode ser observada. Uma TC revela aumento dos músculos extraoculares.

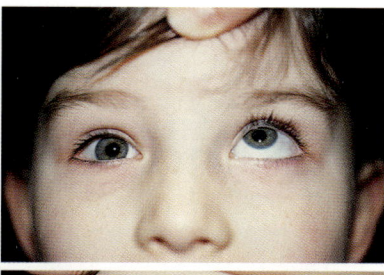

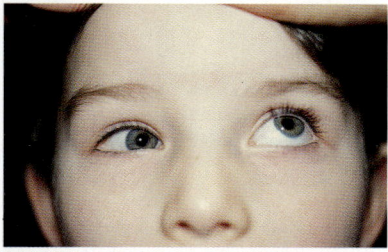

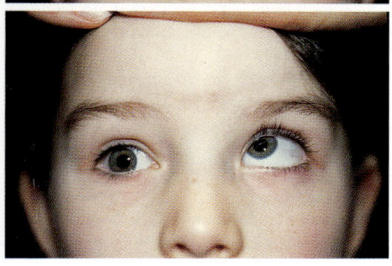

Figura 26-3. Déficit de monoelevação direita mostrando uma elevação defeituosa em todas as posições. (*De Kanski JJ: Clinical ophtalmology: a systematic approach, ed. 5, New York, Butterworth-Heinemann, 2003.*)

15. **O que é síndrome de Möbius?**
    Esta é uma síndrome congênita com várias anormalidades do quinto até o décimo segundo par craniano. Os pacientes podem ter uma esotropia unilateral ou bilateral com incapacidade de abduzir os olhos mesmo com manobra de "cabeça de boneca". Os pacientes podem exibir também defeitos de extremidades, no tórax e na língua e podem ter dificuldades significativas com a alimentação.

16. **Um homem de 48 anos de idade passa por uma ressecção do reto medial e uma resseção do reto lateral para uma exotropia sensorial de 35 dioptrias prismáticas no olho esquerdo. Ele se apresenta no dia seguinte com uma exotropia de 60 dioptrias prismáticas na posição primária do olhar e uma incapacidade de abduzir o olho. Qual é o seu diagnóstico?**
    O diagnóstico é um músculo reto medial deslizado ou perdido. É importante apertar duplamente a sutura através do tendão e do músculo ao reconectar o músculo reto ao globo ocular para evitar esta complicação. A reoperação é necessária para encontrar o músculo e recolocá-lo na posição apropriada. Se você não puder localizar o músculo, uma transposição dos músculos retos superior e inferior ajuda a corrigir a exotropia.

17. **Uma paciente reclama que seu olho direito é hipertrópico. O teste do reflexo luminoso e o teste com cobertura mostram que ela é ortofórica. O que pode estar acontecendo?**
    Pseudo-hipertropia. Ela pode ter uma mácula deslocada verticalmente decorrente de uma retinopatia de prematuridade ou toxocaríase. A retração da pálpebra do olho direito pode fazer com que ele pareça hipertrópico. O deslocamento vertical superior do globo por uma massa, como uma mucocele, pode causar uma aparência similar.

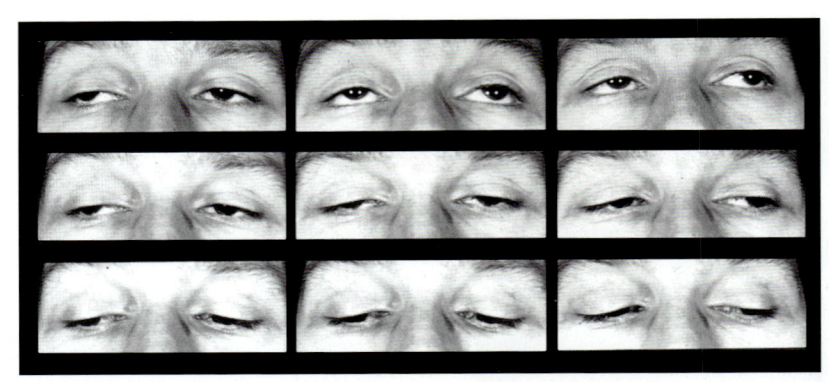

Figura 26-4. Oftalmoplegia externa crônica progressiva. (*De Kanski JJ: Clinical ophtalmology: a test yourself Atlas, ed. 2, New York, Butterworth-Heinemann, 2002.*)

18. **Um jovem garoto desenvolveu posição elevada do queixo e parece mover sua cabeça em vez de seus olhos para localizar objetos. No exame, ele tem ducções e versões ruins em todos os campos de visão bem como ptose bilateral. Ducções forçadas revelam restrições em todos os músculos extraoculares. Qual é o seu diagnóstico?**
    O diagnóstico é síndrome da fibrose congênita. O tecido muscular normal é substituído por tecido fibroso em vários graus. Pode ser unilateral ou bilateral. Os olhos podem exibir pouco ou nenhum movimento vertical ou horizontal, dependendo do número de músculos envolvidos, bem como esotropia ou exotropia. Ambliopia é comum. Ptose com elevação do queixo é uma manifestação frequente. A causa é desconhecida. O objetivo da cirurgia é restaurar ortoforia na posição primária do olhar.

19. **Um homem de 20 anos de idade sem histórico de estrabismo por não conseguir abrir bem os olhos. Você nota que as ducções e versões estão gravemente reduzidas e que ele tem ptose bilateral. Não há restrição nas ducções forçadas. Qual é o seu diagnóstico?**
    O diagnóstico é oftalmoplegia externa crônica progressiva (CPEO). Esta condição começa na infância com ptose e progride lentamente para paresia total das pálpebras e dos músculos extraoculares (Fig. 26-4). Pode ser esporádica ou familiar. Os pacientes normalmente não apresentam diplopia. Um procedimento de "estilingue dos *frontalis*" pode ser necessário para elevar as pálpebras.

20. **Quais outras avaliações são importantes?**
    Avalie a pigmentação retiniana e solicite um eletrocardiograma para verificar um bloqueio cardíaco. A tríade de CPEO, alterações pigmentares retinianas e cardiomiopatia é conhecida como síndrome de Kearns-Sayre (Fig. 26-5). Os pacientes podem precisar de marca-passo para evitar morte repentina. A herança é através do DNA mitocondrial materno.

21. **Quais outras doenças podem estar associadas à oftalmoplegia externa crônica progressiva?**
    - **Abetalipoproteinemia (Síndrome de Bassen-Kornzweig):** Os pacientes têm alterações pigmentares retinianas similares à retinite pigmentosa (RP), diarreia, ataxia, e outros sinais neurológicos.
    - **Doença de Refsum:** Os pacientes têm uma síndrome similar à RP com um aumento do nível de ácido fitânico. Eles também podem apresentar sinais neurológicos.
    - **Distrofia óculo-faríngea:** Os pacientes têm dificuldade na deglutição. A condição pode ser autossômica dominante.

22. **O que é apraxia oculomotora congênita?**
    Neste raro distúrbio, os pacientes são incapazes de realizar movimentos sacádicos horizontais voluntários normais. Para mudar a fixação horizontal, um movimento brusco de cabeça que ultrapassa o alvo é realizado. A cabeça gira, então, de volta na direção oposta, uma vez que a fixação seja estabelecida. Os movimentos sacádicos verticais são normais, mas os nistagmos vestibular e optocinético estão comprometidos. Estrabismo pode estar associado.

DESVIOS OCULARES DIVERSOS

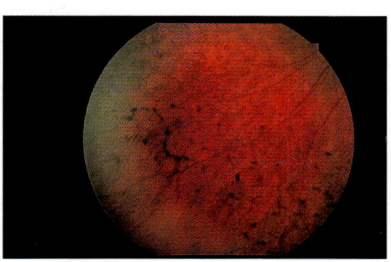

Figura 26-5. Síndrome de Kearns-Sayre. (*De Kanski JJ: Clinical ophtalmology: a test yourself Atlas, ed. 2,* New York, Butterworth-Heinemann, 2002.)

23. Um paciente reclama de diplopia. No exame, ele tem paresia do terceiro, quarto e quinto pares cranianos do lado direito. O que pode causar paralisias múltiplas de nervos motores oculares?

Qualquer coisa que provoque lesão do seio cavernoso e/ou a fissura orbital superior, incluindo o seguinte:
- Fístula arteriovenosa – *shunts* carotídeo-cavernosos.
- Trombose do seio cavernoso.
- Tumores metastáticos para o seio cavernoso.
- Malignidade cutânea com disseminação perineural para o seio cavernoso.
- Apoplexia hipofisária – os pacientes frequentemente têm dores de cabeça extremas com sinais bilaterais e visão diminuída; requer esteroides intravenosos de urgência e avaliação da neurocirurgia.
- Aneurisma intracavernoso.
- Mucormicose – mais provável em diabéticos, especialmente em cetoacidose e em qualquer paciente debilitado ou imunocomprometido; verifique a presença de escara no nariz e no palato; consulta de urgência com um otorrinolaringologista para desbridamento é imperativa.
- Herpes-zóster.
- Síndrome de Tolosa-Hunt – inflamação idiopática aguda da fissura orbital superior ou do seio cavernoso anterior (diagnóstico de exclusão).
- Mucocele.
- Meningioma.
- Carcinoma nasofaríngeo.

Paralisias múltiplas dos nervos cranianos também podem ocorrer com lesões no tronco cerebral e meningite carcinomatosa.

Outras entidades que imitam paralisias múltiplas dos nervos cranianos são:
- Miastenia grave.
- CPEO.
- Lesões orbitárias, como doença da tireoide, pseudotumor ou tumor.
- Paralisia supranuclear progressiva.
- Síndrome de Guillain-Barré.

24. O que é síndrome de Parinaud?

Também conhecida como síndrome do mesencéfalo dorsal, a síndrome de Parinaud é caracterizada por uma paresia supranuclear do olhar com paresia oculomotora nuclear e anormalidades pupilares. O olhar ativo para cima é diminuído, mas elevação é vista com a manobra em cabeça de boneca. Tentativas de olhar para cima causam nistagmo de retração-convergência e alargamento da fissura palpebral (sinal de Collier). As pupilas estão em midríase média e não reagem à luz, mas reagem normalmente à acomodação.

25. Qual é a causa da síndrome de Parinaud?

Em crianças, pinealoma e estenose aquedutal são as causas mais comuns. Em adultos, desmielinização, infarto e tumor são mais comuns.

26. Descreva a apresentação de um paciente com oftalmoplegia internuclear?

Uma mulher jovem com um histórico de neurite óptica reclama de visão dupla ao olhar para um lado. Ela é incapaz de aduzir ao tentar a posição de olhar contralateral e exibe nistagmo horizontal no olho em abdução. A adução na convergência é normal. A condição pode ser unilateral ou bilateral. Exotropia pode estar presente, se a condição for bilateral.

27. Onde está a lesão causadora?
A lesão está no fascículo longitudinal medial. As causas incluem esclerose múltipla, doença vascular isquêmica, tumor no tronco cerebral e trauma.

BIBLIOGRAFIA
American Academy of Ophthalmology: Pediatric ophthalmology and strabismus, San Francisco, 2012.
Gerstenblith AT, Rabinowitz MP: The Wills eye manual, ed 6, Philadelphia, 2012, Lippincott, Williams & Wilkins.
Nelson LB, Catalano RA: Atlas of ocular motility, Philadelphia, 1989, W.B. Saunders.

CIRURGIA DE ESTRABISMO
Bruce M. Schnall

1. Como são realizadas as ducções forçadas?
Antes de iniciar a cirurgia, coloque um blefarostato em ambos os olhos. Usando uma pinça de um ou dois dentes, segure a conjuntiva no limbo. Mova o olho horizontalmente e verticalmente. A resistência encontrada ao mover o olho é comparada à qual normalmente se esperaria, bem como com a resistência encontrada ao realizar a mesma ducção forçada no outro olho.

2. Por que realizar ducções forçadas?
Ducções forçadas são realizadas para detectar "músculos apertados" ou restrições no movimento do olho. Se as ducções forçadas indicarem que um músculo está restrito, deve ser feito o recesso do músculo afetado. Por exemplo, se um paciente tiver um desvio vertical, o reto superior do lado hipertrópico ou o reto inferior do outro olho devem ser abordados com recessão. Se ducções forçadas oferecem resistência à elevação do outro olho, a cirurgia de escolha é a recessão do reto inferior.

3. Ao corrigir um estrabismo horizontal ou vertical, como você decide em quantos músculos deve fazer a recessão ou a ressecção?
O ângulo de desvio determina o número de músculos a sofrerem recessão ou ressecção. Enquanto um estrabismo de ângulo pequeno (< 20 D) pode ser corrigido operando-se apenas um músculo, um desvio grande pode requerer cirurgia em três ou quatro músculos retos. A maioria dos principais textos contém tabelas que fornecem um guia a respeito do quanto de cirurgia deve ser realizada para o ângulo (medido em dioptrias prismáticas) de estrabismo. As tabelas indicam quantos músculos devem ser operados e a quantidade de recessão ou ressecção.

4. Ao realizar um procedimento de recessão-ressecção, você deve realizar primeiro a recessão ou a ressecção?
A recessão é realizada primeiro. Em uma ressecção o músculo é encurtado e então trazido para o ponto de inserção. Este procedimento cria tensão no músculo, tornando difícil trazê-lo de volta ao local da inserção. A recessão inicial do músculo antagonista diminui a tensão por afastar o globo ocular do músculo que sofrerá ressecção, facilitando trazê-lo para o local da inserção, assim como o ajuste firme das suturas.

5. Ao realizar uma cirurgia em um músculo oblíquo e um músculo reto do mesmo olho, qual músculo você opera primeiro?
Os músculos oblíquos são mais difíceis de identificar e isolar no gancho de músculo do que os retos. A cirurgia de estrabismo provoca edema da cápsula de Tenon e sangramento, o que pode obscurecer a visualização e dificultar a identificação dos músculos oblíquos. Portanto, é preferível operar primeiro os músculos oblíquos, quando a cápsula de Tenon e os tecidos circunjacentes aos músculos oblíquos apresentam menor edema e distorção. Os músculos retos são mais facilmente isolados com o gancho cirúrgico e identificados. Não deve haver dificuldade em isolar o músculo reto correto, mesmo na presença de sangramento significativo e edema da cápsula de Tenon que podem se seguir à cirurgia do músculo oblíquo.

6. Que tipo de agulha é usado para suturar o músculo na esclera?
Uma agulha espatulada tem superfícies cortantes apenas na lateral e é plana em baixo. Isto diminui o risco de perfurar o globo ocular. A esclera é mais fina imediatamente posterior à inserção dos músculos retos (0,3 mm).
Capítulo 3: "Procedimentos paracirúrgicos e preparação"; © 2003-2014 Project Orbis International Inc. Link: http://telemedicine.orbis.org/bins/volume_page.asp?cid=1-2161-2253-2258

7. O que é uma sutura ajustável?
Diversas técnicas de localização e costura das suturas esclerais permitem que o músculo seja movido para frente ou para trás durante o período pós-operatório imediato. Se o paciente tiver uma hiper ou hipocorreção imediatamente, o músculo pode ser movido para melhorar o alinhamento. Este ajuste da sutura é realizado em até 24 horas após a cirurgia inicial, frequentemente no consultório.

8. Quando deve ser usada uma sutura ajustável?
O uso de uma sutura ajustável fica a critério do cirurgião. Alguns cirurgiões não realizam cirurgias com suturas ajustáveis, citando o fato de que a correção obtida imediatamente após a cirurgia de estrabismo é variável e pode não ser indicativa de um resultado a longo prazo. Outros utilizam as suturas ajustáveis em casos em que os resultados da cirurgia de estrabismo são difíceis de prever, como reoperações e estrabismo restritivo ou paralítico. Suturas ajustáveis são frequentemente usadas em pacientes com tireoidopatia.

9. O que é um procedimento de transposição?
Um procedimento de transposição coloca o tendão dos músculos retos adjacentes, inteiro ou parcialmente, na inserção do músculo paralisado ou hipofuncionante. Por exemplo, na paralisia do elevador duplo o tendão dos músculos retos lateral e medial pode ser suturado às margens nasal e temporal da inserção do músculo reto superior.

10. Quando é realizado um procedimento de transposição?
Um procedimento de transposição é o procedimento de escolha quando a função de um ou mais músculos retos está severamente limitada, como na paralisia do terceiro par, do sexto par e do elevador duplo.

11. De que forma são tratados os padrões em A e V de estrabismo?
Em casos de hiperfunção do músculo oblíquo, o músculo oblíquo apropriado deve ser "enfraquecido". O "enfraquecimento" dos músculos oblíquos inferiores corrige um padrão em V, enquanto o "enfraquecimento" dos músculos oblíquos superiores corrige um padrão em A (Fig. 27-1). Em pacientes sem disfunção do músculo oblíquo, os músculos retos horizontais estão supra ou infralocalizados. Os músculos retos mediais são deslocados em direção ao ponto do padrão em A ou V, enquanto os músculos retos laterais são deslocados em direção oposta. Um acrônimo útil é MALE, que significa músculos Mediais retos para o Apice, músculos retos Laterais para o Espaço vazio. Por exemplo, para tratar uma esotropia com padrão em V sem hiperfunção do músculo oblíquo, os músculos retos mediais sofrem recessão e são infracolocados (movidos inferiormente) cerca de metade da largura do tendão.

12. Qual cirurgia pode ser realizada para a síndrome de Brown?
Na síndrome de Brown, um tendão oblíquo superior congenitamente curto ou encarcerado cria uma restrição mecânica da elevação quando o olho está em adução, conforme confirmado em cirurgia com o teste da ducção forçada. A síndrome de Brown é tratada cirurgicamente com tenotomia oblíqua superior, recessão ou espaçador de tendão.

13. Quais são as indicações para cirurgia na síndrome de Brown?
Hipotropia no olhar primário ou posição anormal da cabeça (posição com o rosto virado ou o queixo elevado) são indicações para a cirurgia. Um desvio significativo no olhar primário ou uma postura anormal da cabeça são indicações para a cirurgia de estrabismo na maioria dos estrabismos incomitantes (síndrome de Brown, síndrome de Duane, paralisia oblíqua superior, paralisia oblíqua inferior e déficit de elevação monocular).

14. Na cirurgia de estrabismo em pacientes com a síndrome de Duane, é melhor fazer a recessão ou a ressecção?
A ressecção poderia aumentar a retração do globo ocular; portanto, ressecções são evitadas. Recessões, ou menos comumente procedimentos de transposição, são realizadas.

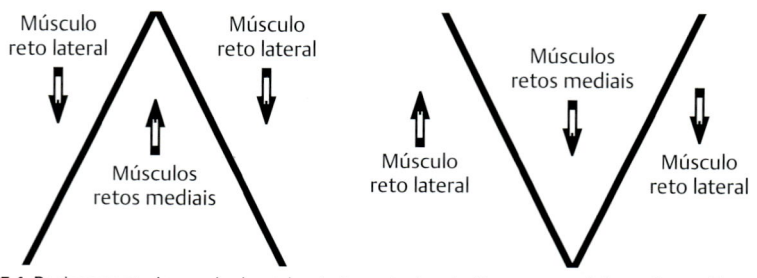

Figura 27-1. Deslocamento do arco horizontal no tratamento de estrabismo com padrão em A e em V.

CIRURGIA DE ESTRABISMO

15. Ao realizar uma transposição do músculo reto vertical para tratar uma paralisia do sexto par, você transpõe ambos os músculos retos verticais ou apenas um deles?

Um ou ambos os músculos retos verticais podem ser transpostos. Historicamente, os músculos retos superiores e inferiores são transpostos temporalmente para tratar uma paralisia do sexto par. Mais recentemente, a transposição do músculo reto superior com recessão do músculo reto medial tem demonstrado ser eficaz no tratamento de paralisia do sexto par. A transposição apenas do músculo reto superior reduz o risco de isquemia do segmento anterior.[1]

PONTOS-CHAVE: COMPLICAÇÕES MAIS COMUNS DA CIRURGIA DE ESTRABISMO

1. Hipercorreção ou hipocorreção.
2. Isquemia do segmento anterior.
3. Infecção.
4. Síndrome da aderência.
5. Diplopia.
6. Perfuração escleral.
7. Músculo deslizado ou perdido.
8. Operação do músculo errado.

---

16. Quais são os sinais de infecção após a cirurgia de estrabismo?

Os sinais de infecção são celulite, abscesso subconjuntival ou endoftalmite. Celulite é mais comum, com uma incidência estimada entre 1 caso em 1.000 e 1 caso em 1.900 cirurgias. Tipicamente começa 1 a 4 dias após a cirurgia. Os sintomas mais comuns são edema acentuado e dor. A suspeita de celulite requer tratamento imediato com antibióticos sistêmicos, bem como um exame cuidadoso para assegurar que o paciente não desenvolva endoftalmite.[2]

17. Quais são os sinais e sintomas de endoftalmite após a cirurgia de estrabismo pediátrico?

Os sinais de endoftalmite aparecem 1 a 4 dias após a cirurgia e incluem letargia, hiperemia ocular assimétrica, edema da pálpebra e febre. Pacientes que desenvolvem endoftalmite apresentam aumento do edema palpebral e hiperemia ocular durante o período pós-operatório em vez de uma diminuição, conforme seria esperado durante um curso pós-operatório normal. No exame, o paciente apresenta uma diminuição no reflexo vermelho e sinais de inflamação vítrea. Se houver suspeita de endoftalmite, avaliação e tratamento imediatos são necessários.[3]

18. O que você deveria fazer se suspeitasse que perfurou o globo ocular ao fazer a sutura escleral?

Se houver suspeita de perfuração escleral, uma oftalmoscopia indireta deve ser realizada na sala de cirurgia no final da cirurgia de estrabismo. Se uma perfuração retiniana for vista sob a oftalmoscopia, avaliações com especialista ou exames seriados com o oftalmoscópio indireto são indicados. O tratamento é controverso. Enquanto alguns cirurgiões defendem o tratamento com crioterapia ou *laser* indireto, outros simplesmente observam o paciente. Acredita-se que a incidência de descolamento retiniano após a perfuração escleral seja baixa. Ao mesmo tempo, a crioterapia pode aumentar a incidência de descolamento retiniano ao estimular alterações no vítreo. Em pacientes predispostos ao descolamento retiniano (p. ex., pacientes com miopia alta), no entanto, deve ser valorizado o tratamento de uma perfuração retiniana no momento da cirurgia de estrabismo. Alguns cirurgiões de estrabismo acreditam que a perfuração escleral aumenta o risco de endoftalmite e, portanto, recomendam uma injeção subtenoniana de antibióticos profiláticos, se o globo ocular for perfurado.[4,5]

19. O que é um músculo deslizado?

O músculo fica contido dentro de uma cápsula. Ao operar um músculo reto, é possível erroneamente fixar apenas a cápsula na sutura. Após o músculo ser reinserido ao olho, ele pode deslizar de volta para dentro de sua cápsula, o que resulta em ainda mais "enfraquecimento" do músculo e um desvio consecutivo. Por exemplo, se um músculo deslizado ocorreu na recessão de um músculo reto medial para esotropia, exotropia e adução limitada ocorrerá com o tempo no olho envolvido.

20. Como se evita um músculo deslizado?

Ao realizar a sutura através do músculo, faça reforços em cada extremidade do músculo. A sutura deve ser feita pelo músculo, perpendicularmente à sua inserção, englobando o tendão, em vez de tangencialmente. A colocação tangencial pode envolver apenas a cápsula.[6]

21. O que é a síndrome de aderência?

A gordura orbitária é separada do globo ocular pela cápsula de Tenon. Se uma abertura acidental for feita na porção da cápsula tenoniana que separa a gordura orbitária da esclera, a gordura orbitária pode ser pressionada pela abertura e aderir ao globo ocular. Esta aderência frequentemente resulta em limitação dos movimentos oculares. O melhor tratamento é a prevenção. Como a gordura orbitária vem para frente ao redor do equador do globo até 10 mm do limbo, deve-se tomar cuidado para não cortar a cápsula tenoniana mais do que 10 mm a partir do limbo.

22. Como a cirurgia de estrabismo pode causar isquemia do segmento anterior?

As artérias ciliares anteriores acompanham os músculos retos. Elas penetram a esclera no local de inserção do músculo, contribuindo significativamente para o fornecimento de sangue ao segmento anterior. Na cirurgia padrão de estrabismo, os vasos ciliares anteriores são seccionados quando o músculo reto é desinserido.[7]

23. De que forma é evitada a isquemia do segmento anterior?

A isquemia do segmento anterior é evitada não se operando mais do que dois músculos retos em um olho ao mesmo tempo. Também é possível dissecar os vasos ciliares anteriores do músculo reto e preservá-los. A cirurgia para preservar os vasos ciliares é realizada apenas quando o risco de isquemia do segmento anterior é alto, como em pacientes mais velhos com doença cardiovascular ou pacientes com um histórico de cirurgia prévia no músculo reto.[8]

REFERÊNCIAS

1. Mehendale RA, Dagi LE, Wu C, et al.: Superior rectus transposition and medial rectus recession for Duane syndrome and sixth nerve palsy, *Arch Ophthalmol* 130(2):195–201, 2012.
2. Kivlin JD, Wilson ME, The Periocular Infection Study Group: Periocular infection after strabismus surgery, *J Pediatr Ophthalmol Strabismus* 32:42–49, 1995.
3. Recchia FM, Baumal CR, Sivalingam A, et al.: Endophthalmitis after pediatric strabismus surgery, *Arch Ophthalmol* 118:939–944, 2000.
4. Awad AH, Mullaney PB, Al-Hazmi A, et al.: Recognized globe perforation during strabismus surgery: incidence, risk factors, and sequelae, *J AAPOS* 4:150–153, 2000.
5. Sprunger DT, Klapper SR, Bonnis JM, Minturn JT: Management of experimental globe perforation during strabismus surgery, *J Pediatr Ophthalmol Strabismus* 33:140–143, 1996.
6. Parks MM, Bloom JN: The "slipped muscle", *Ophthalmology* 86:1389–1396, 1979.
7. Rubin SE, Nelson LB: Complications of strabismus surgery, *Ophthalmol Clin North Am* 5:157–164, 1992.
8. McKeown AC, Shore JW, Lambert HM: Preservation of the anterior ciliary vessels during extraocular muscle surgery, *Ophthalmology* 96:498–506, 1989.

NISTAGMO
Jonathan H. Salvin

1. **O que é nistagmo?**
   O nistagmo é uma oscilação ocular involuntária dos olhos. Tipicamente tem um movimento ocular patológico lento seguido por um movimento ocular rápido. Os movimentos podem ser exclusivamente horizontais, exclusivamente verticais, exclusivamente torcionais, ou uma combinação dos três. O nistagmo congênito pode-se apresentar cedo na infância. Casos adquiridos podem-se desenvolver na vida adulta ou na infância.

2. **Os pacientes afetados veem o mundo se movendo constantemente?**
   Oscilopsia é a percepção sintomática do mundo visual se movendo a partir de movimentos oculares variáveis. No nistagmo de início precoce, a maioria dos pacientes não refere oscilopsia. Em algumas formas de nistagmo adquirido na idade adulta e em outros distúrbios de movimento irregular do olho (como opsoclonia), pode ocorrer oscilopsia sintomática.

3. **Por que os pacientes com nistagmo não apresentam oscilopsia?**
   Não está totalmente claro quais mecanismos ocorrem que eliminam a oscilopsia sintomática em nistagmo de início precoce. Tem sido especulado que informação retiniana foi experimentada apenas durante a foveação, e então ocorreram mecanismos supressivos durante o movimento do olho – como um efeito de luz estroboscópica. Estudos demonstraram que há processamento de informação retiniana continuamente. Com base nesta informação, há especulação de "sinais extrarretinianos" que de alguma forma cancelam a informação visual durante o movimento do olho. Alterações nas formas de onda do nistagmo (por nova patologia, intervenção cirúrgica ou clínica) podem resultar em oscilopsia em alguns pacientes com nistagmo.

4. **Os pacientes com nistagmo bem-adaptado (isto é, sem oscilopsia ou diplopia) são capazes de ver seus próprios olhos se moverem quando se olham em um espelho?**
   Não, eles não conseguem ver seus próprios olhos se movendo em um espelho. Presume-se que os movimentos dos olhos coincidam com a imagem espelhada, então eles não os veem. Para mostrar um paciente como ele parece para os outros, você precisa fazer um vídeo dos movimentos dos olhos.

5. **Por que muitos pacientes com nistagmo não enxergam bem?**
   Muitos destes pacientes têm patologia ocular subjacente que causa acuidade diminuída e então leva ao desenvolvimento de nistagmo. Naqueles que não têm outra doença ocular, o próprio nistagmo limita o tempo de fixação (foveação) e, assim, diminui a acuidade.

6. **Quais são as classificações do nistagmo?**
   O *National Eye Institute* reclassificou os distúrbios do movimento ocular na Classificação das Anomalias de Movimento Ocular (CEMAS). Ver Quadro 28-1.

7. **O que é síndrome do nistagmo infantil?**
   Tipicamente este é um nistagmo horizontal conjugado binocular, mas pode ter componentes verticais ou rotatórios. Tende também a ser uniplanar, ficando horizontal em todas as posições do olhar. A síndrome do nistagmo infantil (INS) pode ser nistagmo motor primário, não relacionado com nenhum outro tipo de patologia ocular. Também pode ser nistagmo sensorial primário relacionado com deficiência visual associada à hipoplasia do nervo óptico, albinismo, catarata congênita ou outra patologia intraocular.

8. **Qual é a forma típica de nistagmo encontrada na síndrome do nistagmo infantil?**
   O início do nistagmo é tipicamente nas primeiras 6 semanas de vida, com amplos movimentos pendulares e comportamento visual pobre. De 6 aos 8 meses de idade, ele muda para formas de onda pendulares menores. Entre os 18 e os 24 meses de idade, a forma de onda progride para movimentos do tipo sacádicos e à possível formação de um ponto nulo.

9. **O que é o ponto nulo no nistagmo?**
   O ponto nulo é a direção do olhar em relação às coordenadas orbitárias que minimiza a amplitude e a frequência do nistagmo. Como a posição do olhar que minimiza o nistagmo permite uma visão melhor, é comum que os pacientes procurem o ponto nulo com uma posição anômala da cabeça.

Quadro 28-1. Nomenclatura de Classificação do Nistagmo

DESIGNAÇÃO CEMAS	NOMENCLATURA "CLÁSSICA"
Nistagmo Fisiológico	
• Nistagmo vestibular	–
• Nistagmo optocinético	–
• Nistagmo da posição excêntrica do olhar	–
Nistagmo Patológico	
• Síndrome do nistagmo infantil	• Nistagmo motor congênito • Nistagmo sensorial congênito
• Síndrome do desenvolvimento fusional anormal	• Nistagmo latente/latente manifesto
• Síndrome do *spasmus nutans*	–
• Nistagmo vestibular	• Inclui nistagmo alternante periódico
• Nistagmo com deficiência na fixação do olhar	–
• Nistagmo com perda de visão	–

10. **O ponto nulo é o mesmo para cada olho?**
    Sim, mas há uma exceção – síndrome de bloqueio do nistagmo. Ver Pergunta 11.

11. **O que é síndrome de bloqueio do nistagmo?**
    Os pacientes percebem que a convergência atenua seu nistagmo e manifestam uma esotropia de ângulo grande como seu ponto nulo. Eles podem apresentar um giro facial em direção ao olho fixador aduzido e podem alternar a rotação da face com fixação alternante.

12. **Os pacientes com síndrome do nistagmo infantil associada à deficiência visual (nistagmo sensorial congênito) também têm o mesmo histórico natural de evolução da forma de onda do nistagmo?**
    Sim. Deve-se tomar cuidado para pesquisar albinismo, acromatopsia, amaurose congênita de Leber, hipoplasia do disco óptico e atraso do desenvolvimento visual.

13. **Há um nistagmo distinto associado a uma patologia ocular específica?**
    Até a presente data, apenas o nistagmo único de acromatopsia parece de certa forma distinto, uma vez que evolui para uma direção oblíqua a partir de uma direção pendular horizontal.

14. **A síndrome do nistagmo infantil desaparece espontaneamente?**
    Raramente, sim. Mais comumente, o paciente tem *spasmus nutans*, que não é reconhecido e, claro, por sua própria definição o *spasmus nutans* desaparece após cerca de um ano.

15. **O que é *spasmus nutans*?**
    O *spasmus nutans* é adquirido nos primeiros 2 anos de vida e consiste na tríade: nistagmo, balanço da cabeça e torcicolo. É uma condição benigna que geralmente se resolve aos 3 ou 4 anos de idade. A ressonância magnética (IRM) é indicada, pois a patologia do mesencéfalo pode mimetizar estes achados.

16. **Qual é a característica do nistagmo observado no *spasmus nutans*?**
    Mais frequentemente, há um nistagmo binocular "tremeluzente" de pequena amplitude e alta frequência. Pode ser monocular ou assimétrico e multiplanar.

17. **O nistagmo significa que o paciente é cego?**
    Não, ao contrário. Você deve ter ou ter tido alguma visão para desenvolver nistagmo. Muitos pacientes com nistagmo sensorial têm deficiência visual significativa, embora isso dependa de suas patologias.

18. **Alguns tipos de nistagmo estão presentes no nascimento?**
    Sim, nistagmo sacádico fisiológico bidirecional pode ser visto logo após o nascimento. Isto inclui nistagmo vestibular e optocinético e nistagmo excêntrico de "posição final do olhar". Estes são normais e tipicamente são associados a uma visão normal.

19. **O paciente precisa ter visão para ter nistagmo?**
    Sim, mas a visão pode ser ruim. As condições retinianas ou sistêmicas podem piorar ou causar cegueira, e a INS típica persiste.

20. **Se for visto o que parece ser o histórico natural da síndrome do nistagmo infantil, uma IRM deve ser obtida?**
    Um exame oftalmológico completo deve ser realizado, procurando-se por patologias subjacentes que poderiam causar o nistagmo. Se uma causa intraocular para nistagmo sensorial puder ser encontrada, então não é indicado nenhum tipo de imagiologia (exceto para hipoplasia do nervo óptico, para a qual a imagiologia deve ser requisitada para avaliar a presença de outros defeitos na linha média do sistema nervoso central). Se houver constatação de atrofia óptica ou palidez, então uma IRM é indicada para procurar por uma lesão no mesencéfalo. Se *spasmus nutans* for considerado, então uma IRM deve ser obtida (ver Pergunta 15).

21. **Se o nistagmo for vertical, o paciente desenvolverá uma preferência de postura da cabeça com o queixo elevado ou o queixo para baixo?**
    Sim. Os pacientes podem desenvolver uma posição da cabeça em relação ao ponto nulo da mesma forma que os pacientes com nistagmo horizontal. O ponto nulo está na direção da fase lenta do nistagmo. Portanto, se o paciente tiver um nistagmo claramente para baixo, será pior ao olhar para cima, e a zona nula será para baixo, com uma preferência pela posição com o queixo elevado.

22. **Os pacientes com síndrome do nistagmo infantil torcional exibem uma inclinação da cabeça em relação à torção?**
    Ocasionalmente. O médico precisa examinar a criança com torcicolo cuidadosamente com a lâmpada de fenda para procurar por nistagmo torcional, se não for constatada nenhuma outra etiologia para o torcicolo.

23. **Como o nistagmo torcional pode ser observado e diagnosticado?**
    A observação da íris com a lâmpada de fenda é o teste mais sensível. Gravações dos movimentos dos olhos podem ser usadas, mas estes são mais complicados e podem ser difíceis de serem obtidos.

24. **O pivô do nistagmo torcional está sempre no eixo visual?**
    Não, e exceções podem causar certa dificuldade no diagnóstico. Se o pivô estiver no eixo visual, o olho se roda em sentido horário e anti-horário em volta do eixo visual – o objeto de fixação (eixo visual) – e a visão é apenas moderadamente deteriorada. Na verdade, o nistagmo frequentemente não é observado a menos que um examinador estude a íris ou o disco. Se, no entanto, o pivô estiver para a esquerda (p. ex., na sobrancelha esquerda), o paciente terá componente de nistagmo horizontal e vertical. Esta combinação resulta em um nistagmo "limpador de para-brisas", em que o raio de cada olho varia de forma bastante similar a um limpador de para-brisas automobilístico quando o pivô da rotação está localizado assimetricamente.

25. **Os pacientes desenvolvem nistagmo torcional tardiamente na infância ou mais tarde na vida?**
    Ambos. Se o nistagmo for assimétrico, é mais provavelmente causado por patologia no mesencéfalo. Mais comumente, o nistagmo torcional esteve presente o tempo todo, mas não foi observado.

26. **O que é alternante no nistagmo alternante periódico (nistagmo de instabilidade vestibular central pela terminologia CEMAS)?**
    O nistagmo principalmente horizontal (pode ter um componente torcional) irá alternar na direção da fase rápida. Os pacientes podem desenvolver giros alternados da cabeça em direção à fase rápida para compensar a mudança de direção da posição nula.

27. **Qual é o ciclo de tempo do nistagmo alternante periódico?**
    O ciclo de tempo é de 60 a 90 segundos com intervalos de 10 a 20 segundos sem nistagmo entre as alternações.

28. **O nistagmo alternante periódico congênito é comumente associado a algum outro problema?**
    Sim. Albinismo óculo-cutâneo é a associação mais comum – e mais comumente não percebida. Procure cuidadosamente.

29. **O nistagmo alternante periódico adquirido implica patologia decorrente do sistema nervoso central?**
    Sim, mas tome cuidado. Frequentemente o nistagmo passa despercebido se o paciente compensar bem alternando a posição da cabeça. Se for verdadeiramente adquirido, patologia decorrente do mesencéfalo é mais comum.

30. O nistagmo alternante periódico adquirido responde ao tratamento farmacológico?
Sim. Baclofen pode funcionar.

31. O nistagmo infantil *congênito* responde a qualquer tratamento farmacológico?
Gabapentina (600 a 2.400 mg/dia) e memantina (10 a 40 mg/dia) foram estudadas, com alguns resultados mostrando melhora na acuidade visual com diminuição da intensidade do nistagmo.

> **PONTOS-CHAVE: REFRAÇÃO COM NISTAGMO**
> Para conseguir a melhor acuidade visual em um paciente com nistagmo:
> 1. Use cuidadosamente refração com e sem cicloplegia.
> 2. Corrija todo o astigmatismo.
> 3. Use uma tela de projeção inteira de melhor qualidade.
> 4. Fique atento quanto ao nistagmo latente – adicione +4,00 a 6,00 sobre o olho não fixante para embaçar em vez de ocluir.

32. Quais opções de tratamento não cirúrgico devem ser consideradas para pacientes com nistagmo?
Primeiramente óculos devem ser oferecidos para tentar maximizar a acuidade visual. Muitos destes pacientes terão erros astigmáticos altos que devem ser corrigidos. Prismas podem ser usados nos óculos para tentar trazer os olhos para a posição nula. Prismas também podem ser usados para estimular convergência, o que pode às vezes diminuir o nistagmo. Tratamentos farmacológicos (ver Perguntas 30 e 31) podem ser considerados para algumas formas de nistagmo, particularmente alguns casos adquiridos de nistagmo vestibular com início na fase adulta.

33. Quais opções de tratamento cirúrgico devem ser consideradas para pacientes com nistagmo?
Procedimentos de recessão – ressecção de Kestenbaum-Anderson podem ser realizados para posições anômalas da cabeça para rodar os olhos na direção em que a cabeça está girando (afastada da posição nula). A recessão de todos os quatro músculos retos horizontais para posições atrás do equador demonstrou ser eficaz na melhora da função visual sem giros faciais significativos. A desinserção e a fixação à inserção original foram relatadas como tendo um efeito similar.

34. A maioria dos pacientes com síndrome do nistagmo infantil tem visão melhor para perto do que a distância. Por quê?
A maioria tem uma razão de convergência acomodativa: acomodação que resulta em exoforia para perto. O paciente usa convergência fusional para superar a exoforia. A convergência fusional diminui a amplitude do nistagmo e sua frequência, e, assim fazendo, melhora a visão.

35. Uma vez que a convergência melhora a visão, lentes negativas devem ser usadas para estimular a convergência acomodativa?
Não. Apenas convergência fusional (isto é, superar exoforia) diminui o nistagmo. A convergência acomodativa não diminui o nistagmo e ainda funciona contra o paciente ao aumentar as demandas acomodativas e pode causar retrocesso do ponto próximo, com redução da acuidade visual de perto.

36. Fotofobia é comum com nistagmo?
Não. Se fotofobia estiver presente com nistagmo, investigue acromatopsia ou outra patologia intraocular.

37. Os pacientes com albinismo têm fotofobia?
Na maioria das vezes, não. No entanto, alguns albinos não gostam de luz excessiva, e óculos com lentes escuras são ocasionalmente úteis.

38. Lentes de contato ajudam em casos de nistagmo?
Houve relatos de diminuição do nistagmo com o uso de lentes de contato. Muitos pacientes com nistagmo têm astigmatismo significativo. Aqueles que têm podem ser ajudados com lentes de contato tóricas, particularmente se o ponto nulo for excêntrico em pontos, onde os óculos distorcem as imagens. O nistagmo, no entanto, pode dificultar o encaixe das lentes de contato tóricas por causa dos constantes movimentos dos olhos fazendo com que a lente saia do eixo.

39. Muitos pacientes com nistagmo têm visão de aproximadamente 20/50 e querem passar para a mágica barreira de 20/40 para obter uma carteira de motorista. O que você pode fazer para ajudar?
Na maioria das vezes, tais pacientes são motoristas seguros no que diz respeito à visão. Se você projetar a tela inteira de letras e pedir para que eles leiam a linha no topo, conforme você reduz o tamanho da

impressão, você descobrirá que muitos leem duas linhas ou mais de forma melhor. Assim, você pode confirmar que a visão melhorada deles é adequada para direção.

40. Além de usar uma tela inteira de letras, o que deve ser feito ao checar-se a acuidade visual de um paciente com nistagmo com deficiência visual inesperada?
Certifique-se de medir a acuidade visual binocular primeiro. Se a visão binocular for melhor, tente embaçar o olho não fixante com uma lente de + 6,00 e peça ao paciente para ler com o olho oposto. Muitos pacientes sofrerão piora no nistagmo com a oclusão monocular (nistagmo latente), o que dificulta a medição da acuidade monocular.

41. O que é nistagmo latente (síndrome do nistagmo por desenvolvimento fusional anormal pela terminologia CEMAS)?
Este é um nistagmo sacádico que é evidente apenas com oclusão monocular. É tipicamente associado a outra patologia que resulta em mau desenvolvimento fusional no início da vida, como estrabismo ou ambliopia significativa.

42. O que é nistagmo latente manifesto?
É a descompensação do nistagmo latente para nistagmo manifesto com visão binocular.

43. Clinicamente, como você distingue o nistagmo latente manifesto da síndrome do nistagmo infantil?
Conforme você oclui cada olho, com nistagmo latente manifesto a direção do movimento sacádico muda em direção ao olho fixante. Com INS a direção do nistagmo permanece constante ao cobrir o outro olho, mas a direção da fase rápida do nistagmo muda quando você cruza para o outro lado da zona nula.

BIBLIOGRAFIA
Liu GT, Volpe NJ, Galetta SL: Neuro-opthalmology, diagnosis and management, ed 2, Philadelphia, 2010, Elsevier.
Miller NR: Walsh and Hoyt's clinical neuro-ophthalmology, ed 6, Philadelphia, Lippincott, 2005, Williams & Wilkins.
Mughal M, Longmuir R: Current pharmacologic testing for Horner syndrome, Curr Neuro & Neurosci Rep 9(5):384–389,2009.
Yanoff M, Duker JS: Ophthalmology: expert consult, ed 4, Philadelphia, 2013, Elsevier.

CAPÍTULO 29
PUPILA
Mark L. Moster ▪ *Barry Schanzer* ▪ *Peter J. Savino*

1. **Quais músculos controlam o tamanho da pupila? Descreva suas inervações.**
   O músculo esfíncter da íris provoca constrição da pupila e é inervado pelo sistema parassimpático. O músculo dilatador da íris provoca dilatação da pupila e é inervado pelo sistema nervoso simpático. Assim, quando o tônus simpático é aumentado, a pupila fica maior e quando o tônus parassimpático é aumentado, a pupila fica menor.

2. **Indique a via da inervação parassimpática da pupila.**
   Fibras parassimpáticas começam no núcleo de Edinger-Westphal, no complexo nuclear oculomotor. Com o III nervo craniano elas saem do mesencéfalo e percorrem o espaço subaracnóideo e seio cavernoso. Seguem a divisão interior do III nervo para dentro da órbita, aonde realizam sinapses no gânglio ciliar. Fibras pós-ganglônicas são então distribuídas ao esfíncter da íris e ao corpo ciliar através dos nervos ciliares curtos.

3. **Indique a via da inervação simpática da pupila.**
   O neurônio de primeira ordem começa no hipotálamo posterior. As fibras se direcionam caudalmente para terminarem na coluna intermédio-lateral da medula espinal nos níveis C8–T1, também conhecida como centro cilioespinal de Budge. Fibras pupilomotoras saem da medula espinal e ascendem com a cadeia simpática para realizar sinapses no gânglio cervical superior, constituindo o neurônio de segunda ordem. O neurônio de terceira ordem começa com fibras pós-ganglônicas do gânglio cervical superior. Estas fibras percorrem a artéria carótida interna para entrar na abóbada craniana. No seio cavernoso as fibras deixam a artéria carótida para unirem-se à divisão oftálmica do V nervo e entrar na órbita através da fissura orbital superior. As fibras simpáticas alcançam o corpo ciliar e músculo dilatador da íris passando através do nervo nasociliar e nervos ciliares posteriores longos.

4. **Indique a via do reflexo pupilar à luz.**
   A resposta pupilar à luz começa com os cones e bastonetes da retina. Fibras pupilomotoras aferentes percorrem os nervos ópticos e um pouco mais de 50% decussam no quiasma óptico. Elas seguem os tratos ópticos e saem antes do corpo geniculado lateral para entrar no tronco cerebral através do braço do colículo superior. As fibras pupilomotoras realizam sinapses nos núcleos pré-tectais e então se projetam igualmente para os núcleos ipsolateral e contralateral de Edinger-Westphal. As fibras pupilares seguem com o III nervo para inervar o esfíncter da íris e causar constrição pupilar, conforme descrito na Pergunta 2.

5. **O que é um defeito pupilar aferente? Como você deveria procurar por esta condição no exame?**
   O "teste da lanterna oscilante" é usado para provocar o aparecimento de um defeito pupilar aferente relativo (RAPD). Se você direcionar uma luz a um olho de uma pessoa normal, ambas as pupilas se contrairão no mesmo grau. Se você oscilar a luz sobre o outro olho, a pupila fica do mesmo tamanho ou se contrai minimamente. Em pacientes com RAPD, o olho afetado se comporta como se percebesse uma luz de menor intensidade do que o olho normal; portanto, ambas as pupilas se contraem em um grau menor quando a luz é direcionada ao olho afetado. Assim, se você direcionar a luz ao olho direito de um paciente com RAPD no olho esquerdo, ambas as pupilas se contrairão. Se você oscilar a luz para o olho esquerdo, ela é percebida como luz fraca, e a pupila dilata. Note que isto é um APD *relativo* e significa uma diferença na resposta pupilar entre os dois olhos. No entanto, se ambos os olhos são igualmente anormais, pode não haver RAPD (Fig. 29-1).

6. **Em quais áreas anatômicas uma lesão pode causar um defeito pupilar aferente?**
   Uma lesão em qualquer local da via pupilar aferente pode causar um RAPD – ou seja, retina, nervo óptico, quiasma óptico, trato óptico ou ao longo do curso de fibras pupilares desde o trato óptico até os núcleos pré-tectais. Fibras pupilares deixam o trato óptico antes do corpo geniculado lateral. Portanto, qualquer lesão posterior ao corpo geniculado lateral não causa um RAPD. Uma lesão retiniana causa um RAPD apenas se for bastante grande. Uma lesão no nervo óptico causa um RAPD no olho ipsolate-

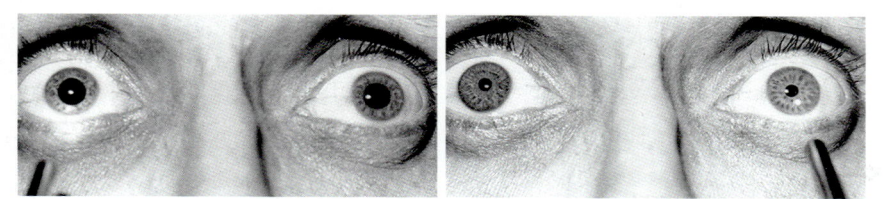

Figura 29-1. Demonstração de um grande defeito aferente no olho direito. Isto é mais bem demonstrado quando a luz é alternada de um olho para o outro de uma forma constante. A luz é mantida logo abaixo do eixo visual e a 3 a 5 cm de cada olho. Cada olho é iluminado por aproximadamente 1 segundo, então a luz é alternada rapidamente para o outro olho. Esta técnica permite comparação da contração pupilar direta inicial com luz em cada olho. (*De Kardon RH: The pupil. In Yanoff M, Duker JS [eds]: Ophtalmology, ed 2, St. Louis, Mosby, pp 1360-1369, 2004.*)

ral. Uma lesão no quiasma óptico pode causar um RAPD se as fibras de um nervo óptico forem afetadas mais do que as do outro. Uma lesão no trato óptico causa um RAPD no olho com a maior perda no campo visual. Tipicamente, em pacientes com lesão de massa no trato óptico, um RAPD é produzido no olho ipsolateral por causa da compressão do nervo óptico ipsolateral, mas uma lesão isquêmica causa um RAPD no olho contralateral porque um pouco mais de fibras cruzam do que as que permanecem sem cruzar. Uma lesão no tronco cerebral na área dos núcleos pré-tectais pode causar um RAPD sem defeitos visuais, se as fibras pupilomotoras forem afetadas entre o trato óptico e os núcleos pré-tectais.

7. **O que é anisocoria? Como um paciente com anisocoria deve ser examinado?**
   Anisocoria é uma diferença de tamanho entre as duas pupilas. Em qualquer pessoa com anisocoria, o tamanho da pupila deve ser medido tanto na luz intensa, como na luz fraca. Se a anisocoria for maior na luz intensa, a pupila maior é anormal e não contrai bem, o que é normalmente causado por um defeito na inervação parassimpática. Se a anisocoria for maior na luz fraca, a pupila menor é anormal porque não dilata bem, normalmente por causa de um defeito na inervação simpática pupilar. Se a diferença de tamanho das duas pupilas permanecer a mesma nas luzes forte e fraca, a anisocoria é provavelmente fisiológica e não patológica.

8. **Qual é o diagnóstico diferencial de uma pupila não reativa, dilatada unilateralmente?**
   - Paralisia do terceiro nervo.
   - Paralisia farmacológica (medicamento anticolinérgico, como atropina).
   - Pupila tônica de Adie.
   - Dano à íris (p. ex., lacerações no esfíncter secundárias a trauma ou sinéquias posteriores).

9. **Quais são os achados clínicos em uma paralisia do terceiro nervo?**
   O III nervo inerva os músculos retos superior, medial e inferior e os músculos oblíquo inferior e elevador da pálpebra. Portanto, em uma paralisia completa do III nervo, a ptose é completa, e o olho fica na posição "para baixo e para fora"; não se move para cima, para baixo ou medialmente. Os nervos parassimpáticos que inervam o esfíncter pupilar seguem com o III nervo; portanto, se aquelas fibras forem afetadas, a pupila estará dilatada e não reativa.

10. **Quais são algumas possíveis causas de paralisia do terceiro nervo?**
    Em adultos, as causas mais comuns são isquemia microvascular no nervo, aneurisma (normalmente da artéria comunicante posterior), trauma e neoplasia. Em crianças, aneurisma é raro, e deve ser considerada a enxaqueca oftalmoplégica, embora lesão, infecção e tumor sejam mais comuns.

11. **O que significa o envolvimento ou não da pupila na paralisia do terceiro nervo?**
    O envolvimento da pupila na paralisia do terceiro nervo sugere uma lesão compressiva tal como aneurisma ou tumor. O não envolvimento da pupila é sugestivo de isquemia microvascular. As fibras parassimpáticas ficam na porção externa do III nervo e são mais suscetíveis à compressão externa e menos suscetíveis à isquemia, que ocorre normalmente na porção axial no nervo.

12. **Qual é a avaliação diagnóstica adequada em uma paralisa do terceiro nervo sem envolvimento pupilar?**
    Em pacientes no grupo etário suscetível a vasculopatias, a causa mais provável é isquemia microvascular. A orientação clássica é que os pacientes podem simplesmente ser acompanhados com a expectativa de que o desalinhamento ocular melhorará. No entanto, essa recomendação está evoluindo para que todos

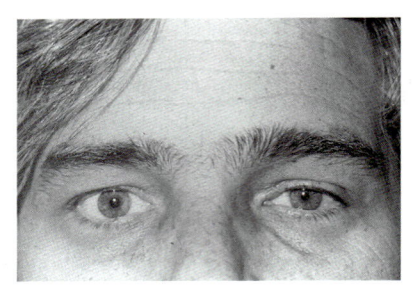

Figura 29-2. Síndrome de Horner com ptose e miose do lado esquerdo. Note que a pálpebra inferior esquerda é mais alta do que a pálpebra inferior direita. Esta ptose inversa é um resultado da interrupção da inervação simpática do análogo do músculo de Mueller na pálpebra inferior.

os pacientes com paralisia do terceiro nervo realizem exames de imagem com ressonância magnética (IRM)/angiografia por ressonância magnética (AngioRM) ou tomografia computadorizada (TC)/angiografia por tomografia computadorizada (AngioTC). Certamente avaliação clínica para hipertensão ou diabetes é apropriada. Se não houver melhora em 3 a 6 meses, neuroimagiologia deve ser realizada. Pacientes muito jovens para o grupo suscetível a vasculopatias devem realizar IRM e AngioRM. Se o rastreamento for negativo, outras investigações hematológicas e punção lombar devem ser consideradas.

13. Qual é a avaliação diagnóstica adequada em uma paralisia do terceiro nervo isolada com envolvimento pupilar?
O primeiro passo é realizar uma IRM ou AngioRM de urgência ou uma TC e AngioTC. Esta AngioRM ou AngioTC devem ser feitas antes da arteriografia por cateter. Se o rastreamento for negativo, um arteriograma por cateter deve ser realizado para descartar aneurisma em instituições em que a AngioRM ou a AngioTC podem não excluir confiavelmente aneurismas pequenos. Se o rastreamento for negativo em crianças menores de 10 anos, um arteriograma não é necessário, pois a probabilidade de aneurisma é muito baixa em crianças pequenas.

PONTOS-CHAVE: TRATAMENTO DA PARALISIA DO TERCEIRO NERVO
1. O envolvimento da pupila na paralisia do terceiro nervo sugere uma lesão compressiva.
2. A paralisia do terceiro nervo com envolvimento da pupila requer uma IRM e uma AngioRM ou uma TC e uma AngioTC imediatas, se negativas, a angiografia convencional por cateter deve ser realizada em casos em que a AngioRM ou a AngioTC não descartarem completamente um aneurisma.
3. A paralisia do terceiro nervo sem envolvimento pupilar em um paciente no grupo etário suscetível a vasculopatias pode ser observada com a presunção de que a paralisia seja causada por isquemia microvascular. No entanto, a imagiologia não invasiva deve ser considerada.
4. A paralisia do terceiro nervo sem envolvimento da pupila em um paciente que não está no grupo etário suscetível a vasculopatias justifica uma IRM e uma AngioRM.

14. O que é pupila tônica de Adie? Qual é o seu histórico natural?
A pupila tônica de Adie é um defeito pós-ganglionico na inervação parassimpática da pupila. O achado clínico é uma pupila dilatada, normalmente um pouco irregular e com constrição segmentar da íris na lâmpada de fenda. Também pode haver dissociação luz/perto, com constrição caracteristicamente lenta e tônica e fases de redilatação. Esta condição é benigna e mais comumente afeta mulheres na segunda a quarta décadas de vida.

15. Como é feito a pesquisa para pupila de Adie?
Uma pupila tônica de Adie se contrai com pilocarpina diluída 0,1% a 0,12%, enquanto a pupila normal não. Isto é um resultado da hipersensibilidade à desnervação.

16. O que é síndrome de Horner?
A síndrome de Horner é uma síndrome clínica caracterizada por ptose, miose e, ocasionalmente, anidrose (Fig. 29-2). Qualquer lesão na inervação simpática do olho pode causar esta síndrome.

17. Qual é a causa da ptose na síndrome de Horner?
A ptose na síndrome de Horner é causada por uma diminuição no tônus simpático no músculo de Mueller. O músculo de Mueller é responsável por aproximadamente 2 mm de elevação da pálpebra superior. Assim, a ptose na síndrome de Horner é leve (aproximadamente 2 mm).

18. Quais são as possíveis causas da síndrome de Horner?
O curso da inervação simpática do olho foi discutido na Pergunta 3. Uma lesão em qualquer local ao longo deste curso pode causar a síndrome de Horner. Lesões isoladas no neurônio de terceira ordem são preocupantes por causa da possibilidade de dissecção da artéria carotídea. Lesões no neurônio de segunda ordem podem ser causadas por tumores pulmonares apicais. Lesões isoladas no neurônio de primeira ordem são incomuns. Elas são encontradas em doenças desmielinizantes, acidente vascular encefálico e neoplasias.

19. Como é feito o teste farmacológico para a síndrome de Horner?
Um teste com cocaína tem sido o padrão para pesquisar a síndrome de Horner. A cocaína bloqueia a recaptação da norepinefrina. Uma pupila normal dilata em resposta a uma gota de cocaína, enquanto na síndrome de Horner a pupila não consegue dilatar. A cocaína frequentemente não está disponível e tem sido largamente substituída pelo teste da apraclonidina (iopidina). A apraclonidina, amplamente disponível como um medicamento para glaucoma, tem atividade agonista-$\alpha 1$ leve, normalmente leve demais para causar dilatação. No entanto, com a síndrome de Horner há uma desnervação simpática da pupila e ela dilatará em resposta à estimulação tópica com apraclonidina. Portanto, haverá uma reversão da anisocoria, com a pupila miótica ficando maior. Uma constatação adicional é que a ptose pode-se resolver também.

20. Qual teste farmacológico ajuda a localizar a lesão na síndrome de Horner?
A localização é importante porque a etiologia e possivelmente o foco da avaliação clínica são muito distintos, dependendo se lesão é um neurônio de primeira, segunda ou terceira ordem. Hidroxianfetamina 1% causa liberação de epinefrina da junção do neurônio de terceira ordem com a íris. Assim, em lesões no neurônio de terceira ordem não há resposta pupilar à instilação ocular de hidroxianfetamina. Em uma lesão no neurônio de primeira ou segunda ordem, a pupila dilata em resposta à instilação de hidroxianfetamina.

21. Qual é a avaliação apropriada para um paciente com síndrome de Horner?
Os pacientes suspeitos de terem síndrome de Horner devem ser testados com apraclonidina ou cocaína para confirmar o diagnóstico, a menos este seja óbvio. Se o teste confirmar a síndrome, estudos de imagem devem ser realizados para avaliar todo o curso da inervação simpática do olho, que deve incluir cabeça, pescoço e tórax. O teste com hidroxianfetamina é útil, mas como há alguns falsos positivos e falsos negativos, ele não é totalmente confiável, mas deve ser usado quando dá suporte ao resto do quadro clínico.

22. O que é uma dissociação luz/perto? Quais são as possíveis causas?
Na dissociação luz/perto uma pupila não se contrai em resposta à luz, mas irá se contrair como parte da resposta de perto. As causas incluem síndrome de Adie, síndrome do mesencéfalo dorsal (síndrome de Parinaud), pupilas de Argyll-Robertson, neuropatia diabética, paralisia do II nervo prévia com regeneração aberrante e cegueira decorrente de qualquer causa aferente anterior.

23. O que é uma pupila de Argyll-Robertson?
Pupilas de Argyll-Robertson são pequenas, frequentemente irregulares, que não reagem à luz, mas têm uma leve resposta de perto. A causa das pupilas de Argyll-Robertson é sempre sífilis terciária.

24. O que é síndrome de Parinaud?
Encontrada na doença do mesencéfalo dorsal, esta síndrome é composta de dissociação luz/perto das pupilas, paralisia supranuclear do olhar para cima, nistagmo de convergência-retração com movimentos sacádicos direcionados para cima e retração da pálpebra.

BIBLIOGRAFIA
Liu GT, Volpe NJ, Galetta SL: Neuro-opthalmology, diagnosis and management, ed 2, Philadelphia, 2010, Elsevier.
Miller NR: Walsh and Hoyt's clinical neuro-ophthalmology, ed 6, Philadelphia, Lippincott, 2005, Williams & Wilkins.
Mughal M, Longmuir R: Current pharmacologic testing for Horner syndrome, Curr Neuro & Neurosci Rep 9(5):384–389,2009.
Yanoff M, Duker JS: Ophthalmology: expert consult, ed 4, Philadelphia, 2013, Elsevier.

CAPÍTULO 30

DIPLOPIA

Tal J. Rubinstein ▪ *Julian D. Perry*

1. O que é diplopia?
Diplopia é uma condição em que o paciente percebe duas imagens de um único objeto. A diplopia pode ser monocular ou binocular, constante ou intermitente. Verifique se a visão dupla se resolve com cada olho fechado. Se não, o paciente tem diplopia monocular. Se sim, o paciente tem diplopia binocular.

2. Cite as causas da diplopia monocular.
- Erro refrativo: astigmatismo é a causa mais comum de diplopia monocular.
- Calázio ou outro tumor na pálpebra produzindo astigmatismo irregular.
- Ceratopatia: olhos secos, ceratocone, astigmatismo irregular (use um retinoscópio para ver o "reflexo em tesoura").
- Atrofia da íris, policoria, pupila grande não reativa.
- Catarata, lente subluxada, descentralização da lente intraocular, opacidade capsular.
- Doença retiniana pode produzir metamorfopsia ou aniseiconia; também considere uma etiologia psicogênica.

3. Quais são as causas da diplopia binocular?
As causas da diplopia binocular podem ser agrupadas em três categorias gerais:
1. Neurológicas: A patologia pode ser supranuclear, nuclear ou infranuclear. As causas neurológicas específicas incluem traumatismo, infarto vaso-oclusivo, compressão, inflamação, infecção, desmielinização, degeneração, forias descompensadas, espasmo do reflexo para perto e neuromiotonia.
2. Musculares: A patologia está nos músculos extraoculares. As causas incluem pseudotumor inflamatório ou miosite e doença ocular relacionada com a tireoide. (TED).
3. Distúrbios na junção neuromuscular. A principal etiologia nesta categoria é miastenia grave (MG).

4. Qual é o sinal mais importante a ser verificado na paralisia do terceiro nervo (oculomotor)?
Verifique a presença de uma pupila dilatada, pouco reativa ou não reativa. Uma paralisia oculomotora com envolvimento da pupila é uma emergência. Um aneurisma deve ser descartado. Deve-se suspeitar em um paciente com anisocoria leve se a pupila maior for ipsolateral ao lado da disfunção do nervo oculomotor. Note que pacientes diabéticos, sem aneurisma, podem apresentar paralisia do terceiro nervo com envolvimento da pupila.

> **PONTOS-CHAVE: PARALISIAS DE NERVOS CRANIANOS**
> 1. Uma paralisia sem envolvimento da pupila em adultos é provavelmente decorrente da vasculopatia. Em crianças, realize uma ressonância magnética ou angiografia para excluir tumor ou aneurisma.
> 2. Para pesquisar a presença de paralisia do nervo troclear em um paciente com paralisia oculomotora, peça ao paciente para olhar para baixo e para dentro para verificar quanto à intorção.
> 3. Regeneração aberrante primária oculomotora sugere uma lesão compressiva.
> 4. A paralisia do sexto nervo pode ser um sinal de falsa localização de pressão intracraniana elevada.
> 5. Sempre descarte aprisionamento do músculo "em alçapão", em um paciente pediátrico com trauma facial e olhos de aparência normal em outros aspectos.

5. Qual a avaliação diagnóstica de uma paralisia do terceiro nervo com envolvimento da pupila?
Em adultos, realize uma ressonância magnética/angiografia (IRM/angio) ou uma angiografia com tomografia computadorizada (TC) espiral. Se os resultados forem consistentes com um aneurisma ou mesmo se os resultados forem negativos, considere a realização de uma angiografia após discussão com a neurorradiologia e a neurocirurgia. Em crianças, realize uma IRM/angio independente do estado da pupila. Se os resultados forem negativos, crianças normalmente não necessitam de um angiograma.

6. Por que aneurismas envolvem a pupila em paralisias do nervo oculomotor, enquanto infartos geralmente não?
Fibras parassimpáticas pupilares percorrem superficialmente e dorsomedialmente o terceiro nervo conforme ele atravessa o espaço subaracnóideo. Estas fibras são frequentemente afetadas primeiro

em uma lesão compressiva. O infarto isquêmico frequentemente ocorre no centro do nervo, então as fibras superficiais permanecem não afetadas.

7. **Qual é a avaliação diagnóstica de uma paralisia isolada, mas completa, do nervo oculomotor, sem envolvimento da pupila, no grupo etário suscetível a vasculopatias?**
Uma lesão que comprime as fibras centrais do terceiro nervo o suficiente para produzir uma paresia completa deve afetar as fibras pupilares periféricas, produzindo ao menos certo grau de envolvimento pupilar. Se não, a probabilidade de um aneurisma ou outra etiologia compressiva é extremamente baixa. O paciente pode ser tratado para etiologia vaso-oclusiva por presunção. No mínimo, a avaliação diagnóstica inclui aferições da pressão sanguínea sistêmica, perfil lipídico e glicemia de jejum e/ou hemoglobina A1c. Se o paciente apresentar sintomas de arterite de células gigantes, pesquise elevação na taxa de hemossedimentação, proteína C-reativa e contagem de plaquetas; administre corticosteroides; e realize uma biópsia na artéria temporal; senão, o paciente pode ser visto novamente em 6 semanas. Alguns médicos reexaminam o paciente em 5 dias para certificar-se de que a pupila permanece sem envolvimento. Se não houver resolução dos sintomas em até 3 meses, estudo de neuroimagem com IRM é geralmente realizado.

8. **Quais são as causas de neuropatias cranianas isoladas?**
Muitas neuropatias cranianas são idiopáticas, mas as causas de neuropatias cranianas isoladas estão resumidas no Quadro 30-1.

9. **Como é feita a avaliação de uma paralisia do nervo troclear na presença de paralisia do nervo oculomotor?**
É importante especificamente testar a função dos nervos troclear, abducente e trigêmeo em um paciente com paralisia do nervo oculomotor para localizar a lesão. Como a paralisia do terceiro nervo pode evitar a adução, pode ser difícil testar a função do quarto nervo. Quando o paciente tentar olhar para baixo e para dentro com o olho parético, você observará intorção se o nervo troclear estiver intacto. Isto pode ser feito pedindo ao paciente que olhe para o seu próprio nariz.

10. **Descreva o método de três passos.**
Este é um teste para determinar se uma hipertropia é decorrente de uma paralisa oblíqua superior ou outras causas (Fig. 30-1).
    Etapa 1: Qual olho está com hiperdesvio? Um hiperdesvio direito pode ser causado por paralisia em qualquer dos músculos circundados na Fig. 30-1, *A*. Determine quais músculos podem causar isso.
    Etapa 2: O hiperdesvio piora no olhar para a direita ou no olhar para a esquerda? Isole estes músculos. Uma paralisia do oblíquo superior direito revela piora do hiperdesvio direito no olhar para a esquerda (Fig. 30-1, *B*).
    Etapa 3: O hiperdesvio é pior quando a cabeça inclina para o lado direito ou esquerdo (Fig. 30-1, *C*)? O músculo isolado em todas as três etapas é o músculo paralisado. Uma paralisia do oblíquo superior direito revela aumento do hiperdesvio com inclinação da cabeça para a direita. Uma haste dupla de Maddox pode então ser usada para determinar se a paralisia do nervo troclear for bilateral. Se a exciclotorção for mais do que 10°, existe uma paralisia oblíqua superior bilateral.

Quadro 30-1. Causas de Neuropatias Cranianas Isoladas

NEUROPATIA CRANIANA	CAUSA
III (sem envolvimento da pupila)	Adultos: infarto, trauma, arterite de células gigantes (GCA), tumor; raramente aneurisma Crianças: congênita, trauma, tumor, aneurisma, enxaqueca
III (com envolvimento da pupila)	Normalmente aneurisma da artéria comunicante posterior (raramente, artéria basilar)
IV	Adultos: trauma, infarto, congênita, GCA Crianças: congênita, trauma
VI	Adultos: infarto, tumor, trauma, esclerose múltipla, encefalopatia de Wernicke, sarcoidose, GCA, herpes-zóster, doença de Lyme, aumento da pressão intracraniana como em pseudotumor cerebral Crianças: trauma, tumor, infecção pós-viral

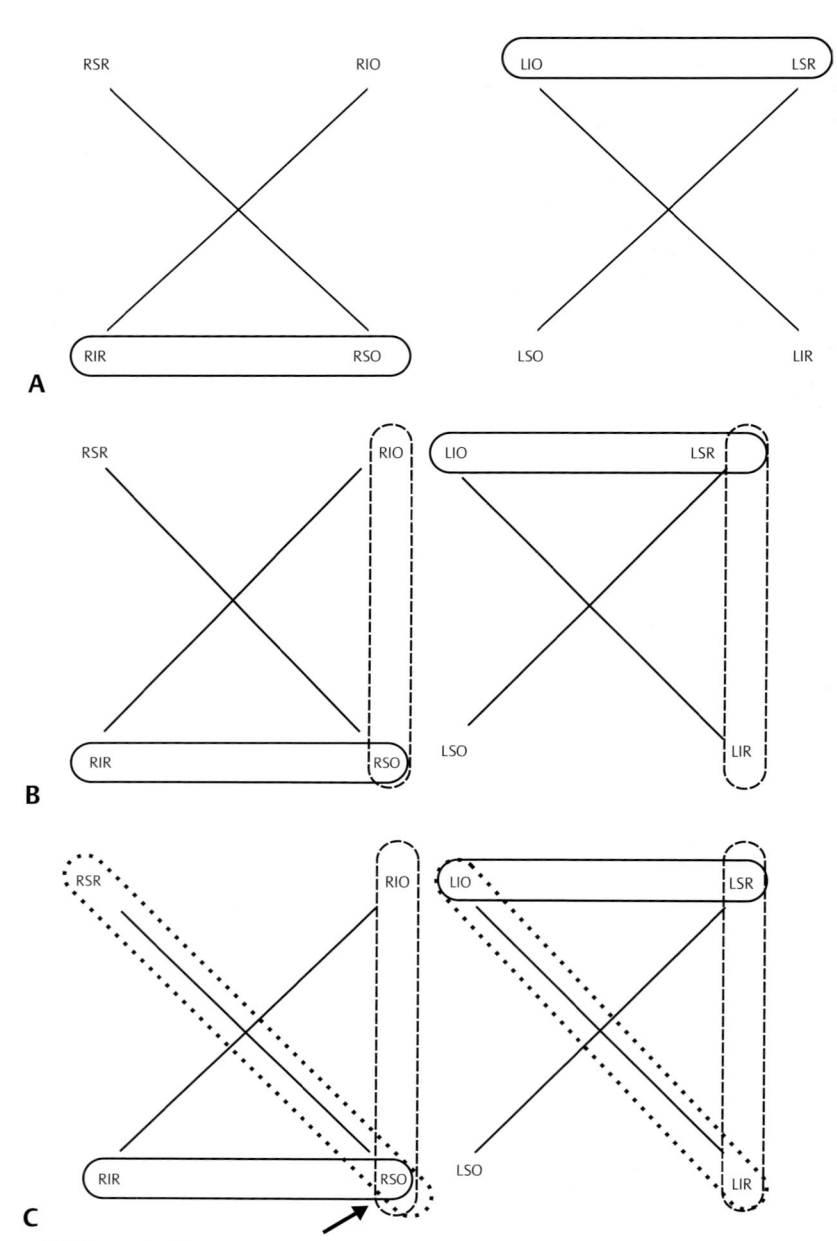

Figura 30-1. O teste de três etapas para determinar se a hipertropia é um resultado de paralisia do oblíquo superior ou de outras causas. **A,** Etapa 1. **B,** Etapa 2. **C,** Etapa 3. (Ver Pergunta 10 para explicações). (*De American Academy of Ophtalmology: Pediatric ophtalmology and strabismus, Section 8. San Francisco, American Academy of Ophtalmology, 1992-1993.*)

DIPLOPIA

11. Qual é o melhor procedimento para tratar uma paralisa do oblíquo superior não resolvida? É necessário memorizar as regras de Knapp?
Knapp publicou seu esquema de tratamento há alguns anos, e muitos cirurgiões utilizam esquemas similares. Não é necessário memorizar este esquema particular, mas os princípios devem ser entendidos. Geralmente, existem três abordagens cirúrgicas possíveis:
1. Fortalecer (inserção) o músculo oblíquo superior paralisado.
2. Enfraquecer (recesso ou mietcomia) o músculo oblíquo inferior ipsolateral antagonista.
3. Enfraquecer o músculo reto inferior contralateral.

Tipicamente, o cirurgião opera o músculo ou os músculos que agem no campo do olhar onde a diplopia é pior. Por exemplo, se o hiperdesvio esquerdo em uma paralisia do oblíquo superior esquerdo for pior no olhar direcionado para baixo, considere uma inserção ou uma recessão do músculo reto inferior direito. O último procedimento pode ser favorecido porque a técnica de sutura ajustável pode ser usada evitando a chance de produzir uma síndrome de Brown iatrogênica.

12. Explique o procedimento de Harada-Ito.
O procedimento de Harada-Ito envolve o deslocamento anterior e lateral da porção anterior do músculo oblíquo superior paralisado. Este procedimento é utilizado principalmente para correção de exciclotorção, mas corrigirá certo grau do hiperdesvio. A quantidade de inciclotorção criada é variável, mas o procedimento é geralmente bem-sucedido, especialmente em pacientes com < 10 graus de torção pré-operatória.

13. O que mais você precisa saber sobre paralisia do nervo troclear?
1. É o nervo craniano mais longo e mais comumente lesionado em traumas.
2. Atravessa para o lado contralateral conforme sai do mesencéfalo dorsal.
3. Pacientes de todas as idades com paralisia do nervo troclear e amplitudes fusionais verticais aumentadas não precisam de mais avaliações; eles têm paralisias do nervo troclear 'congênitas" descompensadas.
4. Sempre considere MG e TED na avaliação da diplopia, mesmo se a paralisia "apontar" para um nervo craniano específico.

14. Cite as principais causas do déficit de abdução além de neuropatia craniana.
- Restrição do músculo reto medial.
- Trauma (encarceramento, lesão).
- Pseudotumor inflamatório ou miosite.
- Doença ocular relacionada com a tireoide.
- Espasmo do reflexo para perto.
- Miastenia grave.
- Cirurgia de estrabismo prévia (músculo reto lateral deslizado, músculo reto lateral com muita recessão).

15. Como deve ser tratada uma paralisia do nervo abducente não resolvida?
1. Enfraqueça o músculo reto medial ipsolateral com fortalecimento do músculo reto lateral ipsolateral.
2. Procedimento de transposição vertical.
3. Injeções de toxina botulínica (Botox) podem ser usadas com os procedimentos anteriores ou isoladamente.

16. O que mais é preciso saber sobre a paralisia do nervo abducente?
1. Pode ocorrer como um sinal não específico de aumento da pressão intracraniana. Também pode ocorrer após uma punção lombar.
2. No caso de paresia bilateral do nervo abducente, você deve considerar tumor, esclerose múltipla, hemorragia subaracnóidea ou infecção.
3. Em crianças com paresia bilateral do abducente reconsidere estrabismo e pesquise "olhos de boneca." Olhos de boneca devem ser incompletos em um distúrbio parético.
4. Fibras simpáticas de terceira ordem se unem brevemente ao nervo abducente no seio cavernoso. A síndrome de Horner com uma paralisia do nervo abducente se localiza nesta região.
5. Sempre considere MG e TED na avaliação da diplopia, mesmo se a paralisia "apontar" para um nervo craniano específico. (Soa familiar?)

17. Quais são os complexos de sintomas que localizam a paralisia?
Ver Quadro 30-2.

18. O que é oftalmoplegia internuclear?
O fascículo longitudinal medial carrega fibras nervosas do núcleo abducente de cada lado para o subnúcleo reto medial contralateral para coordenar o olhar horizontal. Esta área do tronco cerebral pode ser da-

Quadro 30-2. Complexos de Sintomas Localizadores da Paralisia Nervosa

SINTOMAS/SINAIS	SÍNDROME	LOCALIZAÇÃO ANATÔMICA
Paralisia do III nervo ipsolateral com uma hemiplegia contralateral	Síndrome de Weber	Mesencéfalo – terceiro nervo e pedúnculo cerebral
Paralisia do III nervo ipsolateral com movimento coreiforme contralateral	Síndrome de Benedikt	Mesencéfalo – fascículo do terceiro nervo e núcleo vermelho
Paralisia do VI nervo ipsolateral com déficit auditivo e dor facial	Síndrome de Gradenigo	Ápice petroso
Paralisia do olhar ipsolateral com paralisia facial, síndrome de Horner e surdez	Síndrome de Foville	Pontes dorsolaterais
Paralisias dos VI e VII nervos ipsolaterais com hemiparesia contralateral	Síndrome de Millard-Gubler	Pontes ventrais
Paralisias dos III, IV e VI (e V_1 e V_2) nervos com síndrome de Horner	Síndrome do seio cavernoso	Seio cavernoso
Paralisias dos II, III, IV e VI (e V_1) nervos, frequentemente com proptose	Síndrome do ápice orbitário	Ápice orbitário
Paralisias dos V, VI, VII e VIII nervos	Síndrome do ângulo pontocerebelar	Ângulo pontocerebelar

nificada por desmielinização, isquemia, ou tumor. Adução ipsolateral diminuída e nistagmo de abdução contralateral são observados ao tentar a posição do olhar contralateral. A velocidade sacádica pode estar diminuída no olho adutor e pode ser o único sinal de uma oftalmoplegia internuclear sutil (INO). Um desvio enviesado (ver adiante) pode ser observado. A INO bilateral frequentemente se apresenta com esotropia e nistagmo para cima na tentativa de convergência além das constatações anteriores.

19. O que é miastenia grave ocular?

Diplopia intermitente e ptose são sintomas comuns desta condição, e a variabilidade diurna aumenta as suspeitas. No exame, a ptose irá frequentemente piorar com olhar para cima prolongado, e a força do orbicular é frequentemente afetada. A miastenia pode imitar qualquer paralisia isolada de nervo motor ocular ou uma INO. Ambos os olhos podem ser afetados diferentemente em momentos diversos.

20. Qual deve ser a investigação diagnóstica para miastenia grave?

Três tipos de testes do anticorpo receptor da acetilcolina estão disponíveis para diagnóstico; ligação, bloqueio e modulação. Anticorpos de ligação são encontrados em mais de 80% dos casos de miastenia grave em geral, mas em cerca de 50% do tipo ocular. Anticorpos anti-MuSK podem ser encontrados na miastenia grave em geral, negativa para anticorpos receptores da acetilcolina. Testes eletrofisiológicos, como estimulação repetitiva do nervo e a eletromiografia de fibra única (EMG), auxiliam no diagnóstico. Investigações diagnósticas adicionais incluem IRM do tórax e estudos da tireoide para descartar timomas e hipertireoidismo associados. A miastenia que é puramente ocular após 2 anos provavelmente permanecerá assim.

21. O que é o teste com Tensilon?

Tensilon (cloreto de edrofônio) é um anticolinesterásico de ação curta que pode causar melhora dos sintomas e sinais da MG ao competir com a acetilcolina pela degradação da enzima. Tensilon intravenoso é administrado. Um teste positivo mostra melhora na expressão facial, na posição da pálpebra, ou na visão dupla em até 3 minutos após a injeção. Um teste positivo é bastante específico para o diagnóstico de MG; no entanto, testes falso-negativos ocorrem. A EMG também pode mostrar melhora após a administração de Tensilon. Atropina deve estar prontamente disponível em caso de reações adversas ocorrerem (cólicas abdominais e bradicardia são comuns).

22. O que é insuficiência de convergência?

A insuficiência de convergência típica se apresenta com astenopia e visão dupla para perto. É diagnosticada ao observar-se uma exotropia para perto com ponto próximo de convergência anormalmente remoto e amplitudes de fusão inadequadas. Os pacientes podem realizar adução total durante movimentos de olhar conjugados, e o desvio é comitante para uma dada distância. A condição isolada é raramente associada a tumor ou outra patologia grave. Os pacientes são tratados com exercícios de ponto próximo, como focar na extremidade final de um lápis enquanto o move em direção ao rosto a partir do comprimento do braço.

23. O que é desvio enviesado?
Desvio enviesado é um desvio vertical causado por um distúrbio pré-nuclear e não pode ser isolado a um único músculo ou músculos extraoculares. É distinto de uma paralisia oblíqua superior uma vez que esteja mais associado à inciclotorção, em vez de exciclotorção, conforme visto na paralisia oblíqua superior. Está associado a outras manifestações de doenças da fossa posterior.

24. Quais outras alterações supranucleares comumente produzem diplopia?
A paralisia supranuclear progressiva produz uma variedade de distúrbios de motilidade sistêmica e ocular, incluindo bradicinesia, rigidez axial e dificuldade com movimentos verticais do olho. Se diplopia estiver presente, é tipicamente causada por dificuldade de convergência. Similarmente, pacientes com Parkinson, doença de Huntington e síndrome do mesencéfalo dorsal de Parinaud também podem ter diplopia para perto por causa da dificuldade de convergência.

25. Explique a paresia de divergência.
Os pacientes com paresia de divergência se apresentam com um esodesvio para longe, causando diplopia. Os pacientes são capazes de fazer fusão de perto. O esodesvio é comitante, e as versões horizontais são normais. Esta condição tende a ser benigna e autolimitada; no entanto, pode estar associada à infecção, doença desmielinizante e tumor. Uma avaliação neurológica minuciosa deve ser realizada e considerada a realização de imagem com IRM, especialmente na presença de quaisquer sinais ou sintomas neurológicos.

26. As paralisias nervosas vaso-oclusivas se apresentam com regeneração aberrante?
Não. Regeneração aberrante do terceiro nervo não ocorre após uma paralisia vaso-oclusiva do terceiro nervo. A regeneração aberrante primária oculomotora é altamente sugestiva de uma lesão comprimindo lentamente o terceiro nervo, como um meningioma intracavernoso ou um aneurisma.

27. Em qual região anatômica se localiza a síndrome de Horner com paralisia do nervo abducente?
Localiza-se no seio cavernoso. Fibras simpáticas de terceira ordem se unem brevemente ao nervo abducente no seio cavernoso. Frequentemente, no entanto, doenças do seio cavernoso, como uma fístula cavernosa carotídea ou trombose do seio cavernoso, causam déficits nos nervos III, IV e VI, além de proptose, pressão intraocular elevada, hiperemia conjuntival e visão reduzida.

28. O que é o teste de gelo?
O teste do gelo é um teste não invasivo para miastenia grave. A fissura palpebral é medida antes e imediatamente depois da aplicação de gelo por 2 minutos na pálpebra que apresenta ptose. Muitos pacientes com miastenia grave mostrarão uma melhora na ptose após a aplicação do gelo. A sensibilidade do teste do gelo em pacientes com ptose completa diminui consideravelmente.

PONTOS-CHAVE: MIASTENIA GRAVE
1. Sempre suspeite de MG em qualquer paciente com diplopia, especialmente se for variável e associada à ptose.
2. Tenha atropina disponível para reações adversas se testes com Tensilon forem realizados.
3. Se um paciente tiver sintomas e sinais clássicos de MG, mas anticorpos receptores de acetilcolina negativos considerem avaliação com anti-MuSK ou realização de estudos eletrofisiológicos.
4. Timomas e hipertireoidismo são comuns em pacientes com MG. Os pacientes precisam realizar IRM do tórax e testes de função da tireoide.

29. Por que é importante reconhecer a fratura orbitária "tipo em alçapão"?
Uma fratura orbitária em alçapão ocorre quando uma parede orbitária, mais frequentemente o assoalho, quebra e depois retorna à posição anterior, encarcerando um músculo extraocular herniado dentro dela. Isto é mais frequentemente observado em pacientes pediátricos que podem sob outros aspectos parecerem ter trauma ocular ou de anexos mínimos (fratura *"white-eyed"*). O exame dos músculos extraoculares revela déficits restritivos e diplopia na posição do olhar oposta à fratura. Uma TC das órbitas

pode revelar a fratura com músculo encarcerado, mas isto pode facilmente passar despercebido. Este tipo de fratura com aprisionamento do músculo requer reparo cirúrgico urgente visto que dano isquêmico e fibrose do mesmo podem ocorrer se não tratada prontamente.

30. **Em trauma facial envolvendo fraturas orbitárias, quais são as indicações de reparo?**
A correção de emergência é indicada na luxação do globo ocular para dentro do seio maxilar ou se um reflexo óculo-cardíaco for observado. O reparo urgente é recomendado para o encarceramento de um músculo decorrente de fraturas em alçapão. A cirurgia em 1 a 2 semanas é frequentemente sugerida em pacientes com diplopia mantida por causa de um encarceramento que não é em alçapão, enoftalmia precoce de mais de 3 mm, hipoglobo significativo, fraturas grandes na parede orbitária que provavelmente causarão enoftalmo, ou fraturas faciais ou nas bordas associadas. Indicações para observação sem tratamento incluem ausência ou melhora da diplopia ou do encarceramento, ausência de enoftalmo e fraturas pequenas com pouco risco de futuro enoftalmo.

BIBLIOGRAFIA

Bagheri A, Babsharif B, Abrishami M, Salour H, Aletaha M: Outcomes of surgical and non-surgical treatment for sixth nerve palsy, J Ophthalmic Vis Res 5(1):32–37, 2010.

Bellusci C: Paralytic strabismus, Curr Opin Ophthalmol 12:368–372, 2001.

Bradfield YS, Struck MC, Kushner BJ, Neely DE, Plager DA, Gangnon RE: Outcomes of Harada-Ito surgery for acquired torsional diplopia, J AAPOS 16(5):453–457, 2012.

Burde RM, Savino PJ, Trobe JD: Clinical decisions in neuro-ophthalmology, ed 3, St. Louis, 2002, Mosby.

Brazis PW, Masdeu JC, Biller J: Localization in clinical neurology, ed 6, Philadelphia, 2011, Lippincott Williams & Wilkins.

Elrod RD, Weinberg DA: Ocular myasthenia gravis, Ophthalmol Clin North Am 17(3):275–309, 2004.

Fakiri MO, Tavy DL, Hama-Amin AD, Wirtz PW: Accuracy of the ice test in the diagnosis of myasthenia gravis in patients with ptosis, Muscle Nerve 48(6):902–904, 2013.

Golnik KC, Pena R, Lee AG, Eggenberger ER: An ice test for the diagnosis of myasthenia gravis, Ophthalmology 106(7):1282–1286, 1999.

Hamilton SR: Neuro-ophthalmology of eye-movement disorders, Curr Opin Ophthalmol 10(6):405–410, 1999.

Harada M, Ito Y: Surgical correction of cyclophoria, Jpn J Ophthalmol 8:88–92, 1964.

Holmes JM, Beck RW, Kip KE, et al.: Botulinum toxin treatment versus conservative management in acute traumatic sixth nerve palsy or paresis, J AAPOS 4(3):145–149, 2000.

Jordan DR, Mawn L: Blowout fractures of the orbit. In Black EH, Nesi FA, Calvano CJ, Gladstone GJ, Levine MR, editors: Smith and Nesi's Ophthalmic Plastic and Reconstructive Surgery, ed 3, New York, NY, USA, 2012, Springer Science, pp 243–263.

Karmani TA, Schmidt J, Crowson CS, Ytterberg SR, Hunder GG, Matterson EL, Warrington KJ: Utility of erythrocyte sedimentation rate and C-reactive protein for the diagnosis of giant cell arteritis, Semin Arthritis Rheum 41(6):866–871, 2012.

Larner AJ: False localizing signs, J Neurol Neurosurg Psychiatry 74(4):415–418, 2003.

Larner AJ, Thomas JD: Can myasthenia gravis be diagnosed with the "ice pack test"? A cautionary note, Postgrad Med J 76:162–163, 2000.

Li Y, Arora Y, Levin K: Myasthenia gravis: newer therapies offer sustained improvement, Cleve Clin J Med 80(11):711–721, 2013.

Mein J, Trimble R: Diagnosis and management of ocular motility disorders, ed 2, London, 1991, Blackwell Scientific Publications.

Miller NR, Newman NJ: Walsh and Hoyts' clincal neuro-ophthalmology, ed 6, Baltimore, 2005, Williams & Wilkins.

North American Neuro-Ophthalmology Society: www.nanosweb.org.

NEURITE ÓPTICA

Mark L. Moster ▪ *Barry Schanzer* ▪ *Peter J. Savino*

CAPÍTULO 31

1. **O que é neurite óptica?**
   Neurite óptica é qualquer inflamação do nervo óptico. Pode ser idiopática ou estar associada a doenças sistêmicas.

2. **Quais doenças sistêmicas estão associadas à neurite óptica?**
   A doença mais comum associada à neurite óptica é a esclerose múltipla (MS). No entanto, neuromielite óptica, sífilis, sarcoidose, doença de Lyme e outras doenças vasculares do colágeno, como a granulomatose de Wegener e o lúpus eritematoso sistêmico, estão associadas em menor frequência.

3. **Quem geralmente sofre de neurite óptica?**
   Mulheres entre 15 e 45 anos de idade são mais comumente afetadas.

4. **Quais são os achados clínicos típicos na neurite óptica?**
   A neurite óptica causa perda aguda ou subaguda da visão, que é precedida ou acompanhada por dor com o movimento ocular, e pode progredir ao longo de um período de 10 a 14 dias. A acuidade visual pode variar de 20/20 até a ausência de percepção luminosa. Entretanto, mesmo quando a acuidade visual é de 20/20, o paciente geralmente apresenta defeito na visão de cores, comprometimento da sensibilidade ao contraste e defeito de campo visual. Se a neurite for unilateral, um defeito pupilar aferente está presente. O disco óptico pode estar normal ou com edema.

5. **Qual teste clínico é mais sensível para pacientes com neurite óptica?**
   O teste mais sensível – ou seja, o teste com a maior probabilidade de ser anormal em um paciente com neurite óptica – é a sensibilidade ao contraste.

6. **O quão comum é a dor ao movimento ocular em pacientes com neurite óptica?**
   Dor ao redor dos olhos ou dor exacerbada pela movimentação do olho esteve presente em 92% dos pacientes no estudo ONTT (*Optic Neuritis Treatment Trial*).

7. **Quais defeitos de campo visual são encontrados em pacientes com neurite óptica?**
   O defeito de campo visual clássico na neurite óptica é o escotoma central. Entretanto, os resultados do estudo ONTT demonstraram que qualquer defeito de campo visual por lesão do nervo óptico é compatível com neurite óptica, incluindo os defeitos altitudinais e os defeitos arqueados, bem como os defeitos difusos de campo visual.

8. **Qual a história natural da neurite óptica?**
   A perda visual na neurite óptica pode progredir ao longo de 10 a 14 dias. Nesse ponto, a perda da visão se estabiliza e, pouco depois, começa a melhorar.

9. **Qual o prognóstico visual esperado em pacientes com neurite óptica?**
   O estudo ONTT constatou que, em 12 meses, 93% dos pacientes apresentaram uma acuidade visual igual ou superior a 20/40, 69% apresentaram acuidade igual ou superior a 20/20, e 3% uma acuidade igual ou inferior a 20/200. Em 10 anos, 91% dos pacientes apresentaram acuidade igual ou superior a 20/40 e 74% acuidade de 20/20. Em 15 anos, 66% apresentaram acuidade visual igual ou superior a 20/20 em ambos os olhos. Em média, a acuidade visual foi pior naqueles que desenvolveram MS.

10. **Existem indicadores de um prognóstico visual desfavorável?**
    O estudo ONTT constatou que o único indicador de um prognóstico visual desfavorável foi a baixa acuidade visual no início do quadro. Todavia, todos os pacientes com uma acuidade visual inicial igual ou inferior a 20/200 exibiram alguma melhora. No entanto, 5% dos pacientes ainda apresentaram uma acuidade igual ou inferior a 20/200 em 6 meses.

11. **Quais foram os objetivos do estudo ONTT?**
    O ONTT foi um ensaio clínico multicêntrico, randomizado e prospectivo para determinar se o tratamento da neurite óptica com corticosteroide era benéfico para o prognóstico visual. O objetivo secundário foi o de determinar o risco de desenvolver MS em pacientes com neurite óptica. Os pacientes que participaram do estudo ONTT foram randomizados para três ramos de tratamento. Um grupo de pacientes recebeu placebo por via oral; um grupo recebeu 1 mg/kg de prednisona oral por 14 dias; e um grupo recebeu

250 mg de metilprednisolona por via intravenosa (IV) (Solu-Medrol) cada 6 horas por 3 dias, seguido de 1 mg/kg de prednisona oral por 11 dias.

12. **Quais foram as conclusões do estudo ONTT com relação ao tratamento da neurite óptica?**
    Nenhum grupo de tratamento teve uma melhora estatisticamente significativa na acuidade visual em 6 meses. Contudo, pacientes tratados com metilprednisolona IV começaram a recuperar a visão mais rapidamente. O resultado surpreendente foi que os pacientes tratados com 1 mg/kg de prednisona oral por 14 dias tiveram uma maior incidência (2x) de recidiva da neurite óptica no olho afetado ou contralateral. Os pesquisadores concluíram que a prednisona oral, a uma dose de 1 mg/kg, é contraindicada no tratamento de neurite óptica.

13. **Qual foi o indicador mais forte para o desenvolvimento de MS?**
    Uma imagem por ressonância magnética (IRM) anormal (Fig. 31-1) foi o indicador mais forte para o desenvolvimento de MS clinicamente comprovada em 2 anos. Pacientes tratados com placebo, cuja IRM no momento da inclusão no estudo tenha demonstrado duas ou mais lesões > 3 mm na substância branca periventricular, apresentaram uma chance de 36% de desenvolver MS dentro de um período de 2 anos. Pacientes com uma lesão apresentaram uma chance de 17%, e pacientes sem alterações de sinal apresentaram uma chance de apenas 3%.

14. **Quais foram os outros indicadores para o desenvolvimento de MS?**
    Neurite óptica prévia no olho contralateral, sintomas neurológicos inespecíficos prévios, raça (brancos) e história familiar de MS foram associados a um maior risco de desenvolver MS. Embora tenha sido relatado que a idade jovem e o sexo feminino sejam fatores de risco para MS, não foi demonstrado no estudo ONTT que estes fatores aumentem o risco dentro de um período de 2 anos.

15. **Quais foram as conclusões do estudo ONTT sobre o efeito do tratamento sobre o risco de desenvolver MS?**
    Os resultados do estudo ONTT demonstraram que a metilprednisolona IV reduziu de modo significativo o risco de desenvolver MS em 2 anos. Grande parte do efeito benéfico foi observada em pacientes com imagens anormais na IRM, porque pacientes com uma IRM normal apresentaram uma baixa incidência de EM, independente do tratamento. Dentre os pacientes com duas ou mais alterações de sinal na IRM, a MS se desenvolveu em 36% dos pacientes tratados com placebo, 32% dos pacientes tratados com prednisona e 16% daqueles tratados com metilprednisolona IV. Portanto, o risco de desenvolver MS em 2 anos foi reduzido pela metade pelo tratamento com metilprednisolona IV. Após 2 anos, o efeito benéfico pareceu diminuir e, após 3 anos, os três grupos apresentaram uma incidência similar de MS.

16. **Qual o risco em 15 anos de desenvolver MS após a neurite óptica?**
    No estudo ONTT, um total de 50% dos pacientes desenvolveu MS em um período de 15 anos. Lesões na substância branca observadas na IRM foram o indicador mais potente de MS. Pacientes com uma ou mais lesões apresentaram uma incidência de MS de 72%. Aqueles sem lesões apresentaram uma incidência de 25% de MS.

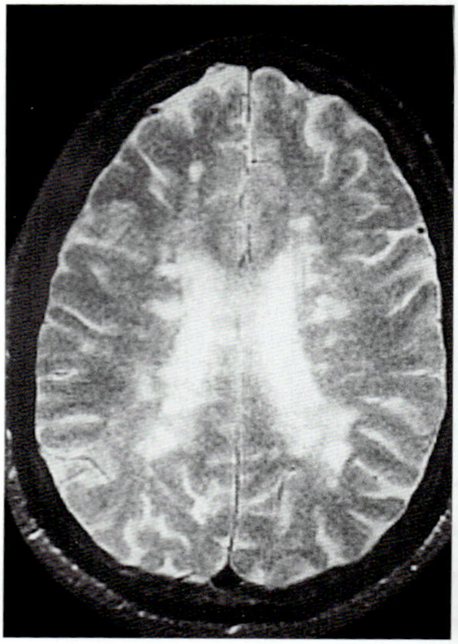

Figura 31-1. IRM anormal em um paciente com esclerose múltipla. Lesões clássicas na substância branca periventricular apresentam sinal hiperintenso na imagem ponderada em T2.

PONTOS-CHAVE: NEURITE ÓPTICA
1. Neurite óptica causa perda da visão que pode progredir ao longo de 10 a 14 dias.
2. Dor está presente em mais de 90% dos pacientes com neurite óptica.
3. Um total de 93% dos pacientes com neurite óptica recupera uma visão de 20/40, ou melhor.
4. Pacientes com pelo menos uma lesão na substância branca na IRM apresentam uma chance de 72% de desenvolver MS em 15 anos.

17. Qual é o risco em 10 anos de recidiva de neurite óptica?
No estudo ONTT, um total de 35% dos pacientes que completaram o exame em 10 anos apresentaram uma recidiva documentada de neurite óptica no olho previamente afetado, ou um ataque no olho contralateral. Pacientes com um diagnóstico de MS apresentaram um maior índice de recidiva (43%) do que aqueles sem MS (24%).

18. Existem outros medicamentos que podem influenciar o risco de desenvolver MS?
Diversos medicamentos aprovados para o tratamento de MS foram demonstrados reduzir a progressão para MS em pacientes com neurite óptica. O primeiro estudo foi o Estudo de Prevenção de Pacientes de Esclerose Múltipla de Alto Risco com Avonex, que foi um ensaio randomizado, duplo-cego, realizado para determinar se o tratamento com interferon β1a (Avonex) afetaria o risco de desenvolvimento de MS em pacientes que apresentaram um primeiro evento desmielinizante, envolvendo o nervo óptico, a medula espinal, o tronco encefálico ou o cerebelo. Os pacientes estudados apresentaram um evento desmielinizante agudo e uma IRM que demonstrou duas ou mais lesões de diâmetro igual ou superior a 3 mm, com pelo menos uma delas sendo periventricular ou ovoide. Todos os pacientes foram tratados com 1 g de metilprednisolona IV por 3 dias, seguido de prednisona em regime de redução gradual da dose, por via oral. Os pacientes foram, então, randomizados para receber injeções intramusculares semanais de Avonex ou placebo. Os resultados demonstraram que em 3 anos a probabilidade de desenvolver MS clinicamente comprovada foi significativamente menor nos pacientes tratados com Avonex (35%) do que nos pacientes recebendo placebo (50%). Achados similares ocorreram com Betaseron (estudo BENEFIT), Rebif (estudo ETOMS), Copaxone (estudo PreCISe) e, agora, um agente oral – Aubagio (estudo TOPIC).

19. Descreva o exame e tratamento apropriados para pacientes com neurite óptica.
Pacientes com neurite óptica devem ser submetidos a uma IRM do cérebro e órbitas. Quase todos os pacientes apresentarão realce do nervo óptico na IRM de órbita. Se a IRM cerebral estiver normal, nenhum exame adicional é necessário, e um acompanhamento sequencial é indicado. Se a IRM cerebral demonstrar lesões na substância branca consistentes com desmielinização, tratamento com metiprednisolona IV deve ser indicado para o paciente, e o mesmo deve ser encaminhado a um neurologista para discutir o tratamento com um dos agentes imunomoduladores mencionados anteriormente. O estudo ONTT não encontrou benefícios significativos na obtenção de exames sanguíneos para pesquisa de anticorpo antinuclear ou para titulação de anticorpos fluorescentes em pacientes com neurite óptica típica e sem outros sinais de doença vascular do colágeno.

20. Quando devo considerar a neuromielite óptica?
Neuromielite óptica (NMO; doença de Devic) é uma condição distinta, normalmente considerada uma variante da MS. A doença se apresenta com neurite óptica recorrente e bilateral, e mielite transversa. Deve ser considerada em pacientes com neurite óptica bilateral, neurite óptica sequencial ou de recidiva precoce, ou baixa recuperação da neurite óptica. Outras características incluem mielite transversa com uma lesão extensa da medula espinal (três segmentos, p. ex., C3 a C6) e uma IRM cerebral com pouca atividade desmielinizante. Está associada a um teste positivo para anticorpos anti-NMO (anti-aquaporina 4), que está atualmente disponível comercialmente.

21. Porque diagnosticar a neuromielite óptica? O diagnóstico é diferente da esclerose múltipla?
NMO é tratada de forma diferente, com o uso de vários imunossupressores. Os interferons, que é a base do tratamento da MS, não ajudam e podem até mesmo piorar a NMO.

BIBLIOGRAFIA
Beck RW, Cleary PA, Anderson Jr MM, et al.: A randomized, controlled trial of corticosteroids in the treatment of acute optic neuritis, N Engl J Med 326:581–588, 1992.
Beck RW, Clearly PA, Trobe JD, et al.: The effect of corticosteroids for acute optic neuritis on the subsequent development of multiple sclerosis, N Engl J Med 329:1764–1769, 1993.
Jacobs LD, Beck RW, Simon JH, et al.: Intramuscular interferon beta-1a therapy initiated during a first demyelinating event in multiple sclerosis, N Engl J Med 343:898–904, 2000.
Optic Neuritis Study Group: Multiple sclerosis risk after optic neuritis final optic neuritis treatment trial follow-up, Archiv Neurol 65(6):727–732, 2008 June.
Optic Neuritis Study Group: Visual function 15 years after optic neuritis: a final follow-up report from the optic neuritis treatment trial, Ophthalmology 115(6):1079–1082.e5, 2008 June.
Yanoff M, Duker Duker JS: Ophthalmology: expert consult, ed 4, Philadelphia, 2013, Elsevier.

CAPÍTULO 32
NEUROPATIAS ÓPTICAS DIVERSAS E DISTÚRBIOS NEUROLÓGICOS

Janice A. Gault

1. **Uma mulher jovem se queixa de dores de cabeça. Sua visão é de 20/20 em cada olho e não há evidência de defeito pupilar aferente. Ela possui uma hemianopsia bitemporal. Qual a sua suspeita?**
   Suspeite de uma lesão do quiasma óptico. Agende uma imagem por ressonância magnética (IRM) para fazer uma avaliação.

2. **O que pode simular uma hemianopsia bitemporal?**
   Uma hemianopsia bitemporal pode ser simulada por retinose pigmentar setorial, coloboma ou um disco inclinado.

3. **Uma paciente possui uma visão de 20/20 em seu olho direito e uma visão de 20/400 em seu olho esquerdo. Seu olho esquerdo possui um defeito pupilar aferente e percepção reduzida das cores. O que deveria ser avaliado em seu olho direito?**
   Verificar os campos visuais em *ambos os olhos*. Um escotoma central em um olho pode estar acompanhado de uma perda do campo temporal superior no outro. Essa condição, chamada de *escotoma juncional*, também é encontrada em lesões do quiasma óptico. Veja o capítulo sobre campos visuais (Capítulo 6).

> **PONTOS-CHAVE: DIAGNÓSTICO DIFERENCIAL DOS DEFEITOS VISUAIS DO QUIASMA**
> 1. Lesão hipofisária – tumor ou apoplexia.
> 2. Craniofaringioma.
> 3. Meningioma.
> 4. Glioma.
> 5. Aneurisma.
> 6. Trauma.
> 7. Infecção.

4. **Existe uma diferença no tratamento de tumores hipofisários sintomáticos funcionantes e não funcionantes?**
   Sim. A prolactinoma secreta prolactina e pode ser tratada com sucesso com bromocriptina. Um tumor não funcionante provavelmente requer cirurgia. É claro que um endocrinologista deve fazer uma avaliação completa do paciente para outros desequilíbrios hormonais.

5. **Qual defeito de campo visual é geralmente observado em uma neuropatia óptica tóxica ou metabólica?**
   Escotomas centrocecais ou centrais bilaterais. Os nervos ópticos exibem palidez temporal (Fig. 32-1). Álcool, tabaco e deficiência de vitamina B_{12}, bem como fármacos, como cloranfenicol, etambutol, digitálicos, cloroquina e isoniazida, foram implicados. Pesquise por metais pesados e solicite um hemograma completo, bem como os níveis séricos de vitaminas B_{11} e B_{12} e folato. Considere a neuropatia óptica hereditária de Leber como um diagnóstico.

6. **Um homem de 60 anos de idade apresenta perda gradual da visão para 20/400 em seu olho direito. No exame, o nervo óptico direito está pálido, e hemorragias retinianas puntiformes são observadas. O olho esquerdo está normal. Qual histórico pode ser útil?**
   Um histórico de radioterapia. O paciente relata radiação em seu seio frontal direito 3 anos antes. Não há tratamento para neuropatia óptica por radiação. Fotocoagulação panretiniana para doença neovascular e tratamento com fator de crescimento endotelial antivascular são utilizados para retinopatia por radiação.

NEUROPATIAS ÓPTICAS DIVERSAS E DISTÚRBIOS NEUROLÓGICOS

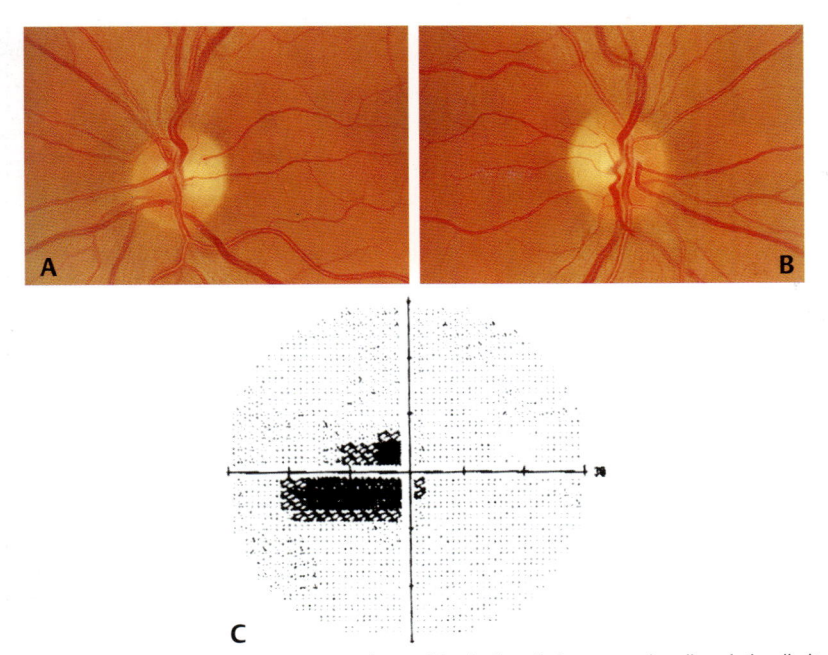

Figura 32-1. Imagens do fundo ocular revelam uma leve palidez do disco óptico temporal no disco óptico direito **A**, e disco óptico esquerdo **B**. Mais interessante em **B**, no entanto, é a perda da camada de fibras nervosas no feixe maculopapilar. Este paciente, que possuía ambliopia tabaco-álcool (neuropatia óptica tóxica/nutricional), também tinha uma acuidade visual de 20/400 em cada olho, que melhorou para apenas 20/100 após mudanças no hábito e dieta, e terapia vitamínica. Nesta classe de neuropatias ópticas, acuidade visual gravemente comprometida e discromatopsia geralmente são encontradas com mínima atrofia do disco óptico. (*Fonte: Sadun AA, Gurkan S: Hereditary, nutritional, and toxic optic atrofies. In Yanoff M, Duker JS [eds]: Ophthalmology, ed 2, St. Louis, Mosby, 2004, 1275-1278.*) **C**, O exame do campo visual revela escotoma centrocecal. Uma lesão do feixe papilomacular (camada de fibras nervosas ou nervo óptico) é a causa usual deste defeito. (*Fonte: Burde MR, Savino PJ, Trobe JD: Unexplained visual loss. In Burde MR, Savino PJ, Trobe JD [eds]: Clinical Decisions in Neuro-Ophthalmology, ed 3, St. Louis, Mosby, 2002, pp 1-26.*)

7. **O que pode causar contração do campo visual?**
    - Retinose pigmentar.
    - Glaucoma terminal.
    - Oftalmopatia tireóidea.
    - Drusas do nervo óptico.
    - Deficiência de vitamina A.
    - Acidente vascular encefálico occipital.
    - Fotocoagulação panretiniana.
    - Histeria.
    - Simulação.

8. **Como você diferencia histeria ou simulação para doença real?**
    Peça ao paciente para fazer o teste da tela tangente (*tangente screen*) em duas distâncias diferentes. Quanto mais próximo o paciente estiver da tela, menor o campo. Em um paciente com perda visual não fisiológica, os campos são geralmente de tamanho igual. Os pacientes também podem demonstrar um campo visual em espiral na perimetria cinética (Capítulo 6).

9. **Um homem de 55 anos de idade percebe que a visão de seu olho esquerdo piorou repentinamente. Ele tem uma visão de 20/30 em seu olho direito e 20/100 em seu olho esquerdo. O olho esquerdo também exibe um defeito pupilar aferente e percepção reduzida das cores. O exame do campo visual revela um defeito altitudinal inferior no lado esquerdo com uma eletrorretinografia total normal no lado direito.**

Quadro 32-1. Neuropatia Óptica Isquêmica Não Arterítica e Arterítica

	NOINA	NOIA
Idade de início	40-60 anos	Geralmente mais de 50 anos
Gênero	Ambos igualmente	Mais frequente em mulheres
Acuidade visual	Pode ser superior a 20/100	Geralmente consegue contar os dedos ou pior
Defeito de campo visual	Altitudinal ou envolvendo o campo visual central	Altitudinal ou envolvendo o campo visual central
Exame oftálmico	Edema do disco com hiperemia pode ser segmentar com hemorragias em chama de vela; atrofia tardia sem escavação	Disco pálido e edemaciado, com pouca hemorragia em chama de vela; posteriormente, atrofia do disco óptico e escavação
Sintomas	Nenhum	Dor mandibular, sensibilidade do couro cabeludo, sudorese noturna, febre, perda de peso
Associações sistêmicas	Diabetes, hipertensão, hiperlipidemia, apneia do sono; potencial aumento no uso de drogas para disfunção erétil se houver uma baixa relação entre a cúpula e o disco óptico (*crowded disc*)	Polimialgia reumática
Avaliação laboratorial	Testes laboratoriais normais	Elevação do VHS, proteína C-reativa e contagem de plaquetas. Ruptura da lâmina elástica interna na biópsia de artéria temporal

No exame do fundo de olho, o nervo óptico esquerdo aparece pálido e inchado superiormente. Qual é a sua preocupação?

Um defeito altitudinal é um achado clássico na neuropatia óptica isquêmica (ION). Os dois tipos dessa neuropatia são a arterítica e a não arterítica (veja Quadro 32-1). Por serem tratadas de forma diferente, é preciso diferenciar as duas. Primeiro, é importante perguntar sobre os sintomas da arterite de células gigantes, como perda de peso, anorexia, febre, claudicação da mandíbula, dor de cabeça, sensibilidade do couro cabeludo e dores muscular e articular proximal. Procure por uma artéria temporal palpável, sensível e não pulsátil. Solicite imediatamente os exames de velocidade de hemossedimentação (ESR), proteína C-reativa (CRP) e contagem de plaquetas se você acredita que a arterite de células gigantes seja uma consideração. O limite normal superior da ESR é a idade dividida por 2 para homens e idade + 10 dividido por dois para mulheres. A CRP não é afetada pela idade e pode ser mais sensível do que a ESR. No entanto, ambos os testes são inespecíficos; qualquer processo inflamatório pode elevá-los. Pacientes com arterite temporal apresentam uma contagem de plaquetas elevada.

O paciente negou a presença dos sintomas, a ESR foi de 20. Ele foi diagnosticado com ION não arterítica. Visto que 50% desses pacientes sofrem de doença cardiovascular, diabetes e/ou hipertensão, ele foi enviado a um especialista em medicina interna. Ele foi informado que seu prognóstico para uma melhora significativa da visão era desfavorável. Quarenta por cento dos pacientes podem apresentar uma leve melhora na visão ao longo de 6 meses. No entanto, alguns pacientes notam uma redução inicial na acuidade e campo visual, que é seguida por uma segunda redução na acuidade ou campo visual dias a semanas depois. Infelizmente, não existe um tratamento comprovado. Um estudo demonstrou que não há melhora com a realização de descompressões do nervo óptico. Com o tempo, o nervo óptico do paciente se atrofia na área de lesão. Ele apresenta um risco de 35% de envolvimento do outro olho.

10. Um homem de 80 anos de idade apresenta o mesmo histórico de perda súbita de visão e o mesmo campo visual que o homem da pergunta 9. No entanto, sua visão consiste na contagem dos dedos da mão a uma distância de 3 metros, e seu nervo óptico está pálido e edemaciado com hemorragias em chama de vela.

Ele admite a presença de dor mandibular quando mastiga, perda de 4,5 kg e dificuldade em levantar de uma cadeira. Ele possui uma artéria temporal sensível sem pulsos. O ESR é de 120. O que você faz?
Primeiro você estabelece um diagnóstico de arterite de células gigantes e inicia tratamento com 12 doses de 250 mg de metilprednisolona por via intravenosa cada 6 horas, seguido por 80 a 100 mg/dia de prednisona por via oral por 2 a 4 semanas após reversão dos sintomas e normalização do ESR. O tratamento pode durar 1 ano ou mais (evidências sugerem que estas doses altas podem prevenir o mesmo processo no outro olho, que apresenta um risco de 30%). Em seguida, o paciente é agendado para uma biópsia de artéria temporal.

11. A biópsia deve ser realizada antes de iniciar o tratamento com esteroides, para garantir que o diagnóstico possa ser estabelecido?
Absolutamente não. Os esteroides não afetarão os resultados da biópsia por pelo menos 7 dias, e o resultado pode ser positivo por até um mês após o início do tratamento. O efeito terapêutico dos esteroides é necessário imediatamente, pois o segundo olho pode ser afetado em um tempo tão curto quanto 24 horas.

12. Qual achado de biópsia estabelece o diagnóstico?
Ruptura da lâmina elástica interna. Células gigantes estão frequentemente presentes, porém não são necessárias para o diagnóstico.

13. E se a biópsia de artéria temporal for normal?
Arterite de células gigantes é um diagnóstico baseado em sintomas. O ESR pode estar normal, e sua suspeita deve ser extremamente alta com base no histórico do paciente. Visto que algumas áreas podem não ser examinadas, certifique-se de obter um comprimento significativo da artéria para biópsia. Algumas vezes, também é necessário biopsiar o outro lado. Em um paciente com menos sintomas clássicos, uma biópsia negativa justifica a descontinuação de esteroides. Pneumopletismografia ocular pode ajudar, caso esta demonstre um fluxo sanguíneo ocular reduzido.

14. O que mais pode evidenciar uma arterite de células gigantes?
Amaurose fugaz, paralisia de nervos cranianos ou oclusão da artéria retiniana central. Polimialgia reumática e arterite de células gigantes ocorrem juntas.

PONTOS-CHAVE: DIAGNÓSTICO DIFERENCIAL DE DESVIOS DE VASOS OPTOCILIARES
1. Meningioma.
2. Glaucoma.
3. Oclusão antiga de veia retiniana central.
4. Glioma de nervo óptico.
5. Papiledema crônico.
6. Doença idiopática.

15. Uma mulher de 35 anos de idade afirma que possui diplopia binocular. No exame, você constata redução da adução do olho direito e nistagmo em movimento sádico horizontal do olho esquerdo na tentativa de abdução. O que ela tem?
Ela tem oftalmoplegia internuclear. Ela também pode ter um desvio oblíquo, em que ambos os olhos podem apresentar uma hipertropia que não define um músculo específico no método dos três passos.

16. Oftalmoplegia internuclear pode ser bilateral ou unilateral. O que você pode encontrar na doença bilateral?
Você pode encontrar nistagmo vertical para cima durante a tentativa de olhar para cima e exotropia.

17. O que causa oftalmoplegia internuclear?
Esclerose múltipla, doença vascular isquêmica ou massas do tronco encefálico. O diagnóstico diferencial que mimetiza paresia da adução do olho inclui o seguinte:
- **Miastenia grave:** Ptose e paresia do músculo orbicular são comuns; os sintomas pioram com a fadiga. Os resultados com o teste de Tensilon são geralmente positivos.
- **Doença orbitária:** Nistagmo geralmente não é observado. Dor, ptose e/ou deslocamento do globo ocular podem coexistir. Uma tomografia computadorizada (TC) da órbita revela a causa.

18. Uma mulher obesa de 30 anos de idade apresenta severas dores de cabeça e diplopias ocasionais. Sua visão é de 20/20 em ambos os olhos. Como você avalia essa paciente?
Verifique as respostas pupilares, percepção de cores, campos visuais e motilidade extraocular; faça um exame completo de lâmpada de fenda e com a pupila dilatada. Você observa que ela possui edema de nervo óptico bilateral.

19. Como você diferencia entre papiledema e pseudopapiledema?
Pseudopapiledema não é um edema verdadeiro do disco. Os vasos que circundam o disco não estão ocultados, o disco não está hiperêmico, e a camada de fibras nervosas peripapilares está normal. Pulsações venosas espontâneas, quando presentes, fortemente sugerem pseudopapiledema. Hemorragias da camada de fibras nervosas não estão presentes no pseudopapiledema. As causas de pseudopapiledema incluem drusas do nervo óptico e discos ópticos com anomalias congênitas.

20. O que você faz após a avaliação?
Você deve avaliar a paciente com urgência para a presença de aumento da pressão intracraniana. Primeiro, a paciente precisa de uma TC ou IRM da cabeça e órbita para descartar uma massa. Se as imagens estiverem normais, uma punção lombar deve ser realizada. Se a única anormalidade for um aumento na pressão de abertura, o diagnóstico é de pseudotumor cerebral (Fig. 32-2), também conhecido como hipertensão intracraniana idiopática.

21. Como a paciente deve ser tratada?
Na ausência de lesão do nervo óptico demonstrada nos campos visuais, a paciente deve ser aconselhada a perder peso. Se as dores de cabeça continuarem ou se ela apresentar evidências de acuidade visual reduzida ou perda de campo de visão, o tratamento é indicado. Medicamentos incluem um diurético, como a acetazolamida, ou esteroides sistêmicos. Descompressão da bainha do nervo óptico é utilizada na piora dos campos visuais, e *shunts* lomboperitoneais têm sido utilizados para a dor de cabeça. A pressão intraocular deve ser tratada quando elevada.

PONTOS-CHAVE: CAUSAS DE PSEUDOTUMOR CEREBRAL
1. Obesidade.
2. Gravidez.
3. Uso de medicamentos: esteroides (uso ou abstinência), contraceptivos orais, ácido nalidíxico, tetraciclina, vitamina A.
4. Doença idiopática.

---

22. Porque a paciente tinha diplopia?
Aumento da pressão intracraniana pode causar paralisia do sexto nervo.

23. Uma mãe traz seu primogênito para ser examinado pela primeira vez. Ele tem 6 meses de idade e parece não enxergar. Um exame com as pupilas dilatadas revela hipoplasia de nervo óptico. Qual é o diagnóstico diferencial?
Hipoplasia de nervo óptico (Fig. 32-3) parece ocorrer em primogênitos de mães jovens que podem ter diabete ou terem usado dietilamida do ácido lisérgico (LSD), fenitoína ou álcool durante a gravidez. Os pacientes também podem apresentar hipoplasia do nervo óptico associada à síndrome de Goldenhar ou displasia septo-óptica de Morsier. Estes últimos possuem nistagmo em gangorra e anomalias quiasmática. Por causa do risco de atraso do crescimento, *diabete insipidus* e outras anormalidades hipofisárias, os pacientes com hipoplasia do nervo óptico devem ser submetidos a rastreamento do quiasma óptico, bem como uma avaliação endócrina.

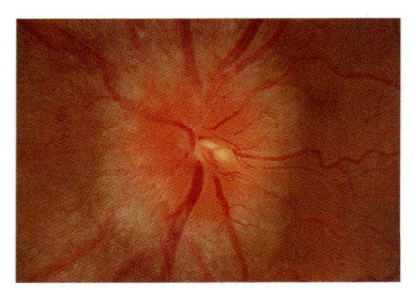

Figura 32-2. Papiledema desenvolvido. Este é o disco óptico de uma mulher de 30 anos de idade que estava sofrendo de dores de cabeça e visão embaçada por 2 meses; o edema de disco está totalmente desenvolvido. Observe as veias ingurgitadas e as hemorragias peripapilares. (*Fonte: Brodsky MC; Congenital optic disc anomalies. In Yanoff M, Duker JS [eds]: Ophthalmology, ed 2, St. Louis, Mosby, 2004, pp 1255-1258.*)

NEUROPATIAS ÓPTICAS DIVERSAS E DISTÚRBIOS NEUROLÓGICOS

24. Um paciente tem um defeito do campo visual superior direito bilateral. Onde você suspeita que a lesão esteja localizada?
Um defeito tipo "*pie in the sky*" está localizado no lobo temporal. As alças inferiores dão voltas em torno do lobo temporal (alça de Meyer).

25. Quais outros sintomas o paciente pode apresentar?
Alucinações formadas, experiências de déjà vu ou crises uncinadas.

26. E se o paciente possui uma perda do campo visual inferior direito bilateral?
Este defeito tipo "*pie on the floor*" é típico do lobo parietal. Os pacientes apresentam espasticidade do olhar conjugado e nistagmo optocinético.

27. Um paciente apresenta o campo visual ilustrado na Figura 32-4. Onde a lesão está localizada?
Está localizada no lobo occipital. Quanto mais congruente o defeito, mais posterior a sua localização. Além disso, a retina nasal é maior e permite a ocorrência de um crescente temporal no campo visual do olho contralateral. Preservação ou divisão da área macular também pode ocorrer.

28. O que mais o paciente pode apresentar?
Pacientes com lesões de lobo occipital geralmente não apresentam outras anormalidades neurológicas. Caso apresentem, eles podem ter alucinações não formadas, discromatopsia, prosopagnosia e alexia sem agrafia.

29. O que causa a síndrome pseudo-Foster Kennedy?
A síndrome pseudo-Foster Kennedy é uma atrofia óptica com edema do disco óptico contralateral. Um tumor no lobo frontal causa a síndrome de Foster Kennedy verdadeira. A pseudossíndrome geralmente resulta de uma neuropatia óptica isquêmica aguda em um olho, com atrofia contralateral causada por um prévio episódio do mesmo processo. Um meningioma da goteira olfatória também pode causar a pseudossíndrome.

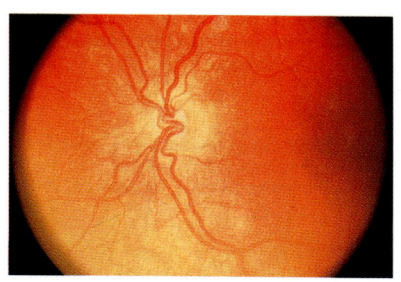

Figura 32-3. Hipoplasia do nervo óptico esquerdo. Observe o sinal de anel duplo. (*Fonte: Sadun AA: Differentiation of optic nerve from retinal macular disease. In Yanoff M, Duker JS [eds]: Ophthalmology, ed 2, St. Louis, Mosby, 2004, pp 1253-1254*).

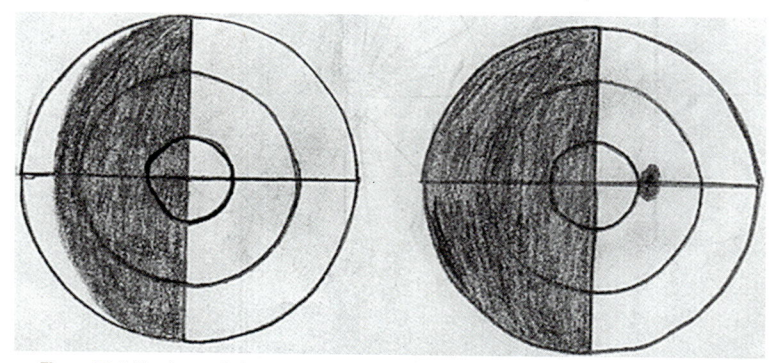

Figura 32-4. Hemianopsia homônima esquerda com crescente temporal no olho esquerdo.

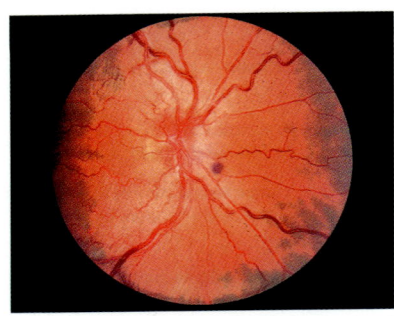

Figura 32-5. Neuropatia óptica de Leber, aguda. Observe o aspecto hiperêmico do disco e a opacificação da camada de fibras nervosas peripapilares. (*Fonte: Burde MR, Savino PJ, Trobe JD: Clinical Decisions in Neuro-Ophthalmology, ed 3, St. Louis, Mosby, 2004.*)

30. **Um homem de 18 anos de idade se queixa de perda súbita da visão em um olho, seguida da perda de visão no outro olho dias depois. Ele tem uma visão de 20/20 em ambos os olhos, com percepção reduzida das cores e leve edema bilateral do disco com microangiopatia telangiectásica peripapilar (Fig. 32-5). Não há extravasamento dos vasos afetados na angiografia fluoresceínica. O que ele tem?**
   Neuropatia óptica hereditária de Leber. O histórico do paciente é típico. O distúrbio é transmitido pelo DNA mitocondrial; todas as portadoras transmitem o distúrbio para seus filhos. Dez por cento das filhas e 50 a 70% dos filhos manifestam a doença. Todas as filhas são portadoras. Nenhum dos filhos é portador. Jovens do sexo masculino manifestam os sintomas entre 15 e 30 anos de idade.
   Nenhum tratamento eficaz é conhecido, porém algumas mutações têm uma maior probabilidade de apresentar uma melhora espontânea no futuro; portanto, vale à pena uma avaliação genética da mitocôndria. Pelo fato de os pacientes terem uma maior incidência de defeitos de condução cardíaca, o encaminhamento a um cardiologista é indicado.

BIBLIOGRAFIA
Burde RM, Savino PJ, Trobe JD: Clinical decisions in neuro-ophthalmology, ed 3, St. Louis, 2002, Mosby.
Gerstenblith AT, Rabinowitz MP: The Wills eye manual, ed 6, Philadelphia, Lippincott, 2012, Williams & Wilkins.
Kline LB, Foroozan R: Neuro-ophthalmology review manual, ed 7, Thorofare, NJ, 2012, Slack.

LACRIMEJAMENTO E O SISTEMA LACRIMAL

Nancy G. Swartz ▪ *Marc S. Cohen*

OCULOPLÁSTICA

1. Quais são as causas de lacrimejamento?

Lacrimejamento, também conhecido como *epífora*, ocorre quando há um aumento na quantidade de lágrimas produzidas ou quando há um problema com o sistema de drenagem lacrimal. Muitas lágrimas são produzidas quando a córnea está irritada. Este lacrimejamento é adaptativo, pois se um corpo estranho estiver presente, as lágrimas irão removê-lo. Uma irritação aguda da córnea é tipicamente provocada por irritantes mecânicos, como um cílio, ou químicos irritantes, como os vapores de uma cebola recém-cortada. Lacrimejamento crônico por irritação também pode resultar de uma irritação mecânica, como no entrópio e na triquíase. No entanto, geralmente resulta de deficiências do filme lacrimal (observado na síndrome do olho seco e na blefarite), ceratopatia de exposição ou conjuntivite alérgica. Quando a produção de lágrimas é normal, o lacrimejamento indica uma drenagem inadequada das lágrimas. Um bloqueio em qualquer ponto do sistema de drenagem lacrimal pode causar lacrimejamento. Mau posicionamento das pálpebras, como o ectrópio e ectrópio pontual, também reduzirá a drenagem das lágrimas, bem como a flacidez da pálpebra inferior, que interfere com a capacidade da pálpebra em bombear as lágrimas naturalmente através do sistema de drenagem lacrimal. Para muitos pacientes, o lacrimejamento é multifatorial.

> **PONTOS-CHAVE: CAUSAS COMUNS DE LACRIMEJAMENTO CRÔNICO**
>
> 1. Irritação ocular
>   a. Olhos secos.
>   b. Alergias.
>   c. Síndrome da visão de computador.
> 2. Disfunção da drenagem de lágrimas, como na flacidez da pálpebra inferior.
> 3. Bloqueio do sistema de drenagem lacrimal, como na obstrução do ducto nasolacrimal.

2. Descreva o trajeto normal de drenagem lacrimal nas pálpebras.

A função mais importante de nossas lágrimas é a de lubrificar a superfície do olho. Nossas lágrimas percorrem pela córnea e conjuntiva, mantendo-as lubrificadas. A gravidade conduz a maioria das lágrimas para a margem da pálpebra inferior. Aqui, elas são transportadas medialmente para o ponto lacrimal, que é formado por pequenas aberturas na pálpebra localizadas, aproximadamente, 6 a 7 mm lateral ao ângulo cantal medial. Uma vez dentro do ponto lacrimal, as lágrimas penetram nos canalículos, que são ductos de aproximadamente 10 mm de comprimento revestidos por mucosa, que transporta as lágrimas para o saco lacrimal. A primeira porção de cada canalículo é um segmento vertical dilatado de 2 mm, chamado ampola. Distal à ampola, o canalículo dobra agudamente e percorre paralelo à margem palpebral em direção ao canto medial. Em 90% da população, os canalículos superiores e inferiores se juntam, formando um canalículo comum antes de atingir o saco lacrimal. Entretanto, em 10% da população, cada canalículo atinge o saco lacrimal independentemente.

3. Para onde as lágrimas vão após deixar as pálpebras?

As lágrimas abandonam o canalículo e entram no saco lacrimal, uma estrutura revestida por mucosa situada em uma fossa óssea na órbita medial e formada pelos ossos maxilares e lacrimais. A porção superior do saco se estende alguns milímetros acima do tendão cantal medial. O saco se estende inferiormente por aproximadamente 10 mm e, então, continua como o ducto nasolacrimal.

As lágrimas percorrem desde o saco até o ducto nasolacrimal. Os primeiros 12 mm do ducto estão situados em um canal ósseo no osso maxilar. O ducto, então, continua inferiormente por um adicional 3 a 5 mm antes de chegar ao meato inferior do nariz. As lágrimas abandonam o ducto através de seu óstio situado no interior da cavidade nasal. O óstio do ducto nasolacrimal pode ser encontrado 30 mm posterior às narinas externas em um adulto. Em crianças pequenas, a distância é de aproximadamente 20 mm.

4. O que é a bomba lacrimal?
A bomba lacrimal é uma "bomba" muscular que conduz as lágrimas através do sistema de drenagem via peristaltismo. As lágrimas primeiramente entram no ponto lacrimal por ação capilar. Durante uma piscada, o músculo orbicular do olho contrai, fechando o ponto lacrimal, encurtando o canalículo e movendo as lágrimas medialmente, ao mesmo tempo em que dilata o saco lacrimal. À medida que o saco dilata, um vácuo é criado recolhendo as lágrimas do canalículo. Quando o músculo orbicular relaxa, o saco lacrimal colapsa, o canalículo se expande, e o ponto lacrimal reabre. A válvula de Rosenmüller situa-se entre o canalículo e o saco, evitando que as lágrimas reentrem no canalículo. Portanto, as lágrimas são forçadas a continuar seu trajeto pelo ducto nasolacrimal até o nariz.

5. Como a flacidez da pálpebra inferior afeta a drenagem lacrimal?
A drenagem normal de lágrimas requer uma estrutura e função normal das pálpebras. A porção pré-tarsal do músculo orbicular envolve o canalículo e se insere na parede do saco lacrimal. Contração e relaxamento deste músculo ajudam a drenar as lágrimas para dentro do canalículo e do saco e, eventualmente, força as lágrimas para dentro do ducto nasolacrimal. Quando a flacidez da pálpebra inferior está presente, a contração do músculo orbicular não comprime o canalículo ou força a abertura do saco lacrimal, e o mecanismo da bomba lacrimal não consegue funcionar adequadamente.

6. Como você pode saber se um paciente tem flacidez da pálpebra inferior?
O estiramento do tendão cantal medial e/ou lateral causa flacidez da pálpebra inferior. No teste de distração, se a pálpebra inferior pode ser afastada do globo ocular por uma distância superior a 6 mm, então a mesma está flácida.

Uma baixa tonicidade do músculo orbicular do olho, que é mais evidente em pacientes com paralisia do sétimo nervo craniano, também causa flacidez da pálpebra inferior. Esta flacidez é mais bem demonstrada com o teste de *snap-back*, em que a pálpebra inferior é puxada inferiormente e liberada subitamente. Se a pálpebra retornar à sua posição correta imediatamente, o tônus muscular está bom. Se o paciente precisa piscar para que a pálpebra retorne à sua posição normal, a tonicidade da pálpebra é baixa.

7. Como a flacidez de pálpebra inferior é corrigida?
Na presença de flacidez do tendão cantal lateral, um procedimento de encurtamento horizontal da pálpebra é realizado para enrijecer a pálpebra. Isto é tipicamente conquistado com a aplicação de uma técnica de retalho tarsal lateral. Nessa cirurgia, o ramo inferior do tendão cantal lateral é desinserido do periósteo da borda lateral da órbita, uma porção ou o tendão inteiro é removido, e um novo tendão cantal lateral é criado com a porção lateral do tarso. O tendão cantal lateral recém-formado é suturado ao periósteo da borda lateral da órbita. Este procedimento eficazmente encurta a pálpebra inferior, tornando a margem palpebral mais estável e melhorando a função da bomba lacrimal.

8. Porque os pacientes com olhos secos se queixam de lacrimejamento?
Os pacientes lacrimejam quando possuem olhos secos pela mesma razão que lacrimejam quando cortam uma cebola. Os vapores da cebola causam irritação da córnea, que, por sua vez, causa um lacrimejamento reflexo.

Da mesma forma, anormalidades no filme lacrimal que reveste a córnea e conjuntiva também causam irritação. Anormalidades no filme lacrimal podem ser causadas por uma redução na produção geral de lágrimas ou por um desequilíbrio na composição das lágrimas. Inadequações em qualquer um dos componentes das lágrimas causam uma deficiência do filme lacrimal, que pode resultar em lacrimejamento.

9. O que é a síndrome da visão de computador?
Síndrome da visão de computador se refere a um grupo de sintomas, que inclui lacrimejamento, astenopia e dor, manifestados por usuários de computador. De acordo com o *National Institute of Occupational Safety and Health*, a síndrome da visão de computador afeta cerca de 90% das pessoas que passam três horas ou mais por dia na frente de um computador. Muitos dos sintomas estão relacionados com a exposição da córnea e o resultante ressecamento corneano que ocorre quando um tempo maior é dispendido em frente à tela de computador.

10. Do que as lágrimas são compostas?
As lágrimas são compostas por três camadas. A *mucina*, produzida pelas células caliciformes da conjuntiva e encontrada principalmente nos fórnices conjuntivais, recobre o epitélio, garantindo um filme lacrimal liso e uniforme. A camada média *aquosa*, produzida pela glândula lacrimal principal e glândulas acessórias de Krause e Wolfring, fornece hidratação, oxigênio e nutrientes. Na superfície está a cama-

da *lipídica*, produzida nas glândulas meibomianas, de Zeis e de Moll das pálpebras. Essa camada evita a rápida evaporação das lágrimas e fornece uma superfície lisa para que as pálpebras deslizem pela córnea a cada piscada.

11. **Como você pode determinar se um paciente produz uma quantidade suficiente de lágrimas?**
O volume de lágrimas pode ser indiretamente avaliado pela visualização do menisco lacrimal, a camada lacrimal que repousa sobre a pálpebra inferior adjacente ao globo, que deve ter uma altura de, aproximadamente, 1 mm. No entanto, o menisco lacrimal também é afetado pela drenagem lacrimal. O teste de Schirmer testa diretamente a produção. Gentilmente seque a conjuntiva palpebral com um cotonete e, então, coloque a extremidade pequena e dobrada de uma tira de papel de filtro de 5 mm (Whatman 41) no fórnix conjuntival inferior, na junção dos terços médio e lateral da pálpebra inferior. Após 5 minutos, medir a quantidade de umedecimento do filtro de papel. Em uma córnea anestesiada, o teste mede a secreção lacrimal basal. Um resultado normal é igual ou superior a 10 mm. Quando realizado em uma córnea não anestesiada, o teste mede tanto o lacrimejamento basal, como o reflexo. Nesse caso, o umedecimento normal é igual ou superior a 15 mm.

12. **Como você sabe se a composição da lágrima é inadequada?**
Uma redução no tempo de ruptura do filme lacrimal ou a presença de proteína, muco ou *debris* nas lágrimas indica uma inadequação lacrimal. O tempo de ruptura do filme lacrimal é o tempo que leva para desenvolver um ponto seco na córnea após uma piscada. Esse tempo é mensurado tocando a pálpebra conjuntival com uma tira de fluoresceína umedecida e observando o filme lacrimal com o uso de lâmpada de fenda com filtro azul de cobalto. É importante evitar o uso de outros colírios contendo fluoresceína, pois isso alterará a composição do filme lacrimal observado. Quando o paciente pisca, o tempo é medido até que o filme lacrimal comece a romper na córnea, formando um ponto seco. Menos de 10 segundos é considerado anormal.

13. **O que é ectrópio e entrópio? Como essas condições causam lacrimejamento?**
Ectrópio é a eversão da margem palpebral. Entrópio é a inversão da margem palpebral. O paciente tem lacrimejamento na presença de uma das duas condições. Isto ocorre porque ambas podem causar irritação corneana com seu lacrimejamento reflexo associado. Além disso, ambas deslocam o ponto lacrimal, e, portanto, as lágrimas não entram no sistema de drenagem lacrimal.

PONTOS-CHAVE: EXAME DE PACIENTES COM LACRIMEJAMENTO CRÔNICO
1. Avaliação da quantidade e qualidade das lágrimas.
2. Avaliação da posição palpebral.
3. Avaliação de flacidez palpebral.
4. Sondagem e irrigação do sistema de drenagem lacrimal.

14. **O que causa obstruções do ponto lacrimal, canalículo ou saco lacrimal?**
Obstruções completas ou parciais podem ocorrer em qualquer local do sistema de drenagem lacrimal e podem ser causadas por agenesia congênita, inflamação, infecção, doença autoimune, trauma, malignidade, radiação e pelos efeitos tóxicos de medicamentos. Seguem adiante as causas mais comuns por localização:
   - **Obstruções do ponto lacrimal** são mais comumente observadas na agenesia congênita, infecções herpéticas, fechamento iatrogênico no tratamento de olhos secos, e na obstrução mecânica no contexto de conjuntivocálase.
   - **Obstruções canaliculares** podem ocorrer em um ou ambos os canalículos, ou no canalículo comum. Essas obstruções são frequentemente secundárias a um trauma, doenças cicatrizantes da mucosa como a síndrome de Stevens-Johnson e o penfigoide cicatricial ocular, infecções herpéticas, canaliculite associada à bactéria *Actinomyces israelii*, agentes quimioterápicos, como o 5-fluorouracil e o docetaxel, ou ao uso prolongado de medicamentos tópicos, como a pilocarpina, epinefrina, iodeto de fosfolina e idoxuridina. Corpos estranhos, como tampões de silicone e tampões canaliculares, podem ocluir os canalículos.
   - **Obstruções do saco lacrimal** frequentemente ocorrem decorrente da cicatrização provocada por uma infecção prévia. Dacriólitos podem-se desenvolver secundário a infecções ou uso crônico de medicamentos tópicos. Tumores do saco lacrimal são raros.

15. **O que causa obstruções do ducto lacrimal?**
Obstruções congênitas do ducto nasolacrimal são encontradas em 6% dos recém-nascidos normais, e aproximadamente 90% se resolvem espontaneamente no primeiro ano de vida. Em adultos, obstrução ad-

quirida primária do ducto nasolacrimal é a causa mais comum dessas obstruções. A causa não é bem compreendida. No entanto, acredita-se que a obstrução do óstio ductal seja provavelmente causada por inflamação do revestimento do ducto e mucosa nasal. Dacriocistite geralmente causa cicatrização, o que ocasiona obstruções do ducto nasolacrimal. Anormalidades nas estruturas adjacentes estão frequentemente associadas a essas obstruções, como pólipos nasais, doença sinusal, trauma e septos desviados.

16. Como você avalia o sistema lacrimal para obstruções?
Obstruções podem ocorrer em qualquer local do sistema lacrimal. Obstruções do ponto lacrimal podem ser visualizadas ao exame. Para determinar a presença de uma obstrução no canalículo, saco lacrimal e ducto nasolacrimal, um teste de desaparecimento da fluoresceína ou um teste de Jones pode ser realizado.

Obstrução no canalículo também pode ser diretamente determinada introduzindo uma sonda no canalículo e sentindo obstruções parciais e completas. Irrigação do sistema revelará as obstruções no saco lacrimal e ducto nasolacrimal.

Técnicas de imagem do sistema lacrimal, incluindo ultrassonografia, tomografia computadorizada, dacriocistografia com contraste e dacriocintilografia com radionuclídeos, são raramente necessárias.

17. O que é o teste de desaparecimento da fluoresceína?
No teste de desaparecimento da fluoresceína, uma gota de fluoresceína é instilada no fórnix conjuntival inferior. Após 5 minutos, a quantidade presente no lago lacrimal é avaliada usando uma luz com filtro azul de cobalto. A presença de pouca ou nenhuma fluoresceína indica um sistema funcionalmente normal. Se grande parte da fluoresceína permanece, o sistema não está funcionando apropriadamente.

18. O que é o teste de Jones primário?
Um teste de Jones primário envolve a instilação de fluoresceína no fórnix conjuntival inferior. Um cotonete é colocado sob o meato nasal inferior aos 2 e 5 minutos. Se corante for recuperado no cotonete, o sistema é patente e funcionando adequadamente. Se nenhum corante for recuperado, isto indica um sistema funcionando de forma inadequada.

19. O que é o teste de Jones secundário?
Um teste de Jones secundário é realizado quando nenhum corante é recuperado durante o teste primário. Em um teste de Jones secundário, o fórnix inferior é primeiramente irrigado para remover toda a fluoresceína residual do teste primário. Em seguida, uma irrigação com soro fisiológico é realizada pelo canalículo com uma cânula. Quando um líquido corado com fluoresceína é recuperado do nariz, significa que a fluoresceína deve ter passado livremente pelo ponto lacrimal e canalículo até alcançar o saco lacrimal durante o teste de Jones primário, indicando um bloqueio parcial do ducto nasolacrimal. Quando um líquido transparente é recuperado, significa uma obstrução parcial ou distúrbio funcional do ponto lacrimal ou canalículo. Quando nenhum líquido é recuperado do nariz, e este é regurgitado a partir do ponto lacrimal adjacente, significa a presença de uma obstrução distal ou no canalículo comum.

20. Como você trataria obstruções da porção palpebral do sistema lacrimal?
Quando o ponto lacrimal não é patente, frequentemente o mesmo pode ser aberto com uma sonda pontiaguda ou com uma incisão para encontrar o canalículo proximal. Na maioria dos pacientes, a colocação de uma sonda de silicone temporária ajuda a evitar que o ponto lacrimal se feche novamente. Esse procedimento é feito no consultório e realizado com anestesia infiltrativa local. Se o canalículo estiver estenosado, porém não completamente ocluído, uma dilatação com intubação com silicone é tipicamente realizada. Se o canalículo estiver completamente ocluído, uma canaliculodacriocistorrinostomia (CDCR) é realizada. Nessa cirurgia, uma fístula é criada entre a carúncula e a mucosa nasal, e um tubo de vidro permanente (tubo de Jones) é inserido nesse trato para manter sua patência. Uma CDCR pode ser realizada em regime ambulatorial sob anestesia geral ou com sedação monitorada.

21. Como você trataria obstruções do ducto nasolacrimal?
A maioria das obstruções do sistema lacrimal ocorre no ducto nasolacrimal, que conecta o saco lacrimal ao nariz. Quando uma obstrução do ducto nasolacrimal está presente, uma dacriocistorrinostomia (DCR) é realizada. Neste procedimento, o saco lacrimal é marsupializado para as passagens nasais, de modo que as lágrimas possam contornar o ducto nasolacrimal bloqueado e drenar diretamente do saco lacrimal para o nariz.

22. Descreva a dacriocistite aguda.
Uma infecção aguda do saco lacrimal é chamada de *dacriocistite*. Os pacientes tipicamente apresentam um inchaço dolorido e eritematoso no canto medial, imediatamente inferior ao tendão cantal medial. Normalmente, uma secreção purulenta proveniente do ponto lacrimal pode ser observada frequen-

temente com uma leve pressão exercida sobre o saco lacrimal. Dacriocistite aguda é quase sempre o resultado de um ducto nasolacrimal obstruído.

23. Qual é o tratamento apropriado para a dacriocistite aguda?
Dacriocistite é uma infecção grave que deve ser tratada como uma emergência médica. Quando não tratada adequadamente, uma celulite orbitária pode-se desenvolver. Também existe a possibilidade de a infecção se disseminar intracranialmente. Antibioticoterapia sistêmica apropriada deve ser prescrita, e compressas quentes devem ser aplicadas ao canto medial. Os pacientes devem ser observados de perto para garantir a melhora. Após resolução da infecção aguda, a menos que o ducto nasolacrimal esteja patente, uma DCR deve ser realizada para evitar infecções recorrentes.

24. Quais são os sinais das obstruções congênitas do ducto nasolacrimal?
Aproximadamente 6% dos recém-nascidos apresentam uma obstrução congênita do sistema nasolacrimal. Recém-nascidos podem manifestar epífora, conjuntivite, formação de amniocele ou dacriocistite. O sistema de drenagem lacrimal se inicia embriologicamente como um cordão no canto medial, que se expande lateralmente até o ponto lacrimal e inferiormente até a mucosa nasal do meato inferior. O lúmen se desenvolve primariamente na porção cantal medial do sistema, e a canalização progride lateralmente e inferiormente. A extremidade distal do ducto é a última porção a canalizar. Esta pode ainda não ser patente ao nascimento e é o sítio mais comum de obstruções congênitas.

PONTOS-CHAVE: TRATAMENTO DA EPÍFORA CONGÊNITA
1. Tratar inicialmente com massagem.
2. Se a epífora persiste em pacientes com menos de 13 anos de idade, inserir uma sonda no ducto lacrimal nasal sob anestesia.
3. Em seguida, usar intubação com silicone.
4. Finalmente, realizar uma DCR.

25. Como as obstruções congênitas são primeiramente tratadas?
A maioria dos clínicos recomenda massagear o saco lacrimal do recém-nascido (no canto medial) em uma direção inferior para aumentar a pressão hidrostática no ducto nasolacrimal e, com sorte, a força abrirá qualquer obstrução. Na presença de uma conjuntivite ou secreção associada, antibióticos tópicos também são usados. Quando dacriocistite está presente, antibióticos sistêmicos são usados, seguido por uma DCR.

26. E se este tratamento não funcionar?
Se a criança apresentar um lacrimejamento persistente decorrente de um bloqueio do ducto nasolacrimal, a inserção de uma sonda no sistema nasolacrimal deve ser realizada nos primeiros 13 meses de vida. Katowitz e Welsh demonstraram que a taxa de sucesso da sondagem cai significativamente se realizada após os 13 meses de idade. Nesse procedimento, a criança é colocada sob anestesia geral, e uma sonda de Bowman é inserida no ponto lacrimal, através do sistema lacrimal, saindo pelo ducto nasolacrimal. Alguns cirurgiões escolhem realizar uma dacrioplastia com balão no momento da sondagem inicial. Aqui, um balão desinflado é introduzido no ducto e, então, inflado para dilatar o ducto e o óstio.

27. E se o lacrimejamento ainda estiver presente após a sondagem?
Aproximadamente 90 a 95% dos recém-nascidos submetidos a uma sondagem desfrutam da resolução de seus sintomas. Quando o problema persiste após a sondagem ou a dacrioplastia com balão, uma intubação com tubos de silicone é indicada. Os tubos são geralmente deixados no local por, aproximadamente, 6 meses e servem para manter a passagem patente. Durso et al. relataram uma taxa de sucesso de 84% para os pacientes intubados para obstrução do ducto nasolacrimal. Quando a sondagem e a intubação são malsucedidas, uma DCR é realizada.

BIBLIOGRAFIA
Blehm C, Vishnu S, Khattak A, Mitra S, Yee RW: Computer vision syndrome: a review, Surv of Ophthalmol 50(3):253–262,May–June 2005.
Durso F, Hand Jr SI, Ellis FD, Helveston EM: Silicone intubation in children with nasolacrimal obstruction, J Pediatr Ophthalmol Strabismus 17:389–393, 1980.
Kanski JJ: Clinical ophthalmology, Oxford, England, 1989, Butterworth-Heinemann.
Katowitz JA, Welsh MG: Timing of initial probing and irrigation in congenital nasolacrimal duct obstruction, Ophthalmology 94:698–705, 1987.
Welham RAN, Hughes SM: Lacrimal surgery in children, Am J Ophthalmol 99:27–34, 1985.

CAPÍTULO 34
PROPTOSE
David G. Buerger

1. **O que é proptose?**
   Proptose é uma protrusão anterior de um ou ambos os globos oculares. Proptose unilateral é frequentemente definida como protrusão assimétrica de um olho de, pelo menos, 2 mm. Os limites superiores normais da proptose são de, aproximadamente, 22 mm em caucasianos e 24 mm em afro-americanos.

2. **Como a proptose é diagnosticada?**
   Clinicamente, a proptose pode ser mais facilmente reconhecida observando-se os globos oculares de cima, sobre a frente do paciente, ou de baixo com a cabeça do paciente flexionada para trás. A proptose é medida com um exoftalmômetro apoiado na margem lateral da órbita. A quantidade de proptose também pode ser quantificada medindo-se a protrusão do globo em uma tomografia computadorizada (Fig. 34-1).

3. **Especifique os problemas comuns associados à proptose.**
   - **Ceratopatia de exposição** frequentemente se desenvolve secundário à diminuição do reflexo de piscar sobre o globo projetado. Pacientes podem apresentar sintomas brandos de irritação e sensação do corpo estranho, ou podem sofrer sintomas mais severos associados a abrasões e úlceras de córnea (Fig. 34-2).
   - **Diplopia** (visão dupla) pode ser provocada por uma proptose unilateral ou bilateral com descolamento dos globos ou função deficiente do músculo extraocular.
   - **Compressão do nervo óptico** pode ocorrer com lesões expansivas da órbita, que causam proptose. Indicações de compressão de nervo incluem acuidade visual diminuída, defeito pupilar aferente relativo, déficit na visão de cores e defeito no campo visual do olho afetado. Essa condição é uma emergência médica e requer rápida intervenção terapêutica, cirurgicamente ou clinicamente.

4. **Qual a causa mais comum de proptose unilateral?**
   Oftalmopatia tireóidea (oftalmopatia de Graves).

5. **Qual a causa mais comum de proptose bilateral?**
   Oftalmopatia tireóidea.

6. **Quais são outras causas de proptose?**
   - Doença inflamatória idiopática da órbita (pseudotumor orbitário).
   - Celulite orbitária infecciosa.
   - Tumores orbitários (benignos ou malignos).
   - Tumores de glândulas lacrimais.
   - Trauma (hemorragia retrobulbar).
   - Vasculite orbitária (ou seja, poliarterite nodosa, granulomatose de Wegener).
   - Mucormicose.
   - Fístula carótido-cavernosa.
   - Varizes orbitárias.

7. **Especifique as causas de pseudoproptose.**
   - Miopia axial alta unilateral pode mimetizar uma proptose decorrente do comprimento aumentado do olho miópico.
   - Enoftalmia verdadeira de um olho pode causar proptose aparente do olho contralateral (Fig. 34-3).
   - Retração palpebral superior produz um olho com aparência mais proeminente. Isto geralmente coexiste em casos de oftalmopatia tireóidea.

8. **Qual técnica de neuroimagem é mais apropriada para avaliar a etiologia da proptose?**
   As imagens de TC são geralmente superiores na maioria dos casos de proptose, pois a relação do processo orbitário com os ossos da órbita é mais bem visualizada. Imagem por ressonância magnética (IRM) pode ser desejável em determinados casos em que há presença de disfunção do nervo óptico. Radiografias simples não são utilizadas para acurácia diagnóstica em casos de proptose.

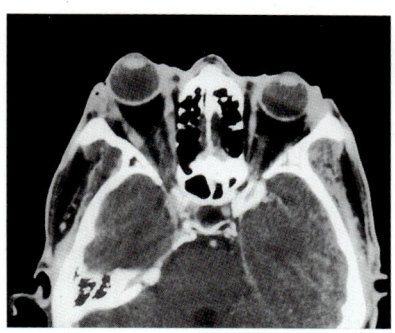

Figura 34-1. Tomografia computadorizada demonstrando proptose do globo ocular direito ocasionada por um aumento dos músculos retos associado à tireoide.

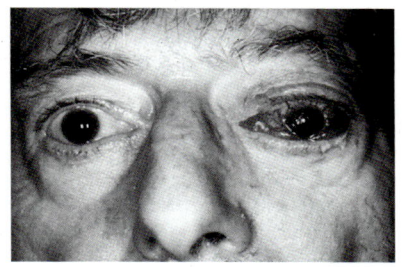

Figura 34-2. Severa quemose conjuntival com erosão da córnea secundária à proptose provocada por um linfoma orbitário.

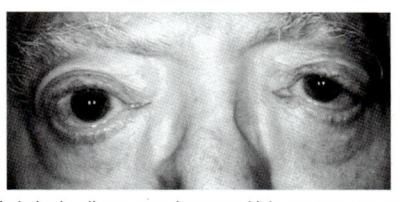

Figura 34-3. Paciente com enoftalmia do olho esquerdo secundária a um trauma antigo, que está causando proptose aparente do olho direito.

9. **Qual entidade clínica está frequentemente associada à proptose indolor unilateral ou bilateral, retração palpebral, atraso palpebral no olhar para baixo e distúrbios de motilidade?**
Oftalmopatia tireóidea associada à doença de Graves (Fig. 34-4) é um distúrbio complexo, multissistêmico e autoimune. Pacientes podem ser hipertireóideos, hipotireóideos ou eutireóideos quando manifestam os sintomas oftálmicos. Problemas oculares se desenvolvem em decorrência da inflamação e do aumento de vários músculos extraoculares (frequentemente o reto inferior e o reto medial) e tecidos peribulbares. Os resultados da TC ou IRM geralmente exibem aumento fusiforme dos músculos extraoculares envolvidos, com preservação do tendão que se insere no músculo do globo. Proptose e retração palpebral causam problemas na córnea, e o aumento muscular na órbita causa diplopia e, possivelmente, compressão do nervo óptico. O tratamento é realizado em estágios, de acordo com a gravidade da doença ocular. Avaliação sistêmica e laboratorial é mandatória.

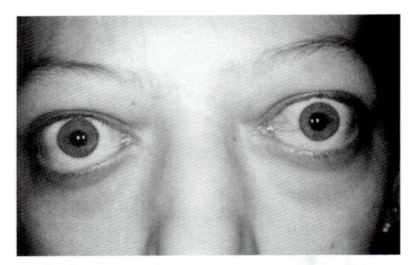

Figura 34-4. Proptose e retração palpebral causadas por oftalmopatia tireóidea.

> **PONTOS-CHAVE: SINAIS CLÍNICOS DA DOENÇA DE GRAVES**
> 1. Proptose unilateral ou bilateral.
> 2. Retração palpebral com *alargamento* lateral.
> 3. Lagoftalmia.
> 4. Diplopia.
> 5. Mixedema pré-tibial.

10. **Qual entidade clínica está frequentemente associada à proptose unilateral, dor, injeção conjuntival e distúrbios de motilidade em um adulto?**
    Pseudotumor inflamatório da órbita é uma inflamação orbitária idiopática e inespecífica. A inflamação pode estar localizada em um músculo, na glândula lacrimal ou esclera ou pode ser difusa. Outros possíveis sinais incluem eritema ou edema palpebral, massa palpável, visão reduzida, uveíte, alterações refracionais (hipermetropia) e edema de nervo óptico. Doença bilateral é mais comum em crianças. Os resultados da TC demonstram espessamento de um ou mais músculo extraocular (incluindo os tendões), aumento da glândula lacrimal ou espessamento da esclera posterior. O tratamento é primariamente com corticosteroides e, possivelmente, radioterapia.

11. **Qual entidade clínica é caracterizada por proptose unilateral, dor, febre, motilidade ocular reduzida, eritema e edema das pálpebras?**
    Celulite orbitária infecciosa envolve uma infecção (normalmente bacteriana) com extensão posterior até o septo orbitário. Após atravessar a barreira do septo orbitário, a infecção pode-se disseminar rapidamente e causar complicações graves, como meningite ou trombose do seio cavernoso. Os microorganismos mais comuns incluem estafilococos, estreptococos, anaeróbios e *Haemophilus influenzae* (em crianças com menos de 5 anos de idade). A fonte mais comum de disseminação infecciosa para a órbita é uma sinusite etmoidal. O tratamento é realizado com infusão intravenosa de antibióticos.

12. **Em um caso de celulite orbitária, o que deve ser feito na ocorrência de proptose persistente ou progressão da infecção apesar de antibioticoterapia adequada?**
    A situação é altamente sugestiva de um abscesso subperiosteal orbitário. Uma TC deve ser realizada para confirmar esse diagnóstico e localizar o abscesso. O tratamento definitivo consiste em drenagem cirúrgica e uso continuado de antibióticos intravenosos.

13. **Qual entidade clínica é caracterizada por uma criança com menos de 6 anos de idade com proptose axial gradual, indolor, progressiva e unilateral, e com perda de visão?**
    Glioma do nervo óptico (astrocitoma pilocítico juvenil) é um tumor do nervo óptico de crescimento lento que causa proptose axial. Acuidade visual reduzida está geralmente associada a um defeito pupilar aferente relativo. Os resultados da TC e IRM exibem um aumento fusiforme do nervo óptico. Muitos casos estão associados à neurofibromatose e podem ser bilaterais. Avaliação sistêmica e aconselhamento genético para neurofibromatose são essenciais.

14. **Qual entidade clínica é caracterizada por uma criança com proptose unilateral rapidamente progressiva, deslocamento inferior do globo ocular e edema da pálpebra superior?**
    Rabdomiossarcoma é a malignidade orbitária primária mais comum da infância. Esse crescimento maligno de músculo estriado tipicamente produz uma massa rapidamente progressiva na órbita superior,

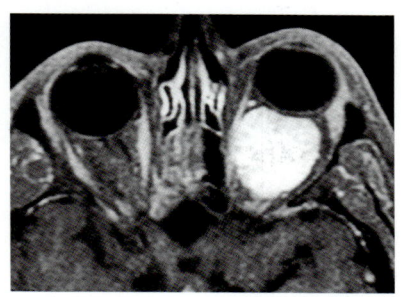

Figura 34-5. Hemangioma cavernoso da órbita esquerda que está causando proptose.

com proptose, deslocamento do globo e edema palpebral. A idade média de apresentação é de 7 anos. Um diagnóstico rápido com orbitotomia e biópsia é crucial, pois a *taxa de mortalidade geral é de 60%* quando a doença se estende para os ossos orbitários. As estratégicas terapêuticas atuais com radiação e quimioterapia reduziram a taxa de mortalidade do rabdomiossarcoma orbitário para 5 e 10%.

15. **Qual é o tumor orbitário benigno mais comum que causa proptose unilateral em adultos?**
    O hemangioma cavernoso (Fig. 34-5) é um tumor vascular de crescimento lento que é geralmente diagnosticado do início da vida adulta até a meia-idade. A TC geralmente demonstra uma massa orbitária bem definida dentro do cone muscular. Normalmente, a acuidade visual não é afetada. O tratamento é por observação ou excisão cirúrgica.

16. **Qual é o tumor orbitário maligno mais comum que causa proptose unilateral em adultos?**
    Linfomas orbitários tipicamente se desenvolvem na órbita superior, com início e progressão lentos. Estas lesões podem estar associadas a uma massa subconjuntival de cor salmão no fórnix. A TC exibe uma massa mal definida que se ajusta ao formato dos ossos orbitários e globo sem erosão óssea. O diagnóstico é estabelecido por meio de uma biópsia orbitária, e o tratamento definitivo é por radioterapia. Linfoma orbitário pode estar associado a um linfoma sistêmico; portanto, uma consulta médica e uma avaliação sistêmica são necessárias para todos os pacientes.

17. **Dentre os vários tumores orbitários que causam proptose, especifique aqueles que são encapsulados ou aparecem bem circunscritos na neuroimagem.**
    - Hemangioma cavernoso.
    - Fibro-histiocitoma.
    - Hemangiopericitoma.
    - Schwannoma.
    - Neurofibroma.

BIBLIOGRAFIA

Dolman PJ, Glazer LC, Harris GJ, et al.: Mechanisms of visual loss in severe proptosis, Ophthal Plast Reconstr Surg 7:256–260, 1991.
Frueh BR, Garber F, Grill R, Musch DC: Positional effects on exophthalmometric readings in Graves' eye disease, Arch Ophthalmol 103:1355–1356, 1985.
Frueh BR, Musch DC, Garber FW: Exophthalmometer readings in patients with Graves' eye disease, Ophthalmic Surg 17:37–40, 1986.
Henderson JW: Orbital tumors, New York, 1994, Raven Press.
Hornblass A: Oculoplastic, orbital and reconstructive surgery, Baltimore, 1988, Williams & Wilkins.
McCord CD, Tannenbaum M, Nunery WR: Oculoplastic surgery, ed 3, New York, Lippincott, 1995, Williams & Wilkins.
Rootman J: Diseases of the orbit, ed 2, Philadelphia, Lippincott, 2003, Williams & Wilkins.
Zimmerman RA, Bilaniuk LT, Yanoff M, et al.: Orbital magnetic resonance imaging, Am J Ophthalmol 100:312–317, 1985.

CAPÍTULO 35
OFTALMOPATIA TIREÓIDEA
Robert B. Penne

1. O que é oftalmopatia tireóidea?
Oftalmopatia tireóidea (TED) é uma doença inflamatória crônica da órbita que ocorre com maior frequência em pacientes com um desequilíbrio sistêmico da tireoide. Inflamação crônica resulta em cicatrização e disfunção da órbita. A evolução e gravidade são variáveis.

2. Quem está em risco para oftalmopatia tireóidea?
Ocorre em diversas idades. Foi relatada em pacientes de 8 a 88 anos de idade, com uma média de idade de início na quarta década de vida. Mulheres são afetadas três a seis vezes mais do que homens. Crianças são raramente afetadas.

3. Todo mundo com oftalmopatia tireóidea é hipertireóideo?
Noventa por cento dos pacientes que desenvolvem oftalmopatia tireóidea (TED) têm hipertireoidismo de Graves, 3% têm tireoidite de Hashimoto, 1% tem hipotireoidismo primário, e 6% são eutireóideos. Cerca de um terço dos pacientes não desenvolve hipertireoidismo clínico até 6 meses após o início dos sintomas da TED. Portanto, um número significativo de pacientes que apresentam TED ainda não desenvolveu hipertireoidismo.

4. O que causa oftalmopatia tireóidea?
Não sabemos. A TED é um processo imunomediado, com o alvo primário sendo os fibroblastos orbitários. Muitas teorias vinculam a órbita e a glândula tireoide por um antígeno comum, o receptor do hormônio estimulante da tireoide. Pesquisas ainda continuam para tentar entender melhor a TED.

5. Fatores ambientais afetam a oftalmopatia tireóidea?
Tabagismo é o fator ambiental que afeta a TED. Múltiplos estudos demonstraram uma maior incidência de tabagismo em pacientes com TED do que em pacientes com doença de Graves que não possuem TED. As pesquisas sugerem que fumantes com TED apresentam uma doença mais grave e que a mesma persiste por um maior período de tempo do que em não fumantes. Os efeitos do fumo passivo só podem ser especulados.

6. A oftalmopatia tireóidea melhora quando a disfunção sistêmico da tireoide é tratada?
O tratamento da disfunção sistêmica da tireoide possui pouco efeito previsível sobre a evolução da TED. Hipotireoidismo pós-tratamento pode piorar a TED, especialmente se o hipotireoidismo for intenso. Também debatido se o iodo radioativo, a cirurgia e o tratamento médico têm diferentes efeitos na evolução da TED. Um estudo de grande porte sugeriu que tratamento com iodo radioativo tem uma maior probabilidade de causar progressão da TED. O estudo também demonstrou que a administração de esteroides sistêmicos durante o tratamento pode diminuir e até eliminar esse risco.

7. Todos os pacientes que recebem iodo radioativo devem ser tratados com esteroides sistêmicos?
A menos que o paciente apresente contraindicações específicas ou até que exames adicionais mostrem o contrário, recomendamos que os pacientes sendo submetidos ao tratamento com iodo radioativo recebam um ciclo de esteroides sistêmicos. A dose e o tempo de tratamento são controversos. Os pacientes em maior risco de piora da TED com o iodo radioativo são os fumantes e os pacientes com doença ativa.

8. Quais são os sinais iniciais da oftalmopatia tireóidea?
Muitos pacientes inicialmente apresentam edema palpebral intermitente acompanhado por irritação, eritema e edema ocular inespecífico (Fig. 35-1). Pelo fato de todos esses sintomas serem inespecíficos, a TED de início precoce é raramente diagnosticada. A doença não é reconhecida até o aparecimento de sinais clínicos mais evidentes, como retração palpebral, atraso palpebral ou proptose precoce (Fig. 35-2). É importante a suspeita de TED em pacientes com os sintomas inespecíficos mencionados anteriormente, especialmente quando manifestarem sintomas ou um histórico de disfunção da tireoide.

9. Quais exames devem ser realizados na investigação de oftalmopatia tireóidea?
A ferramenta de rastreio mais eficaz para o disfunção sistêmica da tireoide em pacientes com TED é o nível do hormônio estimulante da tireoide. Um especialista ou endocrinologista pode realizar uma avaliação e investigação mais aprofundada.

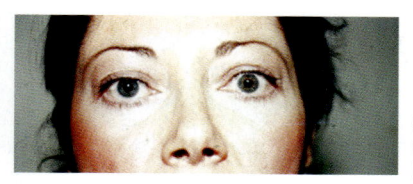

Figura 35-1. Fase inicial da oftalmopatia tireóidea com leve retração palpebral da pálpebra superior esquerda e pálpebra inferior direita.

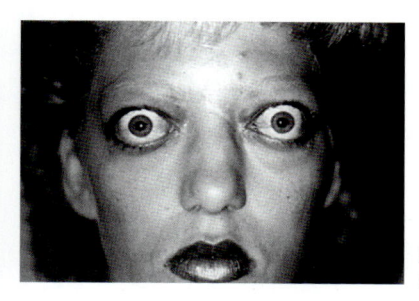

Figura 35-2. Oftalmopatia tireóidea com proptose e retração palpebral.

Os pacientes necessitam de um exame oftálmico completo. Atenção especial deve ser dada à função visual, incluindo acuidade, defeitos pupilares, visão de cores e, quando indicado, campos visuais. Em particular, o exame oftálmico deve incluir a observação da posição palpebral, avaliação da motilidade ocular com registro de qualquer diplopia e verificação para a presença de exposição corneana e proptose.

10. Quais pacientes requerem um exame de imagem da órbita?

Nem todos os pacientes com TED requerem um exame de imagem da órbita. Indicações para o exame imagiológico incluem suspeita de compressão do nervo óptico, avaliação da cirurgia de descompressão orbitária e/ou irradiação da órbita, diagnóstico incerto e uma necessidade de descartar outros processos orbitários. Nos pacientes com oftalmopatia relacionada com a tireoide que requerem um exame imagiológico, preferimos realizar uma tomografia computadorizada com contraste.

11. Quais achados estão presentes na imagem da órbita?

O achado clássico é um aumento do ventre do músculo reto com preservação do tendão (Fig. 35-3). O reto inferior é o músculo mais comumente envolvido, seguido do reto medial e reto superior. O reto lateral é o menos provável de estar envolvido.

12. Todos com proptose possuem oftalmopatia tireóidea?

Não. A TED é a causa mais comum de proptose unilateral e bilateral em adultos, mas não é a única causa. Pacientes com doenças tireóideas sistêmicas podem desenvolver tumores orbitários e inflamação não tireóidea da órbita. TED é uma doença bilateral, enquanto que a maioria dos tumores orbitários é unilateral. A TED pode-se manifestar assimetricamente e parecer unilateral, especialmente no início da doença. Em raros casos, a doença pode permanecer unilateral. Se o quadro clínico inteiro não for compatível com a TED, um exame de imagem da órbita é indicado.

13. Como os tecidos da órbita mudam na oftalmopatia tireóidea?

Os músculos extraoculares, músculos palpebrais e gordura orbitária são os principais tecidos afetados na TED. Quando estimulados, os fibroblastos orbitários secretam glicosaminoglicanos, citocinas e quimioatrativos. Edema da órbita e pálpebra é comum no início da doença. Na fase tardia da doença, a inflamação se resolve, e os músculos aumentados tornam-se fibróticos e cicatrizados.

14. Qual o tempo de duração da doença?

A maioria dos pacientes passa por um período de inflamação ativa que provoca alterações em seus olhos e órbitas. Esse período tem uma duração de 6 meses a mais de 2 anos. Em alguns pacientes, o processo pode envolver alterações lentas e brandas que ocorrem ao longo de muitos meses, enquanto que em outros o processo é mais agudo com rápidas alterações ocorrendo ao longo de semanas. Logo que a atividade da doença cessa, e os olhos estão estáveis, uma reativação é rara (5 a 10%). Exames minuciosos que notem alterações na motilidade, posição palpebral, proptose e inflamação geral, ajudam a determinar a atividade da doença.

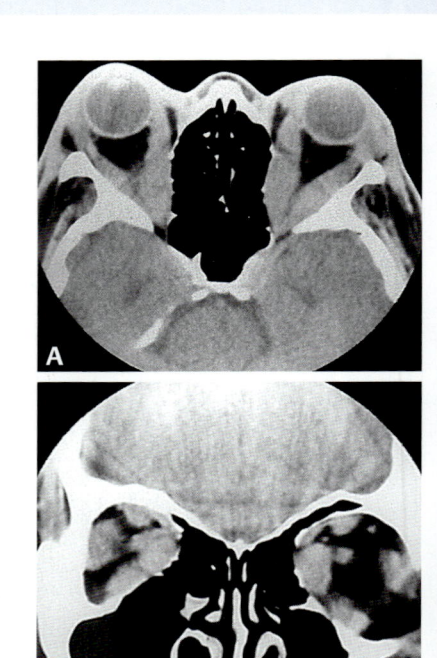

Figura 35-3. Tomografia computadorizada axial **A**, e coronal **B**, exibindo aumento dos quatro músculos retos.

15. Todos que desenvolvem oftalmopatia tireóidea são afetados da mesma forma?
Não. Há uma ampla variação, desde uma leve irritação e retração palpebral que se resolvem totalmente até uma grave infiltração orbitária com perda da visão. Perda da visão pode ser causada por compressão do nervo óptico ou cicatrização da córnea secundária à exposição corneana. Doença mais grave envolve pacientes mais velhos (média de idade de 52 anos comparado a 36 anos para doença mais branda), com uma menor diferença de gênero (razão mulher/homem de 1,5:1 na doença grave comparado a 8,6:1 na doença branda).

16. O que pode ser feito para tratar a oftalmopatia tireóidea?
Muitos pacientes não requerem tratamento, mas o monitoramento durante a fase ativa da doença é importante. Lubrificação ocular geralmente alivia os sintomas. Esteroides sistêmicos diminuem a inflamação. Por causa dos seus efeitos colaterais, o uso de esteroides sistêmicos é uma medida paliativa até que um tratamento mais definitivo seja fornecido. Interrupção dos esteroides geralmente resulta no retorno da inflamação orbitária. Irradiação orbitária pode diminuir a inflamação na órbita. Tratamento cirúrgico também é uma opção.

17. Quando esteroides sistêmicos são utilizados?
Esteroides sistêmicos são utilizados para reduzir agudamente a inflamação orbitária, geralmente de forma temporária até que outro tratamento possa ser iniciado. A indicação mais comum é perda de visão secundária à compressão do nervo óptico. Proptose severa com resultante exposição corneana é uma segunda indicação. Os efeitos colaterais dos esteroides a curto e longo prazos limitam sua utilidade como um tratamento prolongado. A pulsoterapia esteroide em altas doses tem sido estudada para a presença de qualquer melhora a longo prazo na TED. Os resultados foram inconclusivos.

18. Irradiação da órbita é o tratamento padrão para oftalmopatia tireóidea?
O uso de radiação orbitária é controverso. Um estudo realizado pela *Mayo Clinic*, publicado, em 2001, concluiu que a irradiação da órbita não melhora a TED. Estudos menores subsequentes demonstraram estabilização da progressão da doença, quando comparado aos controles. Muitos especialistas oculo-

OFTALMOPATIA TIREÓIDEA

plásticos acreditam que a irradiação da órbita tenha um papel no tratamento da TED, interrompendo a progressão da doença, porém sem melhora das alterações preexistentes, como a proptose. A radiação pode ajudar a estabilizar a motilidade ocular. O quanto de radiação orbitária é usado varia entre clínicos.

19. Como a irradiação da órbita afeta a oftalmopatia tireóidea?
O exato mecanismo de ação da irradiação na órbita é incerto. Múltiplas teorias de imunossupressão localizada na órbita foram postuladas, porém nenhuma foi comprovada. Muitos pacientes apresentam uma redução definitiva no edema e inflamação orbitária após a irradiação da órbita. A irradiação parece ser o meio mais eficaz de suspensão da progressão da doença e o menos eficaz na reversão das alterações já ocorridas.

20. A ação da irradiação da órbita é imediata?
Não. Os efeitos iniciais são observados 2 a 4 semanas após a irradiação, e a melhora pode continuar por 6 meses. Se os esteroides forem interrompidos imediatamente após a conclusão da irradiação, a inflamação pode recorrer rapidamente.

21. Quais pacientes são candidatos à irradiação da órbita?
Qualquer paciente com TED *ativa* é um candidato. A exceção é para pacientes com diabetes e doença vascular, visto que a radiação pode agravar suas retinopatias. O tratamento precoce, quando eficaz, previne as alterações orbitárias crônicas associadas à TED. Posteriormente no curso da doença, a irradiação pode silenciar a doença ativa, possibilitando uma reabilitação cirúrgica mais precoce e eficaz. Quando utilizada em pacientes selecionados, a irradiação da órbita resulta em um menor número de pacientes com TED grave.

22. Quais pacientes requerem cirurgia?
Cirurgia pode ser indicada em uma emergência por compressão do nervo óptico ou exposição da córnea. Frequentemente, os pacientes requerem cirurgia não emergencial em consequência de severa proptose desfigurativa, visão dupla provocada por miopatia restritiva, ou retração palpebral.

23. Que tipo de cirurgia é realizado em pacientes com oftalmopatia tireóidea?
Há três categorias básicas de cirurgia: descompressão orbitária, cirurgia dos músculos oculares e cirurgia palpebral. A cirurgia precisa ser realizada nessa ordem, pois as primeiras cirurgias afetam os resultados das últimas. Descompressão deve ser realizada antes da cirurgia dos músculos oculares. Descompressão afeta a motilidade ocular e pode alterar a cirurgia muscular. Do mesmo modo, a cirurgia muscular deve ser concluída antes da cirurgia palpebral.

24. O que é descompressão orbitária?
A cirurgia de descompressão orbitária envolve a remoção de osso e/ou gordura para permitir o assentamento do olho na órbita. Osso é removido das paredes inferior e medial da órbita para que o tecido orbitário expandido consiga se movimentar parcialmente dentro do espaço sinusal. Descompressão da parede lateral também pode ser realizada. Remoção da gordura orbitária tem um efeito descompressor muito menor. A quantidade de descompressão está relacionada com a quantidade de gordura removida.

25. Quais pacientes requerem descompressão orbitária?
Pacientes com compressão do nervo óptico requerem cirurgia descompressiva para aliviar a pressão sobre o nervo óptico. Pacientes com proptose severa que resulta em exposição ou comprometimento corneano, também são candidatos para a cirurgia descompressiva da órbita.

26. O que é compressão do nervo óptico?
Compressão do nervo óptico envolve o esmagamento do nervo óptico no ápice da órbita. Quando os músculos extraoculares incham na TED, há um espaço relativamente pequeno no ápice da órbita; portanto, o aumento dos músculos exerce pressão sobre o nervo situado no centro dos músculos. A compressão diminui a visão, pois a função do nervo óptico é afetada. Essa perda de função pode-se manifestar com redução da visão, redução na visão de cores ou perda do campo visual.

27. Quais são as complicações da descompressão orbitária?
A complicação mais comum é a piora da diplopia existente ou o desenvolvimento de uma nova diplopia. Pacientes com problemas de motilidade preexistentes apresentam um risco muito maior de diplopia pós-operatória. Muitos pacientes desenvolvem hipoestesia infraorbitária no pós-operatório, porém essa condição geralmente melhora com o tempo. O risco de perda da visão é pequeno. Sangramento e infecção, assim como com qualquer cirurgia, devem ser considerados.

28. Quando os pacientes requerem cirurgia muscular?

Pacientes com diplopia no campo funcional de visão requerem cirurgia muscular. Todos os esforços devem ser aplicados para garantir que a inflamação seja silenciosa e que o padrão de motilidade do paciente seja estável. Medidas estáveis repetidas ao longo dos meses ajudam a garantir que a motilidade seja estável.

> **PONTOS-CHAVE: OFTALMOPATIA TIREÓIDEA**
> 1. Suspeitar do diagnóstico de TED na irritação ocular inespecífica, mesmo sem um desequilíbrio sistêmico da tireoide.
> 2. Retração palpebral é geralmente o sinal clínico mais precoce da TED.
> 3. Monitorar de perto a função visual na TED progressiva.
> 4. Fazer com que fumantes parem de fumar.
> 5. Pacientes com TED necessitarão de um tempo mais prolongado durante uma consulta.

29. Quais são as alternativas à cirurgia muscular?

O uso de prismas em óculos funciona para pacientes com diplopia e desvios relativamente pequenos. Desvios maiores ou padrões de diplopia em que o desvio muda com alterações pequenas na direção do olhar não são candidatos adequados para o uso de prismas. Também é importante que a motilidade seja estável antes de os prismas serem prescritos. Prismas temporários de Fresnel podem ser úteis durante períodos de instabilidade.

30. Qual tipo de cirurgia muscular é necessário?

Recuo dos músculos, geralmente com o uso de uma sutura ajustável, é necessário. Visto que os músculos estão rígidos e cicatrizados, ressecção não é realizada. Os músculos reto inferior e reto medial são os alvos mais comuns da cirurgia. A cirurgia pode ser realizada sob anestesia local ou geral, com ajuste das suturas no final do dia ou no dia seguinte.

31. A cirurgia dos músculos oculares afeta as pálpebras?

Recuo do músculo reto inferior rígido geralmente melhora a retração da pálpebra superior. O músculo reto superior tem que neutralizar o reto inferior rígido; portanto, o músculo elevador associado é hiperativo, causando retração palpebral. Quando o músculo inferior é recuado, a hiperatividade cessa e, frequentemente, a retração da pálpebra superior é menor. Grandes recuos do músculo reto inferior podem piorar a retração palpebral inferior.

32. Que tipo de cirurgia palpebral é realizado?

Retração palpebral é o principal problema palpebral em pacientes com TED. Em pacientes submetidos a uma descompressão orbitária, o volume ocular é reduzido, geralmente melhorando a retração palpebral inferior. Para retrações palpebrais leves, o recuo dos retratores palpebrais (superiores e inferiores) é adequado. Para retrações mais severas, espaçadores são necessários, como enxerto de derme acelular e enxerto de mucosa de palato duro nas pálpebras inferiores. Os pacientes também podem necessitar de uma blefaroplastia e/ou elevação dos supercílios para lidar com a pele excessiva resultante do estiramento causado pelo edema crônico. Esse objetivo pode ser alcançado no momento do reposicionamento palpebral ou em uma data posterior.

33. Quantas cirurgias são necessárias nos pacientes com oftalmopatia tireóidea?

A maioria dos pacientes com TED não requer cirurgia. Pacientes que necessitam de cirurgia podem precisar de 1 até 8 ou 10 cirurgias. Pacientes com doença grave podem necessitar de muitas cirurgias ao longo de um período de 2 a 3 anos de reconstrução.

BIBLIOGRAFIA

Bartalena L, Marcocci C, Bogazzi F, et al.: Relation between therapy for hyperthyroidism and the course of Graves' ophthalmopathy, N Engl J Med 1338:73–78, 1998.

Bartley GB, Fatourechi V, Kadrmas EF: The chronology of Graves' ophthalmopathy in an incidence cohort, Am J Ophthalmol 121:426–434, 1996.

Gorman AC, Garrity JA, Fatourechi V: A prospective, randomized, double-blind, placebo-controlled study of orbital radiotherapy for Graves' ophthalmopathy, Ophthalmology 108:1523–1534, 2001.

Holds JB, Buchanan AG: Graves' orbitopathy. Focal points: clinical modules for ophthalmologists, San Francisco, 2010, American Academy of Ophthalmology. module 11.

Mourits MP, van Kempen-Harteveld MI, Garcia MB, Koppeschaar HP, et al.: Radiotherapy for Graves' orbitopathy: randomized placebo-controlled study, *Lancet* 355(9412):1505–1509.

Rootman J, Stewart B, Goldberg RA: Orbital surgery: a conceptual approach, Philadelphia, 1996, Lippincott-Raven.

DOENÇAS INFLAMATÓRIAS DA ÓRBITA

Nicole A. Langelier ▪ *Usiwoma Abugo* ▪ *Roberta E. Gausas*

CAPÍTULO 36

1. **O que é inflamação?**
   O conceito de inflamação é antigo e foi usado para descrever uma combinação de rubor (vermelhidão), dor, tumor (inchaço), calor (aquecimento) e *functio laesea* (perda de função). Atualmente, reconhecemos a inflamação como uma resposta tecidual regulada por múltiplos processos celulares.

2. **Como a inflamação afeta a órbita?**
   Inflamação é o problema mais comum que afeta a órbita de adultos, resultando em um espectro de apresentações clínicas com início variável e acometimento de diferentes tecidos orbitários, causando efeito de massa, inflamação e/ou infiltração, o que resulta em déficits variáveis na função ou visão.[1]

3. **Quais são os termos mais adequados para descrever a inflamação da órbita?**
   Para fins de uma melhor compreensão e controle, a inflamação da órbita deve ser classificada com base na patologia, local anatômico e/ou doença sistêmica associada de caráter específico ou inespecífico.

4. **O que é inflamação orbitária específica?**
   O diagnóstico de inflamação orbitária específica é baseado na identificação de uma etiologia específica causando o distúrbio, como um patógeno específico (infecção, como na celulite orbitária), uma histopatologia específica (doença granulomatosa, como na sarcoidose), ou uma constelação sistêmica e/ou local específica de achados que definem uma entidade distinta (vasculite, como na granulomatose com poliangeíte) (Box 36-1).[2]

5. **Qual a diferença da inflamação orbitária inespecífica?**
   Inflamação orbitária sem uma causa identificável é considerada inespecífica. É um diagnóstico de exclusão.

6. **O que é pseudotumor orbitário?**
   "Inflamação orbitária inespecífica" e "síndrome inflamatória orbitária idiopática" são termos mais precisos que substituem o termo "pseudotumor orbitário".

7. **Qual é, então, a etiologia da inflamação orbitária inespecífica?**
   A exata etiologia é desconhecida, porém acredita-se ser um processo imunomediado, possivelmente relacionado com a infecção bacteriana ou viral prévia, trauma prévio ou outras condições autoimunes, como doença de Crohn, artrite reumatoide e lúpus eritematoso sistêmico.[3]

8. **Descreva uma apresentação clínica típica da inflamação orbitária inespecífica.**
   Inflamação orbitária inespecífica (NSOI) na órbita anterior comumente se manifesta na forma de eritema e inchaço periorbitário doloroso, deformidade palpebral em forma de S e quemose que pode ser unilateral ou bilateral. O início é tipicamente agudo (horas a dias) ou subagudo (dias a semanas), porém também pode ser insidioso ou crônico (semanas a meses). Os sintomas e achados físicos variam de acordo com o grau e localização anatômica da inflamação. Doença afetando a órbita posterior pode-se manifestar com proptose e distúrbios de motilidade, e doença afetando o ápice orbitário pode-se manifestar com déficits funcionais e/ou perda da visão.

9. **O sintoma de dor é necessário para fazer o diagnóstico?**
   Embora dor ou desconforto seja um sintoma típico, a ausência de dor pode ocorrer com menor frequência.[4]

10. **Como a inflamação orbitária inespecífica é diferente em crianças?**
    Na população pediátrica, a manifestação bilateral é muito mais comum, bem como a presença concomitante de uveíte, velocidade de hemossedimentação elevada e eosinofilia. Quando presente, a uveíte em particular normalmente pressagia um prognóstico desfavorável em crianças. Em geral, a NSOI em crianças é rara, e casos devem ser monitorados de perto para o futuro desenvolvimento de doença autoimune.[5-7]

> **Box 36-1.** Diagnóstico Diferencial da Inflamação Orbitária
>
> **Inflamação Orbitária Inespecífica (NSOI)**
> Diagnóstico após exclusão de inflamações específicas
>
> **Inflamação Orbitária Específica**
> **Orbitopatia associada à tireoide**
> **Infecção/infestação**
> Bacteriana
>   Disseminação contígua dos seios
>   Corpo estranho retido na órbita
> Fúngica
>   Mucormicose rino-orbitária
>   Aspergilose
>   Disseminação endógena a partir de êmbolos sépticos
> Parasitária
>   Equinococose
>   Cisticercose
> Tuberculose e sífilis
> **Vasculite**
> Granulomatose com poliangeíte
> Poliarterite nodosa
> Angeíte de hipersensibilidade
>   Vasculite orbitária secundária ao lúpus eritematoso sistêmico
> Arterite de células gigantes
> Inflamação granulomatosa
> Sarcoidose/reações sarcoides
> Distúrbios xantogranulomatosos da órbita
> Granuloma de corpo estranho
> Doença de Erdheim-Chester
> Síndrome de Sjögren
> **Doença orbitária relacionada com IgG4**
> **Inflamação esclerosante da órbita**
> **Inflamação granulomatosa idiopática**
>
> **Inflamação Orbitária Inespecífica (NSOI)**
> Doenças Não Inflamatórias da Órbita que Simulam Inflamação
> **Distúrbios vasculares**
> Fístula arteriovenosa dural do seio cavernoso
> **Neoplasia**
> Distúrbios linfoproliferativos

11. **Cite os cinco padrões anatômicos mais comuns da inflamação orbitária inespecífica.**
    1. Músculo extraocular (miosite).
    2. Glândula lacrimal (dacrioadenite).
    3. Órbita anterior, incluindo esclerite.
    4. Ápice orbitário.
    5. Difuso.

12. **Como o diagnóstico de inflamação orbitária inespecífica é estabelecido?**
    Visto que a NSOI é um diagnóstico de exclusão, todos os desencadeadores conhecidos da inflamação devem ser primeiro descartados. O diagnóstico e tratamento final se baseiam no histórico completo e exame clínico detalhado, seguido pelo uso criterioso de testes diagnósticos auxiliares. Os testes diagnósticos incluem neuroimagem, exames laboratoriais e biópsia, quando apropriada.

13. **Qual a melhor técnica imagiológica para a inflamação orbitária inespecífica?**
    Tomografia computadorizada (TC) da órbita, imagem por ressonância magnética (IRM) com gadolínio ou ultrassonografia podem fornecer informações úteis, mas a IRM da órbita com saturação de gordura é o

exame imagiológico com maior rendimento diagnóstico. Edema discreto da gordura retrobulbar é geralmente uma das primeiras alterações observadas na NSOI. O uso de imagem ponderada em difusão é útil na diferenciação entre NSOI de lesões linfoides e celulite orbitária.[8,9]

14. **Quais exames sanguíneos podem ser solicitados para avaliar a inflamação orbitária inespecífica?**
    Hemograma completo, eletrólitos, velocidade de hemossedimentação, proteína C-reativa, anticorpo antinuclear, anti-DNA de dupla fita, anticorpo anticitoplasma de neutrófilos (ANCA), nível da enzima conversora da angiotensina, reagina plasmática rápida e testes de função da tireoide.[10]

15. **Quando uma biópsia de órbita deve ser realizada?**
    Embora o papel da biópsia de órbita tenha previamente sido uma área de controvérsia, a única maneira de obter um diagnóstico preciso e definitivo de uma lesão infiltrativa é através do exame patológico. A maioria dos cirurgiões de órbita defende a realização de biópsia, exceto em dois cenários clínicos – aquele de miosite orbitária, em que os achados clínicos e radiológicos são clássicos, e aquele de uma síndrome do ápice orbitário, em que o risco de biópsia deve ser ponderado em relação ao risco de uma falha diagnóstica. Tratamento empírico com esteroides pode ser empregado nestes casos. No entanto, síndrome do ápice orbitário e miosite orbitária recorrente ou que não responde ao tratamento justifica uma biópsia de órbita.[11]

16. **Qual a histopatologia da inflamação orbitária inespecífica?**
    Na fase aguda, a patologia revela um infiltrado polimorfo difuso composto de linfócitos maduros, células plasmáticas, macrófagos, eosinófilos e leucócitos polimorfonucleares. Nas fases subaguda e crônica, observa-se uma quantidade elevada de estroma fibrovascular.

17. **Cite dois subtipos histológicos da inflamação orbitária.**
    Existe uma forma esclerosante distinta de inflamação orbitária, que é caracterizada por uma densa substituição fibrosa. Clinicamente, o subtipo esclerosante tipicamente produz sinais inflamatórios limitados e dor atípica. Outra forma distinta exibe inflamação granulomatosa similar à sarcoidose, mas não está associada à sarcoidose sistêmica.

18. **O que é doença relacionada com IgG4?**
    Doença relacionada com IgG4 é uma condição fibroinflamatória sistêmica que deve ser considerada em pacientes com NSOI, particularmente em casos com envolvimento bilateral da glândula lacrimal. A histologia revela fibrose e células plasmáticas IgG4-positivas, com ou sem flebite obliterante. O nível sérico de IgG4 está geralmente elevado. Manifestações sistêmicas de doença relacionada com IgG4 incluem pancreatite esclerosante, fibrose retroperitoneal, colangite esclerosante, tireoidite de Reidel e doença pulmonar intersticial. Tipicamente, a inflamação orbitária relacionada com IgG4 responde intensa e rapidamente ao tratamento com esteroides.[12,13]

19. **Como a inflamação orbitária inespecífica é tratada?**
    Corticosteroides orais em doses altas são a base do tratamento. A dose inicial recomendada para prednisona é de 1,0 a 1,5 mg/kg/dia, com uma dose máxima de adulto de 60 a 80 mg/dia por 1 a 2 semanas com redução gradual da dose ao longo de 6 a 12 semanas. Para pacientes com perda de visão ou envolvimento apical, uma dose de 1,0 g/dia de metilprednisona pode ser administrada por via intravenosa por 1 a 3 dias. A resposta é geralmente rápida, com resolução da dor e proptose em até 24 a 48 horas após o início do tratamento.[14]

20. **E se um paciente não responde ou é intolerante aos esteroides?**
    Terapias alternativas incluem antimetabólitos (azatioprina, metotrexato), inibidores de células T (ciclosporina) e agentes alquilantes (ciclofosfamida). Radioterapia externa de baixa taxa de dose também foi demonstrada ser eficaz.
    Injeção local de betametasona também pode ser eficaz no tratamento de dacrioadenite idiopática aguda, miosite e inflamação difusa da órbita anterior.[1,15]

PONTOS-CHAVE: INFLAMAÇÃO ORBITÁRIA INESPECÍFICA

1. Inflamação orbitária inespecífica é um diagnóstico de exclusão.
2. O início é geralmente agudo e doloroso.
3. Inflamação pode ser unilateral ou bilateral.
4. Crianças geralmente apresentam concomitantemente uveíte e eosinofilia.
5. Edema discreto da gordura retrobulbar é um achado precoce no exame imagiológico.

21. **Qual a inflamação orbitária específica mais comum?**
    Orbitopatia associada à tireoide.

22. **Qual músculo extraocular é o mais provável de estar envolvido na oftalmopatia tireóidea?**
    O reto inferior é o mais provável. Um mnemônico fácil de lembrar para a ordem de envolvimento dos músculos extraoculares é o IMSLO: reto inferior, reto medial, reto superior, retos lateral e oblíquo.[16]

23. **Quais infecções podem ocorrer na órbita?**
    A órbita pode ser afetada por infecções bacterianas (p. ex., *Staphylococcus*, tuberculose, sífilis), fúngicas (p. ex., mucormicose rino-orbitária, aspergilose), parasitárias (p. ex., equinococose, cisticercose, triquinose) e virais (p. ex., herpética).

24. **Onde as infecções orbitárias se originam?**
    - A fonte mais comum é por disseminação contígua de bactérias provenientes dos seios, geralmente o seio etmoide.
    - Inoculação direta após trauma ou infecção cutânea representa outra fonte.
    - Infecção pode-se disseminar por via endógena a partir de êmbolos sépticos.

25. **Em adultos, quais patógenos geralmente causam celulite orbitária?**
    Staphylococcus aureus ou estreptococos são os mais comuns. É importante observar que adultos necessitam de antibióticos de amplo espectro, pois múltiplos microrganismos tendem a estar envolvidos, ao contrário de crianças, em que geralmente um único microrganismo Gram-positivo é o responsável.[17]

26. **Em um paciente de 2 anos de idade, qual patógeno é a provável causa da celulite orbitária?**
    Historicamente, tem sido o *Haemophilus influenza B* (Hib), mas com o advento de vacina contra Hib, a maioria dos casos pediátricos atualmente resulta de uma infecção por cocos Gram-positivos. O estado vacinal é uma consideração importante.

27. **Como a celulite orbitária é tratada?**
    O tratamento médico consiste no uso correto de antibióticos apropriados. Celulite pré-septal pode ser tratada com antibióticos orais. Celulite orbitária requer a administração intravenosa de antibióticos. É preciso ter cautela para diferenciar entre o *S. aureus* resistente à meticilina (MRSA) associado à comunidade e o MRSA adquirido no hospital, visto que o tratamento difere e o potencial de morbidade e deficiência a longo prazo é significativo.

28. **Quando uma cirurgia deveria ser realizada?**
    Se a resposta a uma antibioticoterapia apropriada for insatisfatória em um período de 48 a 72 horas, ou se a TC exibir completa opacificação dos seios, drenagem cirúrgica deve ser considerada. Abscessos subperiosteais ou intraorbitários representam outra indicação para drenagem cirúrgica na presença de redução na visão, desenvolvimento de um defeito pupilar aferente ou falha na resolução da proptose apesar de antibioticoterapia apropriada.

PONTOS-CHAVE: INFECÇÕES ORBITÁRIAS

1. A fonte mais comum de uma infecção orbitária é um seio adjacente.
2. A infecção bacteriana é a causa mais comum de celulite.
3. O septo orbitário define a celulite pré-septal *vs* a orbitária.
4. A celulite orbitária em adultos é geralmente causada por múltiplos organismos *versus* um único organismo em crianças.
5. São necessários antibióticos intravenosos para tratar a celulite orbitária.

29. **Quais são as principais categorias de vasculite orbitária?**
    Granulomatose com poliangeíte (GPA, anteriormente conhecida como granulomatose de Wegener), vasculite de hipersensibilidade, poliarterite nodosa e síndrome de Churg-Strauss.

30. **O que é granulomatose de Wegener?**
    Granulomatose de Wegener é um termo ultrapassado. A condição é atualmente designada granulomatose com poliangiite, que fornece uma descrição mais adequada da fisiopatologia da doença.

31. **O envolvimento orbitário e ocular é comum na granulomatose com poliangiite?**
    Sim, o envolvimento é observado em aproximadamente 50% dos casos, tanto na GPA sistêmica como na limitada.

32. Descreva as características da granulomatose com poliangiite.

- **Clínicas:** Bilateralidade, envolvimento do trato respiratório/seio/mastoide, esclerite, infiltrados no limbo corneano.
- **Imagiológicas:** Três padrões; envolvimento orbitário difuso (pode ou não ser bilateral), envolvimento lacrimal ou envolvimento da linha média associado à erosão óssea.
- **Laboratoriais:** Positivo para ANCA (embora não seja inicialmente positivo na forma limitada).
- **Patológicas:** Inflamação mista, vasos "espessados", necrose gordurosa, macrófagos contendo lipídios, microabscessos granulomatosos. Lembre-se da tríade comumente aceita de vasculite, inflamação granulomatosa (com ou sem células gigantes) e necrose tecidual.[18,19]

Agradecimento
Os autores agradecem a Madhura Tamhankar, MD, por sua contribuição à prévia edição deste capítulo.

REFERÊNCIAS
1. Cockerham KP, Hong SH, Browne EE: Orbital inflammation, *Curr Neurol Neurosci Rep* 3:401–409, 2003.
2. Rootman J: Inflammatory diseases of the orbit. Highlights, *J Fr Ophthalmol* 24:155–161, 2001.
3. Espinoza GM: Orbital inflammatory pseudotumors: etiology, differential diagnosis, and management, *Curr Rheumatol Rep* 12:437–443, 2010.
4. Mahr MA, Salomao DR, Garrity JA: Inflammatory orbital pseudotumor with extension beyond the orbit, *Am J Ophthalmol* 138:396–400, 2004.
5. Bloom JN, Graviss ER, Byrne BJ: Orbital pseudotumor in the differential diagnosis of pediatric uveitis, *J Pediatr Ophthalmol Strabismus* 29:59–63, 1992.
6. Mottow-Lippa L, Jakobiec FA, Smith M: Idiopathic inflammatory orbital pseudotumor in childhood. II. Results of diagnostic tests and biopsies, *Ophthalmology* 88:565–574, 1981.
7. Yuen S, Rubin PD: Idiopathic orbital inflammation: distribution, clinical features, and treatment outcome, *Arch Ophthalmol* 121:491–499, 2003.
8. Uehara F, Ohba N: Diagnostic imaging in patients with orbital cellulitis and inflammatory pseudotumor, *Int Ophthalmol Clin* 42:133–142, 2002.
9. Kapur, et al.: MR imaging of orbital inflammatory syndrome, orbital cellulitis, and orbital lymphoid lesions: the role of diffusion-weighted imaging, *Am J Neuroradiol* 30:64–70, 2009.
10. Gordon LK: Orbital inflammatory disease: a diagnostic and therapeutic challenge, *Eye* 20:1196–1206, 2006.
11. Papalkar D, Sharma S, Francis IC, et al.: A rapidly fatal case of T-cell lymphoma presenting as idiopathic orbital inflammation, *Orbit* 24:131–133, 2005.
12. Sato Y, Natohara K, Kojima M, et al.: IgG4 related disease: historical overview and pathology of hematological disorders, *Pathol Int* 60:247–258, 2010.
13. Linfield D, Attfield K, McElvanney A: Systemic immunoglobulin G4 (IgG4) disease and idiopathic orbital inflammation: removing 'idiopathic' from the nomenclature? *Eye* 26:623–629, 2012.
14. Harris GJ: Idiopathic orbital inflammation: a pathogenic construct and treatment strategy, *Ophthal Plast Reconstr Surg* 22:79–86, 2006.
15. Mohammed AA: Local steroid injection for management of different types of acute idiopathic orbital inflammation: an 8-year study, *Ophthal Plast Reconstr Surg* 29:286–289, 2013.
16. Bahn RS: Graves' ophthalmopathy, *N Engl J Med* 362:726–738, 2010.
17. Harris GJ: Subperiosteal abscess of the orbit. Age as a factor in the bacteriology and response to treatment, *Ophthalmology* 101:585–595, 1994.
18. Perry C, Shevland JJE: Limited Wegener's granulomatosis, *Austral Radiol* 28:106–113, 1984.
19. The Johns Hopkins Vasculitis Center: Wegener's Granulomatosis: http://www.hopkinsvasculitis.org/types-vasculitis/wegeners-granulomatosis/.

PTOSE

Carolyn S. Repke

1. Como a ptose é classificada?
Ptose é classificada pelo momento de início ou pela etiologia. Pelo início, a ptose é congênita ou adquirida. Pela etiologia, a ptose pode ser neurogênica, aponeurótica, mecânica, miogênica ou traumática.

2. Qual a causa mais comum de ptose adquirida?
Ptose adquirida geralmente resulta da desinserção ou atenuação da aponeurose do músculo elevador, que está mais comumente relacionada com a idade, mas pode estar relacionada com a inflamação ocular crônica ou edema palpebral (Fig. 37-1).

3. Quais achados clínicos ajudam a diferenciar a ptose congênita da ptose aponeurótica adquirida?
Pacientes com ptose aponeurótica apresentam uma pálpebra com ptose em todas as posições do olhar. Quando o paciente olha para baixo, a pálpebra permanece com ptose. Pacientes com ptose congênita, contudo, demonstram atraso palpebral quando olham para baixo. A ptose palpebral frequentemente aparece mais alta do que a pálpebra normal quando o paciente olha para baixo. Isto é causado pela malformação do músculo elevador, com baixa capacidade de contrair na elevação, bem como incapacidade de relaxar quando a pálpebra se move para baixo.

> **PONTOS-CHAVE: CARACTERÍSTICAS DA PTOSE APONEURÓTICA**
> 1. Prega palpebral alta (> 10 mm).
> 2. Ptose moderada (3-4 mm).
> 3. Boa função do músculo elevador (> 10 mm).
> 4. Ausência de atraso palpebral ao olhar para baixo.

4. Quais são as características da ptose congênita?
Ptose congênita é causada por uma distrofia ou malformação no complexo elevador/reto superior (Fig. 37-2). A maioria dos pacientes demonstra uma função deficiente do elevador no exame e, na cirurgia, uma infiltração gordurosa do músculo elevador. Esta anormalidade miogênica faz com que o músculo elevador seja incapaz de relaxar no olhar para baixo, resultando em atraso palpebral e, em alguns casos, lagoftalmia. Pacientes podem ou não demonstrar defeitos de motilidade secundários à disfunção do reto superior (paralisia dupla de elevadores com ptose, estrabismo vertical e fenômeno de Bell deficiente). Aproximadamente 75% dos casos são unilaterais.

Na ptose congênita, é crucial avaliar a função visual e erros de refração, visto que ambliopia estará presente em até 20% dos casos.[1]

5. O que causa pseudoptose?
As causas de pseudoptose (Fig. 37-3) incluem as seguintes:
- Hipotropia do lado com ptose.
- Retração palpebral no lado oposto.
- Enoftalmia/*phthisis bulbi*.
- Anoftalmia/microftalmia.
- Dermatocálase grave – com a pele ocultando a posição da margem palpebral.

6. Qual a causa primária de ptose após uma cirurgia intraocular?
A deiscência do elevador supostamente causa ptose relacionada com a cirurgia intraocular prévia. A etiologia exata é incerta; entretanto, foi ligada à correção de bridas musculares do reto superior, blefarostato, injeções retrobulbares e peribulbares, e outras manobras associadas à manipulação das pálpebras. Pacientes afetados provavelmente possuem uma tendência à deiscência do elevador no pré-operatório.

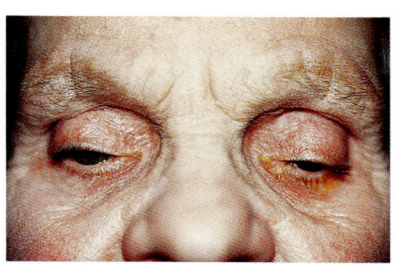

Figura 37-1. Ptose involucional (aponeurótica) é caracteristicamente leve à moderada, com uma prega alta da pálpebra superior. Sulcos profundos são observados em casos graves. A função do músculo elevador está essencialmente normal. (*Fonte: Kanski JJ: Clinical Ophthalmology: A Synopsis. New York, Butterworth-Heinemann, 2004.*)

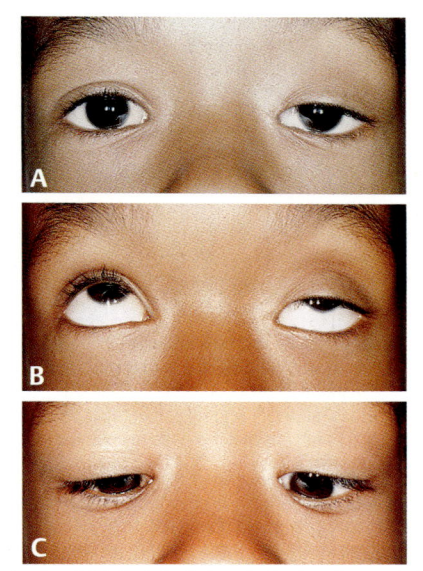

Figura 37-2. Ptose congênita simples. **A**, Diminuição da função do elevador ocorre junto com uma prega palpebral superior indistinta. **B**, A ptose é agravada no olhar para cima decorrente da função deficiente do músculo elevado. **C**, No olhar para baixo, a ptose está reduzida ou ausente, pois o músculo elevador fibrótico não consegue expandir. (*Fonte: Custer PL: Blepharoptosis. In Yanoff M, Duker JS [eds]: Ophthalmology, ed 2, St. Louis, Mosby, 2004.*)

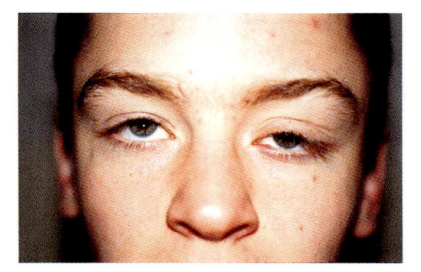

Figura 37-3. Pseudoptose esquerda causada por hipotropia ipsolateral. (*Fonte: Kanski JJ: Clinical Ophthalmology: A Systematic Approach, ed 5, New York, Butterworth-Heinemann, 2003.*)

7. **Qual a causa anatômica da prega palpebral?**
   A prega palpebral é formada por inserções aponeuróticas do elevador que percorrem através do músculo orbicular até a pele. Com a ptose aponeurótica, essas inserções são desinseridas, provocando elevação da prega palpebral.

8. **Quais condições neurológicas estão associadas à ptose?**
   Condições neurológicas que devem ser consideradas em uma avaliação de ptose incluem paralisia do terceiro nervo, síndrome de Horner, miastenia grave, síndrome de Marcus Gunn (síndrome de mastigar-piscar), enxaqueca oftalmoplégica, esclerose múltipla e a síndrome de Miller-Fisher, uma variante da síndrome de Guillain-Barré.

PONTOS-CHAVE: CARACTERÍSTICAS DA PARALISIA DO TERCEIRO NERVO

1. Ptose – leve à completa.
2. Elevação reduzida, adução ou depressão – podem não estar todas presentes, de acordo com o envolvimento da divisão superior ou inferior.
3. Possível dilatação pupilar ipsolateral – pode ser discreta à completa.

9. **Quais são as causas miogênicas da ptose?**
   Anormalidades musculares associadas à ptose incluem miastenia grave, distrofias musculares, oftalmoplegia externa progressiva crônica (CPEO), distrofia oculofaríngea e malformação congênita do elevador.

PONTOS-CHAVE: CARACTERÍSTICAS DA CPEO

1. Oftalmoplegia lentamente progressiva.
2. Ptose bilateral.
3. Raramente tem diplopia – decorrente da simetria da doença.
4. Ausência de variabilidade (como na miastenia grave).

10. **Quais são as características da síndrome de blefarofimose?**
    A síndrome de blefarofimose (Fig. 37-4) é um distúrbio autossômico dominante caracterizado por ptose, epicanto, blefarofimose (estreitamento da fissura palpebral em todas as dimensões) e telecanto (aumento da distância entre os cantos mediais). Alguns pacientes também podem demonstrar uma ponte nasal plana, ectrópio das pálpebras inferiores e margens orbitárias hipoplásicas.

11. **Quais são os sinais e sintomas da miastenia grave?**
    A anamnese de um paciente com ptose adquirida deve incluir perguntas em busca de sintomas de miastenia grave. Os pacientes podem comentar sobre a variabilidade no grau de ptose de um dia para o outro. Eles também podem notar aumento na ptose durante períodos de fadiga ou no final do dia. Eles podem fornecer um histórico de diplopia ou dificuldade de deglutição, bem como disfonia, dispneia e fraqueza dos músculos proximais.
    No exame, os pacientes podem demonstrar fadiga palpebral na supraversão sustentada do olhar, com encobrimento da pálpebra ao retornar à posição primária. Eles também podem demonstrar uma contração palpebral de Cogan após a tentativa de olhar para cima. No retorno à posição primária, a pál-

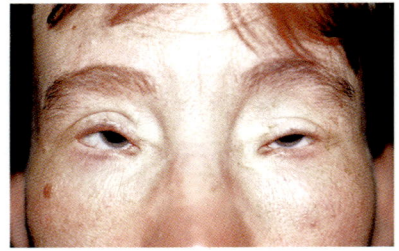

Figura 37-4. Blefarofimose com ptose bilateral, fimose palpebral e epicanto inverso. (*Fonte: Kanski JJ: Clinical Ophthalmology: A Test Yourself Atlas, ed 2, New York, Butterworth-Heinemann, 2002.*)

pebra pode demonstrar uma contração ascendente antes de se instalar em seu local de repouso final. A força do músculo orbicular pode estar diminuída, permitindo que o examinador abra as pálpebras do paciente mesmo durante o fechamento forçado.

> **PONTOS-CHAVE: CARACTERÍSTICAS DA MIASTENIA GRAVE OCULAR**
> 1. Ptose – variável ao longo do tempo.
> 2. Desalinhamento ocular.
> 3. Fatigabilidade das pálpebras.
> 4. Contração palpebral de Cogan.
> 5. Fraqueza do músculo orbicular.

12. Quais medidas devem ser obtidas durante o exame pré-operatório de pacientes com ptose?

- **Distância reflexo-margem:** A distância do reflexo de luz na córnea na posição primária do olhar até a margem palpebral superior; essa distância demonstra a distância da pálpebra superior a partir do eixo visual; avaliada na posição primária com uma ação anulada do músculo frontal. MRD normal é de 4,0 a 4,5 mm.
- **Função do elevador:** Mede toda a extensão da pálpebra em milímetros, do olhar extremo para baixo ao olhar extremo para cima, com a ação do músculo frontal manualmente anulada; determina o procedimento cirúrgico a ser realizado; função é classificada como normal (> 15 mm), boa (> 8 mm), regular (5 a 7 mm) ou deficiente (> 4 mm).
- **Altura da prega palpebral:** A altura da prega é a distância da margem palpebral até a prega cutânea. Normalmente, a altura da prega é de 8 a 10 mm e é mais elevada em mulheres.
- **Largura da fissura palpebral:** A distância entre as margens palpebrais superior e inferior. Esta não é uma medida precisa da ptose, pois a posição da pálpebra inferior pode afetar esse valor (p. ex., síndrome de Homer com ptose inversa da pálpebra inferior).

Outras partes críticas da avaliação pré-operatória incluem um exame pupilar minucioso para anisocoria, *cover test* para estrabismo e avaliação da sensação corneana e filme lacrimal. Geralmente, um teste de Schirmer é realizado para medir a produção lacrimal basal. A posição da pálpebra é cuidadosamente avaliada na posição primária, com a ação do músculo frontal anulada. A posição palpebral também é avaliada com o olhar para baixo à procura de atraso palpebral que sugira a existência de ptose congênita ou prévia oftalmopatia tireóidea. A pálpebra é avaliada com o olhar para cima para sinais de fadiga e encobrimento muscular, sugerindo miastenia grave. A anamnese também deve incluir um histórico de uso de lentes de contato, com uma avaliação para conjuntivite papilar gigante ou perda da lente de contato sob a pálpebra superior. Finalmente, é importante documentar a presença de um fenômeno de Bell satisfatório (*upshoot* da córnea com fechamento palpebral).[2]

13. Como a lei de Hering afeta a ptose?

A lei de Hering da inervação equivalente dos pares musculares se aplica aos dois músculos elevadores. Essa lei deve ser considerada durante a avaliação pré-operatória para determinar precisamente o grau de ptose em cada lado. Em um paciente com ptose unilateral, a pálpebra normal pode apresentar ptose, quando o estímulo bilateral é interrompido. O olho com o qual o paciente prefere fixar afeta o grau com que a lei de Hering contribui com a ptose. Se o olho com ptose for o de eleição para fixação, a pálpebra oposta pode desenvolver uma posição retraída por causa da maior quantidade de estímulo durante tentativas de abrir a pálpebra com ptose. Ao ocluir o olho fixador com ptose, a pálpebra previamente retraída pode reassumir uma posição mais normal.[3]

14. O que é o teste da fenilefrina?

O teste da fenilefrina é uma avaliação do efeito de contração do músculo de Müller sobre o grau da ptose. Uma gota de fenilefrina a 2,5% é instilada no olho. Após 5 minutos, o grau de ptose é reavaliado. A fenilefrina causa contração do músculo simpático de Horner, ocasionalmente provocando uma melhora dramática no grau de ptose. Se a fenilefrina corrigir a ptose completamente, muitos cirurgiões elegem realizar uma ressecção do músculo de Müller, em oposição a uma ressecção do elevador.[4]

15. Quais são as abordagens cirúrgicas e não cirúrgicas para a correção de ptose?

As abordagens cirúrgicas mais comuns para correção de ptose incluem ressecção do elevador, com uma abordagem interna ou externa; ressecção do músculo de Müller e suspensão do frontal. Uma opção não cirúrgica é o uso de armações especiais que fornecem suporte às pálpebras e que podem ser fixadas nas lentes dos óculos. Embora raramente utilizadas, os óculos adaptados são uma opção razoável para pacientes com ptose neurológica que possuem um fenômeno de Bell deficiente e que são considerados em risco para ceratopatia de exposição.[5]

16. **Quais são as complicações da cirurgia de ptose?**
A complicação mais comum é a hipercorreção ou hipocorreção da ptose e/ou anormalidades no contorno palpebral. Outras complicações incluem cicatrizes, deiscência da ferida, assimetria das pregas palpebrais, perda de cílios, prolapso conjuntival, ectrópio das pálpebras superiores e/ou eversão da conjuntiva tarsal, atraso palpebral no olhar para baixo e lagoftalmia no fechamento palpebral, resultando em olhos secos ou ceratopatia de exposição, adelgaçamento da córnea, ulceração e/ou formação de tecido cicatricial. Além disso, a rara complicação de hemorragia retrobulbar que ameaça a visão é um risco presente em todas as cirurgias palpebrais, e precauções devem ser tomadas para descontinuar todas as medicações ou suplementos que possam causar períodos prolongados de sangramento ou coagulação. Por último, embora rara, a infecção é uma complicação potencial.[6]

17. **O que é a síndrome de Marcus Gunn (síndrome de mastigar-piscar)?**
A síndrome de Marcus Gunn é uma ptose congênita unilateral com inervação sincinética do elevador e músculo pterigóideo ipsilateral. É causada por conexões aberrantes entre a divisão motora do quinto nervo craniano e o músculo elevador. Os pacientes demostram retração da pálpebra com ptose após estímulo dos músculos pterigóideos ipsilaterais com a abertura da boca ou movimento da mandíbula para o lado oposto.

18. **Descreva a anatomia do ligamento de Whitnall e sua significância na ptose.**
O ligamento de Whitnall, também conhecido como ligamento transverso superior, é uma condensação do colágeno e fibras elásticas da bainha anterior do músculo elevador, que ocorre à medida que o elevador transita de músculo para aponeurose. Medialmente, esse ligamento se insere próximo da tróclea e, lateralmente, atravessa a glândula lacrimal, inserindo-se na parede lateral da órbita, cerca de 10 mm acima do tubérculo orbitário lateral. Esse ligamento age como um ligamento suspensório para a pálpebra superior e é o ponto em que as forças vetoriais do músculo elevador passa de uma direção anteroposterior para uma direção superoinferior. É uma importante referência anatômica para a realização de grandes ressecções do elevador.[2]

19. **Qual o motivo de preocupação quando a síndrome de Horner se manifesta com dor?**
Deve-se suspeitar de dissecção da artéria carótida em pacientes com dor cervical, dor facial ou dor de cabeça e síndrome de Horner. Um exame médico completo de urgência deve ser realizado, e este deve incluir uma imagem por ressonância magnética ou angiografia da cabeça e pescoço. Doppler da carótida não é um exame preciso para detectar dissecção da artéria carótida. A dissecção da artéria carótida geralmente requer anticoagulantes e avaliação neurovascular urgentes.[7]

> **PONTOS-CHAVE: CARACTERÍSTICAS DA SÍNDROME DE HORNER**
> 1. Ptose leve (1-2 mm).
> 2. Miose.
> 3. Anidrose.
> 4. Ptose reversa da pálpebra inferior.
> 5. Hipopigmentação da íris (casos congênitos).

20. **Cite alguns testes úteis para o diagnóstico de miastenia grave.**
   - Teste do gelo (no consultório).
   - Testes sanguíneos:
   Pesquisa de anticorpos antirreceptor de acetilcolina: Anticorpos ligadores são detectáveis em até 90% dos pacientes com miastenia grave (MG) sistêmica e em até 70% dos pacientes com MG ocular, com resultados falso-negativos em 50% dos casos.
   Anticorpos anti-MuSK: Estes são anticorpos contra o receptor tirosina quinase músculo-específica. Naqueles pacientes negativos para MG (ausência de anticorpos contra receptores da acetilcolina), o exame para anticorpos anti-MuSK pode ser positivo em 40 a 70% dos casos.
   - Teste de cloreto de edrofônio (Tensilon).
   - Eletromiografia de fibra única (músculo orbicular do olho).[8]

21. **Cite algumas causas de ptose adquirida em adultos jovens.**
Deiscência da aponeurose do elevador pode certamente ocorrer em uma faixa etária mais jovem, porém ptose em adultos mais jovens também induz à desconfiança de outras causas. Anamnese e exame clínico

devem procurar por causas mecânicas, miogênicas e neurológicas óbvias. Fotografias antigas devem ser visualizadas para excluir um problema duradouro. Além disso, deve-se considerar o seguinte:
- Uso de lentes de contato (ptose provocada pela manipulação das pálpebras ou uma lente perdida sob a pálpebra, conjuntivite papilar gigante).
- Alergias, blefarocálase ou outra fonte de edema palpebral recorrente.
- Coçar as pálpebras.
- Botox – ptose é um possível efeito colateral do tratamento e é observado a uma frequência cada vez maior em razão do aumento da popularidade dos tratamenteos cosméticos em pacientes mais jovens (os pacientes devem ser tranquilizados de que a ptose não será permanente).
    - Trauma – exposição dos coxins adiposos pré-aponeuróticos proeminentes pode sugerir lesão do elevador; esta condição pode-se resolver espontaneamente, portanto a maioria espera 6 meses antes de realizar a cirurgia.[4]

22. **Descreva o teste do gelo e seu uso no diagnóstico de ptose.**
Uma compressa de gelo é mantida sobre a pálpebra com ptose por 2 a 5 minutos, e o paciente é, então, reexaminado. A temperatura fria inibe a acetilcolinesterase na junção neuromuscular, aumentando, assim, a transmissão neuromuscular e elevando a pálpebra com ptose no miastênico (teste de Tensilon é pobre). O teste apresenta uma sensibilidade de 80 a 90% e especificidade de 100% para MG. Um resultado positivo deve induzir a realização de exames adicionais.[9]

23. **Como a periorbitopatia associada à prostaglandina afeta a posição palpebral?**
O uso de colírio de prostaglandina (para glaucoma e, possivelmente, para fins estéticos) pode causar atrofia de células adiposas na área periorbitária após apenas 3 semanas de uso, fazendo com que as pálpebras superiores apresentem ptose ou dando a aparência de pseudoptose decorrente do aprofundamento do sulco superior. Além disso, pode haver alongamento dos cílios e escurecimento da pele periorbitária.[10]

24. **Quais são as características da síndrome da flacidez palpebral?**
A síndrome da flacidez palpebral é causada pela redução em elastina na placa tarsal, com eversão fácil e, algumas vezes, espontânea, da pálpebra superior. A pálpebra superior pode-se tornar ptosada, e os próprios cílios tornam-se ptóticos, com seu crescimento ocorrendo verticalmente para baixo, ocasionalmente obstruindo a visão. Além do mau posicionamento da pálpebra e cílios, o paciente pode sofrer de conjuntivite crônica, com secreções e ceratopatia. A síndrome está fortemente associada à apneia do sono. Todos os pacientes com a síndrome da flacidez palpebral devem ser avaliados com estudos do sono.

25. **Compare e cite as diferenças entre os dois tipos mais comuns de correção cirúrgica da ptose.**
Os dois tipos mais comuns de correção cirúrgica são a ressecção externa do músculo levantador e a ressecção do músculo de Müller (com ou sem ressecção da pele).
A ressecção do elevador possibilita a remoção de pele e gordura através da incisão externa. O contorno e altura da pálpebra são menos previsíveis e dependem da colocação de suturas entre o tarso e o músculo elevador. A taxa de reoperação é de 10 a 20%.
A ressecção do músculo de Müller pode ser realizada com uma abordagem interna ou externa. Isto possibilita a remoção de pele e gordura, se necessário, ou o procedimento pode ser realizado sem a pálpebra externa ser tocada. Isto pode ser desejável em pacientes mais jovens, em que a dermocálase não coexiste. O contorno da pálpebra pós-operatória é geralmente excelente e a taxa de reoperação é baixa, aproximadamente de 3%.[11]

REFERÊNCIAS

1. Ahmadi AJ, Sires BS: Ptosis in infants and children, *Int Ophthalmol Clin* 42:15–29, 2002.
2. Kersten RA: *Orbit, eyelids, and lacrimal system: basic and clinical science course*, San Francisco, 2006, American Academy of Ophthalmology.
3. Gausas RE, Goldstein SM: Ptosis in the elderly patient, *Int Ophthalmol Clin* 42:61–74, 2002.
4. Bassin RE, Putterman AM: Ptosis in young adults, *Int Ophthalmol Clin* 42:31–43, 2002.
5. McCord Jr CD, Tannebaum M, Nunery WR: *Oculoplastic surgery*, ed 3, Philadelphia, 1995, Lippincott-Raven.
6. Schaefer AJ, Schaefer DP: Classification and correction of ptosis. In Stewart WB, editor: *Surgery of the eyelid, orbit, and lacrimal system*, vol 2. San Francisco, 1994, American Academy of Ophthalmology, pp 128–131.
7. Chan C, Paine M, O'Day J: Carotid dissection: a common cause of Horner's syndrome, *Clin Exper Ophthalmol* 29:411–415, 2001.
8. Kerrison JB, Newman NJ: Five things oculoplastic surgeons should know about neuro-ophthalmology, *Ophthal Plast Reconstr Surg* 15:372–377, 2002.
9. Sethi KD, Rivner MH, Swift TR: Ice pack test for myasthenia gravis, *Neurology* 37:1383–1385, 1987.
10. Berke SJ: PAP: new concerns for prostaglandin use, *Rev Ophthalmol*, October 2012.
11. Lewis K: Recognition and management of common eyelid malpositions, Audio Digest Foundation, February 21, 2013.

CAPÍTULO 38

TUMORES PALPEBRAIS

Janice A. Gault

1. **Quais pistas são úteis para determinar se uma lesão palpebral é benigna ou maligna?**
   Tamanho, localização, idade de início, taxa de crescimento e presença de sangramento ou ulceração; qualquer alteração na cor e um histórico de malignidade ou radioterapia prévia são importantes. O exame detalhado é necessário. Lesões malignas ou inflamatórias podem causar perda dos cílios e distorção dos orifícios das glândulas meibomianas, porém apenas lesões malignas destroem os orifícios. Se a lesão estiver localizada próximo do ponto lacrimal, avaliar a presença de invasão no sistema lacrimal. Sondagem e irrigação podem ser necessárias. Palpar as lesões para verificar a presença de fixação nos tecidos profundos ou osso. Linfonodos regionais também devem ser examinados para aumento de volume. Restrição da motilidade extraocular e proptose são dicas de invasão localizada. Se um melanoma ou adenocarcinoma sebáceo for diagnosticado, a avaliação sistêmica deve ser direcionada ao pulmão, fígado, ossos e sistema neurológico. É importante a documentação fotográfica de qualquer lesão a ser tratada ou observada.

2. **Qual a diferença entre ceratose seborreica e ceratose actínica?**
   Ambas são papilomas, uma projeção cutânea irregular com aspecto de folha de samambaia e com um pedículo vascular central. Estas lesões são mais comuns em pacientes idosos.
   - **Ceratose seborreica** é pigmentada, oleosa e hiperceratose. Parece que está presa à pele (Fig. 38-1). Uma biópsia por raspagem é o suficiente para o diagnóstico e tratamento. Esta lesão não apresenta risco aumentado para alteração maligna.
   - **Ceratose actínica** é encontrada em áreas expostas ao sol e aparece como uma lesão plana, escamosa ou papilar (Fig. 38-2). Esta lesão pré-maligna pode evoluir para um carcinoma basocelular ou um carcinoma de células escamosas.

3. **Qual lesão palpebral está associada a uma conjuntivite folicular crônica?**
   Molusco contagioso. Um vírus causa os múltiplos nódulos brilhantes com centros umbilicados. Estas lesões podem se resolver espontaneamente, mas frequentemente requerem excisão cirúrgica ou cauterização para prevenir uma reinfecção.

4. **Quais exames sanguíneos devem ser solicitados em pacientes jovens com as lesões demonstradas na Figura 38-3?**
   Os exames apropriados incluem nível de colesterol, nível de triglicerídeos e glicemia de jejum. Xantelasmas são placas amareladas encontradas no canto medial das pálpebras superior e inferior. São coleções de lipídios. Em pacientes mais velhos, xantelasmas são comuns e não há motivos para preocupação. Em pacientes mais jovens, podem ser um sinal de hipercolesterolemia, um distúrbio congênito do metabolismo de colesterol, ou de *diabete mellitus*. Essas placas podem ser removidas por razões estéticas, porém podem recorrer.

5. **O que é um ceratoacantoma? Qual malignidade essa condição estimula?**
   Um ceratoacantoma é uma lesão de crescimento rápido que se desenvolve ao longo de várias semanas. É hiperceratose, com uma cratera central que geralmente se resolve espontaneamente (Fig. 38-4). Clinicamente, a lesão simula um carcinoma basocelular, com centro ulcerado. Microscopicamente, a lesão parece similar ao carcinoma de células escamosas. Pode ocorrer próximo da borda de áreas de inflamação crônica, como uma queimadura, ou na periferia de uma neoplasia maligna verdadeira. Caso tenha certeza do diagnóstico, é sensato observar. Entretanto, como essa condição pode causar destruição da margem palpebral, lesões nessa área são frequentemente removidas cirurgicamente. Além disso, esteroides podem ser injetados na lesão para acelerar a resolução.

6. **Qual o tumor palpebral maligno mais comum?**
   Carcinoma basocelular. É mais comum em pacientes da meia-idade ou idosos.

7. **Quais são suas duas apresentações clínicas?**
   Manifesta-se como um tumor nodular (Fig. 38-5) ou morfeaforme (Fig. 38-6). O tumor nodular é uma massa firme, elevada, perolada e discreta, geralmente com telangiectasias sobre as margens tumorais. Se o centro da lesão estiver ulcerado, é chamado de *úlcera de roedor*. Tumores morfeaformes são lesões firmes e planas, com bordas indistintas. Estes tumores tendem a ser mais agressivos e apresentam um prognóstico mais desfavorável do que o tipo nodular.

TUMORES PALPEBRAIS 299

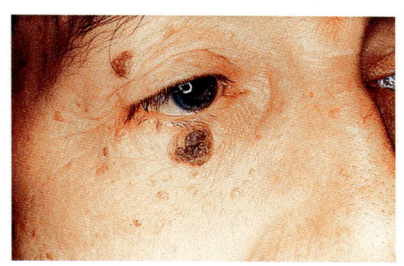

Figura 38-1. Ceratose seborreica é uma lesão oleosa, castanha e plana, com uma superfície verrucosa e parece estar presa à pele. (*Fonte: Kanski JJ: Clinical Ophthalmology: A Synopsis. New York, Butterworth-Heinemann, 2004.*)

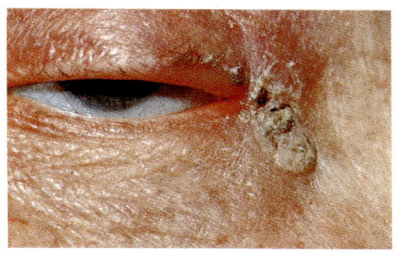

Figura 38-2. Ceratose actínica é uma lesão seca e escamosa causada por exposição ao sol, que ocorre em pessoas de pele clara. (*Fonte: Spalton DJ, Hitchings RA, Hunter PA: Atlas of Clinical Ophthalmology, ed 2, St. Louis, Mosby, 1994.*)

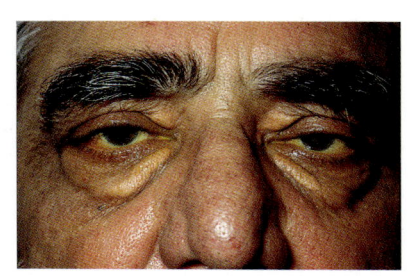

Figura 38-3. Paciente com xantelasma. (*Fonte: Kanski JJ: Clinical Ophthalmology: A Systematic Approach, ed 5, New York, Butterworth-Heinemann, 2003.*)

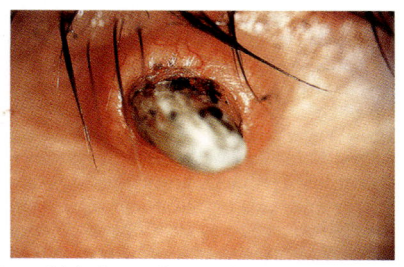

Figura 38-4. Ceratoacantoma é um nódulo de crescimento rápido com uma cratera preenchida por queratina que involui espontaneamente após alguns meses. (*Fonte: Kanski JJ: Clinical Ophthalmology: A Synopsis. New York, Butterworth-Heinemann, 2004.*)

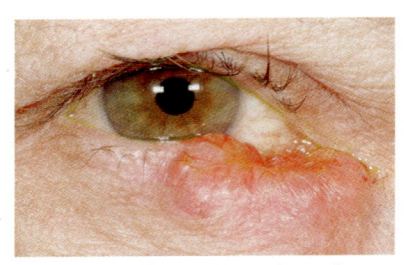

Figura 38-5. Carcinoma basocelular nodular da pálpebra. Um carcinoma firme e rosado da pálpebra superior esquerda, com borda elevada, vasos telangiectásicos superficiais e ulceração central característica. Estas lesões são mais comumente observadas na pálpebra inferior. (*Fonte: Wojno TH: Eyelid Abnormalities. In Palay DA and Krachmer JH (eds): Primary Care Ophthalmology, ed 2, Philadelphia: Mosby, 2005. Fig. 4-13*, B.)

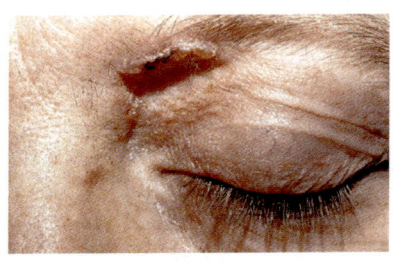

Figura 38-6. Ao contrário dos tumores basocelulares nodulares, os carcinomas basocelulares morfeiformes apresentam margens cirúrgicas menos definidas. (*Fonte: Spalton DJ, Hitchings RA, Hunter PA: Atlas of Clinical Ophthalmology, ed 2, St. Louis, Mosby, 1994.*)

8. **Em ordem de frequência, onde os carcinomas basocelulares se apresentam?**
   O local mais comum é a pálpebra inferior, seguido pelo canto medial, canto lateral e pálpebra superior.

9. **Os carcinomas basocelulares metastatizam?**
   As lesões crescem apenas por extensão local.

10. **Se os carcinomas basocelulares não metastatizam, porque se preocupar com eles?**
    Carcinomas basocelulares dos anexos oculares apresentam uma taxa de mortalidade de 3%. A grande maioria desses pacientes têm doença na área cantal, radioterapia prévia ou tumores clinicamente negligenciados. Tumores próximo ao canto medial podem invadir a órbita através do sistema de drenagem lacrimal. Raramente, extensão pode ocorrer para o cérebro. Remoção do tumor pode causar uma desfiguração significativa.

11. **Como tumores com uma lesão suspeita devem ser tratados?**
    Primeiro, faça uma biópsia incisional da lesão para confirmar o diagnóstico. Lâminas permanentes do tecido devem ser produzidas, não apenas cortes congelados. Se uma lesão basocelular for encontrada, existem várias possibilidades de tratamento.
    - **Grande ressecção cirúrgica:** Uma ressecção cirúrgica grande com biópsia de congelação é realizada para confirmar a remoção total do tumor. Se o sistema lacrimal deve ser removido, não realizar uma dacriocistorrinostomia ao mesmo tempo em que a cirurgia primária. Esperar pelo menos 1 ano para prevenir implantação iatrogênica no nariz.
    - **Ressecção lamelar de Mohs:** O tumor é completamente removido, preservando a máxima quantidade de possível de tecido saudável. Durante o procedimento, as porções de tecido excisadas são enviadas para a patologia para confirmar a presença ou ausência do tumor e, consequentemente, direcionar o subsequente rumo da cirurgia. Esse procedimento preserva uma maior quantidade de tecido normal, possibilitando uma melhor função e estética. Ocasionalmente, consegue até salvar o globo ocular, enquanto que a cirurgia convencional pode requerer exenteração. Esse procedimento demorado não está disponível em todos os lugares. Depois de o tumor ser completamente removido e confirmado por patologia, o paciente é enviado a um cirurgião plástico para uma reconstrução no mesmo ou próximo dia.

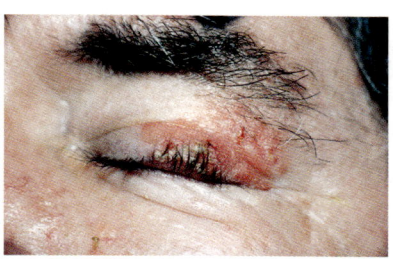

Figura 38-7. Carcinoma de células escamosas da pálpebra superior. (*Fonte: Kanski JJ: Clinical Ophthalmology: A Synopsis. New York, Butterworth-Heinemann, 2004.*)

- **Radiação:** O carcinoma basocelular é radiossensível, porém o tratamento não é curativo, apenas paliativo (veja Pergunta 10). A radiação deve ser reservada a pacientes idosos que não podem ser submetidos a uma cirurgia.
- **Crioterapia:** Este tratamento não é curativo e deve ser usado apenas paliativamente.
- **Tratamentos tópicos:** Tratamentos recém-aprovados pela FDA para carcinoma basocelular superficial incluem imiquimode e 5-fluorouracil. Ensaios clínicos estão sendo realizados para o uso desses medicamentos em carcinomas basocelulares mais invasivos.

12. Como deve ser tratado um tumor recorrente que tenha limitado a motilidade extraocular decorrente da invasão da órbita?
É tratado com exenteração.

13. Descreva a síndrome do nevo basocelular.
Esta doença autossômica dominante é caracterizada pelo desenvolvimento de múltiplos carcinomas basocelulares em idade precoce. Os pacientes também apresentam anormalidades esqueléticas, endócrinas e neurológicas.

14. Quais são as complicações da radiação na área ao redor do olho?
Ceratite sicca, catarata, retinopatia por radiação (quando mais de 3.000 rads são usados), neuropatia óptica, entrópio, estenose lacrimal e dermatite. Em crianças pequenas, os ossos da órbita podem não crescer normalmente, causando uma deformidade estética significativa.

PONTOS-CHAVE: COMPLICAÇÕES DA RADIOTERAPIA AO REDOR DOS OLHOS

1. Ceratite sicca.
2. Catarata.
3. Retinopatia por radiação.
4. Neuropatia óptica.
5. Entrópio.
6. Estenose lacrimal.
7. Dermatite.
8. Deformidade estética em crianças (ossos da órbita podem não se desenvolver normalmente).

---

15. Onde os carcinomas de células escamosas se apresentam em torno do olho?
Estes tumores geralmente se apresentam na pálpebra superior (Fig. 38-7). No entanto, carcinomas basocelulares são 40 vezes mais comuns.

16. Como os pacientes com carcinomas de células escamosas são tratados?
São tratados de forma similar aos pacientes com carcinomas basocelulares. Entretanto, os carcinomas de células escamosas são mais agressivos localmente e metastatizam através dos sistemas sanguíneo e linfático. Disseminação neuronal é descrita e pode ser fatal. Exenteração é sugerida na ocorrência de recidivas.

17. Um calázio é removido três vezes da pálpebra superior esquerda de um homem de 60 anos de idade. Uma nova recidiva ocorreu. Como você deve tratá-la?
Um carcinoma de glândulas sebáceas deve ser suspeito. Estas lesões se originam nas glândulas meibomianas na placa tarsal, glândulas de Zeis próximo aos cílios e glândulas sebáceas na carúncula e so-

brancelha. Todos os calázios recorrentes devem ser biopsiados para avaliação patológica. A lesão pode simular doenças oculares benignas, como blefaroconjuntivite crônica, pannus corneano e ceratite límbica superior. Pacientes que não respondem ao tratamento devem ser biopsiados, especialmente aqueles com perda dos cílios de destruição dos orifícios das glândulas meibomianas.

18. **Como a biópsia é realizada? Como o material é enviado ao laboratório? Quais corantes devem ser solicitados?**
O carcinoma de células sebáceas é multicêntrico e sofre disseminação pagetoide. Múltiplos sítios devem ser biopsiados, incluindo as conjuntivas bulbar e palpebral, mesmo que pareçam não estar envolvidas. Uma biópsia palpebral de espessura total pode ser necessária para estabelecer o diagnóstico, pois a lesão se origina nas camadas profundas dos tecidos. O tecido não deve ser colocado em álcool, que dissolverá a gordura do material e dificultar o diagnóstico. Oil-red-O irá corar a gordura de vermelho.

19. **Como os pacientes com carcinoma de células sebáceas são tratados?**
Visto que o carcinoma de células sebáceas é uma doença agressiva e potencialmente fatal, uma ampla excisão cirúrgica é mandatória. Alguns médicos preferem realizar uma exenteração como tratamento primário. A microcirurgia de Mohs deve ser usada com cautela, pois a doença é multicêntrica com áreas não afetadas, e algumas lesões podem não ser detectadas. O tumor pode-se disseminar por via hematogênica, linfática ou por extensão direta.

20. **Qual o tipo mais comum de melanoma maligno da pálpebra?**
O melanoma extensivo superficial representa 80% dos casos; lentigo maligno e melanoma nodular ocorrem em 10% dos casos. No entanto, todos são raros e representam menos de 1% dos tumores palpebrais. O melanoma extensivo superficial ocorre tanto em áreas expostas, como em áreas não expostas ao sol. Lentigo maligno, também conhecido como sarda melanótica de Hutchinson, é induzido pelo sol. Ambos apresentam uma longa fase de crescimento horizontal antes de invadir os tecidos mais profundos. O melanoma nodular é mais agressivo, com uma invasão vertical mais precoce. O tratamento é por ampla excisão cirúrgica e dissecção linfonodal, se evidência microscópica de envolvimento linfático ou vascular for observada.

21. **Como é realizado o acompanhamento de um paciente que teve uma lesão maligna palpebral?**
Após cura secundária ao tratamento inicial, reavaliar a cada 6-12 meses. Os pacientes estão em risco de malignidades adicionais. Um exame minucioso realizado por um dermatologista pode revelar malignidades cutâneas em outros sítios. Pacientes com um histórico de melanoma maligno cutâneo e carcinoma de células escamosas necessitam passar por avaliações sistêmicas periódicas para possíveis metástases.

BIBLIOGRAFIA

Albert DM, Jakobiec FA: ed 3, Principles and practice of ophthalmology, vol 3. Philadelphia, 2008, W.B. Saunders.
American Academy of Ophthalmology: Basic and clinical science course on orbit, eyelids, and lacrimal system, San Francisco. 2012.
Gerstenblith AT, Rabinowitz MP: The Wills eye manual, ed 6, Philadelphia, Lippincott, 2012, Williams & Wilkins.

UVEÍTE

Tamara R. Vrabec ▪ *Caroline R. Baumal* ▪ *Vincent F. Baldassano, Jr.*

CAPÍTULO 39

UVEÍTE NO PACIENTE IMUNOCOMPETENTE

1. O que é uveíte?
Inflamação da úvea, a camada pigmentada do olho, é classificada como segue:
- Uveíte anterior, inflamação do segmento anterior afetando predominantemente a íris.
- Uveíte intermediária, ou inflamação do corpo ciliar e vítreo com células vítreas associadas, mas sem envolvimento da retina ou coroide.
- Uveíte posterior, ou inflamação da retina e/ou coroide ou esclera.
- Panuveíte ou inflamação dos segmentos anterior e posterior.

A incidência dos vários tipos de uveíte pode diferir entre as populações. Este capítulo se concentra na uveíte do mundo Ocidental.

2. Descreva os sintomas de apresentação da uveíte anterior.
Uveíte anterior aguda ou de início súbito tipicamente se manifesta com dor, eritema e fotofobia (sensibilidade à luz). As formas não agudas de uveíte anterior se manifestam com sintomas mais leves e podem ser assintomáticas.

3. Cite e descreva os sinais clínicos típicos da uveíte anterior.
Os sinais clínicos típicos da uveíte anterior (irite) são a presença de células e *flare* no humor aquoso da câmara anterior e de precipitados ceráticos (KPs). *Flare* é o extravasamento de proteína no aquoso, secundário ao aumento da permeabilidade dos vasos da íris. Precipitados ceráticos representam o acúmulo de leucócitos na superfície endotelial da córnea, que podem variar de tamanho e localização. De acordo com a duração e gravidade da uveíte, pode ocorrer o desenvolvimento de aderências entre a íris e a superfície do cristalino (sinéquia posterior [PS]), e entre a íris e a córnea periférica (sinéquia anterior periférica [SAP]).

4. Como a uveíte granulomatosa é diferenciada da uveíte não granulomatosa?
A uveíte pode ser classificada como granulomatosa ou não granulomatosa com base nos aspectos patológicos. Histopatologicamente, a uveíte granulomatosa é caracterizada por coleções nodulares de células epitelioides e células gigantes cercadas por linfócitos. A uveíte não granulomatosa é caracterizada pela infiltração difusa de linfócitos e células plasmáticas. Ambas as entidades têm aspectos clínicos relativamente distintos.

5. Quais são os aspectos clínicos característicos da uveíte anterior granulomatosa?
Uveíte granulomatosa é geralmente crônica (duração superior a 4 meses). O exame do segmento anterior pode revelar KPs em "gordura de carneiro" (grandes, "gordurosos"), nódulos na superfície da íris (nódulos de Busacca) e SAP. *Flare* e células na câmara anterior também estão presentes (Quadro 39-1).

6. Quais são as características clínicas da uveíte anterior não granulomatosa?
A uveíte anterior não granulomatosa (NGAU) é tipicamente aguda, com início abrupto de sintomas e um curso autolimitado inferior a 4 meses de duração. Os sinais clínicos incluem KPs finos, geralmente localizados na córnea inferior, células na câmara anterior e *flare*. PS pode ou não estar presente, dependendo da duração e gravidade da inflamação. Certas formas de NGAU podem-se manifestar com hipópio (Quadro 39-1).

7. Os nódulos irianos ocorrem na uveíte anterior não granulomatosa?
Nódulos de Koeppe são nódulos branco acinzentados que aparecem na margem pupilar. Eles podem estar presentes na uveíte anterior granulomatosa ou não granulomatosa.

8. A distribuição dos precipitados ceráticos pode ser útil para o diagnóstico diferencial?
Sim. Os KPs estão tipicamente localizados na córnea inferior, uma área referida como o triângulo de Arlt (Fig. 39-1). Na iridociclite heterocrômica de Fuchs, os KPs finos e em forma de estrela são encontrados dispersos difusamente por toda a superfície posterior da córnea. Na ceratouveíte herpética, os KPs estão localizados na área do envolvimento corneano.

Quadro 39-1. Características da Uveíte Anterior Granulomatosa e Não Granulomatosa

CARACTERÍSTICAS	GRANULOMATOSA	NÃO GRANULOMATOSA
Início	Geralmente insidioso	Agudo (geralmente)
Curso	Crônico	Agudo ou crônico
Injeção ciliar	+	+++ (geralmente)
Dor	+/–	+++ (geralmente)
Nódulos irianos	+++ (Busacca e Koeppe)	– (às vezes Koeppe)
Precipitados ceráticos	Grandes, de "gordura de carneiro"	Pequenos, finos
Outros	Sinéquias posteriores densas	+/– sinéquia posterior, hipópio

+, presente; –, ausente.

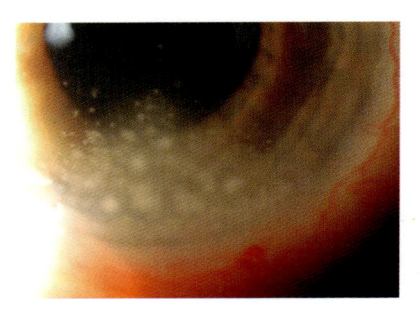

Figura 39-1. KPs granulomatosos no triângulo de Arlt.

9. **Um exame de fundo de olho sob midríase é indicado em todos os pacientes com uveíte anterior?**
   Sim. Todos os pacientes com suspeita de uveíte anterior necessitam ser submetidos a exame com pupilas dilatadas para identificar doença no segmento posterior potencialmente grave.

10. **Qual é a causa mais comum de uveíte anterior não granulomatosa?**
    Condições associadas ao antígeno leucocitário humano (HLA)-B27 são responsáveis por, aproximadamente, 45% das NGAUs agudas. Embora este marcador HLA possa estar associado à NGAU sem doença inflamatória sistêmica, espondiloartropatias inflamatórias, incluindo espondilite anquilosante (AS), doença de Reiter, artrite psoriática e doença inflamatória intestinal, estão presentes em 50 a 80% dos pacientes com NGAU HLA-B27-positiva. Uma revisão clínica ajuda na diferenciação (Quadro 39-2).[1,2]

11. **Descreva a uveíte anterior não granulomatosa típica observada na doença associada ao HLA-B27.**
    A uveíte é unilateral e autolimitada. É geralmente recorrente e pode-se manifestar em olhos alternados ao longo do tempo. Uma resposta fibrinosa na câmara anterior e, em alguns casos, hipópio podem ocorrer.

12. **Qual é a incidência de HLA-B27 na população em geral?**
    A incidência de HLA-B27 na população em geral é de 8%. Em contraste, está presente em 90% dos pacientes com AS e 80% naqueles com doença de Reiter.

13. **Quais outros fatores se destacam no diagnóstico diferencial da uveíte anterior não granulomatosa aguda?**
    Mais de 50% dos casos são idiopáticos. Outras uveítes que podem-se manifestar com achados clínicos compatíveis com NGAU estão especificadas nos Quadros 39-3 e 39-4. Note que algumas formas de uveíte granulomatosa (p. ex., sarcoidose, sífilis, doença de Lyme e toxoplasmose) podem-se manifestar com aspectos não granulomatosos. No entanto, patologias não granulomatosas não se apresentam com característica granulomatosa.

14. **Fale sobre a causa mais comum de uveíte em crianças.**
    Artrite idiopática juvenil (JIA) é a causa identificada mais comum de uveíte em crianças. A uveíte é anterior e crônica e pode acarretar grave déficit visual. O olho é calmo e sem hiperemia, por isso, a criança geralmente não se queixa de sintomas. Por estas razões, o diagnóstico pode ser retardado.
    Meninas pequenas (4 anos de idade) com JIA pauciarticular, com fator reumatoide-negativo e anticorpo antinuclear-positivo, estão em maior risco. Estas crianças devem ser rastreadas para uveíte em in-

Quadro 39-2. Diferenciação das Condições Associadas ao HLA-B27

DOENÇA ASSOCIADA AO HLA-B27	SINTOMAS	ACHADOS CLÍNICOS SISTÊMICOS
Espondilite anquilosante	Rigidez e dor lombar pioram com a inatividade	Fusão espinal, doença na articulação sacroilíaca; ausência de achados cutâneos; 25% desenvolvem NGAU
Doença de Reiter	Idem, acrescido de úlceras orais indolores, dor no calcanhar, micção dolorosa	Ceratodermia blenorrágica, balanite, uretrite, poliartrite; conjuntivite é tipicamente bilateral e papilar
Artrite psoriática	Erupção cutânea, artrite	Psoríase
Doença inflamatória intestinal	Sintomas gastrointestinais	Eritema nodoso

HLA, antígeno leucocitário humano; NGAU, uveíte anterior não granulomatosa.

Quadro 39-3. Causas Infecciosas mais Comuns da Uveíte

DOENÇA	GRANULOMATOSA VERSUS NÃO GRANULOMATOSA	APRESENTAÇÃO CLÍNICA	AGENTE INFECCIOSO
Sífilis	Granulomatosa*	Anterior, panuveíte ou posterior	*Treponema pallidum*
Necrose retiniana aguda	Granulomatosa	Panuveíte	Herpes simples ou vírus Zóster
Endoftalmite pós-operatória crônica	Granulomatosa	Anterior ou intermediária	*Propionibacterium acnes*
Doença de Lyme	Granulomatosa*	Predominantemente intermediária	*Borrelia burgdorferi* via picada do mosquito *Ixodes*
Tuberculose	Granulomatosa	Panuveíte	*Mycobacterium tuberculosis*
Toxoplasmose	Granulomatosa*	Panuveíte ou posterior	*Toxoplasma gondii*
Doença da arranhadura do gato	Granulomatosa	Panuveíte	*Bartonella henselae*
Toxocaríase	Granulomatosa	Panuveíte	*Toxocara canis*
Oncocercose	Não granulomatosa	Panuveíte	*Onchocerca volvulus*
Histoplasmose ocular	Ausência de células na câmara anterior ou no vítreo	Posterior	*Histoplasma capsulatum*
Coroidite fúngica	Granulomatosa	Predominantemente posterior	Espécies de *Cryptococcus, Aspergillus, Candida*
Neurorretinite subaguda difusa unilateral	Não granulomatosa	Posterior	*Baylisascaris procyonis*

*Também pode ter uveíte anterior não granulomatosa.

tervalos pequenos, de alguns meses. Meninos podem desenvolver inflamação recorrente mais aguda em idade mais avançada (9 anos). A maioria destas crianças com início tardio de JIA são HLA-B27-positivas e podem desenvolver AS no futuro.

15. Qual patologia pode produzir hifema espontâneo em uma criança?

Xantogranuloma juvenil é uma condição sistêmica que consiste em um ou mais tumores inflamatórios não malignos. Lesões oculares incluem massas xantogranulomatosas na íris, reação celular recorrente na câmara anterior e hifema espontâneo (Fig. 39-2). O diagnóstico é estabelecido com biópsia de íris ou pelo achado de lesões similares na pele.[3,4]

Quadro 39-4. Causas Não Infecciosas mais Comuns de Uveíte

DOENÇA	GRANULOMATOSA VERSUS NÃO GRANULOMATOSA	APRESENTAÇÃO CLÍNICA	SEGREDOS
JIA	Não granulomatosa	Anterior	Veja texto
Uveíte associada ao HLA-B27	Não granulomatosa	Anterior	Veja texto
Iridociclite de Fuchs	Não granulomatosa	Anterior	Heterocromia da íris; ausência de SAP/PS
Síndrome de Kawasaki	Não granulomatosa	Anterior	Erupção cutânea, linfadenopatia, febre, doença cardíaca em crianças
Síndrome TINU	Não granulomatosa	Anterior	Cristais na urina
Sarcoidose	Granulomatosa crônica; não granulomatosa aguda	Anterior, posterior ou panuveíte	Achados clínicos dependem da idade
Pars planitis	Não granulomatosa; se granulomatosa, suspeitar de MS	Intermediária	16% podem desenvolver MS
Xantogranuloma juvenil	Não granulomatosa	Anterior ou intermediária	Veja texto
Uveíte facoanafilática	Granulomatosa	Uveíte intermediária	Autoimunidade às proteínas do cristalino após trauma ou cirurgia de catarata
Coroidite multifocal	Não granulomatosa	Panuveíte	Miopia; 30% desenvolvem CNVM
Coriorretinite de Birdshot	Não granulomatosa	Posterior ou panuveíte	HLA-A29 em mais de 90%
APMPPE	Não granulomatosa	Posterior ou panuveíte	Pacientes jovens, pródromo viral, bilateral; recidiva e CNVM são raras
MEWDS	Não granulomatosa	Posterior	IVFA; hiperfluorescência
Coroidite serpiginosa	Não granulomatosa	Posterior	Pacientes mais velhos, lesões adjacentes ao disco, unilateral; recidiva é comum, CNVM de 30%
Doença de Behçet	Não granulomatosa	Anterior, posterior ou panuveíte	Hipópio, irite
Síndrome de Vogt-Koyanagi-Harada	Granulomatosa	Panuveíte	Céu estrelado
Oftalmia simpática	Granulomatosa	Panuveíte	Veja texto

APMPPE, epiteliopatia pigmentar placoide posterior aguda; CNVM, membrana neovascular coroide; IVFA, angiografia fluoresceínica; JIA, artrite idiopática juvenil; MEWDS, síndrome dos múltiplos pontos brancos evanescentes; MS, esclerose múltipla; SAP, sinéquia anterior periférica; PS, sinéquia posterior; TINU, nefrite túbulo-intersticial e uveíte.

16. Qual é a causa mais comum de uveíte anterior granulomatosa?

Sarcoidose é a causa mais comum de uveíte anterior granulomatosa em adultos. O diagnóstico diferencial inclui sífilis, doença de Lyme, *Propionibacterium acnes* (pacientes pseudofácicos), tuberculose e infecção por herpes-vírus. Outras causas mais comuns também são mencionadas nos Quadros 39-3 e 39-4.[5]

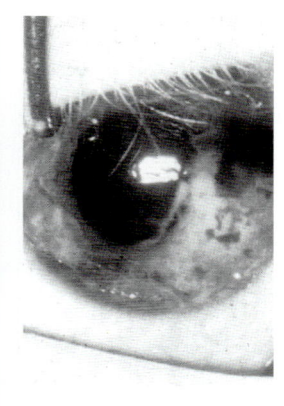

Figura 39-2. Xantogranuloma juvenil grande e solitário, que causou um hifema espontâneo em um paciente de 7 meses de idade. (*Fonte: Shields JA, Shields CL: Intraocular Tumors: A Text and Atlas, Philadelphia, W.B. Saunders, 1992.*)

17. Qual a principal causa de cegueira no mundo?
Oncocercose (cegueira dos rios) é a causa mais comum de cegueira no mundo. É causada pelo parasita *Onchocerca volvulus* e transmitida pela picada da mosca negra *Simulium*. Ceratite esclerosante e extensa atrofia coriorretiniana e óptica causam grave comprometimento visual. A doença afeta predominantemente pessoas na África Ocidental e Central e na América Central. O tratamento de populações em risco com um agente antifilarial, como a ivermectina, pode reduzir dramaticamente a doença.[6]

18. Quando uma investigação sistêmica é indicada na uveíte?
Uma avaliação sistêmica deve ser realizada em pacientes com uveíte granulomatosa, em um segundo episódio de uveíte não granulomatosa, uveíte posterior, uma avaliação clínica positiva, ou em pacientes com doença grave que podem necessitar de imunossupressão sistêmica.

19. Quais exames devem ser solicitados?
Radiografia torácica para sarcoidose, teste de absorção do anticorpo treponêmico fluorescente (FTA-ABS) ou reagina plasmática rápida (RPR), urinálise e hemograma completo devem ser solicitados para todos os pacientes. Os títulos de HLA-B27 devem ser solicitados em pacientes com NGAU. Exames diagnósticos adicionais podem ser necessários com base no histórico clínico e nos exames físico e ocular e relato dos sintomas.

20. Quando exames oculares são úteis?
Exames oculares, incluindo angiografia fluoresceínica intravenosa, angiografia com indocianina verde, ultrassonografia B e tomografia de coerência óptica, podem ajudar a caracterizar a uveíte com achados no segmento posterior, bem como a detectar edema macular cistoide.

21. O que pode causar confusão na interpretação da sorologia para agentes infecciosos?
Em razão de sua natureza localizada, uma infecção intraocular ativa nem sempre é acompanhada por um aumento significativo nos títulos de anticorpos sistêmicos. Além disso, a sorologia pode ser incerta em pacientes imunocomprometidos ou negativa na síndrome mascarada. Nos casos de uveíte com risco progressivo de perda visual, em um ou ambos os olhos, e que não responde ao tratamento, ou quando há suspeita de infecções incomuns ou de uma síndrome mascarada e os títulos de anticorpos sistêmicos não são diagnósticos, amostras da íris, aquoso, vítreo, retina ou coroide devem ser obtidas para investigação, incluindo títulos de anticorpos, reação em cadeia da polimerase (PCR), histopatologia e citometria de fluxo.

22. Qual a causa mais comum de uveíte intermediária?
Pars planitis, uma inflamação de etiologia desconhecida, é a causa mais comum de uveíte intermediária. Esta condição é identificada pela reação inflamatória típica na *pars* plana inferior conhecida como "bolas de neve". A evolução clínica é variável. Aproximadamente 16% dos pacientes podem desenvolver esclerose múltipla (MS). O HLA-DR15 pode estar envolvido em ambas as doenças. Uveíte anterior granulomatosa pode estar presente na uveíte associada a MS.[7,8]

23. Quais são as causas de déficit visual na *pars planitis*?
Edema macular cistoide é a causa mais comum da baixa acuidade visual. Outras causas incluem catarata, glaucoma, hemorragia vítrea, membrana epirretiniana e o descolamento tracional da retina.

24. Quais são as indicações para tratamento na *pars planitis*?
As indicações para tratamento incluem edema macular cistoide com déficit visual associado.

25. Descreva as causas mais comuns de uveíte posterior.
Toxoplasmose ocular é a causa mais comum de uveíte posterior. É geralmente uma infecção recorrente, caracterizada por retinocoroidite necrosante, manifestando-se como um infiltrado branco adjacente a uma cicatriz de retina pigmentada. A retinite pode ter o aspecto de "farol na neblina" na presença de vitreíte difusa. Em pacientes imunocomprometidos, incluindo o idoso, a retinite pode ser multifocal e bilateral, e pode não estar associada a uma cicatriz.[9]

26. Como o diagnóstico de toxoplasmose ocular é estabelecido?
O diagnóstico normalmente se baseia no histórico clínico e no exame de fundo de olho. Títulos positivos de IgG ou IgM, mesmo em concentrações muito baixas (soro não diluído), apoiam o diagnóstico. Anticorpos IgG indicam infecção prévia ou congênita, enquanto que anticorpos IgM indicam uma infecção recentemente adquirida. A interpretação pode ser confundida por uma alta prevalência de títulos positivos na população. Um título negativo exclui o diagnóstico, exceto em pacientes imunodeprimidos.[10]

27. Como é o tratamento da toxoplasmose ocular?
O tratamento é recomendado na ocorrência de lesões ativas que ameaçam a mácula ou o nervo óptico, bem como na vitreíte grave. Embora sulfonamidas, clindamicina, pirimetamina, ácido folínico e corticosteróides venham sendo utilizados em várias combinações, não há um regime de tratamento universalmente aceito, e a eficácia da terapia contra toxoplasmose foi questionada. A duração do tratamento é tipicamente de 4 a 6 semanas, e o tratamento não previne recidivas. Apenas observação é recomendada para lesões periféricas pequenas.[11,12]

28. Quais efeitos colaterais graves podem ocorrer com a antibioticoterapia oral para toxoplasmose?
- Colite pseudomembranosa (clindamicina).
- Toxicidade hematológica (pirimetamina).
- Eritema multiforme e reação de Stevens-Johnson (sulfonamidas).

29. Quais são as características da sarcoidose ocular?
O olho está envolvido em, aproximadamente, 20% dos indivíduos. Uveíte é a manifestação ocular mais comum. A inflamação do segmento anterior é classicamente bilateral, crônica e granulomatosa, embora uveíte anterior assimétrica e aguda possa ocorrer. Inflamação do segmento posterior, incluindo granulomas de coroide ou de nervo óptico, vitreíte, vasculite retiniana ou oclusões vasculares, e neovascularização, são menos comuns, porém uma ameaça à visão. Nódulos conjuntivais e palpebrais, e glândulas lacrimais aumentadas, podem ser observados e são tecidos adequados para uma biópsia confirmatória.

30. Como a apresentação da sarcoidose difere com a idade?
Em crianças menores que 5 anos de idade, uveíte, artrite e erupção cutânea são manifestações típicas, e a apresentação pode ser similar à JIA. Em pacientes de 20 a 40 anos de idade, panuveíte ou irite granulomatosa crônica bilateral e adenopatia hilar são mais comuns, enquanto que em pacientes idosos, lesões semelhantes à coroidite multifocal ou coriorretinite tipo "Birdshot" e doença pulmonar intersticial podem ser observadas.[13,14]

31. Qual exame pode ser útil no estabelecimento do diagnóstico de sarcoidose?
- Radiografia torácica é positiva em 90% dos pacientes com sarcoidose.
- Enzima conversora da angiotensina e lisozima são indicadores sensíveis, mas inespecíficos, de sarcoidose.
- Em casos com suspeição alta e radiografia de tórax negativa, os exames de cintilografia com gálio e tomografia computadorizada (TC) de tórax podem ser considerados.
- Biópsia da conjuntiva com aspecto normal em pacientes com sarcoidose presumida é positiva em 12% dos casos. Biópsia lacrimal na sarcoidose presumida é positiva em 22% dos casos.[15]

PONTOS-CHAVE: FORMAS MAIS COMUNS DE UVEÍTE
1. Crianças – JIA (iridociclite crônica).
2. NGAU – HLA-B27.
3. Uveíte anterior granulomatosa – sarcoidose.
4. Uveíte intermediária – *pars planitis*.
5. Uveíte posterior – toxoplasmose.

32. Quais são as características da sífilis ocular?
Coriorretinite em "sal e pimenta", vitreíte, uveíte e ceratite intersticial tipificam a sífilis congênita. Os achados clínicos da sífilis adquirida são variados. Uveíte anterior, vitreíte, coroidite, retinite, vasculite

retiniana, neuropatia óptica e pupilas de Argyl Robertson são os achados mais comuns. Outros achados foram relatados.[16]

33. Quais exames são utilizados para o diagnóstico da uveíte sifilítica?
Testes não treponêmicos, incluindo títulos seriados do teste de laboratório de pesquisa de doenças venéreas (VDRL), são úteis para monitorar a resposta à terapia, porém podem ser negativos no terceiro estágio da sífilis. Por este motivo, a uveíte sifilítica deve ser avaliada com testes treponêmicos específicos, ou seja, o teste FTA-ABS ou o teste de micro-hemaglutinação. O exame do líquido cefalorraquidiano, para pesquisa de níveis elevados de proteína, pleocitose linfocítica, ou o VDRL, pode revelar neurossífilis. Pesquisa de detecção do vírus da imunodeficiência humana (HIV) deve ser realizado em todos os pacientes com sífilis.[17]

34. Como a uveíte sifilítica é tratada?
Sífilis ocular é tratada como neurossífilis com a administração intravenosa de penicilina G, 12 a 24 milhões de unidades/dia por 14 dias, seguido pela administração intramuscular de 2,4 milhões de unidades/semana de penicilina G benzatina por 3 semanas. Doxiciclina, tetraciclina e eritromicina são utilizadas em pacientes alérgicos à penicilina.

35. Quais são as características mais comuns da histoplasmose ocular?
As características mais comuns (tríade da histoplasmose) são atrofia ou pigmentação peripapilar, lesões coriorretinianas periféricas e membrana neovascular coroide.

36. O que é síndrome de Vogt-Koyanagi-Harada?
Síndrome de Vogt-Koyanagi-Harada (VKH) é um distúrbio idiopático multissistêmico que afeta primariamente indivíduos com forte pigmentação. As manifestações clínicas estão presentes na pele (alopecia, vitiligo, poliose), olhos (uveíte granulomatosa, descolamento de retina exsudativo) e sistema nervoso central (encefalopatia, linfocitose liquórica). Os sintomas podem incluir disacusia, cefaleia e rigidez de nuca. Angiografia fluoresceínica é importante por causa do padrão característico de "céu estrelado" na hiperfluorescência precoce. O tratamento geralmente requer imunossupressão sistêmica.

37. Cite cinco outras patologias que apresentam uveíte e manifestações no sistema nervoso central.
Sarcoidose, sífilis, doença de Behçet, epiteliopatia pigmentar placoide posterior aguda e esclerose múltipla apresentam uveíte e manifestações no sistema nervoso central (SNC).

38. O que é oftalmia simpática?
É uma uveíte granulomatosa difusa e bilateral mediada por células T que ocorre entre 5 dias a muitos anos após uma lesão ocular perfurante (0,2%) ou cirurgia ocular (0,01%). Oitenta por cento dos casos ocorrem em um período de 2 semanas até 3 meses após o evento. Achados clínicos incluem panuveíte, papilite e, em alguns casos, descolamento de retina exsudativo. Nódulos de Dalen-Fuchs, coleções de linfócitos do epitélio pigmentar sub-retiniano (EPR), podem ser reconhecidos clinicamente como lesões branco-acinzentadas dispersas por toda a região posterior do fundo de olho. O tratamento geralmente requer imunossupressão sistêmica. Enucleação do olho traumatizado após o início da uveíte não é normalmente recomendada.[18]

39. Descreva a síndrome de necrose retiniana aguda.
Necrose retiniana aguda (ARN) é uma síndrome clínica causada por infecções herpéticas (varicela-zoster, herpes simples tipos 1 e 2). A tríade típica inclui retinite periférica, arterite e vitreíte. Complicações a longo prazo incluem descolamento de retina, glaucoma, catarata e atrofia óptica. A administração intravenosa de aciclovir por 14 dias, seguido de 3 meses de terapia oral, é recomendada para limitar a necrose retiniana, bem como a ocorrência de ARN no olho contralateral. Fotocoagulação a *laser* profilática pode reduzir o risco de descolamento retiniano secundário. Necrose retiniana aguda pode ocorrer no olho contralateral em aproximadamente 30% dos pacientes, em um intervalo médio de 4 semanas.[19]

40. Quais outros tipos de retinite podem ter uma apresentação clínica similar?
Toxoplasmose, sífilis, doença de Beçhet, *Aspergillus* e linfoma (síndrome mascarada) podem ter uma apresentação similar.[20]

41. Quais são as principais características diagnósticas da doença de Behçet?
As principais características são uveíte posterior a anterior recorrente, lesões cutâneas (eritema nodoso, tromboflebite), úlceras genitais e úlceras orais dolorosas.

42. O que é incomum na evolução clínica da doença de Behçet?
A doença de Behçet é caracterizada por recidiva periódica e remissão espontânea. Remissões podem ser erroneamente interpretadas como uma resposta terapêutica ao tratamento intermitente com este-

roides. Ao contrário da maioria das outras causas de vasculite retiniana, incluindo a sarcoidose, que pode apresentar achados clínicos similares, a doença de Behçet requer imunossupressão sistêmica crônica para prevenir recidivas que levam à cegueira.

43. Descreva as características oculares da doença de Lyme.
A doença de Lyme ocular é geralmente bilateral. No primeiro estágio, pode ocorrer conjuntivite associada a uma erupção cutânea migratória (*eritema migrans*) ou artrite. Em estágios mais avançados, uma uveíte intermediária atípica com KPs granulomatosos e PS podem estar presentes. Inflamação pode afetar quase todos os tecidos oculares. O diagnóstico requer histórico de atividade ao ar livre em área endêmica no final da primavera ou verão, e um resultado positivo no exame sorológico de imunofluorescência indireta e/ou no imunoensaio enzimático. A técnica de Western blot, que é muito específica, pode ser confirmatória. Resultados falso-negativos ocorrem nos estágios iniciais ou após uma antibioticoterapia incompleta. A espiroqueta pode ser identificada na biópsia das erupções cutâneas ou no líquido cefalorraquidiano.[21,22]

44. Descreva as características mais comuns da tuberculose ocular.
A característica mais comum da tuberculose ocular é a coroidite. A inflamação é tipicamente unilateral. A uveíte anterior associada é crônica e granulomatosa. Envolvimento ocular pode ocorrer sem sinais de envolvimento pulmonar ativo.[23,24]

45. Qual forma de uveíte pode-se manifestar com linfadenomegalia?
Inoculação primária com *Bartonella henselae* produz linfadenopatia regional e conjuntivite (síndrome oculoglandular de Parinaud). Outros achados podem incluir neurorretinite de Leber e uma síndrome dos pontos brancos retinianos. Pacientes com sarcoidose também podem apresentar linfadenopatia.[25]

46. Por que os pacientes com uveíte desenvolvem glaucoma?
O mecanismo mais comum do glaucoma agudo é a inflamação direta da malha trabecular ou trabeculite. Glaucoma crônico pode ser provocado pelo fechamento da malha trabecular por sinéquias anteriores periféricas ou por um glaucoma de ângulo fechado decorrente da presença de íris bombé (PS 360°). Além disso, a administração tópica, intraocular e periocular de corticosteroides pode causar glaucoma.[26]

47. Cite as causas de uveíte que estão associadas a uma elevação aguda na pressão intraocular.
- Herpes simples e zóster.
- Toxoplasmose.
- Sarcoidose.
- Sífilis.

48. Qual a abordagem para o tratamento de uveíte?
1. Identificar e tratar as causas subjacentes. Isto é especialmente importante em indivíduos imunocomprometidos, em que a maioria dos casos de uveíte é infecciosa.
2. Prevenir complicações que apresentam risco de déficit visual. Agentes anti-inflamatórios são a base do tratamento para prevenir ou reverter complicações que apresentam risco de perda visual, incluindo isquemia retiniana, cicatrização retiniana, catarata, edema macular entre outras.
3. Aliviar o desconforto ocular e melhorar a acuidade visual. Agentes cicloplégicos relaxam o corpo ciliar e reduzem a dor. Além disso, estabilizam a barreira hematoaquosa e ajudam a romper ou prevenir PS.

49. Qual deve ser a abordagem geral no uso de esteroides para tratamento da uveíte?
Corticosteroides em doses altas devem ser inicialmente usados até que a inflamação seja suprimida e, então, a dose gradualmente reduzida. Um erro comum é a dosagem inicialmente irregular, o que pode mascarar os sintomas e prolongar a evolução clínica. Corticosteroides tópicos são mais adequados para o tratamento da uveíte anterior, uma vez que não alcançam o segmento posterior em níveis terapêuticos. Acetato de prednisolona alcança as concentrações mais elevadas na câmara anterior. Doença no segmento posterior deve ser tratada com injeção periocular (subtenoniana posterior ou pré-septal) ou intravítrea, ou implante intravítreo e/ou corticosteroides sistêmicos. Esteroides sistêmicos são tipicamente reservados para doença grave ou bilateral. Em pacientes que não respondem ao tratamento com esteroides, deve-se suspeitar de uma síndrome infecciosa ou neoplásica mascarada.

50. Quando a administração em dias alternados de imunossupressores é indicada para o tratamento de uveíte autoimune?
- Quando a dose de esteroides sistêmicos necessária para suprimir a inflamação ocular é mais elevada do que a dose que pode ser administrada com segurança ao longo de períodos prolongados. Nestes casos, um agente "poupador de esteroides" é indicado.

- Quando os esteroides sistêmicos ou locais estão causando efeitos colaterais intoleráveis.
- Quando esteroides não alteram de modo significativo a natureza da uveíte ou da condição subjacente.

51. Em quais patologias que cursam com uveíte ou esclerite os agentes imunossupressores são indicados?
Esses agentes são indicados para a doença de Behçet, granulomatose de Wegener e vasculite associada à artrite reumatoide. São geralmente necessários em casos de oftalmia simpática, síndrome de VKH, coroidite serpiginosa, retinocoroidopatia tipo "Birdshot" e coroidite multifocal.

52. Cite as principais categorias de imunossupressores utilizados em regime de dias alternados.
- Antimetabólitos (p. ex., metotrexato): geralmente utilizado por seu efeito "poupador de esteroides".
- Inibidores de células T (p. ex., ciclosporina).
- Agentes alquilantes (p. ex., ciclofosfamida): tipicamente reservado para uveíte grave e com risco de baixa visão, que não responde de forma adequada aos agentes mencionados anteriormente.
- Agentes biológicos (p. ex., infliximabe): inibidores do fator de necrose tumoral são um exemplo desse grande arsenal de agentes imunossupressores e anti-inflamatórios.[27]

SÍNDROMES MASCARADAS

53. Defina síndrome mascarada.
O termo *síndrome mascarada* se refere a distúrbios oftalmológicos que não são primariamente de caráter inflamatório, mas que podem se apresentar clinicamente como uveíte anterior ou posterior (Quadro 39-5). Essas entidades podem ser confundidas por, ou mascaradas como, uveíte primária. Uma avaliação extensa é geralmente iniciada, pois os pacientes manifestam aspectos atípicos, episódios recorrentes de uveíte ou uveíte que não responde à terapia padrão.

PONTOS-CHAVE: SÍNDROMES MASCARADAS COMUNS
1. Retinoblastoma em crianças.
2. Leucemia em crianças.
3. Linfoma intraocular primário em adultos mais idosos.
4. Síndrome isquêmica ocular em adultos mais idosos.
5. Descolamento periférico da retina em qualquer faixa etária.

54. Em quais faixas etárias deve-se ter maior suspeição para síndromes mascaradas?
Deve-se suspeitar nos muitos jovens e idosos.

55. Descreva as características clínicas do retinoblastoma.
Retinoblastoma é a malignidade intraocular primária mais comum em crianças, geralmente se manifestando antes dos 2 anos de idade. Os sinais mais comuns são leucocoria (reflexo pupilar branco) e estrabismo. Ocasionalmente, necrose tumoral pode produzir uma inflamação significativa. Células tumorais dispostas em camadas na câmara anterior podem produzir um pseudo-hipópio (Fig. 39-3). Células de retinoblastoma podem penetrar no vítreo, na forma de sementes vítreas, e simular vitreíte. Calcificação na ultrassonografia e TC pode ajudar a diferenciar entre retinoblastoma e as várias formas de uveíte infantil, incluindo toxoplasmose, toxocaríase, cisticercose e *pars planitis*.[28]

56. O que pode se apresentar com uma panuveíte crônica resistente a esteroides em um paciente com mais de 50 anos de idade?
Linfoma intraocular primário (Fig. 39-4) se manifesta em indivíduos idosos com células vítreas bilaterais, reação de câmera anterior e infiltrados na retina ou coroide. Os infiltrados retinianos podem ser irregulares e associados à hemorragia ou exsudato. Vitreíte densa pode ser a única manifestação clínica. A maioria dos pacientes eventualmente apresenta alguma forma de envolvimento do SNC. TC ou ressonância magnética pode demonstrar tumores no SNC. Aspirado do vítreo ou punção lombar pode estabelecer o diagnóstico. A terapia pode incluir irradiação ocular ou do SNC, combinada com quimioterapia intratecal.[29]

57. Descreva os achados oculares associados à leucemia.
Clinicamente, a retina é o local mais frequentemente afetado (Fig. 39-5). Ocorre dilatação ou tortuosidade vascular da retina, hemorragias, exsudatos algodonosos e neovascularização periférica. Manchas de Roth são hemorragias com centro pálido, compostas de células leucêmicas ou agregados de plaquetas e fibrinas. Histopatologicamente, a coroide é a mais comumente envolvida, podendo resultar em

Quadro 39-5. Síndromes Mascaradas mais Comuns que Podem Mimetizar Uveíte

DOENÇA	LOCALI-ZAÇÃO	IDADE (ANOS)	SINAIS DE INFLAMAÇÃO	TESTES DIAGNÓSTICOS
Retinoblastoma	Anterior	< 15	*Flare*, células, pseudo-hipópio	Punção do vítreo para níveis de LDH e citologia
Leucemia	Anterior	< 15	*Flare*, células, heterocromia	Medula óssea, esfregaço de sangue periférico, citologia do humor aquoso
Corpo estranho intraocular	Anterior	Qualquer idade	*Flare*, células	Radiografia, ultrassonografia, TC
Melanoma maligno	Anterior	Qualquer idade	*Flare*, células	Angiografia (fluoresceína, ICG), ultrassonografia, IRM
Síndrome isquêmica ocular	Anterior	50+	Célula, *flare*, hiperemia	IVFA, Doppler de carótida
Descolamento periférico da retina	Anterior	Qualquer idade	*Flare*, células	Oftalmoscopia, ultrassonografia
Retinite pigmentosa	Posterior	Qualquer idade	Células no vítreo	ERG, EOG, campos visuais
Linfoma intraocular primário	Posterior	15+	Células vítreas, exsudatos ou hemorragia retiniana, infiltrados no EPR	Citologia do humor aquoso, vítreo
Linfoma	Posterior	15+	Hemorragia retiniana, exsudatos, células vítreas	Biópsia de linfonodo/medula óssea, exame físico
Retinoblastoma	Posterior	< 15	Células vítreas, exsudato retiniano	Ultrassonografia, punção do vítreo
Melanoma maligno	Posterior	15+	Células vítreas	Ultrassonografia com fluoresceína

Adaptado de American Academy of Ophthalmology: Ophthalmology Basic and Clinical Science Course, Section 6, San Francisco, American Academy of Ophthalmology, 1997.
TC, tomografia computadorizada; ERG, eletrorretinografia; EOG, eletro-oculograma; ICG, indocianina verde; IVFA, angiografia fluoresceínica; LDH, lactato desidrogenase; IRM, imagem por ressonância magnética; EPR, epitélio pigmentar sub-retiniano.

descolamento de retina exsudativo. Angiografia fluoresceínica demonstra múltiplas áreas de hiperfluorescência, similar àquelas encontradas na síndrome de VKH. Achados no segmento anterior incluem massa conjuntival, heterocromia de íris, células e *flare* no humor aquoso, pseudo-hipópio, hifema espontâneo e pressão intraocular elevada. Infiltração do nervo óptico e envolvimento orbitário são comuns.[30]

58. Como um melanoma maligno produz sinais inflamatórios?

Tumores necróticos podem desencadear uma resposta inflamatória intensa associada à implantação de células tumorais na cavidade vítrea e segmento anterior. Ocasionalmente, melanófagos ou células tumorais contendo melanina produzem um pseudo-hipópio de coloração marrom. Bloqueio da malha trabecular por células tumorais resulta em uma pressão intraocular elevada (glaucoma melanomalítico). Necrose do tumor pode resultar em hemorragia vítrea espontânea. Outros achados clínicos incluem heterocromia de íris e descolamento de retina exsudativo com deslocamento do líquido sub-retiniano. Exames por ultrassom e retinografia fluoresceínica ajudam a estabelecer o diagnóstico.[31]

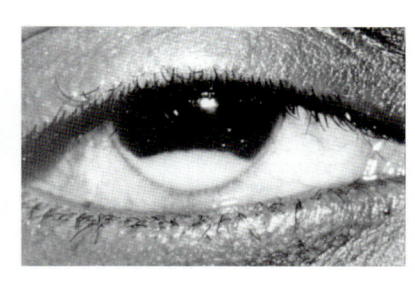

Figura 39-3. Pseudo-hipópio causado pela implantação de células de retinoblastoma na câmara anterior. (*Fonte: Shields JA, Shields CL: Intraocular Tumors: A Text and Atlas, Philadelphia, W.B. Saunders, 1992.*)

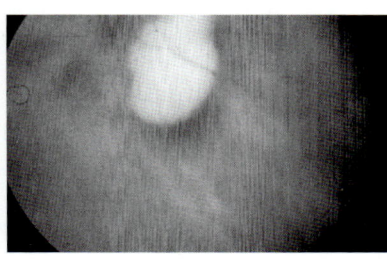

Figura 39-4. Infiltrados coriorretinianos de coloração branco-amarelada no linfoma intraocular. (*Fonte: Shields JA, Shields CL: Intraocular Tumors: A Text and Atlas, Philadelphia, W.B. Saunders, 1992.*)

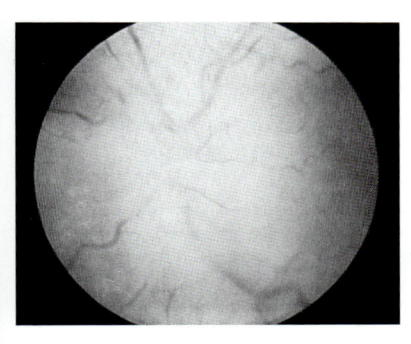

Figura 39-5. Infiltração leucêmica da cabeça do nervo óptico, retina e coroide em uma criança de 8 anos de idade. (*Fonte: Shields JA, Shields CL: Intraocular Tumors: A Text and Atlas, Philadelphia, W.B. Saunders, 1992.*)

59. **Descreva outras condições que podem simular uma uveíte anterior e/ou posterior.**
    - **Descolamento regmatogênico periférico da retina de longa duração** pode produzir uma reação celular nas câmaras anterior e posterior, bem como na PS.
    - **Retenção intraocular de corpo estranho** associada a um trauma pode causar inflamação persistente do segmento anterior e/ou posterior. Os resultados da TC ou ultrassonografia demonstram a anormalidade. Retenção de corpos estranhos de ferro pode resultar em siderose, degeneração da retina e uma eletrorretinografia anormal.
    - **Retinose pigmentar** pode-se apresentar com células vítreas e catarata subcapsular posterior. Depósito de pigmentos em "espícula óssea" na retina, vasos retinianos atenuados, moteamento e atrofia do EPR, e palidez em cera do nervo óptico ajudam a distinguir essa doença de outros distúrbios. O diagnóstico pode ser confirmado por um eletrorretinograma extinto e escotoma em anel no exame de campo visual.[32]

MANIFESTAÇÕES OCULARES NA SÍNDROME DE IMUNODEFICIÊNCIA ADQUIRIDA

60. **Quem está em maior risco de desenvolver doença ocular relacionada com a síndrome de imunodeficiência adquirida?**
    Pacientes com severa redução na contagem de linfócitos T CD4+ e imunossupressão associada são os mais propensos a desenvolver doença ocular relacionada com a síndrome da imunodeficiência adquiri-

da (AIDS). Por este motivo, em pacientes com contagem de CD4+ inferior a 100 células/μl, recomenda-se a triagem para detecção de infecções oportunistas com exame de fundo de olho sob midríase cada 3 meses.[33]

61. **Qual é a manifestação ocular mais comum da AIDS?**
Microvasculopatia retiniana, que se manifesta clinicamente como exsudatos algodonosos (CWSs) (Fig. 39-6). Hemorragias e microaneurismas retinianos podem estar presentes. A maioria dos pacientes é assintomática. CWSs se tornam mais comuns, à medida que a contagem de linfócitos T CD4+ diminui, alcançando uma prevalência de 45% em pacientes com contagens < 50 células/μl.[34]

62. **Qual é a infecção ocular oportunista mais comum em pacientes com AIDS?**
Citomegalovírus (CMV) é de longe a causa mais comum de infecção ocular oportunista, frequentemente resultando em retinite necrosante (Fig. 39-7). Varicela-zóster, toxoplasmose e *Mycobacterium avium* ocorrem em menor frequência.

63. **Qual a incidência de retinite por citomegalovírus?**
Dentre os pacientes cuja contagem de células CD4+ é inferior a 50 células/μl, 20% por ano desenvolvem retinite por CMV.

64. **Descreva os sintomas iniciais da retinite por citomegalovírus.**
Moscas volantes, que aparecem como numerosas manchas negras minúsculas, estão geralmente presentes na fase inicial da retinite por CMV. Dor e rubor não estão associados. Escotomas (pontos cegos) ou déficit visual podem-se desenvolver nos estágios mais avançados da doença.

65. **Como a retinite por citomegalovírus se manifesta clinicamente?**
Os achados oftalmológicos clássicos da retinite por CMV fulminante incluem áreas brancas de necrose retiniana com hemorragia associada e mínima inflamação do vítreo (veja Fig. 39-7). A forma insidiosa ou granular, que é geralmente menos sintomática, é caracterizada por branqueamento periférico da retina com mínima hemorragia associada.[35]

66. **Quais são as entidades mais comuns no diagnóstico diferencial da retinite por citomegalovírus?**
As entidades mais comuns são necrose progressiva da retina externa, toxoplasmose, sífilis, retinite por HIV e exsudatos algodonosos.

67. **Como é confirmado o diagnóstico de retinite por citomegalovírus?**
O diagnóstico de retinite por CMV é estabelecido clinicamente, quando achados característicos de retinite fulminante ou insidiosa são encontrados em um paciente imunodeprimido com contagem de célu-

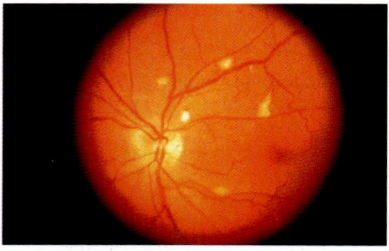

Figura 39-6. Exsudatos algodonosos são infartos da camada de fibras nervosas. Ao contrário dos infiltrados iniciais da retinite por citomegalovírus, essas manchas não aumentam de tamanho, não apresentam hemorragia associada e podem-se resolver em algumas semanas.

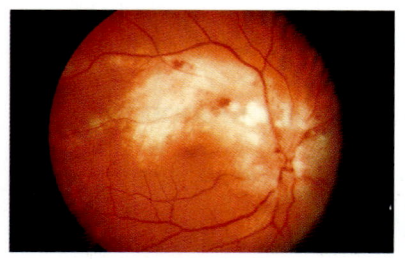

Figura 39-7. A retinite por citomegalovírus é caracterizada por áreas de infiltrado retiniano com hemorragia associada. Note o envolvimento do nervo óptico.

las CD4⁺ < 100 células/μl. No caso raro de dúvida quanto ao diagnóstico, uma biópsia do vítreo com ou sem biópsia de retina para análise por PCR pode ser realizada.

68. Qual a estratégia terapêutica inicial para a retinite por citomegalovírus?
O tratamento da retinite por CMV é realizado em dois estágios. O primeiro estágio consiste em 2 a 6 semanas de terapia de indução com ganciclovir (Fig. 39-8), valganciclovir, foscarnet ou cidofovir. Estes são agentes antivirais que inibem a DNA polimerase viral. A indução é descontinuada após o início de uma resposta cicatricial (consolidação ou estabilização das margens). O segundo estágio, a terapia de manutenção, consiste em dose mais baixa do medicamento, que é mantida até que ocorra uma recidiva.

69. Qual é a estratégia no evento de uma recidiva?
Apesar da terapia de manutenção, a retinite por CMV pode recorrer em pessoas que continuam imunodeprimidas. O intervalo médio de recidiva varia de 2 a 8 meses e depende da medicação usada e da via de administração. Se uma recidiva ocorrer em pacientes recebendo medicação oral ou intravenosa (IV), reindução com o mesmo medicamento (2 a 6 semanas de medicamento IV em dose alta ou múltiplas injeções intraoculares) é indicada. Quando uma recidiva se desenvolve em pacientes com implantes de ganciclovir, o implante é substituído.

70. Há desenvolvimento de resistência ao medicamento antiviral?
Resistência a medicamentos é um problema emergente de grande preocupação por causa do número limitado de agentes disponíveis que sejam eficazes contra o CMV. CMV resistente ao ganciclovir tem sido relatado em 27,5% das amostras urinárias após 9 meses de tratamento. Mutação no gene UL97 do CMV (uma mutação na DNA polimerase do CMV que confere resistência ao ganciclovir) foi detectada em 30,8% dos pacientes tratados com ganciclovir por mais de 3 meses e em nenhum tratado por menos de 3 meses. Resistência ao foscarnet e cidofovir também foi relatada. Em razão das similaridades no mecanismo de ação, pode haver o desenvolvimento de resistência cruzada entre o cidofovir e o ganciclovir. Resistência clínica é definida como uma ausência de resposta a 6 semanas de terapia de indução. Uma alteração na medicação ou uma terapia combinada é indicada.[36,37]

71. Por quanto tempo o tratamento deve ser continuado em pacientes com retinite por citomegalovírus?
A duração do tratamento depende do estado imunológico do paciente. Em pacientes que permanecem severamente imunodeprimidos (contagem de células CD4⁺ < 100 células/μL), o tratamento deve ser continuado indefinidamente. Em pacientes que demonstram uma melhora no estado imunológico com a terapia antirretroviral altamente ativa (HAART) (veja Pergunta 73), a terapia de manutenção pode ser descontinuada se a retinite estiver completamente inativa e as contagens de células CD4⁺ forem > 100 células/μl.

72. Cite os principais efeitos tóxicos das terapias antivirais.
Ganciclovir: toxicidade da medula óssea com neutropenia e/ou trombocitopenia.
    Foscarnet: nefrotoxicidade.
    Cidofovir: nefrotoxicidade, que pode ser atenuada pela administração concomitante de probenecida e hipotonia após a administração intravenosa ou intravítrea.

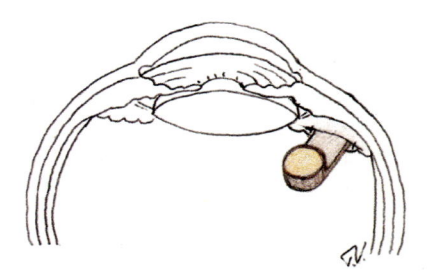

Figura 39-8. O implante intraocular de ganciclovir é suturado na esclera e estende-se até a cavidade vítrea. O sistema de liberação de fármacos libera o ganciclovir lentamente ao longo de um período de 8 meses. O implante pode ser substituído quando o suprimento do fármaco se esgotar. Embora não esteja associado à toxicidade sistêmica observada com a terapia oral e intravenosa, o implante não fornece profilaxia contra o citomegalovírus (CMV) sistêmico ou contra a retinite por citomegalovírus no olho contralateral.

73. Como a terapia antirretroviral altamente ativa afeta a história natural e o tratamento da retinite por citomegalovírus?

A HAART causa elevação constante e significativa na contagem de células CD4+ e remissão da retinite por CMV. Descontinuação da terapia de manutenção foi recomendada para pacientes com retinite completamente inativa e contagem de CD4+ superior a 100 células/μl. Outros critérios incluem elevação de células CD4+ por pelo menos 3 meses, intervalos prolongados livres de recidiva, HAART por um período superior a 18 meses e redução na viremia do HIV e CMV.[38,39]

74. O que é uveíte de recuperação imune?

Uveíte de recuperação imune (IRU) é uma inflamação intraocular que se desenvolve, à medida que a imunidade sistêmica se recupera. Especula-se que a melhora imunológica provoca uma resposta inflamatória direcionada ao antígeno do CMV. A IRU tipicamente se desenvolve em 10 a 20% dos olhos com CMV dentro de um período de 1 mês após início da HAART, porém pode ocorrer até 3 anos depois. O tratamento da retinite por CMV com cidofovir intravenoso e a presença de uma lesão grande produzida pelo CMV aumentam o risco. Complicações que apresentam risco de déficit visual incluem edema macular, membrana epirretiniana, catarata, edema do disco óptico, neovascularização retiniana e glaucoma neovascular. O tratamento depende da localização e gravidade da inflamação e da presença de complicações e, geralmente, requer o uso de corticosteróides locais ou sistêmicos. Por vezes, observação ou terapia antiviral pode ser indicada.[40]

75. O que é necrose progressiva da retina externa?

Necrose progressiva da retina externa é uma forma extremamente agressiva de retinite que ocorre na população com AIDS (Fig. 39-9). Esta condição afeta primariamente pessoas com contagens de células CD4+ inferiores a 50 células/μL. Causada pelo vírus herpes-zóster, está associada de forma temporal a lesões cutâneas pelo herpes-zóster, que podem ou não estar localizadas na região periocular. Diagnóstico e tratamento rápido são indispensáveis para prevenir a cegueira, que se desenvolve em > 80% dos pacientes em razão da progressão severa da infecção ou ao descolamento retiniano secundário.[41]

76. Por que descolamentos de retina se desenvolvem em casos de retinite infecciosa? Quem está em risco?

Infecções retinianas podem causar múltiplos buracos retinianos por necrose que, ao longo do tempo, provocam descolamento da retina. A maioria dos descolamentos de retina relacionados com a AIDS se desenvolve como uma complicação da retinite por CMV e ocorre em 34% dos pacientes com CMV. No entanto, o risco é mais elevado para pacientes com necrose progressiva da retina externa; descolamentos de retina ocorrem em 60 a 70% destes casos.

77. Como a maioria dos descolamentos de retina relacionados com a AIDS é tratada?

Lasers podem ser utilizados para demarcar ou delimitar descolamentos de retina que poupam a mácula, especialmente em pacientes que não estão em condições clínicas de se submeter a uma cirurgia. Vitrectomia com injeção de óleo de silicone é geralmente necessária nos casos em que a mácula está descolada, ou a retinite é ativa. O óleo de silicone substitui o vítreo e tampona os múltiplos buracos, prevenindo um redescolamento.[42,43]

78. Descreva as características específicas da sífilis ocular em pacientes com AIDS.

Por definição, a sífilis não é considerada uma infecção oportunista, pois a maioria dos pacientes tem contagens de células T CD4+ > 250 células/μL. Achados oculares variam desde irite até retinite necrosante. Neurossífilis está presente em 85% dos pacientes HIV-positivos com sífilis ocular. Portanto, uma

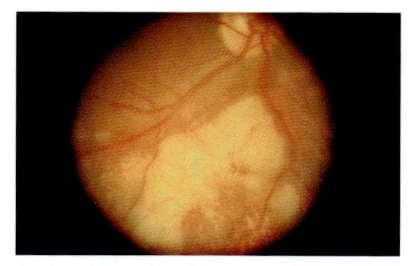

Figura 39-9. A necrose progressiva da retina externa tipicamente afeta a retina externa com preservação dos vasos retinianos. Note as áreas de clareamento perivascular e ausência de hemorragia associada.

avaliação do líquido cefalorraquidiano é obrigatória para todos os pacientes HIV-positivos com sífilis ocular. A sífilis pode ser soronegativa (RPR negativa apesar da infecção ativa) na população com AIDS. Independente dos achados clínicos, a sífilis em pacientes com AIDS deve ser tratada como uma doença terciária com um curso de 10 dias de antibióticos intravenosos. Embora infecção recorrente possa ocorrer, a terapia de manutenção não é atualmente recomendada.[44]

PONTOS-CHAVE: MANIFESTAÇÕES OCULARES DA AIDS
1. Microvasculopatia é a manifestação ocular mais comum.
2. CMV é a infecção ocular oportunista mais comum.
3. Necrose progressiva da retina externa é a complicação ocular com maior potencial de causar cegueira.
4. Sarcoma de Kaposi é a malignidade periocular mais comum.
5. *Cryptococcus* é a causa mais comum de anormalidades neuro-oftalmológicas em pacientes ambulatoriais.

79. **Qual é a causa mais comum de anormalidades neuro-oftalmológicas na população ambulatorial com AIDS, e quais são os achados clínicos?**
    Meningite criptocócica causa papiledema e paralisia dos pares cranianos (Fig. 39-10). Papiledema é definido como um edema do disco óptico secundário ao aumento da pressão intracraniana. O tecido central do disco óptico permanece róseo. Disfunção precoce do nervo óptico é mínima, e a visão está geralmente preservada, ao contrário da papilite (veja Pergunta 81). Outras causas comuns de papiledema incluem infecção do SNC por toxoplasmose ou malignidade (linfoma).

80. **Como diagnosticar a neurite óptica retrobulbar e controlá-la nos pacientes com AIDS?**
    A etiologia da neurite óptica retrobulbar em um paciente com AIDS é quase sempre infecciosa. Neurite óptica idiopática é um diagnóstico de exclusão. A avaliação precoce deve incluir sorologia para *Cryptococcus*, sífilis e vírus varicela-zóster. Punção lombar também é indicada. Os pacientes devem ser questionados sobre histórico de sífilis ou infecção prévia pelo vírus varicela-zóster, e uma revisão dos medicamentos deve ser realizada. Etambutol e didanosina podem causar neuropatia óptica tóxica. Tratamento com corticosteroides é contraindicado.

81. **O que é papilite?**
    Papilite é a infecção direta da porção intraocular visível do nervo óptico. A aparência do nervo óptico é branca e necrótica (Fig. 39-11), e a acuidade visual está gravemente comprometida. CMV pode causar papilite, geralmente em associação a uma retinite adjacente. A visão pode melhorar após o tratamento com medicamentos antivirais.

82. **Qual é a malignidade mais comum na região periocular em pacientes com AIDS?**
    Sarcoma de Kaposi é a malignidade periocular mais comum (Fig. 39-12). Este tumor agressivo afeta 35% dos homens bissexuais HIV-positivos e é disseminado pela via visceral em 70% dos casos. Achados oculares são observados em 20% dos pacientes com doença visceral. Lesões cutâneas são mais comuns do que lesões conjuntivais. Tumores orbitários são raros. O tratamento é indicado em pacientes com problemas estéticos ou funcionais. Tratamento ocular local é reservado para lesões que persistem após terapia sistêmica. Lesões conjuntivais podem ser excisadas, e lesões cutâneas podem ser tratadas com crioterapia (lesões planas) ou radioterapia externa (lesões nodulares).[45,46]

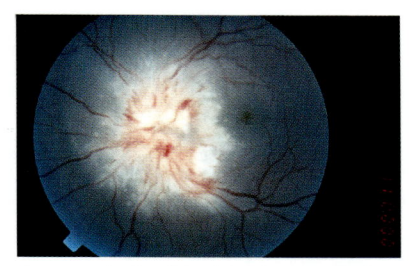

Figura 39-10. Papiledema causado por meningite criptocócica é caracterizado por edema do disco óptico e borramento das margens do disco.

Figura 39-11. Neste exemplo de papilite secundária ao citomegalovírus, note a aparência necrótica e branca e a hemorragia associada em todo o disco óptico.

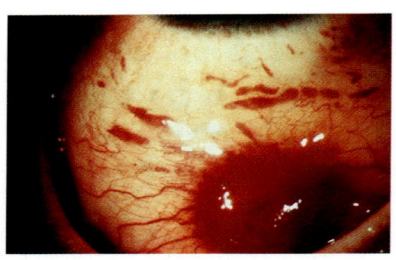

Figura 39-12. Sarcoma da Kaposi da conjuntiva geralmente ocorre no fundo de saco inferior. Lesões planas podem ser facilmente confundidas com hemorragia subconjuntival. (*Cortesia dos Drs. Carol e Jerry Shields.*)

83. Quais outras malignidades perioculares podem ocorrer?
Carcinoma de células escamosas da conjuntiva tem sido relatado com frequência crescente em pacientes com AIDS. As lesões podem apresentar uma aparência similar aos papilomas, ou podem ser massas mais características com leucoplasia associada. Pacientes jovens com carcinoma de células escamosas da conjuntiva devem ser testados para HIV.[47]

84. Quais medicamentos podem estar associados à toxicidade ocular?
Foi relatado que a rifabutina, quando usada em combinação com claritromicina e fluconazol, causa irite com hipópio e, em raros casos, endoftalmite estéril. Etambutol pode causar neuropatia óptica. Os efeitos colaterais do cidofovir incluem uveíte, hipotonia e nefrotoxicidade.[48]

REFERÊNCIAS
1. Brewerton DA, Hart FD, Nicholls A, et al.: Ankylosing spondylitis and HL-A 27, *Lancet* 1:904–907, 1973.
2. Tay-Kearney ML, Schwam BL, Lowder C, et al.: Clinical features and associated systemic diseases of HLA-B27 uveitis, *Am J Ophthalmol* 121:47–56, 1996.
3. Clements DB: Juvenile xanthogranuloma treated with local steroids, *Br J Ophthalmol* 50:663–665, 1966.
4. Zimmerman LE: Ocular lesions of juvenile xanthogranuloma. Nevoxanthoendothelioma, *Trans Am Acad Ophthalmol Otolaryngol* 69:412–439, 1965.
5. Grégoire MA, Kodjikian L, Varron L, Grange JD, Broussolle C, Seve P: Characteristics of uveitis presenting for the first time in the elderly: analysis of 91 patients in a tertiary center, *Ocul Imunol Inflamm* 19:219–226, 2011.
6. Cupp EW, Duke BO, Mackenzie CD, et al.: The effects of long–term community level treatment with ivermectin (Mectizan) on adult Onchocerca volvulus in Latin America, *Am J Trop Med Hyg* 71:602–607, 2004.
7. Raja SC, Jabs DA, Dunn JP, et al.: Pars planitis: clinical features and class II HLA associations, *Ophthalmology* 106:594–599, 1999.
8. Zein G, Berta A, Foster CS: Multiple sclerosis-associated uveitis, *Ocul Immunol Inflamm* 12:137–142, 2004.
9. Smith JR, Cunningham Jr ET: Atypical presentations of ocular toxoplasmosis, *Curr Opin Ophthalmol* 13:387–392, 2002.
10. Weiss MJ, Velazquez N, Hofeldt AJ: Serologic tests in the diagnosis of presumed toxoplasmic retinochoroiditis, *Am J Ophthalmol* 109:407–411, 1990.
11. Kim SJ, Scott IU, Brown GC, et al.: Interventions for toxoplasma retinochoroiditis: a report by the American academy of ophthalmology, *Ophthlamology* 120:371–378, 2013.
12. Stanford MR, See SE, Jones LV, Gilbert RE: Antibiotics for toxoplasmic retinochoroiditis: an evidence-based systematic review, *Ophthalmology* 110:926–931, 2003.

13. Iannuzzi MC, Fontana JR: Sarcoidosis: clinical presentation, immunopathogenesis, and therapeutics, *JAMA* 305: 391–399, 2011.
14. Vrabec TR, Augsburger JJ, Fischer DH, et al.: Taches de bougie, *Ophthalmology* 102:1712–1721, 1995.
15. Weineb RN: Diagnosing sarcoidosis by transconjunctival biopsy of the lacrimal gland, *Am J Ophthlamol* 97:573–576,1984.
16. Margo CE, Hamed LH: Ocular syphilis, *Surv Ophthalmol* 37:203–220, 1992.
17. Tramont EC: Syphilis in HIV-infected persons, AIDS Clin Rev 61–72, 1993–1994.
18. Chu DS, Foster CS: Sympathetic ophthalmia, *Int Ophthalmol Clin* 42(3):179–185, 2002.
19. Duker JS, Blumenkranz MS: Diagnosis and management of the acute retinal necrosis (ARN) syndrome, *Surv Ophthalmol* 35:327–343, 1991.
20. Balansard B, Bodaghi B, Cassoux N, et al.: Necrotising retinopathies simulating acute retinal necrosis syndrome, *Br J Ophthalmol* 89:96–101, 2005.
21. Aaberg TM: The expanding ophthalmologic spectrum of Lyme disease, *Am J Ophthalmol* 107:77–80, 1989.
22. Zaidman GW: The ocular manifestations of Lyme disease, *Int Ophthalmol Clin* 33:9–22, 1993.
23. Zhang M, Zhang J, Liu Y: Clinical presentations and therapeutic effect of presumed choroidal tuberculosis, *Retina* 32:805–813, 2012.
24. Yeh C, Sen HN, Colyer M, Zapor M, Wroblewski K: Update on ocular tuberculosis, *Curr Opin Ophthalmol* 23:551–556, 2012.
25. Ormerod LD, Dailey JP: Ocular manifestations of cat-scratch disease, *Curr Opin Ophthalmol* 10:209–216, 1999.
26. Moorthy RS, Mermoud A, Baerveldt G, et al.: Glaucoma associated with uveitis, *Surv Ophthalmol* 41:361–394, 1997.
27. Jabs DA, Rosenbaum JT, Foster CS, et al.: Guidelines for the use of immunosuppressive drugs in patients with ocular inflammatory disorders: recommendations of an expert panel, *Am J Ophthalmol* 130:492–513, 2000.
28. Shields JA, Augsburger JJ: Current approaches to the diagnosis and management of retinoblastoma, *Surv Ophthalmol* 25:347–372, 1981.
29. Char DH, Ljung BM, Miller T, Phillips T: Primary intraocular lymphoma (ocular reticulum cell sarcoma): diagnosis and management, *Ophthalmology* 95:625–630, 1988.
30. Kincaid MC, Green WR: Ocular and orbital involvement in leukemia, *Surv Ophthalmol* 27:211–232, 1983.
31. Fraser Jr DJ, Font RL: Ocular inflammation and hemorrhage as initial manifestations of uveal malignant melanoma: incidence and prognosis, *Arch Ophthalmol* 97:1311–1314, 1979.
32. Heckenlively JR, editor: *Retinitis pigmentosa*, Philadelphia, 1988, J.B. Lippincott.
33. Baldassano V, Dunn JP, Feinberg J, Dabs BA: Cytomegalovirus retinitis and low CD4+ T-lymphocyte counts, *N Engl J Med* 333:670, 1995.
34. Freeman WR, Chen A, Henderly DE, et al.: Prevalence and significance of acquired immunodeficiency-related retinal microvasculopathy, *Am J Ophthalmol* 107:229–235, 1989.
35. Jabs DA, Enger C, Bartlett JG: Cytomegalovirus retinitis and acquired immunodeficiency syndrome, *Arch Ophthalmol* 107:75–80, 1989.
36. Gilbert C, Handfield J, Toma E, et al.: Emergence and prevalence of cytomegalovirus UL97 mutations associated with ganciclovir resistance in AIDS patients, *AIDS* 12:125–129, 1998.
37. Jabs DA, Enger C, Dunn JP, Forman M: Cytomegalovirus retinitis and viral resistance: ganciclovir resistance. CMV retinitis and viral resistance study group, *J Infect Dis* 177:770–773, 1998.
38. Vrabec TR, Baldassano VF, Whitcup SM: Discontinuation of maintenance therapy in patients with quiescent CMV retinitis and elevated CD4+ counts, *Ophthalmology* 105:1259–1264, 1998.
39. Holbrook JT, Colvin R, van Natta ML, et al.: Studies of ocular complications of AIDS (SOCA) research group. Evaluation of the United States public health service guidelines for discontinuation of anticytomegalovirus therapy after immune recovery in patients with cytomegalovirus retinitis, *Am J Ophthalmol* 152:628–637, 2011.
40. Figueiredo L, Rothwell R, Bilhoto M, et al.: Immune recovery uveitis masked as an endogenous endophthalmitis in a patient with active CMV retinitis, *Case Rep Ophthalmol Med* 462968, 2013.
41. Engstrom Jr RE, Holland GN, Margolis TP, et al.: Progressive outer retinal necrosis syndrome, *Ophthalmology* 101:1488–1502, 1994.
42. Baumal CR, Reichel E: Management of cytomegalovirus-related retinal detachments, *Ophthalmic Surg Lasers* 29:916–925, 1998.
43. Vrabec TR: Laser demarcation of macula-sparing cytomegalovirus-related retinal detachment, *Ophthalmology* 104:2062–2067, 1997.
44. Passo MS, Rosenbaum JT: Ocular syphilis in patients with human immunodeficiency virus infection, *Am J Ophthalmol* 106:1–6, 1988.
45. Dugel PU, Gill PS, Frangieh GT, Rao NA: Ocular adnexal Kaposi's sarcoma in AIDS, *Am J Ophthalmol* 110:500–503, 1990.
46. Dugel PU, Gill PS, Frangieh GT, Rao NA: Treatment of ocular adnexal Kaposi's sarcoma in AIDS, *Ophthalmology* 99:1127–1132, 1992.
47. Karp CL, Scott IU, Chang TS, Pflugfelder SC: Conjunctival intraepithelial neoplasia: a possible marker for HIV infection? *Arch Ophthalmol* 114:257–261, 1996.
48. Saran BR, Maguire AM, Nichols C, et al.: Hypopyon uveitis in patients with AIDS treated for systemic *Mycobacterium avium* complex infection with rifabutin, *Arch Ophthalmol* 112:1159–1165, 1994.

RETINOPATIAS TÓXICAS

Chrysoula Koutsiouki ▪ *Sobha Sivaprasad* ▪ *Philip G. Hykin*

1. **Descreva as características clínicas da retinopatia por cloroquina.**
   Os pacientes são geralmente assintomáticos, porém alguns podem sofrer dificuldades na leitura por causa da presença de escotomas paracentrais ou metamorfopsia. Visto que as alterações retinianas iniciais estão localizadas na região parafoveal, a acuidade visual é tipicamente normal nos estágios iniciais da retinopatia. Nictalopia, defeitos na visão de cores e visão turva ocorrem quando a atrofia do epitélio retiniano se estende para envolver a fóvea. Nos estágios inicias da toxicidade, um leve mosqueamento do epitélio pigmentar da retina perifoveal é observado em conjunto com um reflexo foveal reduzido. Nesse estágio, ocorrem alterações pigmentares periféricas, porém estas podem passar despercebidas. Alterações pigmentares maculares progridem para uma clássica maculopatia em olho de boi (Fig. 40-1). Nos estágios mais tardios, ocorrem alterações pigmentares retinianas generalizadas, com atenuação vascular e palidez do disco óptico.

2. **Quais doses de cloroquina e hidroxicloroquina causam retinopatia?**
   Retinopatia é improvável a uma dose diária < 4 mg/kg/dia de cloroquina (CQ) ou < 6,5 mg/kg/dia de hidroxicloroquina (HCQ). Uma dose diária > 8 mg/kg/dia de hidroxicloroquina produz retinopatia em 40% dos casos. Retinopatia é extremamente improvável com uma dose total < 100 g de cloroquina ou < 300 g de hidroxicloroquina, e rara com doses totais < 300 e < 700 g, respectivamente.

3. **Quais são os fatores de risco para retinopatia por cloroquina e hidroxicloroquina?**
   Acredita-se que a dose cumulativa seja o fator de risco mais importante. Uma dose cumulativa de 1.000 g de HCQ é alcançada em 7 anos com uma dose diária típica de 400 mg, e uma dose cumulativa de 460 g de CQ é alcançada em 5 anos com uma dose diária típica de 250 mg. Com doses diárias > 6,5 mg/kg de HCQ e > 3,0 mg/kg de CQ, o acúmulo da droga pode aumentar a taxa ou grau de retinopatia tóxica. CQ e HCQ são excretadas pelos rins e fígado. Portanto, insuficiência/doença renal e hepática são fatores de risco, pois estas condições podem contribuir com a elevação dos níveis sanguíneos da droga. Outros fatores de risco são idade, fatores genéticos e doença macular preexistente.

4. **Como os pacientes sendo tratados com cloroquina e hidroxicloroquina devem ser monitorados?**
   Todos os pacientes iniciando uma terapia com CQ e HCQ devem ser submetidos a um exame basal durante o primeiro ano de tratamento. O exame basal deve incluir uma biomicroscopia detalhada, um teste automatizado do limiar do campo visual com estratégia 10-2 branco para a detecção de escotomas paracentrais, e um ou mais testes adicionais subjetivos para rastreio: tomografia de coerência óptica de domínio espectral (SD-OCT) exibindo desorganização, ou perda da camada elipsoide na região parafoveal da mácula é um sinal objetivo inicial. De modo similar, a eletrorretinografia multifocal (mfERG) é mais sensível na documentação de perda funcional paracentral localizada, quando comparada à campimetria com estratégia 10-2 branco. Autofluorescência do fundo (FAF) pode revelar focos paracentrais de hiperfluorescência decorrente do acúmulo de *debris* do segmento externo no interior do epitélio pigmentar retiniano (EPR), e áreas de hipofluorescência nos estágios tardios por causa da perda de EPR. Fotografia basal de fundo colorida pode ser útil para documentação. Rastreio anual deve ser realizado após 5 anos de tratamento com CQ e HCQ da forma descrita anteriormente.

5. **Qual tratamento é recomendado na retinopatia por cloroquina?**
   Se uma toxicidade retiniana estiver presente, a hidroxicloroquina e a cloroquina devem ser suspensas imediatamente. Há um estágio de perda funcional muito precoce quando a interrupção do fármaco reverte a toxicidade, mas a progressão tipicamente continua, embora não seja claro se está relacionada com a baixa excreção do fármaco ou com uma descompensação gradual de células que foram lesionadas durante o período de exposição ao fármaco. Se achados sugestivos/sintomas visuais ocorrerem, testes subjetivos devem ser repetidos (campos automatizados, mfERG, SD-OCT, FAF). Na suspeita de toxicidade, recomenda-se a interrupção da CQ e HCQ, seguido de 3-6 meses de revisão. Pacientes com provável toxicidade (escotoma bilateral em olho de boi, mfERG paracentral bilateral, anormalidades na SD-OCT/FAF) devem ser monitorados de perto cada 3 meses.

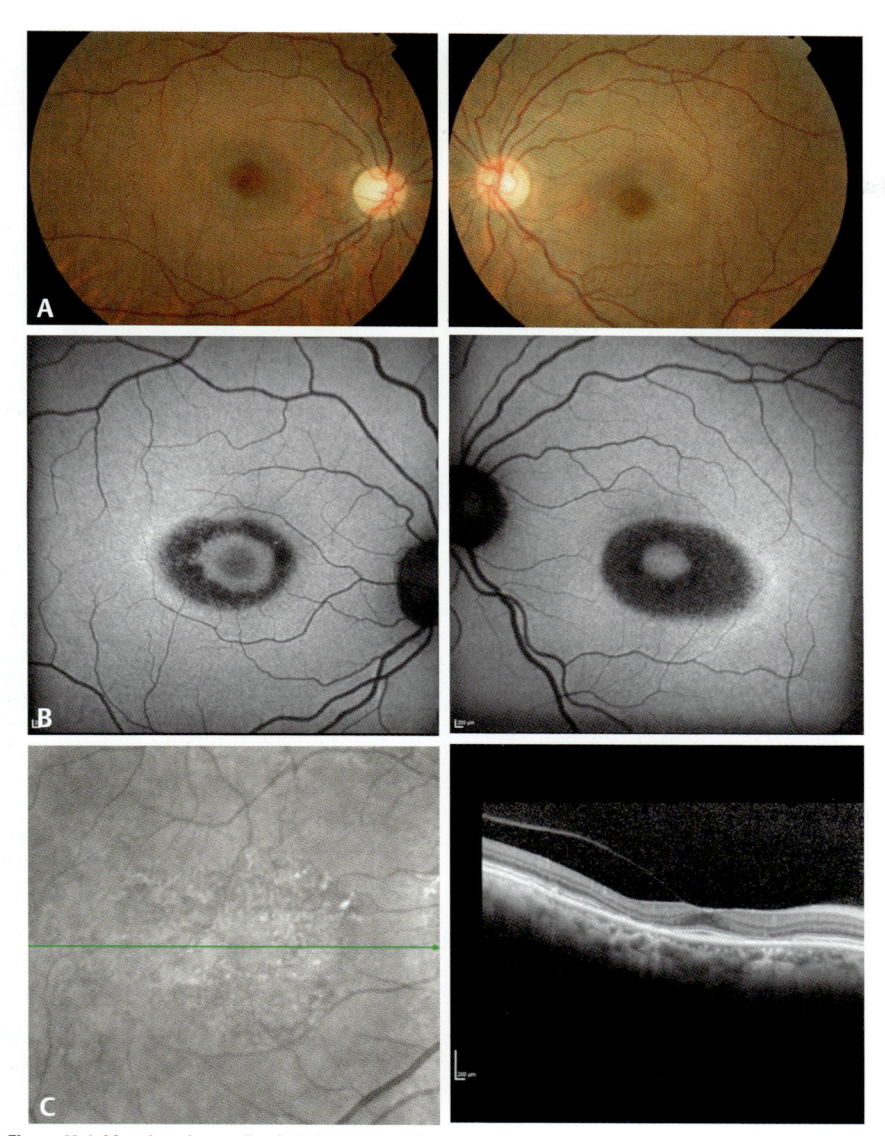

Figura 40-1. Maculopatia em olho de boi causada pela retinopatia por cloroquina: fotografia colorida **(A)**, imagem de autofluorescência **(B)**, fotografia magnificada da mácula com tomografia de coerência óptica de domínio espectral associada **(C)**.

6. A patogênese da retinopatia por cloroquina e hidroxicloroquina é compreendida?

As alterações histopatológicas iniciais da retinopatia por cloroquina incluem corpos citoplasmáticos membranosos nas células ganglionares e alterações degenerativas nos segmentos externos dos fotorreceptores. No entanto, a cloroquina possui uma afinidade seletiva pela melanina, e foi sugerido que essa afinidade reduz a capacidade da melanina em se combinar com radicais livres e proteger as células visuais da toxicidade pela luz e por radiação. Outros autores acreditam que o fármaco pode danificar diretamente os fotorreceptores.

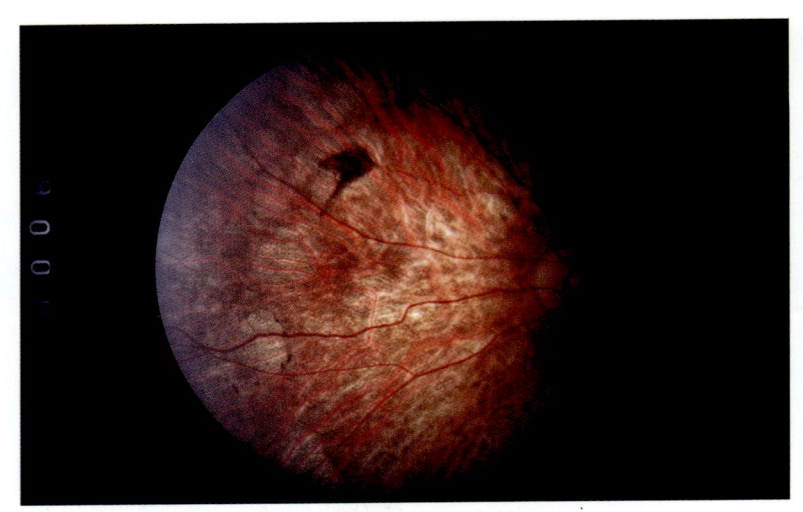

Figura 40-2. Retinopatia por tioridazina.

7. **Como a tioridazina pode afetar a retina?**
   A tioridazina (Mellaril) pode causar nictalopia, discromatopsia e visão embaçada. As alterações retinianas iniciais incluem uma granularidade ou mosqueamento fino no epitélio pigmentar da retina, posterior ao equador, que pode progredir para uma intensa atrofia pigmentar e placas pigmentares hipertróficas (Fig. 40-2). Após, podem ocorrer atenuação vascular e atrofia óptica. Toxicidade é considerada incomum com doses diárias < 800 mg/dia, porém pode-se desenvolver rapidamente com doses superiores a 1.200 mg/dia. A toxicidade é mais dependente da dose total diária do que da dose cumulativa. Na perimetria, um achado inespecífico, porém bastante característico, é a presença de um escotoma paracentral ou anular. Angiografia fluoresceínica revela a perda de EPR e coriocapilares nas áreas de despigmentação.

8. **Quais outras fenotiazinas causam retinopatia?**
   Toxicidade retiniana foi relatada com outras fenotiazinas, incluindo a clorpromazina. No entanto, estes compostos são menos prováveis de causar retinopatia, provavelmente por causa da ausência do grupo lateral da tioridazina, ou seja, o piperidiniletil. Considera-se que uma dose diária de 1.200 a 2.400 g de clorpromazina durante um período mínimo de 12 meses é necessária antes que uma toxicidade ocorra.

9. **Como o sulfato de quinina pode causar retinopatia?**
   O sulfato de quinina é usado para cãibras noturnas e como profilático da malária. Esse agente pode causar toxicidade retiniana após a ingestão de uma única dose elevada (4 g). A janela terapêutica é estreita, com alguns pacientes tomando uma dose diária de 2 g. Os pacientes desenvolvem embaçamento da visão, nictalopia, náusea, zumbido, disacusia e, até mesmo, coma em até 2 a 4 horas após ingestão. Os achados agudos incluem pupilas dilatadas, perda da transparência retiniana por toxicidade das células ganglionares (Fig. 40-3) e dilatação dos vasos retinianos. À medida que a fase aguda se resolve, ocorre atenuação dos vasos e palidez do nervo óptico. A acuidade visual pode melhorar após a fase aguda.

10. **Quais são as similaridades e diferenças nos testes eletrofisiológicos entre a retinopatia por cloroquina e a retinopatia por fenotiazina?**
    Na toxicidade por cloroquina, a ERG pode exibir amplitude da onda a e uma depressão da onda b, ao passo que a ERG está geralmente deprimida na toxicidade por fenotiazina. O eletro-oculograma (EOG) está reduzido em ambas as condições, porém apenas a doença progressiva é significativa na retinopatia por cloroquina, visto que alguma redução é comum após o início da terapia com este fármaco. Adaptação ao escuro pode permanecer normal na toxicidade por cloroquina, mesmo em casos tardios, ao passo que é tipicamente tardia na toxicidade por fenotiazina.

11. **Quais são os efeitos tóxicos retinianos de sildenafile (Viagra)?**
    O sildenafil é um fármaco eficaz para a disfunção erétil, inibindo a isoenzima fosfodiesterase tipo 5 (PDE-5). Também pode inibir a isoenzima PDE-6, uma enzima importante envolvida na cascata de foto-

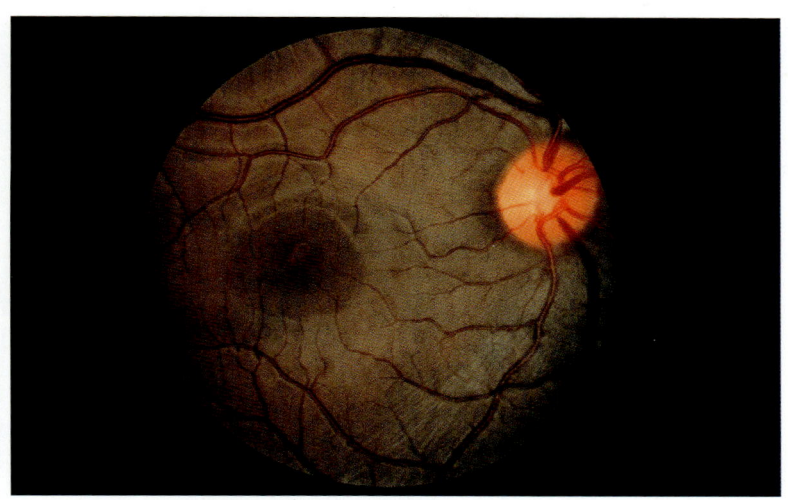

Figura 40-3. Perda leve da transparência da retina causada pela toxicidade por sulfato de quinina.

transdução da retina, podendo causar uma redução reversível na amplitude das ondas a e b em uma ERG. No geral, 3 a 11% dos pacientes podem sofrer alterações visuais transitórias, como turvação da visão ou fotossensibilidade que duram minutos a horas após a ingestão do fármaco. Foram descritos efeitos colaterais graves e permanentes, incluindo hemorragias retinianas, oclusão de ramo venoso e arterial da retina, neuropatia óptica isquêmica anterior e aceleração da retinopatia diabética proliferativa.

12. Como o uso de cocaína afeta a retina?

A cocaína possui efeitos dopaminérgicos e adrenomiméticos. A dopamina é encontrada em altas concentrações na retina e exerce um papel importante na visão de cores. Pacientes com abstinência de cocaína apresentam respostas de amplitude da onda b referente ao cone azul significativamente reduzidas na eletrorretinografia e defeitos na visão das cores azul e amarelo. A resposta adrenomimética e o súbito aumento na pressão sanguínea associado ao uso intranasal de cocaína também podem causar oclusões arteriais da retina.

13. O que é retinotoxicidade por vigabatrina?

Vigabatrina (VGB) é um inibidor irreversível do ácido γ-aminobutírico transaminase, bem como um antiepiléptico altamente eficaz para o tratamento de convulsões de início parcial e espasmos infantis. Este fármaco causa uma forma característica de atrofia periférica da retina e atrofia nasal ou "inversa" do disco óptico em aproximadamente 10% das crianças sendo tratadas com VGB, resultando em grave contração dos campos visuais. Descontinuação do VGB deve ser fortemente considerada nessas crianças.

14. Como a síndrome alcóolica fetal afeta a retina?

Malformações induzidas pelo álcool incluem discos ópticos hipoplásicos e vasos retinianos tortuosos.

15. O que é incomum acerca do edema macular cistoide causado por ácido nicotínico?

O ácido nicotínico é usado para reduzir os níveis séricos de lipídios e colesterol no tratamento de hiperlipidemia. Em doses > 1,5 g/dia, os pacientes relatam embaçamento da visão, ocasionalmente associada a um escotoma paracentral ou uma metamorfopsia. Embora o edema macular cistoide típico seja observado clinicamente, a angiografia fluoresceínica exibe ausência de extravasamento, sugerindo que o edema seja causado por um efeito tóxico nas células de Müller, o que resulta em edema intracelular. A incidência é baixa (0,67%) e dose-dependente. O edema macular cistoide é reversível.

16. Cite as substâncias que podem causar retinopatia cristalina.

- Tamoxifeno.
- Cantaxantina
- Talco (frequentemente utilizado com o uso intravenoso de drogas) (Fig. 40-4).

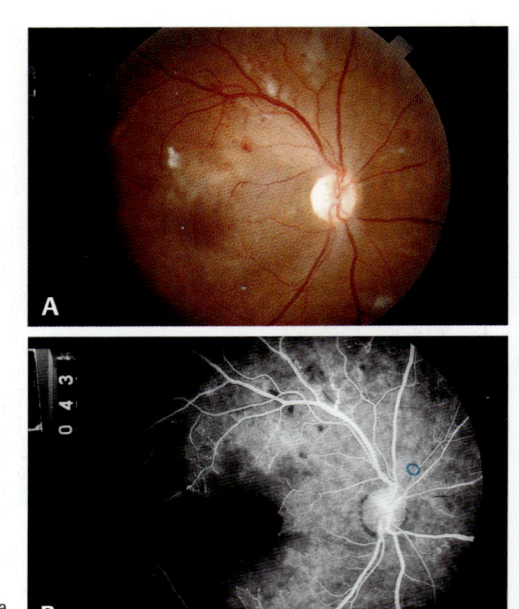

Figura 40-4. Retinopatia por talco exibindo partículas perifoveais finas de talco (**A**) e uma resultante oclusão vascular extensa do polo posterior da retina na angiografia fluoresceínica (**B**).

- Drogas que causam oxalose secundária.
  - Anestésico metoxiflurano.
  - Etilenoglicol.
  - Ingestão de salicilato na presença de insuficiência renal.

17. Qual é o mecanismo de retinopatia causada pelo talco?

Talco é utilizado como um preenchedor nos comprimidos de cloridrato de metilfenidato (Ritalina®) que os viciados em droga podem esmagar e injetar por via intravenosa. Inicialmente, as partículas de talco causam embolia pulmonar, porém após o uso prolongado (≈ 12.000 comprimidos), *shunt*s arteriovenosos pulmonares permitem que o talco penetre na circulação sistêmica. Êmbolos alojados nas arteríolas retinianas podem provocar um fechamento periférico ou posterior acentuado, resultando em neovascularização retiniana, hemorragia vítrea e maculopatia isquêmica.

18. Como a retinopatia por talco deve ser tratada?

Interrupção imediata do uso de Ritalina® é essencial. Na presença de neovascularização retiniana e hemorragia vítrea, uma fotocoagulação panretiniana periférica deve ser considerada. Não existe um tratamento eficaz para maculopatia isquêmica.

19. O que é xantopsia? Qual fármaco pode causar essa condição?

Xantopsia é o sintoma raro de visão amarelada. Tal como hemeralopia (acuidade visual reduzida com o aumento da iluminação de fundo), visão embaçada, comprometimento da visão de cores e escotomas paracentrais, a xantopsia é causada pela toxicidade digitálica.

20. Quais são as características clínicas da retinopatia por tamoxifeno? Qual quantidade do fármaco é necessária para causar sintomas?

Os pacientes são tipicamente assintomáticos, embora uma acuidade visual significativamente reduzida tenha sido relatada em um subgrupo de casos. Observa-se um depósito de cristais refrativos com aspecto de pontilhado na retina interna irreversíveis, que estão predominantemente localizados na região paramacular e frequentemente associados a um edema macular. A dose cumulativa de tamoxifeno parece ser importante, com depósitos retinianos ocorrendo com maior frequência após uma dose total de 100 g. A prevalência geral é de 1 a 6%.

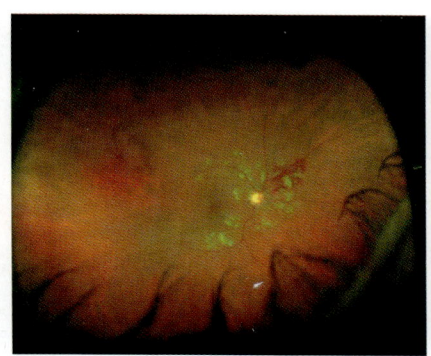

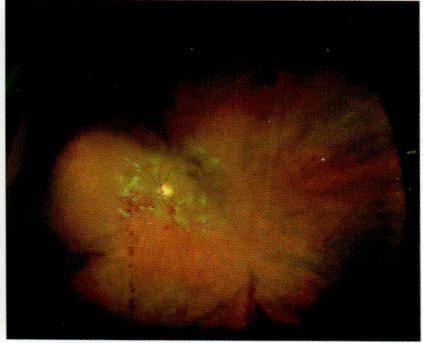

Figura 40-5. Retinopatia associada ao tacrolimo.

Nenhuma alteração consistente é observada no ERG. SD-OCT poderá ser uma ferramenta diagnóstica sensível no futuro, com a capacidade de identificar casos com buraco macular, que representa um risco aparentemente mais elevado em pacientes tomando tamoxifeno. Pacientes com perda visual ou edema macular comprovados devem descontinuar o tratamento com o fármaco. Embora possam ocorrer recuperação da visão e resolução do edema macular após interrupção do tamoxifeno, os depósitos retinianos persistirão.

21. A injeção intraocular de antibióticos pode causar retinopatia?

Injeção intraocular inadvertida de gentamicina pode resultar em um início rápido de branqueamento da retina na área macular, hemorragias superficiais e intrarretinianas, edema da retina, manchas em flocos de algodão, estreitamento arteriolar e estreitamento venoso em forma de rosário. Atrofia óptica e alterações no epitélio pigmentar retiniano se desenvolvem posteriormente. O prognóstico visual é desfavorável, com a possibilidade de desenvolvimento de glaucoma neovascular. Nos estágios agudos, a angiografia fluoresceínica revelará áreas de não perfusão vascular severa. Infarto macular foi relatado após a injeção intravítrea de 400 µg. Problemas similares podem ocorrer com tobramicina e amicacina.

22. O que é retinopatia por interferon?

Retinopatia associada ao interferon é dose-dependente e ocorre em pacientes saudáveis em 12% dos casos. Sessenta e cinco por cento dos pacientes diabéticos e 50% dos pacientes hipertensos tratados com interferon podem desenvolver retinopatia ou apresentar agravamento da retinopatia presente. Retinopatia isquêmica inclui exsudatos algodonosos, hemorragias retinianas, edema macular cistoide, oclusões vasculares, desenvolvimento de membrana epirretiniana e edema do disco óptico. O mecanismo pode incluir deposição de imunocomplexos na vasculatura retiniana e ativação do componente C5a da cascata do complemento, seguido por infiltração de leucócitos e oclusão vascular. O EOG pode-se tornar anormal nos estágios iniciais da toxicidade. Angiografia fluoresceínica demonstra áreas da retina mal perfundidas.

23. O que é retinopatia associada ao tacrolimo?

Tacrolimo é um agente imunossupressor eficaz que inibe a síntese de citocinas e bloqueia o desenvolvimento de células T. Neuropatia óptica bilateral e maculopatia isquêmica foram relatadas em pacientes após o uso de tacrolimo. Raramente, a toxicidade por tacrolimo pode-se manifestar como exsudatos algodonosos e hemorragias superficiais (Fig. 40-5). Foi levantada uma hipótese de efeito neurotóxico direto sobre o EPR, cones ou bastonetes. A condição se apresenta com um início gradual de embaçamento bilateral da visão associado a achados inespecíficos na OCT e na angiografia fluoresceínica, porém com um escotoma central no exame de campo visual com estratégia 10-2. ERG multifocal demonstrou supressão foveal em ambos os olhos.

24. Quais efeitos a sobrecarga de ferro têm sobre a retina?

Um corpo estranho de ferro intraocular retido pode resultar em escurecimento da íris, depósitos alaranjados na região subcapsular anterior da lente, vitreíte anterior e posterior, retinopatia pigmentar e perda progressiva do campo visual. O corpo estranho intraocular deve ser removido o mais rápido possível.

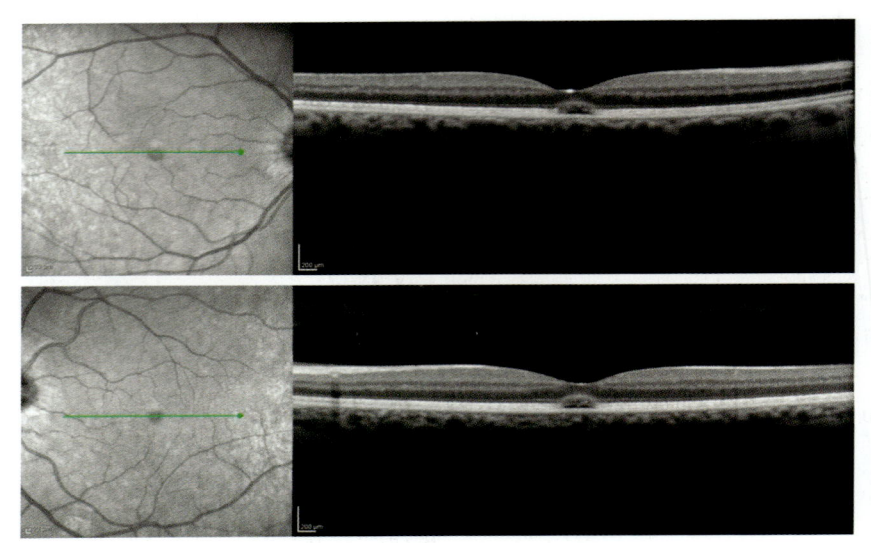

Figura 40-6. SD-OCT da maculopatia por *poppers*.

25. Quais fármacos podem causar eventos tromboembólicos retinianos?

Contraceptivos orais foram associados a oclusões da artéria central da retina e seus ramos, artéria ciliorretiniana e da veia central da retina. Há uma considerável controvérsia com relação ao papel dos contraceptivos orais na causa desses eventos, mas sua interrupção parece apropriada. Embolia retiniana por talco é discutida nas Perguntas 17 e 18. Injeção periorbitária de esteroides com penetração arterial acidental pode resultar em extensa embolização da circulação retiniana.

26. Quais agentes quelantes podem causar maculopatia?

Os agentes quelantes deferoxamina e deferasirox são regularmente utilizados para sobrecarga de ferro, particularmente na talassemia *major*. Deferoxamina é um sideróforo que está comercialmente disponível por mais de 30 anos e pode causar turvação visual, nictalopia e escotoma anelar. O fundo de olho pode exibir desorganização difusa e bilateral do epitélio pigmentar da retina. Deferasirox é um quelante com elevado grau de ligação a proteínas que foi disponibilizado, em 2005. Ensaios pré-clínicos e clínicos do deferasirox relataram que esse agente é bem tolerado e não causa retinopatia tóxica, embora uma possível retinopatia relacionada com o deferasirox tenha sido relatada.

27. O que é maculopatia por *poppers*?

Poppers são drogas de uso recreativo de abuso que pertencem à família de compostos dos nitritos de alquila. No Reino Unido, o composto mais comumente utilizado é o nitrito de isopropila, que pode ser adquirido legalmente, porém é ilegal vendê-lo para consumo humano. O mecanismo exato de lesão aos fotorreceptores centrais é desconhecido. O paciente apresenta os sintomas de um escotoma central, distorção da visão e fosfeno. Os sinais clínicos variam desde um aspecto foveal normal até lesões amareladas e em formato de cúpula da fóvea. Ruptura ou perda da camada elipsoide presumida na SD-OCT é o aspecto característico (Fig. 40-6).

28. Quais fármacos usados na terapia oncológica podem causar retinopatia tóxica?

A retina está entre os tecidos mais ativos metabolicamente do corpo, tornando-a vulnerável para efeitos colaterais indesejáveis provocados pelos agentes quimioterápicos. Agentes biológicos, inibidores de moléculas pequenas e quimioterápicos podem todos causar retinopatias tóxicas. Achados clínicos observados com anticorpos monoclonais incluem neovascularização da coroide (Ipilimumab) e edema macular, hemorragias e exsudatos duros (Trastuzumabe). Quimioterápicos, como a cisplatina, podem causar alterações pigmentares na retina/mácula ou, raramente, isquemia retiniana, neovascularização, hemorragias intrarretinianas e exsudatos. Derivados do ácido retinoide, como a isotretinoína, podem causar nictalopia.

BIBLIOGRAFIA

Campochiaro PA, Lim JI: Aminoglycoside toxicity in the treatment of endophthalmitis. The Aminoglycoside toxicity study group, Arch Ophthalmol 112:48–53, 1994.
Davies AJ, Kelly SP, Naylor SG, Bhatt PR, Mathews JP, Sahni J, Haslett R, McKibbin M: Adverse ophthalmic reactions in poppers users: case series of 'poppers maculopathy', Eye (lond) 26(11):1479–1486, November 2012.
Gass JDM: Toxic diseases affecting the pigment epithelium and retina. In Gass JDM, editor: Stereoscopic atlas of macular diseases, ed 4, St. Louis, 1997, Mosby, pp 775–808.
Gruener AM, Jeffriers MA, El Housseini Z, Whitefield L: Poppers maculopathy, Lancet, 384(9954):1606, 2014.
Haimovici R, D'Amico DJ, Gragoudas ES, Sokol S: Deferoxamine retinopathy study group. The expanded clinical spectrum of deferoxamine retinopathy, Ophthalmology 109:164–171, 2002.
Laties A, Zrenner E: Viagra (sildenafil citrate) and ophthalmology, Prog Retin Eye Res 21:485–506, 2002.
Liu CY, Francis JH, Brodie SE, Marr B, Pulido JS, Marmor MF, Abramson DH: Retinal toxicities of cancer therapy drugs:biologics: small molecule inhibitors, and chemotherapies, Retina 34(7):1261–1280, July 2014.
Marmor MF, Kellner U, Lai TYY, Lyons JS, Mieler WF: Revised recommendations on screening for Hydroxychloroquine and Chloroquine retinopathy, Am Acad Ophthalmol 118(2):415–422, February 2011.
Roy M, Roy A, Williams J, et al.: Reduced blue cone electroretinogram in cocaine-withdrawn patients, Arch Gen Psych 54:153–156, 1997.
Swartz M: Other diseases: drug toxicity, metabolic and nutritional conditions. In Ryan SJ, editor: Retina, ed 2, St. Louis, 1994, Mosby.
Urey JC: Some ocular manifestations of systemic drug abuse, J Am Optom Assoc 62:834–842, 1991.
van der Torren K, Graniewski-Wijnands HS, Polak CB: Visual field and electrophysiological abnormalities due to vigabatrin, Doc Ophthalmol 104:181–188, 2002.
Walia HS, Yan j: Reversible retinopathy associated with oral deferasirox therapy, BMJ Case Rep, July 17, 2013.
Weiner A, Sanberg MA, Raudie AR, et al.: Hydroxychloroquine retinopathy, Am J Ophthalmol 106:286–292, 1988.

CAPÍTULO 41
DOENÇA DE COATS
William Tasman

1. **O que é doença de Coats?**
   Exsudação, telangiectasia retiniana e aneurismas retinianos são as características distintivas do distúrbio, que foi nomeado em memória do oftalmologista britânico George Coats, que foi o primeiro a descobrir essa condição, em 1908. A doença começa indolor e pode ter um desenvolvimento lento e insidioso. Muitas vezes, a doença de Coats não é descoberta até após a infância.

2. **Liste as características clínicas da doença de Coats.**
   - É uma doença para vida toda.
   - Oitenta a 90% dos casos ocorrem em crianças do sexo masculino.
   - É geralmente unilateral.
   - Não é hereditária.
   - As lesões vasculares retinianas características são os aneurismas tipo telangiectasia em formato de "lâmpada", que estão associados à não perfusão de capilares na periferia do fundo (Fig. 41-1, *B* e *D*).
   - Exsudação intrarretiniana e sub-retiniana, um aspecto proeminente, geralmente se acumula na área macular (Fig. 41-1, *A* e *C*); o exsudato contém cristais de colesterol.
   - A doença de Coats pode resultar em descolamento de retina exsudativo, catarata, glaucoma neovascular e *phthisis bulbi*.

3. **Qual porcentagem de pacientes é composta por meninas?**
   Entre 8 e 10% dos pacientes são meninas.

4. **Qual é a idade mais comum em que a doença de Coats se torna aparente?**
   A doença de Coats normalmente se torna aparente entre 8 e 10 anos de idade. No entanto, pode-se manifestar na primeira infância e mais tardiamente. Geralmente, a doença é muito mais severa quando observada na primeira infância.

5. **Qual porcentagem de casos é unilateral *versus* bilateral?**
   Aproximadamente 80 a 90% dos casos são unilaterais. Quando casos bilaterais se desenvolvem, há geralmente assimetria, com o envolvimento muito maior de um olho do que do outro.

6. **As alterações vasculares da retina são fáceis de detectar?**
   Se o paciente cooperar, as alterações vasculares periféricas da retina não são difíceis de diagnosticar. Contudo, um exame sob anestesia geral pode ser necessário em pacientes mais novos.

7. **Como essa condição difere dos aneurismas miliares de Leber?**
   Em 1912, Leber descreveu os aneurismas miliares de retina. Ele sugeriu que as condições eram as mesmas que aquela relatada por Coats e, atualmente, esse é o consenso geral.

8. **A etiologia da doença de Coats é conhecida?**
   A etiologia precisa da doença de Coats ainda não foi determinada.

9. **Existem condições com a qual a doença de Coats pode ser confundida?**
   Quando há exsudação na mácula, telangiectasia periférica e ausência de descolamento de retina, a doença de Coats pode ser diagnosticada com confiança. Há diversas condições para serem descartadas, especialmente o retinoblastoma, que é o tumor intraocular maligno que ocorre na primeira infância e na infância. Foi estimado que aproximadamente 3,9% dos olhos originalmente diagnosticados como abrigando um retinoblastoma foram subsequentemente diagnosticados como doença de Coats. Veja Quadro 41-1.

10. **Outras condições além do retinoblastoma podem simular a doença de Coats?**
    Angiomatose retiniana (síndrome de von Hippel-Lindau), uma facomatose, pode causar exsudação na mácula. Esta condição é herdada de forma autossômica dominante e apresenta hemangioblastomas viscerais e de sistema nervoso central como parte da síndrome. Além disso, podem ocorrer cistos e tu-

mores viscerais, incluindo carcinoma de células renais. No início do quadro, a foto do fundo do olho é diferente daquela da doença de Coats, visto que a angiomatose retiniana demonstra uma arteríola aferente dilatada e tortuosa e uma vênula eferente de drenagem que penetra e abandona uma massa avermelhada em forma de balão, geralmente na periferia do fundo. Se o angioma ocular estiver sobre o disco, pode estar associado à exsudação macular, dificultando a diferenciação da doença de Coats. Outras condições que devem ser consideradas no diagnóstico são: vitreorretinopatia exsudativa familiar (FEVR), vasculatura fetal persistente (PVF) e retinopatia da prematuridade (ROP). A FEVR é uma condição herdada de forma dominante que pode apresentar uma resposta similar às da doença de Coats. PVF era previamente conhecida como persistência hiperplásica do vítreo primitivo. É geralmente unilateral e ocorre em um olho microftálmico. A ROP pode-se manifestar com descolamento de retina, mas geralmente ocorre em pacientes com um histórico de prematuridade significativa.

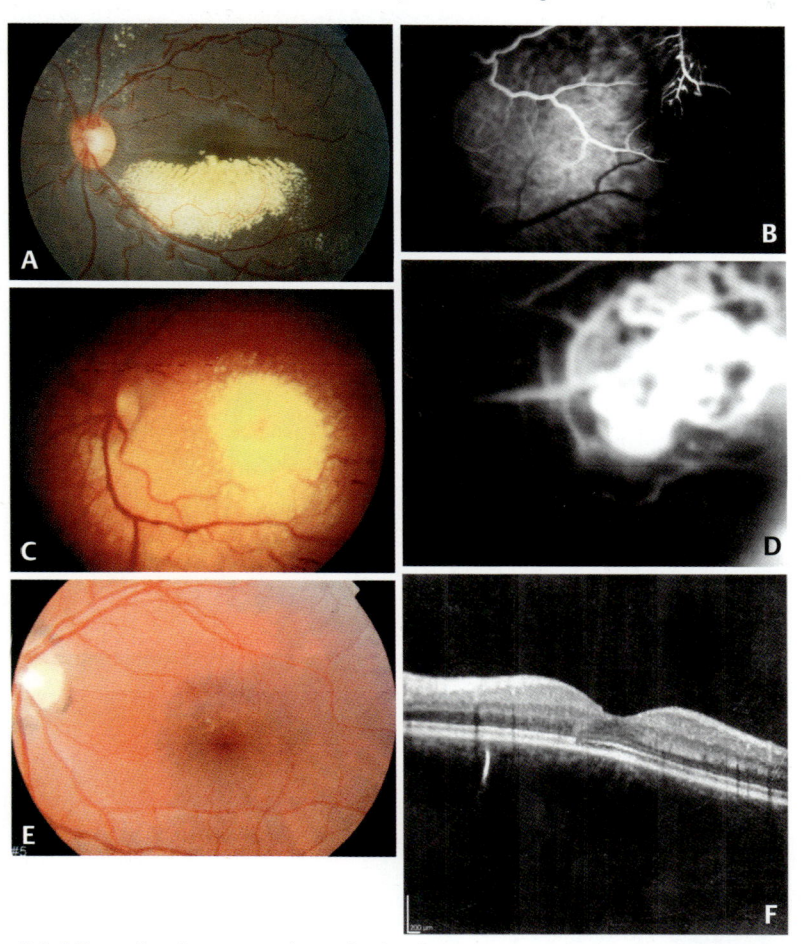

Figura 41-1. A, Fotografia pré-tratamento do exsudato localizado no polo posterior de um menino de 10 anos de idade com doença de Coats. **B,** Alterações vasculares periféricas da retina do paciente exibido em A. **C,** Embora a doença de Coats afete predominantemente o sexo masculino, meninas também podem desenvolver a doença, como observado nessa menina de 9 meses de idade. **D,** Alterações vasculares periféricas da retina estão presentes na periferia temporal da paciente exibida em C. **E,** A menina de 9 meses de idade está agora com 22 anos e não teve recidivas. **F,** Após reabsorção do exsudato na paciente mostrada em E, a OCT exibe uma mácula de aspecto normal, porém a melhor acuidade visual corrigida é de apenas 20/200, apesar do uso de curativo oclusivo na infância. *(Continua)*

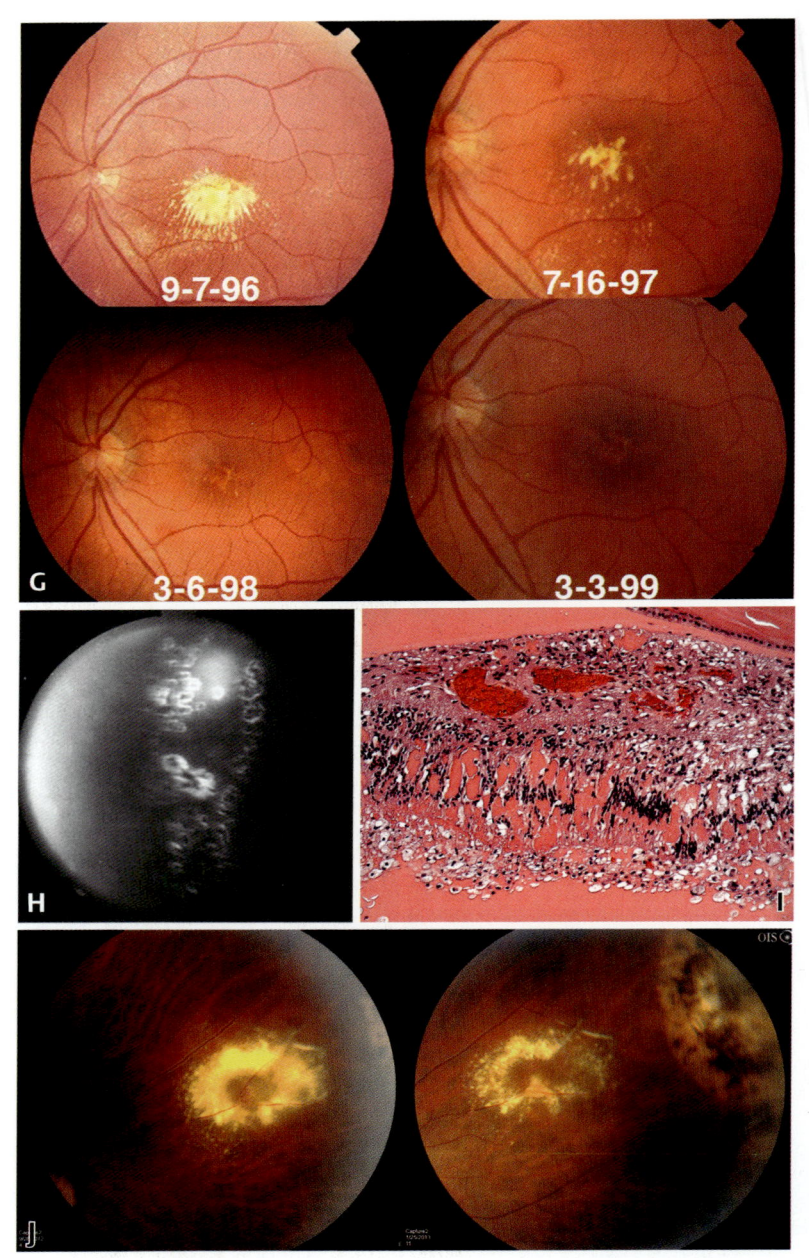

Figura 41-1. *(Cont.)* G, Exsudato desaparecendo após tratamento com *laser*. **H**, Alterações microaneurismáticas em um paciente com a doença de Coats. **I**, Corte histológico da retina em um paciente com doença de Coats e descolamento de retina bolhoso quase tocando a cápsula posterior secundária da lente Alterações aneurismáticas podem ser observadas na camada de fibras nervosas (*Cortesia de Dr. Ralph Eagle*). **J**, Doença de Coats recorrente em um paciente do sexo masculino de 26 anos de idade diagnosticado aos 5 anos de idade. Exsudato está começando a diminuir após 3 meses de retratamento.

DOENÇA DE COATS | 331

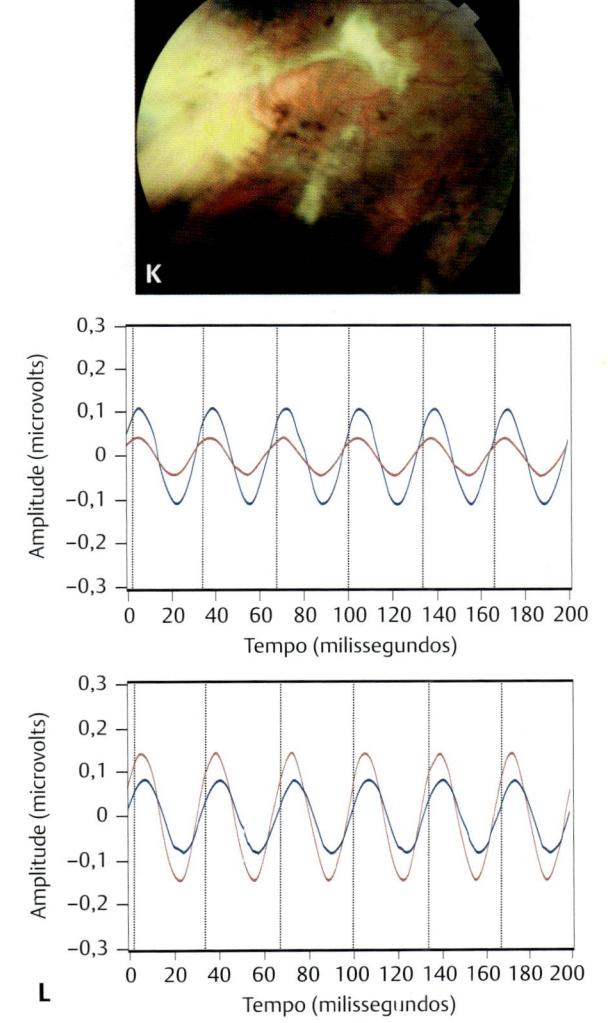

Figura 41-1. *(Cont.)* **K,** Paciente do sexo masculino de 27 anos de idade com retinite pigmentosa e doença de Coats. **L,** O paciente em J apresenta respostas de cones, em Hertz (hz), tardias e reduzidas.

Quadro 41-1. Diagnóstico Diferencial da Doença de Coats

1. Retinoblastoma.
2. Vitreorretinopatia exsudativa familiar.
3. Doença de von Hippel-Lindau.
4. Retinopatia da prematuridade.
5. Vasculatura fetal persistente.

11. Além da angiografia fluoresceínica, qual técnica pode ser útil para confirmar o diagnóstico?
Ultrassonografia e tomografia computadorizada (TC) podem ajudar a diferenciar entre a doença de Coats e o retinoblastoma ao detectar a presença ou ausência de calcificações sub-retinianas. Calcificação é encontrada no retinoblastoma, porém é extremamente rara na doença de Coats.

12. É aconselhável obter uma tomografia computadorizada?
A TC é talvez o teste mais valioso no diagnóstico de doença de Coats, por causa de sua capacidade em delinear a morfologia intraocular, qualificar densidades retinianas e detectar anormalidades orbitárias e intracranianas associadas. No entanto, esta técnica expõe um paciente jovem a baixos níveis de radiação, especialmente quando os exames são repetidos periodicamente.

13. Aspiração dos exsudatos sub-retinianos pode ajudar no diagnóstico?
Os principais achados diagnósticos na análise de aspirados sub-retinianos são a presença de cristais de colesterol e de macrófagos com pigmentos, e a ausência de células tumorais. Esta técnica deve ser reservada para pacientes em que o retinoblastoma tenha sido descartado por outras vias não invasivas, em razão do risco de implante tumoral.

14. Como a doença de Coats é tratada?
Quando possível, é desejável tratar a condição antes que exsudato se acumule na área macular. O tratamento é direcionado às anormalidades vasculares periféricas. Fotocoagulação pode ser usada para eliminar esses vasos anormais. Em pacientes com exsudação abaixo da telangiectasia vascular periférica, a crioterapia pode ser o método de escolha (Fig. 41-1, *D*). Eliminação dos vasos defeituosos previne adicional extravasamento e é seguida pela reabsorção de exsudato ao longo dos meses seguintes. Pelo fato de ter sido constatado que os pacientes possuem níveis elevados de fator de crescimento endotelial vascular (VEGF), bevacizumabe, triancinolona e dexametasona são injetados por via intravítrea. Em grande parte do tempo, esses fármacos são utilizados como adjuvantes do tratamento com *laser* ou crioterapia. No entanto, uma melhora dramática foi ocasionalmente relatada quando o bevacizumabe foi utilizado como o modo primário de terapia. Com o uso de esteroides, a catarata deve ser considerada como uma potencial complicação.

15. Quanto tempo leva para o exsudato desaparecer?
A reabsorção do exsudato pode levar até um ano ou mais antes de desaparecer completamente. Seu desaparecimento se torna aparente nos primeiros meses após o tratamento. Massas sólidas de exsudato assumem uma aparência mais granular, à medida que o exsudato vai desaparecendo.

16. Mais de um tratamento é necessário?
Quando mais de dois quadrantes possuem telangiectasia retiniana, dois ou três tratamentos podem ser necessários.

17. Quando não houver mais vasos anormais, o paciente é considerado curado?
Recidiva, que é geralmente anunciada pelo reaparecimento de exsudato e está quase sempre associada a novas anormalidades vasculares, pode ocorrer mesmo após muitos anos. Recomenda-se que os pacientes agendem consultas de acompanhamento em intervalos de 6 a 12 meses durante toda a vida. Veja Quadro 41-2.

18. Esta condição pode ser tratada após o descolamento de retina?
A cirurgia vitreorretiniana pode, em alguns casos, ajudar a reinserir a retina. No momento da cirurgia, é necessário tratar os vasos anormais por fotocoagulação a *laser* ou crioterapia. Todavia, a visão nesses

---

Quadro 41-2. Recidiva da Doença de Coats

Número de pacientes: 13
• Pacientes do sexo masculino: 11 (85%)
• Pacientes do sexo feminino: 2 (15%)
Tempo médio de acompanhamento: 12,4 anos
• Varia: 4 a 58 anos
Número médio de recidivas: 3,3
Paciente mais velho no momento de recidiva: 58 anos

olhos é geralmente bastante limitada e, algumas vezes, apesar da reinserção da retina, não há percepção de luz.

19. Se não tratada, qual o resultado?
Doença de Coats não tratada não resulta invariavelmente em glaucoma não tratável. No entanto, descolamento de retina e glaucoma neovascular são as principais complicações que podem preceder a *phthisis* e a perda do globo ocular.

20. Quando um olho com doença de Coats deve ser enucleado?
Quando a presença de um retinoblastoma não pode ser descartada ou quando glaucoma neovascular estiver presente em olhos cegos e doloridos, a enucleação é a melhor opção.

21. A doença de Coats pode ocorrer com alguma outra condição da retina?
A doença de Coats pode ocorrer junto com retinose pigmentar. A reatividade autoimune contra antígenos da retina pode exercer um papel nos tipos específicos de retinose pigmentar. Além disso, foi observado que a retinose pigmentar está associada à distrofia muscular e filho homem com doença de Norrie de mãe com telangiectasia retiniana.

PONTOS-CHAVE DA DOENÇA DE COATS
1. Pacientes afetados são predominantemente do sexo masculino de 8 a 12 anos de idade, porém a doença também pode-se manifestar na infância.
2. Exsudato geralmente se acumula na área macular decorrente das alterações aneurismáticas e telangiectásicas periféricas anormais.
3. Por causa da sua natureza maligna, é importante descartar a presença de invasão do retinoblastoma por ultrassonografia e, ocasionalmente, TC.
4. O tratamento primário é geralmente com *laser* ou crioterapia. Tratamento anti-VEGF pode ser útil.
5. É uma doença vitalícia, pois podem ocorrer múltiplas recidivas em cerca de 1 em cada 3 pacientes, 3 a 4 ou mais anos após o que parece ser uma resolução bem-sucedida da doença.

BIBLIOGRAFIA
Black GC, Perveen R, Bonshek R, et al.: Coats' disease of the retina (unilateral retinal telangiectasis) caused by somatic mutation in the NDP gene: a role for norrin in retinal angiogenesis, Hum Mol Genet 2031–2035, 1999.
Char DH: Coats' syndrome: long-term follow up, Br J Ophthalmol 84:37–39, 2000.
Coats G: Forms of retinal disease with massive exudation, R Lond Ophthalmol Hosp Rep 17:440–525, 1908.
Egerer I, Tasman W, Tomer TL: Coats disease, Arch Ophthalmol 92:109–112, 1974.
Fogle JA, Welch RB, Green WR: Retinitis pigmentosa and exudative vasculopathy, Arch Ophthalmol 96(4):696–702, April 1978.
Ghassemi F, Akbari-Kamrani M: Retinitis pigmentosa associated with vasoproliferative tumors and Coats-like fundus, J Ophthalmic Vis Res. 8(3):268–270, July 2013.
He YG, Wang H, Zhao B, Lee J, Bahl D, McCluskey J: Elevated vascular endothelial growth factor level in Coats' disease and possible therapeutic role of bevacizumab, Graefes Arch Clin Exp Ophthalmol 248(10):1519–1521, October 2010, doi.org/10.1007/s00417-010-1366-1. Epub 2010 Apr 9.
Haik BG, Saint Louis L, Smith ME, et al.: Computed tomography of the nonrhegmatogenous retinal detachment in the pediatric patient, Ophthalmology 92:1133–1142, 1985.
Howard GM, Ellsworth RM: Differential diagnosis of retinoblastoma: a statistical survey of 500 children: I. Relative frequency of the lesions which simulate retinoblastoma, Am J Ophthalmol 60:610–617, 1965.
Kessner R, Barak A, Neudorfer M: Intraretinal exudates in Coats' disease as demonstrated by Spectral-Domain OCT, Case Rep Ophthalmol 3(1):11–15, January–April 2012, doi.org/10.1159/000335897. Epub 2012 Jan 20.
Kodama A, Sugioka K, Kusaka S, Matsumoto C, Shimomura Y: Combined treatment for Coats' disease: retinal laser photocoagulation combined with intravitreal bevacizumab injection was effective in two cases, BMC Ophthalmol 14(1):36, March 25, 2014.
Lanier JD, McCrary III JA, Justice J: Autosomal recessive retinitis pigmentosa and Coats' disease. A presumed familial incidence, Arch Ophthalmol 94:1737–1742, 1976.
Leber T: Über eine durch Vorkommen multipler Miliaraneurysmen charakterisierte Form von Retinaldegeneration, Arch Ophthalmol 81:1–14, 1912.
Lin CJ, Hwang JF, Chen YT, Chen SN: The effect of intravitreal bevacizumab in the treatment of Coats' disease in children, Retina 30(4):617–622, April 2010, doi.org/10.1097/IAE.0b013e3181c2e0b7.
Muftuoglu G, Gulkilik G: Pars plana vitrectomy in advanced Coats' disease, Case Rep Ophthalmol 2(1):15–22, January 7, 2011, doi.org/10.1159/000323616.
Matsuura S, Shiragami C, Takasu I, et al.: Retinal attachment achieved by vitrectomy In two cases of bullous exudative retinal detachment, Folia Ophthalmol Jpn 50:786–790, 1999.

Ramasubramanin A, Shields CL: Bevacizumab for Coats' disease with exudative retinal detachment and risk of vitreoretinal traction, Br J Ophthalmol 96(3):356–359, March 2012, doi.org/10.1136/bjopthalmol-2011-300141. Epub 2011 Jun 7.

Ridley ME, Shields JA, Brown GC, et al.: Coats disease: evaluation of management, Ophthalmology 898:1381–1387, 1982.

Saatci AO, Doruk HC, Yaman A: Intravitreal dexamethasone implant (Ozurdex) in Coats' disease, Case Rep Ophthalmol 4(3):122–128, September 21, 2013, doi.org/10.1159/000355363. eCollection 2013.

Shienbaum G, Tasman W: Coats disease a lifetime disease, The Journal of Retinal and Vitreous Diseases 26:422–424, 2006.

Small RG: Coats' disease and muscular dystrophy, Trans Am Acad Ophthalmol Otolaryngol 72:225–231, 1968.

Spallone A, Carlevaro G, Ridling P: Autosomal dominant retinitis pigmentosa and Coats'-like disease, Int Ophthalmol 8:147–151, 1985.

Shields JA, Shields CL, Honavar SG, Demirci H: Clinical variations and complications of Coats disease in 150 cases: The 2000 Sanford Gifford memorial lecture, Am J Ophthalmol 131:561–571, 2001.

Solomon A, Banin E, Anteby I, Benezra D: Retinitis pigmentosa, Coats disease and uveitis, Eur J Ophthalmol 9:202–205, 1999.

Suesskind D, Altpeter E, Schrader M, Bartz-Schmidt KU, Aisenbrey S: Pars plana vitrectomy for treatment of advanced Coats' disease-presentation of a modified surgical technique and long-term follow-up, Graefes Arch Clin Exp Ophthalmol, 252(6):873-879, 2014. doi: 10.1007/s00417-013-2512-3.

Tarkkanen A, Laatikainen L: Coats disease: clinical, angiographic, histopathological findings and clinical management, Br J Ophthalmol 67:766–776, 1983.

Vance SK, Wald KJ, Sherman J, Freund KB: Subclinical Facioscapulohumeral muscular dystrophy masquerading as bilateral Coats disease in a woman, Arch Ophthalmol 129(6):807–809, June 2011, doi.org/10.1001/archophthalmol.2011.124.

Yannuzzi NA, Tzu JH, Hess DJ, Berrocal AM: Retinoschisis in the setting of Coats' disease, Ophthalmic Surg Lasers Imaging Retina 45(2):172–174, March 1, 2014, doi.org/10.3928/23258160-20140306-13.

Zheng XX, Jiang YR: The effect of intravitreal bevacizumab injection as the initial treatment for Coats' disease, Graefes Arch Clin Exp Ophthalmol 252(1):35–42, January 2014, doi.org/10.1007/s00417-013-2409-1. Epub 2013 Jul 20.

TRAUMA DO SEGMENTO POSTERIOR
Jeffrey P. Blice

1. **Quais são os mecanismos de lesão ao segmento posterior no trauma contuso?**
   Trauma contuso à esclera pode produzir um efeito direto sobre a coroide e retina subjacentes. Além disso, um efeito de concussão provocado pela força transmitida pelo vítreo pode ser observado em um ponto distante ao ponto de impacto inicial. A súbita deformação do globo pode causar estiramento da retina e do epitélio pigmentar retiniano (EPR), bem como tração na base vítrea. As forças de cisalhamento geradas por essa tração podem provocar laceração da retina na área da base vítrea ou resultar em avulsão da base vítrea. As forças podem ser severas o bastante para causar avulsão do nervo óptico (Fig. 42-1).[1]

2. **Qual entidade clínica é causada pelo mecanismo de contragolpe?**
   Dano indireto ocasionado pelo efeito de concussão de uma lesão tende a ocorrer nas interfaces teciduais com maiores diferenças em densidade, geralmente a interface cristalino-vítreo e a interface vitreorretiniana posterior. A força transmitida pode causar fragmentação dos segmentos externos dos fotorreceptores e dano aos corpos celulares dos receptores. Clinicamente, essas áreas aparecem como uma retina opacificada e são denominadas *commotio retinae*. Embora o branqueamento retiniano seja apenas temporário, com resolução em 3 a 4 semanas, um dano permanente pode ocorrer. Perda da visão depende da quantidade e localização da perda inicial de fotorreceptores. O EPR subjacente a uma área de *commotio* pode desenvolver uma hiperpigmentação granular ou uma aparência atrófica, resultando em redução da visão. O epônimo associado a essa entidade é o edema de Berlin; no entanto, não há um edema intracelular ou extracelular verdadeiro, e nenhum extravasamento de fluoresceína é observado.

3. **Cite os cinco tipos de rupturas retinianas observadas no trauma do fundo de olho?**
   - Diálise retiniana.
   - Lacerações em ferradura.
   - Buracos operculados.
   - Buracos maculares.
   - Dissolução retiniana (necrose).[2]

4. **Onde a diálise retiniana é mais comumente observada?**
   Diálises retinianas estão geralmente localizadas nos quadrantes superonasal e inferotemporal (Fig. 42-2). Trauma está mais claramente relacionado com a diálise superonasal do que inferotemporal. Diálise pode estar associada à avulsão da base vítrea. Visto que podem causar descolamento da retina, um exame minucioso de todos os pacientes com histórico de trauma contuso é essencial. Tratamento profilático de todas as diálises com criopexia ou fotocoagulação a *laser* é recomendado na esperança de reduzir a probabilidade de futuros descolamentos de retina.[3]

5. **Quando os descolamentos de retina ocorrem com a diálise?**
   Descolamentos de retina se apresentam em intervalos variáveis após a lesão; entretanto, a diálise é geralmente detectável logo após ou imediatamente no momento da lesão. Aproximadamente 10% dos descolamentos relacionados com a diálise se apresentam imediatamente, 30% dentro de 1 mês, 50% dentro de 8 meses e 80% dentro de 2 anos. A maioria das vítimas de trauma é jovem, com um vítreo formado que tampona a ruptura ou diálise, porém, à medida que o vítreo eventualmente liquefaz, o fluido atravessa as rupturas retinianas, causando descolamentos. A natureza do vítreo em tais casos pode explicar o atraso na apresentação dos descolamentos.[4]

6. **Além da diálise retiniana, outras rupturas relacionadas com o trauma precisam ser tratadas profilaticamente?**
   Lacerações em ferradura e buracos operculados no contexto de um trauma agudo são geralmente tratados por criopexia ou fotocoagulação a *laser*. Buracos maculares requerem uma vitrectomia via *pars plana*, com troca gasosa, se houver uma tentativa de fechamento do buraco; contudo, buracos maculares normalmente não evoluem para descolamentos de retina. Cirurgia não é realizada para fins de fe-

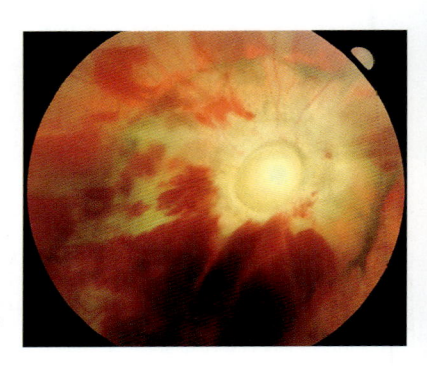

Figura 42-1. Avulsão do nervo óptico após um trauma contuso severo.

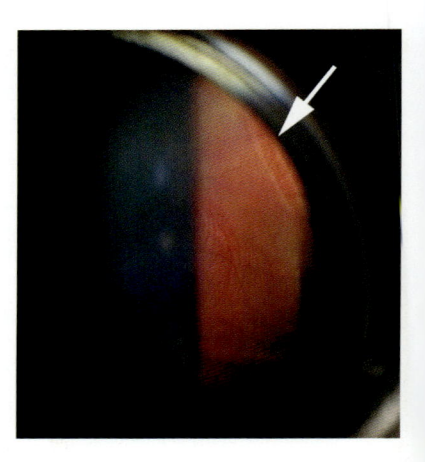

Figura 42-2. Diálise retiniana (*seta*) com descolamento crônico de retina visto pela lente de exame.

chamento profilático. Lesão direta com necrose da retina está geralmente associada a uma lesão da coroide subjacente, de modo que uma aderência coriorretiniana pode ser formada espontaneamente. No entanto, qualquer acúmulo de líquido sub-retiniano ou tração persistente sobre a retina lesionada torna o tratamento profilático aceitável.

7. Qual o prognóstico para o reparo de um descolamento de retina associado a uma diálise?
Descolamentos relacionados com a diálise são geralmente lisos, finos e transparentes. Cistos intrarretinianos são comuns, e metade deles apresenta linhas de demarcação. Além disso, a vitreorretinopatia proliferativa é rara. As características do descolamento são sugestivas de sua natureza crônica e início insidioso; entretanto, o prognóstico para o reparo com técnicas convencionais de introflexão escleral é favorável.

8. Buracos maculares traumáticos são os mesmos que buracos maculares típicos?
Buracos maculares traumáticos geralmente se comportam de forma diferente, quando comparado a um buraco macular típico formado como resultado de uma doença na interface vitreorretiniana. Buracos maculares traumáticos que se formam imediatamente no momento da lesão inicial podem-se fechar espontaneamente. Aqueles que não fecham após alguns meses de observação, podem ser anatomicamente corrigidos por intervenção cirúrgica. No entanto, a melhora na visão pode ser decepcionante. O trauma inicial pode provocar uma lesão na retina que é incompatível com uma boa visão. Nas conversas com o paciente, o cirurgião deve ponderar cuidadosamente antes de considerar a intervenção cirúrgica.

9. Descreva as características clínicas de uma ruptura da coroide.
A retina é relativamente elástica, e a esclera é mecanicamente resistente. A membrana de Bruch, a estrutura entre o epitélio pigmentar retiniano e o coriocapilar, não é elástica nem resistente. Conse-

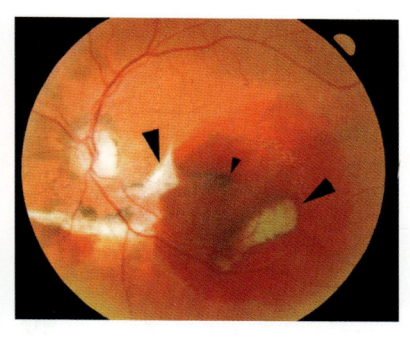

Figura 42-3. Rupturas da coroide (*pontas de seta grandes*) localizadas de forma concêntrica ao nervo óptico. A *ponta de seta pequena* indica o centro da hemorragia sub-retiniana associada.

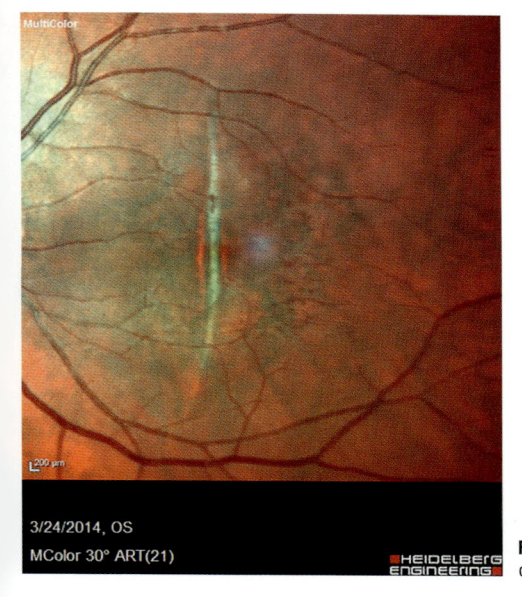

Figura 42-4. Fotografia colorida da ruptura de coroide correspondente à OCT na Fig. 42-5.

quentemente, é suscetível às forças de estiramento exercidas sobre o globo no trauma contuso. A membrana de Bruch geralmente se rompe, assim como os coriocapilares e o EPR. Como resultado de forças indiretas, as rupturas da coroide podem ser encontradas no ponto de contato com o globo ou no polo posterior. Clinicamente, a ruptura da coroide aparece como uma única área ou múltiplas áreas de hemorragia sub-retiniana, geralmente numa posição concêntrica e temporal ao nervo óptico (Fig. 42-3). A hemorragia pode-se estender para o vítreo. À medida que a hemorragia se resolve, uma área branca linear ou em forma de meia lua é observada onde a ruptura ocorreu. Com o tempo, hiperplasia ou atrofia adjacente do EPR pode ser observada. Áreas brancas lineares são mais compatíveis com uma resposta fibrótica após a resolução da hemorragia. Isto pode ser observado na tomografia de coerência óptica (OCT) (Figs. 42-4 e 42-5).[5]

10. **Existem complicações a longo prazo das rupturas de coroide?**

    As consequências visuais de uma ruptura da coroide dependem de sua localização em relação à fóvea. Um paciente com uma ruptura de coroide próxima da fóvea pode apresentar uma boa visão; no entanto, uma ruptura na membrana de Bruch predispõe o paciente ao desenvolvimento de uma membrana neovascular coroide, que pode ameaçar a visão muito depois da ocorrência da lesão inicial. Portanto, pacientes em risco devem ser acompanhados regularmente e avisados da possível complicação.

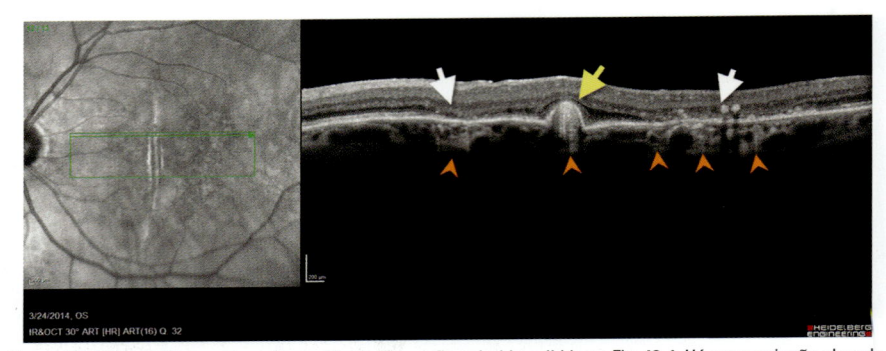

Figura 42-5. Uma OCT da ruptura de coroide da fotografia colorida exibida na Fig. 42-4. Há uma projeção elevada de fibrose visível no nível da coroide (*seta amarela*) com uma ausência da arquitetura retiniana normal. Áreas da anatomia retiniana externa afetada, com ausência da linha elipsoide, são demonstradas pelas *setas brancas*. As *pontas de seta laranja* indicam aumento da transmissão no EPR lesionado.

11. Trauma dos anexos orbitários pode resultar em anormalidades do fundo de olho?

Lesões por projétil de alta velocidade podem causar uma concussão do globo ocular, resultando em rupturas retinianas na membrana de Bruch com aspecto de garra. Há formação de uma cicatriz fibroglial com proliferação de pigmento, mas descolamento de retina é raro, possivelmente em razão do desenvolvimento de uma aderência firme, que atua como uma retinopexia. Coriorretinite esclopetária é o nome dado a essa entidade clínica.

PONTOS-CHAVE: RUPTURAS RETINIANAS NO TRAUMA CONTUSO

1. Os cinco tipos de rupturas são: lacerações em ferradura, lacerações operculadas, diálise, dissolução retiniana e buracos maculares.
2. No trauma, a diálise retiniana geralmente ocorre na retina superonasal.
3. Um total de 50% dos descolamentos relacionados com a diálise se manifesta dentro de um período de 8 meses.
4. Um descolamento relacionado com a diálise apresenta uma alta taxa de sucesso com o tratamento por introflexão escleral.

12. Quais são os sinais de uma ruptura escleral?

Quando uma laceração ou deformação evidente do globo não for visível, outros achados elevam o índice de suspeita de que uma lesão possa ser mais grave do que inicialmente considerada. A presença de um defeito pupilar aferente (APD), restrição da motilidade, quemose intensa e hemorragia vítrea levantam suspeitas de um globo ocular perfurado. Outros achados que podem ser úteis incluem uma câmara anterior mais profunda do que o normal e uma pressão intraocular baixa; no entanto, em um olho com ruptura posterior e úvea encarcerada, a pressão intraocular pode estar normal.

13. Porque o exame inicial de um olho gravemente traumatizado é importante?

Um prognóstico desfavorável está associado a uma acuidade visual inicialmente baixa, presença de um APD, feridas grandes (> 10 mm) ou feridas que se estendem posteriormente até os músculos retos e hemorragia vítrea. A primeira avaliação médica do olho traumatizado pode ser a única a ter uma oportunidade de determinar a melhor acuidade visual. O atraso, geralmente associado ao encaminhamento a outras instituições ou ao tratamento de complicações que implicam risco de vida, pode resultar em difusão da hemorragia vítrea e anormalidades corneanas ou outras anormalidades de segmento anterior que impossibilitam uma visão adequada do segmento posterior. O primeiro exame pode ser o único exame em um olho traumatizado.[6]

14. Qual o local mais provável de ruptura do globo ocular?

O globo pode-se romper em qualquer local, de acordo com a natureza da lesão. Contudo, geralmente a ruptura ocorre no limbo, abaixo dos músculos retos, ou em uma cicatriz cirúrgica. A esclera é mais fina e, portanto, mais frágil atrás das inserções dos músculos retos. O sítio de uma extração de catarata prévia, ou procedimento para glaucoma prévio, é mais frágil do que a esclera normal.

15. **Descreva os objetivos de tratamento de ruptura de globo ocular.**
    1. Identificar a extensão da lesão. Realizar uma peritomia em 360 graus, inspecionando todos os quadrantes. Quando necessário, desinserir um músculo para determinar a extensão de uma laceração.
    2. Descartar a presença de um corpo estranho retido. No caso de uma lesão por projétil, lacerações cortantes, histórico incerto ou mecanismo de lesão questionável, considerar a realização de uma tomografia computadorizada (TC) para detectar um corpo estranho.
    3. Fechar a ferida e limitar a reconstrução o máximo possível. Fechar a esclera com um fio de sutura relativamente grosso (p. ex., náilon 8-0 ou 9-0), e reposicionar qualquer úvea protrusa. Se o vítreo estiver protruso, cortá-lo rente aos tecidos coroides, usando tesouras finas e uma esponja de celulose ou um vitreófago automático.
    4. Prevenir infecção. Iniciar antibioticoterapia sistêmica profilática. A administração intravenosa (IV) de um aminoglicosídeo ou cefalosporina de terceira geração em combinação com vancomicina (p. ex., ceftriaxona, 1 a 2 mg cada 12 horas, e vancomicina, 1 mg cada 12 horas) é aceitável. Alternativamente, uma fluoroquinolona sistêmica pode ser inicialmente administrada por via IV, seguida por um regime oral para tratamento ambulatorial (p. ex., levofloxacina, 500 ou 750 mg/dia). Clindamicina pode ser acrescentada, caso a cobertura contra *Bacillus spp* seja desejável.
    5. Proteger o olho contralateral. Colocar um protetor sobre o olho contralateral durante o procedimento de reparo, a fim de prevenir uma lesão acidental. Orientar o paciente na primeira oportunidade sobre a necessidade de óculos de segurança para prevenir futuras lesões.

> **PONTOS-CHAVE: RUPTURAS DO GLOBO**
> 1. Hemorragia vítrea, visão comprometida, APD e hemorragia subconjuntival/quemose maciça são as características distintivas de um globo rompido.
> 2. O globo tem maior probabilidade de se romper no limbo, abaixo do músculo reto, ou em um sítio cirúrgico prévio.
> 3. Rupturas grandes (> 10 mm) estão associadas a um prognóstico desfavorável.
> 4. Oftalmia simpática é uma complicação extremamente rara.
> 5. Lembre de proteger o olho contralateral durante e após o reparo.

16. **Discuta o papel da TC e da imagem por ressonância magnética (IRM) na detecção de corpos estranhos intraoculares.**
    O melhor método para detectar corpos estranhos intraoculares é a oftalmoscopia indireta (Fig. 42-6). Se uma visualização do segmento posterior for impossível, TC é a próxima alternativa mais apropriada. Uma TC é excelente para a detecção de corpos estranhos metálicos, porém, em alguns casos, também detecta corpos estranhos de vidro ou até mesmo de plástico (Fig. 42-7). Quando um corpo estranho orgânico é suspeito, a IRM oferece a vantagem de diferenciar tecidos moles, além de ser um excelente exame complementar à TC. No entanto, evitar o uso de IRM na suspeita de um corpo estranho metálico. Ultrassonografia também complementa as informações fornecidas por uma TC, possivelmente detectando um corpo estranho radiotransparente, bem como fornecendo informações sobre o estado da retina e do vítreo. Radiografias simples da órbita ainda são úteis para a detecção de um corpo estranho, quando uma TC não está disponível; entretanto, a capacidade de localizar e detectar corpos estranhos não metálicos é mais limitada.

17. **O reconhecimento de quais artefatos ultrassonográficos é importante na avaliação de um globo traumatizado?**
    Os aspectos dos corpos estranhos intraoculares na ultrassonografia estão relacionados com a natureza, formato e tamanho do corpo estranho, além do ângulo de incidência das ondas sonoras. Reverberações e sombras acústicas são os artefatos ultrassonográficos característicos observados com os corpos estranhos intraoculares. Reverberações são os múltiplos ecos que aparecem atrás da reflexão inicial de um corpo estranho. Sombra acústica é a ausência de ecos observados atrás da reflexão inicial de um corpo estranho. Ambos os artefatos podem ser demonstrados no mesmo paciente por meio da alteração do ângulo de incidência do ultrassom.

18. **Todos os corpos estranhos intraoculares precisam ser removidos imediatamente? Quais requerem uma vitrectomia inicial para remoção?**
    Nem todos os corpos estranhos requerem remoção imediata. A decisão de remover um corpo estranho durante o reparo inicial é complexa e depende, em parte, da preferência do cirurgião e da situação es-

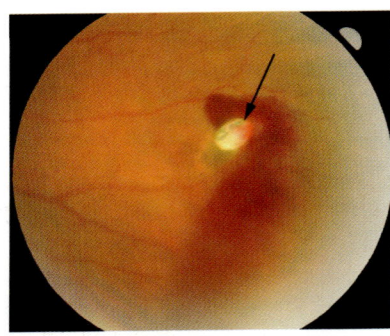

Figura 42-6. Fotografia do fundo de olho com corpo estranho intraocular (*seta*) situado na superfície da retina.

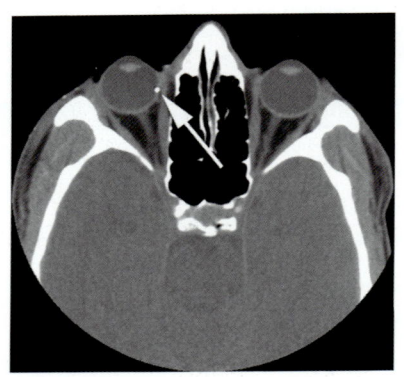

Figura 42-7. Tomografia computadorizada demonstrando a presença de um pequeno corpo estranho intraocular (*seta*) localizado nasalmente.

pecífica. No entanto, em um paciente com endoftalmite traumática aguda, ou um corpo estranho reativo ou tóxico conhecido, vitrectomia com remoção de quaisquer corpos estranhos intraoculares durante o reparo inicial, ou logo após, é uma opção viável.[7]

19. **Quais metais são tóxicos aos olhos?**
    A toxicidade do metal está relacionada com o potencial de redução-oxidação (potencial redox). Metais como o cobre e ferro têm um baixo potencial redox e tendem a se dissociar em suas respectivas formas iônicas, tornando-os menos tóxicos. Formas puras são mais reativas do que ligas. A toxicidade ocular provocada por um corpo estranho de ferro é denominada *siderose*. Quando cobre é o agente agressor, a condição se chama *calcose*. Outros metais, como o ouro, platina, prata e alumínio, são relativamente inertes. Substâncias não metálicas, como vidro, plástico, porcelana e borracha, também são relativamente inertes e não apresentam uma ameaça de toxicidade com base em suas composições químicas.

20. **Especifique os achados clínicos na siderose ocular.**
    O ferro tende a ser depositado nos tecidos epiteliais. Um olho afetado apresenta heterocromia hipercrômica da íris, e uma pupila semidilatada e minimamente reativa. Observam-se pontos acastanhados no cristalino por causa da deposição de ferro no epitélio do mesmo, assim como amarelamento generalizado do cristalino secundário ao envolvimento do córtex. Os efeitos da toxicidade de ferro na retina podem ser detectados e acompanhados por eletrorretinografia (ERG). Partículas puras de ferro podem causar uma ERG plana em 100 dias. Clinicamente, há o desenvolvimento de degeneração pigmentar com esclerose dos vasos, adelgaçamento retiniano e, subsequentemente, atrofia na periferia com progressão posterior. Se não removido inicialmente, os possíveis efeitos tóxicos de um corpo estranho podem ser monitorados por exa-

me clínico e ERG seriada. No entanto, siderose geralmente causa uma perda visual gradual e progressiva permanente, a menos que o corpo estranho seja removido.

21. **Todos os corpos estranhos de cobre causam calcose?**
Corpos estranhos compostos por menos de 85% de cobre puro causam calcose; corpos estranhos com um nível superior a 85% de cobre puro causam endoftalmite estéril. Íons de cobre são depositados nas membranas basais. Na córnea periférica, anel de Kaiser Fleisher é uma descoloração acastanhada da membrana de Descemet. A íris pode estar lentamente reativa à luz e apresentar uma coloração esverdeada. Deposição de cobre na cápsula anterior do cristalino resulta em uma catarata "em girassol", e o vítreo pode-se tornar opacificado. Os achados na ERG são similares àqueles encontrados na siderose, porém podem melhorar se o corpo estranho for removido.

PONTOS-CHAVE: CORPOS ESTRANHOS INTRAOCULARES
1. Sempre que possível, o melhor método de detecção é a oftalmoscopia indireta.
2. Um corpo estranho intraocular geralmente não requer remoção imediata.
3. Antibióticos tópicos e sistêmicos são necessários como agentes profiláticos contra a endoftalmite.
4. IRM é contraindicada em qualquer paciente com suspeita de corpo estranho intraocular metálico.
5. Ferro pode causar siderose, e cobre pode causar calcose ou endoftalmite estéril.

22. **Quais microrganismos comumente causam endoftalmite pós-traumática?**
O microrganismo mais comumente associado à endoftalmite no contexto de um trauma agudo é o *Staphylococcus aureus*. A flora cutânea é a fonte mais provável de contaminação de uma ferida ocular traumática. Infecções causadas pelo *Bacillus cereus*, embora muito menos comum (estimativa varia de 8 a 25%), são importantes em decorrência da gravidade e dano causado pela infecção. Em qualquer lesão ocular contaminada por terra, a possibilidade de infecção com *B. cereus* deve ser considerada e o regime de antibióticos profiláticos ajustado de acordo.

23. **Resuma o papel dos antibióticos profiláticos.**
Endoftalmite pós-traumática é uma complicação relativamente rara do trauma ocular penetrante, ocorrendo em apenas 7% dos casos; entretanto, o potencial de devastação ao olho justifica o tratamento profilático. Em casos de endoftalmite evidente, uma ferida macroscopicamente contaminada, ou corpo estranho contaminado, uma injeção intravítrea inicial de antibióticos pode ser considerada. Apesar de não existirem evidências definitivas de um benefício clínico, todos os globos rompidos ou lacerados são geralmente tratados com antibióticos tópicos ou sistêmicos profiláticos por 3 a 5 dias após a cirurgia. Embora o Estudo Vitrectomia Endoftalmite tenha exibido ausência de benefício da antibioticoterapia sistêmica na endoftalmite pós-operatória, a questão de profilaxia no trauma não foi abordada especificamente.

Experimentos recentes, realizados com médicos militares americanos com feridas oculares graves e macroscopicamente contaminadas, observaram quase nenhuma endoftalmite após profilaxia antibiótica realizada em tempo hábil, geralmente com uma fluoroquinolona oral.[8-10]

24. **Qual regime de antibióticos é utilizado para tratar endoftalmite pós-traumática?**
A escolha de injeções intravítrea é direcionada para a cobertura de um amplo espectro de microrganismos. Embora várias combinações sejam possíveis, um regime usado com cobertura contra patógenos típicos é o de 1 mg/0,1 mL de vancomicina combinado com 0,2 a 0,4 mg/0,1 mL de amicacina. Receios relacionados com a toxicidade dos aminoglicosídeos geralmente induzem a substituição de 2,25 mg/0,1 mL de ceftazidima por amicacina. Clindamicina, a uma dose de 1 mg/0,1 mL, é considerada um agente adicional na suspeita de infecção por espécies de *Bacillus*. Tratamento tópico frequentemente aplicado com uma fluoroquinolona deve ser iniciado no pós-operatório, além de antibióticos sistêmicos por 7 a 10 dias.

25. **A lesão de um olho coloca o outro olho em risco de perda da visão?**
Inflamação granulomatosa pode afetar tanto o olho lesionado como o olho não lesionado semanas a anos após uma lesão penetrante. Oftalmia simpática (SO) é uma uveíte granulomatosa bilateral, manifestada por inflamação do segmento anterior e múltiplas lesões amarelo-esbranquiçadas no fundo periférico. Complicações incluem catarata, glaucoma, atrofia óptica, descolamento de retina exsudativo e fibrose sub-retiniana. A resposta é provavelmente desencadeada pela exposição do sistema imune a um antígeno previamente isolado imunologicamente na úvea. Oitenta por cento dos casos se desenvolvem dentro de um período de 3 meses da lesão, e 90% se desenvolvem dentro de 1 ano. Raros casos de

SO ocorreram após uma cirurgia ocular. A terapia é direcionada à indução de imunossupressão com esteroides, ciclosporina e/ou agentes citotóxicos. A maioria dos pacientes conserva uma visão igual ou superior a 20/60 durante o período de 10 anos de acompanhamento, porém complicações limitam a visão em muitos pacientes.

26. **Como um olho não lesionado pode ser protegido contra as sequelas a longo prazo da lesão ocular penetrante?**

    A incidência de SO é extremamente rara (< 0,5% dos traumas penetrantes). A única maneira conhecida de absolutamente prevenir a doença é a enucleação do olho lesionado 10 a 14 dias após a lesão. Com as técnicas modernas de reparo, o potencial de visão em olhos gravemente lesionados aumentou; portanto, a enucleação como um tratamento profilático contra a SO deve ser reservada apenas para *olhos sem nenhum potencial visual*. Remoção do olho lesionado após o desenvolvimento de inflamação pode melhorar a acuidade final do olho não lesionado, porém o olho lesionado pode, eventualmente, deter a melhor acuidade visual. Enucleação como tratamento é reservada para olhos lesionados *sem potencial visual*.[11]

27. **Traumatismo em outro local do corpo pode causar anormalidades no fundo ocular?**

    Manchas em floco de algodão, geralmente na distribuição peripapilar, hemorragias retinianas e edema de disco óptico foram descritos após grave traumatismo craniano ou traumatismo torácico compressivo. Retinopatia de Purtscher, o nome dado a essa entidade, resulta de uma oclusão microvascular, supostamente de natureza embólica e relacionada com a ativação do complemento; no entanto, a patogênese verdadeira é desconhecida. Uma aparência similar em outras condições, como pancreatite aguda, doença vascular do colágeno, diálise renal e eclâmpsia, sugere um processo sistêmico com oclusão capilar retiniana secundária. No traumatismo grave, as manifestações no fundo podem estar relacionadas com o estado debilitado de pacientes que sofreram tais traumatismos, e não ao traumatismo propriamente dito. Hemorragias vítreas, pré-retinianas e retinianas podem ser observadas no tocotraumatismo; no entanto, quando observadas na ausência desse traumatismo ou outras causas (leucemia ou diátese hemorrágica), trauma não acidental deve ser suspeito. Manifestações oculares estão presentes em 40% das crianças que sofrem abuso, e o oftalmologista é o primeiro a reconhecer o abuso em 6% dos casos. Lesões suspeitas precisam ser relatadas para proteger as crianças de abusos adicionais.

REFERÊNCIAS

1. Delori F, Pomerantzeff O, Cox MS: Deformation of the globe under high-speed impact: its relation to contusion injuries, *Invest Ophthalmol* 8:290–301, 1969.
2. Cox MS, Schepens CL, Freeman HM: Retinal detachment due to ocular contusion, *Arch Ophthalmol* 76:678–685, 1966.
3. Hollander DA, Irvine AR, Poothullil AM, Bhisitkul RB: Distinguishing features of nontraumatic and traumatic retinal dialyses, *Retina* 24:669–675, 2004.
4. Tasman W: Peripheral retinal changes following blunt trauma, *Trans Am Ophthalmol Soc* 70:190–198, 1972.
5. Kelley JS, Dhaliwal RS: Traumatic choroidopathies. In Ryan SJ, editor: *Retina*, vol. 2. St. Louis, 1994, Mosby, pp 1783–1796.
6. Pieramici DJ, MacCumber MW, Humayun MU, et al.: Open-globe injury. Update on types of injuries and visual results, *Ophthalmology* 103:1798–1803, 1996.
7. Wani VB, Al-Ajmi M, Thalib L, et al.: Vitrectomy for posterior segment intraocular foreign bodies: visual results and prognostic factors, *Retina* 23:654–660, 2003.
8. Meredith TA: Posttraumatic endophthalmitis, *Arch Ophthalmol* 117:520–521, 1999.
9. Colyer MH, Weber ED, Weichel ED, Dick JS, Bower KS, Ward TP, Haller JA: Delayed intraocular foreign body removal without endophthalmitis during operations Iraqi Freedom and Enduring Freedom, *Ophthalmology* 114(8):1439–1447, August 2007.
10. Colyer MH, Chun DW, Bower KS, Dick JS, Weichel ED: Perforating globe injuries during operation Iraqi Freedom, *Ophthalmology* 115(11):2087–2093, November 2008.
11. Chu DS, Foster CS: Sympathetic ophthalmia, *Int Ophthalmol Clin* 42:179–185, 2002.

DEGENERAÇÃO MACULAR RELACIONADA COM A IDADE

Joseph I. Maguire II

CAPÍTULO 43

1. **O que é degeneração macular relacionada com a idade?**
   Degeneração macular relacionada com a idade (ARMD) é a principal causa de perda irreversível e significativa da visão central no mundo Ocidental. É caracterizada por alterações dependentes da idade na retina sensorial, epitélio pigmentar retiniano e complexo coriocapilar na retina central (mácula). A mácula é definida clinicamente como a área limitada pelas arcadas vasculares temporais e responsável pela visão nítida e detalhada (Fig. 43-1). A incidência dessa doença é dependente da idade, e a prevalência gradualmente aumenta depois dos 55 anos de idade. Há uma classificação internacional comum, porém a maioria dos clínicos ainda divide a ARMD nas formas exsudativa (úmida) e não exsudativa (seca).

2. **Quem desenvolve a degeneração macular relacionada com a idade?**
   Qualquer um pode desenvolver. A maior associação estatística ao desenvolvimento de degeneração macular é o avanço da idade. Todos os estudos epidemiológicos a longo prazo indicam uma prevalência crescente de alterações maculares exsudativas e não exsudativas, bem como perda da visão, com o avanço da idade. A maioria dos relatos aponta para uma maior incidência da doença em mulheres. Além disso, a pigmentação da pele exerce um papel importante na doença exsudativa; afro-americanos têm uma incidência significativamente menor de neovascularização coroide, quando comparados a caucasianos.[1]

3. **Por que a degeneração macular relacionada com a idade representa um enorme desafio?**
   O número de americanos de 65 ou mais anos de idade continua a acelerar com a maturação da geração *baby boomer*. A morbidade e mortalidade visual associada à ARMD potencialmente afetará um grande número de americanos idosos, tanto socialmente, como emocional e economicamente. A perda da visão para leitura e condução de veículos, a maior necessidade de suporte social e familiar, o custo do tratamento e as consequências emocionais resultantes têm um impacto significativo sobre os recursos cada vez mais limitados.

4. **Descreva os fatores etiológicos envolvidos no desenvolvimento da degeneração macular relacionada com a idade.**
   A causa exata de ARMD é desconhecida, porém multifatorial. Além do avanço da idade, o tabagismo é um indicador de risco consistente. Indivíduos com um histórico familiar de ARMD têm um risco cinco vezes maior de desenvolver degeneração macular. Predisposição genética é uma área de pesquisa crescentemente ativa. A descoberta de um *link* genético no gene fator de complemento H (*CFH*) expôs um polimorfismo de nucleotídeo único responsável por quase 50% do risco de ARMD. Isto corrobora com a suposição de a ARMD ser uma doença inflamatória. Outras variações genéticas associadas no locus *HTRA1/ARMS2* do cromossomo 10, lipase hepática C (*LIPC*) e inibidor de tecido da metaloproteinase 3 (*TIMP3*) são encontradas em grandes estudos pangenômicos.
   Sexo feminino, raça branca, tabagismo, desnutrição, rigidez escleral, fotoexposição, cirurgia de catarata prévia e hipertensão também foram implicados.[2-5]

5. **Cite os sintomas visuais comuns em pacientes com degeneração macular relacionada com a idade.**
   - Embaçamento da visão.
   - Escotomas centrais.
   - Metamorfopsia.

   Metamorfopsia é uma distorção visual. As imagens podem parecer menores (micropsia) ou maiores (macropsia) do que realmente são. Os pacientes frequentemente comentam que as linhas retas, como batentes de porta, padrões de azulejo, postes telefônicos ou outras superfícies de bordas retas, parecem curvas. Gráficos especiais, *telas de Amsler*, testam os 20 graus centrais da visão e são dispositivos eficazes de teste domiciliar para olhos em alto risco de desenvolver ARMD exsudativa. Resultados re-

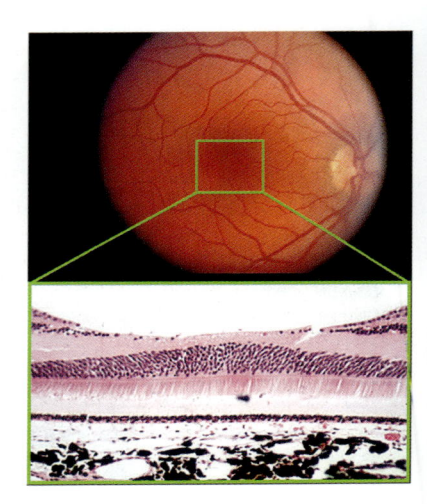

Figura 43-1. A mácula clínica descreve a área da retina circundada pelos vasos da arcada temporal.

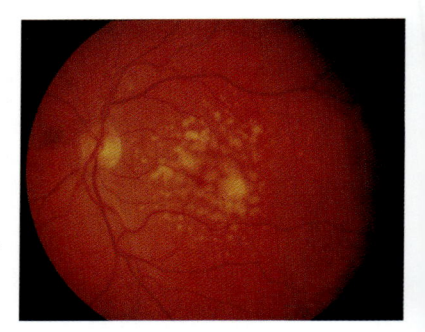

Figura 43-2. Drusas são os subprodutos do metabolismo retiniano e manifestam-se como depósitos branco-amarelados localizados abaixo do epitélio pigmentar retiniano. As drusas servem como marcadores da degeneração macular relacionada com a idade não exsudativa.

centes obtidos de dispositivos domiciliares para monitoramento da hiperacuidade demonstraram sensibilidade aumentada na detecção precoce de doença macular exsudativa.[6]

6. O que é degeneração macular relacionada com a idade seca ou não exsudativa?

ARMD não exsudativa é caracterizada por drusas, alterações pigmentares e atrofia. Drusas são as alternações mais comuns e precoces da ARMD seca (Fig. 43-2). Drusas representam subprodutos metabólicos do metabolismo das células epiteliais pigmentares da retina. Elas variam em formato, tamanho e cor. Drusas duras são nódulos pequenos, discretos e de coloração branco-amarelada, enquanto que as drusas moles tendem a ser maiores e mais amorfas. As drusas moles podem-se unir com as drusas adjacentes e estão frequentemente associadas a alterações pigmentares sobrejacentes, tanto por disfunção de fotorreceptores, como por comprometimento do epitélio pigmentar da retina. Ruptura progressiva do epitélio pigmentar retiniano eventualmente causa perda da retina sensorial sobrejacente e coriocapilar subjacente. Tais desenvolvimentos resultam em regiões atróficas localizadas que se estendem e coalescem em torno da fóvea, eventualmente envolvendo a própria fóvea.

7. O que é degeneração macular relacionada com a idade úmida ou exsudativa?

ARMD exsudativa é caracterizada pelo desenvolvimento de alterações neovasculares, e pela presença de fluido no epitélio pigmentar retiniano (EPR) e na (ou abaixo) retina sensorial. Membranas neovasculares coroides que evoluem para um estágio final de tecido cicatricial macular disciforme representam o resultado típico de uma ARMD exsudativa não tratada. Variações na doença neovascular relacionada com a idade incluem tipo 1 (oculta), tipo 2 (clássica) e tipo 3 (proliferação angiomatosa da retina). Todos os tipos podem estar associados a descolamentos do epitélio pigmentar. Clinicamente, as membranas

DEGENERAÇÃO MACULAR RELACIONADA COM A IDADE

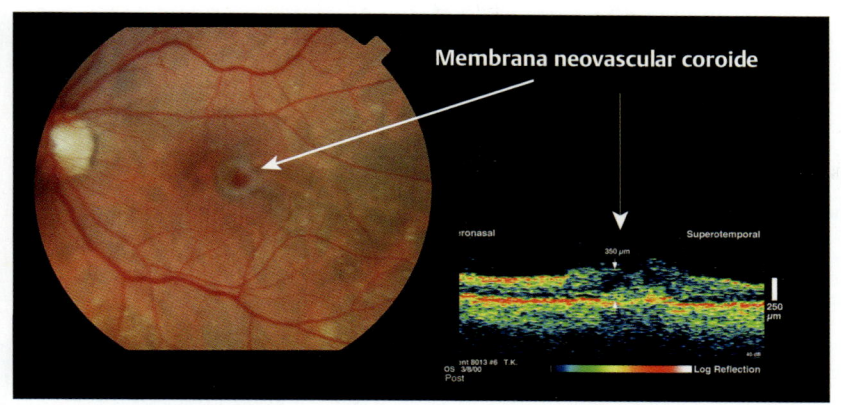

Figura 43-3. As membranas neovasculares coroides ganham acesso ao espaço sub-retiniano através de defeitos na membrana de Bruch (*seta*). Uma vez no espaço sub-retiniano, estes vasos podem causar sangramento e formação de cicatrizes disciformes, resultando em disfunção retiniana sobrejacente.

neovasculares são lesões sub-retinianas de coloração verde-ardósia, associadas à presença de exsudatos duros, hemorragia ou fluidos. Estes vasos comumente se originam de coriocapilares normais e penetram no espaço sub-retiniano através de defeitos na membrana de Bruch, uma camada colagenosa que separa a circulação coroide da retina (Fig. 43-3). Descolamentos do epitélio pigmentar são elevações em forma de cúpula, claras, turvas ou preenchidas por sangue, do epitélio pigmentar retiniano; elas podem ou não estar associadas à neovascularização coroide.[7,8]

PONTOS-CHAVE: ACHADOS CLÍNICOS ASSOCIADAS À ARMD
1. Alterações não exsudativas
   a. Drusas.
   b. Alterações pigmentares.
   c. Atrofia: incipiente, geográfica.
2. Alterações exsudativas
   a. Hemorragia.
   b. Exsudato duro.
   c. Fluido sub-retiniano, sub-EPR e intrarretiniano.

8. **Cite os três processos necessários para o desenvolvimento de membrana neovascular coroide.**
   - Permeabilidade vascular aumentada.
   - Ruptura da matriz extracelular.
   - Proliferação endotelial e vascular.

9. **Descreva a diferença entre neovascularização coroide oculta e clássica**
   Neovascularização coroide clássica é clinicamente bem definida. A angiografia fluoresceínica demonstra uma lesão hiperfluorescente discreta, com uma configuração em "roda de carroça" que aumenta em intensidade ao longo do exame (Fig. 43-4). Neovascularização oculta geralmente demonstra uma aparência pigmentada, pontilhada e mal definida, com espessamento de retina associado. Não é bem localizada na angiografia fluoresceínica e exibe uma hiperfluorescência puntiforme difusa (Fig. 43-5).

10. **Como a degeneração macular relacionada com a idade causa perda da visão?**
    A ARMD provoca perda visual por meio de alterações permanentes na retina sensorial, epitélio pigmentar da retina e coroide na área macular. Estas alterações podem derivar do desenvolvimento de cicatrizes disciformes secundário à atrofia ou neovascularização coroide, em que áreas da retina deixam de existir.

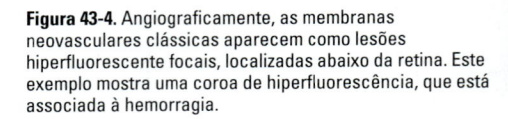

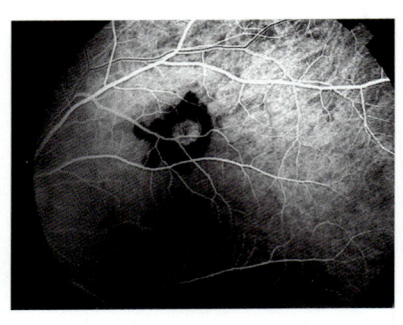

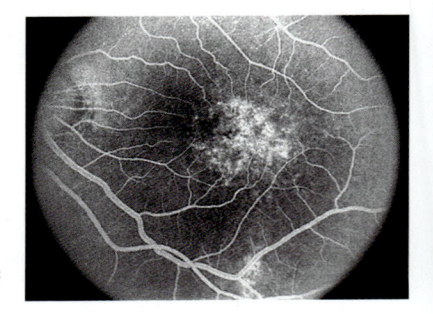

Figura 43-4. Angiograficamente, as membranas neovasculares clássicas aparecem como lesões hiperfluorescente focais, localizadas abaixo da retina. Este exemplo mostra uma coroa de hiperfluorescência, que está associada à hemorragia.

Figura 43-5. Infelizmente, a maioria das neovascularizações coroides não é discreta ou oculta. Esta apresentação é geralmente pouco localizada na angiografia fluoresceínica. Possui um padrão hiperfluorescente puntiforme com bordas não discretas.

11. O que é angiografia fluoresceínica?

Angiografia fluoresceínica é um teste fotográfico usado no diagnóstico e tratamento de ARMD. O corante de fluoresceína é injetado pela veia antecubital, ao mesmo tempo em que fotografias simultâneas da mácula são tiradas com uma câmera de fundo. O corante de fluoresceína demonstra fluorescência quando iluminado por uma luz visível na faixa de frequência azul. Esta propriedade, junto com os limites anatômicos nas circulações da retina e coroide, possibilita a identificação e localização de processos vasculares anormais, como a neovascularização coroide, que são frequentemente encontrados na ARMD.

12. O que é videoangiografia com indocianina verde?

Videoangiografia com indocianina verde (ICG) é uma técnica fotográfica similar à angiografia fluoresceínica. A principal diferença é o uso de corante ICG, que possui um pico de absorção e emissão na faixa infravermelha, enquanto que as qualidades espectrais da fluoresceína estão na faixa visível. A vantagem da angiografia com ICG é a possibilidade de visualização através de pigmentos e sangue fino, o que facilita a visualização da coroide.[9]

13. O que é tomografia de coerência óptica?

A tomografia de coerência óptica utiliza a propriedade de coerência óptica para fornecer uma representação transversal da mácula. Sua alta resolução permite a localização dos processos neovasculares coroides e de efeitos secundários, como edema de retina, atrofia e descolamento sensorial de retina. Sua sensibilidade na detecção do edema de retina pode torná-lo um teste igual ou superior no que se refere ao diagnóstico e acompanhamento da atividade da membrana neovascular coroide.[10]

14. Cite as terapias comprovadas usadas na degeneração macular relacionada com a idade exsudativa.

As terapias atualmente comprovadas para o tratamento de ARMD incluem fotocoagulação com *laser* térmico, terapia fotodinâmica (PDT) e injeção intravítrea de inibidores do fator de crescimento endotelial vascular (VEGF). Injeções intravítreas anti-VEGF são atualmente o tratamento preeminente para ARMD exsudativa.[11]

15. Qual o papel do tratamento farmacológico na degeneração macular relacionada com a idade?

Atualmente, o tratamento médico envolve a inibição dos fatores de crescimento angiogênico e moduladores associados. Inibição do VEGF assumiu uma importância primária. Esses agentes podem causar uma regressão ou inibição bem-sucedida das membranas neovasculares em neoplasias vasculares selecionadas e modelos animais de neovascularização. Diversos inibidores vasculares, bem como de seus sistemas de aplicação, estão disponíveis.

Ainda que injeções intravítreas de anti-VEGF não aprovadas e aprovadas pela *Food and Drug Administration* (FDA) tenham ganhado grande importância no tratamento da ARMD exsudativa, o envelhecimento de nossa população tem aumentado a incidência de perda visual provocada pela ARMD não exsudativa. Embora os suplementos vitamínicos recomendados pelo AREDS2 (Age-Related Eye Disease Study 2) sejam a única forma de profilaxia disponível, múltiplos protocolos investigacionais abordando outros mecanismos de evolução da doença macular atrófica estão sendo testados. Estes incluem inibição do complemento, análogos da vitamina A, interdição de outras vias inflamatórias e adição de fatores neurotróficos.[12,13]

16. Descreva o fator de crescimento endotelial vascular e seu papel na neovascularização ocular.
VEGF é uma glicoproteína homodimérica com múltiplos isômeros, produtos de clivagem e sítios receptores. O VEGF é essencial no desenvolvimento e manutenção apropriada da vasculatura normal do corpo. É influenciado por múltiplos fatores de crescimento, cofatores e influências ambientais, como a isquemia. Perda da hemostasia normal do VEGF pode resultar em aumento de sua expressão, com resultante neovascularização.[14]

17. Quais são as vantagens da atual terapia antifator de crescimento endotelial vascular no tratamento de degeneração macular relacionada com a idade exsudativa, quando comparada às terapias anteriores como *laser* térmico e terapia fotodinâmica?
As terapias anteriores com *laser* criavam lesão térmica ou fotodinâmico dos tecidos. Este tratamento para lesões de ARMD exsudativa é baseado tanto na localização, como no tipo. Embora esses tratamentos possam desacelerar o processo, a condição da maioria dos pacientes progride para o estágio final do envolvimento foveal, e declínio visual é a regra. Terapias anti-VEGF têm a vantagem de serem eficazes em quase todos os subtipos de ARMD, especialmente nas lesões subfoveais. Seu histórico de estabilidade e melhora visual é extremamente bom ao longo do tempo, e seu mecanismo de atuação é mais fisiológico do que a destruição de tecidos.

18. Quais são as desvantagens da atual terapia antifator de crescimento endotelial vascular para a degeneração macular relacionada com a idade exsudativa?
Infelizmente, a administração dos agentes anti-VEGF deve ser intravítrea via injeção *pars* plana. Esses agentes são eficazes por, aproximadamente, 1 mês após a injeção; portanto, ao longo do tempo, recidiva é observada em quase todos os olhos. Isto exige múltiplas consultas tanto para tratamento ativo, como para vigilância. Os pacientes são vistos cada 4-8 semanas. Injeções intravítreas apresentam riscos secundários, incluindo endoftalmite, elevação da pressão intraocular e possível progressão da doença macular atrófica.[15]

19. Descreva o papel das vitaminas no tratamento e profilaxia da degeneração macular relacionada com a idade.
O Estudo de Doenças Oculares Relacionadas com a Idade (AREDS, do inglês *Age-Related Eye Disease Study*) é financiado pelo *National Institutes of Health* e pelo *National Eye Institute*, e tem demonstrado o benefício de altas doses de vitaminas na profilaxia da ARMD. Indivíduos com risco intermediário ou alto de desenvolver ARMD tiveram uma redução de 25% no desenvolvimento de perda visual provocada pelas formas exsudativa e não exsudativa da ARMD. Teoricamente, a ingestão de certas vitaminas e elementos traços atua direto ou indiretamente, através da associação a determinadas enzimas, na remoção de radicais livres, modulando, dessa forma, o processo de envelhecimento.

As vitaminas usadas no AREDS incluem altas concentrações de vitaminas C e E, luteína/zeaxantina, zinco e cobre. O lançamento do estudo AREDS2 demonstrou ausência de benefício com a ingestão de ácidos graxos ω-3 e possível aumento de risco de câncer de pulmão em ex-fumantes ingerindo β-caroteno, induzindo a eliminação de β-caroteno das atuais formulações do AREDS2, substituindo por luteína/zeaxantina.[16]

Resumo do AREDS: www.nei.nih.gov/amd/summary.asp.

20. O que é terapia fotodinâmica? Como ela difere da fotocoagulação a *laser*?
PDT é uma intervenção aprovada pela FDA para o tratamento de membranas neovasculares coroide subfoveais, predominantemente discretas, secundárias à ARMD. Envolve a administração intravenosa de um medicamento à base de porfirina, que é absorvido pelos vasos sub-retinianos anormais. O fármaco é ativado pela exposição a *laser* infravermelho não térmico, de baixa energia e de comprimento de onda específico. Ativação dos compostos fotossensibilizantes produz dano vascular local por meio da geração de radicais livres. Pelo fato de sua ação ser local, a retina sensorial sobrejacente é poupada,

enquanto a neovascularização anormal é destruída. Uma vez que a grande quantidade de lesões exsudativas na ARMD sejam foveais, a PDT tem a capacidade de eliminar alterações neovasculares coroides subfoveais ao mesmo tempo em que preserva a fixação.[17]

21. Qual é o papel da cirurgia na degeneração macular relacionada com a idade?
O *Submacular Surgery Trial* foi um ensaio clínico randomizado prospectivo que avaliou os benefícios das técnicas cirúrgicas invasivas no tratamento de ARMD. Remoção das membranas neovasculares coroidais não foi demonstrado ser benéfica na ARMD. Foi demonstrado que a remoção ou deslocamento da hemorragia submacular é útil em casos selecionados, em que a acuidade visual era inferior a 20/200.

22. O que é translocação macular?
A cirurgia de translocação macular é realizada para o tratamento de ARMD foveal exsudativa. Esta cirurgia não foi avaliada em ensaios clínicos prospectivos. Envolve o ato de "descolar" e afastar a retina macular da neovascularização coroide subjacente. Isto possibilita posicionar a fóvea sobre áreas do epitélio pigmentar retiniano saudável e coroide. Atualmente, existem dois métodos de translocação – translocação limitada e translocação macular de 360 graus.

23. O que é terapia combinada?
Terapia combinada envolve o uso de mais de um regime terapêutico ou modalidade de tratamento. Similar à evolução das terapias oncológicas, o tratamento da ARMD pode envolver o uso de *laser*, terapia fotodinâmica e/ou combinações de inibidores do crescimento vascular (Box 43-1). Um exemplo atual envolve o uso de PDT com agentes anti-VEGF em variantes polipoides da ARMD exsudativa, e a terapia sob investigação com antifator de crescimento derivado de plaquetas associado a agentes anti-VEGF.

24. O que são recursos para baixa visão?
Auxílio para baixa visão envolve o uso de dispositivos que maximizam a função visual do olho com baixa acuidade visual através de magnificação, iluminação e treinamento. Permite que os pacientes tirem vantagem da visão periférica. Tais recursos estão disponíveis em muitas formas, incluindo óculos especiais, lentes de aumento, dispositivos televisivos de circuito fechado, câmeras digitais e imagens pano-

---

Box 43-1. Estratégias Terapêuticas Adicionais para DMRI Previamente ou Atualmente Sob Investigação

1. Radioterapia
    a. Radioterapia externa
    b. Braquiterapia
    c. Aplicação de sonda externa
2. Cirurgia submacular
    a. Remoção de membranas neovasculares coroides
    b. Remoção de hemorragia submacular
3. Tratamento a *laser*
    a. *Laser* profilático para drusas na doença não exsudativa
    b. Termoterapia transpupilar para tratamento de neovascularização coroide oculta
    c. Terapia com *laser* de alta velocidade guiada por ICG para vasos alimentadores na neovascularização coroide oculta e clássica
4. Tratamento farmacológico com inibidores da angiogênese
    a. Agentes anti-VEGF
    b. Agentes anti-PDGF
    c. Esteroides
    d. Esteroides angiostáticos
5. Terapias combinadas
6. Inibidores da progressão de DMRI não exsudativa
    a. Inibidores do complemento
    b. Fatores neurotróficos
    c. Análogos da vitamina A
    d. Medicamentos anti-inflamatórios não relacionados com o complemento
7. Substituição de células-tronco
8. Terapia gênica

ICG, indocianina verde; *VEGF*, fator de crescimento endotelial vascular; *PDGF*, fator de crescimento derivado de plaquetas.

râmicas. As pessoas geralmente conseguem ler e realizar importantes funções que não seria possível sem tal auxílio. É essencial a avaliação de recursos de baixa visão para pacientes com perda visual bilateral não tratável.

REFERÊNCIAS

1. Framingham Study: VI. Macular degeneration, *Surv Ophthalmol* 24:428–435, 1980.
2. Age-Related Eye Disease Study Research Group: Risk factors for the incidence of advanced age-related macular degeneration in the age-related eye disease study (AREDS). AREDS report no. 19, *Ophthalmology* 112:533–539, 2005.
3. Edwards AO, Ritter R, Abel KJ, et al.: Complement factor H polymorphism and age-related macular degeneration, *Science* 308:421–424, 2005.
4. Neale BM, Fagerness J, Reynolds R, Sobrin L, Parker M, Raychaudhuri S, et al.: Genome-wide association study of advanced age-related macular degeneration identifies a role of the hepatic lipase gene (LIPC), *Proc Natl Acad Sci U S A* 107(16):7395–7400, April 20 2010.
5. Young R: Pathophysiology of age-related macular degeneration, *Surv Ophthalmol* 31:291–306, 1987.
6. The AREDS-HOME Study Research Group: *Ophthalmology* 1–10, 2013.
7. Gass JDM: Drusen and disciform macular detachment and degeneration, *Arch Ophthalmol* 90:206–217, 1973.
8. Querques G, Souied EH, Freund KB: Multimodal imaging of early stage 1 type 3 neovascularization with simultaneous eye-tracked spectral domain optical coherence tomography and high speed real-time angiography, *Retina* 33:1881–1887, 2013.
9. Yannuzzi LA, Slakter JS, Sorenson JA, et al.: Digital indocyanine green videoangiography and choroidal neovascularization, *Retina* 12:191–223, 1992.
10. Voo I, Mavrofrides EC, Puliafito AC: Clinical applications of optical coherence tomography for the diagnosis and management of macular disease, *Ophthalmol Clin North Am* 17:21–31, 2004.
11. Brown DM, Kaiser PK, Michels M, Soubrane G, Heier JS, Kim RY, Sy JP, Schneider S, ANCHOR Study Group: Ranibizumab versus verteporfin for neovascular age-related macular degeneration, *N Engl J Med* 355(14):1432–1444, October 5, 2006. 15.
12. Ferris FL: A new treatment for ocular neovascularization, *N Engl J Med* 351:2863–2865, 2004.
13. Zarbin MA, Rosenfeld PJ: Pathway-based therapies for age-related macular degeneration: an integrated survey of emerging treatment alternatives, *Retina* 30:1350–1367, 2010.
14. D'Amato RJ, Adamis AP: Angiogenesis inhibition in age-related macular degeneration, *Ophthalmology* 102:1261–1262, 1995.
15. Fung AE, Rosenfeld PJ, Reichel E: The International Intravitreal Bevacizumab Safety Survey: using the internet to assess drug safety worldwide, *Br J Ophthalmol* 90(11):1344–1349, November 2006.
16. AREDS2 Research Group: "Lutein/Zeaxanthin and Omega-3 fatty acids for age-related macular degeneration. The Age-Related Eye Disease Study 2 (AREDS2) controlled randomized clinical trial," *JAMA* 309(19):2005–2015, 2013.
17. Treatment of Age-related Macular Degeneration with Photodynamic Therapy (TAP) Study Group: Photodynamic therapy of subfoveal choroidal neovascularization in age-related macular degeneration with verteporfin: Two-year results of two randomized clinical trials-TAP report 2, *Arch Ophthalmol* 119:198–207, 2001.

CAPÍTULO 44
RETINOPATIA DA PREMATURIDADE
James F. Vander

1. **O que é retinopatia da prematuridade?**
   Retinopatia da prematuridade (ROP) é uma doença retiniana vasoproliferativa que afeta bebês nascidos prematuramente. Esta condição tem duas fases. Na fase aguda, o desenvolvimento vascular normal é alterado com o desenvolvimento de vasos anormais que se proliferam, ocasionalmente com proliferação fibrosa associada. Na fase crônica ou de proliferação tardia, descolamento de retina, ectopia macular e comprometimento visual grave podem ocorrer. Mais de 90% dos casos de ROP aguda sofrem regressão espontânea.

2. **Quem está em risco de retinopatia da prematuridade?**
   Recém-nascidos com um peso de nascimento inferior a 1.500 gramas e aqueles com idade gestacional igual ou inferior a 32 semanas correm o risco de desenvolver ROP. A doença afeta com maior frequência os recém-nascidos menores e mais prematuros. A incidência de ROP aguda em recém-nascidos com um peso de nascimento inferior a 1 kg é três vezes maior do que em recém-nascidos pesando entre 1 e 1,5 kg. Recém-nascidos com idade gestacional de 23 a 27 semanas apresentam uma probabilidade particularmente alta de desenvolver ROP.

3. **Quem deve ser rastreado para retinopatia da prematuridade?**
   Diretrizes publicadas pelo Departamento de Oftalmologia da *American Academy of Pediatrics*, pela *Association of Pediatric Ophthalmology and Strabismus* e *American Academy of Ophthalmology* recomendam que todos os recém-nascidos com peso de nascimento inferior a 1.500 gramas ou aqueles com uma idade gestacional igual ou inferior a 28 semanas devem ser examinados. Recém-nascidos selecionados, com peso ao nascimento entre 1.500 e 2.000 gramas e evolução clínica instável, também devem ser rastreados.

4. **Quais recém-nascidos estão em maior risco de retinopatia da prematuridade?**
   Recém-nascidos em risco particularmente alto são aqueles com peso de nascimento inferior a 1.000 gramas e aqueles que nascem com menos de 27 semanas de gestação. O primeiro exame deve ser realizado 4 a 6 semanas após o nascimento ou entre 31 e 33 semanas de idade gestacional ou pós-menstrual corrigida.

5. **Quando devem ser realizados os exames de acompanhamento no rastreamento da retinopatia da prematuridade?**
   A frequência dos exames de acompanhamento é baseada na condição da retina no momento do primeiro exame. Os exames devem ser realizados em intervalos de 1 a 2 semanas, até que ocorra uma vascularização retiniana completa ou até que dois exames sucessivos em intervalo de 2 semanas mostrem ROP estágio II em zona III (o estadiamento é discutido em maiores detalhes mais adiante neste capítulo). Então, os recém-nascidos devem ser examinados cada 4-6 semanas, até que a retina esteja totalmente vascularizada. Na presença de doença pré-limiar (ver discussão futura), o exame deve ser realizado todas as semanas até a ocorrência de doença limiar (momento em que o tratamento deve ser realizado) ou até que a doença regrida.

> **PONTOS-CHAVE: INDICAÇÕES PARA O RASTREAMENTO DE ROP EM RECÉM-NASCIDOS**
> 1. Todos os recém-nascidos com peso de nascimento inferior a 1.500 gramas.
> 2. Todos os recém-nascidos com idade gestacional de 28 semanas.
> 3. Recém-nascidos com peso ao nascimento entre 1.500 e 2.000 gramas e evolução clínica instável.
> 4. Qualquer recém-nascido que o neonatologista considere em risco decorrente de uma evolução clínica instável.

6. **Como a retinopatia da prematuridade é classificada?**
   A Classificação Internacional da Retinopatia da Prematuridade (ICROP) é o sistema usado para descrever os achados na ROP. A ICROP define a localização da doença na retina e a extensão do envolvimento da vasculatura em desenvolvimento. Também especifica o estágio do envolvimento, com níveis de gravidade variando de 1 (menos afetado) a 5 (doença grave).

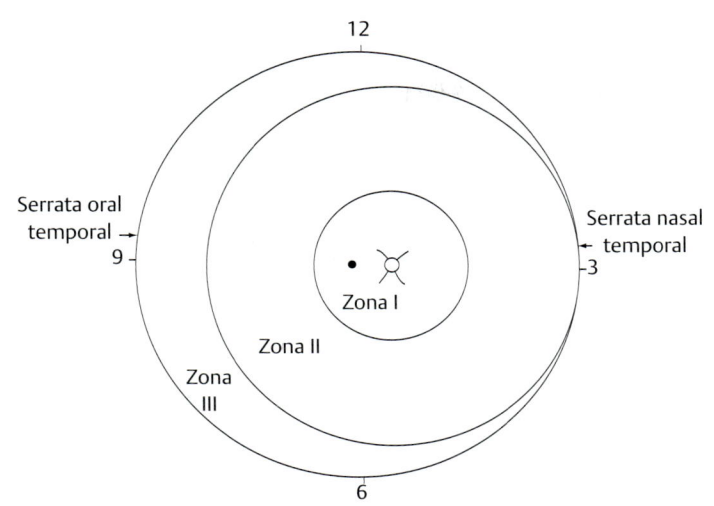

Figura 44-1. As zonas da retinopatia da prematuridade são demonstradas esquematicamente.

7. Quais são as zonas da retinopatia da prematuridade?
Para fins de definição da localização, a retina é dividida em três zonas, tendo o nervo óptico como o centro, pois a vascularização se inicia no nervo óptico e progride perifericamente (Fig. 44-1). A zona I consiste em um círculo cujo raio subentende um ângulo de 30 graus e se estende do disco até duas vezes a distância que vai do disco ao centro da mácula (duas vezes a distância disco-fóvea em todas as direções a partir do disco óptico). A zona II se estende da margem da zona I perifericamente até um ponto tangencial à ora serrata nasal e ao redor de uma área próxima ao equador anatômico temporal. A zona III é a crescente temporal residual da retina anterior à zona II.

8. Descreva os estágios da retinopatia da prematuridade.
O estadiamento refere-se ao grau de resposta vascular anormal observada. O estadiamento do olho como um todo recebe o estágio mais severo presente.

Estágio 1 é a linha de demarcação. É uma estrutura fina, porém definida, que separa a retina avascular anterior da retina vascular posterior. Ramificação anormal dos vasos pode ser observada próxima à linha, que é plana e branca, e está no plano da retina.

Estágio 2 é uma crista. A linha do estágio 1 com altura e largura, ocupando um volume que se estende além do plano da retina. A crista pode ser rosada ou branca. Vasos podem deixar o plano da retina e acompanhar a crista. Pequenos tufos de neovascularização podem ser observados na superfície da retina, posterior à crista. Estes vasos não apresentam crescimento fibrovascular.

Estágio 3 é a crista do estágio 2 com proliferação fibrovascular extrarretiniana (Fig. 44-2). O estágio 4 da ROP é um descolamento parcial da retina. Na ROP, os descolamentos de retina são descolamentos retinianos côncavos e tracionais. O estágio 4A da ROP é um descolamento parcial que não envolve a mácula central. Tipicamente, está presente na região temporal das zonas II e III. O estágio 4B é um descolamento parcial da retina que envolve a mácula central.

Por fim, o estágio 5 da ROP é um descolamento total da retina. Estes descolamentos retinianos apresentam formato de funil, porém podem ter uma configuração aberta ou fechada em suas áreas anterior e posterior.

9. O que é a doença *plus*?
Doença *plus* indica a existência de comprometimento vascular progressivo e é um fator de risco importante para o desenvolvimento de ROP mais grave. Anteriormente, a doença *plus* consiste no ingurgitamento dos vasos irianos e rigidez pupilar. Posteriormente, a doença *plus* aparece como uma dilatação venosa retiniana e tortuosidade arterial no polo posterior. É classificada como leve, moderada ou grave (Fig. 44-3). Quando a doença *plus* está presente no polo posterior, um sinal de mais (isto é, +) é acrescentado ao número do estágio da doença, ou seja, estágio 3+. Antes do aparecimento da doença *plus*, o au-

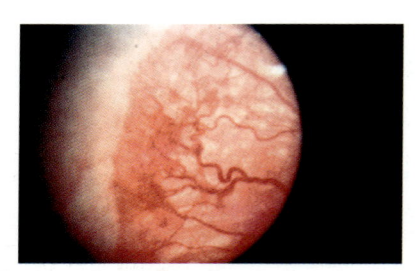

Figura 44-2. Estágio 3 da retinopatia da prematuridade.

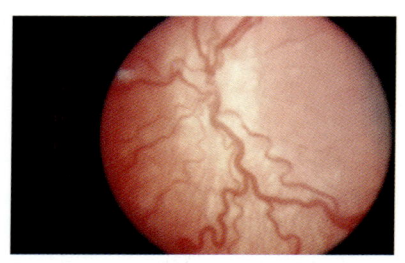

Figura 44-3. Doença *plus* moderadamente grave.

mento da dilatação e tortuosidade dos vasos posteriores significa aumento na atividade da ROP. Doença pré- *plus* está presente quando há anormalidades vasculares do polo posterior insuficientes para o diagnóstico de doença *plus*, mas que demonstram maior dilatação venosa e tortuosidade arterial que o normal.

10. Qual a pior forma de retinopatia da prematuridade aguda?
Existe uma retinopatia mais virulenta, geralmente observada nos recém-nascidos de menor peso ao nascimento, chamada ROP posterior agressiva (AP-ROP). Esta forma de ROP está localizada posteriormente e apresenta doença *plus* proeminente com retinopatia mal delimitada. A doença *plus* é desproporcional em relação à retinopatia periférica e geralmente progride rapidamente para a doença de estágio 5. Tipicamente, a AP-ROP se estende circunferencialmente e está associada a um vaso circunferencial.

11. Qual a lógica para o tratamento de retinopatia da prematuridade aguda?
Uma vez que a ROP pode causar cegueira em consequência ao descolamento de retina, o tratamento para prevenir uma progressão para descolamento retiniano é indicado. No entanto, 90% dos recém-nascidos que desenvolvem ROP aguda apresentam regressão espontânea. Portanto, o tratamento deve ser realizado apenas naqueles recém-nascidos que possuem um alto risco de desenvolver descolamento de retina.

12. O que o estudo *Cryotherapy for Retinopathy of Prematurity* demonstrou?
O estudo *Cryotherapy for Retinopathy of Prematurity* (Cryo-ROP) foi realizado para determinar se o tratamento para ROP poderia prevenir evolução desfavorável. Para o propósito desse estudo, um estadiamento da doença (chamado de *doença limiar*) foi determinado, como aquele em que havia a possibilidade de 50% de os recém-nascidos evoluírem com cegueira, na ausência de tratamento. Esta previsão foi apropriada para o estudo Cryo-ROP e permanece como o nível de doença clínica em que o tratamento é recomendado.

Doença limiar é definida como a presença de ROP estágio 3, em zona I ou II, com pelo menos cinco setores contínuos ou oito setores cumulativos de 30 graus (em horas do relógio), na presença de doença *plus* (Fig. 44-4). Assim, a ROP pré-limiar é definida como zona I, qualquer estágio; zona II, estágio 2 com doença *plus*; ou zona II com proliferação fibrovascular extrarretiniana menor do que na doença limiar. Quando a ROP alcança o estágio pré-limiar, exames devem ser realizados semanalmente.

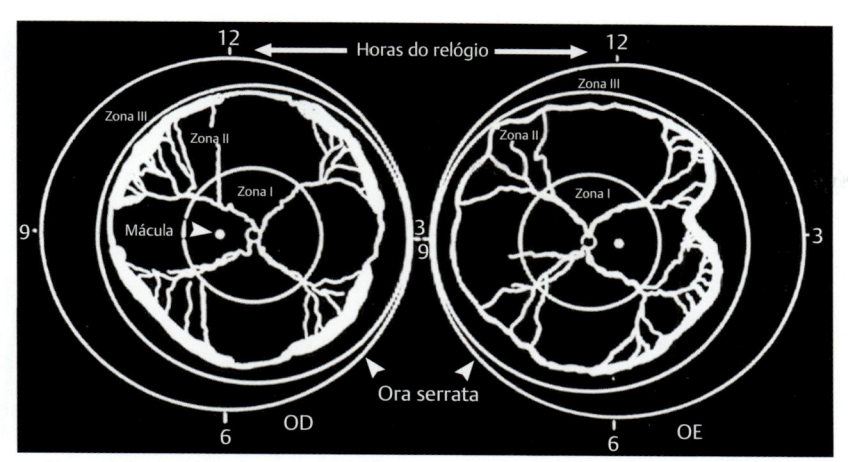

Figura 44-4. A definição do estudo Cryo-ROP de doença limiar é demonstrada esquematicamente.

13. Todos os recém-nascidos tratados apresentam um prognóstico favorável?

A análise de dados da história natural obtida no estudo Cryo-ROP indica que alguns recém-nascidos apresentam alto risco para um resultado desfavorável. Recém-nascidos com ROP em zona I são incluídos como recém-nascidos de alto risco para um resultado desfavorável. O estudo Tratamento Precoce para Retinopatia da Prematuridade (ETROP, *Early Treatment for Retinopathy of Prematurity*) usou um modelo de risco (MRI-ROP2) baseado nos dados da história natural obtidos no estudo Cryo-ROP para identificar recém-nascidos com alto risco de resultado desfavorável. O modelo utilizou características demográficas dos recém-nascidos e aspectos clínicos da ROP para classificar os olhos com ROP pré-limiar em alto ou baixo risco. Olhos com ROP pré-limiar de alto risco que receberam tratamento convencional apresentaram uma probabilidade muito mais elevada de um resultado estrutural desfavorável (10% contra 1% em 6 meses).

14. O que o estudo ETROP demonstrou?

O estudo ETROP descreveu um algoritmo clínico para quais os olhos que devem ser tratados. Olhos de alto risco (denominados ROP tipo 1) foram aqueles com os seguintes achados: ROP de qualquer estágio em zona I, com doença plus; ROP estágio 3 em zona I com ou sem doença plus; e ROP estágio 2 ou 3 com doença plus, em zona II. A doença plus requer pelo menos dois quadrantes de dilatação e tortuosidade dos vasos do polo posterior. Com esses critérios determinando o tratamento com *laser* na zona avascular anterior dos olhos afetados com doença pré-limiar de alto risco, ocasionou uma redução de 19,5% para 14,5% em medidas da acuidade visual de resolução de grades desfavorável, e de 15,6% para 9,1% no resultado estrutural desfavorável em 9 meses, comparado ao grupo-controle, que não foi tratado até o estágio de doença limiar. Olhos com doença pré-limiar de baixo risco e menos avançada (denominados *ROP tipo 2*) incluíram: ROP estágio 1 ou 2 em zona I sem doença *plus* e ROP estágio 3 em zona II sem doença *plus*. Foi recomendado que recém-nascidos com ROP tipo 2 fossem acompanhados de perto e tratados caso a doença progredisse para ROP tipo 1 ou para doença limiar. A recomendação em tratar olhos com doença tipo 1 e adotar uma abordagem "esperar para ver" para olhos tipo 2 (tratar se os olhos progredirem para tipo 1 ou doença limiar) foi corroborada pelos resultados finais do estudo ETROP.

15. Como a retinopatia da prematuridade aguda deve ser tratada?

Crioterapia foi o procedimento padrão para o tratamento de ROP aguda. Mais recentemente, múltiplos estudos relataram a eficácia do tratamento da ROP com fotocoagulação a *laser* aplicada com oftalmoscópio indireto. *Laser* indireto se tornou a forma mais comum de tratamento da ROP aguda. O *laser* indireto pode ser aplicado nas unidades de cuidados intensivos neonatais sem a necessidade de transferir o recém-nascido para uma sala cirúrgica. Sedação intravenosa é administrada mediante autorização de um neonatologista, que deve estar prontamente disponível para controlar quaisquer complicações sistêmicas. O *laser* é aplicado em toda a zona avascular periférica com o uso de um oftalmoscópio indireto. A marca de *laser* desejada é um ponto cinza ou branco opaco, e as marcas são afastadas entre si, aproximadamente, a uma distância 1 a 1,25 a largura da marca (Fig. 44-5). É essencial um foco adequado na retina.

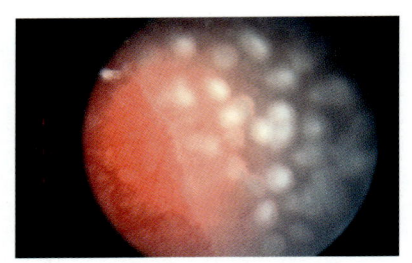

Figura 44-5. Aparência do fundo de olho periférico imediatamente após o tratamento a *laser*.

16. Como a crioterapia é aplicada?
Para alguns oftalmologistas, a crioterapia ainda é o método de eleição para o tratamento de ROP aguda. Assim como no tratamento a *laser*, sedação intravenosa pode ser administrada mediante autorização do neonatologista. Alguns oftalmologistas preferem anestesia geral em razão do maior estresse gerado no recém-nascido e maior risco de complicações cardiopulmonares com a crioterapia, em comparação à fotocoagulação a *laser*. Crioterapia é aplicada em toda a zona avascular periférica com o uso de uma caneta criogênica portátil. A retina periférica é identificada usando a caneta criogênica como um depressor escleral. Um ponto branco congelado, observado por 1 a 2 segundos, é o objetivo desejado. Estas lesões são posicionadas contiguamente.

17. A retinopatia da prematuridade posterior responde ao tratamento?
As doenças em zona I e zona II posterior apresentam um prognóstico mais desfavorável do que a ROP mais anterior. A crioterapia é geralmente ineficaz na ROP posterior. Investigações demonstraram que o uso de fotocoagulação a *laser* na doença posterior pode limitar a probabilidade de um resultado anatômico desfavorável em, aproximadamente, 20% dos casos. A aplicação dos critérios do ETROP previamente mencionados resultará em um melhor prognóstico para a doença em zona I.

18. Na retinopatia da prematuridade, qual o resultado esperado após o tratamento a *laser*?
Várias publicações mencionaram uma taxa de regressão de, aproximadamente, 90% após o uso de fotocoagulação a *laser* na ROP limiar. Se for ocorrer regressão, a doença *plus* é geralmente menor na consulta de acompanhamento realizada uma semana após o tratamento. Pode não haver muita mudança na proliferação fibrovascular extrarretiniana (ERFP). Em duas semanas, o início de redução na ERFP deve ser observada.

19. Quando deve ser considerado o retratamento na retinopatia da prematuridade?
Tratamento da ROP limiar com fotocoagulação a *laser* é bem-sucedido na regressão da doença aguda em, aproximadamente, 90% dos casos. Ocasionalmente tratamento suplementar, após a seção inicial, é necessário para induzir a regressão. Retratamento deve ser considerado se houver piora da doença (doença plus mais grave e aumento na proliferação fibrovascular extrarretiniana) na consulta realizada uma semana após o tratamento ou na doença persistentemente ativa (ERFP com doença plus), e na presença de "áreas de escape" (áreas aparentemente não tratadas) ou marcas de *laser* amplamente espaçadas na consulta de acompanhamento 2 semanas pós-tratamento. O tratamento adicional deve ser aplicado em áreas previamente não tratadas, em vez de tratar sobre pontos antigos de *laser*. De modo similar, a crioterapia suplementar pode ser aplicada em "áreas de escape", quando uma resposta adequada ao tratamento inicial com crioterapia não é observada.

PONTOS-CHAVE: INDICAÇÕES PARA O TRATAMENTO A *LASER* DA ROP
1. Olhos com ROP tipo 1.
2. ROP de qualquer estágio, em zona I, com doença *plus*.
3. ROP estágio 2 ou 3, em zona II, com doença *plus*.
4. Olhos com ROP limiar: pelo menos cinco setores contínuos ou oito setores cumulativos de 30 graus (em horas do relógio) de ROP estágio 3 na zona I ou II, na presença de doença *plus*.

20. Existem opções além do *laser* para a retinopatia da prematuridade aguda?
Atualmente, muitos oftalmologistas usam injeção intravítrea de antifator de crescimento endotelial vascular (geralmente bevacizumabe) para induzir regressão da doença *plus* e ERFP. Há evidências de que

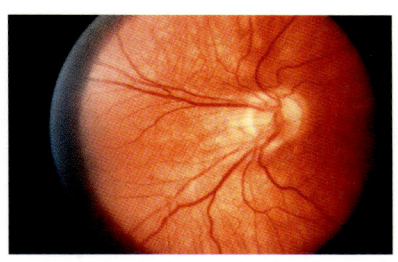

Figura 44-6. Retração temporal moderada da mácula causada pela regressão da retinopatia da prematuridade.

Quadro 44-1. Diagnóstico Diferencial da Retinopatia da Prematuridade	
DOENÇA MENOS GRAVE	**DOENÇA MAIS GRAVE**
Vitreorretinopatia exsudativa familiar	Catarata congênita
Incontinência pigmentar (síndrome de Bloch-Sulzberger)	Persistência do vítreo primário hiperplásico/ vasculatura fetal persistente
Retinosquise ligada ao X	Retinoblastoma
–	Toxocaríase ocular
–	Uveíte intermediária
–	Doença de Coats
–	Retinosquise ligada ao X avançada
–	Hemorragia vítrea

esse tratamento pode ser particularmente útil na ROP posterior. Até agora, nenhum estudo randomizado de grande porte foi capaz de demonstrar a segurança sistêmica desse tratamento, o que é preocupante com recém-nascidos frágeis e em fase de crescimento. Estas injeções podem reduzir ou eliminar a necessidade de ablação destrutiva da retina, e uma avaliação mais aprofundada é justificada.

21. **O que pode ser feito nos estágios mais avançados da retinopatia da prematuridade?**
    Descolamentos de retina de estágio 4B e estágio 4A em progressão podem ser tratados por vitrectomia com preservação do cristalino. Há uma taxa de 70 a 85% de reaplicação da retina. A vitrectomia pode ser realizada na ROP de estágio 5 mais avançado. No entanto, as taxas de sucesso anatômico e visual são extremamente baixas.

22. **Quais são algumas das complicações tardias da retinopatia da prematuridade?**
    As complicações tardias da ROP incluem miopia, pigmentação retiniana, tração retiniana (Fig. 44-6), degeneração vitreorretiniana *lattice-like*, buracos retinianos, descolamento de retina e glaucoma de ângulo fechado. Obviamente, essas crianças precisam ser acompanhadas por tempo prolongado por um especialista em retina e um oftalmologista pediátrico. Ambliopia e estrabismo também são comuns.

23. **Qual é o diagnóstico diferencial da retinopatia da prematuridade?**
    O diagnóstico diferencial difere de acordo com a extensão da doença (Quadro 44-1). Na ROP menos grave, condições que levam a alterações vasculares retinianas periféricas e tração retiniana devem ser consideradas. Na doença mais grave, o diagnóstico diferencial de um reflexo pupilar branco deve ser considerado.

BIBLIOGRAFIA

American Academy of Pediatrics: Screening examination of premature infants for retinopathy of prematurity, Pediatrics 108:809–811, 2001.

An International Committee for the Classification of Retinopathy of Prematurity: The International Classification of Retinopathy of Prematurity revisited, Arch Ophthalmol 123:991–999, 2005.

Committee for the Classification of Retinopathy of Prematurity: An international classification of retinopathy of prematurity, Arch Ophthalmol 102:1130–1134, 1984.

Cryotherapy for Retinopathy of Prematurity Cooperative Group: Multicenter trial of cryotherapy for retinopathy of prematurity: Snellen visual acuity and structural outcome at 5½ years after randomization, Arch Ophthalmol 114:417–424, 1996.

McNamara J, Tasman W, Brown G, Federman J: Laser photocoagulation for stage 3+ retinopathy of prematurity, Ophthalmology 98:576–580, 1991.

McNamara J, Tasman W, Vander J, Brown G: Diode laser photocoagulation for retinopathy of prematurity preliminary results, Arch Ophthalmol 110:1714–1716, 1992.

Early Treatment For Retinopathy of Prematurity Cooperative Group: Revised indications for the treatment of retinopathy of prematurity: results of the early treatment of retinopathy of prematurity randomized trial, Arch Ophthalmol 121:1684–1694, 2003.

Hartnett ME, Maguluri S, Thompson HW, McColm JR: Comparison of retinal outcomes after scleral buckling or lens-sparing vitrectomy for stage 4 retinopathy of prematurity, Retina 24:753–757, 2004.

International Committee for the Classification of the Late Stages of Retinopathy of Prematurity: An international classification of retinopathy of prematurity. II: The classification of retinal detachment, Arch Ophthalmol 105:906–912, 1987.

Lakhanpal RR, Sun RL, Albini TA, Holz ER: Anatomic success rate after 3-port lens-sparing vitrectomy in stage 4A or 4B retinopathy of prematurity, Ophthalmology 112:1569–1573, 2005.

Quinn G, Dobson V, Barr C, et al.: Visual acuity in infants after vitrectomy for severe retinopathy of prematurity, Ophthalmology 98:5–13, 1991.

Vander J, Handa J, McNamara J, et al.: Early laser photocoagulation for posterior retinopathy of prematurity: randomized controlled clinical trial, Ophthalmology 104:1731–1734, 1997.

RETINOPATIA DIABÉTICA
James F. Vander

1. **Como a retinopatia diabética é classificada? Quais aspectos do exame de fundo de olho são característicos de cada categoria?**
   - **Retinopatia diabética não proliferativa (NPDR):** Esta forma é arbitrariamente dividida em três categorias com base na severidade: leve, moderada e grave. Os aspectos da retinopatia não proliferativa leve e moderada resultam predominantemente da perda de integridade capilar (ou seja, microaneurismas, hemorragias puntiformes, exsudatos duros amarelados e edema macular) (Fig. 45-1). Exsudatos algodonosos também são observados. Os aspectos da NPDR mais grave estão relacionados com sinais precoces de isquemia. Além dos aspectos encontrados na doença não proliferativa leve, a fundoscopia mostra veias em rosário e anormalidades microvasculares intrarretinianas (IRMAs), bem como hemorragias intrarretinianas mais extensas (Fig. 45-2).
   - **Retinopatia diabética proliferativa (PDR):** Os aspectos típicos estão relacionados com as consequências da extensa área de não perfusão capilar retiniana. Os achados na fundoscopia incluem aqueles de NPDR, bem como o desenvolvimento de neovascularização do disco (NVD; Fig. 45-3), neovascularização em outro local da retina (NVE), hemorragia pré-retiniana e/ou vítrea, e tração vitreorretiniana com descolamento tracional da retina.

2. **Qual a causa mais comum de perda da visão na retinopatia diabética?**
   A causa mais comum de perda da visão na retinopatia diabética é edema macular.

3. **Quem corre o risco de desenvolver retinopatia diabética?**
   Todos os pacientes com diabetes melito estão em risco de retinopatia diabética. Fatores de risco relativos incluem os seguintes:
   - **Duração da diabetes:** Quanto mais tempo a diabetes estiver presente, maior o risco de alguma manifestação de retinopatia diabética. Após 10 a 15 anos, mais de 75% dos pacientes mostram alguns sinais de retinopatia.
   - **Idade:** Retinopatia diabética é incomum antes da puberdade, mesmo em pacientes diagnosticados logo após o nascimento. NPDR manifesta-se mais cedo em pacientes diagnosticados com diabetes após 40 anos de idade. Isto pode estar relacionado com a duração da doença antes do diagnóstico.
   - **Controle diabético:** O estudo DCCT (*Diabetic Control and Complications Trial*) demonstrou claramente uma correlação entre o controle glicêmico inadequado a longo prazo e o subsequente desenvolvimento de retinopatia diabética, bem como de outras complicações da diabetes.
   - **Doença renal:** Proteinúria é um marcador particularmente adequado para o desenvolvimento de retinopatia diabética. Esta associação pode não ser casual, mas um paciente com disfunção renal deve ser acompanhado mais de perto.
   - **Hipertensão sistêmica:** Novamente, a natureza casual da relação é incerta.
   - **Gravidez:** Retinopatia diabética pode progredir rapidamente em gestantes. Pacientes com retinopatia preexistente estão particularmente em risco.

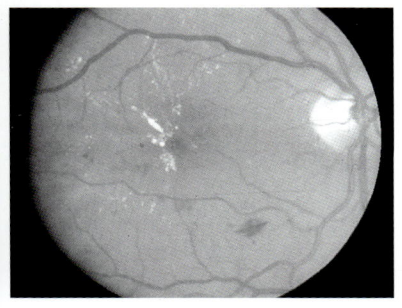

Figura 45-1. Retinopatia diabética não proliferativa com exsudatos, hemorragias e edema.

Figura 45-2. Retinopatia diabética não proliferativa grave com veias em rosário e anormalidades microvasculares intrarretinianas.

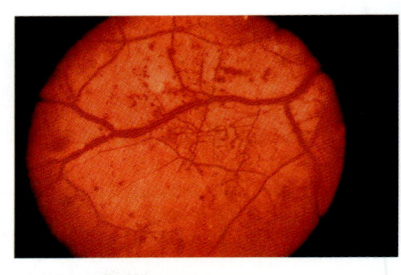

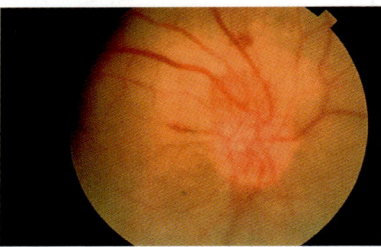

Figura 45-3. Neovascularização do disco na retinopatia proliferativa.

PONTOS-CHAVE: MECANISMOS DA PERDA DE VISÃO NA DIABETES
1. Edema macular.
2. Isquemia macular.
3. Hemorragia vítrea.
4. Descolamento macular por tração.
5. Descolamento de retina regmatogênico/tracional combinado.

4. **Qual a importância da hemoglobina A_1C? Qual a correlação com o desenvolvimento de retinopatia diabética?**
A hemoglobina A_1C é a glico-hemoglobina encontrada no soro. É um indicador do nível médio de glicose sérica nos últimos 3 meses. Portanto, fornece uma ficha informativa da adequação do controle glicêmico nos últimos 3 meses, sem identificar picos, baixas ou momento de flutuação da glicose. Foi constatado que a hemoglobina A_1C apresenta alta correlação com o desenvolvimento de retinopatia diabética. Pacientes não diabéticos tipicamente têm um nível igual ou inferior a 6. O estudo DCCT demonstrou que uma hemoglobina A_1C inferior a 8 estava associada a um risco significativamente reduzido de retinopatia, quando comparado a um valor maior que 8.

5. **Qual a recomendação para o rastreio de pacientes com diabetes?**
Pacientes com diabetes insulino-dependente (diabetes juvenil) devem ser submetidos a um exame oftalmológico com dilatação da pupila 5 anos após o diagnóstico. Pacientes com diabetes de início adulto (tipo II) devem ser examinados no momento do diagnóstico. Todos os pacientes diabéticos devem realizar anualmente uma fundoscopia com dilatação da pupila; exames mais frequentes dependem dos achados.

6. **Quais são as características angiográficas fluoresceínicas da retinopatia diabética proliferativa e não proliferativa?**
   - Na **retinopatia não proliferativa leve à moderada,** o enchimento dos vasos grandes é normal. Áreas puntiformes de hiperfluorescência precoce correspondem a microaneurismas, enquanto que hemorragias puntiformes são hipofluorescentes. Os microaneurismas vazam corante nos últimos quadros (*frames*), com embaçamento das margens e difusão do corante fluoresceína, enquanto a hemorragia permanece hipofluorescente durante todo o exame. Telangiectasia hiperfluoresce com extravasamento tardio. Exsudato duro amarelado geralmente não aparece em uma angiografia fluoresceínica, a menos que seja extremamente espesso, caso em que é hipofluorescente. Edema macular geralmente é aparente quando a fluoresceína vaza na retina, à medida que a angiografia progride (Figs. 45-4 e 45-5).

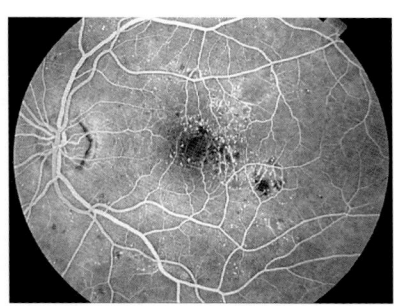

Figura 45-4. A fase inicial da angiografia fluoresceínica demonstra hiperfluorescência puntiforme que corresponde a microaneurismas.

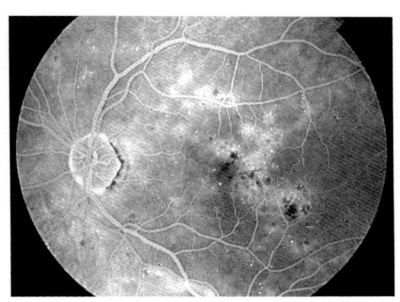

Figura 45-5. A fase tardia da angiografia fluoresceínica demonstra extravasamento com difusão do corante e embaçamento dos microaneurismas.

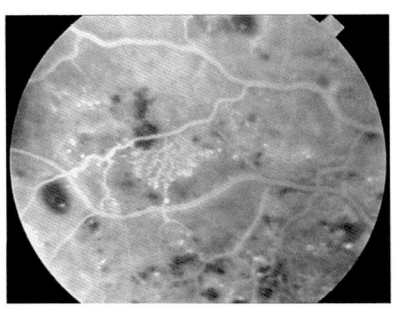

Figura 45-6. Neovascularização (*seta*) é intensamente hiperfluorescente no início do exame e desenvolve-se na borda da retina perfundida e não perfundida.

- **Retinopatia não proliferativa mais grave** apresenta as características mencionadas anteriormente, bem como evidência de perda de capilares retinianos. Manchas em flocos de algodão são geralmente hipofluorescentes, ocasionalmente com hiperfluorescência tardia ao longo das margens. Áreas de não perfusão capilar aparecem como manchas lisas e hipofluorescentes "em vidro fosco", com tingimento das margens nos últimos quadros da angiografia. IRMAs se preenchem na fase arterial da angiografia e não apresentam extravasamento significativo nos quadros finais (Fig. 45-6).
- **Retinopatia proliferativa.** Perda extensa dos capilares retinianos é observada no início da angiografia, com extravasamento difuso nas bordas das áreas isquêmicas nos quadros finais. NVD e NVE exibem intensa hiperfluorescência precoce, com rápido desenvolvimento de um extravasamento acentuado (Fig. 45-7).

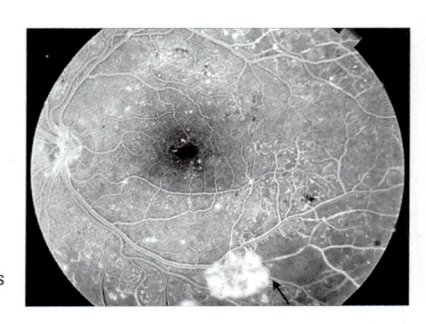

Figura 45-7. Anormalidades microvasculares intrarretinianas não vazam corante na angiografia fluoresceínica.

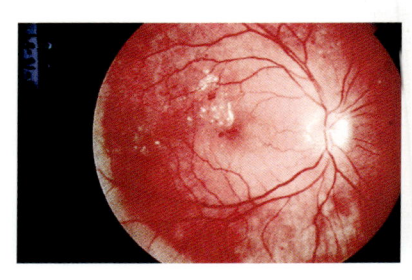

Figura 45-8. Quatro meses após tratamento com *laser* focal, o edema e o exsudato não são mais observados.

7. **Qual a definição de edema macular clinicamente significativo?**
   Edema macular clinicamente significativo (CSME), como definido no estudo ETDRS (*Early Treatment Diabetic Retinopathy Study*), está presente em pacientes com qualquer um dos seguintes:
   - Espessamento retiniano a uma distância de até 500 micra do centro da fóvea.
   - Exsudato duro amarelado a uma distância de até 500 micra do centro da fóvea, com espessamento retiniano adjacente (Fig. 45-8).
   - Pelo menos uma área do disco de espessamento retiniano, qualquer parte que esteja a uma distância de um diâmetro de disco do centro da fóvea.

   CSME descreve as características da fundoscopia que são observadas na mácula com o microscópio estereoscópico de alta magnificação. Acuidade visual não é relevante; um paciente com uma visão 20/20 também pode ter CSME. A aparência na angiografia fluoresceínica não é relevante para a definição de CSME. Visualização monocular da mácula com um oftalmoscópio direto ou uma única fotografia colorida não é adequada para diagnosticar CSME, nem a visualização de baixa magnificação por um oftalmoscópio indireto.

> **PONTOS-CHAVE: CARACTERÍSTICAS CLÍNICAS DO EDEMA MACULAR CLINICAMENTE SIGNIFICATIVO**
> 1. Espessamento macular a uma distância de até 500 micra do centro da fóvea **ou**
> 2. Exsudatos duros a uma distância de até 500 micra do centro da fóvea, com espessamento adjacente **ou**
> 3. Espessamento macular de uma área do disco, qualquer parte que esteja a uma distância de um diâmetro de disco do centro da fóvea.

8. **Quais são os resultados do estudo ETDRS com relação ao tratamento do edema macular diabético?**
   O ETDRS demonstrou que o tratamento macular com *laser* de pacientes com CSME reduziu o risco de duplicação do ângulo visual (p. ex., piora de 20/40 para 20/80) de 24% para 12% ao longo de um período de 3 anos. Esse benefício foi detectado em todos os níveis da acuidade visual. Uma melhora visual significativa é incomum após tratamento macular com *laser*. O objetivo é prevenir a piora da visão no futuro. O tratamento é direcionado para áreas de extravasamento difuso, com o uso de um padrão de grades, e para áreas de extravasamento focal por tratamento direto da anormalidade de extravasamento (Fig. 45-9). Resolução do edema macular pode demorar vários meses, e a repetição do tratamento é ocasionalmente necessária.

RETINOPATIA DIABÉTICA

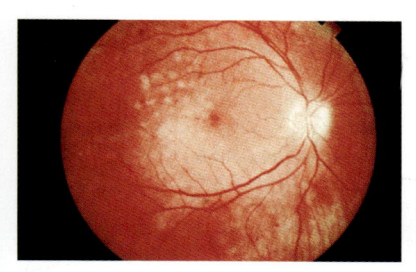

Figura 45-9. Edema macular clinicamente significativo, com presença de espessamento e exsudato a uma distância de até 500 micra do centro da fóvea.

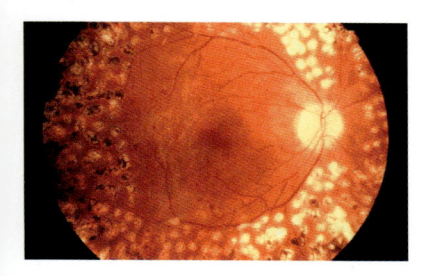

Figura 45-10. Panfotocoagulação retiniana vários meses após o tratamento.

9. Quais outros achados foram relatados pelo ETDRS?

O ETDRS também foi delineado para determinar se o uso de aspirina era útil ou prejudicial nos pacientes com retinopatia diabética; o estudo concluiu que não era nenhuma das opções. O estudo também avaliou o papel do tratamento precoce com panfotocoagulação retiniana com *laser* para doença proliferativa (veja discussões futuras).

10. Qual a definição de características de alto risco?

Características de alto risco (HRC) foram utilizadas pelo estudo DRS (*Diabetic Retinopathy Study*) para descrever pacientes com um risco elevado de perda severa da visão secundária à PDR. O estudo descobriu que pacientes com (1) NVE e hemorragia vítrea, (2) NVD leve e hemorragia vítrea e (3) NVD moderada ou grave com ou sem hemorragia vítrea têm um risco alto de perda severa da visão ao longo dos 3 anos subsequentes. O início de panfotocoagulação retiniana (HRC) completa reduziu bastante o risco de perda severa da visão em pacientes com HRC (Fig. 45-10). Subsequentemente, o ETDRS constatou a ausência de um benefício claro do início da PRP completa em pacientes com retinopatia não proliferativa grave e/ou retinopatia proliferativa precoce sem HRC. Contanto que um acompanhamento cauteloso possa ser garantido, a PRP pode ser suspensa com segurança em tais casos.

PONTOS-CHAVE: CARACTERÍSTICAS DE ALTO RISCO NO ESTUDO DRS

1. Neovascularização do disco em 1/4 a 1/3 da área do disco.
2. NVD em < 1/4 da área do disco com presença de hemorragia vítrea.
3. Neovascularização em outro local da retina com presença de hemorragia vítrea.

11. Quais são os efeitos colaterais da PRP?

A PRP não melhora a visão, mas é realizada para prevenir a cegueira provocada pela retinopatia proliferativa. Perda da visão periférica e visão noturna são os principais receios. Perda da visão central também pode ser causada pela exacerbação do edema macular. Portanto, quando possível, tratamento com *laser* focal macular deve ser realizado antes da PRP, quando ambos são indicados. Outras complicações incluem acomodação prejudicada, dilatação papilar e queimaduras maculares inadvertidas.

12. Todos os pacientes tratados com PRP exibem resolução da HRC?

Não. Até um terço dos pacientes não exibe resolução da NVD ou NVE e, em alguns casos, não haverá regressão aparente.

13. Qual o papel da PRP suplementar?
O DRS avaliou a aplicação de 2.000 pontos de PRP. Para pacientes que não exibem regressão das características de alto risco ou que apresentem hemorragia vítrea persistente, não é claro se a PRP adicional melhora o prognóstico visual a longo prazo. Foram relatados pacientes com 7.000 ou mais pontos de PRP e, e alguns casos, a hemorragia vítrea recorrente persiste.

14. Quais são as indicações para angiografia fluoresceínica na retinopatia diabética?
A angiografia fluoresceínica não FAZ parte da definição de edema macular clinicamente significativo para pacientes com retinopatia não proliferativa ou de HRC para pacientes com doença proliferativa. As indicações para tratamento são baseadas nos aspectos clínicos, e não angiográficos. Contudo, a angiografia fluoresceínica é importante, particularmente para pacientes com maculopatia diabética. A maioria dos pacientes considerada para tratamento de edema macular deve ser submetida a uma angiografia fluoresceínica para determinar as áreas focais e difusas de extravasamento, guiando, dessa forma, o médico responsável durante o posicionamento do *laser*. Áreas de não perfusão capilar também são tratadas com um padrão de grades, que pode ser determinada angiograficamente. A proximidade das áreas focais de extravasamento à zona avascular foveal (FAZ) também pode ser demonstrada na angiografia fluoresceínica. Tratamento muito próximo da FAZ comporta um maior risco de perda da visão e, portanto, deve ser realizado com precaução. Em pacientes com perda de visão inexplicada, a causa pode ser isquemia macular, que é bem demonstrada na angiografia fluoresceínica. Finalmente, pacientes com uma hemorragia vítrea de etiologia incerta podem-se beneficiar de uma angiografia fluoresceínica. Nos pacientes com uma opacidade significativa do meio, uma angiografia fluoresceínica pode demonstrar uma neovascularização retiniana não visível clinicamente.

15. Quais são os possíveis usos da tomografia de coerência óptica no tratamento da retinopatia diabética?
Tomografia de coerência óptica (OCT) fornece um método não invasivo e fotográfico de obtenção de uma visão transversal da mácula. A espessura e o volume macular podem ser quantificados, fornecendo uma medida objetiva que é especialmente útil, quando estudos seriados estão disponíveis, e a progressão e resposta ao tratamento podem ser avaliadas. Tração vitreomacular significativa, quando presente, indica a existência de um possível mecanismo para a presença de edema macular, e aponta para a vitrectomia como a opção terapêutica. A OCT também pode demonstrar adelgaçamento macular significativo, visto que essa condição pode, algumas vezes, ocorrer após tratamento do edema macular. Isto pode explicar o baixo resultado visual em um olho após a resolução do fluido intrarretiniano.

16. Qual o diagnóstico diferencial de retinopatia diabética?
O diagnóstico diferencial inclui obstrução da veia central da retina ou de seus ramos, síndrome ocular isquêmica, retinopatia por radiação, retinopatia hipertensiva e retinopatias proliferativas diversas, como sarcoidose, hemoglobinopatia falciforme e outras causas menos comuns. Em pacientes com características maculares típicas de retinopatia não proliferativa, como microaneurismas e edema macular, mas sem evidência de diabetes melito, a doença é geralmente classificada como telangiectasia justafoveal idiopática.

17. Qual a importância da neovascularização da íris na diabetes?
Neovascularização da íris (NVI) é um sinal ominoso de PDR grave, e geralmente requer um tratamento urgente. A NVI pode progredir, com consequente oclusão da malha trabecular em um período de tempo relativamente curto, ocasionando um glaucoma neovascular grave. Esta complicação temida de doença proliferativa geralmente pode ser evitada se uma PRP é aplicada antes do ângulo se tornar ocluído.

18. Quais são as indicações para vitrectomia na retinopatia diabética?
- **Hemorragia vítrea:** Hemorragia vítrea ocultando o eixo visual causa uma perda severa da visão. Embora geralmente se resolva espontaneamente, a vitrectomia pode ser indicada para pacientes com uma hemorragia mais extensa. O estudo *Diabetic Retinopathy Vitrectomy Study* se concentrou em olhos com hemorragia vítrea, reduzindo a visão para 5/200 ou pior. O estudo demonstrou um forte benefício para pacientes com diabetes tipo I, talvez relacionado com a extensa proliferação fibrovascular. As diretrizes são variáveis, mas a maioria dos cirurgiões espera pelo menos 3 meses para que ocorra resolução espontânea, exceto quando uma necessidade ocupacional ou pessoal exige intervenção precoce, ou quando uma extensa proliferação fibrovascular não tratada estiver presente. O desenvolvimento de NVI também pode induzir a uma vitrectomia mais precoce.
- **Descolamento tracional da retina:** A maioria dos cirurgiões concorda que um descolamento tracional da retina envolvendo a mácula é uma indicação para vitrectomia diabética. Se a tração vitreorretiniana pode ser aliviada em semanas ou alguns meses do início, os resultados visuais são excelentes. Descolamentos tracionais prolongados geralmente não respondem favoravelmente em termos de recuperação visual. Um descolamento tracional extramacular progressivo da retina que avança em direção à fóvea é ocasionalmente uma indicação para cirurgia, embora isto seja controverso.

- **Descolamento de retina regmatogênico/tracional combinado:** O desenvolvimento de descolamento combinado da retina com uma ruptura retiniana aberta é uma indicação para vitrectomia. Esses descolamentos são notoriamente difíceis de reparar, e os pacientes são geralmente levados à cirurgia logo após o diagnóstico.
- **Edema macular refratário:** Pacientes com uma face hialoide posterior, produzindo edema macular crônico que não responde à terapia com *laser* focal, podem ser submetidos à cirurgia, algumas vezes com uma melhora visual significativa. Acredita-se que a tração crônica da face vítrea sobre a mácula produza extravasamento persistente e que o edema pode-se resolver apenas após liberação da tração.

19. Quais são as complicações da vitrectomia na diabetes?
- **Progressão da catarata:** Catarata esclerótica nuclear progressiva ou subcapsular posterior frequentemente ocorre após uma vitrectomia. O risco de glaucoma neovascular secundário pode ser mais elevado em pacientes submetidos à remoção do cristalino no intraoperatório.
- **Defeitos epiteliais corneanos de difícil cicatrização:** A córnea pode edemaciar, e a superfície pode-se romper durante a vitrectomia. Pacientes diabéticos são propensos à cicatrização deficiente dos defeitos epiteliais corneanos.
- **Descolamento de retina:** Descolamento de retina pode estar relacionado com uma laceração periférica que ocorre próximo a um dos sítios de esclerotomia, ou posteriormente ao sítio como resultado de uma tração vitreorretiniana persistente ou recorrente.
- **Hemorragia vítrea:** Algum grau de hemorragia vítrea está frequentemente presente no pós-operatório. Geralmente se resolve rapidamente.

20. Existem outras opções para o tratamento de edema macular diabético além do *laser* e, ocasionalmente, a vitrectomia?
Nos últimos anos houve diversas publicações relacionadas com o uso de várias injeções intravítreas para tratar edema macular provocado pela diabetes ou outras causas.

21. A injeção de esteroides ajuda no edema macular diabético?
O medicamento intravítreo inicial era a triancinolona (Fig. 45-11). Muitos casos demonstrarão rápida resolução do espessamento macular, mesmo na presença de um edema prolongado. Complicações como catarata, aumento de pressão intraocular, infecção e descolamento de retina, podem ocorrer. Embora complicações graves sejam raras, estas podem ser devastadoras. O efeito benéfico geralmente não é mantido. Ensaios randomizados demonstraram que esteroides não são melhores que o *laser* focal, quando usados como terapia primária, na maioria dos casos de edema macular diabético (DME).

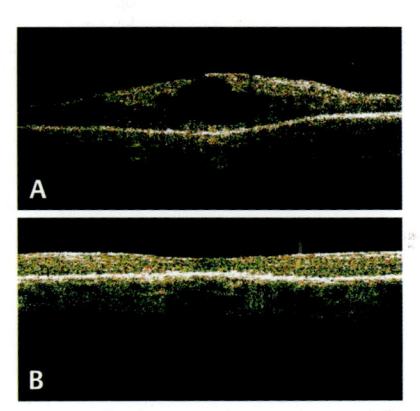

Figura 45-11. A, A OCT mostra um acentuado edema macular com espaços císticos. **B,** OCT realizada 3 semanas após injeção intravítrea de esteroides mostra resolução do edema.

22. E quanto ao uso de agentes antifator de crescimento endotelial vascular para tratamento de edema macular diabético?
Em uma série de ensaios clínicos foi demonstrado que o Ranibizumabe (Lucentis) é eficaz no tratamento de DME. Na maioria dos casos, o edema responde rapidamente, e os resultados da acuidade visual são favoráveis. Injeções repetidas são geralmente necessárias, embora a necessidade de injeções geral-

mente diminua 1 a 2 anos após início do tratamento. Há algumas evidências de que esse tratamento seja superior ao *laser* focal, quando usado como terapia primária, pelo menos para edema difuso e envolvendo a região central. O uso *off-label* de bevacizumabe (Avastin) é uma alternativa que também é geralmente eficaz.

23. **Existem outros usos para agentes antifator de crescimento endotelial vascular na retinopatia diabética?**
A administração intravítrea de fármacos antifator de crescimento endotelial vascular produzirá uma redução dramática na atividade de neovascularização na PDR. Esses fármacos são geralmente usados *off-label* no tratamento de hemorragia vítrea na PDR, ocasionalmente em conjunto com PRP ou em antecipação à vitrectomia. Esses agentes podem ser muito úteis na indução de regressão da NVI, para tratamento ou prevenção de glaucoma neovascular (NVG).

BIBLIOGRAFIA

Benson WE, Brown GC, Tasman W: Diabetes and its ocular complications, Philadelphia, 1988, W.B. Saunders.

Diabetic Control and Complications Trial Research Group: The effect of intensive diabetes treatment on the progression of diabetic retinopathy in insulin-dependent diabetes mellitus, Arch Ophthalmol 113:36–51, 1995.

Diabetic Retinopathy Study Research Group: Photocoagulation treatment of proliferative diabetic retinopathy. Clinical application of Diabetic Retinopathy Study (DRS) findings, DRS report number 8, Ophthalmology 88:583–600, 1981.

Diabetic Retinopathy Vitrectomy Study Research Group: Early vitrectomy for severe vitreous hemorrhage in diabetic retinopathy: two-year results of a randomized trial. Diabetic Retinopathy Vitrectomy Study report 2, Arch Ophthalmol 103:1644–1652, 1985.

Early Treatment for Diabetic Retinopathy Study Research Group: Photocoagulation for diabetic macular edema: Early Treatment for Diabetic Retinopathy Study report number 1, Arch Ophthalmol 103:1796–1806, 1985.

Martidis A, Duker JS, Greenberg PB, et al.: Intravitreal triamcinolone for refractory diabetic macular edema, Ophthalmology 109:920–927, 2002.

Pendergast SD, Hassan TS, Williams GA: Vitrectomy for diffuse diabetic macular edema associated with a taut premacular posterior hyaloid, Am J Ophthalmol 130:178–186, 2000.

Diabetic Retinopathy Clinical Research Network: Expanded 2-year follow-up of ranibizumab plus prompt or deferred laser or triamcinolone plus prompt laser for diabetic macular edema, Ophthalmology 118:609–614, 2011.

OBSTRUÇÃO ARTERIAL DA RETINA
Rebecca Droms ▪ *Jay S. Duker*

CAPÍTULO 46

1. **Quais tipos de obstruções arteriais retinianas podem ocorrer?**
   Obstruções arteriais retinianas são geralmente divididas em obstruções de ramo arterial retiniano e obstruções da artéria central da retina, de acordo com o sítio preciso de obstrução.
   - Uma **obstrução de ramo arterial retiniano** (BRAO) ocorre quando o bloqueio é distal à lâmina crivosa do nervo óptico; em outras palavras, na vasculatura visível da retina. Uma BRAO pode envolver uma área tão extensa quanto três quartos da retina ou uma área pequena, como apenas alguns micrômetros.
   - Uma **obstrução da artéria central da retina** (CRAO) ocorre quando há bloqueio dentro do próprio nervo óptico. Consequentemente, o sítio de obstrução geralmente não é visível na oftalmoscopia. Em uma CRAO, grande parte da retina, quando não a totalidade, é afetada.

   Obstruções mais proximais em relação à artéria central da retina, como na artéria oftálmica, ou mesmo na artéria carótida interna, também podem causar perda da visão. Obstruções arteriais oftálmicas podem ser difíceis de diferenciar da CRAO em bases clínicas.

2. **O que provoca o bloqueio de uma artéria retiniana?**
   As causas típicas diferem entre a CRAO e a BRAO. Visto que o sítio de obstrução não é visível no exame clínico e, em geral, a artéria central da retina é muito pequena para a obtenção de uma imagem com a maioria das técnicas, a causa precisa da maioria das CRAOs não pode ser definitivamente determinada. Atualmente, acredita-se que a maioria das CRAOs seja causada pela formação de trombos. Lesão localizada da íntima, provocada por aterosclerose, provavelmente incita o trombo na maioria dos casos. Em aproximadamente 20% dos casos, um êmbolo é visível na artéria central da retina ou em um de seus ramos, sugerindo uma causa embólica (Fig. 46-1). Raramente, compressão mecânica extrínseca é causada por um tumor orbitário ou no nervo óptico, hemorragia ou inflamação. Inflamação decorrente de uma vasculite, neurite óptica ou até mesmo doença orbitária (p. ex., mucormicose) também pode causar uma CRAO. Trauma com lesão direta ao nervo óptico ou vasos sanguíneos pode ocasionar CRAO. Além disso, coagulopatias sistêmicas também podem estar associadas à CRAO e BRAO.

   Êmbolos são a causa de mais de 90% dos casos de BRAO. Colesterol, cálcio, fibrina e plaquetas foram juntos ou individualmente implicados. Os êmbolos são geralmente visíveis na árvore arterial da retina. Em um indivíduo mais velho, a fonte mais comum de êmbolo é a artéria carótida ipsilateral. Em uma pessoa mais jovem, é mais provável de ter uma origem cardíaca. Raramente, vasculite retiniana ou inflamação intraocular, como toxoplasmose ou retinite herpética (necrose retiniana aguda), pode causar BRAO.

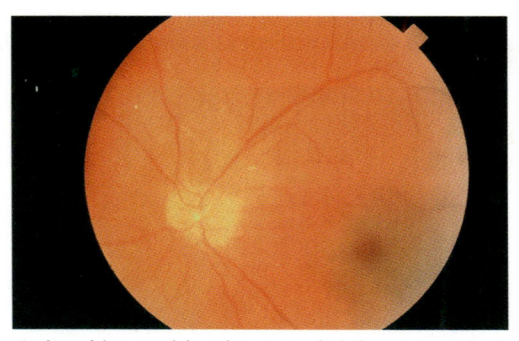

Figura 46-1. Uma obstrução da artéria central da retina causou êmbolos nesse paciente. Note as partículas refrativas na artéria central da retina no centro do disco óptico, bem como em dois ramos da artéria retiniana situados superior ao disco óptico.

3. **Descreva os sintomas típicos de uma obstrução arterial retiniana.**
   O sintoma característico de uma obstrução arterial retiniana aguda é uma perda da visão súbita e indolor no campo visual que corresponde ao território da artéria obstruída. Em uma CRAO, isso seria grande parte, quando não a totalidade, do campo visual. Em alguns pacientes, uma artéria derivada da circulação coroide, chamada *artéria ciliorretiniana*, pode perfundir uma pequena porção da retina central. A artéria ciliorretiniana, que está presente em até 20% dos indivíduos, permanece patente quando o sítio de obstrução é a artéria central da retina. Parte do campo visual que corresponde ao território do vaso ciliorretiniano patente pode ser poupada em indivíduos selecionados. A preservação da artéria ciliorretiniana pode raramente deixar um paciente com uma visão central de 20/20 (normal), embora com um campo visual muito limitado (Fig. 46-2).

   Anterior à obstrução arterial, os pacientes ocasionalmente relatam perda de visão intermitente ou episódios de amaurose fugaz. Dor geralmente não faz parte da obstrução arterial retiniana, exceto quando alguma outra doença subjacente estiver presente (p. ex., arterite de células gigantes, isquemia ocular).

   Em uma BRAO, a perda do campo visual pode variar desde alguns graus até três quartos do campo visual, de acordo com o território do vaso obstruído. Frequentemente, a visão central será de 20/20, poupando, consequentemente, a área macular.

4. **O que é observado no exame quando ocorre uma obstrução arterial retiniana?**
   Redução do fluxo sanguíneo resulta em branqueamento isquêmico da retina no território da artéria obstruída. Visto que a vasculatura retiniana abastece apenas a retina interna (a retina externa recebe circulação da coroide), a isquemia é limitada a mesma. O branqueamento retiniano é mais pronunciado no polo posterior, onde a camada de fibras nervosas (NFL) é mais espessa.

   Em uma obstrução arterial, as artérias retinianas distais ao bloqueio apresentam um aspecto fino e atenuado. A coluna sanguínea pode ser interrompida nas artérias distais e nas veias de drenagem correspondentes. Este fenômeno foi rotulado como "segmentação". Hemorragias retinianas em estilhas sobre o disco são comuns. Material embólico pode ser visível na artéria central da retina, onde existe o disco, ou em um dos ramos da artéria central da retina. Na maioria dos casos, uma mancha vermelho-cereja será visível na área macular.

   Os sítios mais comuns de obstrução em uma BRAO são as bifurcações arteriais retinianas. Pelo fato de haver mais bifurcações e mais vasos retinianos na retina temporal, as BRAOs temporais são mais comuns do que as BRAOs nasais.

   Em uma CRAO, a acuidade visual geralmente é bastante deficiente. Tipicamente, o paciente consegue apenas discernir movimento ou, às vezes, contar os dedos a uma distância de alguns centímetros. Muitos episódios de BRAO resultam em perda visual apenas periférica, com acuidade central intacta.

5. **O que é mancha vermelho-cereja?**
   Uma mancha vermelho-cereja representa uma aparência patológica da mácula, o centro da retina. Há duas causas principais: isquemia e depósitos anormais na NFL. Na CRAO, uma mancha vermelho-cereja ocorre por causa do branqueamento retiniano da camada de fibras nervosas adjacente. A própria fóvea não possui fibras nervosas; portanto, não há uma alteração significativa de sua aparência. O branqueamento retiniano que circunda a cor avermelhada normal da área macular produz a mancha vermelho-cereja.

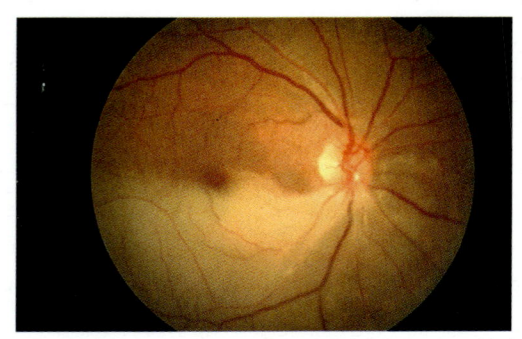

Figura 46-2. Típica obstrução de ramo arterial retiniano no hemisfério inferior. A acuidade visual era de 20/20, porém havia um defeito acentuado no campo visual superior.

OBSTRUÇÃO ARTERIAL DA RETINA

6. Quais outras condições resultam em uma mancha vermelho-cereja da retina? Como você pode diferenciar essas manchas de uma obstrução arterial?
Além da CRAO, uma mancha vermelho-cereja pode ser observada em condições que depósitos anormais se acumulam nas células da camada de fibras nervosas da retina. O exemplo clássico é a doença Tay-Sachs, que é uma esfingolipidose. Uma mancha vermelho-cereja foi relatada em outras esfingolipidoses, como síndrome de Farber, doença de Sandhoff, doença de Niemann-Pick, síndrome de Goldberg, doença de Gaucher e gangliosidose GM1 tipo 2. A mancha vermelho-cereja também foi descrita na síndrome de Hurler (MPS I-H), deficiência de β-galactosidase (MPS VII), doença de Hallervorden-Spatz e doença de Batten-Mayou (Vogt-Spielmeyer).

Uma mancha vermelho-cereja isquêmica pode ser diferenciada dessas outras entidades por meio do histórico da perda visual, doença sistêmica concomitante, idade do paciente e pelo aspecto da retina e vasos sanguíneos retinianos adjacentes.

7. Existe algum exame auxiliar que pode ser feito para confirmar o diagnóstico?
Na maioria dos casos, um observador experiente pode diagnosticar com precisão a CRAO e a BRAO. Nos casos em que o diagnóstico for duvidoso, uma angiografia fluoresceínica intravenosa pode ser realizada. Este exame demonstrará uma diminuição significativa no fluxo de corante através dos vasos obstruídos. Uma avaliação da circulação orbitária por ultrassonografia Doppler em cores também pode ser utilizada para determinar o grau de obstrução, bem como para diferenciar uma obstrução de artéria oftálmica da CRAO.

8. Quais doenças sistêmicas estão associadas à obstrução arterial retiniana?
Embora muitas doenças sistêmicas estejam associadas à obstrução arterial retiniana, mais de 50% de todos os pacientes afetados não manifestarão doença sistêmica ou causa local aparente para suas doenças retinianas. A associação mais comum é uma doença da artéria carótida ipsolateral, que está presente em aproximadamente 1/3 dos pacientes afetados. Aproximadamente 10% das obstruções arteriais que ocorrem em pacientes com mais de 50 anos de idade estão associadas à arterite de células gigantes. Esta associação é crucial, pois a perda de visão pode ocorrer rapidamente no olho contralateral destes pacientes. A administração imediata de altas doses de corticosteroides pode prevenir a perda da visão contralateral.

Tanto na CRAO como na BRAO, todos os pacientes devem ser avaliados para fontes embólicas provenientes do sistema arterial carotídeo e do coração, com testes não invasivos da carótida e ecocardiograma. Em alguns casos, uma ecocardiografia esofágica é necessária para detectar fontes embólicas. O uso de um monitor Holter para detectar uma arritmia cardíaca pode ser apropriado em pacientes selecionados.

9. Sempre é necessário investigar arterite de células gigantes?
É de primordial importância que a arterite de células gigantes seja descartada em todos os pacientes com mais de 50 anos de idade com uma CRAO. Exames de velocidade de hemossedimentação, proteína C-reativa e contagem de plaquetas devem ser solicitados e, caso os resultados sejam elevados, ou se houver uma forte suspeita clínica de arterite de células gigantes, uma biópsia deve ser considerada junto, e altas doses de corticosteroides devem ser administradas, até que os resultados definitivos da biópsia sejam conhecidos. BRAO associada a uma arterite de células gigantes é extremamente incomum.

PONTOS-CHAVE: ARTERITE DE CÉLULAS GIGANTES
1. Deve ser considerada em todos os pacientes com amaurose e mais de 50 anos.
2. Solicitar exames de velocidade de hemossedimentação, proteína C-reativa e contagem de plaquetas.
3. Arterite temporal pode ocorrer em pacientes com testes sanguíneos normais. Suspeita clínica é importante.
4. Altas doses de esteroides devem ser iniciadas imediatamente. Uma biópsia deve ser realizada dentro do prazo de uma semana, porém pode ser positiva até um mês depois do início dos esteroides.

10. Quais pacientes correm o risco de desenvolver obstrução arterial retiniana?
Pacientes que sofreram uma obstrução arterial em um olho correm um maior risco de desenvolver uma obstrução no olho contralateral. Dez por cento dos pacientes têm obstruções arteriais retinianas bilaterais. Pacientes com doença arterial carotídea, válvulas cardíacas afetadas ou arritmias cardíacas também apresentam um risco elevado. Além disso, condições que resultam em parâmetros reológicos anormais, como pancreatite, lúpus, gravidez e embolia amniótica, podem resultar em obstruções arteriais.

11. Algum tratamento profilático pode ser fornecido?

Com a exceção do tratamento com corticosteroides para arterite de células gigantes, uma profilaxia contra obstruções arteriais geralmente não é fornecida. A utilidade de anticoagulantes para prevenir obstruções arteriais retinianas, no contexto de doença carotídea conhecida, não é definitivamente comprovada. Dedução a partir de estudos que demonstram um benefício de redução no risco de um subsequente AVE nessa situação sugere que o anticoagulantes também é útil para reduzir o risco de obstrução arterial. A mesma conclusão pode ser deduzida a partir de estudos que comprovam um benefício da endarterectomia carotídea em pacientes selecionados com doença arterial carotídea.

12. Qual a incidência de obstruções arteriais retinianas bilaterais?

Dez por cento.

13. Existe algum tratamento comprovado para obstrução arterial retiniana?

Não há tratamento comprovado para CRAO ou BRAO. Alguns investigadores acreditam que nenhum dos tratamentos atualmente recomendados possua algum valor. Visto que a retina interna é altamente sensível à perda de perfusão, uma intervenção é raramente, ou nunca, realizada em alguém com uma obstrução por mais de 72 horas. As terapias propostas para obstruções arteriais retinianas são as seguintes:

- Deslocamento do êmbolo para um local mais distal.
- Dissolução do trombo.
- Aumento da oxigenação para a retina.
- Proteção das células retinianas que sobreviveram à lesão isquêmica.

A abordagem tradicional na CRAO inclui paracentese, massagem ocular e medicamentos para reduzir a pressão intraocular. Essas três intervenções são tentativas de deslocar qualquer êmbolo que possa estar presente. Uma paracentese é a remoção de uma pequena quantidade de humor aquoso através de uma agulha de pequeno calibre (30 ou 27). Isto pode ser realizado em um consultório. Embora normalmente simples e seguro, a paracentese foi algumas vezes relatada causar endoftalmite.

Aumento da oxigenação retiniana é realizado com a inalação de uma mistura de 95% oxigênio e 5% dióxido de carbono (carbogênio) por 10 minutos, cada 2 horas, por 24 a 48 horas após o bloqueio. O dióxido de carbono neutraliza a vasoconstrição normal da artéria retiniana que ocorre, quando oxigênio puro é inalado. No entanto, não há evidência clínica de qualquer efeito benéfico. O carbogênio não deve ser usado para tratar pacientes com doença pulmonar obstrutiva crônica. Oxigenoterapia hiperbárica é outra abordagem destinada a aumentar a oxigenação da retina interna isquêmica. Esta terapia pode ser considerada para pacientes que buscam tratamento dentro de 24 horas do início da doença.

Mais recentemente, infusões sistêmicas (via infusão intravenosa) e locais (diretamente na artéria oftálmica via cateter arterial) de medicamentos trombolíticos (estreptoquinase, ativador do plasminogênio tecidual, uroquinase, heparina) foram utilizadas na obstrução arterial retiniana. No entanto, um ensaio clínico randomizado não constatou diferença no resultado visual entre a trombólise intra-arterial (IAT) via infusão local de ativador do plasminogênio tecidual e os tratamentos tradicionais para CRAO em 1 mês de acompanhamento, embora a IAT tenha sido associada a reações mais adversas. Os resultados procedimentais a longo prazo e os possíveis resultados anatômicos favoráveis da IAT, como reperfusão da artéria central da retina, ainda não foram determinados. A IAT não é desprovida de riscos e deve ser considerada apenas para obstruções que ocorreram a menos de 48 horas. Visto que as obstruções de ramo arterial retiniano geralmente não afetam a visão central, tais procedimentos invasivos não devem ser normalmente realizados nesses casos.

No momento, não existem maneiras de "recuperar" o tecido retiniano isquêmico. Esta é uma área de pesquisa ativa, e esta "recuperação" pode ser possível no futuro.

PONTOS-CHAVE: OBSTRUÇÃO ARTERIAL RETINIANA

1. Doença sistêmica deve ser descartada em todas as obstruções arteriais retinianas.
2. Arterite de células gigantes deve ser considerada e descartada em todos os pacientes com mais de 60 anos de idade com uma obstrução da artéria central da retina.
3. Não existe um tratamento comprovado para obstrução arterial retiniana.

14. Porque a retina é tão sensível aos problemas de influxo arterial?

A retina é um órgão altamente metabólico e, portanto, é sensível à isquemia. A artéria central da retina é uma artéria terminal sem uma anastomose normal verdadeira. Como parte do sistema nervoso central, a retina é incapaz de se regenerar quando lesionada.

15. Como se diferencia uma obstrução arterial retiniana de uma obstrução venosa retiniana?
É simples – branco *versus* vermelho. O marco das obstruções arteriais retinianas é o branqueamento isquêmico da retina. Os marcos das obstruções venosas retinianas são uma hemorragia retiniana no território do vaso obstruído. Além disso, as veias retinianas estarão dilatadas e tortuosas, em vez de finas e atenuadas.

Aviso: Raramente, um paciente pode apresentar uma obstrução combinada. Obstruções de um ramo arterial retiniano ou de uma artéria central da retina em conjunto com uma obstrução da veia central da retina foram relatadas. Isto produz um quadro combinado no exame de fundo de olho (ou seja, branqueamento decorrente da isquemia, com coloração vermelha decorrente da hemorragia retiniana).

16. A obstrução aguda de uma artéria retiniana é uma emergência?
CRAO é considerada uma emergência oftalmológica verdadeira, mesmo na ausência de um tratamento comprovado. Pelo fato de a retina ser altamente sensível à isquemia, o tratamento deve ser iniciado o mais rápido possível, quando considerado. Embora estudos com animais indiquem que mais de 90 minutos de isquemia produzem morte irreversível de células retinianas, a experiência clínica sugere que alguns olhos são capazes de tolerar isquemia por até 72 horas, e ainda se recuperar. Se uma intervenção potencialmente arriscada, como a anticoagulação, for considerada, a perda visual não deve ser mais de 48 horas para maximizar a possibilidade de recuperação e a relação geral risco-benefício. O momento ideal de anticoagulação é dentro de 6 a 8 horas da perda de visão. Além disso, doenças sistêmicas concomitantes precisam ser descartadas.

17. Qual a aparência da retina meses ou anos depois de uma obstrução arterial?
Os vasos retinianos mostram-se atenuados, e o disco óptico está geralmente pálido por causa da perda da camada de fibras nervosas da retina. Pelo fato de a retina em si ser transparente, e tanto o epitélio pigmentar retiniano subjacente como a coroide não serem afetados por uma CRAO ou BRAO pura, a aparência da retina propriamente dita é normal.

18. Há outras complicações tardias após obstruções arteriais retinianas?
Neovascularização da íris ocorre em, aproximadamente, 15% dos pacientes com CRAO. É geralmente observada dentro de um período de 3 meses da CRAO e pode resultar em um tipo severo de glaucoma chamado glaucoma neovascular (NVI). Se NVI for detectado, um tratamento a *laser* na retina isquêmica, ou seja, fotocoagulação panretiniana, é geralmente realizada. Neovascularização é extremamente rara após uma BRAO.

BIBLIOGRAFIA

Ahn SJ, Kim JM, Hong J-H, et al.: Efficacy and safety of intra-arterial thrombolysis in central retinal artery occlusion, Invest Ophthalmol Vis Sci 54:7746–7755, 2013.
Arruga J, Sanders MD: Ophthalmologic findings in 70 patients with evidence of retinal embolism, Ophthalmology 89:1336–1347, 1982.
Atebara NH, Brown GC, Cater J: Efficacy of anterior chamber paracentesis and carbogen in treating acute nonarteritic central retinal artery obstruction, Ophthalmology 102:2029–2035, 1995.
Brown GC, Magargal LE: Central retinal artery obstruction and visual acuity, Ophthalmology 89:14–19, 1982.
Brown GC, Magargal LE, Sergott R: Acute obstruction of the retinal and choroidal circulations, Ophthalmology 93:1373–1382, 1986.
Duker JS, Brown GC: Recovery following acute obstruction of the retinal and choroidal circulations, Retina 8:257–260, 1988.
Duker JS, Sivalingham A, Brown GC, Reber R: A prospective study of acute central retinal artery obstruction, Arch Ophthalmol 109:339–342, 1991.
Duker JS: Retinal arterial obstruction. In Yanoff M, Duker JS, editors: Ophthalmology, St. Louis, 1999, Mosby, pp 856–863.
Greven CM, Slusher MM, Weaver RG: Retinal arterial occlusions in young adults, Am J Ophthalmol 120:776–783, 1995.
Hayreh SS, Podhajsky P: Ocular neovascularization with retinal vascular occlusion. II. Occurrence in central and branch retinal artery obstruction, Arch Ophthalmol 100:1585–1596, 1982.
Menzel-Severing J, Siekmann U, Weinberger A, et al.: Early hyperbaric oxygen treatment for nonarteritic central retinal artery obstruction, Am J Ophthalmol 153:454–459, 2012.
Schmidt D, Schumaker M, Wakhloo AK: Microcatheter urokinase infusion in central retinal artery occlusion, Am J Ophthalmol 113:429–434, 1992.
Schumacher M, Schmidt D, Jurklies B, et al.: Central retinal artery occlusion: local intra-arterial fibrinolysis versus conservative treatment, a multicenter randomized trial, Ophthalmology 117:1367–1375, 2010.

DOENÇA OCLUSIVA VENOSA RETINIANA

Ehsan Rahimy

OCLUSÃO DE RAMO VENOSO DA RETINA

1. **Quais são os sintomas de uma oclusão de ramo venoso da retina?**
   Os pacientes podem notar uma perda de visão aguda e indolor, se houver edema macular, maculopatia isquêmica ou hemorragia intrarretiniana, envolvendo a fóvea. Uma oclusão de ramo venoso da retina (BRVO) em um quadrante nasal pode ser assintomática. Uma BRVO de longa duração pode-se manifestar com moscas volantes ou uma redução súbita na visão em razão de uma hemorragia vítrea secundária à neovascularização retiniana.

2. **Quais são os sinais clínicos de uma oclusão de ramo venoso da retina?**
   Os achados fundoscópicos agudos da BRVO incluem um padrão segmentar de formato cuneiforme das hemorragias intrarretinianas, com seu ápice próximo do sítio de oclusão, veias dilatadas e tortuosas, exsudatos algodonosos e edema macular (Fig. 47-1). Em uma BRVO crônica, pode haver o desenvolvimento de vasos colaterais no disco óptico ou que atravessam a rafe horizontal, alterações no epitélio pigmentar retiniano na região macular, ou de neovascularização da retina (NVE) ou disco óptico.

3. **Existem associações sistêmicas em pacientes com oclusão de ramo venoso da retina?**
   O estudo do *Eye Disease Case-Control Study Group* identificou diversos fatores de risco para a BRVO: hipertensão, doença cardiovascular, aumento do índice de massa corporal e glaucoma. De maneira interessante, foi constatado que a diabetes melito não é um importante fator de risco independente para a BRVO. Bilateralidade, idade jovem ou outros aspectos atípicos devem induzir uma pesquisa mais aprofundada para uma doença sistêmica subjacente (estado hipercoagulável, condição autoimune/inflamatória ou doença infecciosa).[1]

4. **Onde uma oclusão de ramo venoso da retina ocorre com maior frequência?**
   O quadrante superotemporal é o local mais comum para uma BRVO, representando aproximadamente 60% dos casos observados. BRVOs inferotemporais representam 30% dos casos, enquanto que as distribuídas nasalmente representam os 10% restantes. No entanto, esses números podem ser erroneamente representados, pois a maioria dos pacientes com BRVOs nasais não apresenta queixas visuais e, frequentemente, a condição é descoberta incidentalmente. Aproximadamente 10% dos pacientes com BRVO desenvolvem uma oclusão de veia retiniana no olho contralateral.

> **PONTOS-CHAVE: CARACTERÍSTICAS COMUNS DE UMA OCLUSÃO DE RAMO VENOSO DA RETINA**
> 1. Ocorre no cruzamento arteriovenoso.
> 2. Padrão segmentar das hemorragias intrarretinianas.
> 3. Edema macular.
> 4. Maioria ocorre no quadrante superotemporal.

5. **Como uma oclusão de ramo venoso da retina é classificada?**
   Uma BRVO é classificada como isquêmica ou não isquêmica. Uma BRVO não isquêmica é definida como tendo menos de cinco áreas do disco de não perfusão capilar retiniana, como demonstrado por angiografia fluoresceínica. Uma BRVO isquêmica é definida como tendo mais de cinco áreas do disco de não perfusão capilar retiniana.

6. **Quais são as complicações de uma oclusão de ramo venoso da retina?**
   Pacientes com BRVO não isquêmica podem perder a visão em decorrência de um edema macular, que pode ser visualizado e confirmado clinicamente com técnicas imagiológicas auxiliares, como a angiografia fluoresceínica ou, mais comumente, a tomografia de coerência óptica. Pacientes com BRVO is-

DOENÇA OCLUSIVA VENOSA RETINIANA

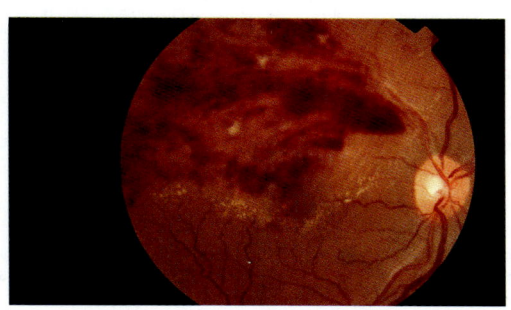

Figura 47-1. Oclusão do ramo temporal superior da veia da retina com hemorragias intrarretinianas, exsudatos algodonosos, exsudatos duros e edema macular.

quêmica geralmente perdem a visão em decorrência de um edema macular, maculopatia isquêmica ou uma hemorragia vítrea (VH). A angiografia fluoresceínica é adequada para detectar isquemia macular, revelando uma zona foveal avascular distendida e irregular. De acordo com o grau de isquemia macular presente, é comum a perda permanente da visão. Sequelas adicionais da BRVO incluem neovascularização retiniana (25%), que pode resultar em hemorragia vítrea por causa da tração dos tufos neovasculares, e formação de membrana epirretiniana (20%).

7. Qual o tratamento para uma oclusão de ramo venoso da retina não complicada?

Pacientes com BRVO não isquêmica sem edema macular são acompanhados clinicamente para o possível desenvolvimento de edema macular e progressão para uma BRVO isquêmica e suas complicações, que incluem maculopatia isquêmica, NVE e VH.

8. Qual o tratamento de primeira linha de um edema macular secundário a uma oclusão de ramo venoso da retina?

A introdução de uma terapia antifator de crescimento endotelial vascular (VEGF) revolucionou o tratamento de edema macular associado à doença vascular retiniana. O estudo BRAVO foi um estudo de grande porte, randomizado, multicêntrico de fase 3, que avaliou a administração mensal de ranibizumabe (Lucentis, Genentech, São Francisco, AC, EUA) *versus* injeções placebos no tratamento de edema macular agudo secundário a uma BRVO. Após 6 meses, os pacientes que receberam 0,3 mg de ranibizumabe apresentaram um ganho médio, quando comparado aos valores basais, de 16,6 letras, aqueles que receberam 0,5 mg de ranibizumabe ganharam 18,3 letras, e o grupo simulado ganhou 7,3 letras. Muitos clínicos extrapolaram esses resultados para bevacizumabe (Avastin, Genentech), uma alternativa *off-label* mais em conta, que demonstrou reduzir substancialmente o edema em vários estudos pequenos não controlados.[2]

9. Qual o papel dos esteroides intravítreos no tratamento de edema macular secundário a uma oclusão de ramo venoso da retina?

O Standard Care e o estudo ESCORE (Standard Care versus Corticosteroid for Retinal Vein Occlusion) comparou a segurança e eficácia entre a fotocoagulação macular em grade com *laser* e as injeções intravítreas do corticosteroide triancinolona (doses de 1 e 4 mg) no tratamento da perda de visão secundária ao edema macular associado à BRVO. Após 1 ano, uma porcentagem comparável de pacientes apresentou um ganho substancial de três ou mais linhas de visão nos três grupos (29% no grupo de *laser*, 26% no grupo de 1 mg de triancinolona e 27% no grupo de 4 mg de triancinolona). Entretanto, pacientes que receberam ambas as doses de esteroide foram mais propensos a desenvolver uma catarata ou pressão intraocular elevada do que aqueles que receberam tratamento com *laser*. No estudo GENEVA, um implante intravítreo biodegradável de dexametasona (Ozurdex, Allergan, Irvine, AC, EUA) demonstrou eficácia no tratamento de edema macular provocado por uma BRVO, com menor elevação da pressão intraocular ou progressão da catarata do que o relatado com a triancinolona.[3,4]

10. Qual o papel da fotocoagulação macular em grade com *laser* no tratamento de edema macular secundário a uma oclusão de ramo venoso da retina?

O estudo Branch Vein Occlusion foi um ensaio clínico histórico, multicêntrico e controlado, delineado para responder se a fotocoagulação macular em grade com *laser* de argônio era útil na melhora da acuidade visual em olhos com BRVO e um edema macular com subsequente redução da visão para 20/40 ou pior. O estudo constatou que 65% dos olhos tratados com *laser* de argônio, quando comparado a 37% dos olhos, controle, ganharam duas ou mais linhas de visão. Os pesquisadores recomendaram a fotocoagulação macular em grade com *laser* para pacientes com BRVO de pelo menos 3 meses de duração e visão igual ou inferior a 20/40 secundário ao edema macular. Embora os resultados deste estudo possam parecer desatualizados na era moderna da farmacoterapia com anti-VEGFs, ainda há um papel distinto para a fotocoagulação macular em grade com *laser*, usada tanto isoladamente quanto como um adjuvante para a terapia intravítrea.[3,5]

11. **Qual o tratamento para um paciente com oclusão isquêmica de ramo venoso da retina antes do desenvolvimento de neovascularização?**
    Um segundo plano do estudo Branch Vein Occlusion foi criado para determinar se fotocoagulação periférica setorial com *laser* de argônio ao redor da oclusão venosa pode prevenir o desenvolvimento de neovascularização retiniana e hemorragia vítrea. Houve um desenvolvimento significativamente menor de neovascularização em pacientes tratados com *laser* (19%) do que nos pacientes-controle (31%). Embora o estudo Branch Vein Occlusion não tenha sido delineado para determinar se o tratamento com laser periférico deveria ser aplicado antes em vez de após o desenvolvimento de neovascularização, dados reunidos no estudo sugeriram que há um risco mínimo de perda severa de visão, quando o tratamento com *laser* é realizado após o desenvolvimento de neovascularização. Portanto, os autores não recomendam o uso profilático de *laser*.

12. **Qual o tratamento para um paciente com oclusão isquêmica de ramo venoso da retina após o desenvolvimento de neovascularização?**
    O estudo Branch Vein Occlusion determinou que a fotocoagulação em grade com l*aser* de argônio na distribuição da oclusão venosa pode prevenir hemorragia vítrea em pacientes que já desenvolveram neovascularização (Fig. 47-2). Houve um desenvolvimento significativamente menor de hemorragia vítrea em pacientes tratados com *laser* (29%), quando comparados aos pacientes-controle (61%).[6]

> **PONTOS-CHAVE: EXAMES A SEREM CONSIDERADOS NOS PACIENTES COM BRVO**
> 1. Pressão arterial.
> 2. Hemoglobina A1c, glicemia de jejum.
> 3. Perfil lipídico.
> 4. Tempo de protrombina/tempo de tromboplastina parcial.
> 5. Painel hipercoagulável (p. ex., atividade da proteína C, atividade da proteína S, homocisteína, anticorpo antifosfolipídio, antitrombina III, fator V de Leiden).

OCLUSÃO DA VEIA CENTRAL DA RETINA

13. **Quais os sintomas de uma oclusão da veia central da retina?**
    Os pacientes podem-se queixar de perda de visão súbita e indolor. Um paciente que tenha desenvolvido glaucoma neovascular secundário a uma CRVO (oclusão de veia central da retina) isquêmica pode apresentar queixas de olho vermelho dolorido.

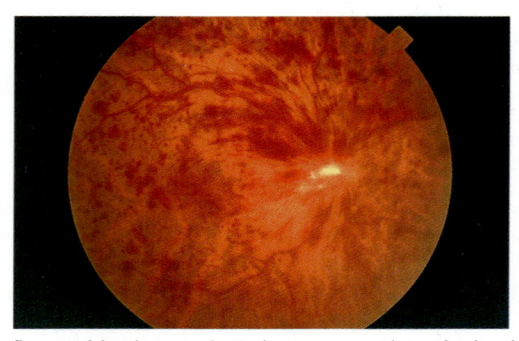

Figura 47-2. Angiografia fluoresceínica de uma oclusão do ramo temporal superior da veia da retina após o recebimento de fotocoagulação em grade com *laser* de argônio depois do desenvolvimento de neovascularização retiniana.

DOENÇA OCLUSIVA VENOSA RETINIANA

14. Quais os sinais clínicos de uma oclusão da veia central da retina?

Em uma CRVO aguda, o exame de fundo de olho com dilatação das pupilas revela determinados achados característicos: tortuosidade e dilatação da veia central da retina, hemorragias intrarretinianas nos quatro quadrantes, exsudatos algodonosos, edema de disco óptico e/ou edema macular (Figs. 47-3 e 47-4). Aumento da pressão intraocular, ou mesmo glaucoma de ângulo aberto clinicamente evidente, pode ser observado em um paciente com CRVO aguda. Casos de CRVO isquêmica podem-se desenvolver na neovascularização de segmento anterior ou de segmento posterior, que se manifesta na forma de proliferação de novos vasos na íris, ângulo, disco ou retina. Em uma CRVO de longa duração, os pacientes podem desenvolver circulação venosa colateral na retina ou disco (Fig. 47-5).

PONTOS-CHAVE: CARACTERÍSTICAS COMUNS DE UMA OCLUSÃO DE VEIA CENTRAL DA RETINA

1. Hemorragias intrarretinianas nos quatro quadrantes.
2. Veias retinianas tortuosas dilatadas.
3. Exsudatos algodonosos.
4. Edema de disco.
5. Edema macular.

---

15. Quais são os fatores de risco para uma oclusão de veia central da retina?

O estudo do *Eye Disease Case-Control Study Group* identificou diversos fatores de risco para a CRVO: hipertensão, diabetes melito e glaucoma, contraceptivos orais e diuréticos também foram implicados na causa de CRVO. Outras condições sistêmicas que afetam a vasculatura retiniana ou os mecanismos de coagulação também podem estar associadas à CRVO: discrasias sanguíneas (ou seja, policitemia

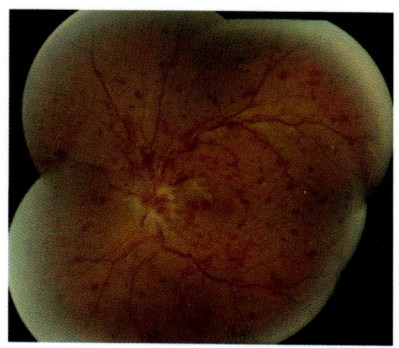

Figura 47-3. Oclusão não isquêmica de veia central da retina com veias tortuosas dilatadas, proeminente edema de disco, hemorragias intrarretinianas em quatro quadrantes e edema macular.

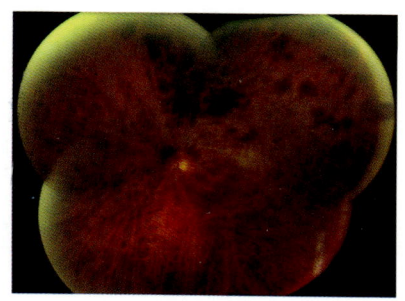

Figura 47-4. Oclusão isquêmica de veia central da retina com veias tortuosas dilatadas, hemorragias intrarretinianas em quatro quadrantes e edema macular.

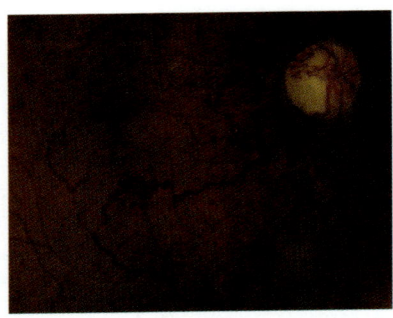

Figura 47-5. Vasos colaterais na retina ou disco que se formaram no contexto de uma oclusão de veia central da retina de longa duração.

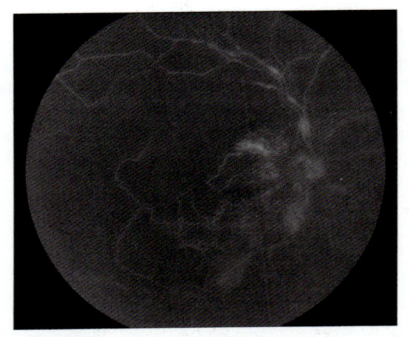

Figura 47-6. Angiografia fluoresceínica de uma oclusão isquêmica de veia central da retina demonstrando uma não perfusão retiniana extensa envolvendo a mácula.

vera), estados hipercoaguláveis (ou seja, deficiências de proteínas C e S) ou doenças autoimunes/inflamatórias. Notavelmente, a retinopatia por hiperviscosidade é uma condição bilateral que pode mimetizar a CRVO; no entanto, essa condição é causada por uma disproteinemia sistêmica subjacente, como a macroglobulinemia de Waldenstrom ou o mieloma múltiplo.[7]

16. **Como a oclusão de veia central da retina é classificada?**
    Uma CRVO é classificada como isquêmica ou não isquêmica. Uma CRVO não isquêmica é definida como tendo menos de dez áreas do disco de não perfusão capilar, como demonstrado por angiografia fluoresceínica, enquanto que uma CRVO isquêmica é definida como tendo mais de dez áreas do disco de não perfusão capilar (Fig. 47-6). Clinicamente, a CRVO isquêmica tende a estar associada à baixa visão, um defeito pupilar aferente e escotoma central denso.[8]

17. **Quais são as complicações de uma oclusão de veia central da retina?**
    Pacientes com CRVO não isquêmica podem perder a visão em decorrência de um edema macular (Fig. 47-7). Pacientes com CRVO isquêmica podem perder a visão em decorrência de um edema macular, maculopatia isquêmica, glaucoma neovascular (NVG) e hemorragia vítrea. Na presença de isquemia na mácula, o paciente se queixa de perda da visão central e uma angiografia fluoresceínica demonstrará uma zona foveal avascular distendida e irregular. A complicação mais temida de uma CRVO isquêmica é a neovascularização do segmento anterior, que pode provocar NVG. Aproximadamente 15% dos pacientes com CRVO isquêmica desenvolvem neovascularização da retina ou disco. Tração proveniente do vítreo pode causar sangramento desses novos vasos, resultando em VH e redução da visão (Fig. 47-8).[9]

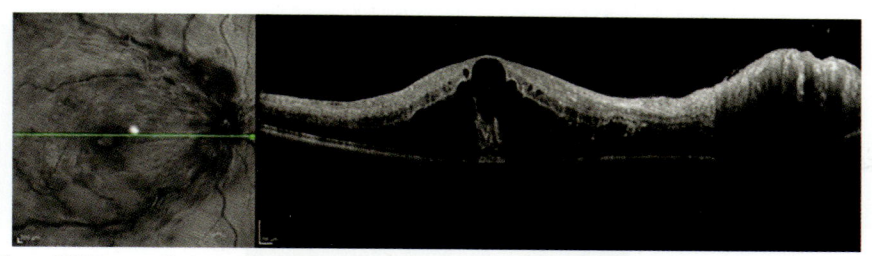

Figura 47-7. Tomografia de coerência óptica de domínio espectral demonstrando edema de mácula e disco associado à oclusão de veia central da retina.

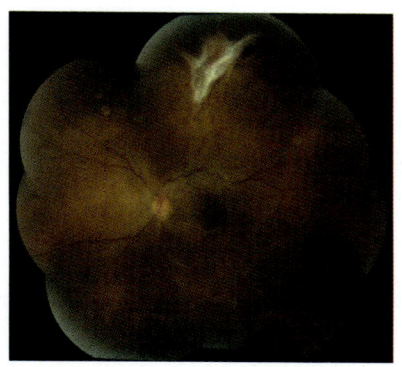

Figura 47-8. Desenvolvimento de oclusão isquêmica de veia central da retina, secundário a membranas neovasculares situadas superiormente, com tração associada e hemorragia vítrea precoce.

18. Qual o fator de risco mais importante para o desenvolvimento de neovascularização da íris na oclusão de veia central da retina?

O estudo *Central Vein Occlusion Study* (CVOS) determinou que uma baixa acuidade visual é o fator de risco mais importante indicativo de neovascularização da íris.[10]

19. Qual a base fisiopatológica proposta para o desenvolvimento de uma oclusão combinada de artéria ciliorretiniana e veia central da retina?

Na CRVO aguda, a pressão intraluminal venosa elevada é transmitida a montante para o leito de capilares nutrícios. O aumento na pressão é transferido para o sistema de artérias ciliorretinianas tipicamente de baixa pressão (que é incapaz de autorregulação), resultando em um bloqueio transitório e, consequentemente, uma oclusão da artéria ciliorretiniana (Fig. 47-9).

20. Qual o tratamento para uma oclusão de veia central da retina não complicada?

Pacientes com CRVO não isquêmica sem edema macular são acompanhados clinicamente para o possível desenvolvimento de edema macular e progressão para uma CRVO isquêmica e suas complicações, incluindo maculopatia isquêmica, NVG e VH. Esses pacientes devem ser monitorados em intervalos mensais para uma possível progressão e por, no mínimo, 6 meses para o desenvolvimento de neovascularização do segmento anterior/glaucoma neovascular.

21. Qual o tratamento de primeira linha para um paciente com oclusão de veia central da retina e edema macular?

Como na BRVO, a administração de injeções intravítreas de anti-VEGF é o principal tratamento para edema macular secundário à CRVO. No estudo CRUISE (equivalente ao estudo BRAVO), pacientes foram randomizados para receber injeções mensais de 0,3 ou 0,5 mg de ranibizumabe por 6 meses *versus* injeções placebos. Após 6 meses, os pacientes que receberam 0,3 mg de ranibizumabe apresentaram um ganho médio, quando comparado aos valores basais, de 12,7 letras, aqueles que receberam 0,5 mg de ranibizumabe ganharam 14,9 letras, e o grupo simulado ganhou 0,8 letra. Oftalmologistas extrapolaram esses resultados

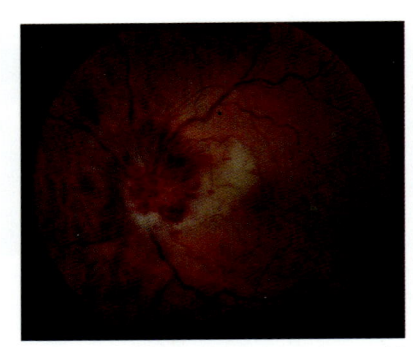

Figura 47-9. Oclusão combinada de veia central da retina e artéria ciliorretiniana.

para bevacizumabe (Avastin, Genentech), uma alternativa *off-label* mais em conta, que demonstrou reduzir o edema macular em vários estudos pequenos não controlados. Mais recentemente, um terceiro fármaco anti-VEGF, o aflibercept (Eylea, Regeneron, Tarrytown, NY, EUA) foi aprovado para uso no edema macular secundário à CRVO. Nos estudos quase idênticos COPERNICUS e GALÍLEO, os pacientes receberam injeções mensais de 2 mg aflibercept por 6 meses *versus* injeções placebos. No ensaio COPERNICUS, 56,1% dos pacientes que receberam aflibercept ganharam no mínimo 15 letras de visão em relação aos valores basais comparados a 12,3% dos pacientes que receberam injeções placebos. No estudo GALÍLEO, 60,2% dos pacientes que receberam aflibercept ganharam pelo menos 15 letras de visão em relação aos valores basais comparados a 22,1% dos pacientes que receberam injeções placebos.[11-13]

22. Qual o papel dos esteroides intravítreos no tratamento de edema macular secundário a uma oclusão de veia central da retina?

No estudo ESCORE-CRVO, mais pacientes obtiveram uma melhora de 15 ou mais letras na tabela ETDRS após 01 ano quando tratados com 1 mg de triancinolona (27% dos pacientes) e 4 mg de triancinolona (26%), quando comparado a apenas 7% dos pacientes no grupo-controle. No estudo GENEVA, um implante intravítreo biodegradável de dexametasona (Ozurdex, Allergan) demonstrou eficácia na melhora dos resultados da acuidade visual e redução de edema macular provocado por uma CRVO, com menor incidência de pressão intraocular elevada ou progressão da catarata do que as taxas previamente relatadas com a triancinolona.[4,14]

23. Qual o papel da fotocoagulação macular em grade com *laser* no tratamento de edema macular secundário a uma oclusão de veia central da retina?

O estudo CVOS foi um ensaio clínico multicêntrico, randomizado e controlado, delineado para responder se a fotocoagulação macular em grade com *laser* de argônio era útil na melhora da acuidade visual em olhos com CRVO e um edema macular com subsequente redução da visão para 20/50 ou pior. Os pacientes foram randomizados para fotocoagulação macular em grade ou nenhum tratamento. Embora o tratamento com *laser* tenha reduzido a evidência angiográfica de edema macular, não houve melhora na acuidade visual final, quando comparado aos olhos não tratados. No entanto, foi observada uma tendência que revelou que o tratamento com *laser* pode ser benéfico em pacientes mais jovens. Analisando todos os resultados conjuntamente, os pesquisadores do estudo não recomendaram o uso rotineiro de fotocoagulação macular em grade com *laser* para pacientes com edema macular secundário à CRVO.[15]

PONTOS-CHAVE: EXAMES A SEREM CONSIDERADOS NOS PACIENTES COM CRVO

1. Pressão arterial.
2. Hemoglobina A1c, glicemia de jejum.
3. Perfil lipídico.
4. Tempo de protrombina/tempo de tromboplastina parcial.
5. Painel hipercoagulável (p. ex., atividade da proteína C, atividade da proteína S, homocisteína, anticorpo antifosfolipídio, anticoagulante lúpico, antitrombina III, fator V de Leiden).
6. Considerar eletroforese de hemoglobinas, crioglobulinas e eletroforese de proteínas séricas, quando clinicamente indicado.

24. Qual o tratamento para um paciente com oclusão de veia central da retina?

O CVOS também foi delineado para responder se a fotocoagulação macular em grade com *laser* de argônio poderia prevenir o desenvolvimento de neovascularização de segmento anterior e NVG. Embora o uso profilático de laser tenha reduzido a incidência de neovascularização de segmento anterior, 20% dos participantes do estudo desenvolveram neovascularização apesar do tratamento profilático. Além disso, foi demonstrado que a espera para a realização de fotocoagulação com *laser* até o momento de desenvolvimento de neovascularização de segmento anterior é eficaz na prevenção de um NVG subsequente. Portanto, os pesquisadores do estudo recomendaram um acompanhamento cuidadoso dos pacientes com CRVO isquêmica e o uso de fotocoagulação panretiniana apenas quando o paciente já tenha desenvolvido neovascularização da íris na posição de duas horas do relógio. Na prática clínica moderna, entretanto, a fotocoagulação panretiniana é frequentemente realizada ao primeiro sinal de neovascularização da íris.[9,16]

Agradecimentos

Agradecemos Vernon K. W. Wong, autor do capítulo na edição anterior.

REFERÊNCIAS

1. The Eye Disease Case-Control Study Group: Risk factors for branch retinal vein occlusion, *Arch Ophthalmol* 116:286–296, 1993.
2. BRAVO Investigators: Ranibizumab for macular edema following branch retinal vein occlusion: six-month primary end point results of a phase III study, *Ophthalmology* 117:1102–1112.e1, 2010.
3. SCORE Study Research Group: A randomized trial comparing the efficacy and safety of intravitreal triamcinolone with standard care to treat vision loss associated with macular Edema secondary to branch retinal vein occlusion: the standard care vs corticosteroid for retinal vein occlusion (SCORE) study report 6, *Arch Ophthalmol* 127:1115–1128, 2009.
4. Ozurdex GENEVA Study Group: Randomized, sham-controlled trial of dexamethasone intravitreal implant in patients with macular edema due to retinal vein occlusion, *Ophthalmology* 117:1134–1146, 2010.
5. Branch Vein Occlusion Study Group: Argon *laser* photocoagulation for macular edema in branch vein occlusion, *Am J Ophthalmol* 98:271–282, 1984.
6. Branch Vein Occlusion Study Group: Argon *laser* scatter photocoagulation for prevention of neovascularization and vitreous hemorrhage in branch vein occlusion, *Arch Ophthalmol* 104:34–41, 1996.
7. The Eye Disease Case-Control Study Group: Risk factors for central retinal vein occlusion, *Arch Ophthalmol* 114:545–554, 1996.
8. Central Vein Occlusion Study Group: Baseline and early natural history report: the central vein occlusion study, *Arch Ophthalmol* 111:1087–1095, 1993.
9. Central Vein Occlusion Study Group: A randomized clinical trial of early panretinal photocoagulation for ischemic central vein occlusion: the central vein occlusion study group N report, *Ophthalmology* 102:1434–1444, 1995.
10. The Central Vein Occlusion Study: Baseline and early natural history report, *Arch Ophthalmol* 111:1087–1095, 1993.
11. CRUISE Investigators: Ranibizumab for macular edema following central retinal vein occlusion: six-month primary end point results of a phase III study, *Ophthalmology* 117:1124–1133, 2010.
12. COPERNICUS Study: Vascular endothelial growth factor trap-eye for macular edema secondary to central retinal vein occlusion: six-month results of the phase 3 COPERNICUS study, *Ophthalmology* 119:1024–1032, 2012.
13. GALILEO Study: VEGF trap-eye for macular oedema secondary to central retinal vein occlusion: 6-month results of the phase III GALILEO study, *Br J Ophthalmol* 97:278–284, 2013.
14. SCORE Study Research Group: A randomized trial comparing the efficacy and safety of intravitreal triamcinolone with observation to treat vision loss associated with macular edema secondary to central retinal vein occlusion: the standard care vs corticosteroid for retinal vein occlusion (SCORE) study report 5, *Arch Ophthalmol* 127:1101–1114, 2009.
15. Central Vein Occlusion Study Group: Evaluation of grid pattern photocoagulation for macular edema in central vein occlusion: the central vein occlusion study group M report, *Ophthalmology* 102:1425–1433, 1995.
16. Clarkson JG, Coscas G, Finkelstein D, et al.: The CVOS group M and N reports [letter], *Ophthalmology* 103:350–354, 1996.

CAPÍTULO 48
DESCOLAMENTO DE RETINA
Michael J. Borne ▪ *James F. Vander*

1. **O que é descolamento de retina?**
   Descolamento de retina (RD) é a separação da retina neurossensorial do epitélio pigmentar retiniano subjacente, com acúmulo de líquido no espaço potencial entre as duas camadas. Os tipos de descolamento de retina incluem: regmatogênico, tracional e exsudativo.
   - No **descolamento de retina regmatogênico (RRD)**, uma ruptura na retina permite a passagem de líquido proveniente da cavidade vítrea para o espaço potencial entre a retina e o epitélio pigmentar retiniano.
   - **Descolamento de retina tracional** ocorre quando há formação e contração de tecido epirretiniano, afastando a retina da camada epitelial pigmentar. Ocasionalmente, a severa tração causada pelas membranas epirretinianas pode provocar uma laceração na retina, criando um descolamento combinado regmatogênico-tracional.
   - **Descolamento de retina exsudativo** é produzido por condições retinianas e coroides que comprometem a barreira hematorretiniana e possibilitam o acúmulo de líquido no espaço sub-retiniano (o espaço potencial entre a retina e o epitélio pigmentar retiniano).

2. **Quais são as principais características de cada tipo de descolamento de retina?**
   - **Descolamentos regmatogênicos de retina** tipicamente apresentam um aspecto enrugado causado por um edema intrarretiniano (Fig. 48-1). Obviamente, estes descolamentos estão associados a uma ruptura da retina, embora em uma pequena porcentagem de casos a ruptura não seja identificável facilmente. Redução da pressão intraocular, células pigmentadas na cavidade vítrea e hemorragia vítrea também estão associadas aos RRDs. Dobras fixas e outros sinais de vitreorretinopatia proliferativa (PVR) sugerem fortemente um RRD. Extensão do líquido através da mácula é um sinal prognóstico ruim. A pressão intraocular é geralmente baixa.
   - **Descolamentos tracionais de retina** são caracterizados por uma superfície retiniana lisa de aspecto rígido. Na maioria dos casos, as membranas epirretinianas que provocam a tração podem ser oftalmoscopicamente observadas. O descolamento é geralmente côncavo direcionado à parte anterior do olho. O local mais comum de membranas tracionais é a região pós-equatorial, o descolamento por tração raramente se estende para a *ora serrata*.
   - **Descolamentos exsudativos de retina** são caraterizados por desvio do líquido sub-retiniano. O líquido sub-retiniano se acumula de acordo com as forças gravitacionais e descola a retina na área onde se acumula. Portanto, observa-se desvio do líquido quando o paciente é examinado na posição ortostática, quando comparado à posição supina. A superfície da retina é geralmente lisa nos descolamentos exsudativos, comparado ao aspecto enrugado de um RRD. Ocasionalmente, a retina pode ser observada diretamente atrás do cristalino nos descolamentos exsudativos. Isto raramente ocorre nos RRDs, a menos que uma tração vitreorretiniana severa esteja presente.

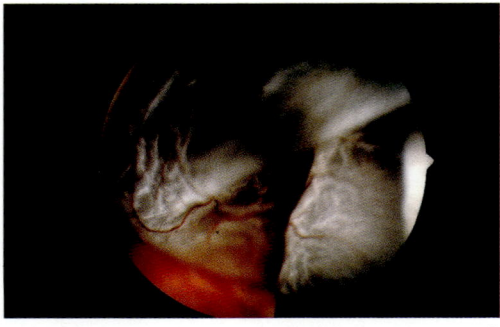

Figura 48-1. Descolamento de retina bolhoso regmatogênico, com aspecto móvel e enrugado.

DESCOLAMENTO DE RETINA 379

3. Quais são as principais causas de descolamentos exsudativos de retina?
As principais causas de RDs exsudativos são tumores intraoculares, doenças inflamatórias intraoculares e anormalidades congênitas. Neoplasias intraoculares, como os melanomas de coroide, hemangiomas de coroide e tumores metastáticos da coroide, são mais propensos a produzir DRs serosos. Inflamação intraocular, como esclerite posterior, doença de Harada, uveíte posterior grave e coriorretinopatia serosa central, ocasionalmente produz desvio do líquido sub-retiniano. As anormalidades congênitas mais comuns, conhecidas por produzir DRs exsudativos, são fossetas ópticas, nanoftalmia e a síndrome de Morning Glory.

4. Como a retina permanece inserida?
Os fotorreceptores retinianos e as células epiteliais pigmentares retinianas (EPR) são orientados com os ápices das células em aposição. Uma matriz interfotorreceptora entre as células forma uma "cola" que ajuda a manter a aposição celular. Também foi proposto que o EPR atua como uma bomba celular para remover íons e água da matriz inter-receptora, fornecendo uma "força de sucção" que ajuda a manter a retina inserida.

5. Quais são os principais fatores predisponentes para descolamentos regmatogênicos da retina?
Os principais fatores predisponentes para DRRs são: cirurgia de catarata prévia, degeneração *lattice* e miopia. A incidência de RRD após uma cirurgia de catarata é de, aproximadamente, 2 em 1.000. A incidência se torna muito maior após uma cirurgia de catarata complicada, incluindo ruptura da cápsula posterior, perda vítrea e fragmentos do cristalino retidos na cavidade vítrea. Alguns estudos demonstraram uma incidência de RRD após cirurgia de catarata complicada de até 15%. Atualmente, aproximadamente metade de todos os RRDs primários ocorre em pacientes com um histórico de cirurgia de catarata.
Degeneração *lattice* (Fig. 48-2) é uma degeneração da retina periférica, caracterizada por adelgaçamento da retina com liquefação do vítreo sobrejacente, resultando em um alto risco de lacerações e rupturas retinianas. A degeneração *lattice* é encontrada em 6 a 7% da população, sendo geralmente bilateral. Degeneração *lattice* é a causa direta de RRD primário em, aproximadamente, 25% dos olhos.

Indivíduos com **alto grau de miopia** apresentam um alto risco de RD por diversos motivos. Primeiro, a incidência de degeneração *lattice* é mais elevada em míopes. Segundo, míopes tendem a ter uma maior taxa de descolamento vítreo posterior. Mais importante, os olhos miópicos apresentam uma taxa mais elevada de rupturas retinianas por causa da retina periférica fina. A taxa de rupturas retinianas tende a ser mais elevada, conforme a miopia aumenta.

6. Quais são os sinais e sintomas de uma ruptura retiniana?
Flashes e moscas volantes são os sintomas clássicos. Células pigmentadas ou sangue no vítreo são indícios fortes de possibilidade de uma ruptura retiniana.

7. Quais são os tipos de rupturas retinianas?
- **Ruptura em ferradura:** Uma borda da retina criada pela tração vítrea fornece a aparência de uma ferradura. A extremidade aberta da ferradura é a anterior. Um vaso retiniano pode preencher o espaço da ruptura (Figs. 48-3 e 48-4). O risco de uma subsequente RD é alto, especialmente nas rupturas agudas.

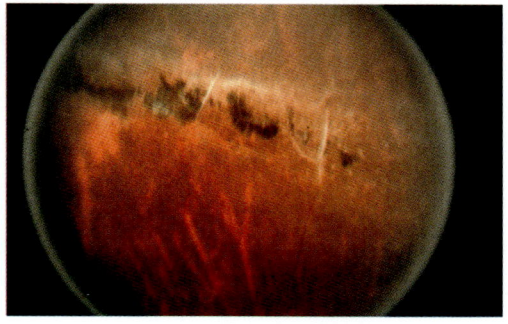

Figura 48-2. Degeneração *lattice*.

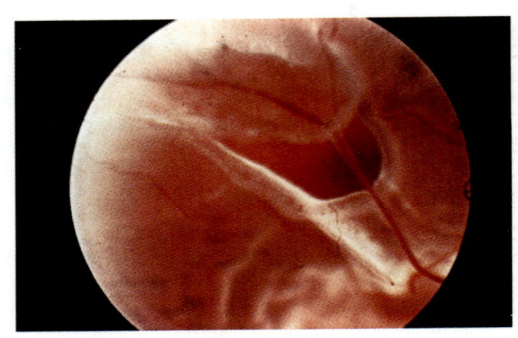

Figura 48-3. Ruptura retiniana em ferradura com um vaso em ponte.

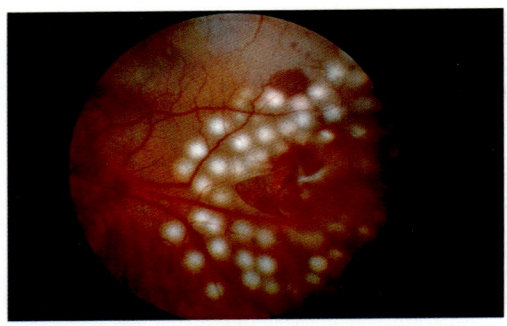

Figura 48-4. Ruptura retiniana em ferradura após fotocoagulação com *laser*.

- **Ruptura operculada:** Quando um pedaço de retina é completamente arrancado pela tração vítrea, o fragmento é observado flutuando sobre o defeito retiniano. O risco de RD é mais baixo do que na ruptura em ferradura.
- **Buraco atrófico:** Um buraco redondo sem evidência de tração retiniana está frequentemente associado à degeneração *lattice*. O risco de RD é baixo.
- **Diálise** (Fig. 48-5): Uma desinserção da retina na *ora serrata*, sendo mais comum no quadrante inferotemporal. O segundo sítio mais comum é o superonasal. Uma causa frequente é o trauma.

PONTOS-CHAVE: SINTOMAS E SINAIS DO DESCOLAMENTO DE RETINA REGMATOGÊNICO

1. *Flashes*.
2. Moscas volantes.
3. Pigmento no vítreo.
4. Descolamento vítreo posterior (geralmente).
5. Retina móvel elevada.
6. Enrugamentos.
7. Perda da transparência retiniana.
8. Presença de uma ruptura retiniana.
9. Alterações do epitélio pigmentar retiniano abaixo do descolamento, ou seja, uma linha de demarcação.
10. Dobras fixas.
11. Perda do campo de visão periférico.
12. Perda da visão central (com envolvimento macular).

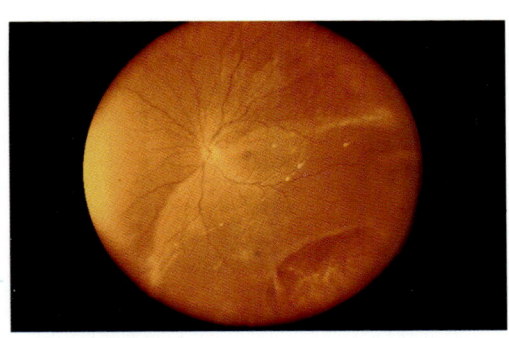

Figura 48-5. Descolamento de retina provocado por uma diálise inferotemporal.

8. **Quais são os sinais de um descolamento de retina regmatogênico crônico?**
A retina é mais transparente do que em um RD agudo, e os enrugamentos são mínimos ou ausentes. Alterações pigmentares são mais proeminentes, incluindo linhas de demarcação hiperpigmentadas (indicativo de progressão, quando múltiplas), atrofia do EPR no leito do descolamento e pigmento abundante no vítreo. Cistos retinianos, algumas vezes muito grandes, podem-se desenvolver. Pode ser difícil identificar a causa da ruptura retiniana. PVR também pode estar presente. A pressão intraocular pode ser baixa, normal ou alta.

9. **O que é retinosquise degenerativa?**
Ocasionalmente chamada de retinosquise senil, esta é uma elevação em forma de cúpula da retina interna causada por uma divisão na camada plexiforme externa. Ao contrário de um RRD, essa condição raramente progride e é acompanhada de rotina. Ocasionalmente, buracos na parede externa são formados, criando uma retinosquise progressiva relacionada com o RRD. O quadrante inferotemporal é o mais comumente afetado, e 80% são bilaterais.

PONTOS-CHAVE: SINAIS DO DESCOLAMENTO DE RETINA CRÔNICO *VERSUS* RETINOSQUISE

1. Presença de ruptura retiniana é o sinal mais confiável para diferenciar as duas condições, porém é um sinal frequentemente difícil de ser encontrado.
2. Pigmento no vítreo.
3. Alterações pigmentares no epitélio pigmentar retiniano.
4. Dobras retinianas.
5. Ausência de esquise no olho contralateral.

10. **Quais são as opções de reparo no descolamento de retina?**
Antes de identificar a modalidade de tratamento, é importante primeiro determinar o tipo de RD. RDs exsudativos são abordados de forma diferente, quando comparados aos descolamentos regmatogênicos e tracionais. Descolamentos regmatogênicos são reparados pelo tratamento da causa primária de extravasamento de fluidos no espaço sub-retiniano. Por exemplo, um RD associado ao melanoma de coroide é abordado pelo tratamento do tumor com radiação, termoterapia ou ressecção. RDs exsudativos relacionados a condições inflamatórias intraoculares são geralmente tratados por regimes anti-inflamatórios agressivos. Um descolamento exsudativo raramente requer reparo cirúrgico primário.

Por outro lado, o tratamento de RD regmatogênico e tracional é primariamente cirúrgico. RDs tracionais, causados por diabetes ou vitreorretinopatia proliferativa, requerem alívio de todas as trações produzidas pelas membranas antes que a retina possa ser reinserida.

RRDs pequenos e localizados são geralmente tratados por crioterapia ou fotocoagulação a *laser*. Raramente, um descolamento localizado assintomático pode ser tratado apenas por observação. Quando uma tração vítrea significativa está presente na ruptura retiniana, especialmente se a ruptura estiver localizada superiormente, ou quando uma grande quantidade de líquido sub-retiniano é encontrada, um tratamento mais definitivo é geralmente indicado. As opções incluem: retinopexia pneumática, balão de Lincoff, introflexão escleral e vitrectomia via *pars* plana. A cirurgia de introflexão escleral é a abordagem tradicional e tem sido regularmente aplicada desde a década de 1950. Vitrectomia via *pars* plana foi realizada pela primeira vez no final da década de 1960 e se tornou a cirurgia de escolha para alguns cirurgiões. Retinopexia pneumática ganhou popularidade desde o início dos anos 80.

11. O que é retinopexia pneumática?

Para realizar uma retinopexia pneumática, um gás inerte ou ar estéril é injetado na cavidade vítrea. Um posicionamento rigoroso é necessário para colocar a bolha de gás em contato com a ruptura retiniana. Se a ruptura for fechada pela tensão superficial provocada pela bolha de gás, o epitélio pigmentar retiniano pode bombear o líquido sub-retiniano de volta para o interior da coroide, permitindo a reinserção da retina. A ruptura é selada com crioterapia no momento da injeção de gás, ou com fotocoagulação a *laser* após o aplanamento da retina.

12. Quais pacientes são os melhores candidatos para retinopexia pneumática?

Os candidatos ideais são os pacientes com um descolamento causado por uma única ruptura retiniana na posição de oito horas, ou múltiplas rupturas quando todas as lacerações estão separadas uma da outra por uma distância de uma a duas horas. Obviamente, o paciente não deve ter uma doença sistêmica ou problema mecânico que impeça as exigências de posicionamento. Pacientes fácicos tendem a se sair ligeiramente melhor do que pacientes com um histórico de cirurgia de catarata.

13. Quais pacientes não são bons candidatos para retinopexia pneumática?

Pacientes com RDs causados por múltiplas lacerações em diversos locais não são bons candidatos, assim como pacientes com um descolamento provocado por uma única laceração, porém com lacerações em outras áreas da retina inserida. Vitreorretinopatia proliferativa, especialmente na presença de dobras fixas, diminui a probabilidade de reinserção com retinopexia pneumática. E, como mencionado anteriormente, pacientes incapazes de obedecer as exigências de posicionamento pós-operatório rigoroso não são bons candidatos.

PONTOS-CHAVE: FATORES QUE INFLUENCIAM NA DECISÃO DE TRATAR AS RUPTURAS RETINIANAS PROFILATICAMENTE

1. Tipo de ruptura.
2. Presença de sintomas de tração vitreorretiniana.
3. Lacerações em ferradura são geralmente tratadas, especialmente quando sintomáticas.
4. Lacerações operculadas geralmente não são tratadas, exceto quando sintomáticas.
5. Histórico de descolamento de retina no olho contralateral.
6. Histórico familiar de descolamento de retina.
7. Previsão de inacessibilidade prolongada ao tratamento.

---

14. Quais são as vantagens das técnicas de introflexão escleral e vitrectomia via *pars* plana?

As técnicas de introflexão escleral e vitrectomia via *pars* plana reduzem a tração mecanicamente. Introflexão escleral envolve a colocação cirúrgica de uma faixa ou esponja de silicone, que é suturada na esclera como um explante ou implantada na esclera após a criação cirúrgica de um leito escleral de espessura parcial (Fig. 48-6). Introflexões esclerais fornecem um alívio regular e amplo da tração vítrea. Líquido sub-retiniano pode ser drenado durante a introflexão escleral por meio de uma esclerotomia externa, e um gás intraocular pode ser injetado na cavidade vítrea na forma de adjuvante para auxiliar na reinserção da retina. Introflexões esclerais são especialmente eficazes nas rupturas retinianas anteriores. Este é o sítio mais comum de rupturas retinianas pós-catarata. Outra vantagem da introflexão escleral é a oportunidade de reparar o RD a partir de uma abordagem puramente externa, sem invasão intraocular.

Com a vitrectomia, é possível aliviar a tração vítrea diretamente com vitreófago. Esta técnica é especialmente útil em casos de rupturas muito posteriores. A vitrectomia é vantajosa em casos de RD com hemorragia vítrea ou opacidades vítreas que obscurecem uma visualização das rupturas retinianas. A vitrectomia também possibilita que o cirurgião remova membranas epirretinianas quando uma vitreorretinopatia proliferativa está presente. Quando a vitrectomia é realizada, a cavidade vítrea deve ser preenchida com gás para reinserir a retina. A presença de gás intravítreo acelera o desenvolvimento de catarata em pacientes fácicos.

15. Quais são os principais riscos e complicações da introflexão escleral e vitrectomia via *pars* plana?

Riscos de infecção e hemorragia são encontrados com qualquer procedimento ocular invasivo. O risco de infecção com uma introflexão escleral é inferior a 3%. Outros riscos e complicações que ocorrem com as introflexões esclerais incluem glaucoma de ângulo fechado, glaucoma agudo secundário à injeção intraocular de gás, hemorragia intraocular ocasionada por uma perfuração durante a drenagem do líquido sub-retiniano, e isquemia e necrose do segmento anterior. Introflexões realizadas cirurgicamente podem causar extrusão ou intrusão ao longo do tempo e, quando realizada sob um músculo extraocular, a introflexão pode resultar em estrabismo.

A vitrectomia envolve os riscos de endoftalmite, rupturas retinianas iatrogênicas, encarceramento retiniano ou vítreo nos sítios de esclerotomia e glaucoma decorrente do uso de gases intraoculares.

16. **Quais achados intraoperatórios devem ser confirmados durante a introflexão escleral?**
    As decisões intraoperatórias mais importantes durante o procedimento de introflexão escleral compreendem o achado e tratamento de todas as lacerações retinianas, bem como a realização de introflexão escleral em uma posição que suporte todas as rupturas retinianas. Após a colocação temporária da introflexão, o cirurgião deve confirmar se as lacerações estão planas sobre a introflexão. Se as lacerações não estiverem planas, a colocação da introflexão deve ser verificada com depressão escleral. Se a introflexão estiver na posição apropriada, porém ainda houver líquido entre a retina e a introflexão, a decisão de drenar o líquido sub-retiniano ou de injetar um gás intravítreo deve ser feita. Se a localização primária do descolamento for inferior, a maioria dos cirurgiões prefere inserir completamente a retina antes de deixar a sala cirúrgica. Descolamentos superiores podem ser aplanados com injeção de gás e posicionamento pós-operatório; a decisão de drenar o líquido sub-retiniano acrescenta potenciais complicações.

17. **Quais três fatores devem ser confirmados com oftalmoscopia indireta na conclusão da cirurgia de introflexão escleral?**
    Aposição da introflexão escleral com relação às rupturas retinianas, ausência de complicações no sítio de drenagem e ausência de pulsações da artéria central da retina devem ser confirmadas antes do fechamento final. Na presença de pulsações, a pressão intraocular é alta o bastante para causar uma obstrução da artéria central da retina. A pressão deve ser reduzida por meio do afrouxamento da introflexão, removendo o líquido ou gás intraocular até que as pulsações não possam mais ser observadas.

18. **Como os casos de descolamento de retina regmatogênico devem ser abordados quando a vitrectomia via *pars* plana for o tratamento de escolha?**
    A tração vítrea exercida sobre todas as lacerações retinianas deve ser aliviada quando possível. Alguns cuidados são necessários para evitar lesão dos vasos sanguíneos retinianos se estes estiverem atravessando as lacerações retinianas. Um descolamento vítreo posterior completo e uma remoção meticulosa do vítreo periférico devem ser garantidos com o uso de uma iluminação ampla. Todas as lacerações retinianas devem ser tratadas completamente com *laser*.

19. **Quais gases podem ser usados dentro do olho? Em quais concentrações?**
    Os gases inertes hexafluoreto de enxofre (SF_6) e perfluoropropano (C_3F_8), junto com ar estéril, são os gases intraoculares mais comumente usados. Misturas não expansíveis são compostas de, aproximadamente, 20% de hexafluoreto de enxofre e 14% de perfluoropropano. Essas são as misturas mais comumente usadas quando a cavidade vítrea é preenchida com gás, como na vitrectomia. Gás com pureza de 100% possibilita a formação de uma bolha maior com a injeção de um menor volume. Esta técnica é vantajosa em pacientes com retinopexia pneumática e introflexões esclerais. Tipicamente, o hexafluoreto de enxofre expande duas a três vezes seu volume inicial, e o perfluoropropano expande, aproximadamente, quatro vezes seu volume inicial. Portanto, a injeção de 0,4 mL de cada gás produz uma bolha de gás intravítrea de 20 a 40% quando os gases são injetados em uma concentração pura.

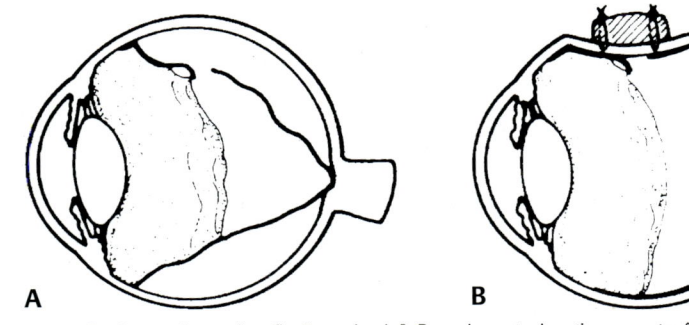

Figura 48-6. Realização de uma introflexão escleral. **A**, Descolamento de retina regmatogênico. **B**, A retina é inseria após a realização de uma introflexão escleral *supenaly*.

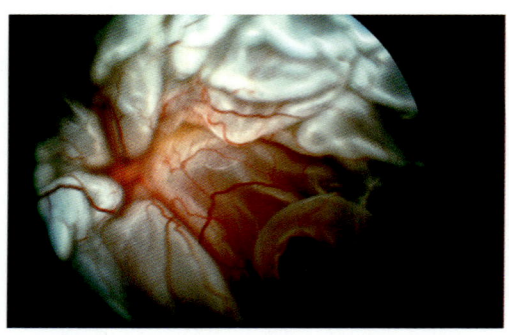

Figura 48-7. Vitreorretinopatia proliferativa severa com descolamento total da retina.

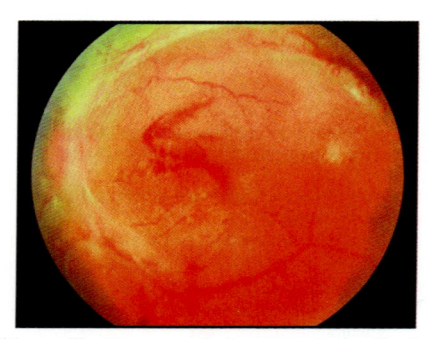

Figura 48-8. Retinopatia diabética proliferativa causando descolamento de retina tracional.

20. Quais são as causas primárias de falha do reparo inicial de descolamento de retina?

Com exceção dos casos de PVR severa, em que as membranas epirretinianas provocam descolamentos tracionais de retina (Fig. 48-7), falhas no reparo de RD são causadas por uma ruptura retiniana aberta. Na retinopatia pneumática, os motivos mais comuns de falha incluem a pouca cooperação do paciente às exigências de posicionamento, identificação inadequada de todas as rupturas retinianas e o desenvolvimento de novas lacerações retinianas secundário à tração vítrea relacionada com o gás intravítreo. Após a cirurgia de introflexão escleral, falha em aplanar a retina ou de mantê-la inserida é geralmente decorrente de rupturas retinianas não detectadas; tração vítrea contínua com rupturas retinianas novas, estendidas ou reabertas; ou uma introflexão escleral erroneamente posicionada. Fotocoagulação inadequada, tração vítrea contínua e rupturas novas ou não detectadas são os motivos mais comuns de falha após uma vitrectomia via *pars* plana. Dez por cento das reinserções retinianas apresentam evidência de PVR. No entanto, apenas 10 a 25% destas progridem para uma condição com indicação de tratamento para descolamento.

21. Quais são os principais objetivos no reparo de descolamento de retina tracional?

Quando descolamentos tracionais de retina são causados por retinopatia diabética proliferativa (Fig. 48-8), um dos principais objetivos é o de aliviar todas as trações anteroposteriores. Uma separação vítrea posterior completa deve ser criada para remover ou segmentar todas as trações retinianas. Segmentação das membranas tracionais diabéticas é eficaz quando não resta nenhuma tração anterior (Fig. 48-9). Delaminação das membranas de tração é alcançada por meio da identificação cuidadosa do plano entre o tecido epirretiniano e a retina, e por lise de todas as aderências. Na PVR avançada, a tração retiniana pode ser tão severa que a retina deve ser cortada para aliviar todas as trações retinianas. Nos casos com tal tração severa, especialmente quando uma retinotomia deve ser criada, óleo de silicone é geralmente usado como um tampão de ação prolongada. O óleo de silicone é normalmente removido 3 a 6 meses depois, porém pode ser mantido por mais tempo se a retina se mostrar instável.

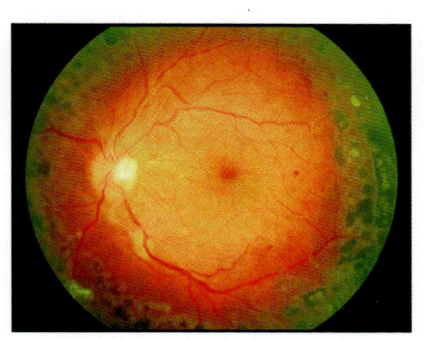

Figura 48-9. Aparência pós-operatória do paciente demonstrado na Fig. 48-8 após reparo de RD tracional.

BIBLIOGRAFIA

Benson WE: Retinal detachment: diagnosis and management, ed 2, Philadelphia, 1988, J.B. Lippincott.
Davis MD: Natural history of retinal breaks without detachment, Arch Ophthalmol 92:183–194, 1974.
Hilton GF, McLean EB, Chuang EL: Retinal detachment: ophthalmology monograph series, San Francisco, 1989, American Academy of Ophthalmology.
Kramer SG, Benson WE: Prophylactic therapy of retinal breaks, Surv Ophthalmol 22:41–47, 1977.

CAPÍTULO 49

RETINOBLASTOMA
Carol L. Shields

1. **O que é retinoblastoma?**
   Retinoblastoma é o câncer ocular mais comum em crianças. Origina-se a partir de células primitivas que formariam o tecido retiniano. Geralmente, é encontrado desde o nascimento até 3 anos de idade aproximadamente.

2. **O retinoblastoma é comum?**
   Retinoblastoma ocorre em cerca de 1 em cada 14.000 nascidos vivos. Aproximadamente 250 a 300 crianças nos Estados Unidos são diagnosticadas com retinoblastoma todos os anos. Mundialmente, estima-se que haja aproximadamente 7.000 crianças com esse câncer por ano.

3. **O que causa o retinoblastoma?**
   Retinoblastoma é o resultado de uma mutação genética no cromossomo 13. Se a mutação for somática, então a criança pode desenvolver um tumor em um olho. Se a mutação for na linhagem germinativa, a criança corre o risco de tumores multifocais em ambos os olhos, com uma média total de cinco retinoblastomas. Não há exposições específicas que levam a essa mutação, porém pesquisas identificaram a idade paternal avançada e a possível exposição paternal à radioterapia como riscos.

4. **Em qual cromossomo está localizada a mutação genética associada ao retinoblastoma?**
   A mutação genética associada ao retinoblastoma é encontrada na região 13q14 do cromossomo 13. Acredita-se que a maioria das formas de retinoblastoma seja causada por mutações nesse único lócus. O gene da esterase D está intimamente ligado a este sítio.

5. **Qual síndrome está associada ao retinoblastoma?**
   O retinoblastoma é uma manifestação da síndrome de deleção 13q. Os achados característicos incluem:
   - Microcefalia.
   - Ponte nasal larga e proeminente.
   - Hipertelorismo.
   - Microftalmia.
   - Epicanto.
   - Ptose.
   - Incisivos superiores salientes.
   - Micrognatia.
   - Pescoço curto com pregas laterais.
   - Orelhas grandes de implantação baixa.
   - Assimetria facial.
   - Ânus imperfurado.
   - Malformações genitais.
   - Fístula perineal.
   - Polegares hipoplásicos ou ausentes.
   - Anormalidades dos dedos do pé.
   - Atraso no desenvolvimento psicomotor.
   - Retardo mental.

6. **Qual a lateralidade do retinoblastoma?**
   O retinoblastoma é unilateral em aproximadamente 67% dos casos e bilateral em 33% dos casos. Todos os casos bilaterais são causados por uma mutação na linhagem germinativa. Aproximadamente 15% dos casos unilaterais são causados por mutação na linhagem germinativa, enquanto 85% são causados por mutação somática.

7. **O que é retinoblastoma por mutação na linhagem germinativa?**
   Retinoblastoma por mutação na linhagem germinativa é a ocorrência da mutação do retinoblastoma (Rb) em todas as células do corpo, incluindo a retina e sítios sistêmicos. Esses pacientes tipicamente desenvolvem retinoblastoma bilateral, e correm o risco de desenvolver pinealoblastoma e neoplasias secundárias.

RETINOBLASTOMA

8. Quem desenvolve retinoblastoma por mutação na linhagem germinativa?
Por definição, todos os retinoblastomas bilaterais e todos os retinoblastomas hereditários são causados por mutação na linhagem germinativa. Cerca de 10 a 15% dos retinoblastomas unilaterais esporádicos são causados mutação na linhagem germinativa.

9. O que é retinoblastoma por mutação somática?
Retinoblastoma por mutação somática é a ocorrência de mutação no gene Rb somente na retina em um clone de células. Portanto, estes pacientes tipicamente desenvolvem retinoblastoma unilateral esporádico. Estes pacientes geralmente não estão em maior risco de desenvolver pinealoblastoma ou neoplasias secundárias.

10. Quem manifesta o retinoblastoma por mutação somática?
Apenas os retinoblastomas unilaterais esporádicos expressam uma mutação somática.

11. Quais são as manifestações iniciais mais comuns do retinoblastoma (Fig. 49-1)?
Nos Estados Unidos, leucocoria é a manifestação inicial em quase 50% dos casos, e estrabismo em 20%. Outras manifestações iniciais menos comuns incluem comprometimento visual, hiperemia ocular, glaucoma e celulite orbitária. Nas nações menos desenvolvidas, essas crianças geralmente apresentam proptose secundária à extensão do tumor para a órbita.

12. Quais são as lesões que mais comumente simulam um retinoblastoma?
De todos os pacientes encaminhados a um experiente centro de oncologia ocular com o diagnóstico de possível retinoblastoma, cerca de 80% foram diagnosticados com retinoblastoma e 20% com pseudorretinoblastoma. Os pseudorretinoblastomas mais comuns incluem doença de Coats (40%), persistentência do vítreo primário hiperplásico (28%) e hemorragia vítrea da infância (16%).

13. Em que idade o retinoblastoma tipicamente se apresenta?
O retinoblastoma é normalmente diagnosticado nos primeiros 1 a 2 anos de vida. Casos bilaterais são, em média, detectados em uma idade inferior a 1 ano, enquanto que os casos unilaterais são normalmente diagnosticados em crianças mais velhas, aos 2 anos de idade. Em 5% dos casos, o tumor é diagnosticado após os 5 anos de idade.

14. O que é retinoblastoma trilateral?
Retinoblastoma trilateral é a associação do retinoblastoma bilateral com tumores na linha média do cérebro, especialmente o pinealoblastoma. A doença trilateral representa 3% de todos os casos de retinoblastoma e tipicamente ocorre antes dos 5 anos de idade.

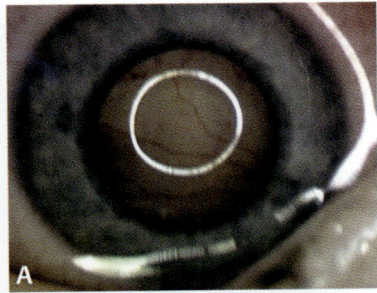

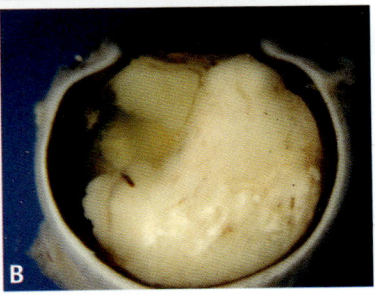

Figura 49-1. A, Leucocoria secundária a um retinoblastoma. **B,** Globo ocular enucleado exibindo um retinoblastoma grande e branco no interior do olho.

CAPÍTULO 49

15. Quando o pinealoblastoma é diagnosticado?
O pinealoblastoma é geralmente diagnosticado dentro de 1 ano do diagnóstico do retinoblastoma. Na verdade, a maioria dos casos é descoberta antes dos 5 anos de idade. Tenha em mente que um cisto benigno da glândula pineal pode ter um aspecto similar a um pinealoblastoma maligno, e uma ressonância magnética é necessária para diferenciar essas duas condições.

16. Quais neoplasias secundárias estão associadas ao retinoblastoma?
As neoplasias secundárias mais comumente associadas ao retinoblastoma incluem osteossarcoma (especialmente do fêmur), melanoma cutâneo e outros sarcomas. Acredita-se que as neoplasias secundárias estejam relacionadas com a mutação germinativa do cromossomo 13. Neoplasias secundárias se manifestam em 20% dos pacientes com mutação germinativa por volta dos 20 anos de idade e em 50% por volta dos 50 anos de idade.

17. Com que frequência olhos com retinoblastoma apresentam glaucoma?
Sob o ponto de vista clínico, cerca de 17% dos olhos com retinoblastoma apresentam glaucoma, geralmente um glaucoma neovascular ou de ângulo fechado. Sob o ponto de vista patológico, o glaucoma está presente em 40% dos olhos enucleados.

18. Com que frequência o retinoblastoma invade o nervo óptico?
Nos Estados Unidos, invasão do nervo óptico pelo retinoblastoma ocorre em 29% dos olhos enucleados. Geralmente, ocorre na área pré-laminar. Os riscos de invasão do nervo óptico pelo retinoblastoma incluem um grande tumor exofítico superior a 15 mm e glaucoma secundário.

19. O que é retinoblastoma de alto risco?
Retinoblastoma de alto risco é o retinoblastoma que invadiu:
- O nervo óptico além da lâmina crivosa.
- A úvea, com a maior dimensão de pelo menos 3 mm.
- Qualquer combinação do nervo óptico e úvea.
    Retinoblastoma de alto risco requer quimioterapia sistêmica.

20. Qual é a taxa de sobrevida do retinoblastoma?
Atualmente, quase 98% das crianças com retinoblastoma sobrevivem a este câncer nos Estados Unidos, Europa e Japão. Nações menos desenvolvidas apresentam um risco relativamente alto para metástase e morte. A taxa de morte na América do Sul é de, aproximadamente, 40%, e na África de 70%. Os riscos para doença metastática incluem ampla invasão pelo tumor do nervo óptico, coroide e órbita.

21. Quais são os padrões de crescimento clínico do retinoblastoma?
Os padrões de crescimento são endofítico e exofítico. O retinoblastoma endofítico se origina a partir da retina interna e invade o vítreo. O retinoblastoma exofítico se origina a partir das camadas externas da retina e provoca um descolamento retiniano sólido. Uma variante do retinoblastoma endofítico é o retinoblastoma infiltrativo difuso. Esses padrões não apresentam diferença no prognóstico de vida do paciente.

22. Qual o diagnóstico diferencial do retinoblastoma endofítico?
O diagnóstico diferencial do retinoblastoma endofítico inclui diversos processos inflamatórios e infecciosos do olho em crianças, como toxocaríase, endoftalmite ou uveíte avançada.

23. Qual o diagnóstico diferencial do retinoblastoma exofítico?
O diagnóstico diferencial do retinoblastoma exofítico inclui doença de Coats, hemangioma capilar da retina, vitreorretinopatia exsudativa familiar e outras causas de descolamento regmatogênico ou não regmatogênico de retina em crianças.

PONTOS-CHAVE: RETINOBLASTOMA

- Retinoblastoma é um câncer ocular infantil, geralmente detectado antes dos 3 anos de idade. No entanto, cerca de 5% dos casos recém-diagnosticados são em crianças com mais de 5 anos de idade.
- O diagnóstico de retinoblastoma deve ser excluído em todas as crianças, mesmo em adolescente ou adulto jovem, que manifestem uveíte atípica, hemorragia vítrea ou descolamento não regmatogênico de retina.
- Não realizar vitrectomia ou biópsia intraocular por punção aspirativa com agulha em um olho com retinoblastoma. Isto poderia disseminar o tumor.
- Todas as crianças com hifema espontâneo ou hemorragia vítrea devem ser investigadas para trauma, retinoblastoma e outros tumores e inflamações intraoculares.

RETINOBLASTOMA

PONTOS-CHAVE: RETINOBLASTOMA (Cont.)

- A melhor maneira de diagnosticar o retinoblastoma é com oftalmoscopia indireta, realizada por um médico experiente. Na incerteza, a ultrassonografia, a angiografia fluoresceínica e a tomografia computadorizada podem ser úteis. Imagem por ressonância magnética é mais adequada para avaliação de invasão tumoral no nervo óptico ou órbita, bem como para avaliação do cérebro quanto à malignidade intracraniana neuroblástica relacionada (retinoblastoma trilateral; pinealoblastoma).

24. O retinoblastoma pode regredir espontaneamente?
Sim. Aproximadamente 3% de todos os casos de retinoblastoma são classificados como de regressão ou interrupção espontânea. Também são denominados de "retinoma" e "retinocitoma". Esses tumores apresentam um risco de 5% de recorrência e de se tornarem ativos, necessitando de terapia.

25. Quando um teste genético é apropriado?
Todas as crianças com retinoblastoma são submetidas à avaliação genética para determinar se são portadoras da mutação germinativa ou somática. Isto auxilia no acompanhamento dessas crianças, pois aquelas com mutação germinativa estão em risco de desenvolver pinealoblastoma e neoplasias secundárias, ao contrário das crianças com mutação somática.

26. Como classificamos o retinoblastoma?
No passado, utilizava-se o esquema de classificação de Reese Ellsworth, porém este está agora ultrapassado. Atualmente, a Classificação Internacional de Retinoblastoma é utilizada no mundo todo (Quadro 49-1). Esta classificação é simples, prática e adequada para as terapias atuais.

27. Como o retinoblastoma aparece na ultrassonografia?
Na ultrassonografia, o retinoblastoma aparece como uma massa originada na retina com solidez acústica e alta refletividade interna. Focos de cálcio podem ser visualizados como ecos densos.

28. Como o retinoblastoma aparece na tomografia computadorizada?
Na tomografia computadorizada, o retinoblastoma aparece como uma massa sólida no interior do globo ocular com focos de densidade óssea, que representam o cálcio. Geralmente, o descolamento de retina pode ser detectado.

29. Como o retinoblastoma aparece na imagem por ressonância magnética?
Na imagem por ressonância magnética, o retinoblastoma exibe um sinal hiperintenso no vítreo nas imagens ponderadas em T1 e um sinal hipointenso nas imagens em T2. O realce de contraste do tumor é acentuado. Os focos de cálcio permanecem hipointensos nas imagens ponderadas em T1 e T2, sem realce pelo contraste. Áreas de necrose têm aparência similar ao cálcio, à exceção de que elas podem exibir realce pelo contraste.

Quadro 49-1. Classificação Internacional do Retinoblastoma

GRUPO	LEMBRE RAPIDAMENTE PELA LETRA	DETALHES
A	Pequeno (do inglês **Sm**A**ll**)	Rb pequeno (diâmetro ≤ 3 mm)
B	Maior (do inglês **B**igger)	Rb maior (diâmetro > 3 mm) ou • qualquer Rb na mácula • qualquer Rb com líquido sub-retiniano
C	Disseminação **C**ontida	Disseminação sub-retiniana ou vítrea localizada (distância ≤ 3 mm do Rb)
D	Disseminação **D**ifusa	Disseminação sub-retiniana ou vítrea difusa (distância ≤ 3 mm do Rb)
E	**E**xtenso	Rb extenso, envolvendo mais de 50% do fundo de olho • meio opaco • neovascularização da íris • suspeita de invasão do nervo óptico, coroide ou órbita

30. **Biópsia ou vitrectomia via *pars* plana deve ser realizada para obtenção de tecido para confirmar o diagnóstico de retinoblastoma?**
    Não. Biópsia não é indicada e não deve ser realizada em um olho com retinoblastoma, pois pode potencialmente disseminar o tumor para a órbita, bem como levar à ocorrência de metástases.

31. **Quais são as características patológicas de um retinoblastoma bem diferenciado (Fig. 49-2)?**
    Fleurettes e rosetas de Flexner-Wintersteiner representam um retinoblastoma bem diferenciado.

32. **Especifique as opções de tratamento do retinoblastoma intraocular.**
    As opções de tratamento incluem:
    - Enucleação.
    - Quimioterapia intravenosa (quimiorredução).
    - Quimioterapia intra-arterial.
    - Quimioterapia intravítrea.
    - Termoterapia.
    - Crioterapia.
    - Fotocoagulação a *laser*.
    - Radioterapia com placa.
    - Radioterapia externa.

33. **Quais são as opções conservadoras para o tratamento de um retinoblastoma pequeno, localizado posterior ao equador do olho?**
    Quimioterapia intravenosa, quimioterapia intra-arterial ou radioterapia com placa são as terapias mais apropriadas para esse tumor. Crioterapia é geralmente limitada a pequenos tumores localizados anterior ao equador do olho.

34. **Quais são as opções conservadoras para o tratamento de um retinoblastoma pequeno (< 3 mm), localizado anterior ao equador do olho?**
    Quimiorredução combinada com termoterapia, fotocoagulação a *laser*, crioterapia ou radioterapia com placa são as opções mais conservadoras.

PONTOS-CHAVE: TRATAMENTO DO RETINOBLASTOMA

- O objetivo primário e mais importante do tratamento do retinoblastoma é o de salvar a vida do paciente; em segundo lugar, considera-se o salvar o globo ocular e preservar a visão.
- O método mais comum de tratamento de um retinoblastoma unilateral avançado (grupo D ou E) é a enucleação ou quimioterapia intra-arterial.
- A maioria dos retinoblastomas bilaterais pode ser tratada com quimioterapia intravenosa. No entanto, enucleação de um olho ou quimioterapia intra-arterial é frequentemente necessária.
- Quimioterapia intravítrea, injetada diretamente na cavidade do vítreo, é útil para disseminações vítreas ativas.
- Tecido fresco de retinoblastoma deve ser coletado para análise de DNA e aconselhamento genético familiar.

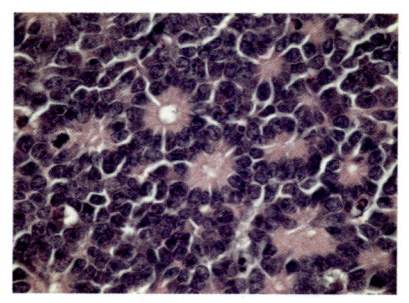

Figura 49-2. Rosetas de Flexner-Wintersteiner no retinoblastoma bem diferenciado.

35. Quando utilizamos quimioterapia intravenosa (quimiorredução) (Fig. 49-3)?
Quimiorredução é geralmente utilizada em pacientes com retinoblastoma bilateral para curar os olhos, proteger o paciente de pinealoblastoma e minimizar as neoplasias secundárias a longo prazo.

36. Quando utilizamos quimioterapia intra-arterial (Fig. 49-4)?
Quimioterapia intra-arterial é normalmente utilizada em pacientes com retinoblastoma unilateral avançado ou naqueles que não respondem à quimioterapia intravenosa.

37. Quando utilizamos quimioterapia intravítrea?
Quimioterapia intravítrea é utilizada em olhos com disseminação viável do retinoblastoma para o vítreo após falha da quimioterapia intra-arterial ou intravenosa padrão.

38. Quando utilizamos radioterapia externa e quais são os riscos?
Radioterapia externa é usada em crianças com retinoblastoma que não responde a todos os métodos padrões e, por isso, poderiam potencialmente perder ambos os olhos. Tentamos evitar essa terapia por causa dos riscos a curto e longo prazos. Os efeitos a curto prazo incluem:
- Olho seco.
- Perda dos cílios.
- Eritema cutâneo.

Os efeitos a longo prazo incluem:
- Olho seco persistente.
- Catarata.
- Retinopatia.
- Papilopatia.
- Atrofia da gordura orbitária.
- Malformação dos ossos orbitários.
- Neoplasias secundárias.

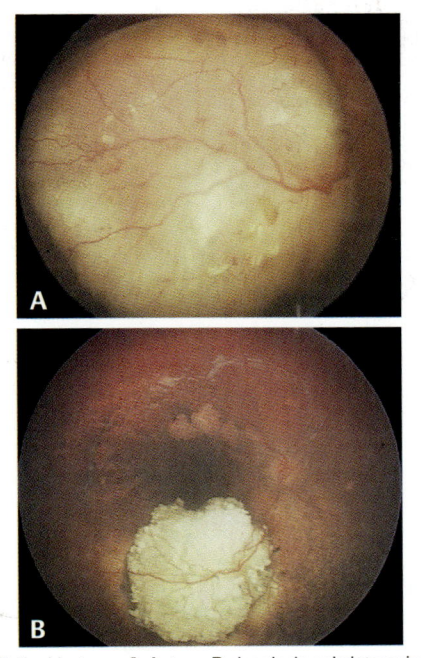

Figura 49-3. Retinoblastoma. **A,** Antes e **B,** depois da quimioterapia intravenosa.

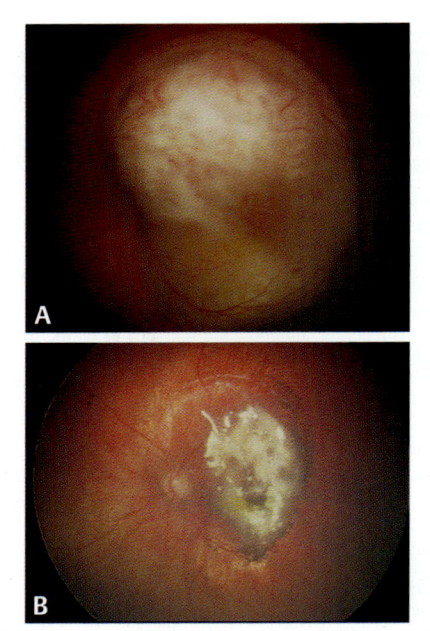

Figura 49-4. Retinoblastoma. **A,** Antes e **B,** depois da quimioterapia intra-arterial.

BIBLIOGRAFIA

Kivela T: The epidemiological challenge of the most frequent eye cancer: retinoblastoma, an issue of birth and death, Br J Ophthalmol 93:1129–1131, 2009.
Ramasubramanian A, Shields CL, editors: Retinoblastoma, New Delhi, India, 2012, Jaypee Brothers Medical Publishers.
Shields JA, Shields CL: Intraocular tumors: a text and atlas, Philadelphia, 1992, W.B. Saunders. 305–392.
Shields JA, Shields CL: Intraocular tumors. An atlas and textbook, ed 2, Philadelphia, 2008, Lippincott Williams and Wilkins.
Shields CL, Fulco EM, Arias JD, et al.: Retinoblastoma frontiers with intravenous, intra-arterial, periocular and intravitreal chemotherapy, Eye 27:253–264, 2013.
Shields CL, Schoenfeld E, Kocher K, et al.: Lesions simulating retinoblastoma (pseudoretinoblastoma) in 604 cases, Ophthalmology 120:311–316, 2013.

LESÕES PIGMENTADAS DO FUNDO DO OLHO

Jerry A. Shields ▪ *Carol L. Shields*

CAPÍTULO 50

1. **Qual é o principal diagnóstico deferencial de uma lesão pigmentada e relativamente plana do fundo do olho?**
   1. Nevo de coroide (Fig. 50-1).
   2. Hipertrofia congênita do epitélio pigmentar retiniano (CHRPE) (Fig. 50-2).
   3. Hamartoma combinado.

2. **Quais características oftalmoscópicas ajudam a diferenciar o nevo de coroide, a CHRPE e o hamartoma combinado?**
   O nevo de coroide é geralmente uma lesão de coloração cinza-ardósia, com uma borda ligeiramente mal definida. Drusas podem estar presentes na superfície da lesão. A CHRPE é geralmente negra, possui uma borda bem demarcada e pode conter lacunas hipopigmentadas, através das quais a coroide subjacente pode ser visualizada. O hamartoma combinado apresenta uma tração vitreorretiniana que não é observada nas outras duas condições.

3. **O nevo de coroide e a CHRPE têm potencial maligno?**
   Embora ambas as lesões sejam benignas e geralmente estacionárias, o nevo pode dar origem a um melanoma, e a maioria dos melanomas provavelmente se origina de um nevo preexistente. Acreditava-se que a CHRPE era uma lesão estacionária sem potencial maligno. No entanto, foi recentemente reconhe-

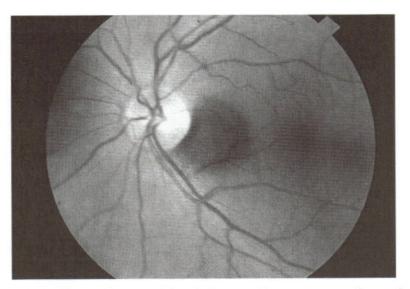

Figura 50-1. Nevo de coroide típico, adjacente ao disco óptico.

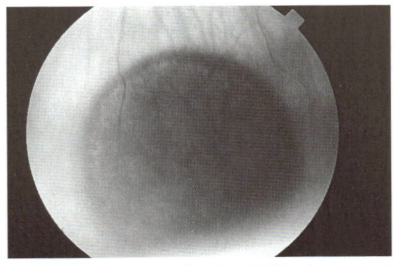

Figura 50-2. Hipertrofia congênita do epitélio pigmentar da retina.

cido um aumento no diâmetro em 80% dos casos e raramente, se tornar elevada e evoluir para adenocarcinoma do epitélio pigmentar da retina.

4. **Qual o principal diagnóstico diferencial de uma lesão pigmentada elevada do fundo de olho?**
   1. Melanoma de coroide.
   2. Hemorragia sub-retiniana.
   3. Tumor do epitélio pigmentar da retina.
   4. Proliferação melanocítica uveal difusa bilateral.

5. **Quais aspectos oftalmoscópicos ajudam a diferenciar um melanoma de coroide de uma hemorragia sub-retiniana?**
   O melanoma de coroide geralmente é uma lesão homogênea de coloração marrom ou negra, com superfície lisa. Hemorragia sub-retiniana na área macular (degeneração macular relacionada com a idade) ou na periferia (degeneração disciforme periférica) apresenta inicialmente uma coloração azul ou avermelhada; visto que sofre resolução, a hemorragia sub-retiniana tem uma coloração mais heterogênea, com áreas vermelhas de sangue fresco e amarelas de sangue mais envelhecido.

6. **Qual o exame auxiliar mais prático para diferenciar o melanoma de coroide da hemorragia sub-retiniana?**
   O exame mais prático é a angiografia fluoresceínica. A maioria dos melanomas demonstra hiperfluorescência, e a maioria das hemorragias é hipofluorescente.

7. **Qual o significado de uma lesão em forma de cogumelo no fundo de olho?**
   Uma lesão no fundo de olho em forma de cogumelo é fortemente sugestiva de melanoma de coroide (Fig. 50-3). Mesmo quando a lesão em forma de cogumelo não é pigmentada, o melanoma ainda é o diagnóstico mais provável. É muito incomum que outras lesões do fundo de olho assumam um formato de cogumelo.

8. **Qual a melhor forma de diagnosticar melanoma de coroide?**
   A melhor forma é com o uso de oftalmoscopia binocular indireta por um oftalmologista experiente, que seja familiarizado com os aspectos característicos do melanoma de coroide e de outras lesões que simulam o melanoma de coroide. A maioria dos melanomas pode ser facilmente diagnosticada por oftalmoscopia indireta empregada isoladamente. No entanto, exames auxiliares, como a angiografia fluoresceínica e a ultrassonografia, também são bastante confiáveis.

9. **Quando o diagnóstico é incerto após a oftalmoscopia, quais são os quatro exames auxiliares mais adequados no diagnóstico de melanoma uveal?**
   1. Transiluminação.
   2. Angiografia fluoresceínica.
   3. Ultrassonografia.
   4. Punção aspirativa por agulha fina.

   A maioria dos melanomas emite uma sombra com a transiluminação, é hiperfluorescente na angiografia e exibe baixa refletividade interna na ultrassonografia. A maioria das pseudolesões exibe diferentes padrões com essas modalidades. A punção aspirativa por agulha fina talvez seja o método mais confiável, porém é um procedimento invasivo que requer um médico capacitado e experiente.

10. **Quais sinais clínicos sugerem que um nevo de coroide benigno tem probabilidade de crescer e, eventualmente, evoluir para um melanoma de coroide maligno?**
    Elevação da lesão, pigmento laranja na superfície da lesão, descolamento de retina secundário, proximidade da lesão ao disco óptico e presença de sintomas visuais.

PONTOS-CHAVE: FATORES DE RISCO PARA O CRESCIMENTO DO NEVO DE COROIDE

1. Espessura (em inglês, **T**hickness) superior a 2 mm.
2. Descolamento de retina associado (**F**luido sub-retiniano).
3. **S**intomas visuais decorrente do tumor.
4. Pigmento laranja (em inglês, **O**range).
5. **M**argem a uma distância de até 3 mm do disco óptico.

O mnemônico "*To Find Small Ocular Melanoma*" é utilizado clinicamente para estimar a possibilidade de crescimento do nevo.

LESÕES PIGMENTADAS DO FUNDO DO OLHO

11. Quais sinais clínicos sugerem que uma lesão pequena e suspeita do fundo de olho pode eventualmente metastatizar?
1. Elevação da lesão > 2 mm.
2. Proximidade ao disco óptico.
3. Sintomas visuais.
4. Crescimento.

É importante que o crescimento confirmado seja um fator de risco para metástase. Portanto, se outros fatores de risco para crescimento e metástase estiverem presentes, o oftalmologista deve considerar o tratamento sem optar pela espera do crescimento.

12. Quais condições oculares congênitas estão associadas a uma maior incidência de melanoma uveal?
Melanocitose ocular congênita e melanocitose oculodérmica (nevo de Ota) são as principais condições, talvez em razão da quantidade excessiva de melanócitos presente no trato uveal, predispondo a uma maior probabilidade de desenvolver melanoma uveal.

13. O melanoma uveal tem predileção por sexo, idade ou raça?
O melanoma uveal não apresenta uma predileção significativa para gênero. Geralmente ocorre em pacientes entre 40 e 70 anos de idade e é relativamente incomum em pacientes com menos de 20 anos de idade. Possui uma predileção comprovada por caucasianos; apenas 1 a 2% dos casos ocorrem em afro-americanos e asiáticos.

14. Quais sinais oculares externos sugerem a possibilidade de um melanoma de corpo ciliar subjacente ou de coroide periférico?
1. Um ou mais vasos episclerais dilatados e tortuosos na região do corpo ciliar (vasos sentinela; Fig. 50-4).
2. Um foco negro de pigmento na esclera, indicativo de extensão extraocular do melanoma.

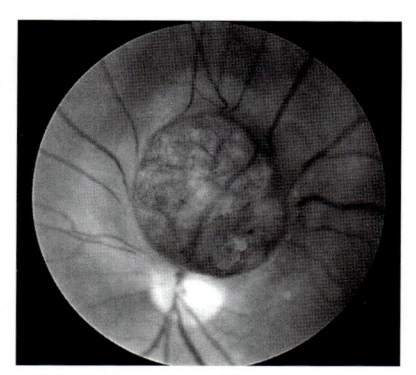

Figura 50-3. Melanoma de coroide em forma de cogumelo.

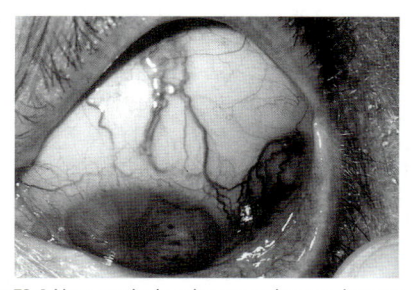

Figura 50-4. Vaso sentinela sobre um melanoma de corpo ciliar.

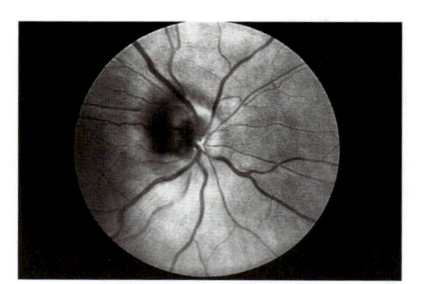

Figura 50-5. Melanocitoma do nervo óptico.

15. Qual o principal trajeto de disseminação à distância do melanoma uveal?
O melanoma se dissemina aos sítios extraoculares primariamente por via hematogênica para o fígado. Melanoma uveal metastático para a pele, pulmão e outros órgãos é menos comum, mas ocorre com frequência. Visto que não há canais linfáticos no olho, a metástase linfática não ocorre.

16. O que é melanocitoma?
O melanocitoma é uma variante do nevo benigno que possui aspectos clínicos e histopatológicos distintos. Clinicamente, é detectado com frequência sobre ou próximo ao disco óptico na forma de uma lesão pigmentada profunda, que pode ter uma borda de aspecto plumoso por causa do envolvimento da camada de fibras nervosas da retina (Fig. 50-5). Também pode ocorrer como uma lesão profundamente pigmentada no corpo ciliar ou coroide. Histopatologicamente, é composta por células redondas a ovais que contêm melanossomos densamente aglomerados no citoplasma, núcleos pequenos e uniformes, e poucos nucléolos proeminentes. Como outros nevos uveais, o melanocitoma raramente dá origem a um melanoma uveal.

17. Qual o método de tratamento mais aceitável para um melanoma de coroide que ocupa mais da metade do globo ocular e tenha produzido perda severa da visão?
Enucleação, pois há pouca esperança de uma visão útil, a qualidade de vida do paciente seria melhor, e o acompanhamento ocular prolongado não seria necessário.

18. Qual a alternativa mais frequentemente utilizada para enucleação de um melanoma de tamanho médio localizado posterior ao equador?
Braquiterapia com uma placa radioativa é o método mais comum, e radioterapia com feixe de prótons é o segundo mais comum.

19. Qual o tratamento mais comum para um melanoma que ocupa duas horas de relógio do corpo ciliar?
O tratamento mais comum é a ressecção do tumor por iridociclectomia ou aplicação de placa radioativa, dependendo de diversas circunstâncias clínicas.

20. Qual o acompanhamento mais aceitável para uma lesão pigmentada assintomática de 3 mm de diâmetro, 1 mm de espessura e com drusas na superfície?
A lesão é acompanhada por meio de fotografias do fundo de olho obtidas na avaliação inicial e realização de exame cada 6-12 meses. A maioria destas lesões representa nevos benignos que permanecem estacionários.

BIBLIOGRAFIA

Shields JA, Shields CL: Diagnostic approaches to posterior uveal melanoma. In Shields JA, Shields CL, editors: Intraocular tumors: a text and atlas, Philadelphia, 1992a, W.B. Saunders, pp 155–169.
Shields JA, Shields CL: Differential diagnosis of posterior uveal melanoma. In Shields JA, Shields CL, editors: Intraocular tumors: a text and atlas, Philadelphia, 1992b, W.B. Saunders, pp 137–153.
Shields JA, Shields CL: Introduction to melanocytic tumors of the uvea. In Shields JA, Shields CL, editors: Intraocular tumors: a text and atlas, Philadelphia, 1992c, W.B. Saunders, pp 45–49.
Shields JA, Shields CL: Management of posterior uveal melanoma. In Shields JA, Shields CL, editors: Intraocular tumors: a text and atlas, Philadelphia, 1992d, W.B. Saunders, pp 171–205.
Shields JA, Shields CL: Melanocytoma. In Shields JA, Shields CL, editors: Intraocular tumors: a text and atlas, Philadelphia, 1992e, W.B. Saunders, pp 101–115.

Shields JA, Shields CL: Posterior uveal melanoma. Clinical and pathologic features. In Shields JA, Shields CL, editors: Intraocular tumors: a text and atlas, Philadelphia, 1992f, W.B. Saunders, pp 117–136.
Shields JA, Shields CL: Atlas of intraocular tumors, Philadelphia, Lippincott, 1999, William & Wilkins.
Shields CL, Shields JA: Recent developments in the management of choroidal melanoma, Curr Opin Ophthalmol 15:244–251, 2004.
Shields JA, Shields CL, Shah P, Sivalingam V: Partial lamellar sclerouvectomy for ciliary body and choroidal tumors, Ophthalmology 98:971–983, 1991.
Shields JA, Shields CL, DePotter P, et al.: Plaque radiotherapy for uveal melanoma, Ophthalmol Clin 33:129–135, 1993a.
Shields JA, Shields CL, Ehya H, et al.: Fine needle aspiration biopsy of suspected intraocular tumors, The 1992 Urwick Lecture Ophthalmology 100:1677–1684, 1993b.
Shields CL, Shields JA, Kiratli H, et al.: Risk factors for metastasis of small choroidal melanocytic lesions, Ophthalmology 102:1351–1361, 1995.
Shields JA, Shields CL, Singh AD: Acquired tumors arising from congenital hypertrophy of the retinal pigment epithelium, Arch Ophthalmol 118:637–641, 2000.
Shields CL, Mashayekhi A, Ho T, et al.: Solitary congenital hypertrophy of the retinal pigment epithelium: clinical features and frequency of enlargement in 330 patients, Ophthalmology 110:1968–1976, 2003.
Shields CL, Demirci H, Materin MA, et al.: Clinical factors In the identification of small choroidal melanoma, The 2004 Torrence A. Makley, Jr., Lecture Can J Ophthalmol 39:351–357, 2004a.
Shields JA, Demirci H, Mashayekhi A, Shields CL: Melanocytoma of the optic disc in 115 cases, The 2004 Samuel Johnson memorial lecture Ophthalmology 111:1739–1746, 2004b.
Shields CL, Furuta M, Berman EL, Zahler JD, Hoberman DM, Dinh DH, Mashayekhi A, Shields JA: Choroidal nevus transformation into melanoma. Analysis of 2514 consecutive cases, Arch Ophthalmol 127(8):981–987, 2009a.
Shields CL, Furuta M, Thangappan A, Nagori S Mashayekhi A, Lally DR, Kelly CC, Rucich D, Nagori AV, Wakade OA, Mehta S, Forfte L, Long A, Dellacava EF, Kaplan B, Shields JA: Metastasis of uveal melanoma millimeter by millimeter 8033 consecutive eyes, Arch Ophthalmol 127(8):989–998, 2009b.
Shields CL, Kaliki S, Furuta M, Mashayekhi A, Shields JA: Clinical spectrum and prognosis of uveal melanoma based on age at presentation in 8033 cases, Retina 32:1363–1372, 2012a.
Shields CL, Kaliki S, Furuta M, Shields JA: Diffuse versus nondiffuse small (< 3 millimeters thickness) choroidal melanoma:comparative analysis in 1751 cases, The 2012 F. Phinizy Calhoun Lecture Retina 2013(33):1763–1776, 2012b.
Shields CL, Kaliki S, Furuta M, Fulco E, Alarcon C, Shields JA: American joint committee on cancer classification of uveal melanoma (tumor size category) predicts prognosis. Analysis of 7731 patients, Ophthalmology 120:2066–2071, 2013a.
Shields CL, Kaliki S, Livesey M, Walker B, Garoon R, Bucci M, Feinstein E, Pesch BS, Gonzalez C, Lally SL, Mashayekhi A, Shields JA: Association of ocular and oculodermal melanocytosis with rate of uveal melanoma metastasis. Analysis of 7872 consecutive eyes, JAMA Ophthalmol 131:993–1003, 2013b.
Territo C, Shields CL, Shields JA, Schroeder RP: Natural course of melanocytic tumors of the iris, Ophthalmology 95:1251–1255, 1988.

CAPÍTULO 51

TUMORES OCULARES

Ralph C. Eagle, Jr.

1. Qual é a neoplasia intraocular maligna mais comum?
Metástase uveal, geralmente proveniente de um carcinoma primário distante, é supostamente a neoplasia intraocular maligna mais comum. Estima-se que 66.000 pacientes desenvolvem metástases uveais todos os anos. No entanto, a maioria destes pacientes é terminal, e poucos são avaliados oftalmologicamente ou patologicamente. Em contraste, apenas 1.800 casos de melanoma uveal e 300 casos de retinoblastoma ocorrem anualmente nos Estados Unidos.

Muitos livros relatam que o melanoma uveal maligno é o tumor intraocular primário mais comum, porém essa afirmação é, na verdade, aplicável somente aos Estados Unidos e Europa, pois o melanoma uveal é mais frequente em pessoas de pele clara e olhos azuis. Em toda a África, Ásia e América do Sul, onde o melanoma é relativamente raro, o retinoblastoma é o tumor intraocular primário mais comum. Kivelã estimou que, todos os anos e mundialmente, os retinoblastomas ocorrem cerca de 1.000 vezes mais do que os melanomas uveais.[1,2]

2. Qual é o formato característico do melanoma maligno de coroide?
Aproximadamente 60% dos melanomas malignos de coroide possuem uma configuração em "cogumelo" ou "colarinho" (Fig. 51-1). Os melanomas apresentam inicialmente formato de cúpula ou amêndoa quando se originam na coroide. A configuração em "cogumelo" ou "colarinho" se desenvolve depois que o tumor rompe ou atravessa a membrana de Bruch e invade o espaço sub-retiniano, onde forma um nódulo redondo ou ovoide.

3. A configuração em cogumelo é patognomônica de melanoma de coroide?
Uma configuração em cogumelo ou colarinho quase sempre significa que um tumor de coroide é um melanoma maligno. No entanto, poucas coisas em medicina são patognomônicas. Metástases de coroide extremamente raras em formato de cogumelo, hemangiomas e schwanomas foram relatados.[3-5]

4. Quais características prognósticas importantes do melanoma uveal podem ser avaliadas durante o exame histopatológico de rotina?
O tamanho do tumor e o tipo celular são os dois fatores prognósticos mais importantes que podem ser estimados durante a avaliação histopatológica de rotina do melanoma uveal. Tumores grandes e tumores que contêm células epitelioides apresentam um prognóstico mais desfavorável. O tamanho geralmente é expresso em milímetros como o maior diâmetro do tumor. Outras características prognósticas incluem: atividade mitótica (expressa como o número de mitoses em campo de grande aumento - 40x), presença de extensão extraescleral, padrões da matriz extracelular chamados de redes e alças vasculares, infiltrado linfocítico e envolvimento do corpo ciliar.[6-8]

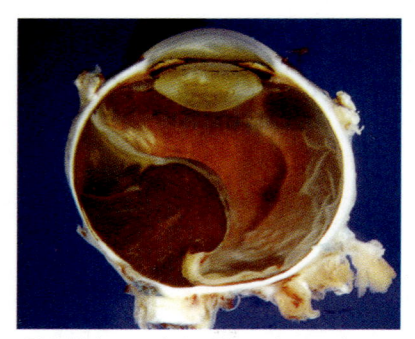

Figura 51-1. Melanoma de coroide em formato de cogumelo.

5. Quais fatores o Manual de Estadiamento do Câncer da *American Joint Comission on Cancer* (AJCC) utiliza para classificar o melanoma uveal?

Tamanho do tumor, envolvimento do corpo ciliar e extensão extraocular são fatores importantes usados para estratificar prognosticamente os melanomas uveais na classificação TNM da AJCC (T é o tamanho do tumor, N denota o envolvimento linfonodal, M é para metástase). O manual de estadiamento inclui um gráfico que usa o maior diâmetro basal do tumor e sua maior espessura para distribui-los nas categorias de tamanho. Tumores com diâmetros superiores a 18 mm estão na categoria de tamanho 4. Tumores que envolvem o corpo ciliar e/ou exibem extensão extraocular apresentam um prognóstico desfavorável.[9]

6. O que é a classificação de Callender?

Em 1931, o Major George Russell Callender relatou que havia uma associação entre a sobrevida e as características histológicas dos melanomas uveais chamada *tipo celular*. Callender demonstrou que os melanomas uveais podem conter dois tipos de células fusiformes (células fusiformes A e B) e células epitelioides menos diferenciadas. Dr. Ian McLean modificou a classificação de Callender, em 1978. Melanomas compostos por células fusiformes A e B foram agrupados como melanomas fusiformes na classificação modificada, e as variantes necróticas e fasciculares foram removidas.[10,11]

7. Qual o tipo celular mais comum?

A maioria dos melanomas médios e grandes, que são enucleados e examinados histopatologicamente, é composta por tumores de células mistas contendo uma mistura de células fusiformes e epitelioides. Oitenta e nove por cento dos melanomas que foram enucleados no Estudo Colaborativo de Melanoma Ocular (COMS, do inglês *Collaborative Ocular Melanoma Study*) eram de tumores de células mistas.

8. Como os tipos celulares do melanoma são diferenciados histopatologicamente?

As células do melanoma são facilmente diferenciadas pelas características de seus núcleos. Células fusiformes A possuem núcleos longos e afilados em forma de charuto, um nucléolo ausente ou pouco nítido, e uma linha longitudinal característica, causada por uma dobra na membrana nuclear. Os núcleos das células fusiformes B são ovais e mais amplos, e possuem menos cromatina dispersa e um nucléolo evidente (Fig. 51-2). Os núcleos das células epitelioides são tipicamente redondos e vesiculares, e possuem um nucléolo púrpuro-avermelhado proeminente (Fig. 51-3). A cromatina é grosseira e geralmente se acumula em grumos no interior da membrana nuclear (marginação periférica da cromatina). Melanoma de células fusiformes crescem como um sincício, dificultando o reconhecimento das margens citoplasmáticas das células fusiformes bipolares. Células epitelioides são pouco coesivas, e suas margens citoplasmáticas são facilmente distinguíveis.[12]

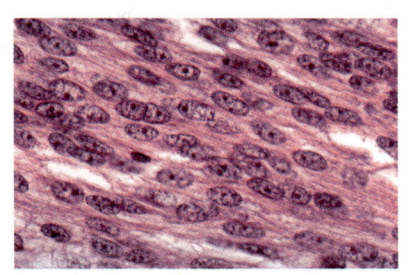

Figura 51-2. Células fusiformes B de melanoma.

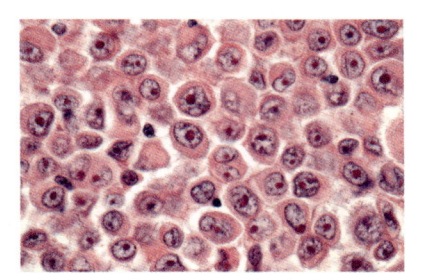

Figura 51-3. Células epitelioides de melanoma.

9. Qual tipo celular tem o pior prognóstico?

Em um melanoma uveal, a presença ou ausência de células epitelioides tem um efeito importante sobre o prognóstico. Quando nenhuma célula epitelioide está presente, a sobrevida esperada em 15 anos é de 72%. Quando células epitelioides estão presentes (tipo misto, epitelioides ou necrótico), a sobrevida em 15 anos cai para 37%. Um tumor composto inteiramente de células fusiformes A é atualmente considerado ser um nevo benigno incapaz de metástase. Tumores compostos inteiramente de células epitelioides têm o pior prognóstico. No geral, aproximadamente 50% dos pacientes com melanoma uveal irão a óbito em decorrência do tumor.

10. Quais novos testes especiais são fortes indicadores prognósticos para pacientes com melanoma uveal?

Os novos testes especiais que são indicadores prognósticos poderosos para pacientes com melanoma uveal incluem:
1. Avaliação de anormalidades cromossômicas não aleatórias nas células tumorais.
2. Perfil de expressão gênica.

Anormalidades cromossômicas não aleatórias, incluindo a perda do cromossomo 3 e ganhos no cromossomo 8, estão associadas à morte por doença metastática. Monossomia 3 é um indicador significativo de prognóstico desfavorável no melanoma uveal. Em um estudo, 57% dos pacientes com monossomia 3 desenvolveram metástases em 3 anos, comparado a nenhum dos pacientes com dissomia 3. Anormalidades no cromossomo 3 podem ser identificadas com o uso de uma variedade de técnicas, incluindo hibridização fluorescente *in situ*, amplificação de DNA e análise de microssatélites.

O perfil de expressão gênica (GEP) de melanomas uveais feito por uma análise por microarranjo revelou duas classes de tumores que notoriamente diferem em seu potencial para metástase. Melanomas da classe I são tumores de baixo grau com um risco inferior a 5% para metástase. Em contraste, pacientes com melanomas de classe II apresentam um risco superior a 90% para metástase. O GEP de melanomas de classe II apresenta um aspecto similar ao de células nervosas primitivas/células-tronco ectodérmicas. Esses melanomas normalmente possuem outros aspectos de alto risco, incluindo células epitelioides, padrões de mimetismo vascular e monossomia 3. O GEP está disponível como um teste comercial.[13-15]

PONTOS-CHAVE: FATORES PROGNÓSTICOS NO MELANOMA UVEAL

Tamanho.
Envolvimento do corpo ciliar.
Tipo celular.
Extensão extraocular.
Atividade mitótica.
Infiltrado linfocítico.
Padrões de mimetismo vascular.
Anormalidades cromossômicas não aleatórias (monossomia 3 – prognóstico desfavorável).
Perfil de expressão gênica (classe 2 – prognóstico desfavorável).

11. Qual é o sítio mais comum do melanoma uveal metastático?

O fígado é o sítio mais comum. Metástases hepáticas ocorrem em 93% dos pacientes que desenvolvem melanoma uveal metastático. Outros sítios incluem os pulmões (24%) e os ossos (16%).[16]

12. O que foi o Estudo Colaborativo do Melanoma Ocular?

O COMS foi um estudo de grande porte, prospectivo, randomizado e multicêntrico, patrocinado pelo *National Eye Institute*, que investigou o tratamento do melanoma maligno de coroide. O braço do estudo que se concentrou em tumores de tamanho médio comparou a sobrevida após enucleação e braquiterapia a placas de iodo 125 (^{125}I). O estudo dos tumores grandes comparou a sobrevida após a enucleação padrão e a enucleação precedida por radioterapia externa.[17]

13. Quais foram os resultados do COMS?

O grupo do COMS concentrado em tumores de tamanho médio demonstrou que a sobrevida foi similar após a enucleação e a braquiterapia com placas. O grupo com tumores grandes demonstrou que a "esterilização" de melanomas grandes com radioterapia externa pré-enucleação não aumentou a sobrevida.[18,19]

14. Como a maioria dos melanomas uveais é tratada?

Atualmente, a maioria dos melanomas uveais posteriores é tratada com placas radioativas. A enucleação ainda é realizada quando há falha no tratamento com placas, em olhos com tumores de maior tamanho e/ou na presença de complicações relacionadas com o tumor, como glaucoma secundário ou extensão extraescleral. Alguns tumores de menor tamanho são ressecados localmente ou tratados com termoterapia transpupilar (TTT). Em alguns casos, a TTT é utilizada para suplementar a terapia com placas.[20]

15. O quão eficaz é o tratamento do melanoma uveal posterior?

O tratamento do melanoma uveal atinge apenas o controle local e é relativamente ineficaz do ponto de vista de sobrevida. Todas as formas de tratamento parecem ter pouco efeito na redução do óbito subsequente por metástase. Considera-se que, infelizmente, a maioria dos tumores já tenha metastatizado antes de serem tratados. O tratamento do melanoma metastático também é ineficaz. Tumores menores apresentam um prognóstico mais favorável e uma menor incidência de monossomia 3 e GEP de classe 2. Portanto, o tratamento de tumores enquanto ainda são teoricamente pequenos pode ser eficaz.[21]

16. Quais características clínicas sugerem que um pequeno tumor coróideo pigmentado é um melanoma?

O mnemônico em inglês "*To Find Small Ocular Melanoma Using Helpful Hints Daily*" refere-se aos fatores clínicos que sugerem que um pequeno tumor pigmentado é um melanoma com probabilidade de crescimento e que, portanto, coloca o paciente em risco de metástase:

T para espessura superior a 3 mm.
F para líquido sub-retiniano.
S para sintomas.
O para pigmento laranja.
M para margem em contato com o disco óptico.
UH para eco ultrassonográfico.
H para halo ausente.
D para ausência de drusa.

Tumores melanocíticos de coroide que não exibem nenhum desses fatores apresentam um risco de crescimento em 5 anos de apenas 3%, e provavelmente representam nevos coróideos. Mais de 50% dos tumores com dois ou mais fatores de risco crescem, e provavelmente representam pequenos melanomas de coroide. O tratamento precoce de tais lesões é geralmente indicado.[22]

> **PONTOS-CHAVE: VISÃO GERAL DO MELANOMA UVEAL**
>
> 1. Pacientes caucasianos correm um maior risco.
> 2. Formato de cogumelo.
> 3. Células fusiformes e epitelioides.
> 4. Metástases hepáticas.
> 5. Uma taxa de mortalidade de 50%.

17. Os melanomas de íris comportam-se de forma diferente?

O prognóstico do melanoma de íris é excelente (4 a 10% de mortalidade). A maioria dos tumores pigmentados da íris são nevos de células fusiformes benignos. No geral, apenas 6,5% aumentará de tamanho durante um período de 5 anos de observação. A maioria representa tumores de células fusiformes de baixo grau, embora os melanomas de íris ocasionalmente contenham células epitelioides.

Características clínicas que sugerem que um tumor pigmentado da íris seja um melanoma incluem crescimento tumoral documentado, pressão intraocular elevada, hifema, tamanho grande do tumor e vascularização tumoral. Embora esses tumores possam ocorrer em qualquer local, os melanomas geralmente se originam na parte inferior da íris exposta ao sol.[23,24]

18. Quais características clínicas sugerem que um tumor uveal é uma metástase?

Metástases uveais geralmente são tumores amelanóticos de coloração amarelo-creme que possuem uma configuração placoide ou numular. Manchas de pigmento podem ocorrer no ápice do tumor. Metástases são frequentemente múltiplas, porém podem ser solitárias. As metástases geralmente causam um descolamento seroso e não regmatogênico de retina com deslocamento de líquido sub-retiniano.[25]

19. Qual é o sítio mais comum de metástase uveal?

As metástases uveais envolvem a coroide em 81% dos casos. Estas são tipicamente encontradas na região da mácula, onde o suprimento sanguíneo da coroide é mais abundante.[25]

20. Quais tumores primários são responsáveis pela maioria das metástases uveais?

A maioria das metástases uveais origina-se do carcinoma de mama em mulheres e do carcinoma de pulmão em homens. O carcinoma de mama é responsável por mais da metade de todas as metástases oculares. Quase um quinto dos casos é causado por câncer de pulmão. A maioria das mulheres com metástases uveais de tumores mamários tem um histórico de carcinoma de mama. Em contraste, metástase uveal pode denunciar a presença de um câncer de pulmão oculto.[25]

21. Como a imuno-histoquímica (IHC) é usada para avaliar metástases uveais?
Melanomas uveais primários geralmente podem ser diferenciados de metástases uveais com o uso de microscopia de luz de rotina. Quando uma metástase é encontrada em um paciente sem prévio histórico de câncer, a IHC geralmente pode sugerir a identidade do tumor primário. Por exemplo, tumores de mama e pulmão frequentemente apresentam coloração positiva (ou seja, são imunorreativos) para citoqueratina 7 (CK7) e são negativos para CK20. Em contraste, a maioria das neoplasias gastrointestinais é CK20-positiva. Imunorreatividade para marcadores específicos que são expressos apenas por determinadas neoplasias são particularmente úteis. Exemplos incluem o marcador BRST2 no carcinoma de mama, o marcador TTF1 no câncer de pulmão, e o PSA e PPAS nos cânceres de próstata.

A IHC também é utilizada como um marcador prognóstico e um guia para a terapia. Por exemplo, carcinomas da mama que expressam receptores de estrogênio podem ser tratados com tamoxifeno e inibidores da aromatase, enquanto que tumores que expressam o HER/2neu podem ser tratados com trastuzumabe (Herceptin).[26]

22. Quais tipos de hemangioma ocorrem na coroide?
Hemangiomas de coroide são classificados como capilar, cavernoso ou misto. Estes hemangiomas são compostos por vasos de parede fina e têm pouco estroma (Fig. 51-4). Hemangiomas esporádicos tendem a ser tumores discretos, localizados, elevados e de coloração laranja-avermelhado. Os hemangiomas de coroide que ocorrem em pacientes com a síndrome de Sturge-Weber são tipicamente difusos, com margens afiladas não nítidas. Estes obscurecem a arquitetura subjacente da coroide e provocam uma aparência de "ketchup" ao fundo de olho.[27]

23. Se os hemangiomas de coroide são benignos, porque são tratados?
Os hemangiomas de coroide são tratados para salvar a visão ou o próprio olho. Embora sejam benignos do ponto de vista sistêmico, os hemangiomas de coroide causam descolamento de retina e glaucoma secundário via neovascularização da íris e/ou mecanismo de bloqueio papilar. O último pode resultar em perda do globo ocular. Hemangiomas geralmente são tratados com terapia fotodinâmica ou fotocoagulação a *laser*.[28,29]

24. Como o retinoblastoma tipicamente se apresenta nos Estados Unidos e Europa?
Nos Estados unidos e Europa, o retinoblastoma tipicamente se apresenta com leucocoria (um reflexo pupilar branco). Tumores menores que envolvem inicialmente a mácula podem-se apresentar com estrabismo. Todas as crianças com estrabismo devem ser submetidas a um exame de fundo de olho minucioso para excluir retinoblastoma ou outra patologia macular significativa. Em países subdesenvolvidos, as crianças geralmente apresentam um estágio avançado da doença, com um tumor orbitário grande secundário à extensão extraocular.[30]

25. Qual a idade dos pacientes quando diagnosticados com retinoblastoma?
A idade média no diagnóstico é de 18 meses. Pacientes com a forma familiar da doença (ou seja, que possuem mutações da linhagem germinativas) são diagnosticados mais precocemente (idade média de 12 meses), provavelmente porque apenas uma inativação gênica ou um "ataque" solitário é necessário. Casos somáticos esporádicos ocorrem em pacientes um pouco mais velhos; estes são diagnosticados em uma idade média de 24 meses.[30]

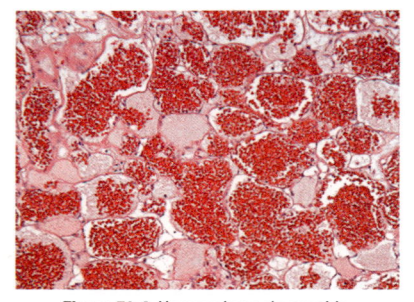

Figura 51-4. Hemangioma de coroide.

26. Qual a aparência macroscópica do retinoblastoma?

Macroscopicamente, o retinoblastoma tem um aspecto distintamente encefaloide ou similar a um cérebro. Isto não é uma surpresa, pois o tumor se origina na retina, que é uma colônia periférica de células cerebrais. Focos de calcificação distrófica ocorrem em muitos retinoblastomas. Esses focos de calcificação apresentam-se macroscopicamente como manchas mais claras.

27. O que é um retinoblastoma exofítico?

O retinoblastoma exibe diversos padrões de crescimento. O retinoblastoma exofítico se origina na retina externa e cresce no espaço sub-retiniano, causando descolamento de retina (Fig. 51-5). O retinoblastoma endofítico se origina nas camadas internas da retina, que permanece ligada (Fig. 51-6). Tumores endofíticos invadem o vítreo e podem-se disseminar para a câmara anterior, formando um pseudo-hipópio de células tumorais. A maioria dos retinoblastomas grandes exibe um padrão de crescimento endofítico/exofítico combinado. O padrão de crescimento infiltrativo difuso é relativamente raro e ocorre em crianças mais velhas. Nestes casos, a retina está difusamente espessada sem uma tumefação distinta.[30]

28. Porque o retinoblastoma aparece azul, rosa e púrpuro na microscopia de luz de baixa magnificação?

As áreas de coloração azul, rosa e púrpura, evidentes na microscopia de luz de baixa magnificação do retinoblastoma, representam zonas de tumor viável, necrótico e calcificado, respectivamente. Áreas de tumor viável são basofílicas. O retinoblastoma é composto por células neuroblásticas pouco diferenciadas, que possuem núcleos intensamente basofílicos e citoplasma escasso. As células de retinoblastoma tendem a superar rapidamente seu suprimento sanguíneo, sofrendo necrose espontânea. As partes necróticas do tumor são eosinofílica, pois as células mortas perdem o DNA nuclear basofílico. Calcificação distrófica geralmente ocorre em partes necróticas do tumor. O cálcio possui uma tonalidade púrpura nos cortes corados com hematoxilina e eosina.[31]

29. Qual o significado das rosetas no retinoblastoma?

Rosetas são marcadores histológicos de diferenciação tumoral no retinoblastoma. Rosetas de Homer Wright refletem uma diferenciação neuroblástica de baixo grau. Essas rosetas são inespecíficas e ocorrem em outros tumores, como o neuroblastoma. Rosetas de Flexner-Wintersteiner representam

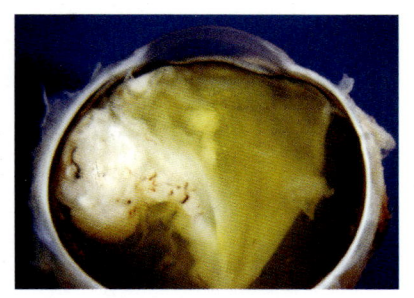

Figura 51-5. Retinoblastoma exofítico com descolamento total de retina.

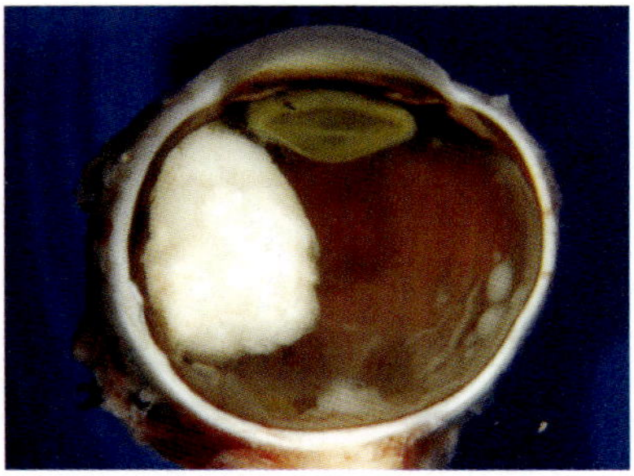

Figura 51-6. Retinoblastoma endofítico.

uma diferenciação retiniana precoce. Essas rosetas são altamente características para retinoblastoma, porém não são patognomônicas, visto que também são encontradas em alguns meduloepiteliomas.[30-33]

30. **Como as rosetas de Homer Wright e Flexner-Wintersteiner são diferenciadas histologicamente?**
    Os núcleos das rosetas de Homer Wright circundam um emaranhado central de filamentos nervosos (Fig. 51-7). Nenhum lúmen está presente. As rosetas de Flexner-Wintersteiner possuem um lúmen central que corresponde ao espaço sub-retiniano (Fig. 51-8). As células que envolvem o lúmen são ligadas por uma cintura de conexões intracelulares apicais análoga à membrana limitante externa da retina. Cília, os precursores de fotorreceptores, se projetam para dentro do lúmen da roseta.[32]

31. **O que são *fleurettes*?**
    Fleurettes são agregados de fotorreceptores neoplásicos (Fig. 51-9). Diferenciação dos fotorreceptores é o grau mais elevado de diferenciação encontrado no retinoblastoma. *Fleurettes* são compostas por grupos de processos celulares eosinofílicos bulbosos que correspondem aos segmentos internos dos fotorreceptores. As *fleurettes* estão geralmente alinhadas ao longo de um segmento de membrana limitante externa neoplásica em um arranjo similar a um buquê de flores.[30,34]

32. **O que é um retinoma ou retinocitoma?**
    Um retinoma ou retinocitoma é um tumor retiniano altamente diferenciado, que tipicamente contém diferenciação dos fotorreceptores. Ambos os nomes para esse tumor possuem seus proponentes. Considera-se que o retinoma/retinocitoma seja uma manifestação benigna do gene retinoblastoma. Comparado ao retinoblastoma, os núcleos das células tumorais são bastante brandos, e mitoses e células apoptóticas estão ausentes. No entanto, ambas as cópias do gene Rb1 estão perdidas ou mutadas nessas lesões, bem como no retinoblastoma. Essa observação indica que, além da mutação no Rb1, mutações adicionais são necessárias para o desenvolvimento de retinoblastoma. Considera-se que o retinoma/retinocitoma seja uma lesão precursora do retinoblastoma, e raros casos de transformação maligna foram documentados. Clinicamente, o retinoma/retinocitoma é caracterizado por um aspecto translúcido similar à carne do peixe; calcificação abundante, que ocorre em partes viáveis do tumor; e um abaulamento de despigmentação do epitélio pigmentar retiniano (EPR). O tumor pode apresentar um aspecto similar aos retinoblasto-

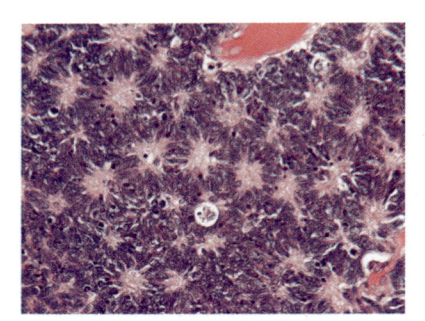

Figura 51-7. Rosetas de Homer Wright, retinoblastoma.

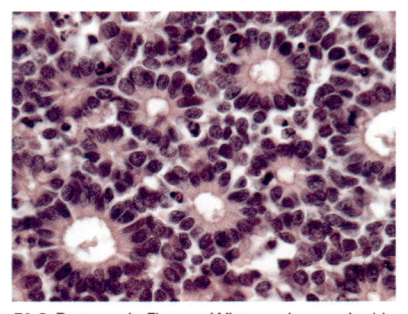

Figura 51-8. Rosetas de Flexner-Wintersteiner, retinoblastoma.

mas que regrediram após rádio ou quimioterapia. Anteriormente, considerava-se que os retinomas/retinocitomas eram retinoblastomas que tinham sofrido regressão espontânea.[35,36]

33. **Quais são os aspectos prognósticos mais importantes do retinoblastoma?**
    Aspectos prognósticos importantes do retinoblastoma, que podem ser avaliados histologicamente, incluem: presença e grau de invasão do nervo óptico, extensão extraescleral, invasão uveal e envolvimento do segmento anterior. Ao contrário do melanoma uveal, o tamanho do tumor não parece ser importante. A taxa de mortalidade se eleva, à medida que a profundidade de invasão tumoral no nervo óptico aumenta. Invasão retrolaminar do nervo óptico é equivalente à extensão extraocular. Embora o envolvimento do segmento anterior supostamente confira um prognóstico mais desfavorável, sua significância é incerta, pois este envolvimento tende a ser encontrado em olhos com outros aspectos de alto risco.[37,38]

34. **Quais fatores de risco histopatológico encontrados nos olhos enucleados com retinoblastoma são indicações para quimioterapia adjuvante?**
    Determinados aspectos histopatológicos são indicações para quimioterapia adjuvante na maioria dos centros. Estes incluem:
    1. Invasão tumoral do nervo óptico atrás da lâmina crivosa (invasão retrolaminar do nervo óptico) ou da margem cirúrgica.
    2. Invasão maciça da coroide.
    3. Qualquer quantidade de invasão pré-laminar do nervo óptico e invasão não maciça da coroide concomitante.

    Invasão maciça da coroide foi definida como superior a 3 mm em diâmetro ou com envolvimento da espessura total da coroide.[39,40]

35. **Qual da causa de morte no retinoblastoma?**
    Muitas crianças que morrem por causa de um retinoblastoma possuem algum grau de envolvimento intracraniano. Isto é causado pela extensão direta das células tumorais ao longo do nervo óptico, espaço subaracnoide ou forame orbitário.

    Metástases hematogênicas distantes para os ossos e vísceras podem-se desenvolver depois que o tumor invade a úvea ricamente vascularizada. Extensão extraescleral anterior fornece acesso aos linfáticos conjuntivais e pode estar associada a metástases para os linfonodos regionais.[41]

36. **O gene do retinoblastoma está localizado em qual cromossomo?**
    Cromossomo 13, localizado no segmento do braço longo, ou "q", que é designado a banda 1 a 4 (13q1-4).[42]

37. **Como o gene do retinoblastoma é classificado?**
    O gene do retinoblastoma (Rb1) é o exemplo paradigmático de um oncogene recessivo. O gene Rb1 é chamado de oncogene recessivo porque ambas as cópias do gene devem ser perdidas ou inativadas antes que um tumor possa se desenvolver. Indivíduos normais possuem duas cópias funcionais do gene Rb1, embora apenas uma seja necessária para um funcionamento normal. O produto proteico do gene, chamado proteína Rb1, é encontrado no núcleo, onde interage com outros fatores de transcrição para controlar o ciclo celular. Ausência da proteína Rb1 permite a divisão celular contínua e falta de diferenciação terminal.[42]

38. **Se o gene Rb1 for recessivo, por que os casos de retinoblastoma familiar parecem ser herdados de forma autossômica dominante?**
    Pacientes com retinoblastoma hereditário são heterozigotos para o gene Rb1. O genótipo dos portadores inclui um único gene selvagem funcional. A segunda cópia do gene Rb1 foi perdida ou inativada, ou

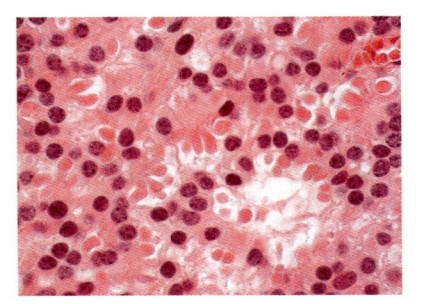

Figura 51-9. *Fluorettes* no retinoblastoma.

produz um produto gênico defeituoso. Um retinoblastoma se desenvolve quando uma célula retiniana perde sua única cópia funcional do gene Rb1. A união entre um indivíduo normal (Rb1$^{+/+}$) e um portador heterozigoto (Rb1$^{+/-}$) gera 50% de filhos normais e 50% de portadores heterozigotos – uma razão 50/50 que mimetiza perfeitamente uma transmissão autossômica dominante.

39. Qual significado clínico do retinoblastoma bilateral?
A presença de retinoblastoma bilateral indica que o paciente afetado possui uma mutação de linhagem germinativa no gene Rb1 e é capaz de transmitir o tumor aos filhos.

40. Uma criança com retinoblastoma unilateral possui uma mutação germinativa?
Sim. Infelizmente, a presença de um tumor unilateral não exclui uma mutação de linhagem germinativa e doença transmissível. Na verdade, apenas cerca de 60% dos pacientes com retinoblastoma familiar desenvolvem tumores bilaterais.

41. A maioria dos retinoblastomas é familiar?
Não, a maioria dos retinoblastomas ocorre esporadicamente em recém-nascidos sem histórico familiar da doença. Quase 3/4 dos retinoblastomas esporádicos são causados por mutações somáticas em células retinianas, que não podem ser transmitidas aos filhos. Tais tumores somáticos esporádicos são invariavelmente unilaterais e unifocais. O restante um quarto dos retinoblastomas esporádicos é causado por mutações de linhagem germinativas no gene Rb1 (ou seja, são novos casos familiares). Estes são geralmente bilaterais e podem ser transmitidos aos filhos, o que parece ser uma transmissão autossômica dominante. Apenas 5 a 10% dos retinoblastomas ocorrem em pacientes com um histórico familiar do tumor.

42. Por que os retinoblastomas esporádicos causados por mutações somáticas no gene Rb1 são sempre unilaterais e unifocais?
Um retinoblastoma somático esporádico é causado pela inativação de ambos os genes Rb1 em uma única célula retiniana. A taxa de mutação espontânea do gene Rb1 é muito baixa. Portanto, a probabilidade de isto ocorrer em mais de uma única célula retiniana é extremamente pequena. Por isso, os retinoblastomas somáticos esporádicos sempre são unilaterais e unifocais. Em contraste, é altamente provável que uma ou mais inativações gênicas ocorra em *ambas* as retinas de um portador heterozigoto, pois a taxa de mutação é substancialmente menor do que o número de mitoses envolvido no desenvolvimento da retina, e genes geralmente são perdidos durante a divisão celular. Este é o motivo pelo qual os casos familiares tipicamente são bilaterais e podem ser multifocais.

43. Os pacientes com retinoblastomas hereditários correm o risco de outros tumores não oculares?
Sim. Entre 20 a 50% dos pacientes com mutações de linhagem germinativas no gene do retinoblastoma desenvolverão uma segunda neoplasia maligna dentro de um período de 20 anos. Um dos tumores secundários mais interessante e característico é o pineoblastoma, um tumor da glândula pineal similar ao retinoblastoma. A associação do pineoblastoma e retinoblastoma hereditário foi chamada de *retinoblastoma trilateral*. Também há um aumento de 500 vezes na incidência de sarcoma osteogênico nos portadores do gene do retinoblastoma. Pacientes também correm o risco de desenvolver sarcomas orbitários induzidos por radiação (p. ex., sarcomas osteogênicos) após radioterapia externa para retinoblastoma e, por isso, os oncologistas atualmente tentam evitar esta terapia.

44. Um retinoblastoma pode-se desenvolver sem mutações no gene Rb1?
Foram relatados tumores raros similares ao retinoblastoma sem mutações no gene Rb1. Estes tumores são caracterizados por altos níveis de amplificação do oncogene MYCN. Estes tumores agressivos compreendem menos de 3% dos retinoblastomas e tipicamente ocorrem como tumores unilaterais em bebês com menos de 6 meses de idade. Eles possuem um aspecto histopatológico similar aos neuroblastomas e não possuem rosetas, que são tipicamente numerosas nos retinoblastomas removidos de bebês muito novos. As células também possuem nucléolos proeminentes. Aproximadamente um quinto dos retinoblastomas unilaterais que ocorrem em bebês com menos de 6 meses de idade é tumor Rb1$^{+/+}$MYCN^A.[43]

PONTOS-CHAVE: RETINOBLASTOMA
1. Gene supressor de tumor está localizado no cromossomo 13 (13q1-4).
2. A maioria dos casos é esporádica (75% somático, 25% germinativo).
3. Bilateralidade indica mutação germinativa transmissível.
4. Casos hereditários são transmitidos para 50% dos filhos (padrão autossômico dominante).
5. Casos hereditários apresentam risco de tumores secundários.

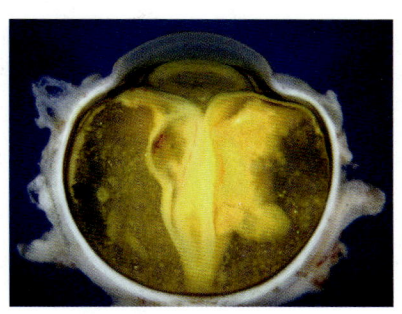

Figura 51-10. Doença de Coats.

45. Cite as três doenças que são mais frequentemente confundidas clinicamente com o retinoblastoma.[44-47]
- Vasculatura fetal persistente (também chamada de persistência hiperplásica do vítreo primário).
- Doença de Coats.
- Toxocaríase ocular.

46. Como a doença de Coats difere clinicamente do retinoblastoma?
A doença de Coats é caracterizada por um descolamento de retina exsudativo, causado por anomalias vasculares congênitas na retina (Fig. 51-10). O líquido sub-retiniano é rico em macrófagos contendo lipídios e cristais de colesterol, que aparecem como fendas vazias nos cortes microscópicos. Histopatologicamente, a retina contém vasos telangiectásicos anormais, e suas camadas externas estão intensamente espessadas por exsudatos duros. Um descolamento de retina bolhoso pode encostar-se ao cristalino, deslocando-o anteriormente e causando glaucoma por bloqueio pupilar. A doença de Coats geralmente ocorre unilateralmente em meninos de 4 a 10 anos de idade. Normalmente, é confundida clinicamente com o retinoblastoma exofítico. Pacientes afetados tipicamente exibem xantocoria em vez de leucocoria.[48,49]

47. Quais são os aspectos característicos da vasculatura fetal persistente (persistência hiperplásica do vítreo primário)?
Vasculatura fetal persistente, previamente chamada de persistência hiperplásica do vítreo primário, é um distúrbio congênito que está presente no nascimento. É quase sempre unilateral e, classicamente, é encontrada em olho microftálmico. Leucocoria é causada por uma placa de tecido fibrovascular que se adere à superfície posterior da lente. Os processos ciliares são tipicamente revelados por meio da dilatação da pupila, pois suas extremidades estão inseridas na borda da placa retrolental e estão contraídas centralmente. Retinoblastomas congênitos já foram relatados, porém são extremamente raros. Em média, os retinoblastomas são diagnosticados aos 18 meses de idade.[45,46,50]

48. Qual é o segundo tumor intraocular mais comum da infância?
Meduloepitelioma embrionário é o segundo tumor intraocular primário mais comum da infância. Meduloepiteliomas são provavelmente derivados dos precursores do epitélio medular embrionário, que revestem o prosencéfalo e a vesícula óptica. A maioria desses tumores raros se torna sintomática ao redor dos 4 anos de idade, e é diagnosticada aos 5 anos de idade.[33,51,52]

49. Onde a maioria dos meduloepiteliomas está localizada?
A maioria dos meduloepiteliomas ocorre no corpo ciliar e se originam na superfície interna das camadas neuroepiteliais. No entanto, meduloepiteliomas raros do nervo óptico foram relatados.[53,54]

50. O que é meduloepitelioma teratoide?
Além de feixes, cordões e rosetas de neuroepitélio neoplásico, e *pools* de ácido hialurônico, os meduloepiteliomas teratoides contêm focos de tecido heteroplásico, incluindo cartilagem hialina, rabdomioblastos, músculo estriado e/ou cérebro (Fig. 51-11). Mais de um terço dos meduloepiteliomas é teratoide. Meduloepiteliomas não teratoides não possuem elementos heteroplásicos. Ocorrem variantes benignas e malignas de tumores teratoides e não teratoides.

51. O meduloepitelioma está associado a outros tumores?
Meduloepitelioma embrionário raramente ocorre em pacientes com síndrome de suscetibilidade ao blastoma pleuropulmonar. Blastomas pleuropulmonares são tumores embrionários raros do pulmão que

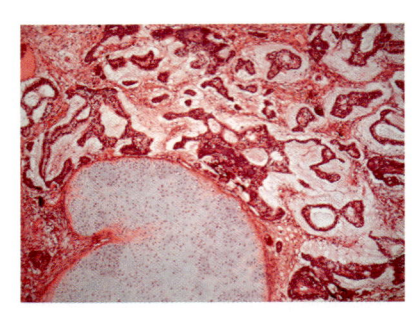

Figura 51-11. Meduloepitelioma teratoide com foco de cartilagem.

ocorrem em recém-nascidos. Estes tumores estão associados a mutações no gene Dicer 1 no cromossomo 14q31. Assim como os meduloepiteliomas teratoides, os blastomas pleuropulmonares podem conter cartilagem.[55]

REFERÊNCIAS
1. Nelson CC, Hertzberg BS, Klintworth GK: A histopathologic study of 716 unselected eyes in patients with cancer at the time of death, *Am J Ophthalmol* 95:788–793, 1983.
2. Kivelä T: The epidemiological challenge of the most frequent eye cancer: retinoblastoma, an issue of birth and death, *Brit J Ophthalmol* 93:1129–1131, 2009.
3. Shields JA, Shields CL, Brown GC, Eagle RC Jr: Mushroom-shaped choroidal metastasis simulating a choroidal melanoma, *Retina* 22:810–813, 2002.
4. Spraul CW, Kim D, Fineberg E, Grossniklaus HE: Mushroom-shaped choroidal hemangioma, *Am J Ophthalmol* 122:434–436, 1996.
5. You JY, Finger PT, Iacob C, et al.: Intraocular schwannoma, *Surv Ophthalmol* 58:77–85, 2013.
6. De la Cruz PO Jr, Specht CS, McLean IW: Lymphocytic infiltration in uveal malignant melanoma, *Cancer* 65:112–115, 1990.
7. Folberg R, Mehaffey M, Gardner LM, et al.: The microcirculation of choroidal and ciliary body melanomas, *Eye* 11:227–238, 1997.
8. McLean IW, Foster WD, Zimmerman LE: Uveal melanoma: location, size, cell type, and enucleation as risk factors in metastasis, *Hum Pathol* 13:123–132, 1982.
9. Edge SB, Byrd DR, Compton CC, et al.: editor: ed 7, ed 6. *American joint commission on cancer*. Cancer staging manual.
10. Callender G: Malignant melanotic tumors of the eye: a study of histologic types in 111 cases, *Trans Am Acad Ophthalmol Otolaryngol* 36:131–142, 1931.
11. McLean IW, Foster WD, Zimmerman LE, Gamel JW: Modifications of Callender's classification of uveal melanoma at the Armed forces institute of pathology, *Am J Ophthalmol* 96:502–509, 1983.
12. McLean IW: Uveal nevi and malignant melanomas. In Spencer WH, editor: *Ophthalmic pathology: an atlas and textbook*, vol 3. Philadelphia, 1996, W.B. Saunders, pp 2121–2217.
13. Sisley K, Rennie IG, Parsons MA, et al.: Abnormalities of chromosomes 3 and 8 in posterior uveal melanoma correlate with prognosis, *Genes Chromosomes Cancer* 19:22–28, 1997.
14. White VA, Chambers JD, Courtright PD, et al.: Correlation of cytogenetic abnormalities with the outcome of patients with uveal melanoma, *Cancer* 83:354–359, 1998.
15. Onken MD, Worley LA, Ehlers JP, Harbour JW: Gene expression profiling in uveal melanoma reveals two molecular classes and predicts metastatic death, *Cancer Res* 64:7205–7209, 2004.
16. COMS: Assessment of metastatic disease status at death in 435 patients with large choroidal melanoma in the collaborative ocular melanoma study (COMS). COMS report no. 15, *Arch Ophthalmol* 119:670–676, 2001.
17. COMS: Design and methods of a clinical trial for a rare condition: the collaborative ocular melanoma study. COMS report no. 3, *Control Clin Trials* 14:362–391, 1993.
18. Diener-West M, Earl JD, Fine SL, et al.: The COMS randomized trial of iodine 125 brachytherapy for choroidal melanoma. III: initial mortality findings. COMS report no. 18, *Arch Ophthalmol* 119:969–982, 2001.
19. Hawkins BS: The collaborative ocular melanoma study (COMS) randomized trial of pre-enucleation radiation of large choroidal melanoma. IV: ten-year mortality findings and prognostic factors. COMS report no. 24, *Am J Ophthalmol* 138:936–951, 2004.
20. Shields CL, Shields JA: Recent developments in the management of choroidal melanoma, *Curr Opin Ophthalmol* 15:244–251, 2004.
21. Eskelin S, Pyrhonen S, Summanen P, et al.: Tumor doubling times in metastatic malignant melanoma of the uvea: tumor progression before and after treatment, *Ophthalmology* 107:1443–1449, 2000.
22. Shields CL, Furata M, Berman EL, et al.: Choroidal nevus transformation into melanomal analysis of 2514 consecutive cases, *Arch Ophthalmol* 127:981–987, 2009.

23. Harbour JW, Augsburger JJ, Eagle RC Jr: Initial management and follow-up of melanocytic iris tumors, *Ophthalmology* 102:1987–1993, 1995.
24. Jakobiec FA, Silbert G: Are most iris "melanomas" really nevi? A clinicopathologic study of 189 lesions, *Arch Ophthalmol* 99:2117–2132, 1981.
25. Shields CL, Shields JA, Gross NE, et al.: Survey of 520 eyes with uveal metastases, *Ophthalmology* 104:1265–1276, 1997.
26. Eagle RC Jr: Immunohistochemistry in diagnostic ophthalmic pathology: a review, *Clin Experiment Ophthalmol* 36:675–688, 2008.
27. Witschel H, Font RL: Hemangioma of the choroid. A clinicopathologic study of 71 cases and a review of the literature, *Surv Ophthalmol* 20:415–431, 1976.
28. Gunduz K: Transpupillary thermotherapy in the management of circumscribed choroidal hemangioma, *Surv Ophthalmol* 49:316–327, 2004.
29. Madreperla SA: Choroidal hemangioma treated with photodynamic therapy using verteporfin, *Arch Ophthalmol* 119:1606–1610, 2001.
30. McLean IW: Retinoblastomas, retinocytomas and pseudoretinoblastomas. In Spencer WH, editor: *Ophthalmic pathology: an atlas and textbook*, vol 3. Philadelphia, 1996, W.B. Saunders, pp 1332–1438.
31. Burnier MN, McLean IW, Zimmerman LE, Rosenberg SH: Retinoblastoma. The relationship of proliferating cells to blood vessels, *Invest Ophthalmol Vis Sci* 31:2037–2040, 1990.
32. Ts'o MO, Fine BS, Zimmerman LE: The Flexner-Wintersteiner rosettes in retinoblastoma, *Arch Pathol* 88:664–671, 1969.
33. Shields JA, Eagle RC Jr, Shields CL, Potter PD: Congenital neoplasms of the nonpigmented ciliary epithelium (medulloepithelioma), *Ophthalmology* 103:1998–2006, 1996.
34. Ts'o MO, Fine BS, Zimmerman LE: The nature of retinoblastoma. II. Photoreceptor differentiation: an electron microscopic study, *Am J Ophthalmol* 69:350–359, 1970.
35. Dimaras H, Khetan V, Halliday W, et al.: Loss of Rb1 induces non-proliferative retinoma: increasing genomic instability correlates with progression to retinoblastoma, *Hum Mol Genet* 15(17):1363–1372, 2008.
36. Eagle RC Jr, Shields JA, Donoso L, et al.: Malignant transformation of spontaneously regressed retinoblastoma, retinoma/retinocytoma variant, *Ophthalmology* 96:1389–1395, 1989.
37. Kopelman JE, McLean IW, Rosenberg SH: Multivariate analysis of risk factors for metastasis in retinoblastoma treated by enucleation, *Ophthalmology* 94:371–377, 1987.
38. Singh AD, Shields CL, Shields JA: Prognostic factors in retinoblastoma, *J Pediatr Ophthalmol Strabismus* 37:134–141, 2000. quiz, 168–169.
39. Eagle RC Jr: High-risk features and tumor differentiation in retinoblastoma: a retrospective histopathologic study, *Arch Pathol Lab Med* 133:1203–1209, 2009.
40. Sastre X, Chantada GL, Doz F, et al.: Proceedings of the consensus meetings from the International Retinoblastoma staging working group on the pathology guidelines for the examination of enucleated eyes and evaluation of prognostic risk factors in retinoblastoma, *Arch Pathol Lab Med* 133:1199–1202, 2009.
41. McLean IW: *Retinoblastomas, retinocytomas and pseudoretinoblastomas*, Philadelphia, 1996, W.B. Saunders.
42. Murphree AL: Molecular genetics of retinoblastoma, *Ophthalmol Clin North Am* 8:155–166, 1995.
43. Rushlow DE, Berber MM, Kennett JY, et al.: Characterisation of retinoblastomas without Rb1 mutations: genomic, gene expression, and clinical studies, *Lancet Oncol* 14:327–334, 2013.
44. Shields JA, Parsons HM, Shields CL, Shah P: Lesions simulating retinoblastoma, *J Pediatr Ophthalmol Strabismus* 28:338–340, 1991.
45. Shields JA, Shields CL: *Intraocular tumors: a text and atlas*, Philadelphia, 1992, W.B. Saunders.
46. Shields JA, Shields CL: *Atlas of intraocular tumors*, Philadelphia, 1999, Lippincott, Williams & Wilkins.
47. Shields JA, Shields CL, Parsons HM: Differential diagnosis of retinoblastoma, *Retina* 11:232–243, 1991.
48. Shields JA, Shields CL, Honavar SG, Demirci H: Clinical variations and complications of Coats' disease in 150 cases: the 2000 Sanford Gifford memorial lecture, *Am J Ophthalmol* 131:561–571, 2001.
49. Shields JA, Shields CL, Honavar SG, et al.: Classification and management of Coats' disease: the 2000 Proctor lecture, *Am J Ophthalmol* 131:572–583, 2001.
50. Goldberg MF: Persistent fetal vasculature (PFV): an integrated interpretation of signs and symptoms associated with persistent hyperplastic primary vitreous (PHPV). LIV Edward Jackson memorial lecture, *Am J Ophthalmol* 124:587–626, 1997.
51. Broughton WL, Zimmerman LE: A clinicopathologic study of 56 cases of intraocular medulloepithelioma, *Am J Ophthalmol* 85:407–418, 1978.
52. Kaliki S, Shields CL, Eagle RC Jr, et al.: Ciliary body medulloepithelioma: analysis of 41 cases, *Ophthalmology* 120:2552–2559, 2013.
53. Green WR, Iliff WJ, Trotter RR: Malignant teratoid medulloepithelioma of the optic nerve, *Arch Ophthalmol* 91:451–454, 1974.
54. O'Keefe M, Fulcher T, Kelly P, et al.: Medulloepithelioma of the optic nerve head, *Arch Ophthalmol* 115:1325–1327, 1997.
55. Priest JR, Williams GM, Manera R, et al.: Ciliary body medullepithelioma: four cases associated with pleuropulmonary blastoma—a report from the international pleuropulmonary blastoma registry, *Br J Ophthalmol* 95:1001–1005, 2001.

CAPÍTULO 52
TUMORES ORBITÁRIOS
Jurij R. Bilyk

1. **Todos os hemangiomas capilares da órbita devem ser excisados?**
   Não. O hemangioma capilar da órbita (hemangioma da infância) deve ser tratado apenas quando houver evidência de:
   - Ambliopia causada por erro refrativo (astigmatismo ou miopia induzidos) ou
   - Ptose provocando obstrução visual ou inclinação da cabeça.

   As opções de tratamento incluem:
   - Atualmente, o tratamento de escolha é o uso de betabloqueadores sistêmicos (propranolol). Monitoramento sistêmico deve ser realizado durante a indução para assegurar a estabilidade cardiopulmonar. O uso de terapia tópica em lesões mais superficiais está sendo investigado, com resultados iniciais positivos. No entanto, a eficácia da terapia tópica para lesões orbitárias mais profundas ainda precisa ser comprovada.
   - Injeções de corticosteroides ou terapia sistêmica. Digno de nota, suspensões de corticosteroides (p. ex., triancinolona) podem raramente causar oclusões vasculares e perda visual quando injetadas no interior da órbita. Estes fármacos agora vêm com um aviso do fabricante, com letras em caixa preta, contra o uso na região periocular. O clínico deve obter um consentimento dos pais ou tutores legais, ou usar uma injeção de corticosteroide não em suspensão ou terapia sistêmica.
   - Excisão é geralmente reservada para casos que não respondam a uma terapia mais conservadora.
   - Terapia com interferon α2, especialmente em casos de tumores grandes localizados ou sistêmicos. Esta opção está se tornando uma raridade com o advento da terapia com betabloqueadores. Terapia com interferon α2 em crianças também está associada a um risco de diplegia espástica.[1-4]

2. **Quais tumores orbitários podem apresentar aparência similar à celulite orbitária?**
   Tanto em adultos como em crianças, o diagnóstico diferencial inclui inflamação não infecciosa como a síndrome inflamatória idiopática da órbita (pseudotumor orbitário), sarcoidose, oftalmopatia tireóidea (orbitopatia de Graves) e granulomatose com poliangeíite (granulomatose de Wegener).

   Em crianças, considerar também:
   - Cisto dermoide roto. Isso causa uma inflamação fulminante de tecidos moles.
   - Rabdomiossarcoma. Geralmente, essa condição é indolor.
   - Linfangioma, especialmente com rápida expansão a partir de um "cisto de chocolate" preenchido por sangue.
   - Neuroblastoma. Este pode-se apresentar com início rápido de proptose e equimose.

   Em adultos, considerar também:
   - Cisto dermoide roto.
   - Linfangioma.
   - Disseminação extraescleral e/ou necrose de um melanoma intraocular.
   - Doença metastática para a órbita.

3. **Quais são as causas mais comuns de proptose em crianças?**
   - Celulite orbitária.
   - Hemangioma capilar (hemangioma da infância).
   - Síndrome inflamatória idiopática da órbita (pseudotumor orbitário).
   - Cisto dermoide.
   - Rabdomiossarcoma.
   - Linfangioma.

4. **Quando e como o hemangioma cavernoso geralmente se manifesta?**
   - O hemangioma cavernoso é o tumor orbitário vascular mais comum em adultos e o tumor orbitário benigno mais comum.
   - Tipicamente se manifesta na 4ª e 5ª décadas de vida.
   - Bem delimitado no exame de imagem (veja Pergunta 16).

- *Não* é o equivalente adulto do hemangioma capilar. Não só as lesões são distintas histopatologicamente, como também o hemangioma cavernoso é uma entidade que se prolifera lentamente.
- Por causa do seu crescimento lento, geralmente é uma lesão bem tolerada, causando poucos sintomas. Perda da visão, quando presente, é lenta e limitada a lesões do ápice orbitário.
- Excisão é curativa.[5-9]

5. Cite alguns fatos básicos sobre o histiocitoma fibroso e o hemangiopericitoma.
- Histiocitoma fibroso, histiocitoma fibroso maligno e hemangiopericitoma foram classificados como subtipos do *tumor fibroso solitário*. Pelo fato de todas essas entidades serem tumores de células fusiformes, o diagnóstico histopatológico pode ser difícil.
  Histiocitoma fibroso:
- Histiocitoma fibroso é o tumor mesenquimal mais comum em adultos.
- Excisão é curativa.
- Transformação maligna é rara, porém possível.
  Hemangiopericitoma:
- Um tumor de pericitos.
- A aparência histopatológica está pouco correlacionada com o comportamento clínico. Em outras palavras, uma lesão histologicamente benigna pode-se comportar agressivamente e recorrer após a excisão, enquanto que um tumor com aspectos agressivos no exame microscópico pode nunca recorrer.
- Os pacientes devem ser acompanhados clinicamente após a excisão para possível recorrência ou comportamento agressivo.[10-16]

6. E com relação ao schwannoma orbitário?
- Um tumor de células de Schwann, que envolvem os nervos periféricos.
- Os schwannomas tipicamente se originam de nervos sensoriais, embora o envolvimento de nervos motores e parassimpáticos presentes na órbita também tenha sido relatado.
- Nota: Schwannomas *não* se originam da bainha do nervo óptico (o nervo óptico é revestido por meninges); um tumor que se origina da bainha do nervo óptico é um meningioma, não um schwannoma.
- No interior da órbita, a maioria dos schwannomas se origina das bainhas de nervos sensoriais, o que pode explicar a predileção desses tumores pela órbita superior.
- Os padrões Antoni A e B são os achados histológicos clássicos no schwannoma. O padrão A é caracterizado por uma quantidade abundante de células fusiformes densamente aglomeradas, enquanto que o padrão B exibe um menor número de células em uma matriz mixoide.[17,18]

7. Como é realizada a solicitação de uma tomografia computadorizada (TC) da órbita?
- Solicitar cortes axiais e coronais em todos os casos. Os tomógrafos mais modernos (multiscan) tipicamente obtêm imagens apenas no plano axial e estas são, então, reconstruídas como imagens coronais e parassagitais sem perda da resolução, ou necessidade de reposicionamento do paciente.
- Se imagens coronais diretas não podem ser obtidas, reconstruções coronais geralmente são suficientes, mas este é um problema encontrado apenas com tomógrafos antigos.
- Sempre revisar a janela de partes moles e a janela óssea.
- Nunca solicitar cortes superiores a 3 mm.
- Contraste intravenoso é adequado em casos de infecção ou inflamação. Não é necessário para traumatismo ou oftalmopatia tireóidea.
- Em processos profundos na órbita ou base do crânio, considerar a solicitação de uma tomografia com protocolos intraoperatórios. Isto possibilitará uma localização mais precisa da anatomia, se um subsequente protocolo de direcionamento por imagem intraoperatório for necessário durante a cirurgia.[19]

8. Como é realizada a solicitação de uma imagem por ressonância magnética (IRM) da órbita?
Com muita cautela.
  As Regras da IRM de órbita
- NUNCA solicitar IRM como a primeira modalidade de imagem no traumatismo, para pacientes inconscientes ou para pacientes incapazes de fornecer informações confiáveis. Metal oculto no campo magnético pode-se mover e causar lesão grave em tecidos moles.
- Sempre solicitar incidências axiais, coronais e parassagitais.
- Sempre incluir o seio cavernoso e os seios paranasais.
- Sempre solicitar imagem com gadolínio e supressão de gordura (Fig. 52-1). Cuidado ao solicitar gadolínio em pacientes com doença renal comprovada ou suspeita, uma vez que poderia resultar em fibrose sistêmica nefrogênica.
- Nas imagens em T1, a gordura orbitária é hiperintensa (brilhante) e o vítreo é hipointenso (escuro)

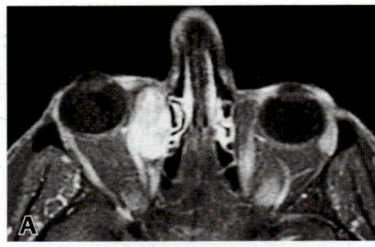

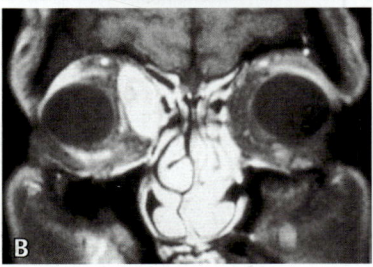

Figura 52-1. A e **B**, Imagens de ressonância magnética ponderadas em T1 da órbita com supressão de gordura.

- Nas imagens em T2, o vítreo é mais hiperintenso do que a gordura.
- A maioria das massas orbitárias é hipointensa em T1 *antes* da administração de gadolínio. As exceções a essa regra são:
  1. Lesões contendo melanina (p. ex., melanoma).
  2. Lesões contendo gordura (p. ex., lipoma, lipossarcoma).
  3. Lesões contendo muco (p. ex., mucocele, cisto dermoide).
  4. Sangue subagudo (sangue de 2 a 7 dias).[20]

9. Discuta a classificação histológica do rabdomiossarcoma orbitário.

O rabdomiossarcoma (RMS) orbitário é histologicamente dividido em 3 grupos principais (outros esquemas são ocasionalmente usados, mas este é o mais básico):
1. Embrionário.
2. Alveolar.
3. Pleomórfico.

A média de idade de início é 9 anos, mas a faixa de acometimento é ampla. RMS supostamente se origina do tecido mesenquimal pluripotente presente na órbita e *não* do músculo extraocular. Seguem adiante questões úteis a serem lembradas com relação a cada grupo:

1. Embrionário.
   - Adicionalmente subdividido em clássico, botrioide, fusiforme e anaplásico.
   - Histologia mais comum em crianças.
   - O subtipo botrioide é definido como um RMS embrionário adjacente a uma superfície mucosa (p. ex., conjuntiva).
2. Alveolar.
   - Aparentemente, afeta a órbita inferior com maior frequência e apresenta o prognóstico mais desfavorável.
   - Felizmente, achados recentes pelo estudo *Intergroup Rhabdomyosarcoma Study* (IRS) indicam que com uma terapia mais agressiva, o prognóstico do RMS alveolar alcança o prognóstico da forma embrionária.
3. Pleomórfico.
   - Ocorre em adultos mais velhos.[16]

10. Qual o melhor tratamento para o RMS orbitário? Qual o prognóstico?

- Muito do que se sabe sobre o tratamento do rabdomiossarcoma orbitário provém dos quatro IRSs.
- Tratamento do RMS orbitário consiste em uma combinação de quimioterapia e radioterapia.
- Radioterapia em doses de 40 a 60 Gy definitivamente comporta uma morbidade significativa para o globo ocular, porém o IRS-III concluiu que a mesma é necessária para um tratamento adequado. Doses menores de radiação estão atualmente sendo estudadas.

TUMORES ORBITÁRIOS

Quadro 52-1. Características Clínicas das Lesões da Glândula Lacrimal

	ADENOMA PLEOMÓRFICO	CARCINOMA ADENOIDE CÍSTICO
Duração	> 1 ano	< 1 ano
Dor	Raro	Comum
Diplopia	Incomum	Comum
Achados na TC	Ausência de destruição óssea. +/- formação de fossa	Destruição óssea é comum
Cirurgia	Biópsia excisional	Biópsia incisional
Quando em Dúvida, Realizar Excisão Total da Massa		
Terapia pós-operatória	Apenas acompanhamento clínico	Controverso: radiação, quimioterapia (incluindo terapia intra-arterial), excisão radical

- RMS orbitário e geniturinário apresentam o melhor prognóstico por motivos incertos.
- Disseminação local da órbita para os seios paranasais ou abóbada craniana reduz as taxas de sobrevida.[21,22]

11. Com relação às lesões de glândula lacrimal, qual é a "regra dos 50s"?
A regra dos 50s resume a incidência dos tumores de glândula lacrimal em uma clínica de referência em *órbita*:
- 50% das lesões da glândula lacrimal são não epitelioides, consistindo em grande parte de lesões inflamatórias e linfoproliferativas, e 50% são de origem epitelial.
    - 50% dos tumores epiteliais são adenomas pleomórficos benignos (tumor misto benigno), e 50% são compostos por diversos tipos malignos.
        - 50% dos tumores malignos são carcinomas adenoides císticos.
            - 50% dos carcinomas adenoides císticos são da variante basaloide. A regra final é importante clinicamente, pois uma histopatologia basaloide do carcinoma adenoide cístico representa o prognóstico mais desfavorável.
        Na clínica oftalmológica geral, a regra dos 50s não se aplica. A incidência de dacrioadenite inflamatória infecciosa e não infecciosa é várias vezes maior do que na clínica de referência em órbita.[23,24]

12. Quais fatores ajudam a diferenciar entre os tumores epiteliais de glândula lacrimal benignos e malignos?
Veja Quadro 52-1.[25-29]

13. Quais são os tumores que mais comumente metastatizam para o tecido mole orbitário em homens e mulheres?
- Homens, pulmão; mulheres, carcinoma de mama (porém a incidência de carcinoma pulmonar está aumentando).
- Note que a pergunta questiona especificamente sobre o tecido mole orbitário. Caso contrário, o carcinoma de próstata, que tem uma propensão para envolvimento ósseo, seria uma alternativa aceitável em homens, dependendo da série clínica.[30-32]
- N. B. Nos estudos de necropsia, as lesões metastáticas são aproximadamente 10 vezes mais comuns para a úvea do que para a órbita. Isto pode ser causado pelo alto fluxo sanguíneo na coroide, o que pode possibilitar uma invasão metastática mais fácil do tecido uveal.

14. Qual o exame apropriado para o linfoma orbitário e para a hiperplasia linfoide?
Independente da histopatologia, qualquer lesão linfoproliferativa da órbita ou anexos oculares requer um exame sistêmico:
- Hemograma completo.
- Eletroforese de proteínas séricas.
- Imagens cervicais, do tórax e abdome, que devem ser repetidas cada 6-12 meses por, no mínimo, 2 anos.
- Alguns especialistas também realizam biópsia de medula óssea na apresentação inicial.[33-35]

Quadro 52-2. Distribuição dos Subtipos de Linfoma Sistematicamente e nos Anexos Oculares

LINFOMA SISTÊMICO (DADOS DA OMS)	LINFOMA DE ANEXOS OCULARES (LAO), N = 353
Difuso de grandes células B (30,6%)	EMZL/MALT (52%)
Células foliculares (22,1%)	Células foliculares (23%)
EMZL/MALT (7,6%)	*Difuso de grandes células B (8%)*
CLL (6,7%)	*Células do manto (5%)*
Células do manto (6,0%)	CLL (4%)

Os subtipos indolentes estão especificados em letras normais. Os subtipos agressivos estão em itálico. EMZL/MALT, linfoma de zona marginal extranodal de tecido linfoide associado à mucosa; CLL, leucemia linfocítica crônica.
Dados modificados da Ref. 36.

15. **Quais são as questões importantes sobre as lesões linfoproliferativas da órbita?**
    - Síndrome inflamatória idiopática da órbita (pseudotumor inflamatório orbitário) *não* é um distúrbio linfoproliferativo, pois, histologicamente, a reação não é limitada aos linfócitos. A síndrome inflamatória idiopática da órbita *não* é um precursor do linfoma orbitário.
    - A grande maioria dos linfomas orbitários é originada nas células B, geralmente o EMZL (linfoma de zona marginal extranodal), também chamado frequentemente de MALT-oma (linfoma de tecido linfoide associado à mucosa).
    - Linfoma orbitário de células B é principalmente uma doença de adultos; é extremamente rara em crianças.
    - A maioria das lesões linfoides, sejam policlonais (hiperplasia linfoide) ou monoclonais (linfoma), é altamente radiossensível.
    - A reclassificação de linfoma da Organização Mundial da Saúde mudou marcadamente o diagnóstico e tratamento do linfoma orbitário. Uma breve revisão é justificada:
        ○ O esquema de classificação mais fácil é o de simplesmente dividir o linfoma de anexos oculares (OAL) nos tipos indolente e agressivo (veja Quadro 52-2).
        ○ Ao contrário do linfoma sistêmico primário, que cerca de 1/3 é do tipo agressivo de grandes células, 75 a 80% dos OALs são indolentes (veja Quadro 52-2).
        ○ Quando um subtipo agressivo de OAL é encontrado, este é ou secundário de um sítio diferente ou se apresenta como doença de estágio III ou IV (envolvimento sistêmico).
        ○ Em contraste, a maioria dos OALs indolentes se manifesta como doença de estágio I.
        ○ O tratamento do OAL depende em grande parte de dois fatores: subtipo do linfoma e estágio da doença. Como um exemplo, um EMZL de órbita estágio I é tipicamente tratado com 30 a 35 Gy de radiação, enquanto que um linfoma difuso de grandes células B de estágio I seria tratado com quimioterapia sistêmica em razão de sua natureza agressiva.
        ○ O objetivo do tratamento também depende do subtipo da doença. No geral, OALs agressivos são tratados para obtenção de cura, enquanto os subtipos indolentes são geralmente tratados como uma doença crônica.
        ○ Transformação de um OAL indolente (p. ex., EMZL/MALT) em um linfoma difuso de grandes células B (DLBCL) mais agressivo pode ocorrer em uma minoria dos pacientes.[36-39]

16. **Qual o diagnóstico diferencial de uma massa orbitária bem delimitada?**
    - Hemangioma cavernoso.
    - Schwannoma.
    - Tumor fibroso solitário (histiocitoma fibroso).
    - Neurofibroma.
    - Tumor fibroso solitário (hemangiopericitoma).
    - Cisto dermoide.
    - +/- Linfoma (cerca de 50% dos OALs irão se manifestar como massas bem delimitadas, e a outra metade como infiltrativas).

TUMORES ORBITÁRIOS   415

PONTOS-CHAVE

- Proptose unilateral ou bilateral geralmente requer um exame de imagem, especialmente se for progressiva.
- TC de órbita é geralmente mais fácil de se realizar e interpretar do que a IRM
- TC é a modalidade de imagem recomendada para traumatismo, infecção e oftalmopatia tireóidea (orbitopatia de Graves).
- IRM é recomendada para processos em tecidos moles, imagens do ápice orbitário/seio cavernoso e para processos intracranianos suspeitos.
- Hiperplasia linfoide da órbita requer um monitoramento sistêmico idêntico ao linfoma orbitário.
- Lesões bem toleradas e bem delimitadas da órbita podem ser acompanhadas de modo conservador, apenas com imagens seriadas em casos selecionados.

REFERÊNCIAS

1. Al Dhaybi RI, Superstein R, Milet A, et al.: Treatment of periocular infantile hemangiomas with propranolol: case series of 18 children, *Ophthalmology* 118:1184–1188, 2011.
2. Barlow CF, Priebe CJ, Mulliken JB, et al.: Spastic diplegia as a complication of interferon Alfa-2a treatment of hemangiomas of infancy, *J Pediatr* 132:527–530, 1998.
3. Ezekowitz RAB, Mulliken JB, Folkman J: Interferon alfa 2a therapy for life-threatening hemangiomas of infancy, *N Engl J Med* 326:1456–1463, 1992.
4. Léauté-Labrèze C, Dumas de la Roque E, Hubiche T, et al.: Propranolol for severe hemangiomas of infancy, *N Engl J Med* 358:2649–2651, 2008.
5. Harris GJ, Jakobiec FA: Cavernous hemangioma of the orbit: an analysis of 66 cases, *J Neurosurg* 51:219–228, 1979.
6. McNab AA, Wright JE: Cavernous hemangioma of the orbit, *Austr N Z J Ophthalmol* 17:337–345, 1989.
7. Mulliken JB, Glowacki J: Hemangiomas and vascular malformations in infants and children: a classification based on endothelial characteristics, *Plast Reconstr Surg* 69:412–420, 1982.
8. Rootman DB, Heran MK, Rootman J, et al.: Cavernous venous malformations of the orbit (so-called cavernous haemangioma): a comprehensive evaluation of their clinical, imaging and histologic nature.
9. Br J Ophthalmol. Epub ahead of print, 2014. PMID: 24627253.
10. Croxatto JO, Font RL: Hemangiopericytoma of the orbit: a clinicopathologic study of 30 cases, *Hum Pathol* 13:210–218, 1982.
11. Font RL, Hidayat AA: Fibrous histiocytoma of the orbit: a clinicopathologic study of 150 cases, *Hum Pathol* 13:199–209, 1982.
12. Goodlad JR, Fletcher CDM: Solitary fibrous tumor arising at unusual sites: analysis of a series, *Histopathology* 19:515–522, 1991.
13. Jacomb-Hood J, Moseley IF: Orbital fibrous histiocytoma: computed tomography in 10 cases and a review of radiological findings, *Clin Radiol* 43:117–120, 1991.
14. Jakobiec FA, Howard G, Jones IS, Tannenbaum M: Fibrous histiocytoma of the orbit, *Am J Ophthalmol* 77:333–345, 1974.
15. Jakobiec FA, Howard G, Jones IS, Wolff M: Hemangiopericytoma of the orbit, *Am J Ophthalmol* 78:816–834, 1974.
16. Lane KA, Bilyk JR, Jakobiec FA: Mesenchymal, fibroosseous, and cartilagenous orbital tumors. In Albert DM, Miller JW, editors: *Principles and practice of ophthalmology*, ed 3, Philadelphia, 2008, Saunders, pp 3159–3203.
17. Rootman J, Goldberg C, Robertson W: Primary orbital schwannomas, *Br J Ophthalmol* 66:194–204, 1982.
18. Schmitt E, Spoerri O: Schwannomas of the orbit, *Acta Neurochirur* 53:79–85, 1980.
19. Wirtschafter JD, Berman EL, McDonald CS: *Magnetic resonance imaging and computed tomography*, San Francisco, 1992, American Academy of Ophthalmology.
20. Newton TH, Bilaniuk LT: *Radiology of the eye and orbit*, New York, 1990, Raven Press.
21. Crist W, Gehan EA, Ragab AH, et al.: The third intergroup rhabdomyosarcoma study, *J Clin Oncol* 13:610–630, 1995.
22. Regine WF, Fontanese J, Kumar P, et al.: Local tumor control in rhabdomyosarcoma following low-dose irradiation: comparison of group II and select group III patients, *Int J Rad Oncol Biol Phys* 31:485–491, 1995.
23. Font RL, Gamel JW: Epithelial tumors of the lacrimal gland: an analysis of 265 cases. In Jakobiec FA, editor: *Ocular and adnexal tumors*, Birmingham, AL, 1978, Aesculapius Publishing, pp 787–805.
24. Font RL, Gamel JW: Adenoid cystic carcinoma of the lacrimal gland: a clinicopathologic study of 79 cases. In Nicholson DH, editor: *Ocular pathology update*, New York, 1980, Masson Publishing, pp 277–283.
25. Ahmad SM, Esmaeli B, Williams M, et al.: American joint committee on cancer classification predicts outcome of patients with lacrimal gla adenoid cystic carcinoma, *Ophthalmology* 116:1210–1215, 2009.
26. Henderson JW: Adenoid cystic carcinoma of the lacrimal gland, is there a cure? *Trans Am Ophthal Soc* 85:312–319, 1987.
27. Rose GE, Wright JE: Pleomorphic adenoma of the lacrimal gland, *Br J Ophthalmol* 76:395–400, 1992.
28. Tse DT, Kossler AL, Feuer WJ, Benedetto PW: Long-term outcomes of neoadjuvant intra-arterial cytoreductive chemotherapy for lacrimal gland adenoid cystic carcinoma, *Ophthalmology* 120:1313–1323, 2012.
29. Wright JE: Factors affecting the survival of patients with lacrimal gland tumours, *Can J Ophthalmol* 17:3–9, 1982.
30. Font RL, Ferry AP: Carcinoma metastatic to the eye and orbit III. A clinicopathologic study of 28 cases metastatic to the orbit, *Cancer* 38:1326–1335, 1976.

31. Goldberg RA, Rootman J: Clinical characteristics of metastatic orbital tumors, *Ophthalmology* 97:620–624, 1990.
32. Shields CL, Shields JA, Peggs M: Tumors metastatic to the orbit, *Ophthal Plast Reconstr Surg* 4:73–80, 1988.
33. Medeiros LJ, Andrade RE, Harris NL, Cossman J: Lymphoid infiltrates of the orbit and conjunctiva: comparison of immunologic and gene rearrangement data [abstract], *Lab Invest* 60:61A, 1989.
34. Medeiros LJ, Harmon DC, Linggood RM, Harris NL: Immunohistologic features predict clinical behavior of orbital and conjunctival lymphoid infiltrates, *Blood* 74:2121–2129, 1989.
35. Medeiros JL, Harris NL: Lymphoid infiltrates of the orbit and conjunctiva: a morphologic and immunophenotypic study of 99 cases, *Am J Surg Pathol* 13:459–471, 1989.
36. Ferry JA, Fung CY, Zukerberg L, et al.: Lymphoma of the ocular adnexa: a study of 353 cases, *Am J Surg Pathol* 31:170–184, 2007.
37. Harris NL: Extranodal lymphoid infiltrates and mucosa-associated lymphoid tissue (MALT). A unifying concept [editorial], *Am J Surg Pathol* 15:879–884, 1991.
38. Knowles DM, Jakobiec FA: Ocular adnexal lymphoid neoplasms: clinical, histiopathologic, electron microscopic, and immunologic characteristics, *Hum Pathol* 13:148–162, 1982.
39. Murchison AP, Bilyk JR: Ocular adnexal lymphoproliferative disease. In Black EV, Nesi FA, Calvano CJ, Gladstone GJ, Levine MR, editors: *Smith and Nesi's ophthalmic plastic and reconstructive surgery*, New York, 2012, C.V. Mosby, pp 959–992.

ÍNDICE REMISSIVO

Os números acompanhados pelas letras f em *itálico*,
q em **negrito** e b em redondo indicam *figuras*, **quadros** e boxes respectivamente.

A
Aberrações
 de lentes espessas, 15
Abney
 efeito de, 26
Abrasão
 localização, 75
Acetato de prednisolona, 105
Acetilcisteína, 112
Acne rosácea, 74
Acomodação
 amplitude de, 11
 faixa de, 11
Acuidade visual, 4, 60
 em lactentes, 5
Adenopatia
 pré-auricular, 101
Afasia
 definição de, 209
 óculos afácicos, 209
Agentes paramagnéticos, 41
Agonistas adrenérgicos
 efeitos colaterais, 181
AIDS
 infecção ocular mais comum, 314
 manifestação ocular mais comum na, 314
Alergias sazonais, 71
Amplitude
 de acomodação, 10
 medir a, 21
Ambliopia, 224
 acuidade visual e, 226
 alterações anatômicas na, 224
 anisometropia e, 226
 classificação da, 224
 definição de, 224
 em crianças, 225
 fenômeno de aglomeração na, 228
 fundamentos da, 226
 período de, 224
 prevalência, 224
 risco de, 224
 tratamento da, 227
  diretrizes para, **228q**
  complicações durante o, 227
  descontinuação do, 227
Amsler
 grade de, 52
 no exame de campo visual, 52
Análogos da prostaglandina, 180
 efeitos colaterais, 180
Anel
 de Zinn, 1
  estruturas ao redor do, *2f*
 intracorneano
  definição de, 140
Anestesia retrobulbar, 1
Angiografia
 com fluoresceína, 5
  fases de, 47
  padrões visíveis com a, 47
  técnica, 46
 com indocianina verde, 49
Ângulo
 crítico
  definição de, 11
Anidrase carbônica
 efeitos colaterais, 181
Anisometropia sintomática
 como aliviar a, 14
Antibióticos e esteroides tópicos, 99
 atualmente disponíveis, **104q**
 pontos-chave, 100, 103
  indicações, 100
  vantagens e desvantagens, 99
Apraxia oculomotora
 congênita, 240
Argônio
 laser de, 2
Arnold-Chiari
 malformação de, 5
Artéria temporal, 8
Arterite
 de células gigantes, 367
Astenopia
 queixa de, 21
Astigmatismo adquirido, 20
 após transplante corneano, 141
 tratamento para, 141

Astigmatismo residual, 223
Autofluorescência de fundo, 49
Avellino
 distrofia de, 117
  características da, 117

B

Barreira hematorretiniana
 definição de, 4
Bastonetes, 23
Behçet
 doença de, 309
Bergmeister
 papila de, 4
Betabloqueadores tópicos
 efeitos colaterais, 180
Bezold-Brucke
 fenômeno de, 26
Blefarite, *73f*, 73, 100
 tratamento, 73, 74
Blefaroconjuntivite
 crônica, 74
 diagnóstico diferencial, 74
Blefarofimose
 síndrome de, 294
Blefaroplastia, 5
Blefarotomia
 transversa, 8
Biomicroscopia
 por ultrassom, 41, *42f*
Biópsia
 de córnea, 88
Bloqueio pupilar relativo, 160
Bolsa
 de gordura, 8
Bomba lacrimal
 mecanismo da, 9
Bowman
 camada de, 2
Brilho
 definição de, 25
Brown
 síndrome de, 237
  causa da, 237
  tratamento da, 238
Bruch
 membrana de, 3
  defeitos da, 3
  estrutura da, 3
Buraco macular
 definição de, 6
 formação do, 6

C

Callender
 classificação de, 399
Camada de Bowman, 2
 distrofia na, 116

Camada plexiforme externa, 4
Câmara anterior
 ângulo da, 154
  gonioscopia para visualizar o, 154
  métodos de visualização da, 157
 plana
  diagnóstico diferencial, 194
  tratamento, 194
Campo(s) visual(is), 52
 contração dos, 267
 de confrontação, 52
 defeitos de, 55, 56, 60
  como descrever, 55
  neuro-oftalmológicos, **59q**
 exame de, 67
 normal, 52
 testes de, 52
Capsulotomia
 com YAG, 210
 realização da, 214
Carcinomas
 basocelulares, 300
Catarata, 207
 cor marrom na, 207
 cirurgia de, 208
  complicações da, 218
   na anestesia local, 218
   pós-operatórias, 219
   relacionadas com a lesão, 218
  técnicas para, 211
   couching, 212
   extração, 211
   indicações, 211
   métodos não cirúrgicos, 211
   pontos-chave, 211
 esclerótica nuclear, 207
  sintomas, 207
 extracapsular
  cirurgia de, 15
 morganiana, 207
 na infância
  causas da, 207
 subcapsulares posteriores, 207
 traumática, 208
Celulite orbitária, 290
Ceratite
 bacteriana
  organismos que causam, 85
 dendrítica, *72f*
 e hipópio, 86
 herpética, 92, 106
  manifestações não infecciosas de uma, 91
 infecciosa
  esfregaços e culturas para, **85q**
 lamelar difusa, 139
  tratamento, 139
 por herpes simples
  corticosteroides na, 92

ÍNDICE REMISSIVO

Ceratoacantoma
  definição de, 298
Ceratocone, 123
  causas, 123
  condições oculares, 124
  condições sistêmicas, 124
  definição, 123
  diagnóstico, 124
  evolução do, 126
  hereditariedade, 123
  histopatologia do, 128
  incidência de, 123
  lentes de contato e, 123, 129
  na lâmpada de fenda, 125
  prevenção, 129
  sinais topográficos, 124
  sintomas do, 124
  tratamento do, 129
    opções cirúrgicas, 130
    transplante corneano, 131
Ceratoconjuntivite
  epidêmica, 71
  límbica, 79
Ceratometria
  leitura de
    erros de, 16
Ceratopatia pontilhada
  inferior, 5
Ceratopatia puntata superficial, 73
  causas da, 73
  de Thygeson, 73
Ceratoplastia
  tratamento da, 118
Ceratotomia (RK)
  complicações com o uso da, 135
  e miopia, 135
    reduz a, 135
  radial, *136f*
  resultados alcançados, 136
  técnicas de, 135
Céu azul, 28
Ciclodiálise, 204
  diagnóstico da, 204
Cicloplegia, 21
Cilindro
  negativo, 14
  positivo, 14
Ciprofloxacina, 101
Círculo, 14
Cirurgia refrativa, 132
  medicamentos na, 144
  objetivos da, 132
  pontos-chave, 138
  topografia corneana na, 132
Coats
  doença de, 328
    alterações vasculares, 328
    características clínicas, 328

    definição, 328
    diagnóstico diferencial, **331q**
    etiologia, 328
    idade de início, 328
    pontos-chave, 333
    recidiva, **332q**
    tratamento, 332
Cones, 23
Conjuntivite
  bacteriana, 77
    tratamento para, 98
  crônica, 78, 100
    causas da, 78
  folicular, *78f*
  gonocócica, *90f*, 101
    tratamento para, 97
  viral, 100
    por herpes simples
      tratamento, 98
Cores
  primárias, 25
Coriorretinopatia cerosa central, 48
Córnea
  biópsia de, 88
  distrofias da, 114
    pontos-chave, 114, 115, 118
  inervação da, 5
  infecções da, 83
    pontos-chave, 90, 92
  opacificação da, 5, 105
    diagnóstico diferencial, 5
Corpo estranho intraocular, 341
  achados ultrassonográficos, 41
Córtex visual
  e mácula, 6
  localização do, 4
Cristalino
  inervação do, 5

D

Dacriocistite
  aguda, 276
    definição, 276
    tratamento, 276
Defeito neurológico
  achados clínicos em, 66
Defeitos de campo
  falsos
    causas de, 53
Degeneração macular relacionada com a idade, 343
  achados clínicos, 345
  definição da, 343
  estratégias terapêuticas, 348b
  fatores etiológicos, 343
  pontos-chave, 345
  seca, 344
  sintomas visuais, 343

terapias, 346
   vitaminas, 347
   úmida, 344
Descemet
   membrana de, 2
Descolamento de retina
   aspectos ultrassonográficos de um, 39
Desvios oculares diversos, 235
Deuteranopos, 29
Dicromatismo
   congênito
      definição de, 29
Diplopia binocular
   causas de, 256
Diplopia monocular
   causas da, 20, 256
   definição, 256
Dispersão pigmentar
   tratamento da, 174, *175f*
Distrofia de córnea
   trivialidades sobre a, 120
Distrofia de Fuchs, 119
Distrofia endotelial congênita hereditária, 120
Distrofia polimorfa posterior
   aspectos visualizados na, 120
Distrofias da córnea, 114
   classificação, 114
   cristalina de Schnyder, 116
   de Avellino, 117
   definição, 114
   degenerações e, 114
   do estroma, 118
      tratamento, 118
   nebulosa de François, 117
   sintomas, 115
   tratamento, 115
      cirurgia, 115
      laser no, 115
Doença oclusiva venosa retiniana, 370
   características comuns, 370
   classificação, 370
   exames, 372
   frequência, 370
   sinais clínicos, 370
   tratamento, 371

E

Ectasia corneana difusa
   definição, 139
Edema macular
   cistoide, 221
   clinicamente significativo, 360
   tratamento do, 221
Efeito prismático
   alívio do, 14
Efusões coroidais, 3
Eletro-oculograma
   aplicações clínicas do, 35
   definição, 35
   em distrofias padrão, 36
   resposta gerada pelo, 35
Eletrorretinograma
   avaliação de um, 31
   de campo total
      componentes do, 31
   definição de, 31
   e degeneração macular relacionada com a idade, 32
   degenerações retinianas e, 33
   e doenças de células ganglionares, 32
   e retinite pigmentar, 33
   extinto
      transtornos de um, 35
   fotópico anormal, 35
   medindo a função da retina, 34
   na distrofia progressiva de cores, 34
   na retinosquise, 34
   na síndrome de rubéola congênita, 34
   padrão de campo total, 31
      variações, 35
   realização do, 31
   situações clínicas para uso do, 33
Endoftalmite infecciosa
   apresentação da, 220
   com vitrectomia, 220
   ocorrência, 220
Entrópio
   evolucional
      fatores responsáveis pelo, 8
Epífora congênita
   tratamento da, 277
Epi-LASIK, 139
   definição, 139
Episclerite, 79
Erro axial
   incorreto, 16
Erro refrativo
   do olho, 10
   tipos de, 132
Erros de fixação
   causa dos, 53
Erros falso-negativos, 53
Erros falso-positivos, 53
Escala de Snellen, 21
Esclera
   espessura da, 2
Esclerite, 79
   abordagem, 81
   apresentação da, 80
   doenças associadas à, 81
   nodular, 80
      anterior, 80
   tratamento, 81
Escotoma
   cecocentral, *61f*
   definição de, 53
   juncional, 61

ÍNDICE REMISSIVO

Esodesvios, 230
  definição de, 230
  tipos de, 230
Esotropia
  acomodativa, 232
    desenvolvimento, 233
    não refrativa, 233
      tratamento, 234
    ocorrência, 232
    tipos de, 232
  cíclica, 234
  congênita, 230
    características, 230
    déficit de abdução, 230
    diagnóstico diferencial, 231
    tratamento, 231
Espectro de luz, 23
  definição de, 23
Espectro eletromagnético
  definição de, 23
Esteroides
  tópicos, 103
Estrabismo
  cirurgia de, 243
    complicações mais comuns na, 245
    sinais de infecção na, 245
Estroma
  distrofias do, 116
    ao corante histoquímico, 116
    principais, 116
      aspecto, **117q**
      idade da manifestação, **117q**
Exames
  de avaliação oftálmica e orbitária, 31
    pontos-chave, 31, 47, 50
Exotropia
  diagnóstico diferencial da, 235
  tratamento de, 1
Extração
  extracapsular, 15

F

Facoemulsificação
  aparelho de, 213
  definição, 213
  vantagens e desvantagens, 213
Fechamento angular primário, 158
  agudo
    sintomas do, 159
  crônico
    apresentação do, 160
Filme lacrimal
  camadas do, 5
    origem das, 5
  componentes do, 109
  normal, 109
    funcionamento, 109
  ruptura do, 110

Fissura orbitária
  superior
    nervos e vasos da, 1
Fleischer
  anel de, *127f*
Flomax
  pupila de, 209
Fluoresceína
  angiograma com, 48
  estruturas permeáveis à, 48
Fluormetolona, 106
Fotocoagulação
  em fundos hiperpigmentados, 4
Fotofobia, 101, 106
Fótons
  definição de, 23
  propriedades físicas dos, 23
Fotorreceptores, *24f*
Fóvea
  anatomia da, 5
  no angiograma, 48
François
  distrofia nebulosa central de, 117
Fratura orbitária, 1
Frentes de onda
  ablação por, 138
  definição, 138
Fuchs
  distrofia de, 119
    exame de, 119
    transplante de córnea em pacientes com, 120

G

Gennari
  estrias de, 4
Gentamicina
  colírio de, 70
Glândula lacrimal
  remoção da, 5
Glaucoma, 145
  achados de campo visual e, 63, *64f*
  agudo de ângulo fechado, 82
  apresentação clínica, 146
  causas, 145
  classificação, 145
  de ângulo aberto secundário, 172
    diagnóstico, 172
  de baixa pressão, 149
  diagnóstico de, 146
    diferencial, **152q**
  epidemiologia do, 158
  esfoliativo verdadeiro, 173
  espessura corneana, 148
  facolítico, 208
    definição, 208
  facomórfico, 208
    definição, 208
  fatores de risco, 145

fisiopatologia do, 205
genética no, 145
neovascular, 169
  causa do, 169
  tratamento, 169
patogênese, 145
pontos-chave, 146
por fechamento angular, 154
  crônico, 159
  sintomático, 159
pressão intraocular, 146, 148
prevalência, 145
prognóstico, 147
tratamento, 148, 178
  agentes utilizados, **179q**
  objetivo do, 149
  terapias, 178
  tomografia de coerência óptica no, 148
traumático e hifema, 196
Globo ocular
  ruptura potencial do, 76
  tratamento da, 339
Gonioscopia
  lente de, 155
  realização da, 155
  tipos de, 154
Gram
  coloração de, 71
Graves
  doença de, 280
    sinais clínicos da, **280q**

H

Harada-Ito
  procedimento de, 259
Hemangioma coroide
  aspectos ultrassonográficos de um, 39
  tipos de, 402
Hemianopsia
  binasal, 56
  bitemporal, *57f*
  definição de, 55
  homônima, 56
    dupla, *58f*
  tipos de, 55
Hemorragia recorrente, 201
  como evitá-la, 201
Henle
  camada de fibras de, 4
Herpes simples
  vírus do, 72
Herpes-zóster
  lesões de, 2
  oftálmico, *90f*
Hidropsia
  aguda, *128f*
    definição, 128

Hifema, 196
  causas de, 196
  classificação, **197q**
  complicações, 200
  definição, 196
  em bola 8, 201
    prognóstico, 201
  exame diagnóstico, 197
  pontos-chave, 198
  remoção do, 202
  tratamento, 198
    cirurgia, 200
  traumático, 196
    fisiopatologia do, 196
    lesões oculares associadas, 196
Hipermetropia
  definição de
    absoluta, 21
    facultativa, 21
    latente, 21
    definição de, 21
    manifesta, 21
  procedimentos para, 143
Horner
  síndrome de, 255
    características da, 296
    causas de, 255
    ptose na, 255
    teste farmacológico, 255
Humor aquoso
  síndrome do desvio do, 168
    apresentação clínica, 168
    avaliação da, 255
    definição, 168
    tratamento, 168
Humphrey
  campo visual de, 53
Hutchinson
  sinal de, 2

I

Imagens
  estudos por, 42
Indocianina verde
  angiografia com, 49
  corante, 49
  vantagens, 49
Infecções
  de córnea, 83
    por herpes, 91
      sinais, 91
    tipos de, 83
  orbitárias, 290
Infiltrados de hipersensibilidade estafilocócica
  tratamento, 89
Inflamação orbitária
  específica, 290
  inespecífica, 289

ÍNDICE REMISSIVO

Inibição lateral
  definição de, 26
Intacs
  na miopia, 140
    complicações, 140
    resultados refrativos, 140
Iridotomia periférica, 168
  a *laser*, 164
  complicações da, 164
Íris
  em platô, 166
    apresentação clínica, 167
    configuração da, 166
    epidemiologia da, 167
    síndrome da, 167
  prolapso da, 218
    tratamento do, 218

J
Jackson
  cilindro cruzado de, 21
Joelho de Willebrand, 4

K
Knapp
  regras de, 259
Kollner
  regra de, 29
  definição, 29
Krukenberg
  fuso de, 174

L
Lacrimejamento
  e o sistema lacrimal, 273
    bomba lacrimal, 274
    causas do, 273
    crônico, 275
    ducto lacrimal
      obstrução do, 275
    e olho seco, 274
    lágrimas
      composição das, 274
      quantidade de, 275
    pontos-chave, 273
    teste de Jones, 276
Lágrimas
  aumento da produção de, 112
Lâmpada de fenda, 156
Laser
  de argônio, 2
  de femtossegundo, 137, 223
    definição, 139
    vantagens, 139
  definição de, 21
LASIK
  definição de, 136
  complicações, 138

infecção de córnea após, 92
  tratamento, 93
na miopia, 137
processo infeccioso após, 92
vantagens e desvantagens, 137
Lentes
  bifocais
    problemas causados por, 14
  corretivas
    poder das, 10
  de leitura, 14
  espessas, 15
    aberrações e, 15
  intraoculares
    acomodativas, 140
    cálculo, 16
      erro axial em um, 16
    fásicas, 140
    implante de, 16, 140
      material, 215
    inventor das, 215
    multifocais, 209
      funcionamento das, 209
  luxadas, 208
    e subluxadas, 208
Lesões pigmentadas
  do fundo do olho, 393
    aspectos oftalmológicos, 394
    características, 393
    diagnóstico diferencial, 393
    fatores de risco, 394
    sinais clínicos, 395
Leucocitose
  neutrofílica, 103
Limbo cirúrgico
  descrição do, 2
Linha
  de Schwalbe, 2
Lipídios
  camada externa de
    disfunção, 109
    função da, 109
Lixívia
  lesão por, 77
    prognóstico, 77
    tratamento, 77
Luminosidade relativa
  curvas de, 26
Lyme
  doença de, 310

M
Mácula
  anatomia da, 5
  e córtex visual, 6
Malformação de Arnold-Chiari, 5
Matiz
  definição de, 24

Meibomite
  tratamento da, 74
Melanoma coróideo, *39f*
  características no ultrassom, 38
  diagnóstico diferencial, 38, **39q**
Melanoma maligno
  da pálpebra, 302
  de coroide, 398
  uveal, 400
    localização, 400
    tratamento, 400
    visão geral, 401
Membrana
  de Bruch, 3
  de Decemet, 2
  posterior
    distrofias da, 118
      características clínicas, **119q**
      diagnóstico, 120
      manifestação clínica, 118
      padrões de herança, 118
      tratamento, 120
    secundária
      complicações, 222
      definição de, 222
      desenvolvimento da, 222
Miastenia grave
  ocular, 260
    características da, 295
    investigação diagnóstica, 260
Miopia
  causas da, 10
  e idade, 132
  RK e, 135
  tratamento cirúrgico para, 135, 140
Mittendorf
  ponto de, 4
Möbius
  síndrome de, 239
Mucina
  camada interna da, 109
    função da, 109
Músculo
  orbicular, 8

N

Nanoftalmos, 170
  definição, 170
Neoplasia intraocular maligna, 398
Neovascularização
  diagnóstico de, 48
Nervo abducente
  paralisia do, 259
Nervo motor
  ocular, 1
Neurite óptica, 263, 265
  achados típicos, 263
  definição de, 263
  doenças sistêmicas associadas, 263
  história natural da, 263
  indicadores, 264
  pontos-chave, 265
  prognóstico visual, 263
  recidiva, 265
  tratamento, 265
Neuropatias cranianas
  isoladas, **257q**
Neuropatias ópticas diversas
  e distúrbios neurológicos, 266
Nistagmo, 247
  classificação, 247
  definição de, 247
  downbeat
    doença associada ao, 5
  forma típica do, 247
  fotofobia no, 250
  latente, 250
  ponto nulo no, 247
  refração com, 250
  síndrome do bloqueio do, 248
  tipos de, 248
  torcional, 249
  tratamento, 250

O

Oculoplástica, 273
Oftalmia neonatal, 95
  apresentação típica da, 95
  causas, 95
    diferenciar as, 96
  complicações, 96
  diagnóstico diferencial, 96
  infecção por *Chlamydia*, 96
    tratamento para, 97
  manifestação, 95
  meio de transmissão, 95
  profilaxia neonatal, 96
  sequelas por não tratamento, 97
  tratamento sistêmico, 97
Oftalmia simpática
  definição de, 309
Oftalmopatia tireóidea, 282
  causa de, 282
  definição, 282
  duração da, 283
  imagem de, 283
  pontos-chave, 286
  risco de, 282
  sinais clínicos de, 282
  tratamento, 284
Oftalmoplegia internuclear, 259
  causas da, 269
Olho(s)
  anatomia clínica do, 1
    geral, 1
    pontos-chave, 1

ÍNDICE REMISSIVO

componentes refrativos do, 132
emetrope, 10
erro refrativo do, 10
hipermetrope, 10
míope, 10
ponto remoto do, 10
secos, 109
    definição de, 109
    diagnóstico, 110
    incidência de, 110
    lágrimas artificiais para, 112
    medicamentos para, 110
    níveis de intensidade para, **111q**
    sinais, 110
    sintomas de, 110
    testes com, 111
    tipos de, 109
    tratamentos para, 111
vermelho
    síndrome de, 70
Opacificação
    da córnea, 5, 105
Órbita óssea
    anatomia da, 7, *7f*
    anel de Zinn, 7
    doenças inflamatórias da, 287
        apresentação clínica, 287
        diagnóstico, 287
            diferencial, 288b
        em crianças, 287
        etiologia, 287
        padrões anatômicos, 288
    fraturas da, 7
    osso mais frágil da, 7
    ossos que formam a, 1, 7
    pontos fracos, 7
    ressonância magnética da, 41
    vasos linfáticos da, 1
        glândulas dos, 1
Ótica
    e refração, 9
        pontos-chave, 14, 20

P

Pálpebra
    anatomia da, 7
    estruturas da, *9f*
    inervação da, 8
    inferior
        retratores da, 8
Papiledema, *317f*
Papilite, 317
Paresia de divergência, 261
Parinaud
    síndrome de, 241
        causa da, 241
Penicilina
    uso de, 102

Perda vítrea
    causas da, 221
    importância da, 221
Perimetria
    cinética, 52
    estática, 52
Perímetro de Goldmann, 52
Pigmentos
    de cones, 24
    visuais, 24
Pilocarpina
    no tratamento do glaucoma, 183
Ponto cego fisiológico
    localização do, 53
Ponto de imagem, 13
Ponto focal
    primário, 10
        definição de, 10
    secundário, 10
        para olho míope, 10
Pós-imagens, *27f*
    definição de, 26
Posner-Schlossman
    síndrome de, 175
Prentice
    regra de, 13
        usada na vida real, 13
Prednisolona
    acetato de, 105
Prisma
    poder de um, 13
Proptose, 278
    bilateral
        causa, 1, 278
        em adultos, 1
    causas da, 278
    definição de, 278
    diagnóstico, 278
    problemas associados, 278
    ressonância magnética para avaliar a, 44
    unilateral, 1
        causa de, 278
Prurido ocular, 70
Pseudofacia
    definição, 209
Pseudomonas aeruginosa, 102
Pseudoexfoliação, 208
Pseudotumor cerebral
    causas de, 270
    sintomas, 271
Pterígio
    lesão de, 77
Ptose, 292
    achados clínicos, 292
    causa mais comum, 292
    cirurgia de, 296
    classificação da, 292
    congênita, 292

simples, *293f*
diagnóstico de, 297
pontos-chave, 292
procedimento de, 1
Pupila(s), 252
  de Adie, 254
  defeito de, 252
  de Flomax, 209
  diagnóstico diferencial, 253
  inervação, 252
  paralisia do terceiro nervo, 253
    tratamento da, 254
  tamanho da, 252

Q

Quadrantanopsia, *61f*
Quemose, 71
Quiasma óptico
  defeitos visuais do, 266
  fibras do, 4

R

Radioterapia
  ao redor dos olhos
    complicações da, 301
Raios
  de curvatura, 21
  luminosos, 15
Reflexão
  interna total, 11
Refração
  e ótica, 9
Regra de Prentice, 13
  na medição dos desvio estrábicos, 14
Ressonância magnética
  da órbita, 41
  estruturas oculares e orbitárias na, 43
  pós-contraste, 42
Retina
  artéria central da, 4
  camadas da, 4
  descolamento de, 316, 378
    características, 378
    causas, 379
      primárias, 384
    definição, 378
    fatores predisponentes, 379
    regmatogênico, 380
      sinais e sintomas, 381
    retinopexia pneumática, 382
    ruptura, *380f*
    sinais e sintomas, 379
    tipos de, 379
  obstrução arterial da, 365
    doenças sistêmicas associadas, 367
    sintomas, 366
    tipos de, 365
  veia central da

    oclusão da, 372
      características comuns, 373
      complicações, 374
      exames, 376
      sinais clínicos, 373
      sintomas, 372
      tratamento, 375
  ramos da
    oclusão dos, 4
Retinite
  por citomegalovírus, 314
    diagnóstico, 314
    estratégia terapêutica, 315
    terapia antirretroviral, 316
Retinoblastoma, 311, 386
  apresentação do, 387
  aspectos prognósticos, 405
  bilateral, 406
  causas de, 386
  classificação internacional do, **389q**
  definição, 386
  e glaucoma, 388
  exofítico, 403
  manifestações iniciais, 387
  morte no, 405
  por mutação somática, 387
  síndrome associada ao, 386
  taxa de sobrevida, 388
  teste genético, 389
  tratamento, 390
  trilateral, 387
Retinopatia da prematuridade, 350
  classificação, 350
  complicações, 355
  definição, 350
  diagnóstico diferencial, **355q**
  estágios, 351
  exames de acompanhamento, 350
  forma, 352
  posterior, 354
  rastreamento
    indicações para, 350
  recém-nascidos, 350
  risco, 350
  tratamento, 352
    a *laser*, 354
  zonas de, 351
Retinopatia diabética, 357
  angiografia fluoreceínica na, 362
  causa, 357
  classificação, 357
  diagnóstico diferencial, 362
  edema macular, 360
  mecanismos de perda da visão na, 358
  risco, 357
  vitrectomia na, 362
    complicações, 363

Retinopatias tóxicas, 320
  características clínicas, 320
  cocaína e, 323
  fenotiazinas e, 322
  mecanismo de, 324
  por cloroquina, 320
    patogênese, 321
    tratamento, 320
  por interferon, 325
  por tamoxifeno, 324
Roda de cores
  definição de, 25

S

Saco capsular, 210
Sarcoidose ocular
  apresentação, 308
  características da, 308
  diagnóstico, 308
Saturação
  definição de, 24
Schirmer
  teste de, 5
    definição do, 111
Schnyder
  distrofia cristalina de, 116
Schwalbe
  linha de
    descrição da, 2
Segmento posterior
  trauma do, 335
    buracos maculares, 336
    complicações, 337
    mecanismo da lesão, 335
    prognóstico, 336
    rupturas retinianas no, 338
    sinais de, 338
    tipos de, 335
Septo orbitário
  definição do, 2
Siderose ocular
  achados clínicos na, 340
Sífilis ocular
  características da, 308
Sinal
  de Hutchinson, 2
Síndrome(s)
  de Brown, 237
  de Duane, 236, *237f*
    aspectos associados à, 237
    causa, 236
    tipos de, 236
  de insuficiência adquirida
    manifestações oculares na, 313
  de Möbius, 239
  de Parinaud, 241
  de Sjögren, 110
    definição de, 110

de trato óptico, 61
do desvio posterior do humor aquoso, 168
do olho vermelho, 70
  causas, 70
  pontos-chave, 74, 75, 82
  endotelial iridocorneana, 176
  mascaradas, 311
Snellen
  escala de, 21
Sol vermelho, 28

T

Teste de gelo, 261
Teste de limiar total, 52
Teste de Schirmer, 5
Thygeson
  teste de, 73
Timolol, 106
Tomografia computadorizada
  orbitária, 42
Tomografia de coerência óptica, 6
  definição, 44
  de domínio espectral, 45
  de domínio temporal, 45
  indicações comuns para, 45
  princípios básicos da, 44
Topografia corneana, *134f*
Toxoplasmose
  ocular, 308
    diagnóstico, 308
    tratamento, 308
      efeitos colaterais, 308
Trabeculectomia
  cirurgia de, 187
    abordagem, 187
    anestesia, 188
    antimetabólitos, 191
    atropina na, 190
    indicações, 187
    objetivo, 187
    riscos, 187
    suturas removíveis, 189
Trabeculoplastia
  com *laser* de argônio, 2
Tricromatas
  definição de, 29
Tricromatismo
  anômalo
    definição, 29
Trauma
  cego, 2
  ocular
    no ultrassom, 40
Tumores
  oculares, 398
  orbitários, 410
    características clínicas, **413q**
  palpebrais, 298

U

Úlcera
  de córnea, 83, 103
    aspectos clínicos da, 83
    estéril, 83
    medicamentos indicados, 86
    por *Acanthamoeba*, **88f**
    terapia adjunta, 87
    tratamento, 87
      corticosteroides no, 88
Ultrassonografia
  biomicroscopia por, 41
  calcificação na, 40
    patologias, 40
  com Doppler
    em avaliação oftalmológica, 41
  oftálmica
    aspectos avaliados, 37
    avaliando tumores intraoculares, 38
    exibição, 37
    frequência, 36
    indicações para, 36
    na avaliação pré-operatória de catarata, 38
    princípios da, 37
Uveíte, 303
  anterior
    não granulomatosa, 82
    sinais clínicos, 303
    sintomas da, 303
  causas infecciosas, **305q**
  causas não infecciosas, **306q**
  em crianças, 304
  formas mais comuns de, 308
  granulomatosa, 303
    características, **304q**
    causa, 304
    incidência, 304
    sinais clínicos, 303
  exames, 307
  intermediária
    causas mais comuns de, 307
  investigação sistêmica, 307
  no paciente imunocompetente, 303
  posterior
    causas mais comuns, 308
  sifilítica, 309
  tratamento
    abordagem, 310

V

Varredura
  de tomografia computadorizada, 42
Vasculatura hialoide fetal
  remanescentes da, 4
Vasculopatia polipoide idiopática
  da coroide, 49
Vasos optociliares
  desvios de, 269
Vergência
  de raios luminosos, 12
  fórmula para, 12
Via visual, 56
Visão de cores, 23
  anormal, 29
  pontos-chave, 28
    defeitos adquiridos, **29q**

W

Wegener
  granulomatose de, 290
Whitnall
  ligamento suspensor superior de, 8
Willebrand
  joelho de, 4

X

Xantopsia
  definição de, 324

Z

Zinn
  anel de, 1